中国医师协会超声医师分会超声造影图鉴丛书

腹部超声造影图鉴

主　审　唐　杰

总主编　罗渝昆　何　文

主　编　王　辉　罗　燕

副主编　黄品同　经　翔　费　翔

人民卫生出版社

·北　京·

图书在版编目（CIP）数据

腹部超声造影图鉴 / 王辉，罗燕主编．—北京：人民卫生出版社，2022.6（2023.5 重印）

ISBN 978-7-117-33100-5

Ⅰ. ①腹…　Ⅱ. ①王…　②罗…　Ⅲ. ①腹腔疾病-超声波诊断-图集　Ⅳ. ①R572.04-64

中国版本图书馆 CIP 数据核字（2022）第 081871 号

腹部超声造影图鉴
Fubu Chaosheng Zaoying Tujian

主　　编：王　辉　罗　燕
出版发行：人民卫生出版社（中继线 010-59780011）
地　　址：北京市朝阳区潘家园南里 19 号
邮　　编：100021
E - mail：pmph @ pmph.com
购书热线：010-59787592　010-59787584　010-65264830
印　　刷：廊坊一二〇六印刷厂
经　　销：新华书店
开　　本：889 × 1194　1/16　　印张：32
字　　数：860 千字
版　　次：2022 年 6 月第 1 版
印　　次：2023 年 5 月第 2 次印刷
标准书号：ISBN 978-7-117-33100-5
定　　价：258.00 元
打击盗版举报电话：010-59787491　E-mail：WQ @ pmph.com
质量问题联系电话：010-59787234　E-mail：zhiliang @ pmph.com
数字融合服务电话：4001118166　E-mail：zengzhi @ pmph.com

编　者（按姓氏汉语拼音排序）

陈　琴　四川省人民医院

费　翔　中国人民解放军总医院第一医学中心

郭燕丽　中国人民解放军陆军军医大学第一附属医院（西南医院）

何　文　首都医科大学附属北京天坛医院

黄品同　浙江大学医学院附属第二医院

经　翔　天津市第三中心医院

李　芳　重庆大学附属肿瘤医院

李秋洋　中国人民解放军总医院第一医学中心

廖锦堂　中南大学湘雅医院

刘明辉　中南大学湘雅二医院

罗　燕　四川大学华西医院

罗渝昆　中国人民解放军总医院第一医学中心

聂　芳　兰州大学第二医院

阮骊韬　西安交通大学第一附属医院

宋　涛　新疆医科大学第一附属医院

唐　杰　中国人民解放军总医院第一医学中心

王　辉　吉林大学中日联谊医院

谢　芳　中国人民解放军总医院第一医学中心

薛改琴　山西省肿瘤医院

张红霞　首都医科大学附属北京天坛医院

张瑞芳　郑州大学第一附属医院

朱家安　北京大学人民医院

编写秘书

李加伍　四川大学华西医院

前 言

随着超声造影剂的升级和造影成像技术的不断完善，超声造影的优势逐渐凸显，临床应用得以快速发展。以声诺维（SonoVue）为代表的第二代微泡超声造影剂经静脉或经腔道注射，通过增强血流、管腔与周围组织的对比显影，显示组织结构及血流灌注信息，从而达到诊断及鉴别诊断的目的，显著提高了超声诊断的敏感性和准确性，具有较高的安全性。

超声造影技术最早应用于心脏，对心脏分流性疾病、瓣膜病、冠心病等疾病的诊断及精确评价室壁运动和心功能提供了有价值的依据。近十年来，超声造影技术在腹部应用较为成熟，弥补了常规超声的缺憾，尤其是其对于肝脏局灶性病变的鉴别诊断能力，准确率达 90% 以上。超声造影剂提高了细小血管和低速血流检出的敏感性，可以精确判断脑部、颈部及外周动脉的狭窄或闭塞，评估动脉粥样硬化斑块的易损性等。近年来，超声造影在浅表器官病变中也取得了很大的进步和发展，特别是为乳腺、甲状腺、淋巴结等疾病的良恶性鉴别诊断提供了有价值的参考依据。另外，超声造影也应用于妇科良恶性疾病的鉴别诊断、盆腔占位性病变的鉴别诊断和输卵管通畅性检查等，提高了疾病诊断的可靠性和准确性。

为了更好地探讨超声造影在临床的应用价值，提高超声造影的诊断准确性，我们组织全国超声医学界从事腹部、浅表器官、心血管、妇产科领域的知名专家于 2021 年 6 月成立了超声造影图鉴丛书编写委员会，并于 2021 年 7 月正式启动丛书的编写工作。

超声造影图鉴丛书共四册，包括《腹部超声造影图鉴》《浅表器官超声造影图鉴》《心血管超声造影图鉴》《妇产超声造影图鉴》。丛书以病例的方式呈现给读者，内容包含了病史概要、常规超声图像、超声造影图像、超声造影视频、超声造影诊断要点、鉴别诊断及病理诊断，充分融入了编者们丰富的理论知识和宝贵的临床经验。每一种疾病都有丰富精彩的病例，图文并茂，同时配有造影视频影像，对疾病的超声造影诊断要点及鉴别诊断思路进行了分析和总结，适合各年资医师学习和阅读，是指导超声医师规范性开展超声造影工作的系列参考用书。

在编写和修订过程中，各位参编作者在繁忙的工作之余齐心协力、倾注心血，在此，对编写委员会的各位专家表示衷心的感谢!

超声造影技术处于发展阶段,新的知识和内容还将不断更新,超声造影用于某些疾病的临床诊断时间不长,尚处于探索阶段,书中难免有疏漏,希望学界同仁多提宝贵意见,共同探讨,携手为促进超声医学的发展而不懈努力!

罗渝昆　何　文

2022 年 4 月

目 录

第一章

肝脏疾病

GANZANG JIBING

第一节　肝脏良性肿瘤

一、肝脏血管瘤

肝脏血管瘤是由内衬单层内皮细胞组成管道的良性间叶性肿瘤，以海绵状血管瘤最常见，患者多无临床症状，常于体检时发现。二维超声一般表现为肝内单发或者多发稍强回声结节或团块，内部回声可呈管网状，增强超声动脉期病灶周边呈环状结节状高增强，门脉期造影剂逐渐向内填充，延迟期呈稍高增强或等增强。

【病例一】

1. 病史概要　患者 50 岁男性，半个月前患者因高处坠落伤外院 CT 检查示：肝血管瘤，无伴随症状。

2. 常规超声图像　肝 S8 见稍高回声团块，边界欠清，形态规则，内回声欠均匀，见斑片状等低回声散在分布（图 1-1-1），彩色多普勒超声：内部及周边可见点线状血流信号（图 1-1-2~ 图 1-1-4）。

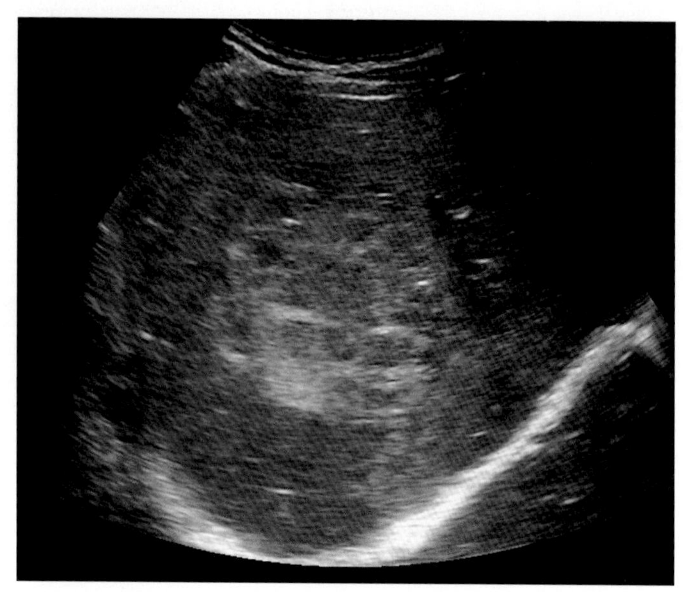

图 1-1-1　肝血管瘤二维超声图像
肝 S8 见稍高回声结节，边界欠清，形态规则，内回声欠均，见斑片状等低回声散在分布

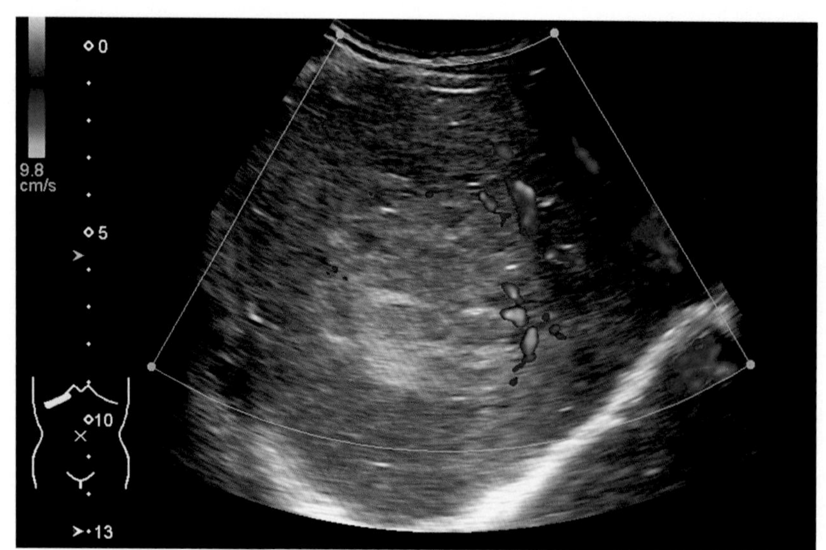

图 1-1-2　肝血管瘤彩色多普勒血流成像（color Doppler flow imaging，CDFI）图像
右肝团块内及周边可见点线状血流信号

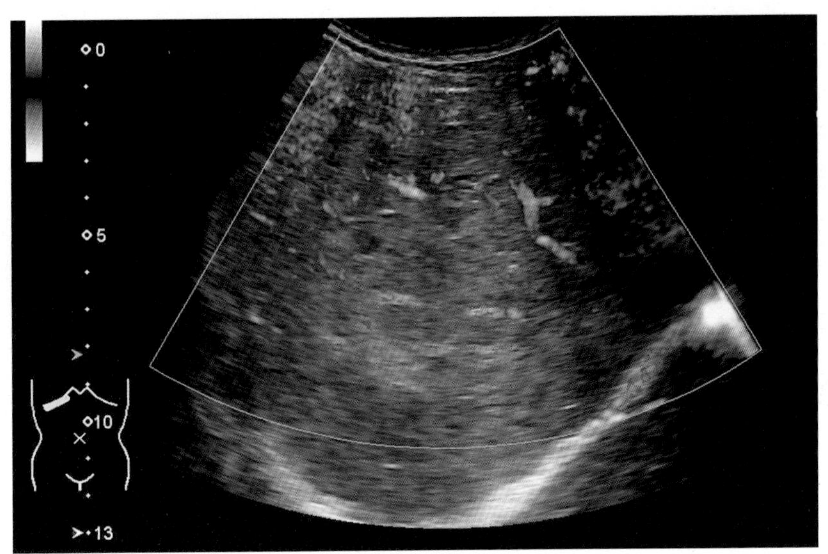

图 1-1-3　肝血管瘤能量多普勒血流图
右肝团块内及周边可见点线状血流信号

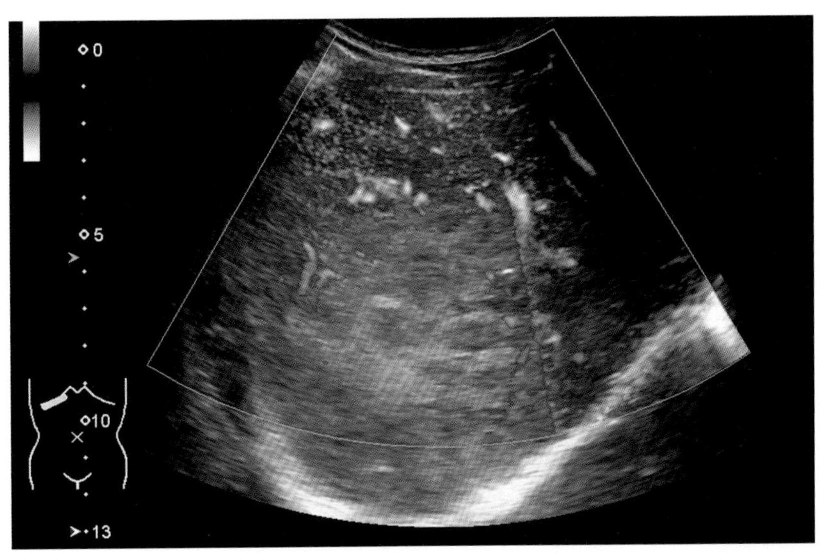

图 1-1-4　肝血管瘤超微血流成像图
右肝团块内及周边可见点线状血流信号

3. 超声造影图像　右肝团块增强超声动脉期早于周围肝实质、呈向心性不均匀高增强（图 1-1-5），达峰后病灶呈不均匀高增强，中央见斑片状无灌注区，门脉期及延迟期病灶周边回声高于周围肝实质（图 1-1-6，ER1-1-1）。

4. 超声造影诊断要点　肝脏团块增强超声表现为动脉期周边结节状高增强，增强早于周围肝实质，门脉期及延迟期均表现为高增强。当肿瘤内部合并纤维化、血栓等可出现不增强区。

5. 手术病理诊断　海绵状血管瘤。

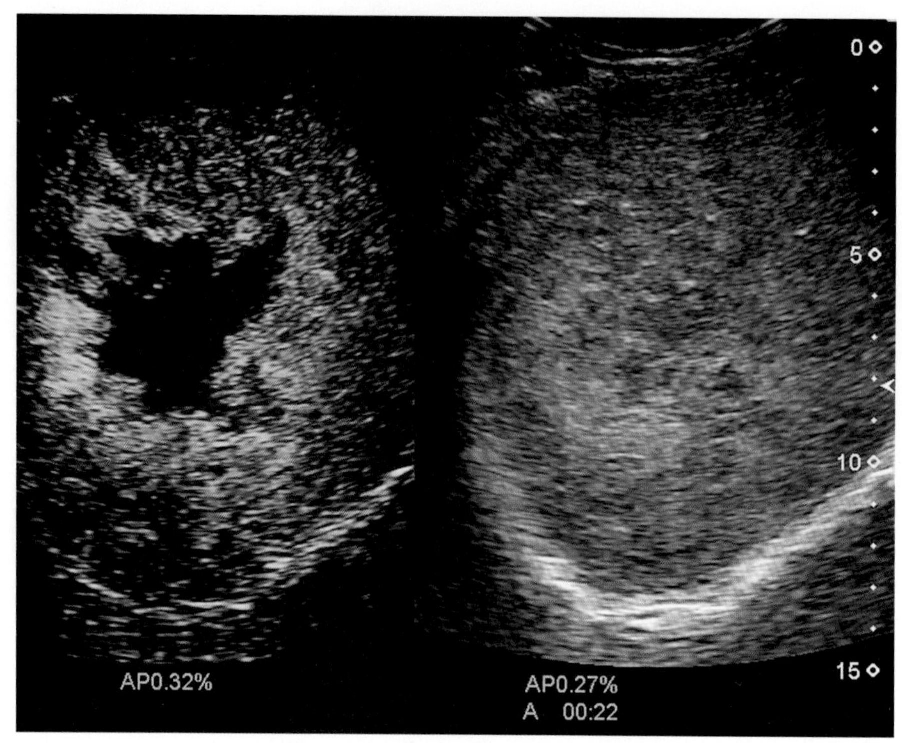

图 1-1-5　肝血管瘤增强超声动脉期图像
右肝团块动脉期呈向心性不均匀高增强

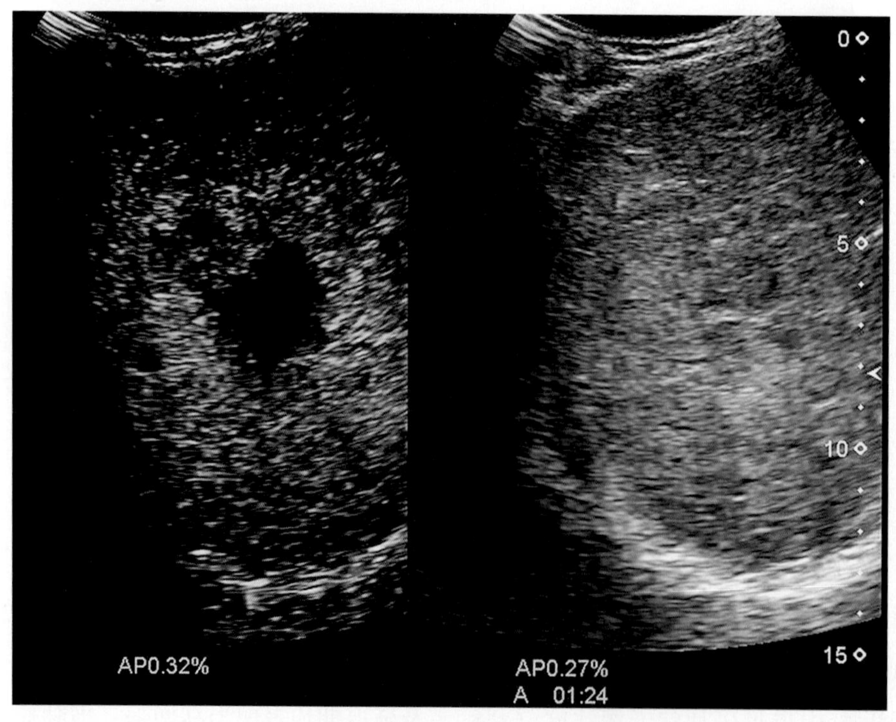

图 1-1-6　肝血管瘤增强超声门脉期图像
右肝团块门脉期呈稍高增强，内可见片状不增强区

ER1-1-1 肝血管瘤超声造影动态图

【病例二】

1. 病史概要 男性53岁,既往乙肝病史19年,因无明显诱因出现间断右上腹部胀痛不适、伴腹胀1个月余就诊。甲胎蛋白(AFP)及其他相关肿瘤标志物均为阴性。

2. 常规超声图像 肝脏回声稍粗糙,肝S4b紧邻胆囊可见一尚均匀稍高回声团块,大小约3.27cm×3.09cm,边界清楚,形态规则,局部略挤压胆囊(图1-1-7);CDFI周边可见少许血流信号(图1-1-8)。

3. 超声造影图像 肝脏左内叶团块增强超声动脉期呈周边环状增强、内部不规则厚分隔表现(图1-1-9),之后内部逐渐填充,门脉期(51s)呈大部高增强伴多发小灶样不增强,增强部分呈欠均等增强表现(图1-1-10);之后不增强区逐渐缩小,约104s增强部分开始消退,呈稍低增强(图1-1-11);延迟期整体消退,呈低增强表现(图1-1-12,ER1-1-2)。

4. 超声造影诊断要点 动脉期病变呈周边环状增强、内部分隔逐渐增强;门脉期增强部分缓慢消退,呈稍低增强;延迟期整体消退,为低增强。

5. 手术病理诊断 符合肝海绵状血管瘤表现。

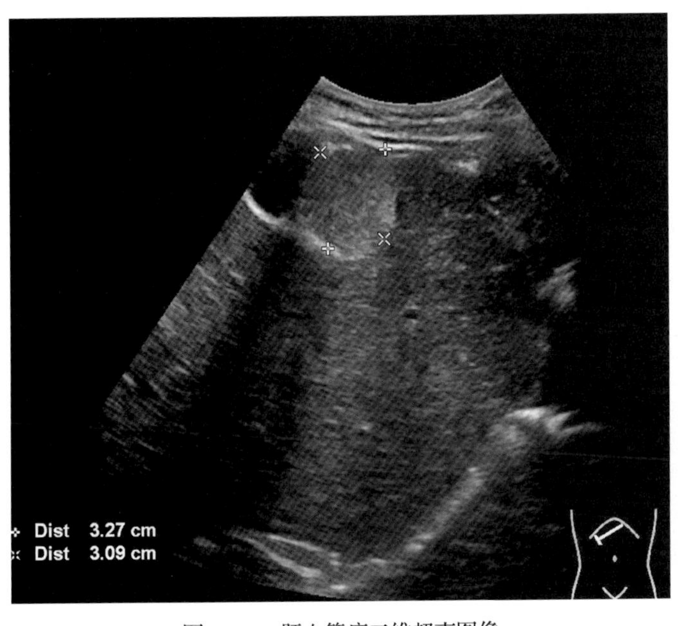

图1-1-7 肝血管瘤二维超声图像
肝S4b紧邻胆囊可见一尚均匀稍高回声团块,边界清楚,形态规则,局部略挤压胆囊

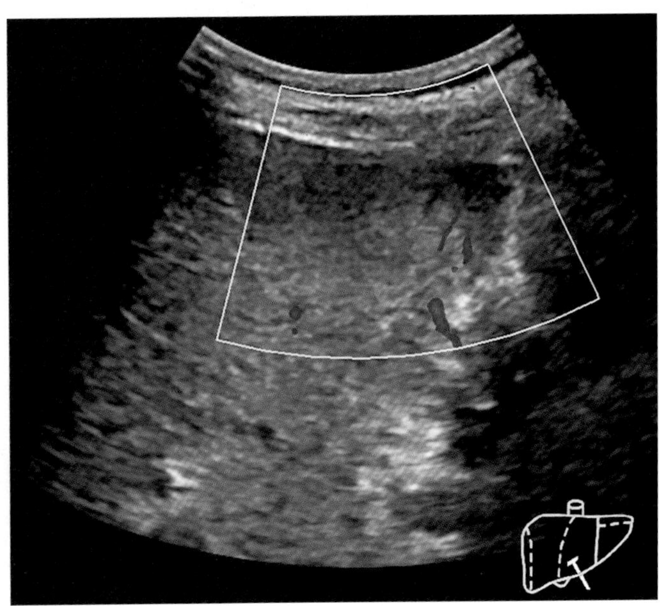

图1-1-8 肝血管瘤CDFI图像
左肝团块周边可见少许血流信号

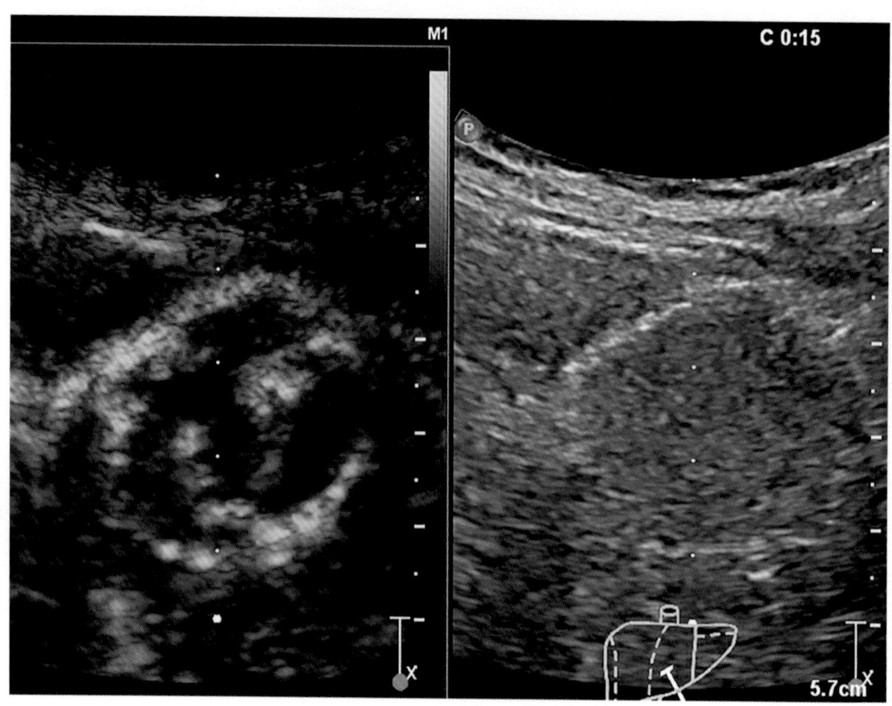

图 1-1-9　肝血管瘤增强超声动脉期
动脉期呈周边环状增强、内部不规则厚分隔表现

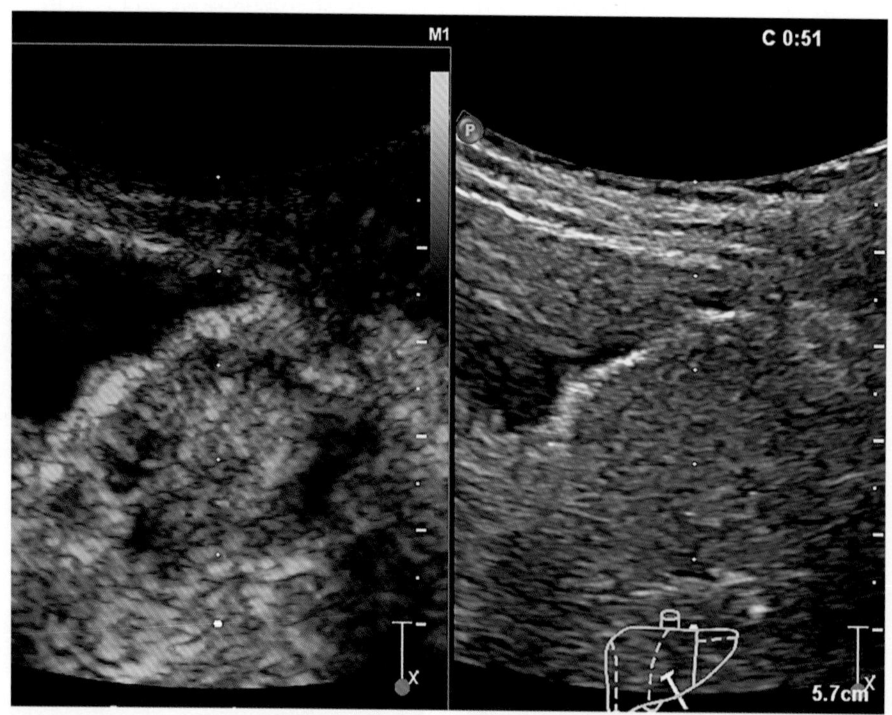

图 1-1-10　肝血管瘤增强超声门脉期（51s）
门脉期（51s）呈大部高增强伴多发小灶样不增强，增强部分呈欠均等增强表现

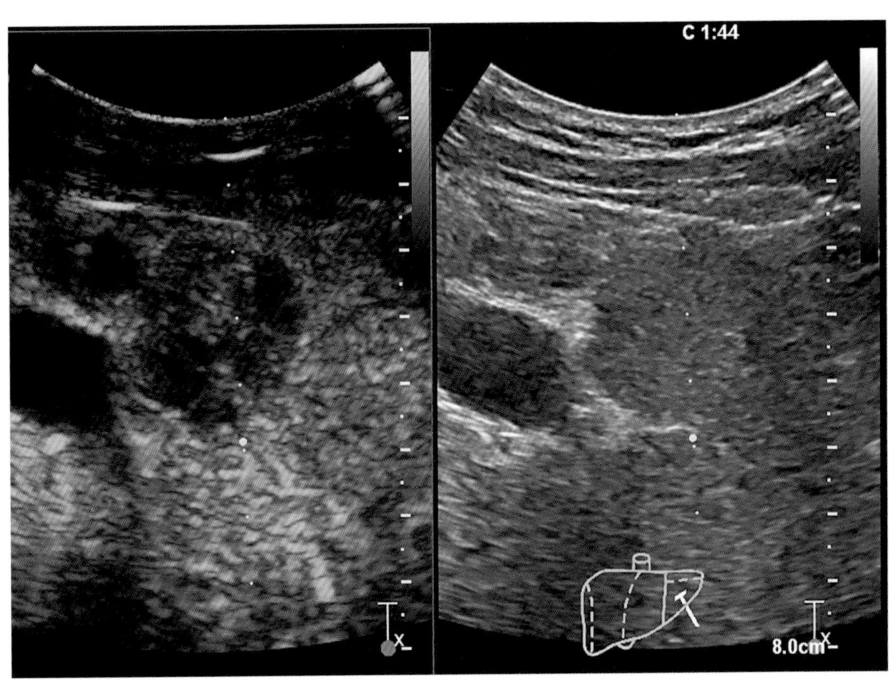

图 1-1-11　肝血管瘤增强超声门脉期（104s）
104s 结节内部增强部分开始消退，呈稍低增强表现

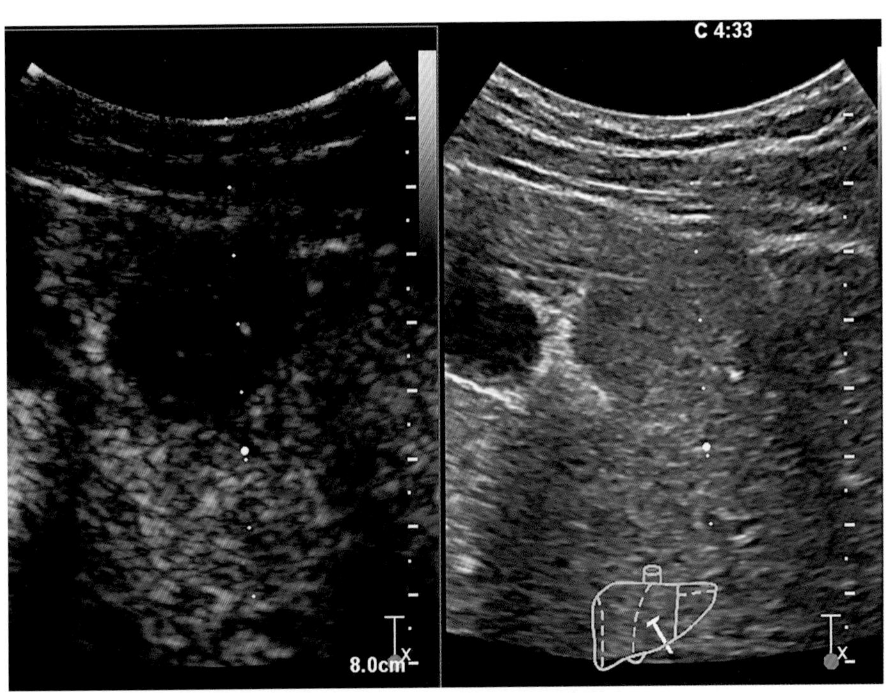

图 1-1-12　肝血管瘤增强超声延迟期
延迟期整体消退，呈低增强表现

ER1-1-2　肝血管瘤超声造影动态图

肝 S4 结节超声造影动脉期（15s）病变开始出现增强，呈周边环状增强、内部不规则厚分隔表现，之后结节内部逐渐填充，门脉期（51s）结节呈大部高增强、伴多发小灶样不增强表现，增强部分呈欠均匀等增强表现

【病例三】

1. 病史概要　女性 41 岁，5 年前行膀胱癌手术，因剑突下疼痛行超声检查发现肝脏结节。患者无病毒性肝炎历史、肿瘤标志物 AFP、癌胚抗原（carcinoe-mbryonic antigen，CEA）、糖类抗原 125（CA125）及糖类抗原 19-9（CA19-9）均在正常范围内。

2. 常规超声图像　肝脏实质回声均匀，肝左外叶查见大小约 1.8cm × 1.3cm 的稍强回声结节，形态规则，边界清楚（图 1-1-13）；CDFI 结节未见明显血流信号。

3. 超声造影图像　肝左外叶结节增强超声动脉期周边可见结节状强化（图 1-1-14），门脉期增强程度及范围较动脉期增加（图 1-1-15），延迟期周边呈等增强，内部呈低增强（图 1-1-16，ER1-1-3）。

4. 超声造影诊断要点

（1）动脉期病灶周边呈结节状增强。

（2）门脉期病变呈持续向心性增强，增强程度高于周围肝脏实质。

（3）延迟期病变通常消退缓慢，增强程度一般不低于周围肝脏，部分病例因血栓或纤维化等不能完全增强。

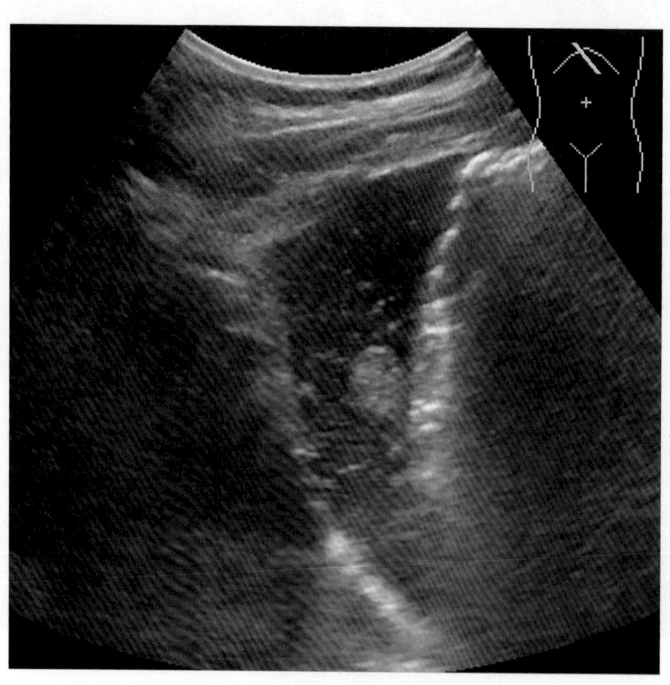

图 1-1-13　肝脏血管瘤二维超声图像

肝左外叶查见大小约 1.8cm × 1.3cm 的稍强回声结节，边界清楚，形态规则

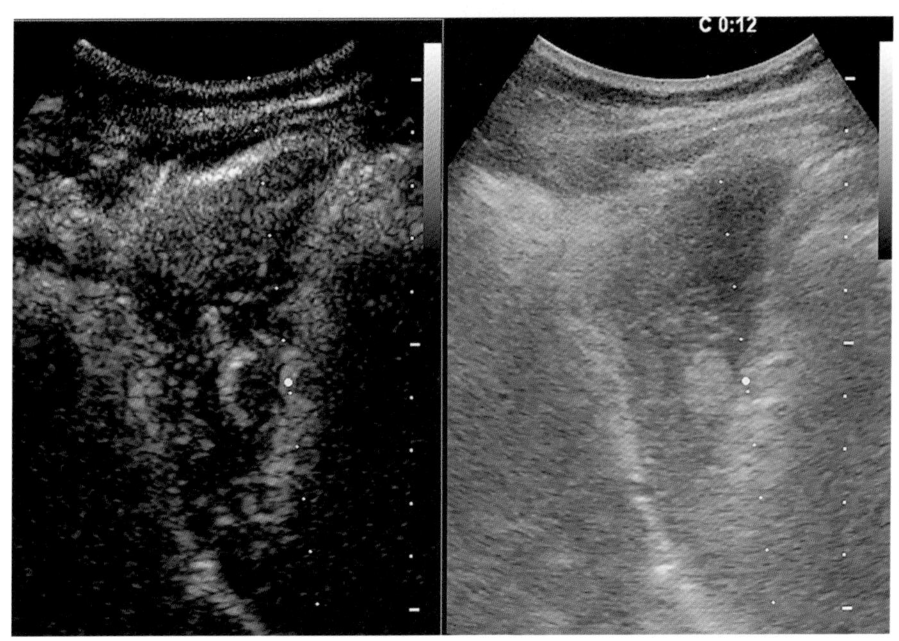

图 1-1-14 肝脏血管瘤增强超声动脉期图像
结节动脉期呈低增强

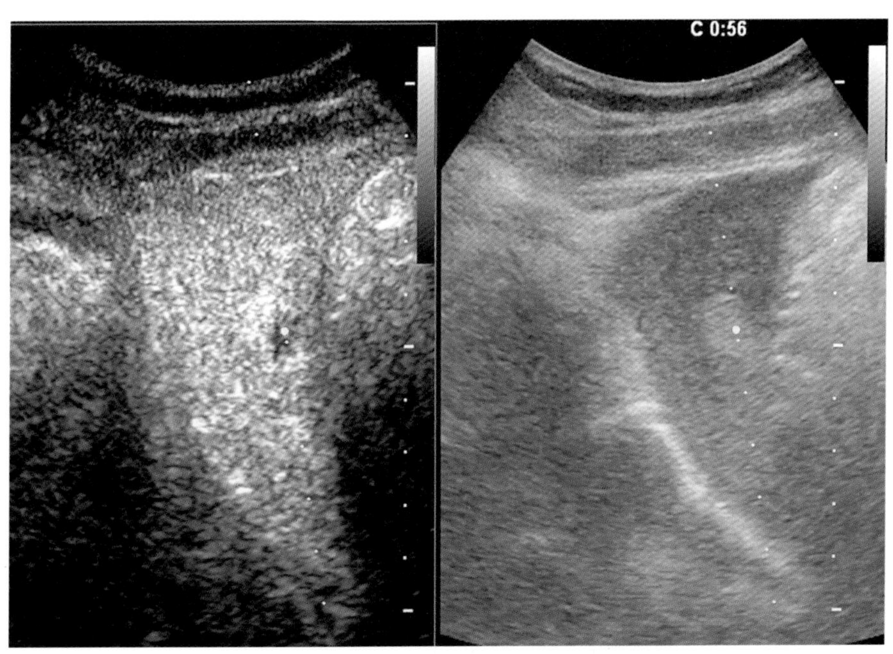

图 1-1-15 肝脏血管瘤增强超声门脉期图像
结节门脉期增强程度及范围较动脉期增加

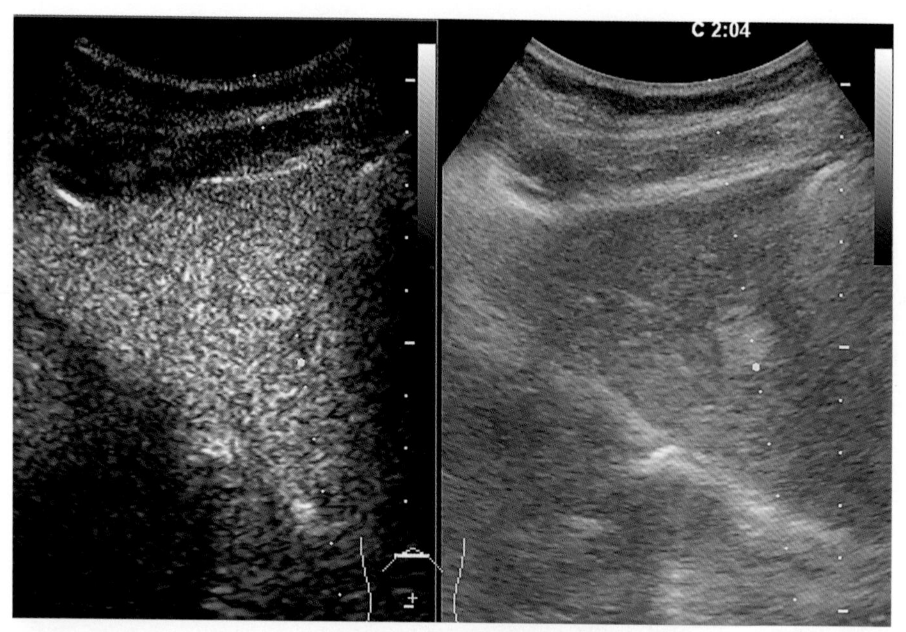

图 1-1-16 肝脏血管瘤增强超声延迟期图像
结节延迟期周边呈等增强，内部呈低增强

ER1-1-3 肝脏血管瘤超声造影动态图
肝左外叶结节增强超声动脉期呈低增强，门脉期增强程度及范围较动脉期增加，内部呈低增强

5. 手术病理结果 肝脏海绵状血管瘤。

6. 鉴别诊断 典型血管瘤较易诊断，当血管瘤造影表现不典型，病变内部表现为无增强、或延迟期呈现不均匀低增强时需要与以下疾病鉴别：肝脏局灶性炎性病变（例如肝脓肿）、转移性肝癌、肝胆管细胞癌鉴别。主要鉴别点在于血管瘤周边呈环状、结节状增强，并在门脉期有一个逐渐增强的过程，而延迟期消退缓慢，通常表现为高增强或等增强。而肝脏局灶性炎性病变、肝转移瘤及胆管细胞癌病变周边部动脉期增强区域多数在门脉期和延迟期表现为提前消退，呈低增强。此外还要结合患者症状、体征等表现以及实验室检查结果进行综合判断。

二、肝细胞腺瘤

肝细胞腺瘤（hepatocellular adenoma，HCA）是较少见的肝脏良性肿瘤，常于偶然发现，具有出血和恶变风险。二维超声多表现为较均匀低回声占位，边界较清晰；CDFI 显示周边绕行或内部支状血流信号；增强超声表现为动脉期环状或周边向心性高增强，之后呈整体高增强，合并出血坏死见内有无增强区，门脉期和延迟期多为等增强。

【病例一】

1. 病史概要 女性 15 岁，右上腹不适 1 个月余，外院诊断为“肝腺瘤”，无病毒性肝炎病史。入院后部分化验报告：血常规：白细胞↑，中性粒细胞绝对值↑，凝血系列：活化部分凝血活酶时间（APTT）↑，肿瘤标志物：CA19-9（+）。既往有口服避孕药史。

2. 常规超声图像　肝脏形态失常，实质回声欠均，肝内管道显示清晰。肝S4显示一巨块状不均质等回声实性占位，大小约9.29cm×8.63cm×9.10cm，边界尚清（图1-1-17）；CDFI显示肿块周边绕行及内部线状血流信号（图1-1-18）。

3. 超声造影图像　肝S4巨块状不均质等回声实性占位增强超声：动脉早期（约8s）呈周边向中央快速向心性增强（图1-1-19），动脉期（约12s）病变呈整体均匀高增强（图1-1-20），门脉期及延迟期均为高增强表现（图1-1-21、图1-1-22，ER1-1-4）。提示：肝S4巨块型实性占位增强超声呈“快进慢出”增强特点——肝腺瘤可能。

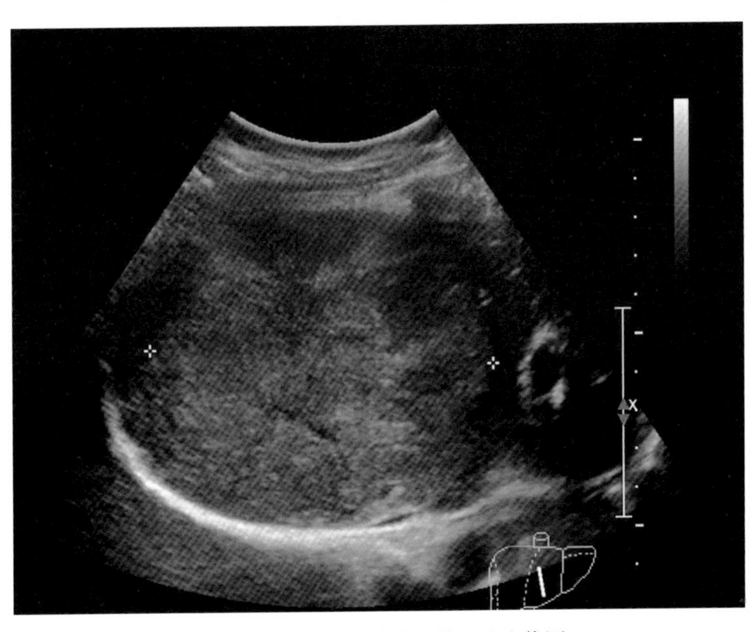

图1-1-17　肝细胞腺瘤二维超声声像图
二维超声肝S4显示一巨块状不均质等回声实性占位，边界尚清

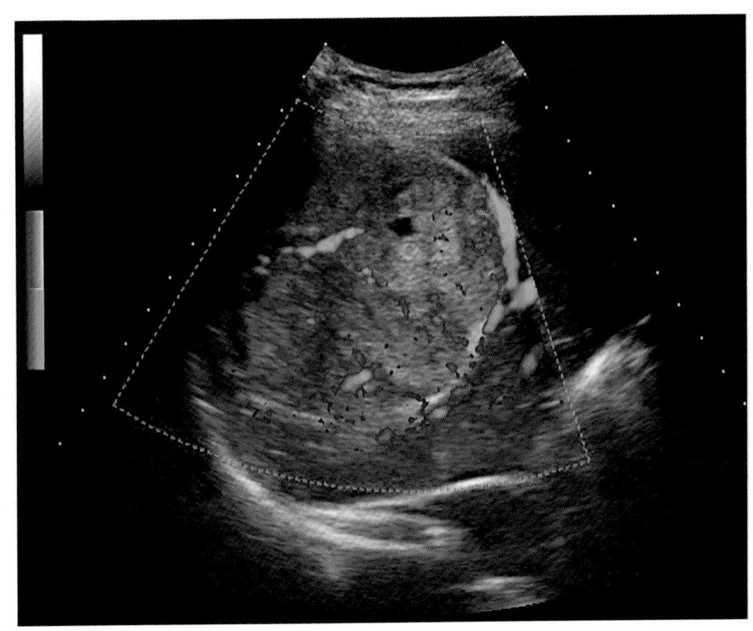

图1-1-18　肝细胞腺瘤彩色多普勒血流图
CDFI肿块周边绕行及内部线状血流信号

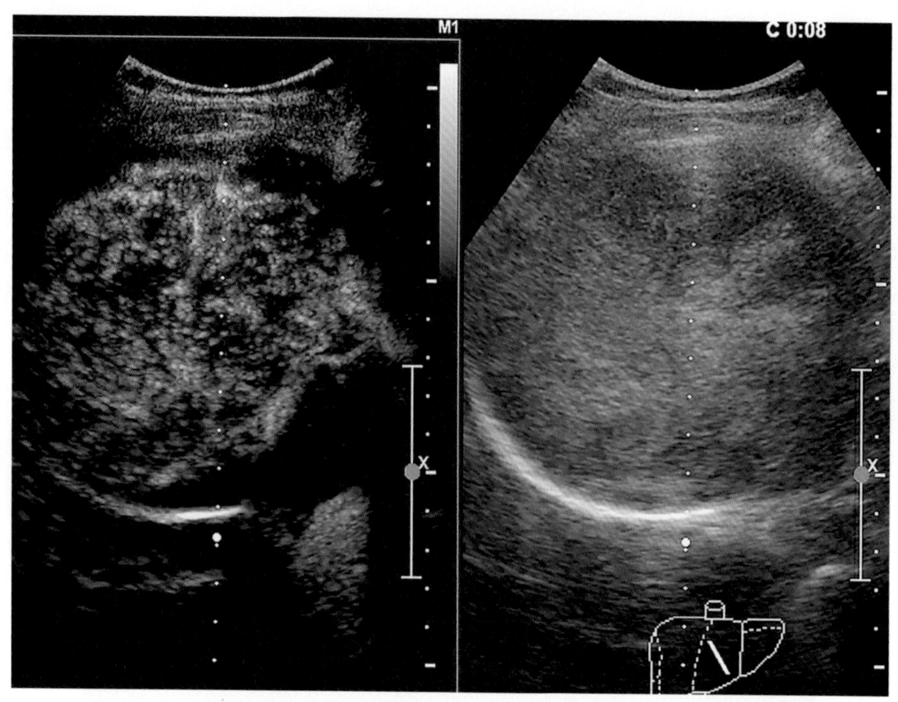

图 1-1-19　肝细胞腺瘤增强超声动脉期 8s
动脉早期快速向心性灌注

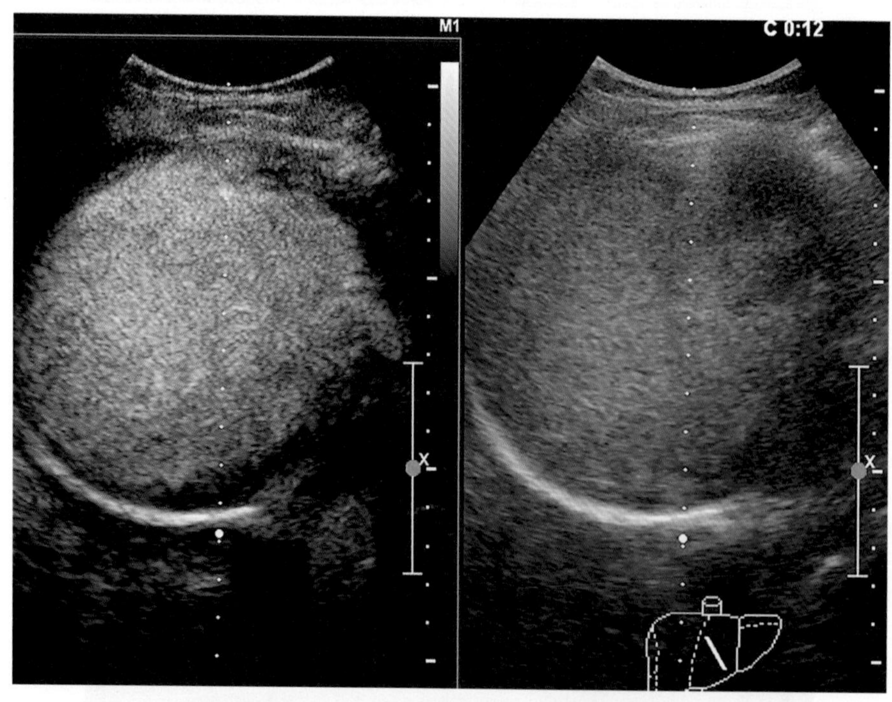

图 1-1-20　肝细胞腺瘤增强超声动脉期 12s
动脉期肿块整体均匀高增强

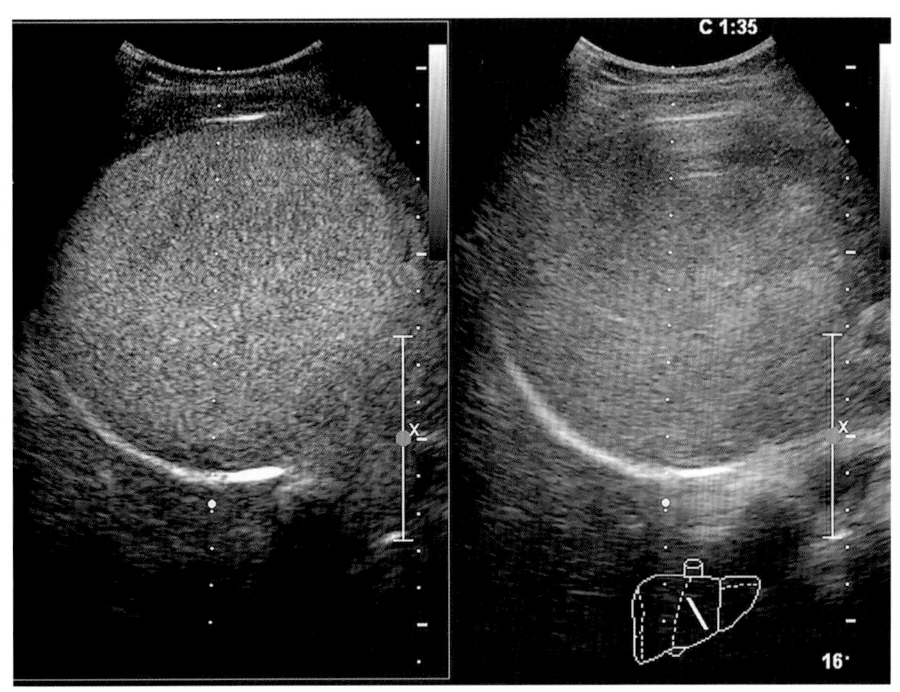

图 1-1-21　肝细胞腺瘤增强超声门脉期
门脉期肿块整体均匀高增强

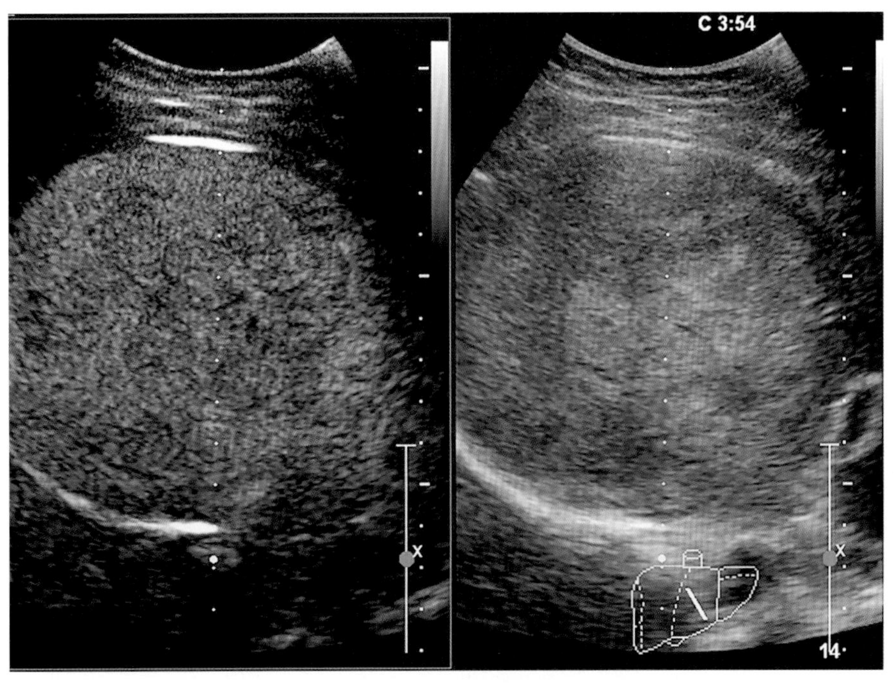

图 1-1-22　肝细胞腺瘤增强超声延迟期
延迟期肿块仍为高增强表现

ER1-1-4　肝细胞腺瘤超声造影动态图

肝 S4 巨块状不均质等回声实性占位：约 8s 病变呈自周边向中央快速向心性增强，约 12s 病变呈整体均匀高增强表现，门脉期病变与周边正常肝组织相比，为高增强表现。提示：肝腺瘤可能

4. 超声造影诊断要点　此病例增强超声呈“快进慢出”的增强模式。动脉期病灶呈周边向内快速向心性增强；之后呈整体均匀高增强表现，门脉期病变持续增强，与周围肝组织相比为高增强表现；延迟期病变消退缓慢，增强程度仍高于周围肝组织。

5. 手术病理诊断　肿物切除病理结果结合免疫组化符合肝细胞腺瘤诊断。

6. 鉴别诊断　肝腺瘤在二维超声上表现为边界清晰、包膜完整、内部回声较为均匀的实性占位；在血流信号可表现为周边明显绕行、内部多分支血流信号，这些特征不是较为明显的鉴别诊断信号。肝腺瘤造影表现典型。增强超声的整体快进慢出、较为均匀特征更显著，同时结合病史有助于鉴别诊断。

【病例二】

1. 病史概要　女性，72 岁，无明显不适，体检发现肝脏占位。

2. 常规超声图像　右肝下段可见范围约 6.6cm × 6.4cm 的稍高回声，周边可见声晕，边界清，局部略凸出于肝包膜（图 1-1-23），CDFI：病灶内可见少许点状血流信号（图 1-1-24）。

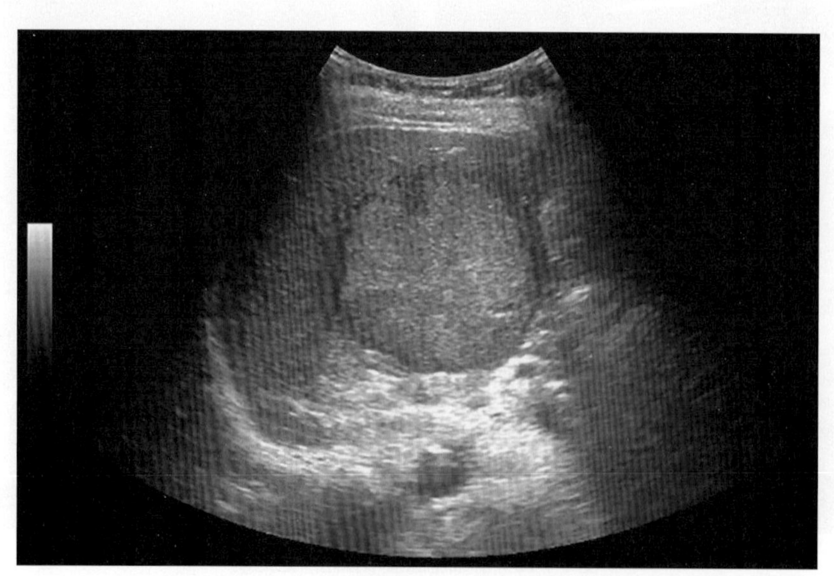

图 1-1-23　肝细胞腺瘤二维超声声像图

右肝下段稍高回声，周边可见声晕，边界清，局部略凸出于肝包膜

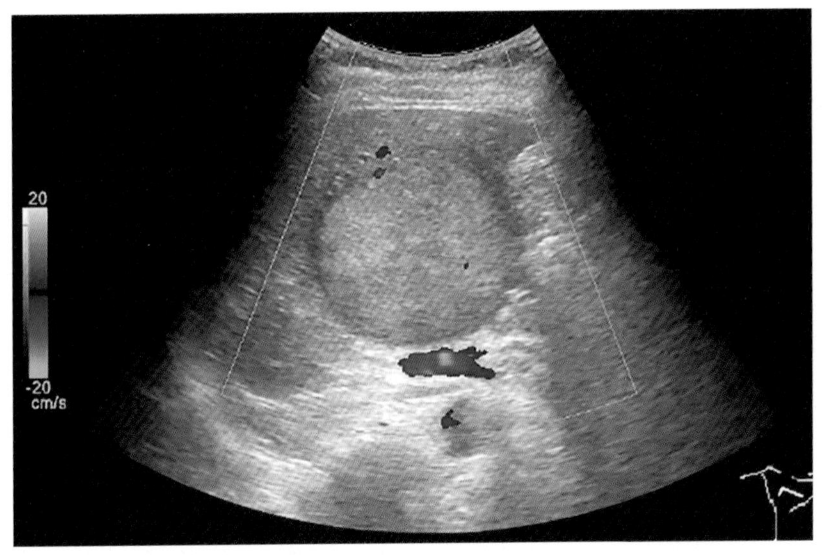

图 1-1-24　肝细胞腺瘤 CDFI 图像
CDFI：病灶内可见少许点状血流信号

3. 超声造影图像　右肝下段病灶增强超声动脉期呈不均匀高增强，病灶周边可见环状包膜样增强，边界清晰（图 1-1-25），门脉期病灶大部分呈等增强，内部可见少许片状的低增强区（图 1-1-26），延迟期（2min31s）呈不均匀稍低增强（图 1-1-27，ER1-1-5）。

4. 超声造影诊断要点

（1）动脉期呈高增强（均匀或不均匀），通常由外周向中心充填。

（2）大部分病灶门脉期及延迟期呈不均匀高增强。

（3）部分病灶可出现廓清（门脉期或延迟期）。

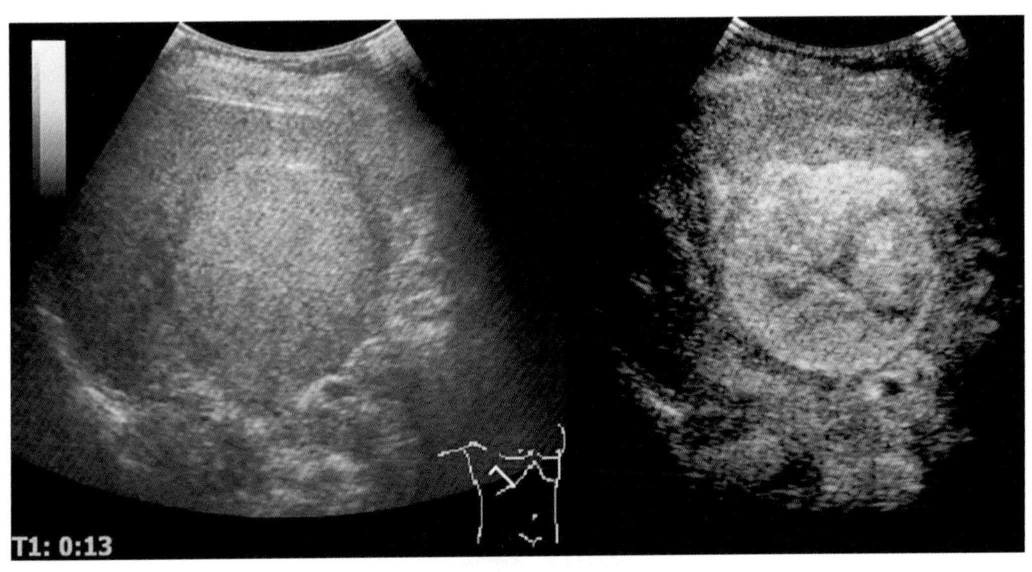

图 1-1-25　肝细胞腺瘤增强超声动脉期图像
病灶动脉期呈不均匀高增强，周边可见环状包膜样增强

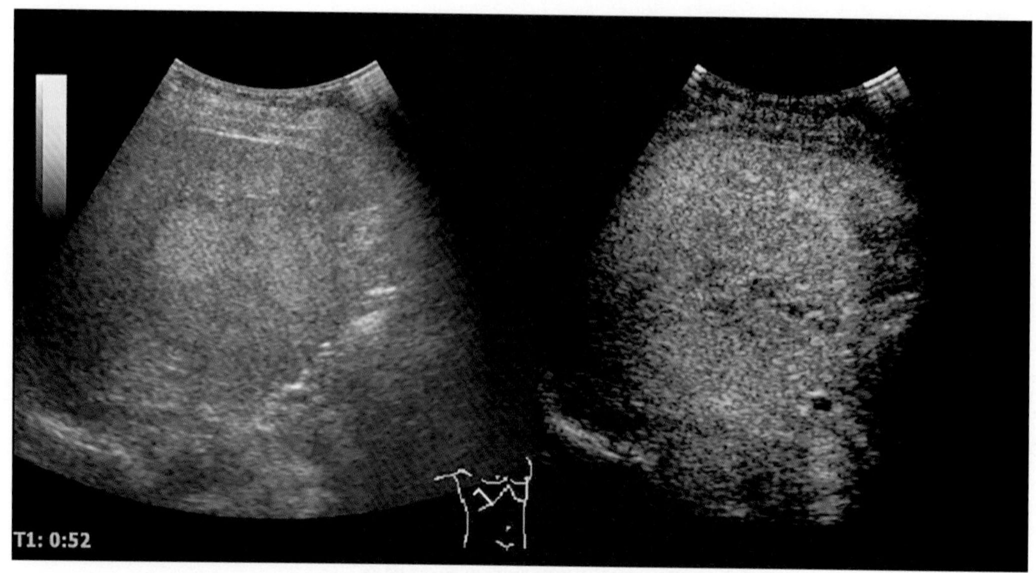

图 1-1-26　肝细胞腺瘤增强超声门脉期图像

门脉期病灶大部分呈等增强，内部可见少许片状的低增强区

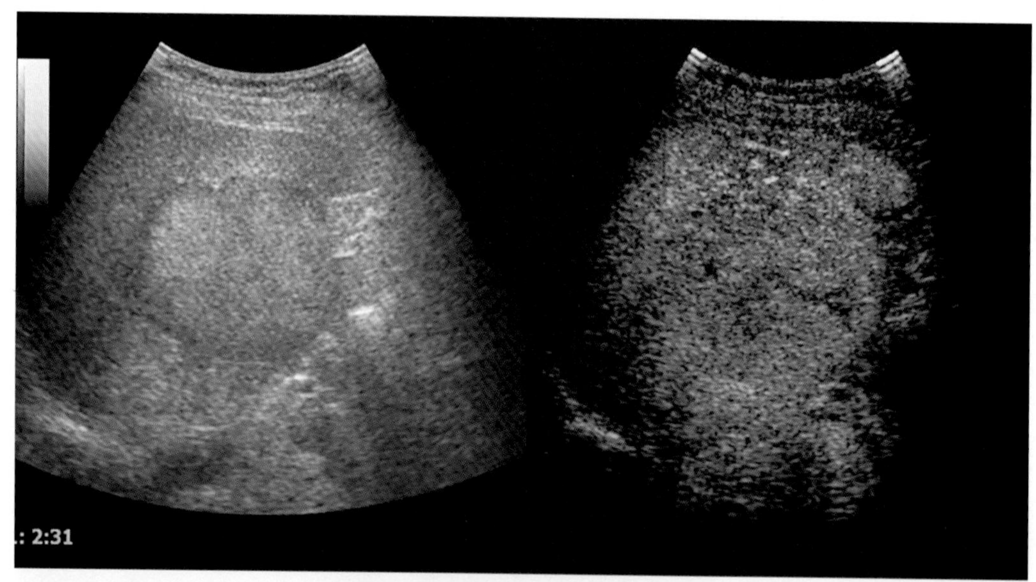

图 1-1-27　肝细胞腺瘤增强超声延迟期图像

延迟期（2min31s）呈不均匀稍低增强

ER1-1-5　肝细胞腺瘤造影动态图

右肝下段病灶超声造影动脉期呈不均匀高增强，病灶周边可见环状包膜样增强，边界清晰

5. 手术病理结果 （右半肝）符合肝细胞腺瘤，结节紧邻被膜及肝切缘。全自动免疫组化染色：精氨酸酶-1（+），肝细胞（+），甲胎蛋白（-），β-连环蛋白（膜+），谷氨酰胺合成酶（+）。

三、肝脏少见的良性肿瘤

（一）肝血管平滑肌脂肪瘤

肝脏血管平滑肌脂肪瘤是一种罕见的良性间叶性肿瘤，在我国其检出率超过肝细胞腺瘤。

【病例一】

1. 病史概要 男性，54岁，外院发现肝脏占位，血管瘤可能性大。

2. 常规超声图像 右肝下段可见范围约2.4cm×1.9cm的不均质低回声病灶，边界欠清（图1-1-28），CDFI：病灶内可见点线状血流信号（图1-1-29）。

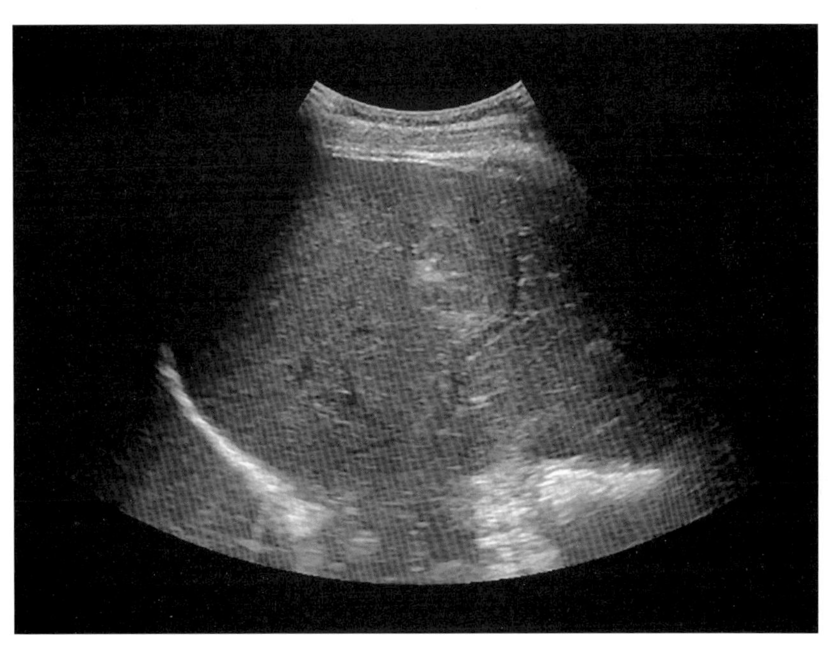

图1-1-28 肝血管平滑肌脂肪瘤二维超声声像图
右肝下段不均质低回声，边界欠清

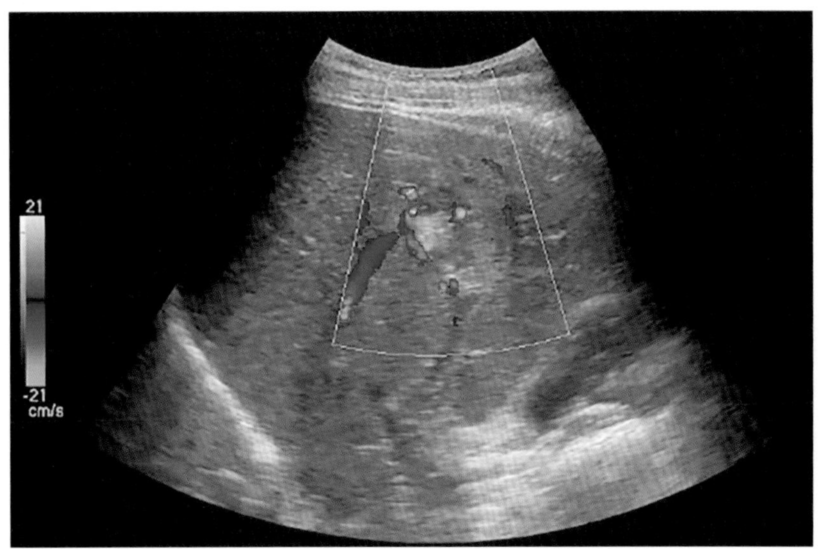

图1-1-29 肝血管平滑肌脂肪瘤CDFI图像
CDFI：病灶内可见点线状血流信号

3. 超声造影图像　右肝下段不均质低回声病灶增强超声动脉期右肝下段病灶迅速高增强，边界清晰（图 1-1-30），门脉期（1min12s）病灶呈等增强（图 1-1-31），延迟期（2min26s）病灶呈稍低增强（图 1-1-32），延迟期（3min41s）病灶呈较明显的低增强（图 1-1-33，ER1-1-6）。

4. 超声造影诊断要点

（1）动脉期病灶呈迅速增强（均匀或不均匀高增强）。

（2）大部分病灶门脉期及延迟期呈持续稍高增强。

（3）部分病灶门脉期或延迟期可出现廓清。

5. 手术病理结果　（肝脏）上皮样血管平滑肌脂肪瘤。

6. 鉴别诊断

肝细胞癌：典型的肝细胞癌增强超声表现为动脉期迅速高增强（均匀或不均匀），较大的肿瘤可见增粗扭曲的血管，门脉期及延迟期通常表现为轻度或中度低增强，少部分病灶门脉期及延迟期可表现为等增强，极少部分病灶门脉期及延迟期仍可表现为稍高增强。肝细胞癌与肝血管平滑肌脂肪瘤超声造影有一定的重叠性，对于不典型的病灶需要结合临床其他资料进行综合判断。

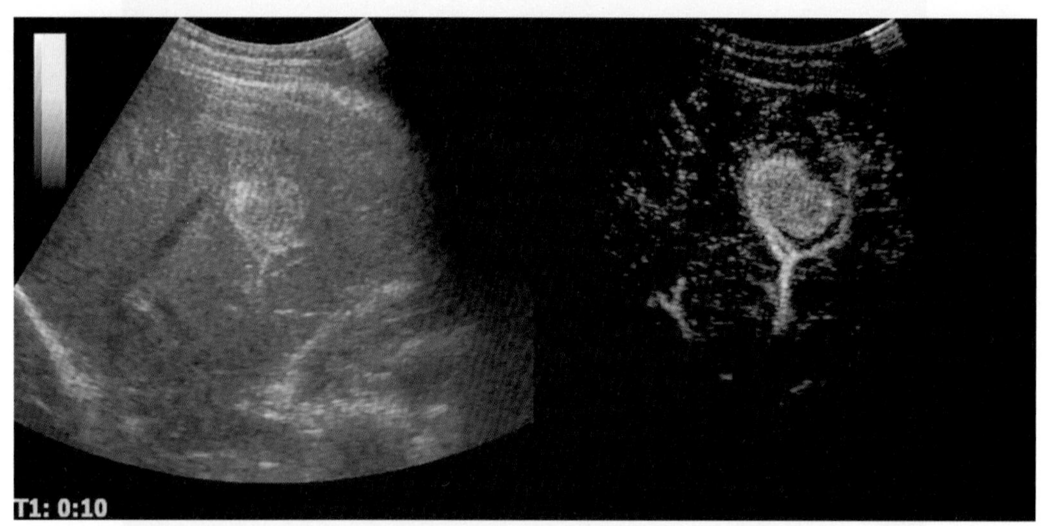

图 1-1-30　肝血管平滑肌脂肪瘤增强超声动脉期图像
动脉期病灶呈高增强

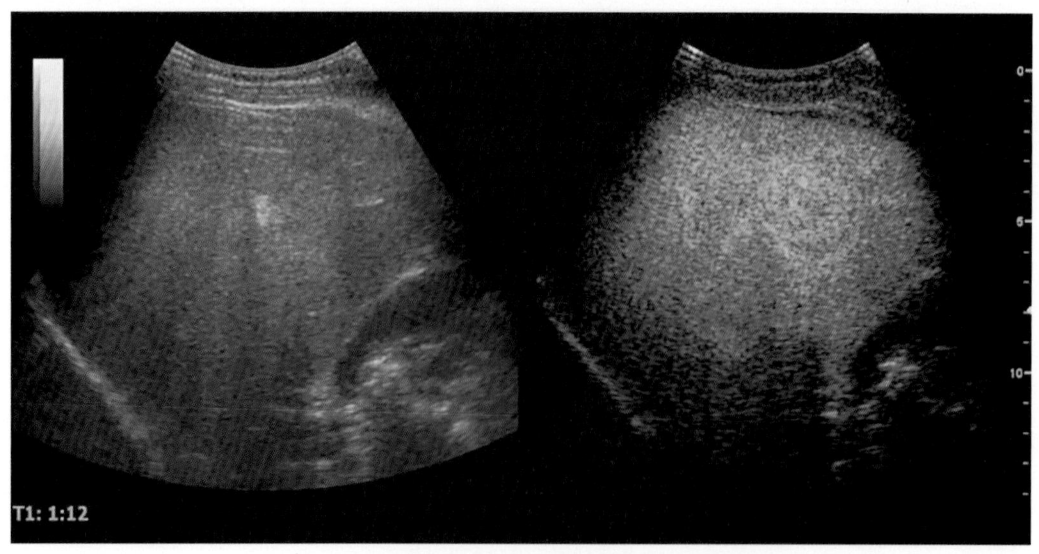

图 1-1-31　肝血管平滑肌脂肪瘤增强超声门脉期图像
门脉期（1min12s）病灶呈等增强

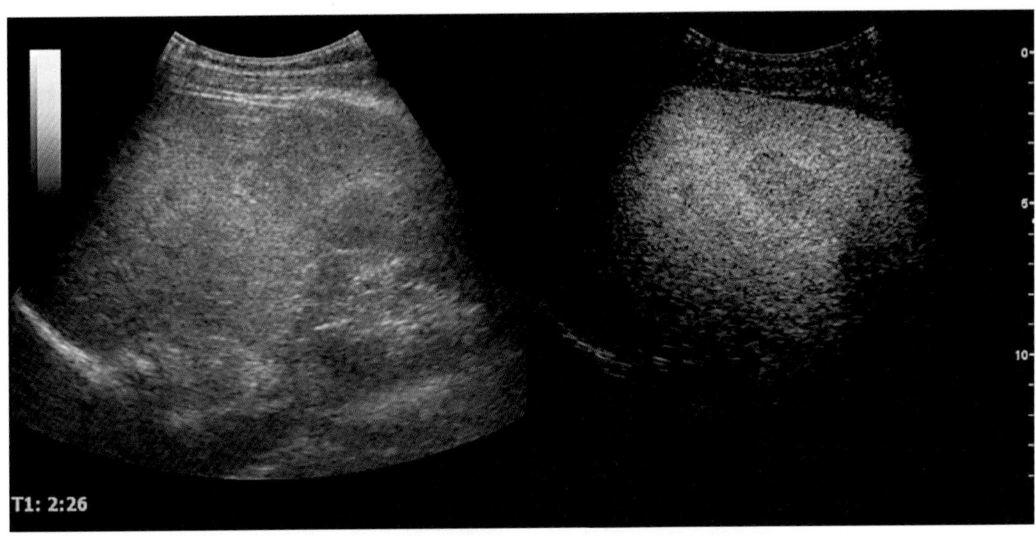

图 1-1-32　肝血管平滑肌脂肪瘤增强超声延迟期图像
延迟期（2min26s）病灶呈稍低增强

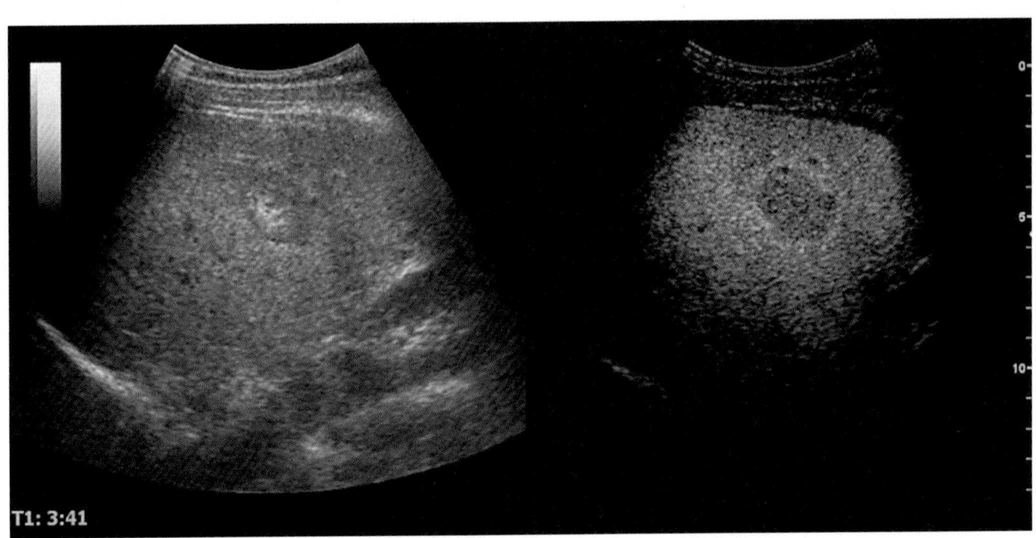

图 1-1-33　肝血管平滑肌脂肪瘤增强超声延迟期图像
延迟期（3min41s）病灶呈较明显的低增强

ER1-1-6　肝血管平滑肌脂肪瘤超声造影动态图
右肝下段不均质低回声病灶超声造影动脉期迅速高增强，边界清晰

肝细胞腺瘤：典型肝细胞腺瘤增强超声表现为动脉期高增强（均匀或不均匀），通常由外周向中心充填，大部分病灶门脉期及延迟期呈不均匀高增强，少部分病灶可出现门脉期或延迟期廓清。

局灶性结节性增生（FNH）：典型增强超声表现为动脉期均匀高增强，通常伴有从中心向外的快速离心性增强。门脉期和延迟期通常表现为轻度高增强或等增强，部分结节内部可见低增强或无增强的中央瘢痕区。少数FNH在延迟期可有造影剂轻度廓清。

【病例二】

1. 病史概要 女性54岁，体检发现肝尾状叶结节2周。无病毒性肝炎、无腹部不适。

2. 常规超声图像 常规灰阶超声显示肝尾状叶实性肿物，约4.9cm×4.3cm，表现以高回声为主，混杂不均匀性低回声，边界清晰（图1-1-34）；CDFI显示肿物内可见条状血流（图1-1-35）；脉冲多普勒（PW）显示低速低阻动脉血流频谱，阻力指数（RI）：0.58（图1-1-36）。

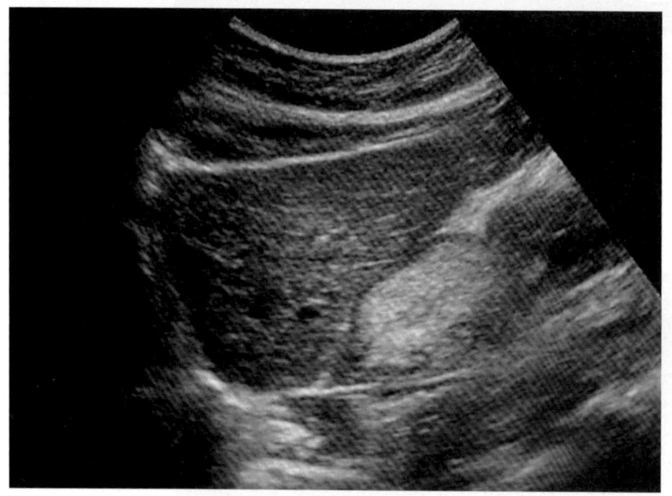

图1-1-34 肝尾状叶血管平滑肌脂肪瘤灰阶超声声像图
常规灰阶超声显示肝尾状叶实性肿物，约4.9cm×4.3cm，表现以高回声为主，混杂不均匀性低回声，边界清晰

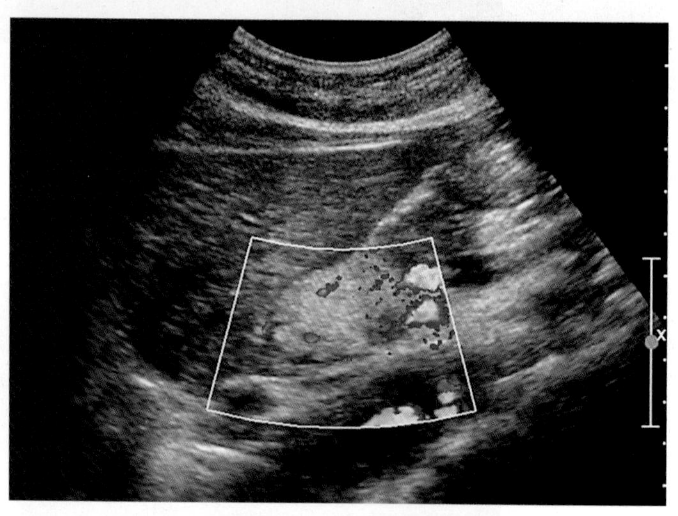

图1-1-35 肝尾状叶血管平滑肌脂肪瘤CDFI图像
CDFI显示肿物内可见条状血流

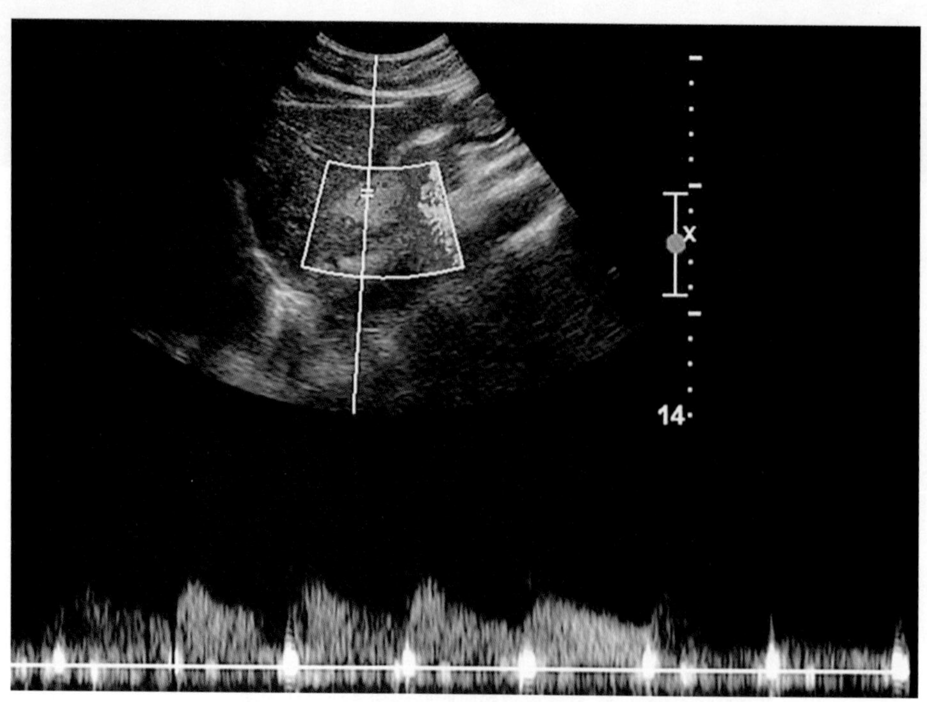

图1-1-36 肝尾状叶血管平滑肌脂肪瘤PW频谱
PW显示低速低阻动脉血流频谱，RI：0.58

3. 术中超声图 肝血管平滑肌脂肪瘤术中超声显示肿物呈高回声，形态规则，边界清晰，可见散在蜂窝状微小低回声（图 1-1-37）；肿物内可见清晰血管纹理（图 1-1-38）；CDFI 显示肿物内多条分支状血流（图 1-1-39）。

4. 超声造影图像 肝尾状叶血管平滑肌脂肪瘤超声造影动脉期（12s）病变开始出现增强，呈整体团状高增强表现，增强较均匀（图 1-1-40）；门脉期（1min23s）结节仍呈高增强表现（图 1-1-41）；延迟期（3min41s）结节仍呈高增强表现，未见明显消退（图 1-1-42，ER1-1-7，ER1-1-8）。

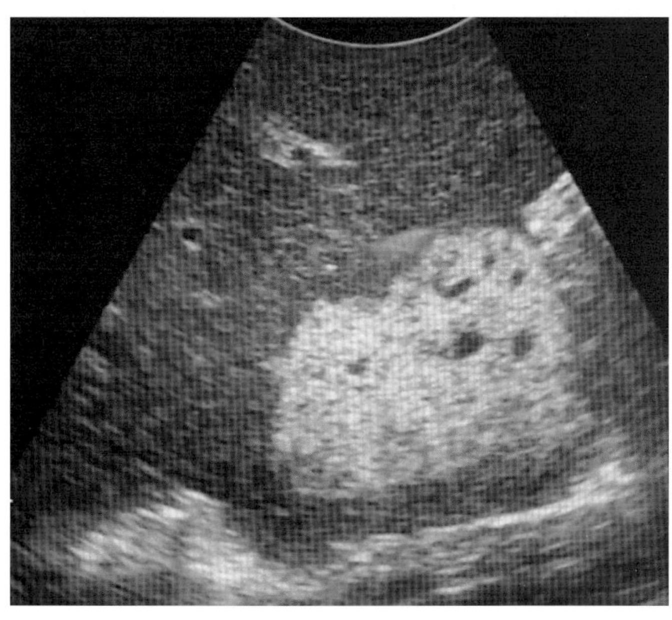

图 1-1-37 肝尾状叶血管平滑肌脂肪瘤术中灰阶超声声像图
肿物呈高回声，形态规则，边界清晰，可见散在蜂窝状微小低回声

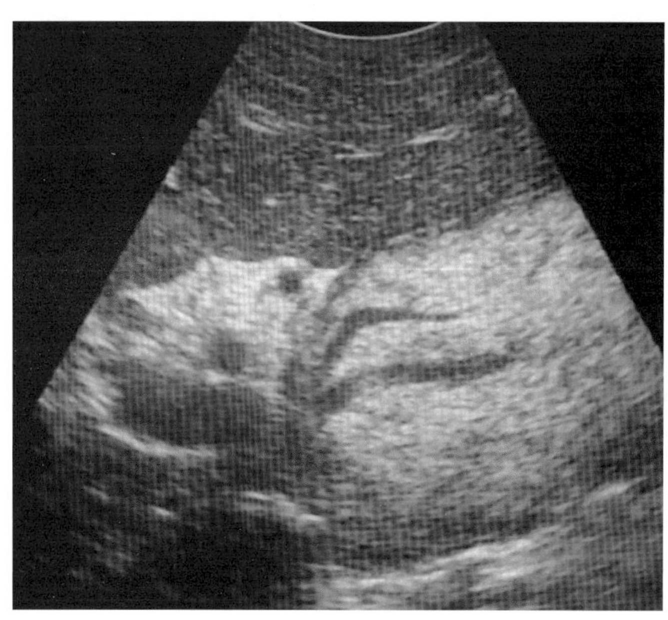

图 1-1-38 肝尾状叶血管平滑肌脂肪瘤术中灰阶超声声像图
肿物内可见清晰血管纹理

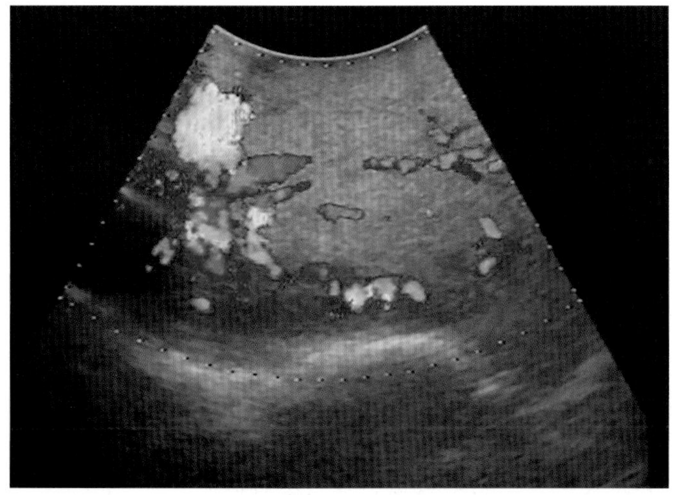

图 1-1-39 肝尾状叶血管平滑肌脂肪瘤术中超声 CDFI 图像
CDFI 显示肿物内多条分支状血流

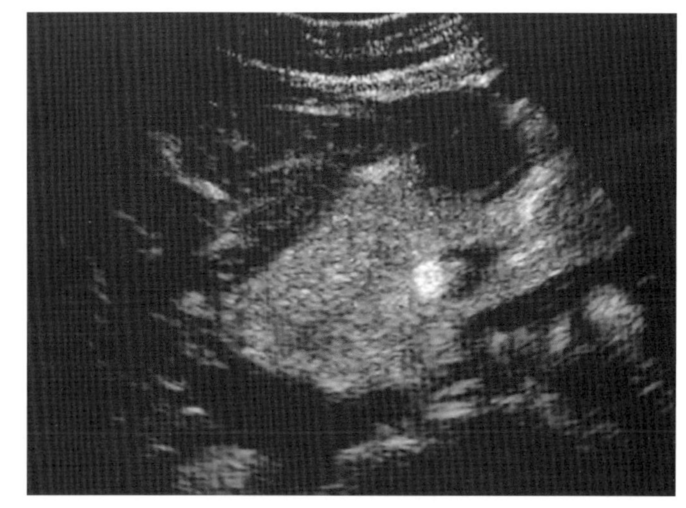

图 1-1-40 肝尾状叶血管平滑肌脂肪瘤超声造影动脉期图像
动脉期呈整体团状高增强表现，增强较均匀

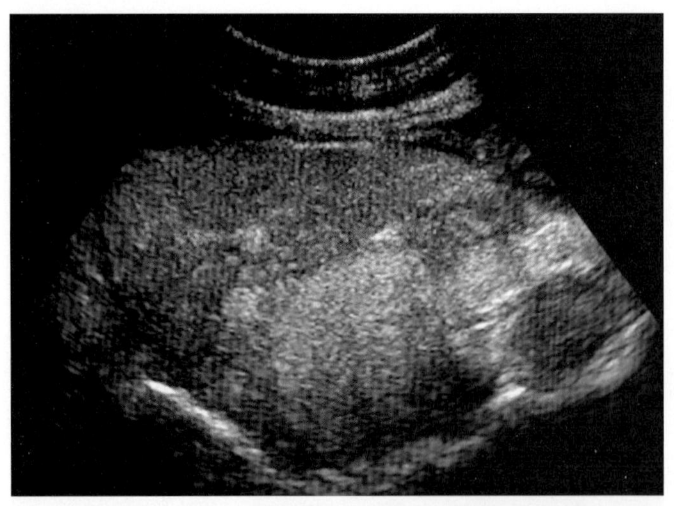

图 1-1-41　尾状叶血管平滑肌脂肪瘤超声造影门脉期图像
门脉期结节仍呈高增强表现

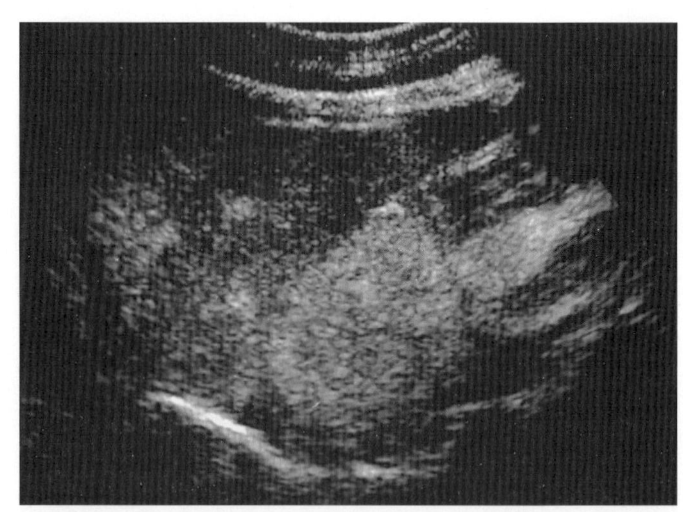

图 1-1-42　尾状叶血管平滑肌脂肪瘤超声造影延迟期图像
延迟期结节仍呈高增强表现，未见明显消退

ER1-1-7　肝血管平滑肌脂肪瘤超声造影动态图
动脉期 11s 开始增强，迅速呈整体高增强，增强较均匀，形态较规则；门脉期表现为高增强

ER1-1-8　肝血管平滑肌脂肪瘤超声造影动态图
肝脏尾状叶团块延迟期仍为高增强

5. 超声造影诊断要点

（1）动脉期病灶呈不均匀团状高增强。

（2）门脉期、延迟期病变呈持续高增强，增强程度通常高于周围肝脏，增强不均匀。

6. 增强 CT 诊断　肝尾状叶血管平滑肌脂肪瘤表现。病灶平扫呈不均匀低密度，可见脂肪成分（图 1-1-43）；动脉期增强为不均匀高密度，混杂局部低密度（图 1-1-44）；门脉期呈等至低密度，增强不均匀（图 1-1-45）；延迟期呈等至低密度，增强不均匀（图 1-1-46）。

7. 手术大体及病理　手术大体剖面为黄色，质软，包膜完整，不均匀（图 1-1-47）；病理（HE ×4）为经典型肝血管平滑肌脂肪瘤（图 1-1-48）。

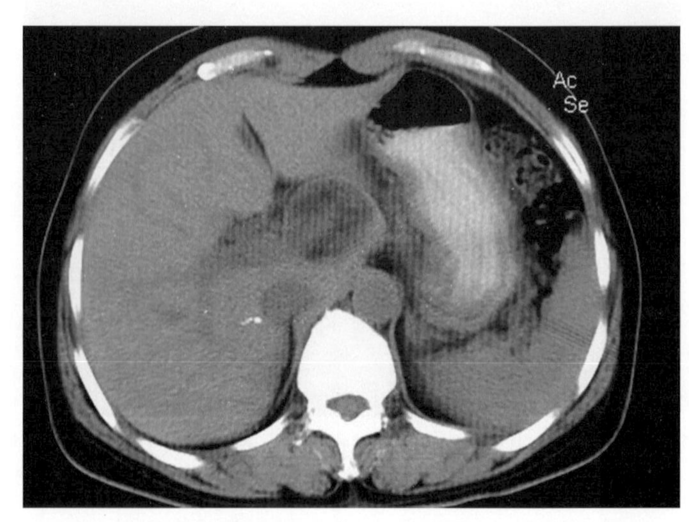

图 1-1-43　肝尾状叶血管平滑肌脂肪瘤 CT 平扫图
病灶平扫呈不均匀低密度，可见脂肪成分

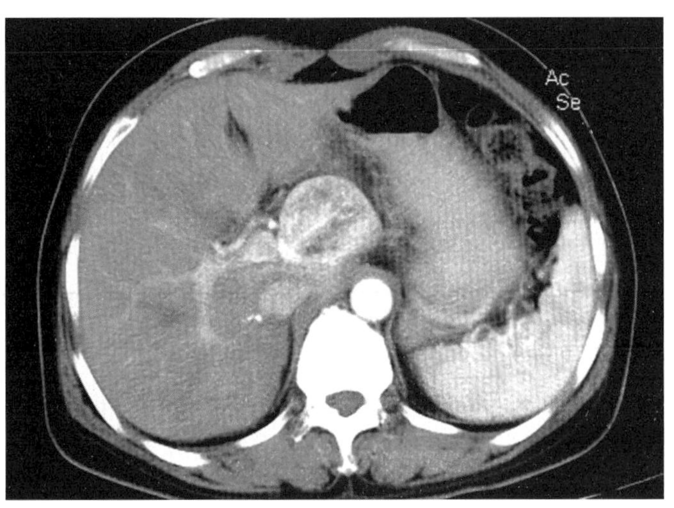

图 1-1-44　肝尾状叶血管平滑肌脂肪瘤增强 CT 动脉期
病灶动脉期增强为不均匀高密度，混杂局部低密度

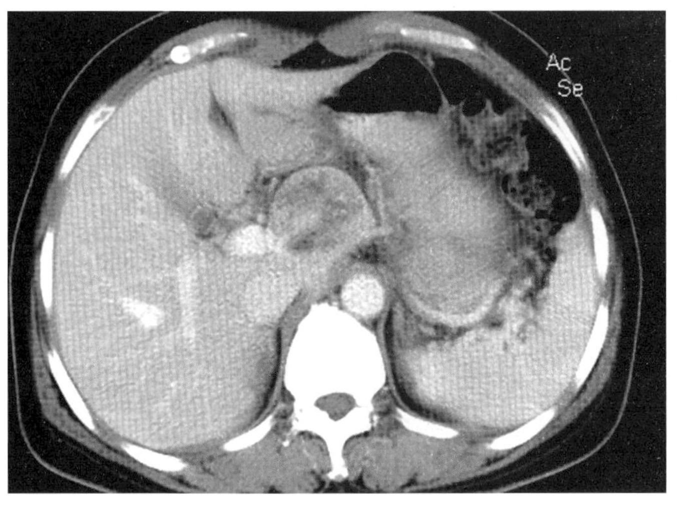

图 1-1-45　肝尾状叶血管平滑肌脂肪瘤增强 CT 门脉期
病灶门脉期呈等至低密度，增强不均匀

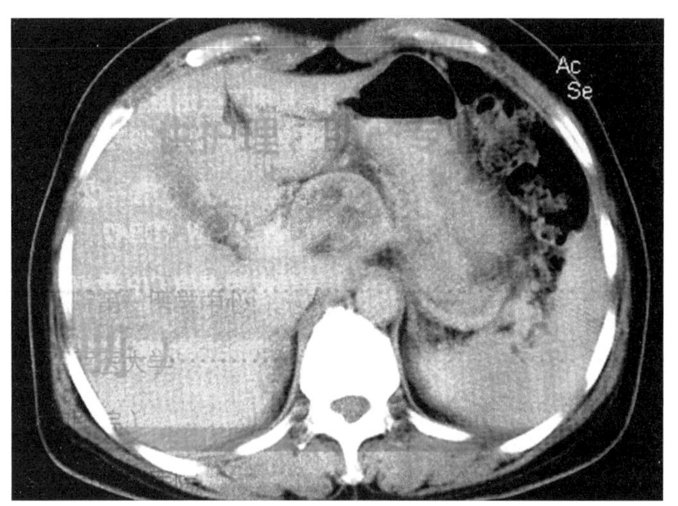

图 1-1-46　肝尾状叶血管平滑肌脂肪瘤增强 CT 延迟期
病灶延迟期呈等至低密度，增强不均匀

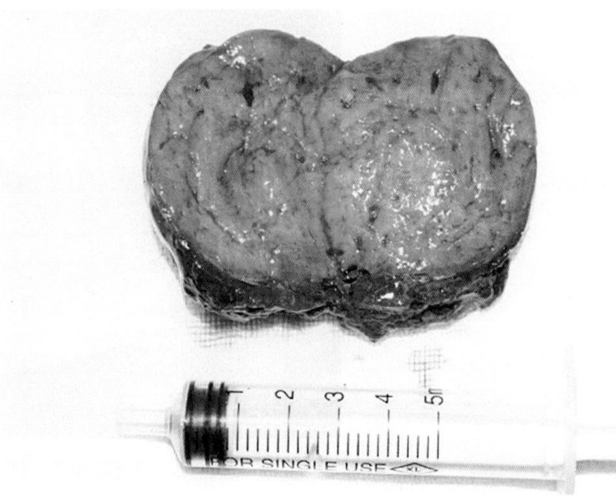

图 1-1-47　肝尾状叶血管平滑肌脂肪瘤大体

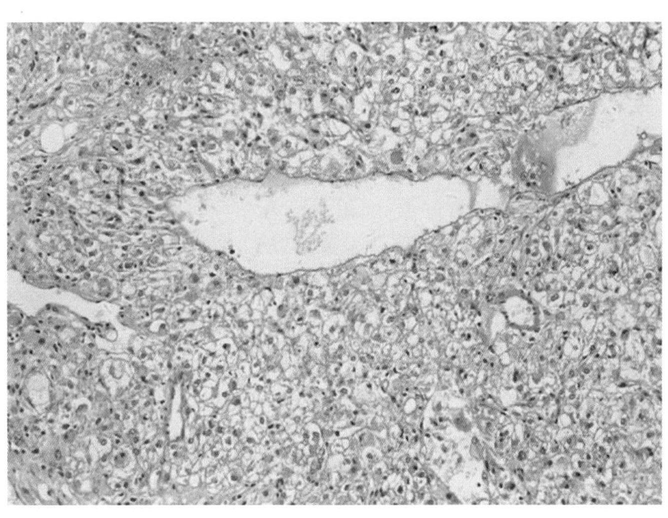

图 1-1-48　肝尾状叶血管平滑肌脂肪瘤病理

8. 鉴别诊断　肝血管平滑肌脂肪瘤含有血管、平滑肌、脂肪 3 种成分，且比例各不相同，因此超声表现亦不尽相同。需与 FNH、肝腺瘤、肝血管瘤鉴别。FNH 动脉早期表现为由中心向周边的轮辐状增强，有时在病灶中央可见局部低至无增强，与病灶中心星芒状瘢痕有关。肝腺瘤较少见，部分病例超声造影周边可见包膜样增强，灰阶超声通常为等回声或低回声，中心无星芒状瘢痕。血管瘤超声造影表现为特征性的向心型结节状增强，有助于两者的鉴别。在诊断过程中结合灰阶超声、超声造影及临床资料进行综合分析。

（二）胆管腺瘤

1. 病史概要　女性，23 岁，查体发现肝脏占位，乙肝阴性。

2. 常规超声图像　右肝前叶可见范围约 7.6cm × 6.7cm 的不均质高回声，边界清，内部可见小片状液性暗区（图 1-1-49），CDFI：病灶周边及内部可见较丰富的短线状血流信号（图 1-1-50）。

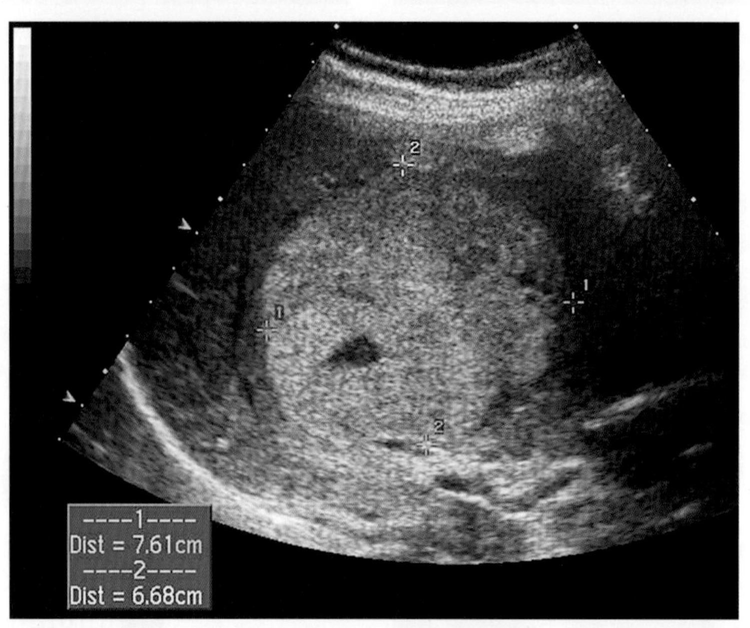

图 1-1-49　胆管腺瘤常规超声声像图
右肝前叶不均质高回声，边界清，内部可见小片状液性暗区，超声测量范围约 7.6cm × 6.7cm

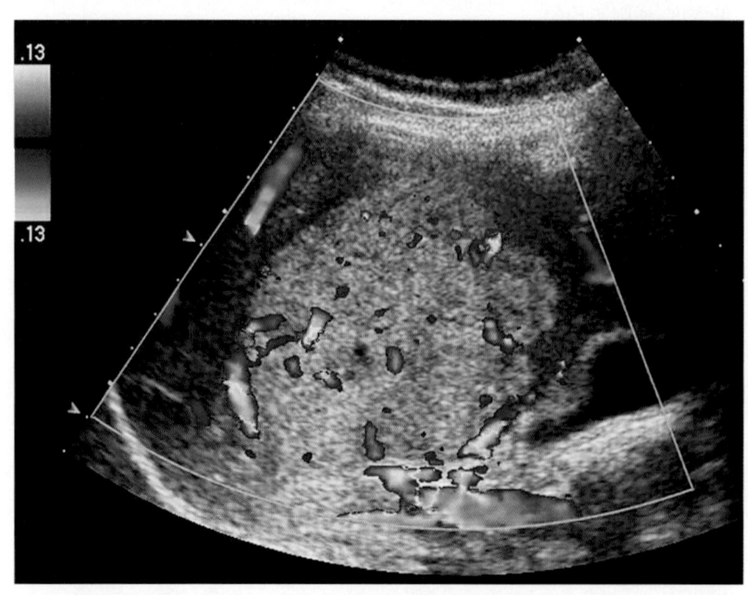

图 1-1-50　胆管腺瘤 CDFI 图像
病灶周边及内部可见较丰富的短线状血流信号

3. 超声造影图像　右肝前叶不均质高回声病灶超声造影动脉期迅速高增强，边界清晰，内部可见小片状无增强区（图 1-1-51），随后病灶快速消退。门脉期（42s）病灶出现早期廓清（图 1-1-52），门脉期（1min4s）病灶呈不均匀低增强，内部可见小片状不规则无增强区（图 1-1-53），延迟期（2min19s）病灶呈不均匀低增强，内部可见多处散在小片状无增强区（图 1-1-54），延迟期（4min15s）病灶呈明显低增强（图 1-1-55，ER1-1-9）。

4. 超声造影诊断要点

（1）动脉期病灶高增强（整体或不均匀）。

（2）门脉期及延迟期廓清呈低增强。

5. 手术病理诊断　非典型胆管腺瘤。

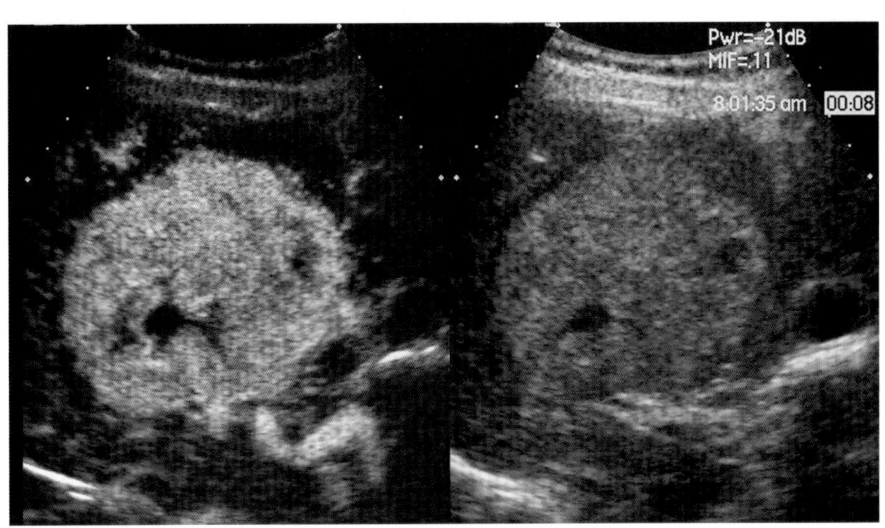

图 1-1-51　胆管腺瘤增强超声动脉期图像
动脉期呈高增强，内可见小片状无增强区

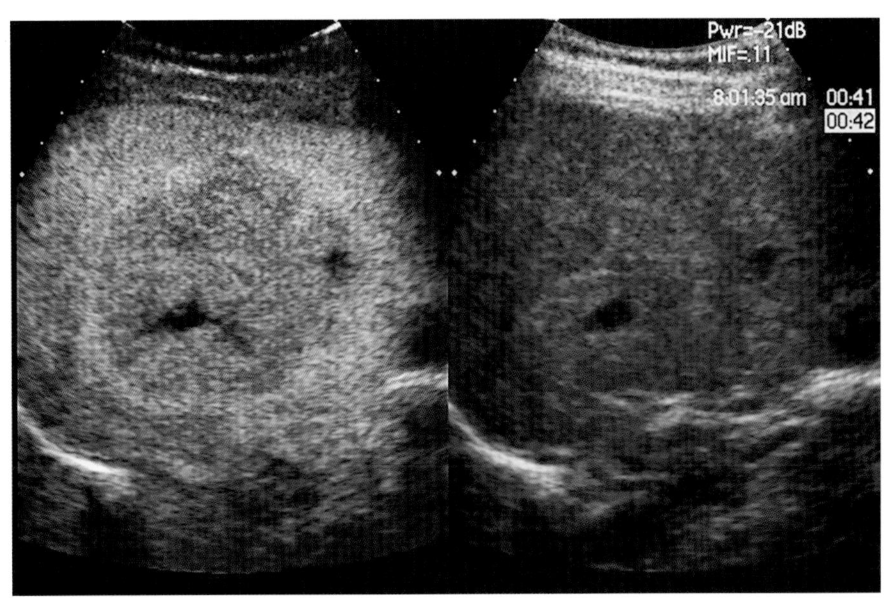

图 1-1-52　胆管腺瘤增强超声门脉期图像
门脉期（42s）病灶出现早期廓清

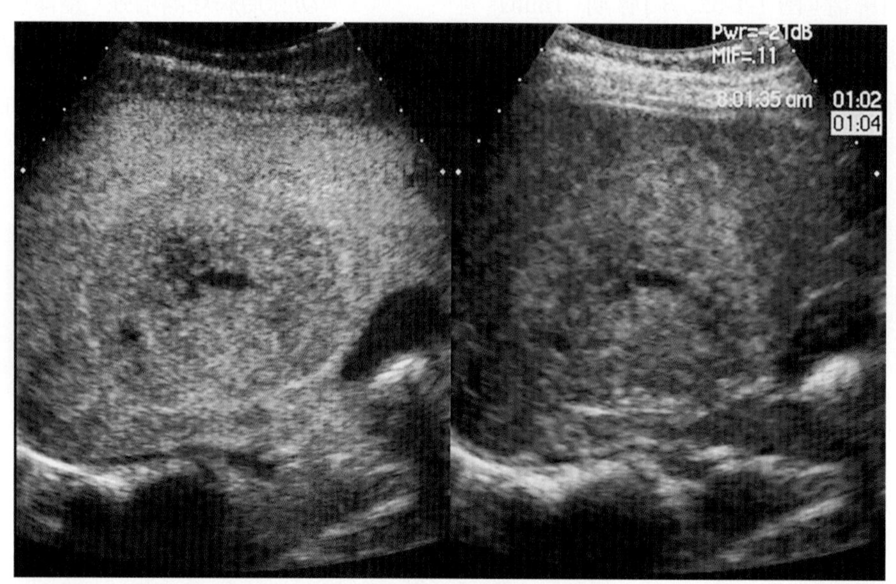

图 1-1-53　胆管腺瘤增强超声门脉期图像
门脉期（1min4s）病灶呈不均匀低增强，内部可见小片状不规则无增强区

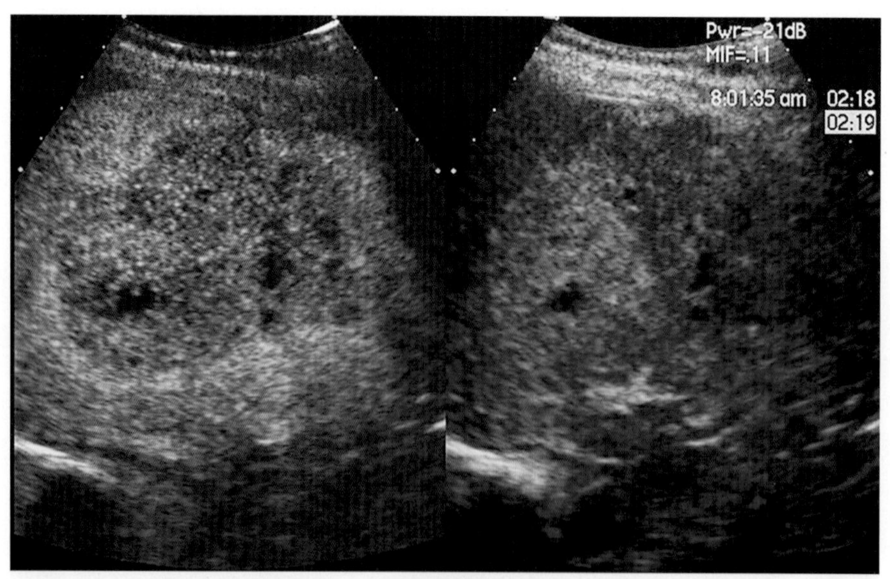

图 1-1-54　胆管腺瘤增强超声延迟期图像
延迟期（2min19s）病灶呈不均匀低增强，内部可见多处散在小片状无增强区

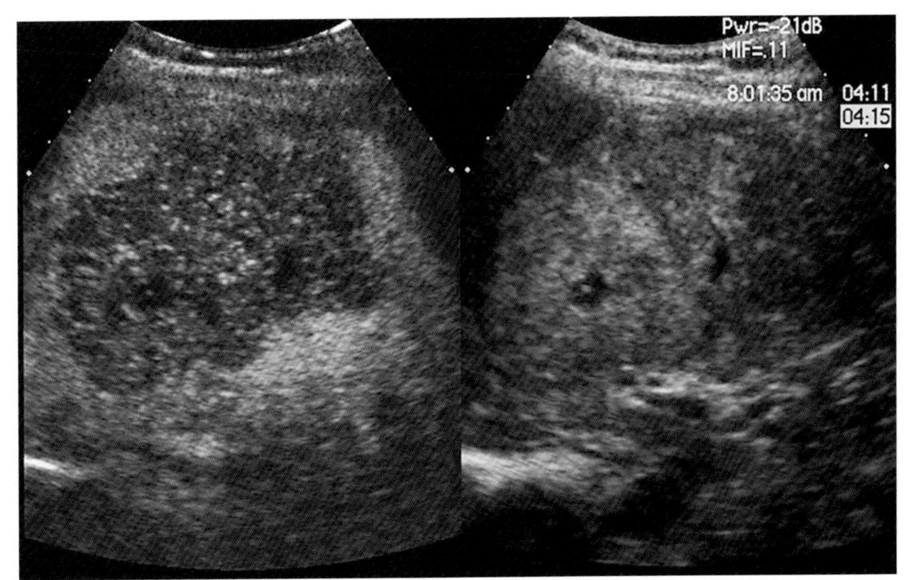

图 1-1-55　胆管腺瘤增强超声延迟期图像
延迟期（4min15s）病灶呈明显低增强

ER1-1-9　胆管腺瘤超声造影动态图
右肝前叶不均质高回声病灶超声造影动脉期迅速高增强，边界清晰，内部可见小片状无增强区，随后病灶快速消退

6. 鉴别诊断

肝细胞癌：典型的肝细胞癌超声造影表现为动脉期迅速高增强（均匀或不均匀），较大的肿瘤可见增粗扭曲的血管，门脉期及延迟期通常表现为轻度或中度低增强，少部分病灶门脉期及延迟期可表现为等增强，极少部分病灶门脉期及延迟期仍可表现为稍高增强。肝细胞癌与胆管细胞腺瘤超声造影有一定的重叠性，两者的鉴别诊断要结合临床其他资料进行综合判断。

肝内胆管细胞癌：肝内胆管细胞癌在动脉期可表现为环状高增强、不均匀高增强以及整体高增强，多数在门脉早期出现廓清，延迟期呈明显低增强。

肝转移癌：富血供型转移癌在动脉期表现为均匀或不均匀高增强，乏血供型呈周边厚环状高增强，大多数病灶在门脉早期甚至动脉晚期出现廓清，延迟期呈明显低增强。

（三）胆管乳头状肿瘤

1. 病史概要 男性 34 岁，发现肝占位病变 7d。

2. 常规超声图像 肝脏体积增大，形态失常，肝内弥漫性分布的大小不等厚壁无回声区，内透声差，内可见絮状低回声（图 1-1-56），囊壁厚，内壁不光滑（图 1-1-57），壁内见乳头样低回声凸起（图 1-1-58），较大者位于肝右叶，大小约 11.3cm × 11.3cm，CDFI：囊内未见明显血流信号，囊壁可见条状血流信号（图 1-1-59）。

3. 超声造影图像 病灶呈囊壁及乳头样低回声与肝实质呈同步增强，囊壁锐利，囊内全程未见增强（图 1-1-60~ 图 1-1-62，ER1-1-10）。

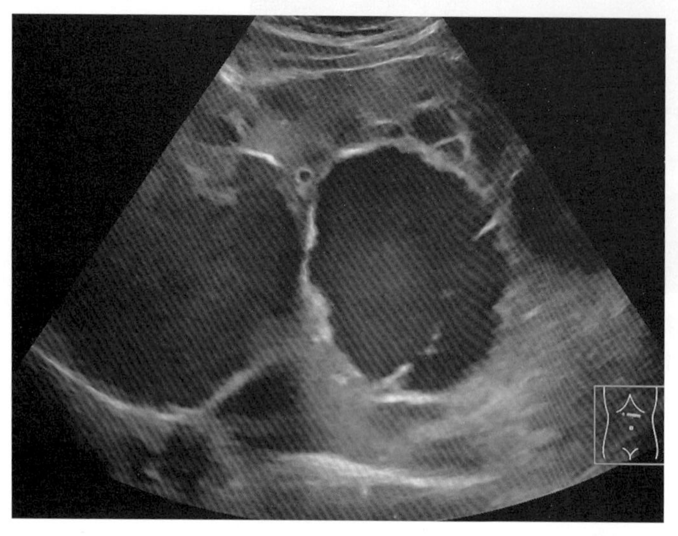

图 1-1-56 胆管乳头状瘤常规超声声像图
肝内弥漫性分布的大小不等厚壁无回声区，内透声差，内可见絮状低回声

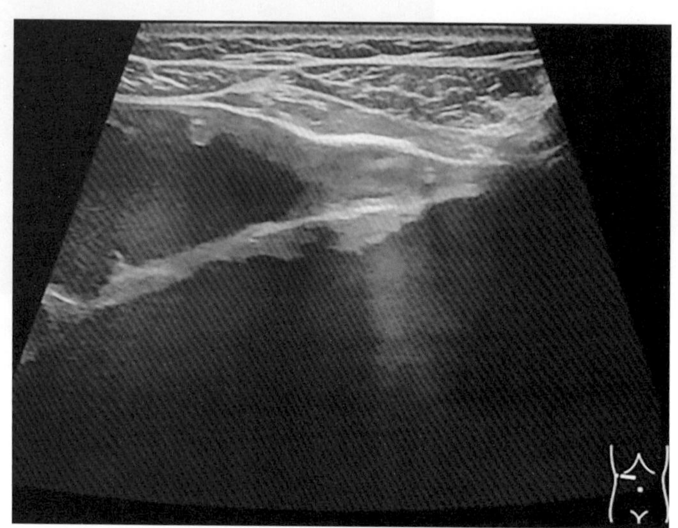

图 1-1-57 胆管乳头状瘤常规超声声像图
肝内无回声区，囊壁厚，内壁不光滑

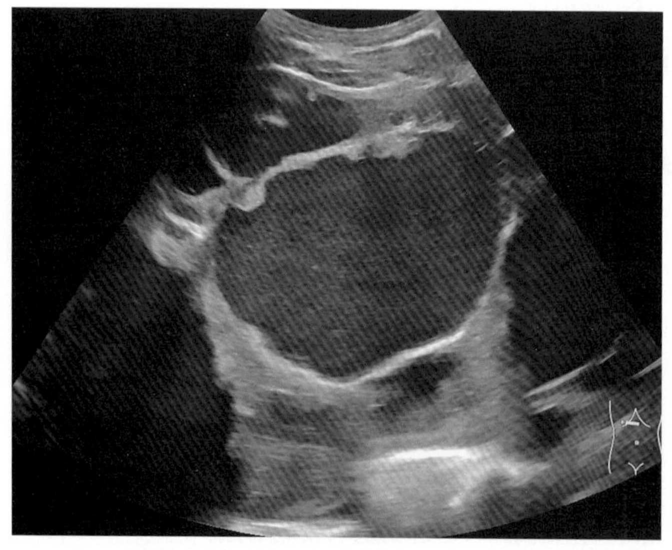

图 1-1-58 胆管乳头状瘤常规超声声像图
肝内弥漫性分布的大小不等厚壁无回声区，内透声差，内可见絮状低回声，壁内见乳头样低回声凸起

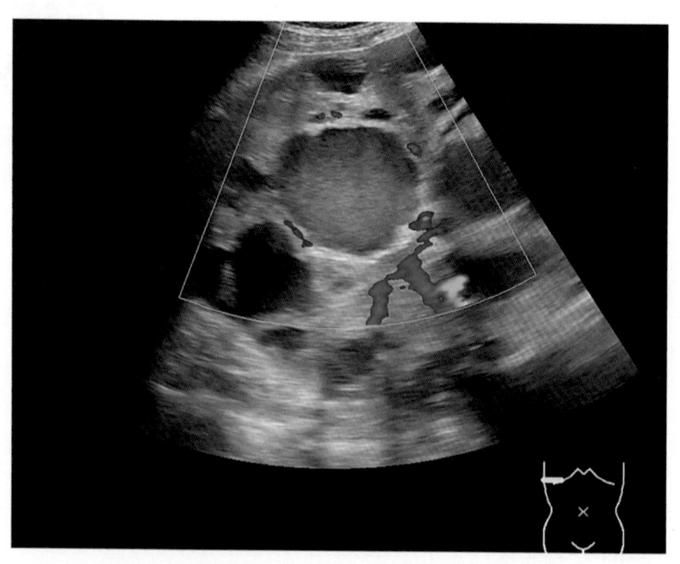

图 1-1-59 胆管乳头状瘤 CDFI 图像
囊内未见明显血流信号，囊壁可见条状血流信号

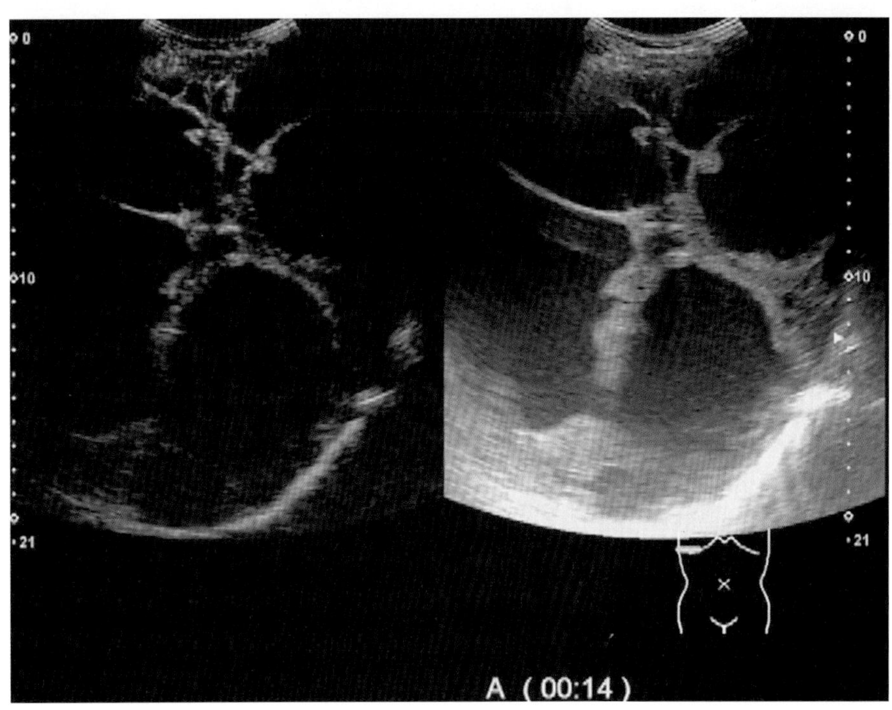

图 1-1-60　胆管乳头状瘤增强超声动脉期图像
病灶囊壁及乳头样低回声在动脉期与肝实质呈同步增强，囊壁锐利，囊内未见增强

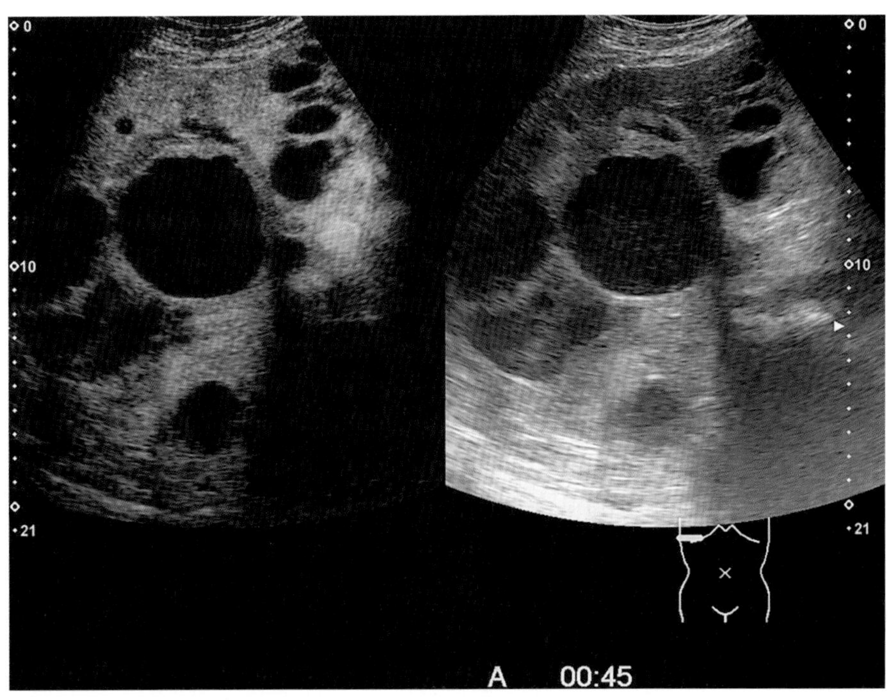

图 1-1-61　胆管乳头状瘤增强超声门脉期图像
病灶囊壁及乳头样低回声在门脉期与肝实质呈同步增强，囊壁锐利，囊内未见增强

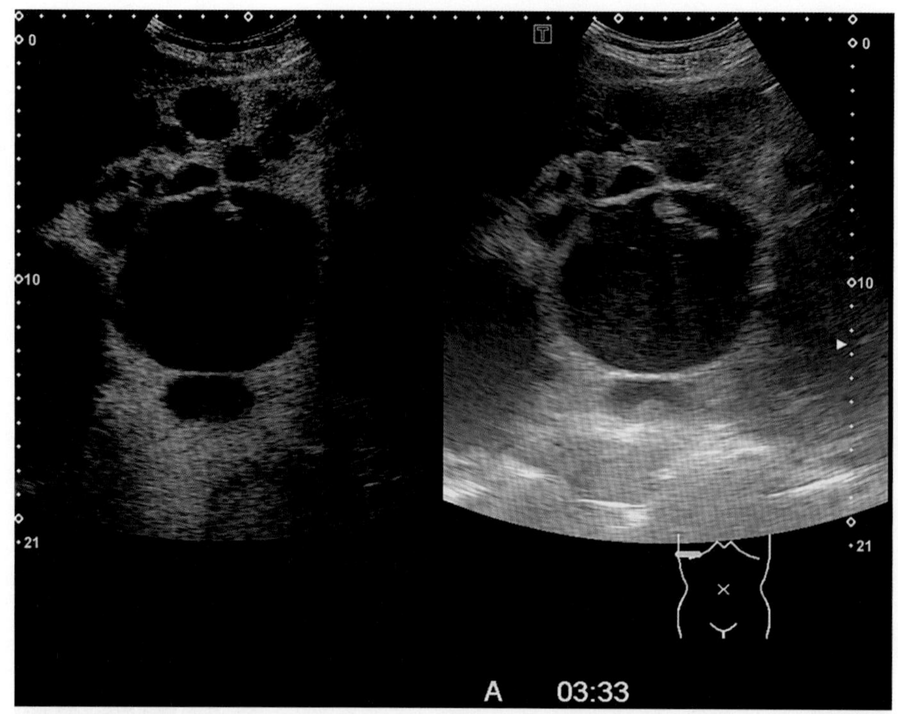

图 1-1-62 胆管乳头状瘤增强超声延迟期图像
病灶囊壁及乳头样低回声在延迟期与肝实质呈同步增强，囊壁锐利，囊内未见增强

ER1-1-10 胆管乳头状瘤超声造影动态图
病灶囊壁及乳头样低回声与肝实质呈同步增强，囊壁锐利，囊内全程未见增强

4. 超声造影诊断要点

（1）胆道扩张型表现为向管腔内突出的乳头状结节动脉期呈均匀高增强，门脉期及延迟期呈低增强。

（2）囊实混合型为实性部分动脉期呈不均匀高增强，门脉期、延迟期呈低增强，囊性部分三期均未见明显增强。

5. 手术病理诊断 肝囊性占位：结合免疫组化指标及镜检形态学改变结果，符合肝脏胆管内乳头状肿瘤，局灶高级别上皮内瘤变。

6. 鉴别诊断 此病例中弥漫性扩张明显的胆管易与多囊肝混淆，多囊肝常合并多囊肾，体积稍大的囊肿在肝实质内形成多个边缘整齐的无回声区，囊壁菲薄，造影呈囊壁及囊内均无增强。胆管囊腺瘤可表现为肝内单房或多房囊性占位，并可伴有乳头状突起，不与胆管相通，可恶变为胆管囊腺癌，不易与胆管乳头状瘤鉴别。

（四）肝结节性再生结节（nodular regenerative hyperplasia，NRH）

【病例一】

1. 病史概要　女性 57 岁，体检发现肝占位 1 年，病灶逐渐增大，外院增强影像提示肝腺瘤不除外。既往体健，肿瘤标志（-），肝炎标志（-）。

2. 常规超声图像　肝右叶包膜下可见大小 3.2cm×2.8cm 等回声病灶，内部回声稍低于周边，边界清，形态规则（图 1-1-63）；CDFI 显示病灶周边可见点条状血流信号（图 1-1-64）。

3. 超声造影图像　右肝病灶动脉期呈均匀高增强，逐帧观察，病灶可见明显门静脉供血（图 1-1-65）；门脉期（1min）病灶呈稍高增强（图 1-1-66），延迟期（3min37s）病灶仍呈稍高增强（图 1-1-67）；延迟期观察至 5min，病灶未见明显消退，与周围肝实质相比，仍呈稍高增强（ER1-1-11~ER1-1-13）。

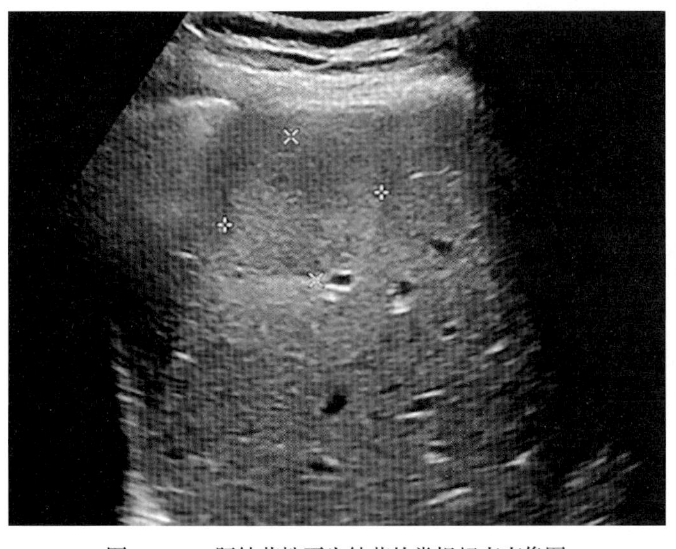

图 1-1-63　肝结节性再生结节的常规超声声像图
肝右叶包膜下可见大小 3.2cm×2.8cm 等回声病灶，内部回声稍低于周边，边界清，形态规则

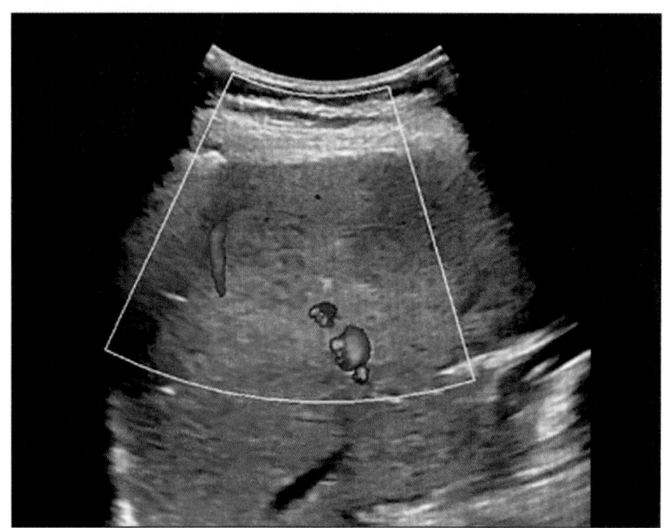

图 1-1-64　肝结节性再生结节的 CDFI 图像
右肝病灶周边可见点条状血流信号

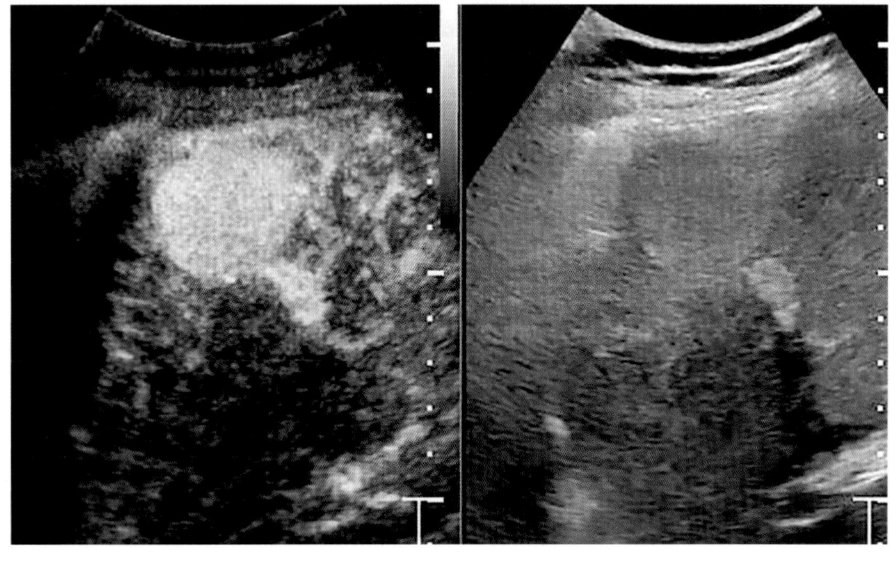

图 1-1-65　肝结节性再生结节增强超声动脉期图像
右肝病灶动脉期呈均匀高增强，可见明显门静脉供血

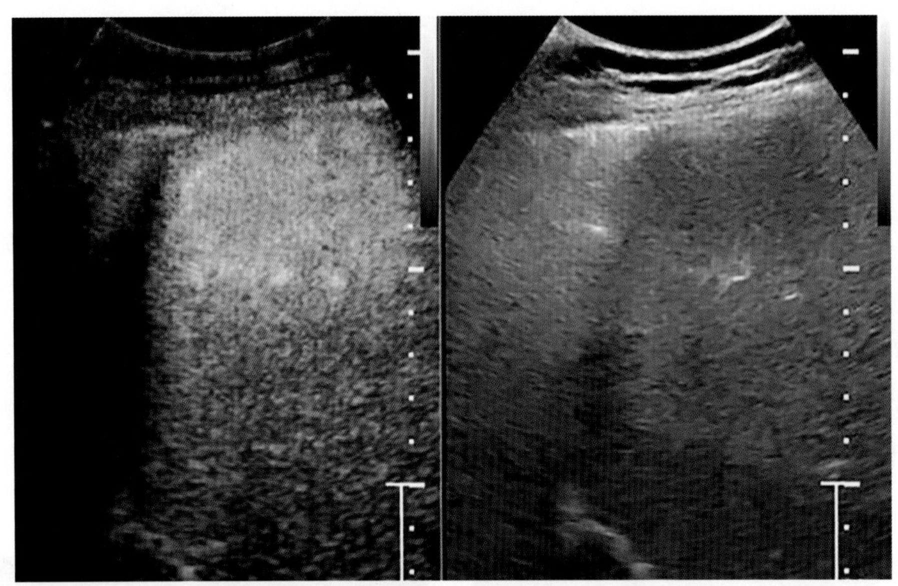

图 1-1-66　肝结节性再生结节增强超声门脉期图像
右肝病灶门脉期呈稍高增强

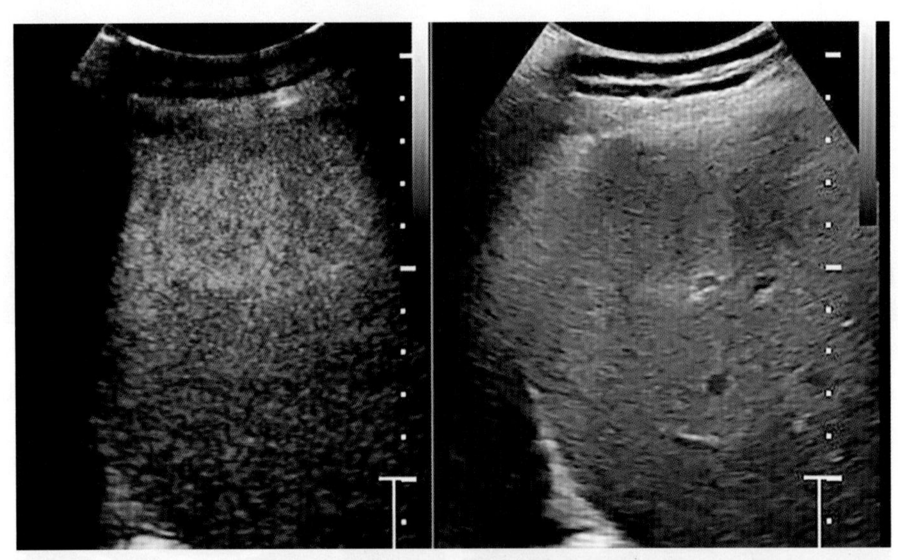

图 1-1-67　肝结节性再生结节增强超声延迟期图像
右肝病灶延迟期呈稍高增强

ER1-1-11　肝结节性再生结节超声造影动脉期动态图
右肝病灶动脉期快速均匀高增强，可见明显门静脉供血

ER1-1-12　肝结节性再生结节超声造影门脉期动态图
右肝病灶门脉期一直呈高增强

ER1-1-13　肝结节性再生结节超声造影延迟期动态图
右肝病灶延迟期仍呈高增强

4. 病灶增强CT　病灶在CT平扫上呈等密度（图1-1-68）；在增强CT动脉期明显强化，与门静脉关系密切（图1-1-69）；病灶在增强CT门静脉及延迟期与周围肝实质相比呈等增强（图1-1-70、图1-1-71）。

5. 超声造影诊断要点

（1）动脉期呈高增强，可表现为团块状高增强或轮辐状高增强。

（2）门脉期及延迟期病灶廓清不明显，与周围肝实质相比多表现为等增强或稍高增强。

（3）极少数NRH可表现为门脉期或延迟期的廓清。

6. 病理诊断　肝结节性再生结节。

7. 鉴别诊断　NRH的病因尚不明确，可能与免疫功能、药物代谢以及遗传相关，其发病机制多认为与肝内微循环障碍相关，是肝内血供异常的一种非特异性适应性改变。研究报道NRH主要由门静脉供血，在超声造影（CEUS）动脉期通常呈显著高增强，可呈团块状高增强或离心性轮辐状高增强，在门脉期及延迟期呈等或稍高增强。病例病灶为团块状高增强且在门脉期及延迟期表现为稍高增强。当病灶在动脉期呈离心性轮辐状高增强时，不易与FNH相鉴别。NRH在CEUS上缺乏典型的增强模式，通常需要依赖病理学诊断。

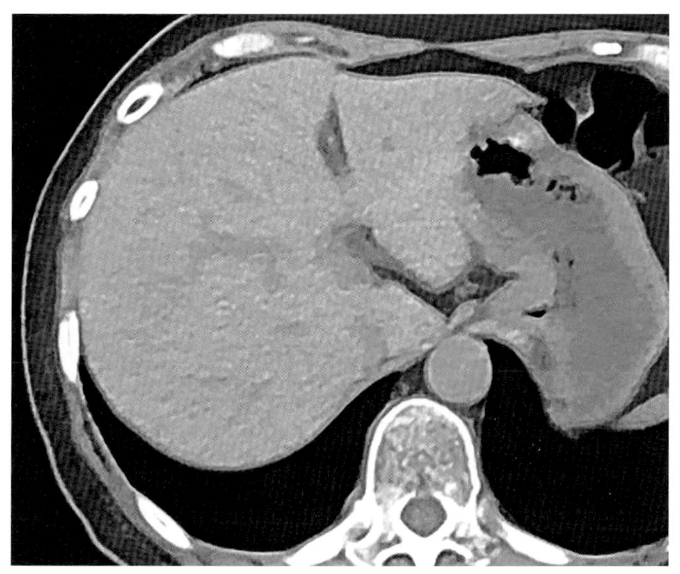

图1-1-68　肝结节性再生结节增强CT平扫图像
右肝病灶呈等密度

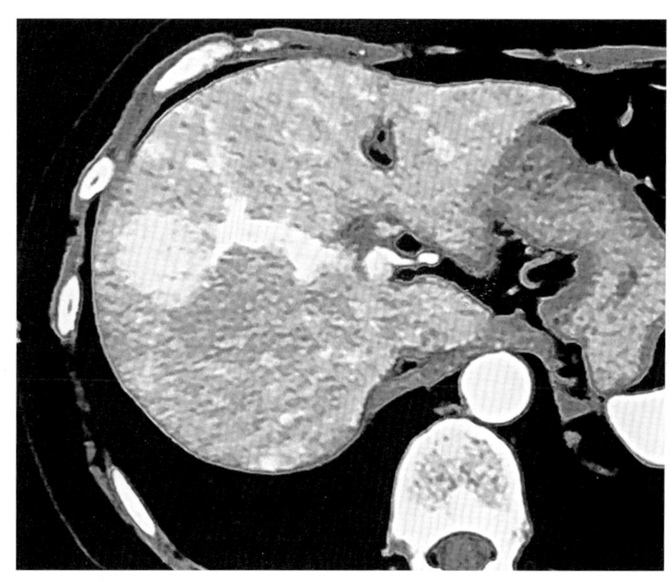

图1-1-69　肝结节性再生结节增强CT动脉期图像
右肝病灶增强CT动脉期呈高增强，与门静脉关系密切

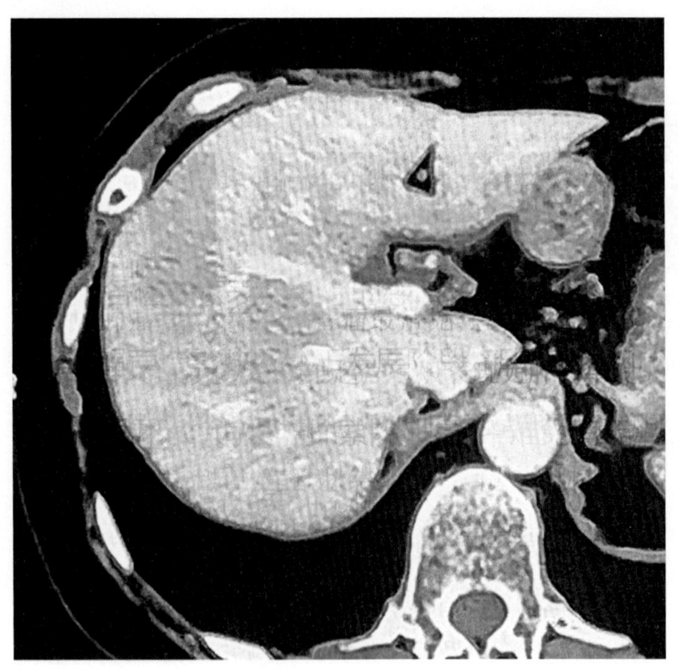

图 1-1-70　肝结节性再生结节增强 CT 门脉期图像
右肝病灶增强 CT 门脉期呈等增强

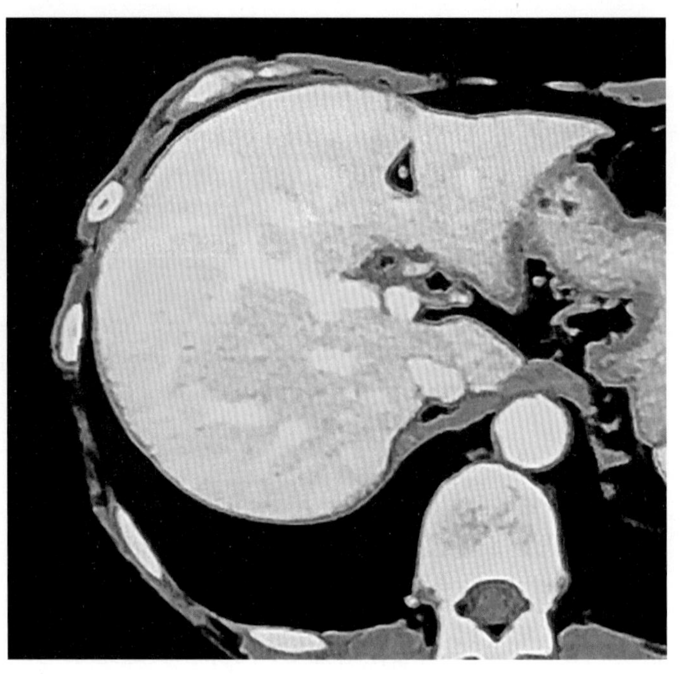

图 1-1-71　肝结节性再生结节增强 CT 延迟期图像
右肝病灶增强 CT 延迟期呈等增强

第二节　肝脏恶性肿瘤

一、原发性肝细胞癌

原发性肝细胞癌是中国最常见的肝脏恶性肿瘤，好发于慢性病毒性肝炎及肝硬化人群，男性多于女性，大部分患者甲胎蛋白及异常凝血酶原可升高。二维超声表现多样，彩色多普勒超声价值有限，增强超声动脉期高增强、门脉期及延迟期低增强，即呈“快进快出”模式。

【病例一】

1. 病史概要　男性 78 岁，因“厌食、恶心 1 个月余”就诊，行腹部超声发现肝脏占位。患者有慢性乙肝病史，血清肿瘤标志物甲胎蛋白（AFP）>1 210ng/ml。

2. 常规超声图像　肝脏实质回声粗糙、不均匀，右肝缩小，左肝相对长大，肝右后叶下段查见大小约 8.0cm×6.0cm 的稍强回声团块（图 1-2-1），边界不清楚，形态较规则；肝左外叶查见大小约 4.0cm×3.2cm 的弱回声团块，边界较清楚，形态较规则（图 1-2-2）。

3. 超声造影图像　右肝团块在增强超声动脉期呈高增强（图 1-2-3），门脉期及延迟期呈低增强（图 1-2-4、1-2-5），团块内可见片状三期不增强区；左肝团块增强超声动脉期呈高增强（图 1-2-6），门脉期及延迟期呈稍高增强（图 1-2-7、1-2-8，ER1-2-1、ER1-2-2）。

4. 超声造影诊断要点

（1）动脉期病灶呈高增强，增强模式为部分或整体高增强，但非周边结节状高增强和环状高增强。

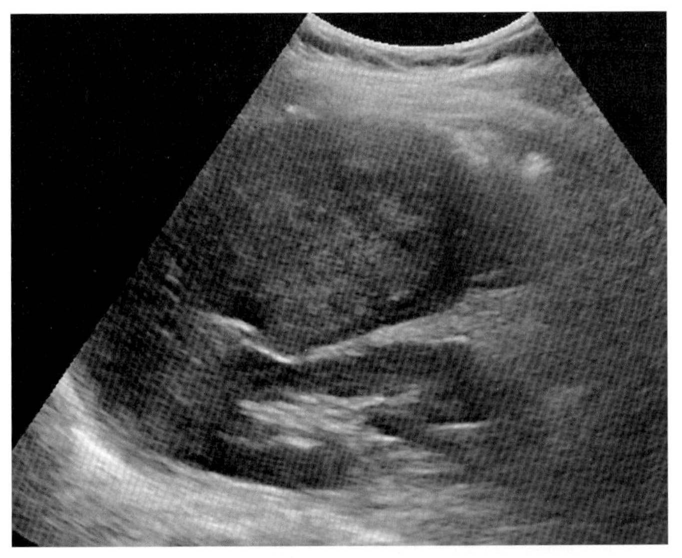

图 1-2-1　肝右后叶下段肝细胞癌二维超声图像
肝右后叶下段查见大小约 8.0cm×6.0cm 的稍强回声团块，边界不清楚，形态较规则

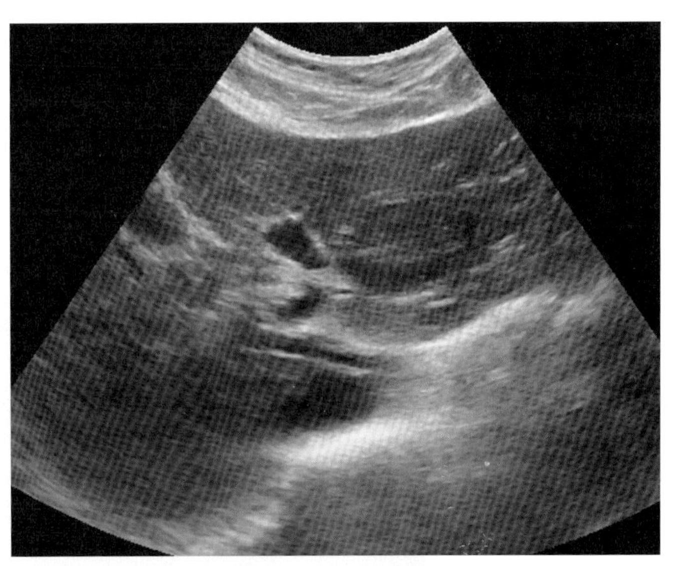

图 1-2-2　肝左外叶肝细胞癌二维超声图像
肝左外叶查见大小约 4.0cm×3.2cm 的弱回声团块，边界较清楚，形态较规则

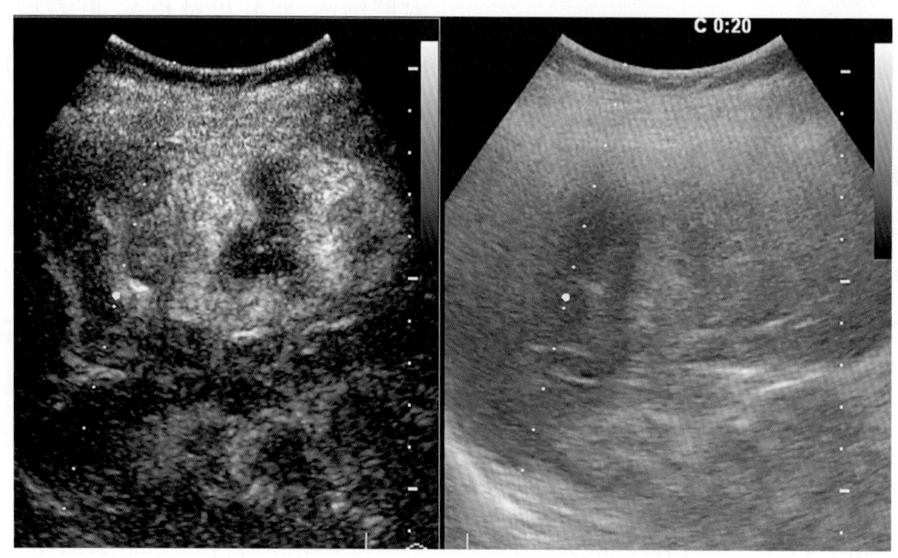

图 1-2-3 肝右后叶下段肝细胞癌增强超声动脉期图像
团块动脉期呈高增强，内部可见片状不增强区

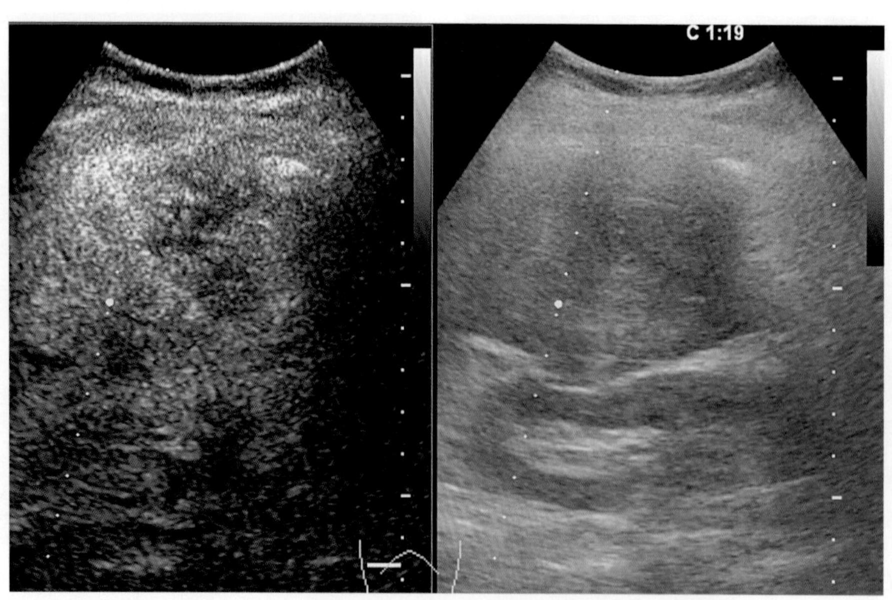

图 1-2-4 肝右后叶下段肝细胞癌增强超声门脉期图像
团块门脉期呈低增强

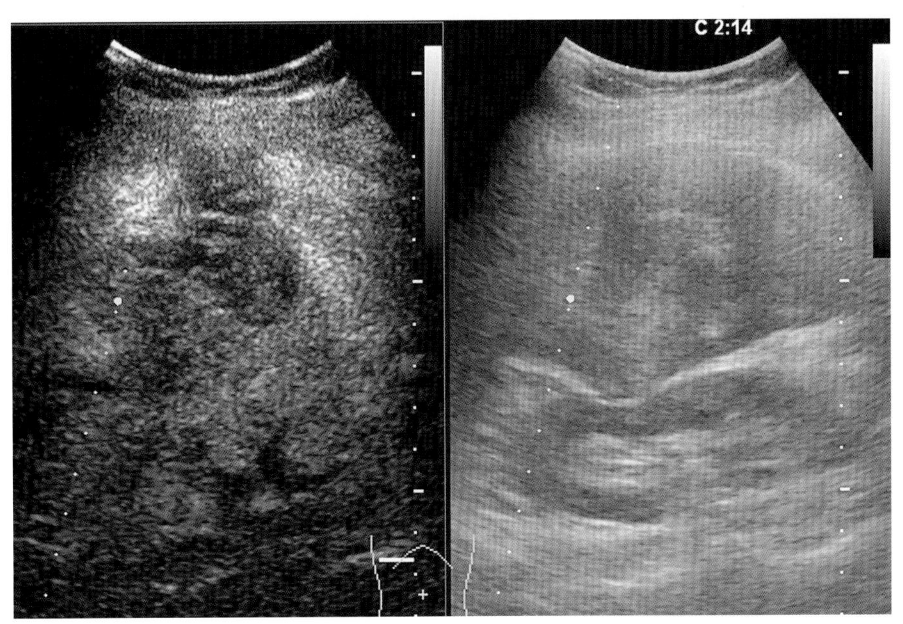

图 1-2-5　肝右后叶下段肝细胞癌增强超声延迟期图像
团块延迟期呈低增强

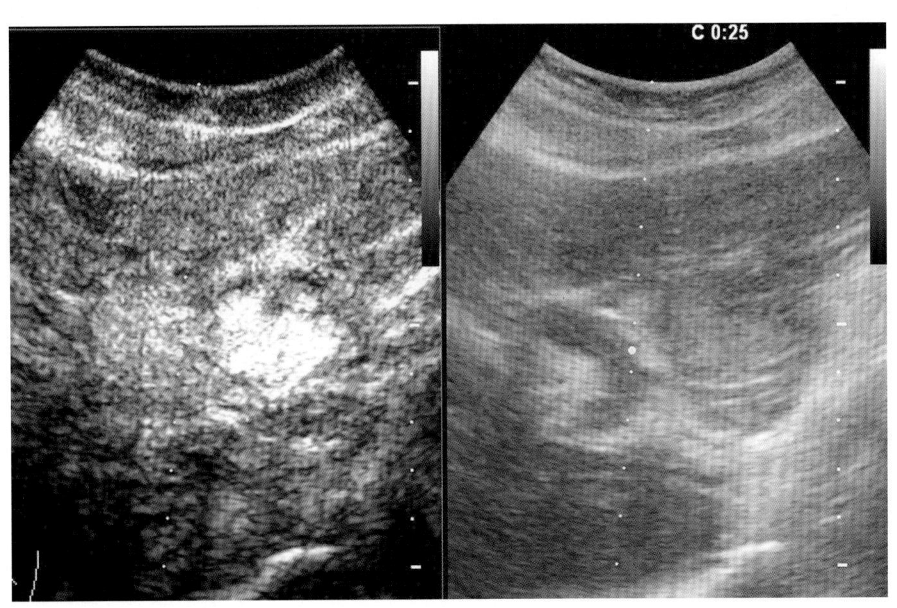

图 1-2-6　肝左外叶肝细胞癌增强超声动脉期图像
团块动脉期呈高增强

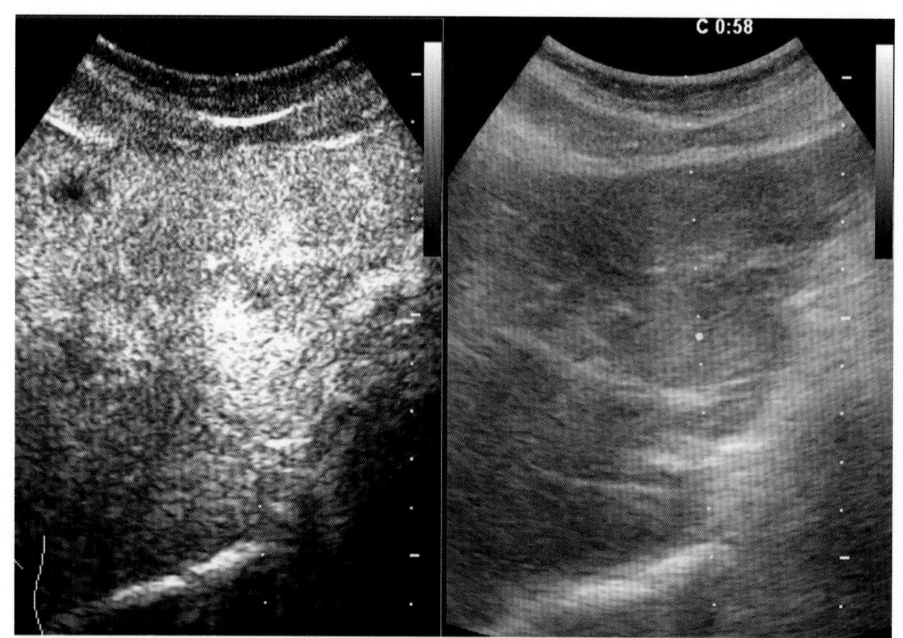

图 1-2-7　肝左外叶肝细胞癌增强超声门脉期图像
团块门脉期呈稍高增强

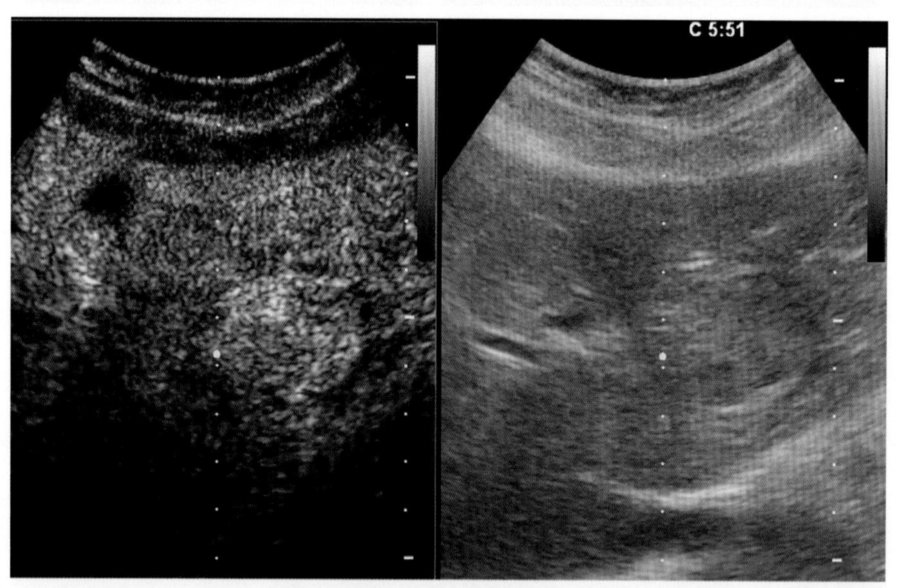

图 1-2-8　肝左外叶肝细胞癌增强超声延迟期图像
团块延迟期呈稍高增强

ER1-2-1　肝脏右后叶下段肝细胞癌超声造影动态图
肝右后叶下段团块增强超声动脉期呈高增强，内可见片状不增强区

ER1-2-2　肝脏左外叶肝细胞癌超声造影动态图
肝左外叶团块增强超声动脉期呈高增强，强化较均匀

（2）病灶一般于门脉晚期（≥60s）廓清，可为部分廓清，呈低增强，但廓清不显著。

（3）病灶较大时，内部多可见片状三期不增强区。

（4）肝细胞癌超声造影特征不典型时，可表现为三期高-等-等、高-高-高或低-低-低等多种增强模式。

5. 手术病理结果　右肝肿瘤：肝细胞癌（Ⅲ级/低分化）伴片状坏死，侵及肝脏被膜。左肝肿瘤：高分化肝细胞癌，切缘未见癌。

【病例二】

1. 病史概要　男性，43岁，主因发现肝占位2周就诊。既往慢性乙型病毒性肝炎20余年，肝硬化6年余。实验室检查甲胎蛋白（-）。

2. 常规超声图像　肝脏回声弥漫性增粗，肝S6区肝包膜下可见一低回声结节，边界尚清，形态欠规则，内部回声分布不均匀（图1-2-9）。

3. 超声造影图像　肝S6区结节增强超声动脉期（27s）周边呈环状高增强，中心低增强（图1-2-10），造影可见明显荷瘤血管；门脉期（60s）结节环状高增强部分与结节周围肝组织相比较呈等增强，中心呈低增强（图1-2-11）；延迟期（3min4s）基本完全廓清（图1-2-12，ER1-2-3~ER1-2-5）。

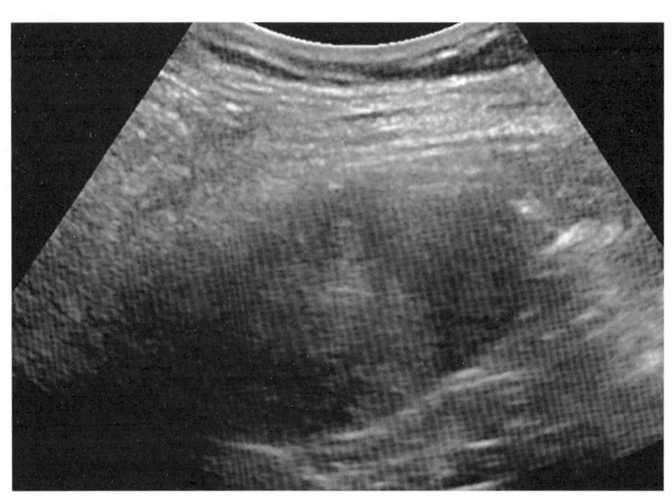

图1-2-9　肝S6区结节常规超声声像图
肝S6区肝包膜下可见一低回声结节，边界尚清，形态欠规则

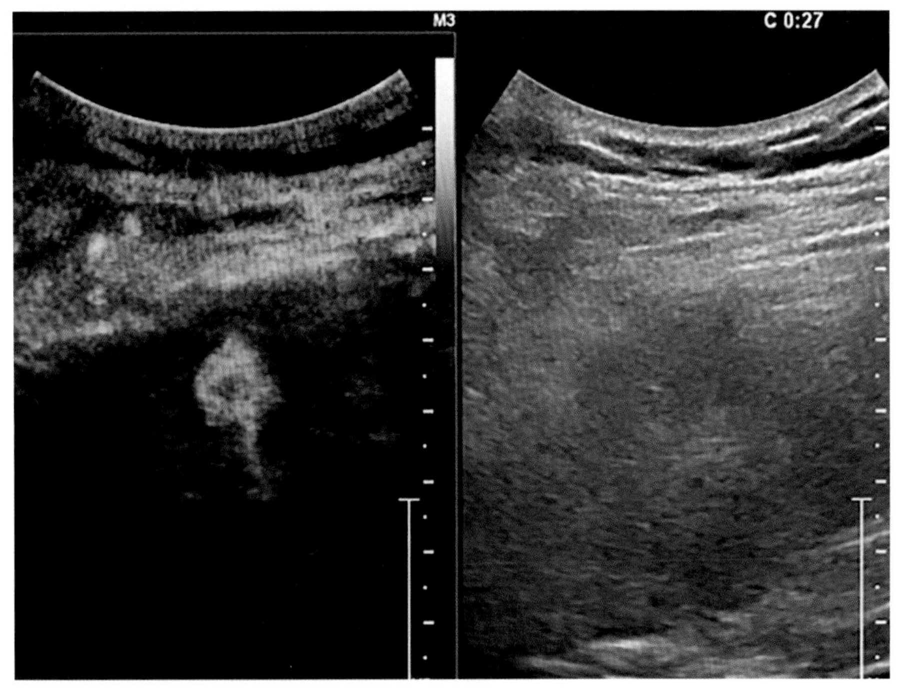

图1-2-10　肝S6区结节增强超声动脉期图像
结节增强超声动脉期（27s）周边呈环状高增强，中心低增强，可见明显荷瘤血管

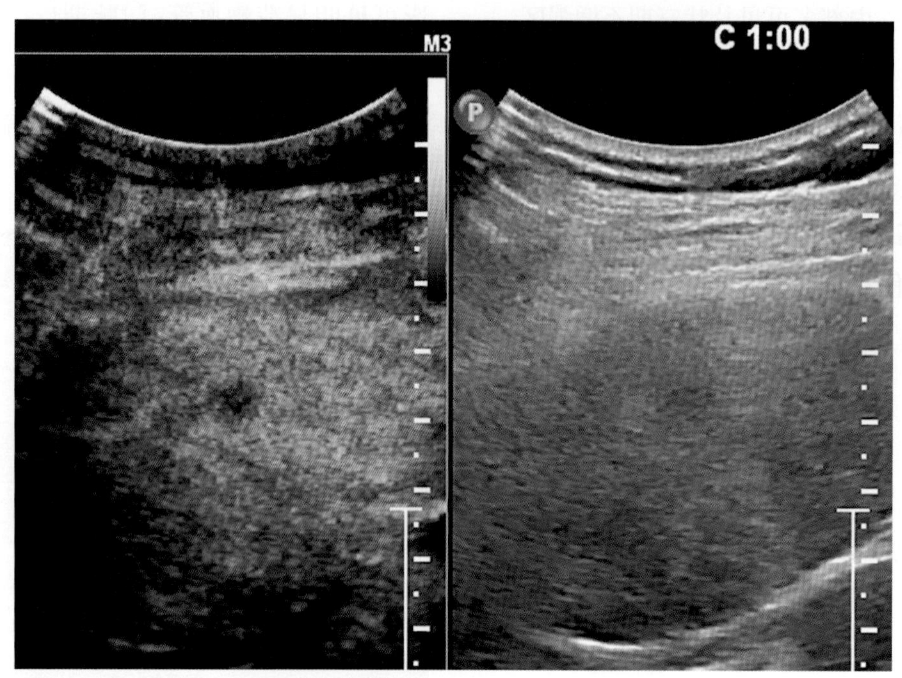

图 1-2-11　肝 S6 区结节增强超声门脉期图像
门脉期结节环状高增强部分与结节周围肝组织相比较呈等增强，中心呈低增强

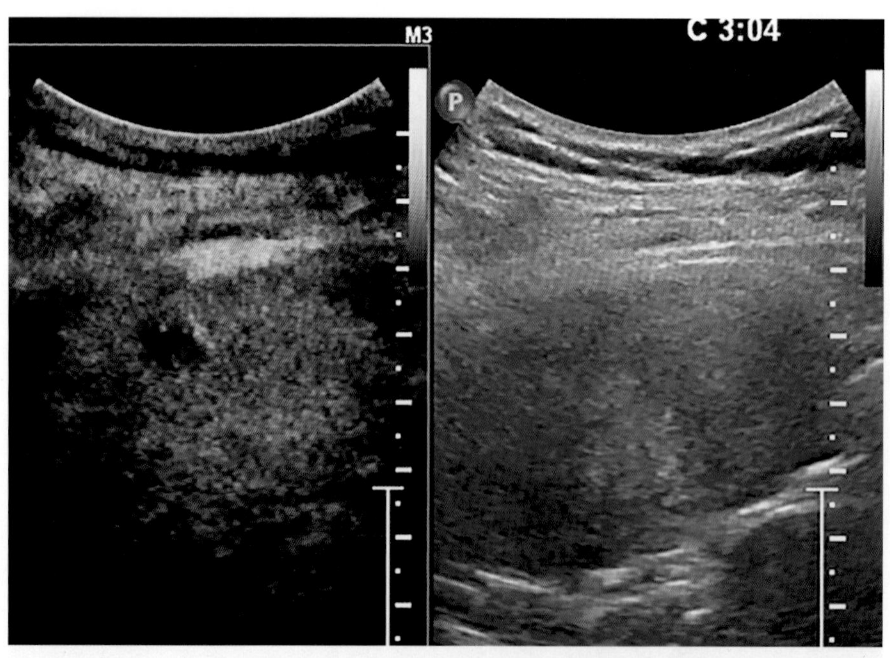

图 1-2-12　肝 S6 区结节增强超声延迟期图像
结节延迟期（3min4s）基本完全廓清

ER1-2-3　肝 S6 区结节超声造影动态图
肝 S6 区结节超声造影动脉期（16s）早于肝实质开始出现增强，呈周边环状高增强中心低增强表现

ER1-2-4　肝 S6 区结节超声造影动态图
门脉期结节环状高增强部分与结节周围肝组织相比较呈等增强表现

ER1-2-5　肝 S6 区结节超声造影动态图
结节延迟期廓清

4. 超声造影诊断要点

（1）动脉期结节呈周边环状高增强，中心低增强。

（2）门脉期（60s）结节环状增强部分呈等增强。

（3）延迟期（3min）结节出现完全廓清，呈“黑洞征”。

5. 穿刺活检病理结果　肝细胞由轻微异型和核/浆比增高的细胞组成，排列成细小梁状、假腺样和腺泡样结构，并有脂肪变，符合早期高分化肝细胞癌（hepatocellular carcinoma，HCC）。

6. 鉴别诊断　HCC 超声造影诊断的典型特征是动脉期高增强，60s 后出现轻度廓清。动脉期环状增强是 HCC 的不典型增强表现，需与混合细胞癌、胆管细胞癌以及肝转移癌相鉴别。主要鉴别点在于胆管细胞癌、转移癌的增强区域多数在 60s 前出现廓清，2min 前完全廓清，呈“黑洞征”；而混合细胞癌兼具 HCC 和肝内胆管细胞癌（intrahepatic cholangiocarcinoma，ICC）的超声造影特征。此外，还要结合患者病史及肿瘤标志物进行综合判断。

【病例三】

1. 病史概要　男性，54 岁，主因体检发现肝内结节就诊。既往慢性乙型病毒性肝炎 20 余年，肝硬化 8 年余。实验室检查甲胎蛋白（–）。

2. 常规超声图像　肝脏回声弥漫性增粗，肝 S7/8 区可见 4.5cm×3.9cm 等回声团块，边界欠清，尚规整；其内可见 1.6cm×1.4cm 低回声结节，边界尚清（图 1-2-13）。

3. 超声造影图像　肝 S7/8 区结节超声造影动脉期等回声团块迟于肝实质增强，呈低增强，其内低回声结节呈完全高增强（图 1-2-14）；延迟期等回声团块呈等增强，低回声结节廓清呈低增强（图 1-2-15）；最终于超声引导下分别对等回声团块和低回声结节穿刺活检（图 1-2-16、图 1-2-17，ER1-2-6）。

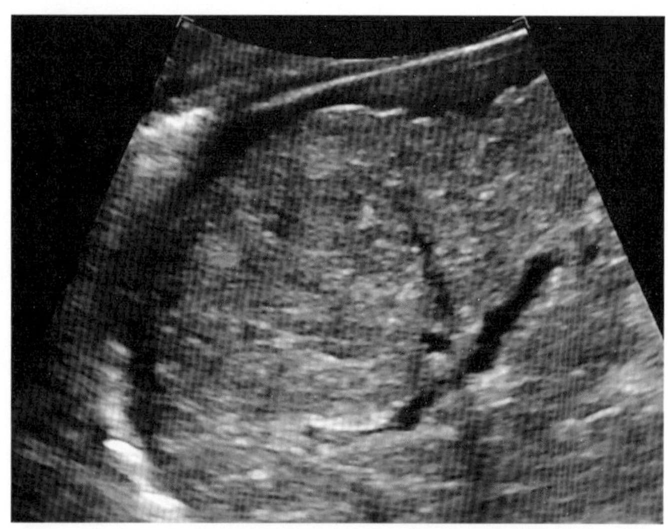

图 1-2-13 肝 S7/8 区团块常规超声声像图

肝 S7/8 区可见 4.5cm × 3.9cm 等回声团块，边界欠清，尚规整，其内可见 1.6cm × 1.4cm 低回声结节，边界尚清

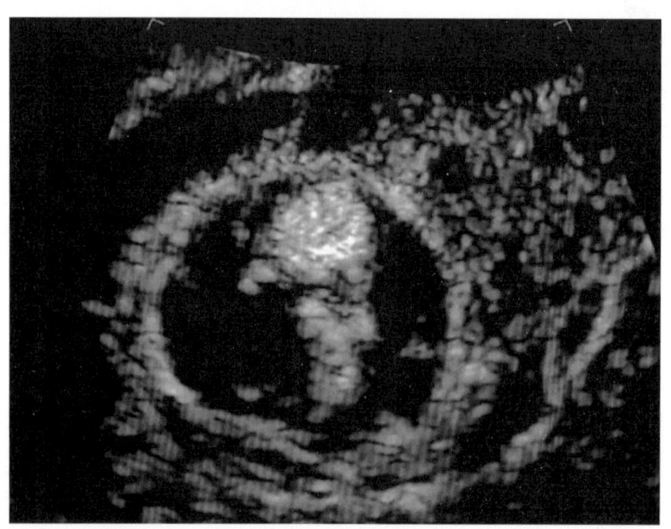

图 1-2-14 肝 S7/8 区团块增强超声动脉期图像

肝 S7/8 区团块超声造影动脉期等回声部分迟于肝实质增强，呈低增强，其内低回声结节呈完全高增强

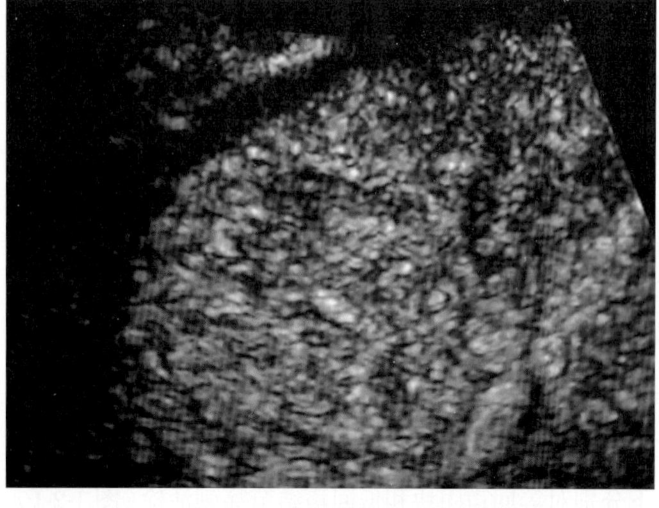

图 1-2-15 肝 S7/8 区团块增强超声延迟期图像

肝 S7/8 区团块延迟期等回声部分呈等增强，低回声结节廓清呈低增强

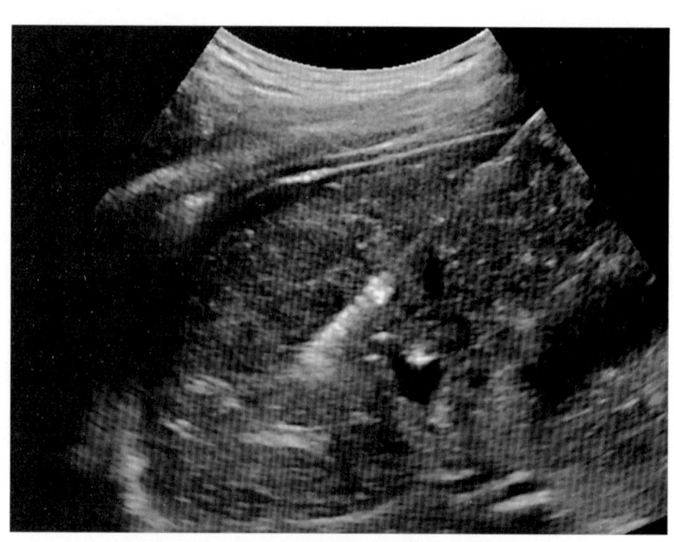

图 1-2-16 右肝团块超声引导下穿刺活检

超声引导下对肝 S7/8 区团块等回声部分穿刺活检

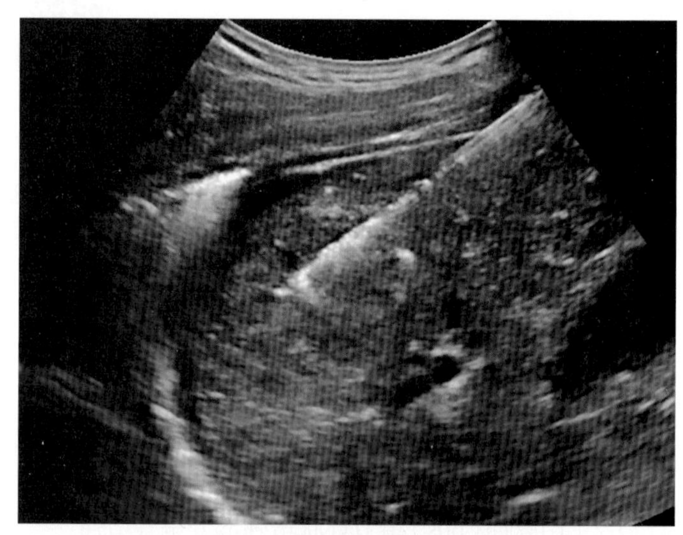

图 1-2-17 右肝团块超声引导下穿刺活检

超声引导下对肝 S7/8 区团块内低回声结节穿刺活检

ER1-2-6 肝 S7/8 区团块超声造影动态图

肝 S7/8 区团块增强超声动脉期低回声结节（15s）早于肝实质开始增强，呈迅速完全高增强，等回声部分迟于肝实质增强，呈低增强

4. 超声造影诊断要点

（1）动脉期团块整体迟于肝实质呈低增强，其内可见高增强结节，呈“结中节”征象。

（2）延迟期高增强结节出现廓清，呈低增强。

5. 穿刺活检病理结果 等回声团块：低级别不典型增生；低回声结节：HCC Ⅰ级。

6. 鉴别诊断 HCC超声造影诊断的典型特征是动脉期高增强，60s后出现轻度廓清。HCC的发生发展一般经历增生结节到不典型增生结节再到HCC的演变过程，“结中节”为不典型增生结节局部癌变的影像学特征，需与高级别不典型增生结节相鉴别，结节内高增强结节出现门脉期/延迟期廓清高度警惕癌变。

【病例四】

肝脏不典型增生结节指肝细胞异型增生但尚未发展为HCC的结节性病变，直径通常在数毫米到2cm之间，又称异型增生结节，多发于有肝脏基础疾病患者，为一种癌前病变。二维超声无特征，增强超声表现多样，与小肝癌有一定的重叠。

1. 病史概要 男性68岁，肺腺癌10^+年，发现肝脏结节1^+年，无明显阳性症状及体征。患者有慢性乙肝病史，平素规律服药治疗，血清肿瘤标志物AFP、CEA、CA125、CA19-9均正常。

2. 常规超声图像 肝脏实质回声粗糙、不均匀，肝右前叶上段查见大小约1.4cm×0.8cm的稍强回声结节（图1-2-18），边界较清楚，形态较规则，内未见明显血流信号，周边可见线状血流信号（图1-2-19）。

3. 超声造影图像 肝右前叶结节增强超声动脉期呈轻度高增强（图1-2-20），门脉期及延迟期呈等增强（图1-2-21、图1-2-22，ER1-2-7）。

4. 超声造影诊断要点

（1）动脉期病灶可以呈稍高增强、等增强及稍低增强。

（2）门脉期和延迟期通常无廓清，呈等增强。

5. 手术病理结果 肝细胞非典型增生结节。

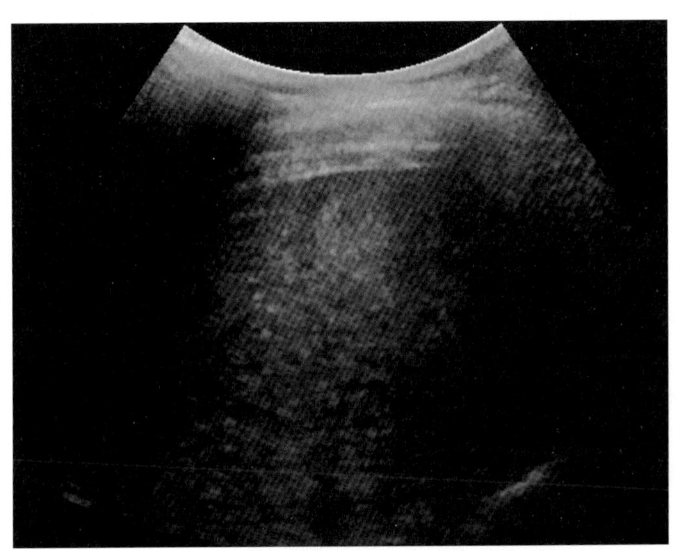

图1-2-18 肝脏不典型增生结节二维超声图像
肝右前叶上段查见大小约1.4cm×0.8cm的稍强回声结节，边界较清楚，形态较规则

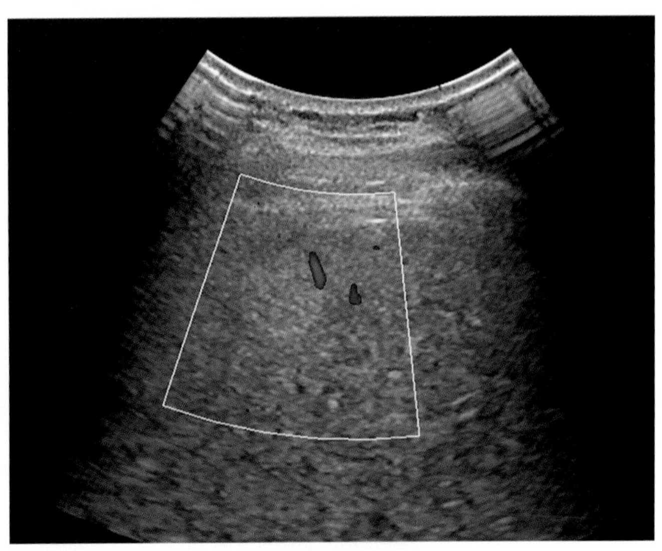

图1-2-19 肝脏不典型增生结节CDFI图像
肝右前叶上段结节内未见明显血流信号，周边可见线状血流信号

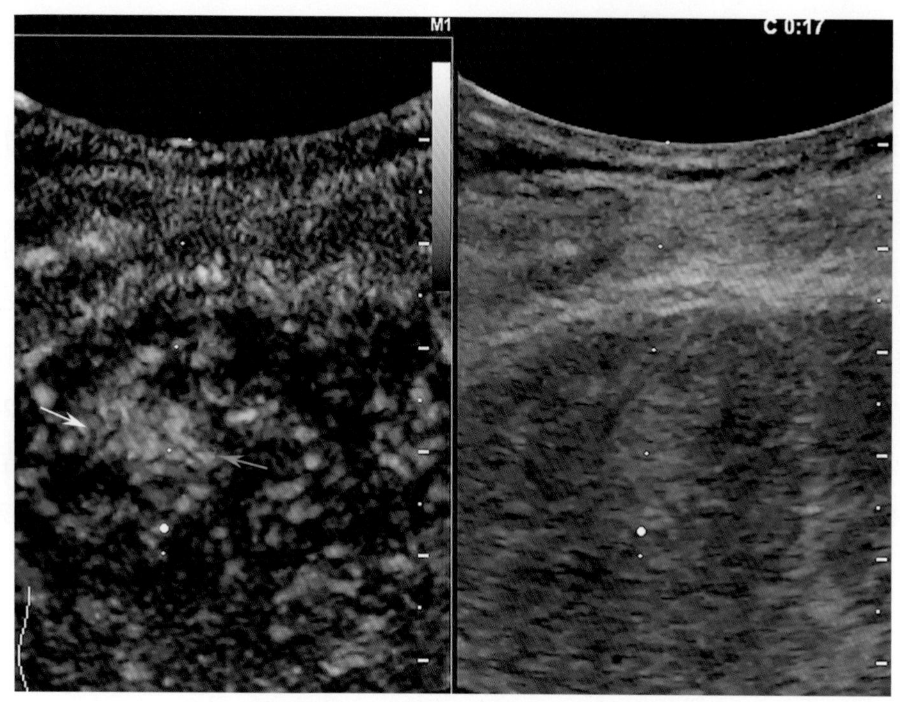

图 1-2-20　肝脏不典型增生结节增强超声动脉期图像
肝右前叶上段结节增强超声动脉期呈轻度高增强

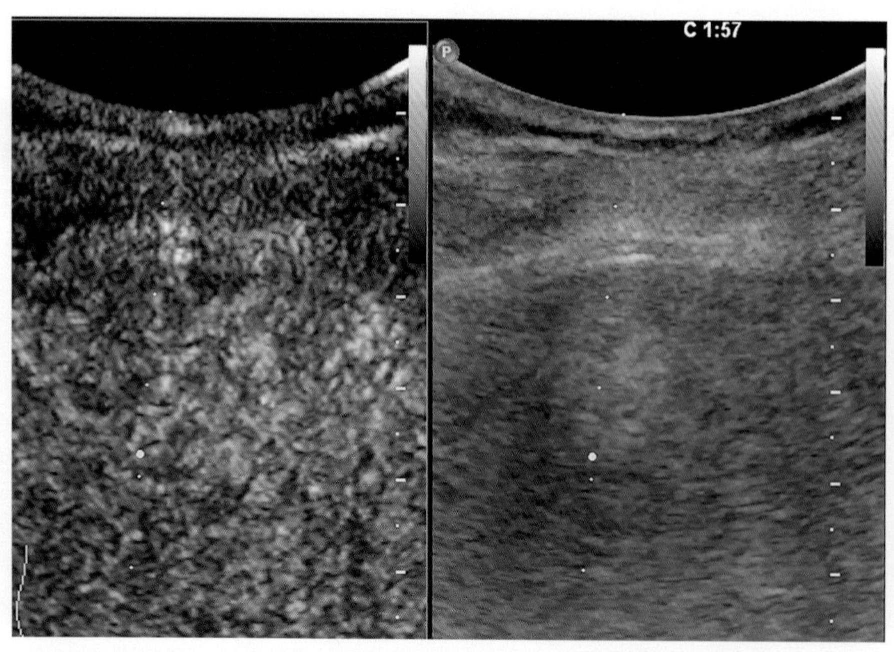

图 1-2-21　肝脏不典型增生结节增强超声门脉期图像
肝右前叶上段结节增强超声门脉期呈等增强

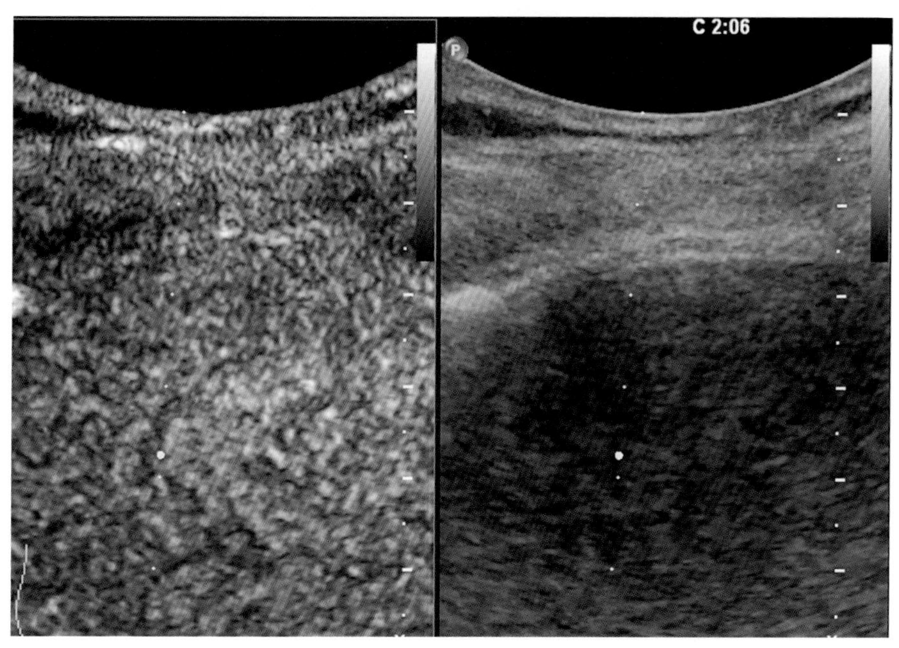

图 1-2-22　肝脏不典型增生结节增强超声延迟期图像
肝右前叶上段结节增强超声延迟期呈等增强

ER1-2-7　肝脏不典型增生结节超声造影动态图
肝右前叶上段结节动脉期呈轻度高增强，门脉期呈等增强

【病例五】

1. 病史概要　男性 37 岁，因“持续性右下腹绞痛 3d”就诊，不伴呕吐、发热等症状。行腹部超声发现肝脏占位。患者有慢性乙肝病史，血清肿瘤标志物 AFP> 1 210ng/ml。

2. 常规超声图像　肝脏体积增大，实质回声粗糙、不均匀，右肝查见大小约 12.1cm × 9.6cm 的稍强回声团块（图 1-2-23），边界较清楚，形态较规则，其旁查见大小约 2.0cm 的稍强回声结节，门静脉右支管腔内查见弱回声充填，与团块分界不清（图 1-2-24）。

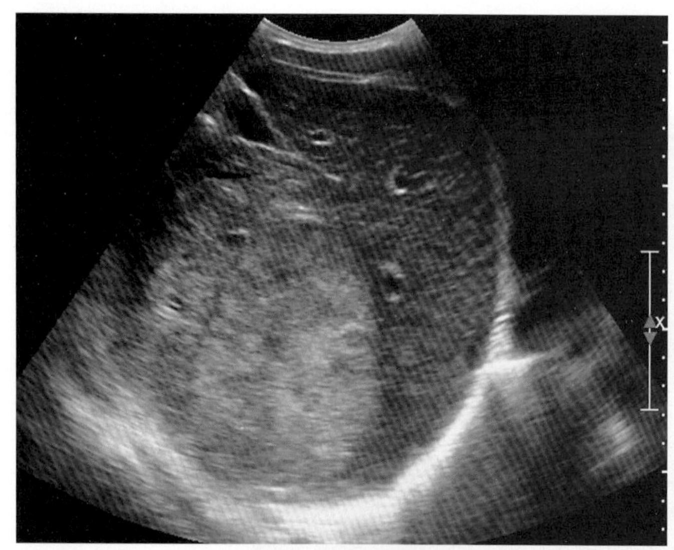

图 1-2-23　右肝团块二维超声图像

右肝查见大小约 12.1cm×9.6cm 的稍强回声团块，边界较清楚，形态较规则

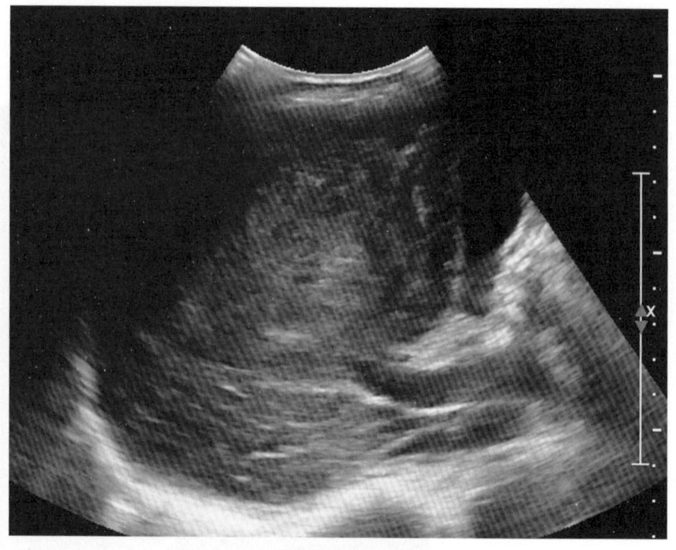

图 1-2-24　门静脉右支二维超声图像

门静脉右支管腔内查见弱回声充填，与团块分界不清

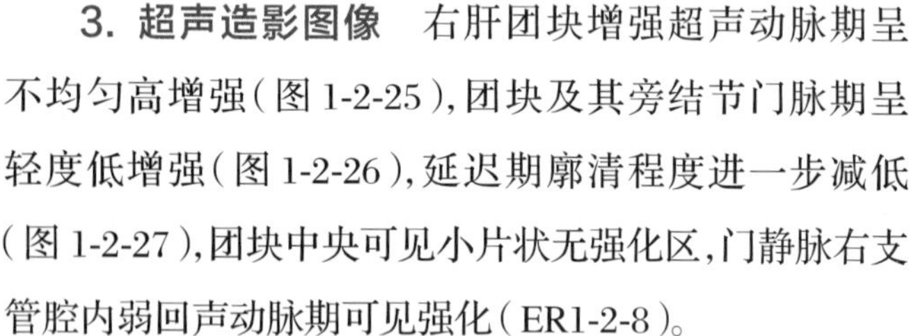

3. 超声造影图像　右肝团块增强超声动脉期呈不均匀高增强（图 1-2-25），团块及其旁结节门脉期呈轻度低增强（图 1-2-26），延迟期廓清程度进一步减低（图 1-2-27），团块中央可见小片状无强化区，门静脉右支管腔内弱回声动脉期可见强化（ER1-2-8）。

4. 超声造影诊断要点

（1）动脉期病灶呈高增强。

（2）门脉期及延迟期病灶呈轻度低增强。

（3）病灶旁存在卫星灶，且增强模式与其相似。

（4）门静脉系统有癌栓。

5. 手术病理结果　低分化肝细胞癌（Ⅲ级），紧邻肝脏被膜，癌组织内可见多处片状坏死。肉眼检查和显微镜下均可查见脉管内癌栓，伴卫星结节形成。免疫组化染色示肿瘤：AFP（+）。

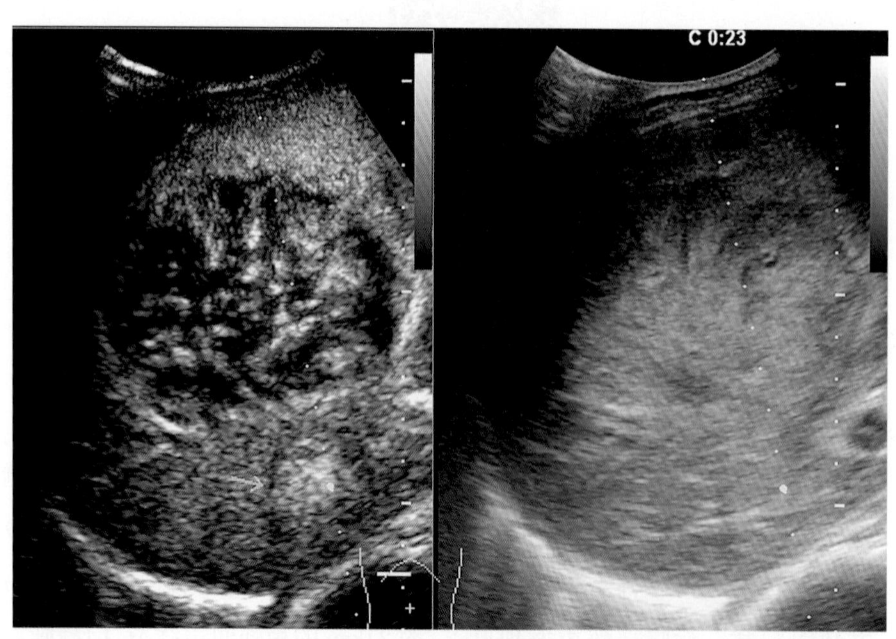

图 1-2-25　右肝团块及其周边结节增强超声动脉期图像

右肝团块动脉期呈高增强，内可见片状不增强区，其周边结节动脉期呈均匀高增强

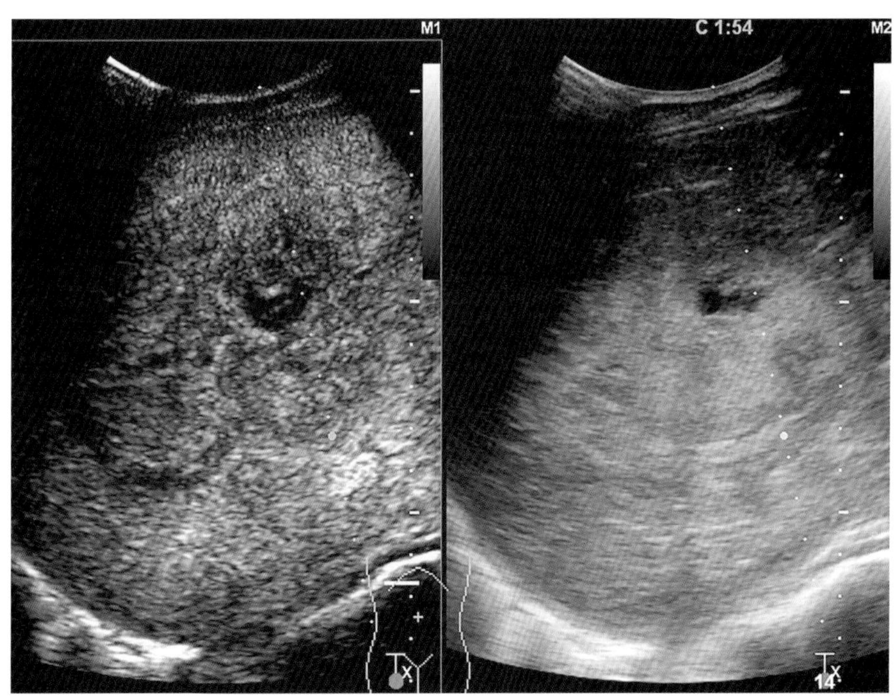

图 1-2-26　右肝团块及其周边结节增强超声门脉期图像
右肝团块及其周边结节门脉期呈低增强

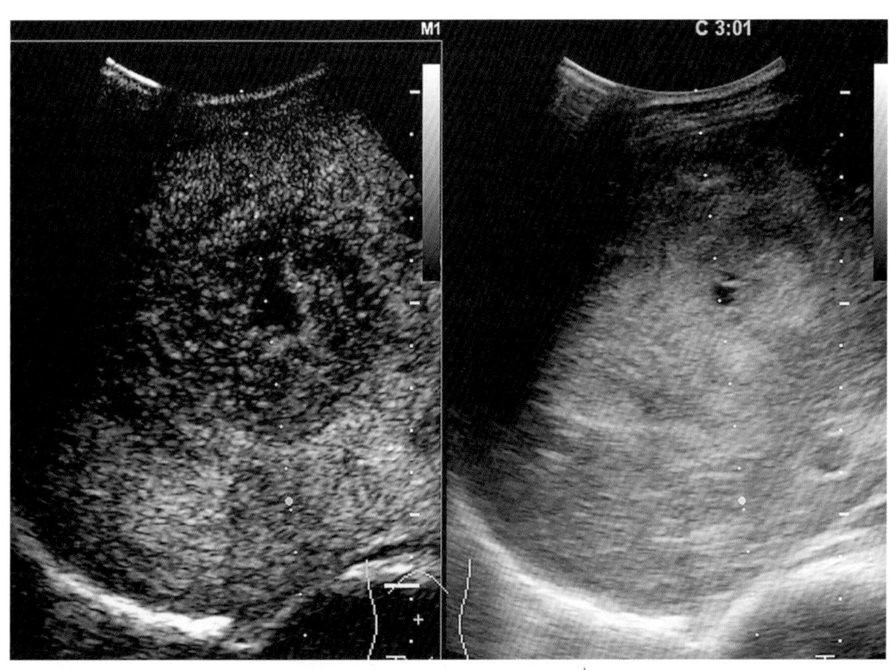

图 1-2-27　右肝团块及其周边结节增强超声延迟期图像
右肝团块及其周边结节延迟期呈低增强

ER1-2-8　右肝团块及其周边结节超声造影动态图
右肝团块动脉期呈高增强，内可见片状不增强区，其周边结节动脉期呈均匀高增强

【病例六】

1. 病史概要　男性，54 岁，主因发现肝占位 1 周就诊。既往慢性乙型病毒性肝炎 25 余年，肝硬化 5 年余。实验室检查甲胎蛋白大于 1 200ng/ml。

2. 常规超声图像　肝脏回声弥漫性增粗，肝右叶中心可见一低回声团块（图 1-2-28），边界尚清，形态欠规则，内部回声分布不均匀。

3. 超声造影图像　肝右叶病灶超声造影动脉期呈完全高增强（图 1-2-29）；热消融治疗后即刻超声造影动脉期病灶边缘可见团块状高增强（图 1-2-30），考虑残留并补充治疗；补充治疗后超声造影显示完全消融（图 1-2-31）。

4. 超声造影诊断要点

（1）动脉期病灶边缘呈团块状高增强。

（2）门脉期 / 延迟期出现廓清。

5. 鉴别诊断　HCC 热消融治疗后残留肿瘤超声造影表现与原 HCC 相似，多呈团块状和结节状，典型特征是动脉期高增强，门脉期 / 延迟期出现廓清，需与治疗后炎性充血相鉴别，超声造影多表现为动脉期环状高增强，门脉期 / 延迟期无廓清。

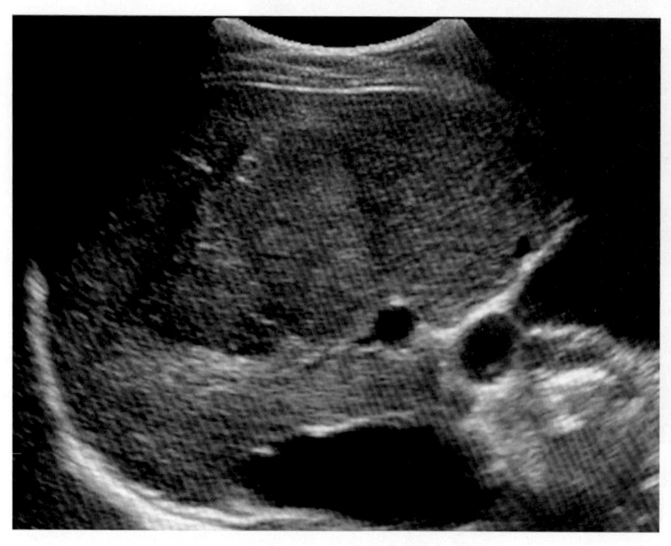

图 1-2-28　肝右叶 HCC 常规超声声像图
肝右叶中心可见一低回声团块，边界尚清，形态欠规则，内部回声分布不均匀

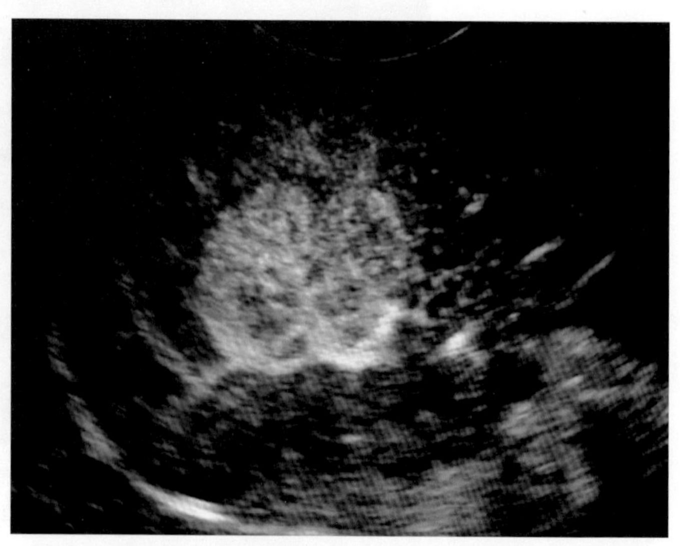

图 1-2-29　肝细胞癌增强超声动脉期图像
肝右叶病灶超声造影动脉期呈完全高增强

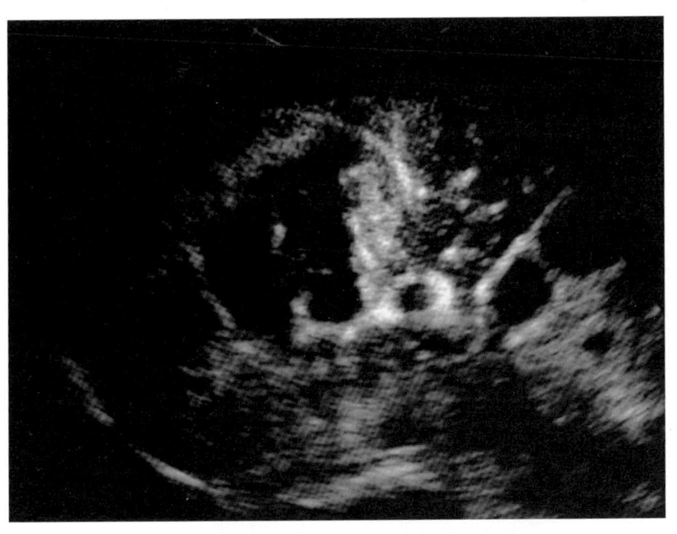

图 1-2-30　热消融治疗后即刻增强超声动脉期图像
热消融治疗后即刻增强超声动脉期病灶边缘可见团块状高增强，考虑残留并补充治疗

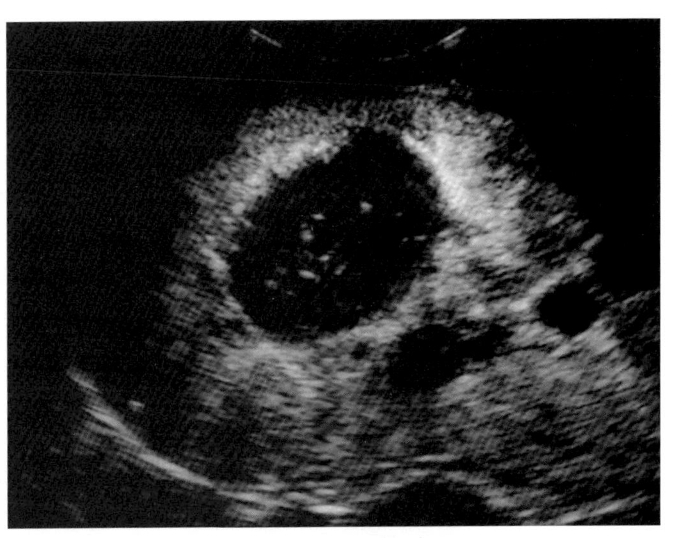

图 1-2-31　补充治疗后增强超声动脉期图像
补充治疗后增强超声显示病灶完全消融

二、肝内胆管细胞癌

肝内胆管细胞癌二维超声病灶形态多不规则，以低回声或混合回声多见，CDFI 检测富血供型较常见，超声造影典型特征为动脉期“树枝状”或环状增强，自周边向中央延伸，门脉期及延迟期消退。该病易侵犯门静脉分支形成癌栓。

【病例一】

1. 病史概要　男性 47 岁，右上腹疼痛不适 20 余天，伴发热，外院 CT 示肝左外叶占位（脓肿?）。入院后部分化验回报，肝功能：乳酸脱氢酶（LDH）↑，白蛋白（ALB）↓；肿瘤标志物：甲胎蛋白（AFP）(+)，癌胚抗原（CEA）(+)，组织多肽特异性抗原（TPS）(+)，组织多肽抗原（TPA）(++)。无肝炎病史。曾于 2005 年行输尿管修补术。

2. 常规超声图像　肝失常态，左内叶较小，左外叶呈斑片状不均匀低回声，边界欠清，形态欠规则，范围约 12.7cm×8.7cm（图 1-2-32），右叶实质回声增强，肝肾反差明显；脉冲多普勒血流图门静脉左内支未显示（图 1-2-33），门静脉左外上支闭塞，内径 1.15cm（图 1-2-34），CDFI 未见血流信号。

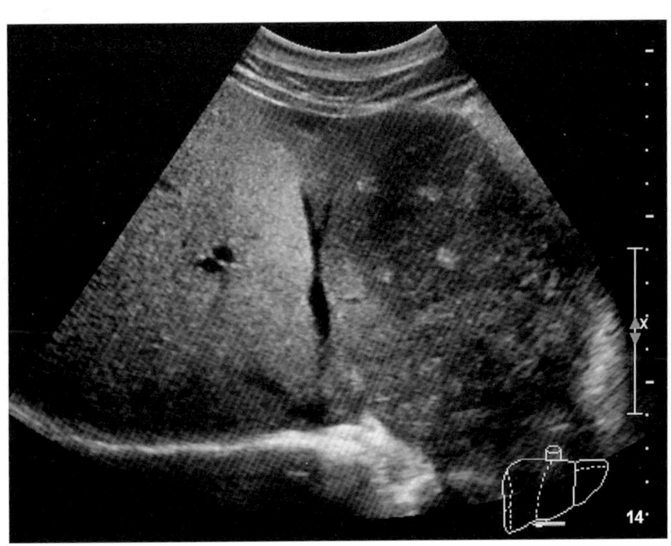

图 1-2-32　二维超声声像图
二维超声肝左外叶呈斑片状不均匀低回声，边界欠清，形态欠规则

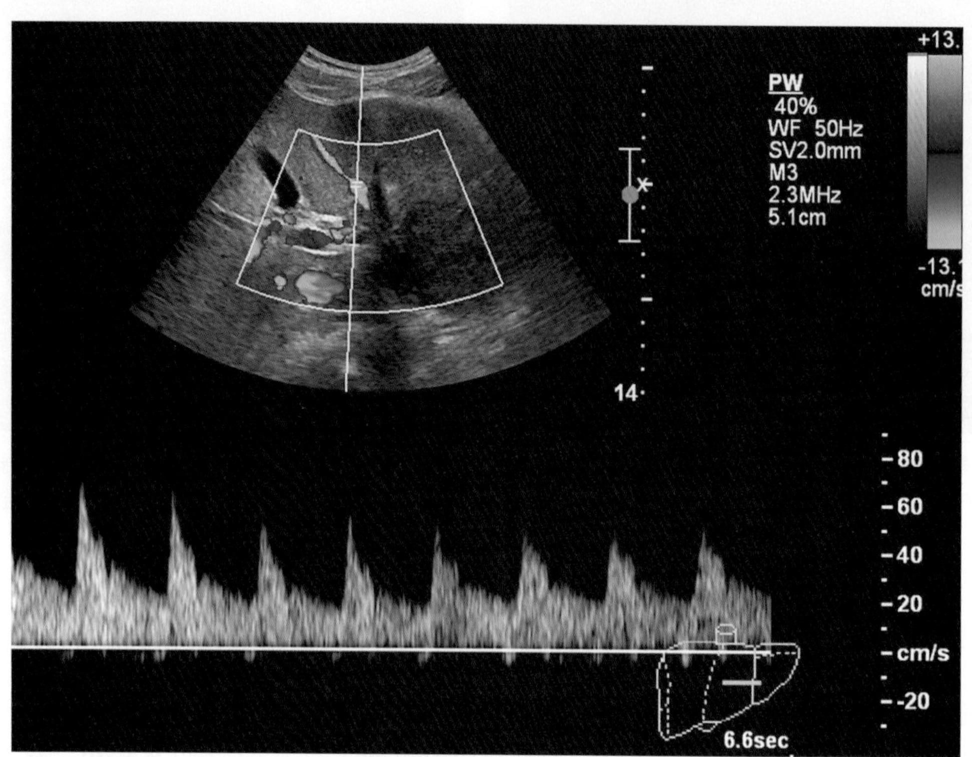

图 1-2-33　脉冲多普勒血流图
PW 示左叶动脉血流频谱无门静脉血流频谱

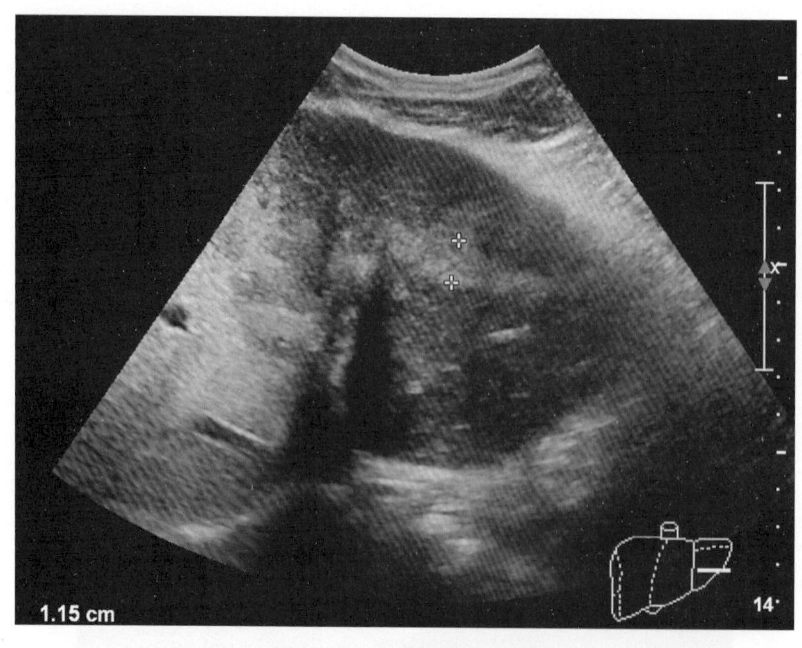

图 1-2-34　二维超声声像图
二维超声示门静脉左外上支闭塞，内径 1.15cm（测量位置所示）

3. 超声造影图像　病变区超声造影：动脉早期显示内部少许线样增强（图 1-2-35），沿肝动脉血管分布呈“星芒状增强”、大部分肝实质不增强（图 1-2-36），门脉期逐渐消退（图 1-2-37），延迟期明显廓清（图 1-2-38，ER1-2-9）。

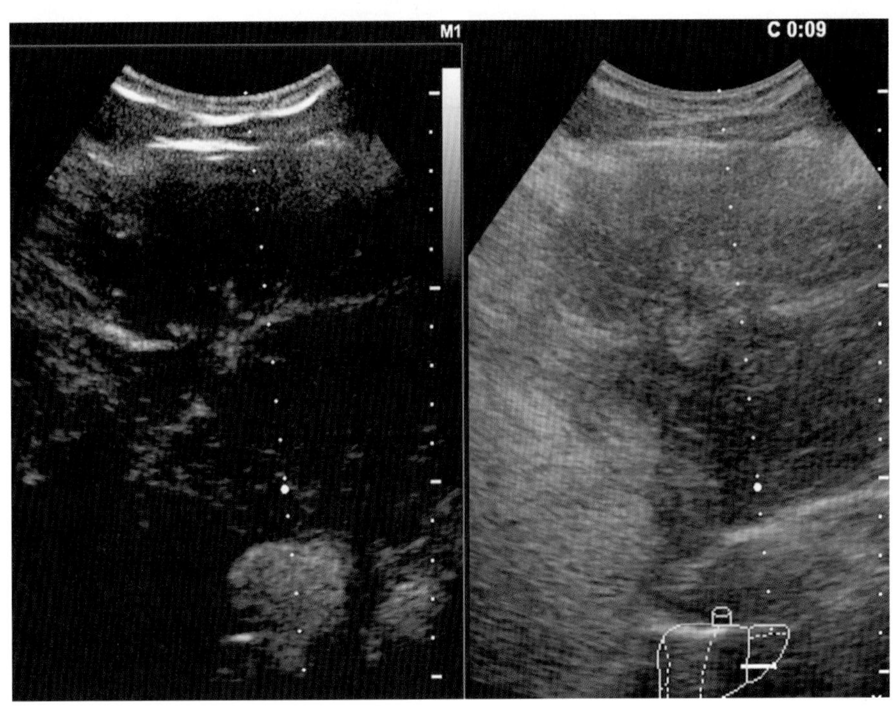

图 1-2-35　超声造影动脉期 9s
动脉早期结节内部少许线样增强显示

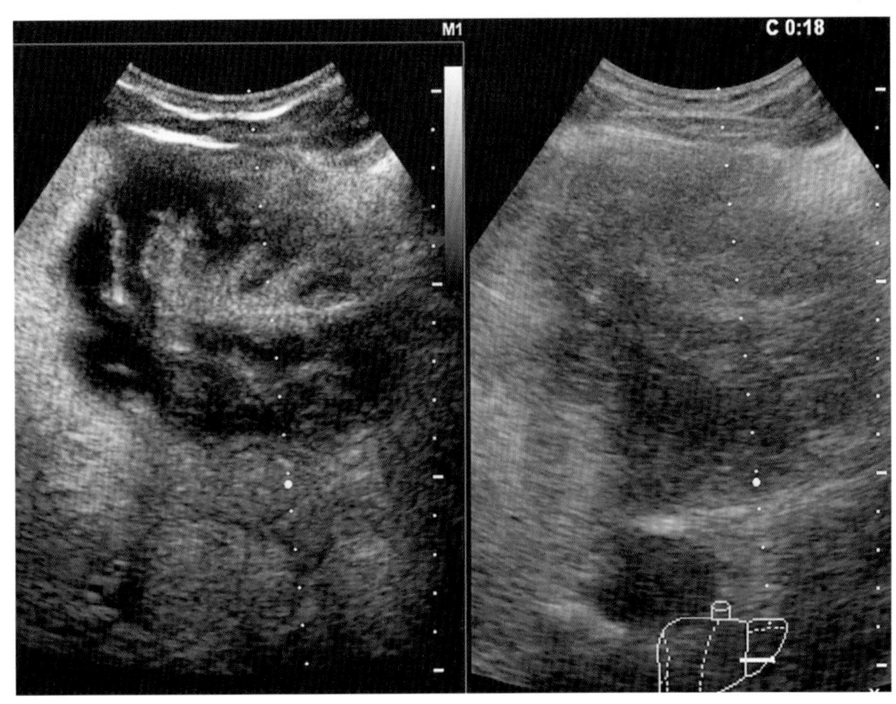

图 1-2-36　超声造影动脉期 18s
动脉期沿肝动脉血管分布呈“星芒状增强”、大部肝实质不增强

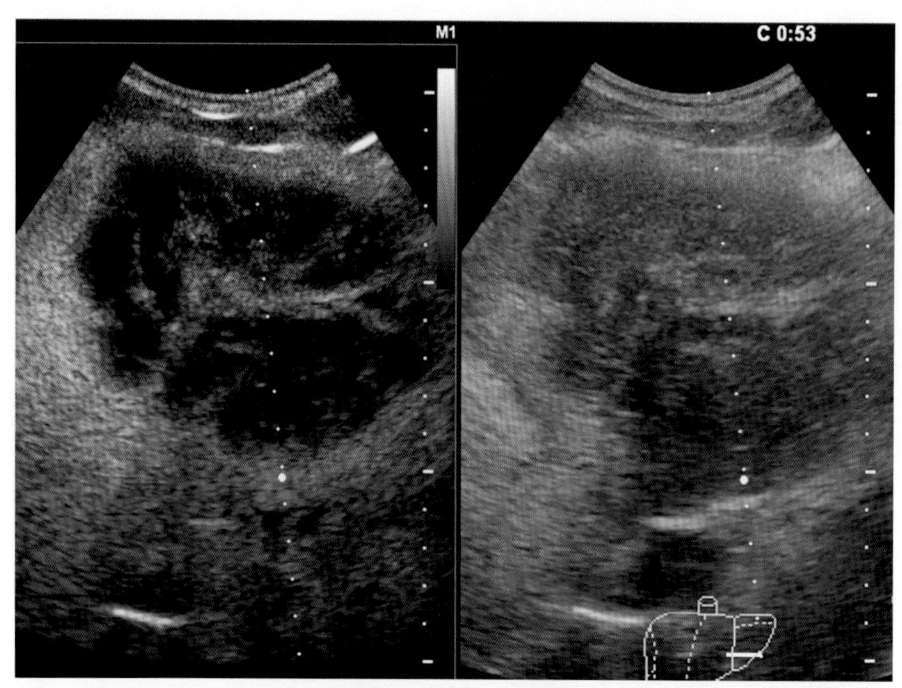

图 1-2-37　超声造影门脉期
门脉期低回声区呈星芒状低增强表现

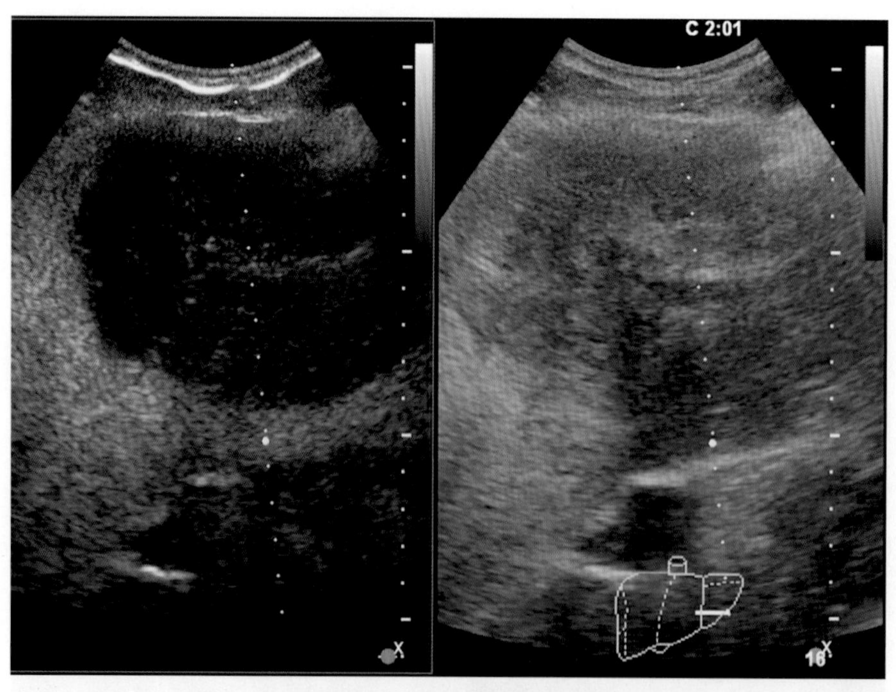

图 1-2-38　超声造影延迟期
延迟期低回声区呈细线样低增强表现

ER1-2-9 肝内胆管细胞癌超声造影动态图
肝左外叶低回声区：约 9s 内部少许线样增强，约 18s 沿肝动脉血管分布呈“星芒状增强”、大部肝实质不增强，范围约 10.4cm × 7.22cm，约 121s 明显廓清，肝其他区域未见异常增强及廓清

4. 超声造影诊断要点 此病例超声造影特点为动脉期呈沿肝动脉血管分布“星芒状”增强、大部肝实质不增强表现；门脉期逐渐消退，分析原因为门脉内血栓填塞，失去了门静脉供血；延迟期消退快速，为细线样低增强表现，增强模式为“快进快出”。

5. 其他检查

诊断：符合胆管细胞癌合并门静脉血栓表现。

MRI：增强后动脉期肝方叶可见斑片状明显强化区，门脉左支变细，门脉期、延迟期内可见强化的分支血管影。左肝肿物切除病理结果符合低分化腺癌，送检“门静脉瘤栓”为血栓。

6. 鉴别诊断 胆管细胞癌超声造影表现为“快进快出，多伴肿瘤内部不规则持续不增强区”的增强特征，主要与部分液化的肝脓肿相鉴别，肝脓肿最常见的增强模式为动脉期的病灶周边部分高增强及门脉期、延迟期的缓慢廓清，同时临床感染症状、体征明显，实验室血液检查可有明显的感染指征；转移性肝癌动脉期可呈周边环状高增强，但此类疾病通常为肝内多发，结合病史已具有明确的原发疾病。

【病例二】

1. 病史概要 女性，54 岁，上腹不适 1 个月，体检发现肝内结节 1 周。

2. 常规超声图像 肝左外叶下段可见一低回声结节（图 1-2-39），边界欠清楚，形态欠规则，内部回声分布不均匀。CDFI 结节内无明显血流信号（图 1-2-40）。

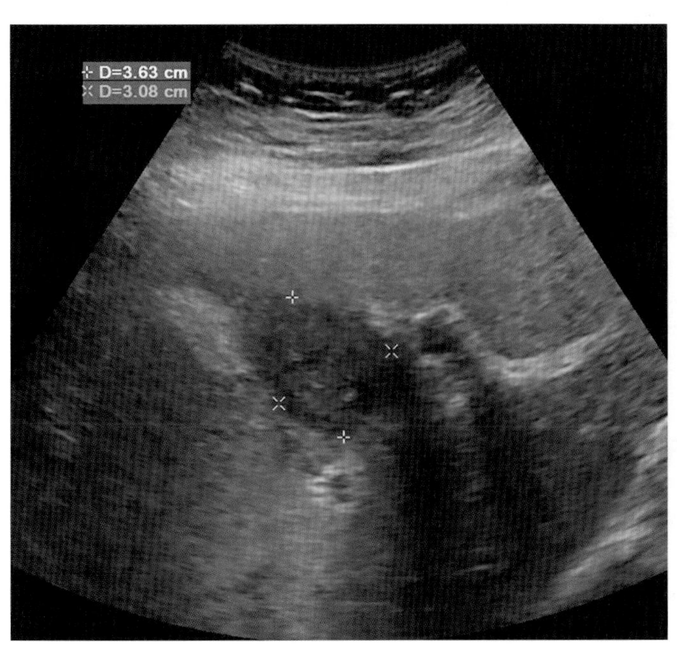

图 1-2-39 肝内胆管细胞癌常规超声图像
肝左外叶下段可见一低回声结节，边界欠清楚，形态欠规则

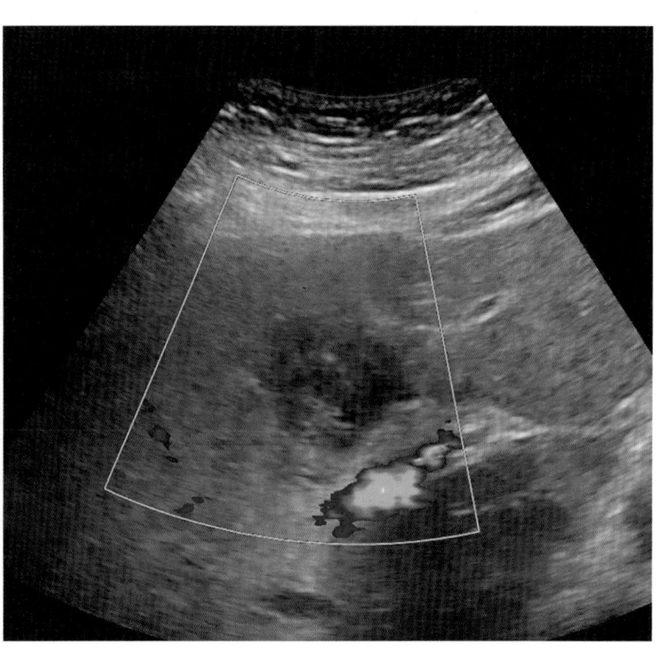

图 1-2-40 肝内胆管细胞癌常规超声图像
肝左外叶下段结节内未见明显血流信号

3. 超声造影图像　动脉期病变早于周围肝脏开始增强（图 1-2-41），呈高增强表现，分布不均匀，内部可见无增强区；门脉期病灶大部分完全消退呈无增强表现（图 1-2-42，ER1-2-10、ER1-2-11）。

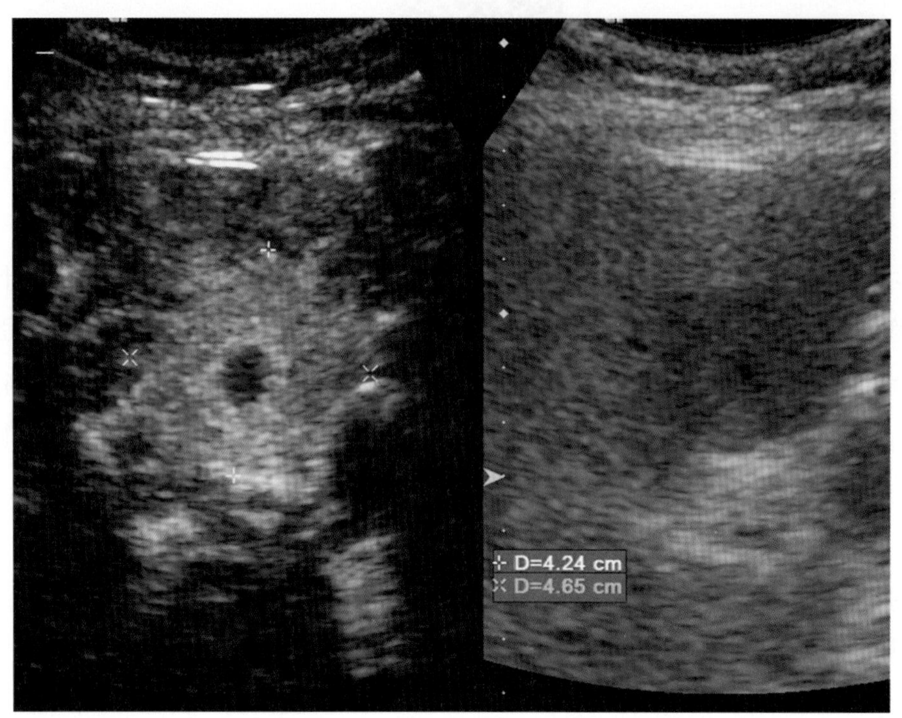

图 1-2-41　肝内胆管细胞癌增强超声动脉期图像
病变动脉期呈高增强，分布不均匀，内部可见无增强区

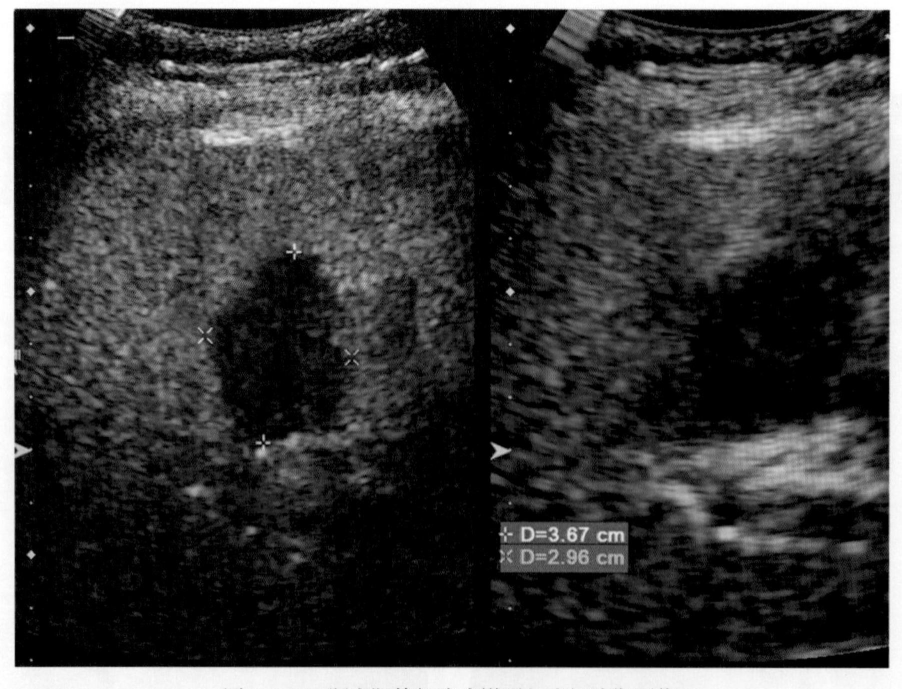

图 1-2-42　肝内胆管细胞癌增强超声门脉期图像
门脉期病灶大部分完全消退呈无增强表现

ER1-2-10 肝内胆管细胞癌超声造影动态图
动脉期病变呈快速高增强，分布不均，内部可见无增强区，周围呈高增强分布；动脉晚期开始出现消退呈低增强，门脉期呈低增强

ER1-2-11 肝内胆管细胞癌超声造影动态图
延迟期病变呈无增强表现

4. 手术病理诊断 肝中分化胆管细胞癌。

三、混合型肝细胞 - 胆管细胞癌

混合型肝细胞 - 胆管细胞癌在肝脏恶性肿瘤中较少见，超声表现为肝内边界不清的稍高回声结节，无包膜，造影可表现为肝细胞肝癌增强模式或胆管细胞癌增强模式，两种模式比例相近。研究表明混合型肝细胞 - 胆管细胞癌的超声造影表现与肿瘤本身成分相关。

【病例一】

1. 病史概要 男性，41 岁，乙肝 20 余年，发现肿瘤标志物升高 3d。

2. 常规超声图像 右肝后下段可见范围约 6.4cm × 4.6cm 的不均质低回声，边界不清，部分切面略凸出于肝包膜（图 1-2-43），CDFI：病灶内部可见少许点状血流信号（图 1-2-44）。

3. 超声造影图像 右肝后下段不均质低回声病灶超声造影动脉期呈不均匀高增强，内部可见局部小片状低增强区，边界不清，随后病灶内部可见局部快速消退区（图 1-2-45）。门脉期（43s）病灶出现部分早期廓清，呈不均匀轻度低增强（图 1-2-46），门脉期病灶低增强范围稍有扩大，呈不均匀轻度低增强。延迟期（4min）病灶廓清程度进一步减低，范围扩大，呈低增强（图 1-2-47，ER1-2-12）。

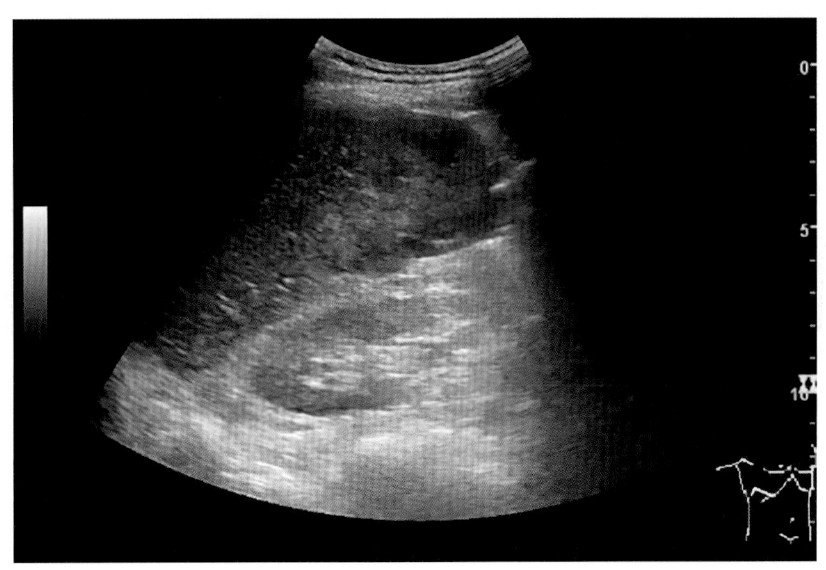

图 1-2-43 混合型肝细胞 - 胆管细胞癌常规超声图像
右肝后下段可见范围约 6.4cm × 4.6cm 的不均质低回声，边界不清，部分切面略凸出于肝包膜

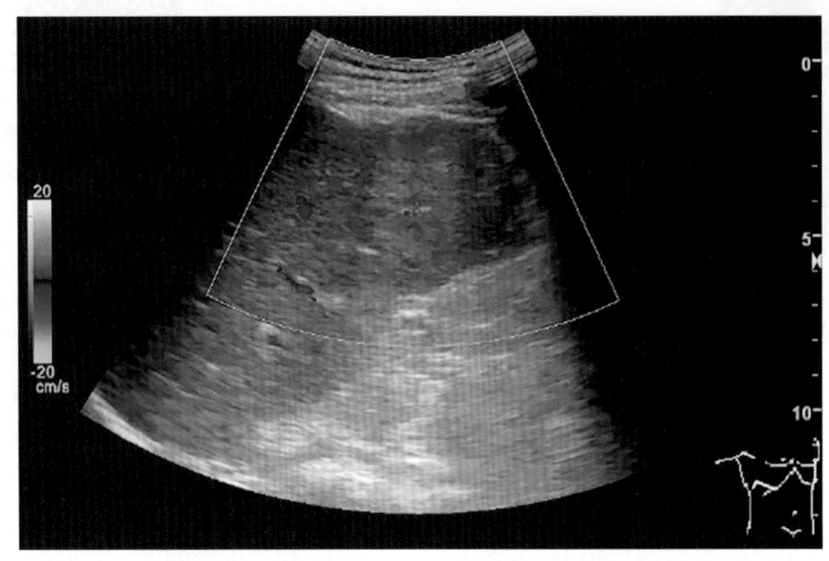

图 1-2-44　混合型肝细胞 - 胆管细胞癌 CDFI 图像
右肝后下段不均质低回声内部可见少许点状血流信号

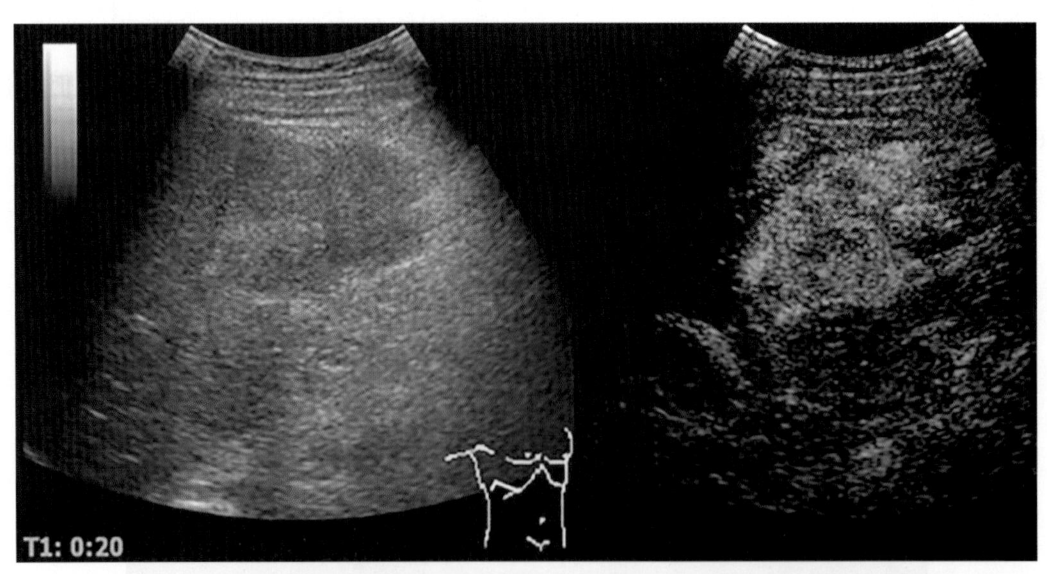

图 1-2-45　混合型肝细胞 - 胆管细胞癌增强超声动脉期图像
右肝后下段不均质低回声病灶超声造影动脉期呈不均匀高增强，内部可见局部小片状低增强区

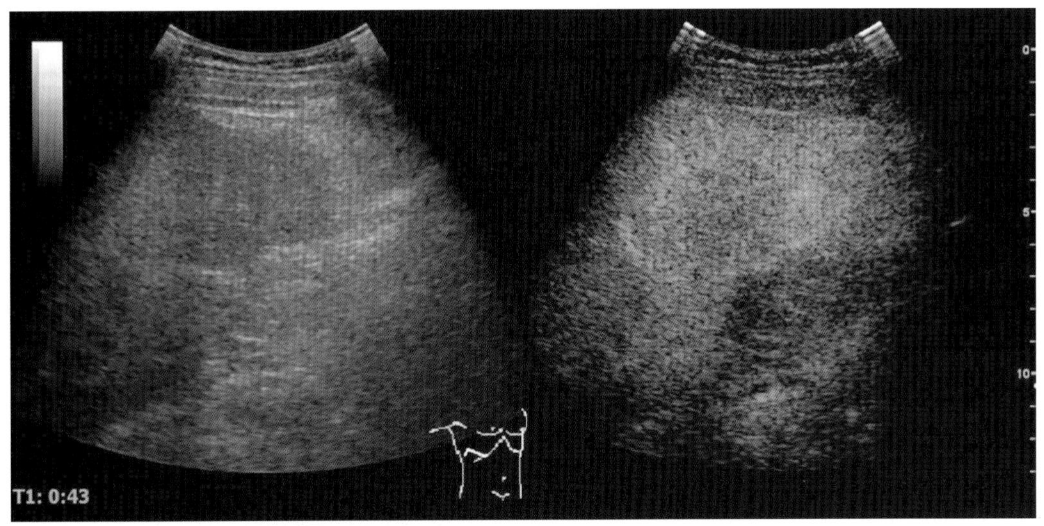

图 1-2-46　混合型肝细胞 - 胆管细胞癌增强超声门脉期图像

右肝后下段不均质低回声病灶门脉期（43s）病灶出现部分早期廓清，呈不均匀轻度低增强

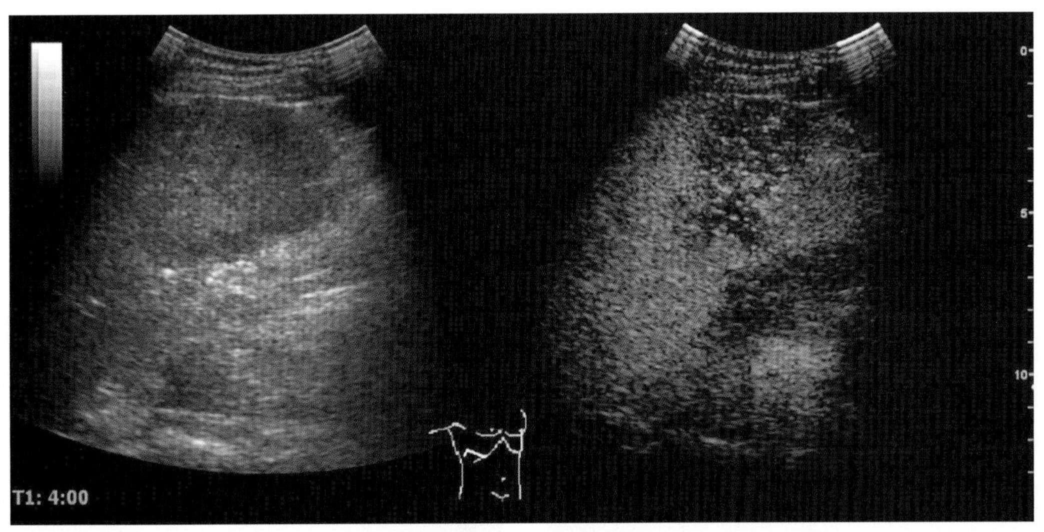

图 1-2-47　混合型肝细胞 - 胆管细胞癌增强超声延迟期图像

右肝后下段不均质低回声病灶延迟期廓清程度进一步减低，范围扩大，呈低增强

ER1-2-12　混合型肝细胞 - 胆管细胞癌造影动脉期动态图

右肝后下段不均质低回声病灶超声造影动脉期呈不均匀高增强，内部可见局部小片状低增强区，边界不清，随后病灶内部可见局部快速消退区

4. 超声造影诊断要点　超声造影可表现为肝细胞癌或肝内胆管细胞癌的增强模式。多表现为动脉期早于周围肝实质的均匀或不均匀高增强，部分可表现为周边环状高增强，门脉期及延迟期通常表现为低增强。

5. 手术病理结果　中分化混合型肝细胞-胆管细胞癌。包块无包膜，切面大片状坏死。微血管侵犯（MVI）：M0。免疫组化染色：CK7（+），Hepatocyte（灶+），AFP（灶+），Gly-3（灶+），CD34（血管+），CK19（+），Ki-67（热点区50%+），Syn（-）。

6. 鉴别诊断　因混合型肝细胞-胆管细胞癌超声造影可表现为肝细胞癌或肝内胆管细胞癌的增强模式，其与恶性肿瘤的超声造影增强模式均有重叠性，超声造影鉴别诊断困难，需进行穿刺活检明确诊断。

【病例二】

1. 病史概要　女性69岁，主因查体发现肝占位2周入院，既往乙肝病毒感染。甲胎蛋白201ng/ml，余肿瘤标志物（-）。

2. 常规超声图像　肝右后叶查见大小6.1cm×4.8cm不均质中高回声肿物（图1-2-48），边界尚清，形态尚规则，CDFI结节内无明显血流信号，结节周边部可见少许血流（图1-2-49）。

3. 超声造影图像　肝右后叶病灶动脉期13s开始出现增强，早于肝实质增强，达峰时病灶呈厚环状高增强，增强程度高于周边肝实质，中心可见无增强区（图1-2-50）；病灶在门脉期强化程度逐渐降低，1min左右与肝实质呈等增强（图1-2-51）；2min后病灶开始廓清，延迟期（3min）病灶呈轻度低增强（图1-2-52，ER1-2-13~ER1-2-15）。

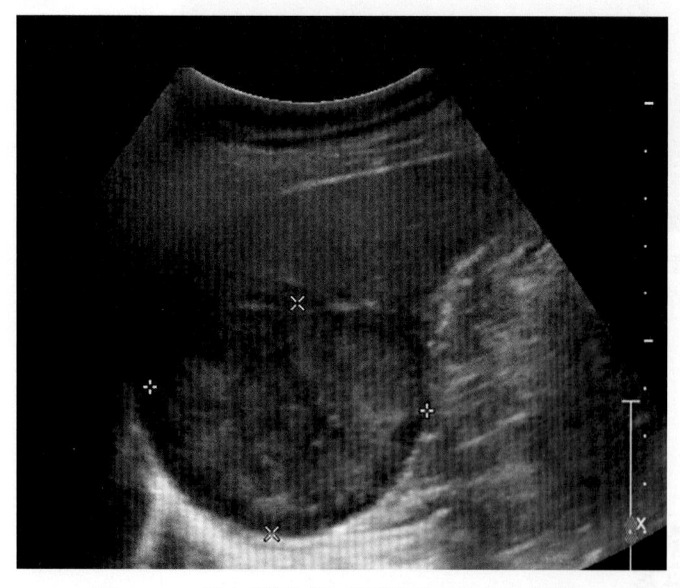

图1-2-48　混合型肝细胞-胆管细胞癌常规超声图像
肝右后叶查见大小6.1cm×4.8cm不均质中高回声肿物，边界尚清，形态尚规则

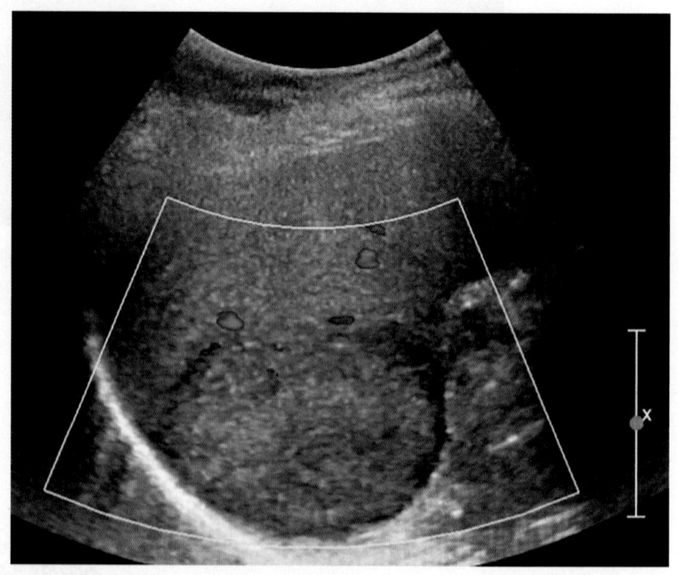

图1-2-49　混合型肝细胞-胆管细胞癌常规超声图像
肝右后叶不均质中高回声肿物内无明显血流信号，周边部可见少许血流

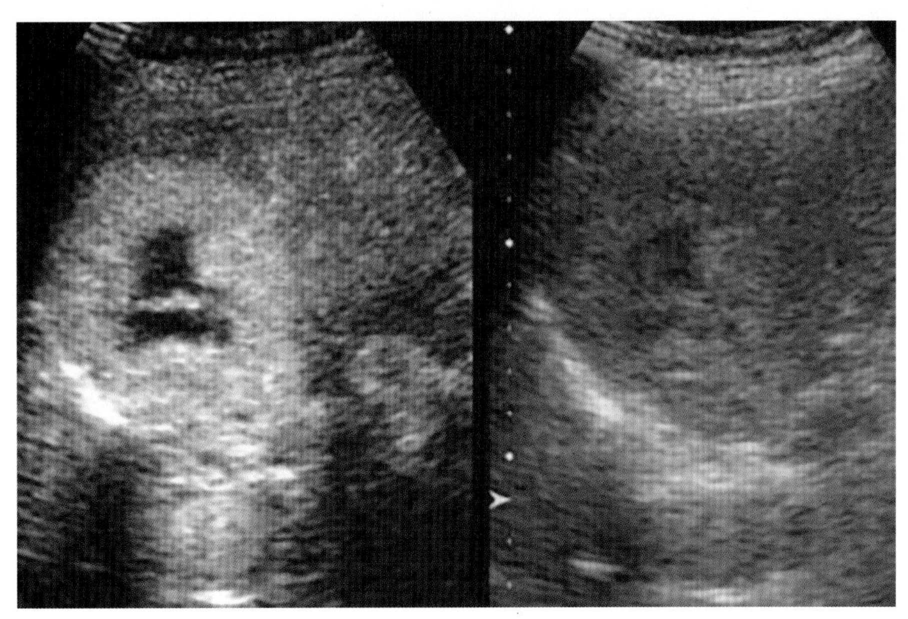

图 1-2-50 混合型肝细胞 - 胆管细胞癌增强超声动脉期图像
右肝病灶 13s 开始出现增强，早于肝实质增强

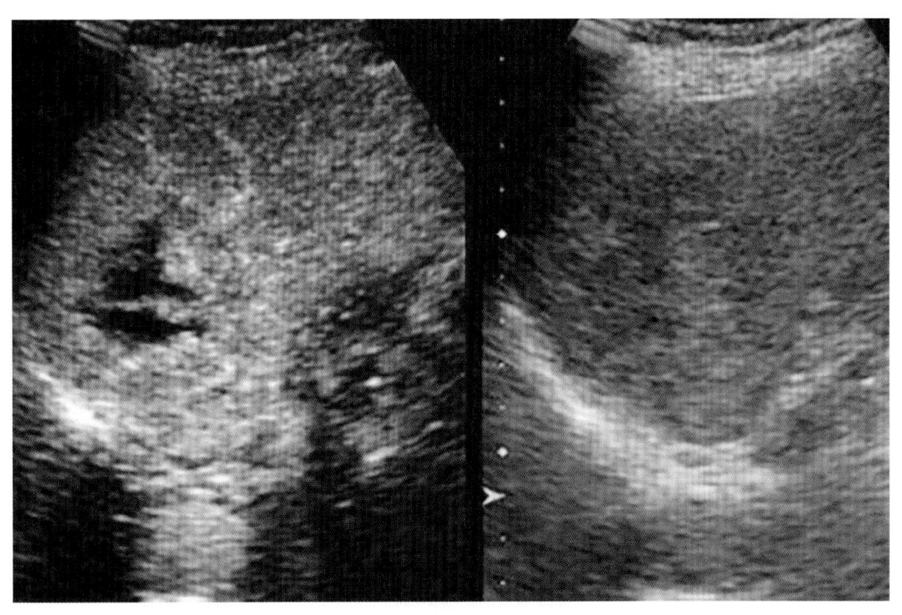

图 1-2-51 混合型肝细胞 - 胆管细胞癌增强超声门脉期图像
右肝病灶门脉期强化程度逐渐降低，1min 左右与肝实质呈等增强

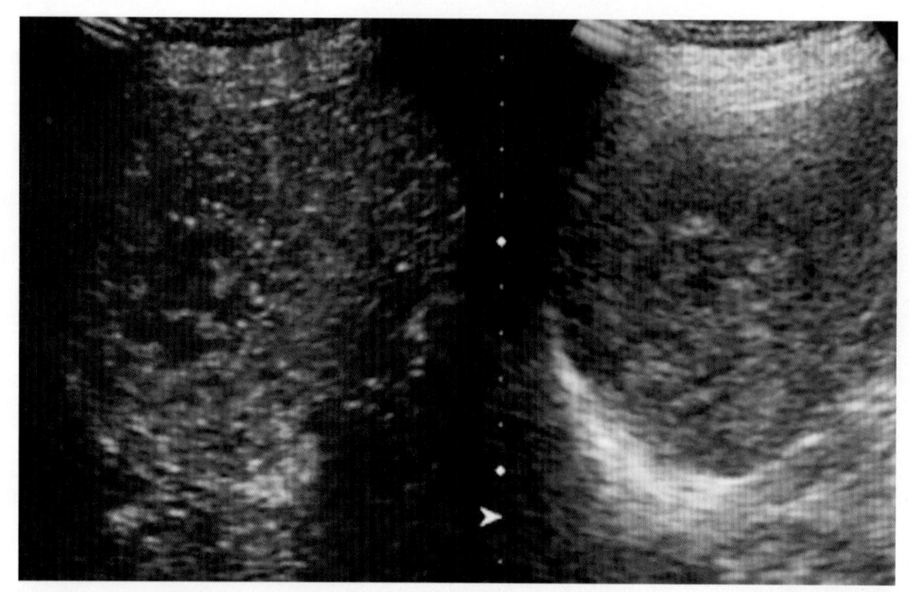

图 1-2-52　混合型肝细胞 - 胆管细胞癌增强超声延迟期图像
右肝病灶延迟期呈轻度低增强

ER1-2-13　混合型肝细胞 - 胆管细胞癌超声造影动态图
肝右后叶病灶动脉期 13s 开始出现增强，早于肝实质增强，达峰时病灶呈厚环状高增强，增强程度高于周边肝实质，中心可见无增强区

ER1-2-14　混合型肝细胞 - 胆管细胞癌超声造影动态图
肝右后叶病灶在门脉期强化程度逐渐降低，1min 左右与肝实质呈等增强

ER1-2-15　混合型肝细胞 - 胆管细胞癌超声造影动态图
肝右后叶病灶 2min 后病灶开始廓清，延迟期（3min）病灶呈轻度低增强

4. 病灶增强CT　增强CT（CECT）平扫可见右后叶边缘不均匀低密度影（图1-2-53），边界欠清；CECT动脉期可见病灶周边不均匀强化，中心可见无增强区（图1-2-54）；门脉期可见病灶周边强化程度减低（图1-2-55）；延迟期病灶呈不均匀低增强（图1-2-56）。

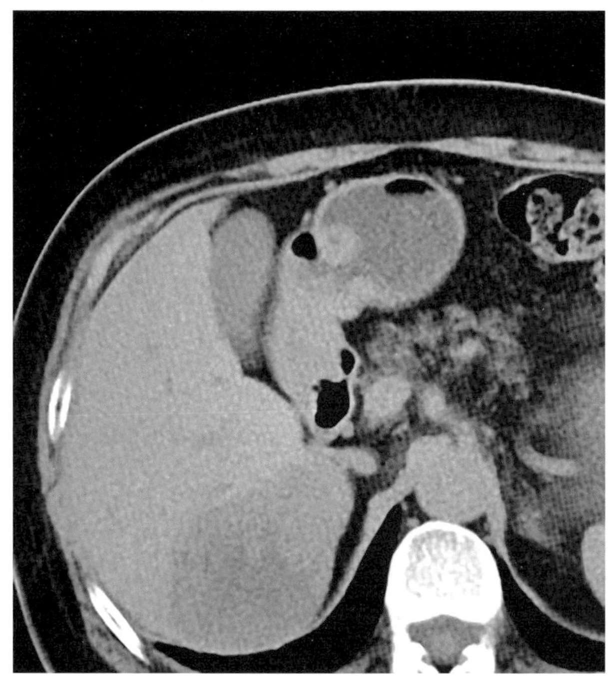

图1-2-53　混合型肝细胞-胆管细胞癌增强CT平扫图像
CECT平扫可见右后叶边缘不均匀低密度影，边界欠清

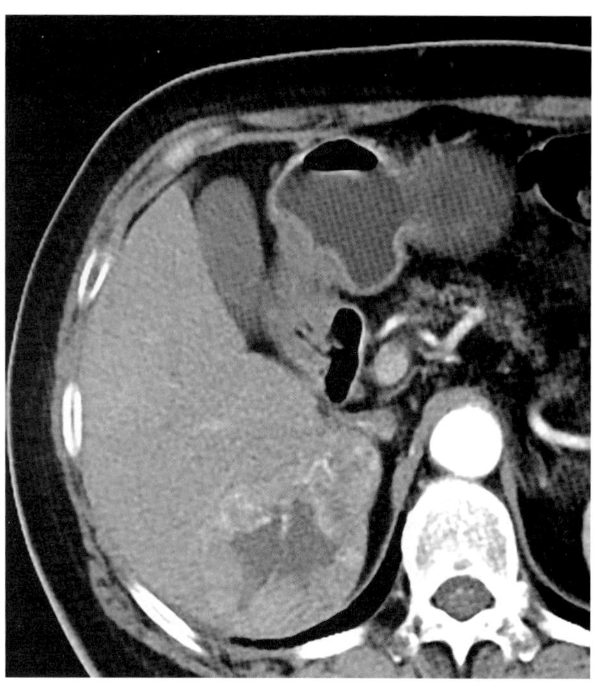

图1-2-54　混合型肝细胞-胆管细胞癌增强CT动脉期图像
CECT动脉期可见病灶周边不均匀强化，中心可见无增强区

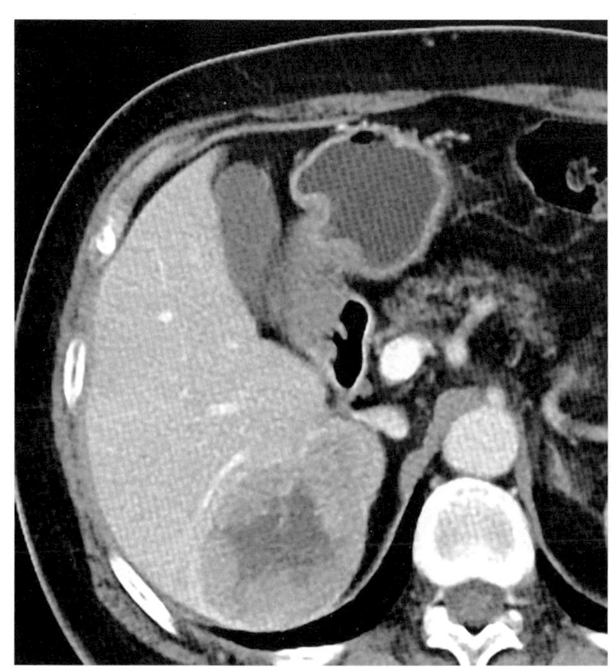

图1-2-55　混合型肝细胞-胆管细胞癌增强CT门脉期图像
CECT门脉期可见病灶周边强化程度减低

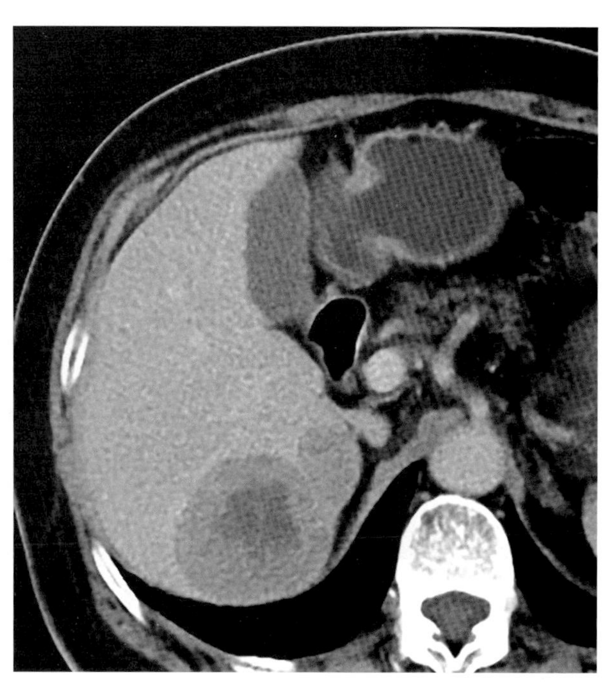

图1-2-56　混合型肝细胞-胆管细胞癌增强CT延迟期图像
CECT延迟期病灶呈不均匀低增强

5. 超声造影诊断要点

（1）动脉期可表现为整体均匀增强、不均匀增强、厚环样增强及环状增强，通常以整体均匀或不均匀高增强多见（图 1-2-57），极少部分可表现为等或低增强。

（2）门脉期及延迟廓清多表现为显著廓清或早期廓清（图 1-2-58、图 1-2-59），部分可表现为晚期轻度廓清。

6. 手术病理诊断 混合型肝细胞 - 胆管细胞癌（图 1-2-60）。

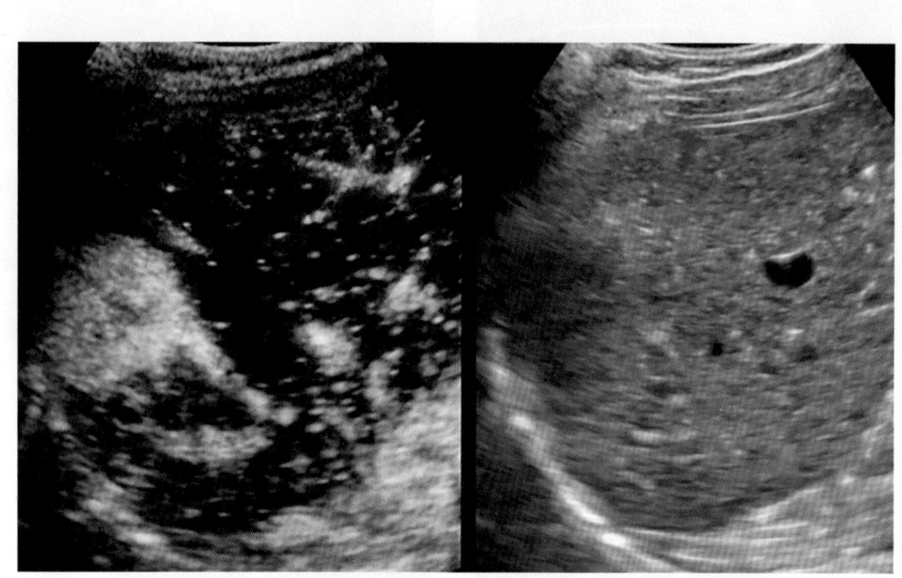

图 1-2-57 均匀高增强型混合型肝细胞 - 胆管细胞癌增强超声动脉期图像
CEUS 动脉期 15s 病灶表现为均匀高增强

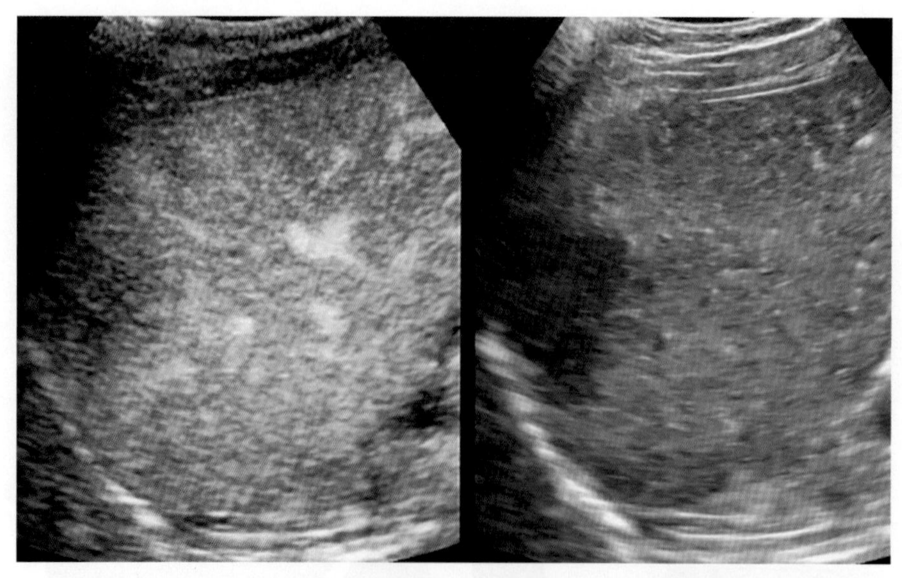

图 1-2-58 均匀高增强型混合型肝细胞 - 胆管细胞癌增强超声门脉期图像
35s 病灶开始出现廓清

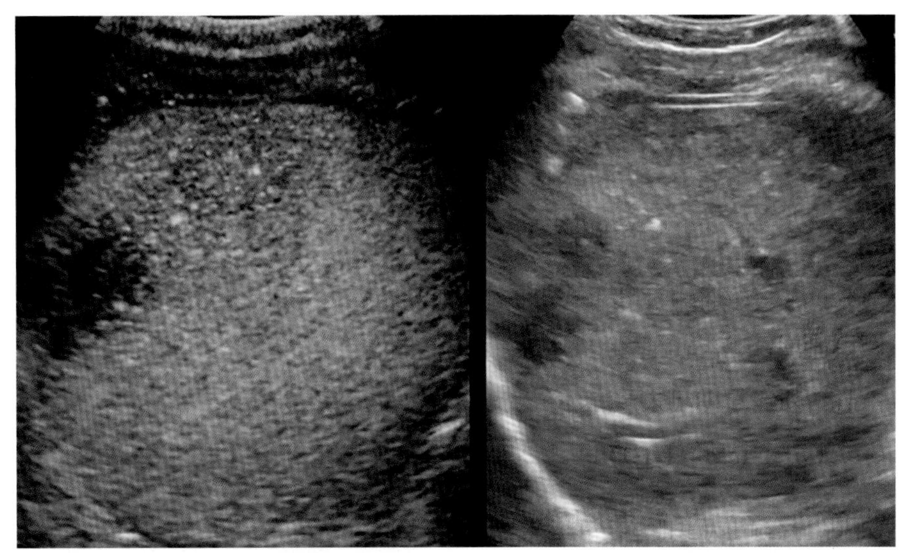

图 1-2-59 均匀高增强型混合型肝细胞 - 胆管细胞癌增强超声延迟期图像
242s 病灶表现为显著廓清

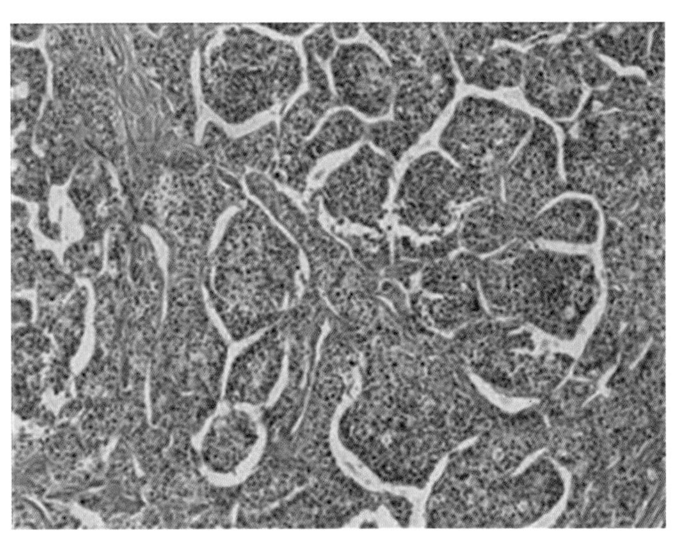

图 1-2-60 均匀高增强型混合型肝细胞 - 胆管细胞癌增强病理图像
手术病理证实为混合型肝细胞 - 胆管细胞癌（cHCC-CCA）

7. 鉴别诊断 混合型肝细胞 - 胆管细胞癌（cHCC-CCA）缺乏典型的增强模式，可表现为与肝细胞癌（HCC）或胆管细胞癌（ICC）相似的增强模式而不易鉴别。当病灶在 CEUS 上的表现兼具 HCC 及 ICC 表现时对其诊断具有提示作用，如病灶表现为厚环样高增强、早期廓清或显著廓清。单纯 CEUS 难以对 cHCC-CCA 进行明确诊断，利用病灶在不同增强影像学上的差异性增强模式可对 cHCC-CCA 的诊断具有提示作用，如病灶在 CEUS 表现为 HCC 增强模式，在 CECT/MRI 上表现为 ICC 增强模式。此外，将增强影像联合肿瘤标志物可提高 cHCC-CCA 的诊断敏感性，如病灶在 CEUS 上表现为 ICC 同时合并 AFP 升高或病灶在 CEUS 表现为 HCC 同时合并 CA19-9 升高可提示 cHCC-CCA。

四、肝转移性肿瘤

转移性肝癌是继发于其他脏器恶性肿瘤的肝内表现。二维超声表现多样，可单发或多发，典型者周边可见低回声晕，呈“牛眼征”。增强超声表现为动脉期肿瘤周边呈环状高增强或整体高增强，门脉早期开始廓清且廓清程度较显著，延迟期呈低增强。

【病例一】

1. 病史概要 男性48岁，大便习惯改变1年余，直肠癌综合治疗后1个月余。无病毒性肝炎、无腹部不适。CA125（+），CEA（+），AFP（-）。

2. 常规超声图像 肝脏形态略失常，表面平滑，肝内可见多个低回声灶，较大者位于肝右前叶，大小约11.3cm×7.1cm×7.7cm，界清，欠规整，内回声不均匀（图1-2-61），CDFI：未见明显血流信号。

3. 超声造影图像 病灶动脉期呈厚环状高增强，病灶内部呈低增强（图1-2-62），门脉期及延迟期病灶整体消退呈低增强（图1-2-63、图1-2-64，ER1-2-16）。

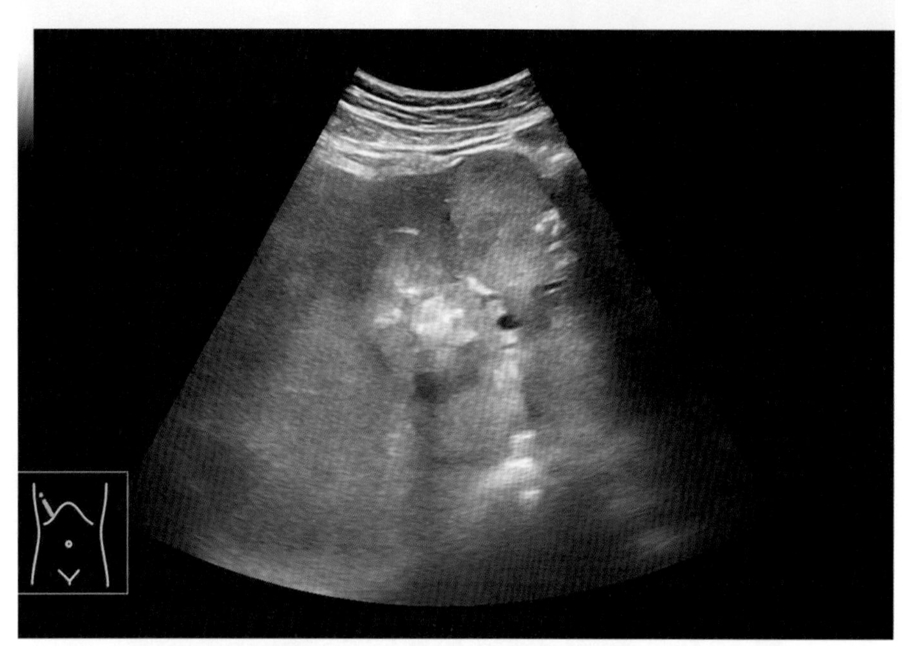

图1-2-61 肝转移瘤常规超声声像图

肝右前叶查见大小约11.3cm×7.1cm×7.7cm的低回声团，界清，欠规整，内回声不均匀

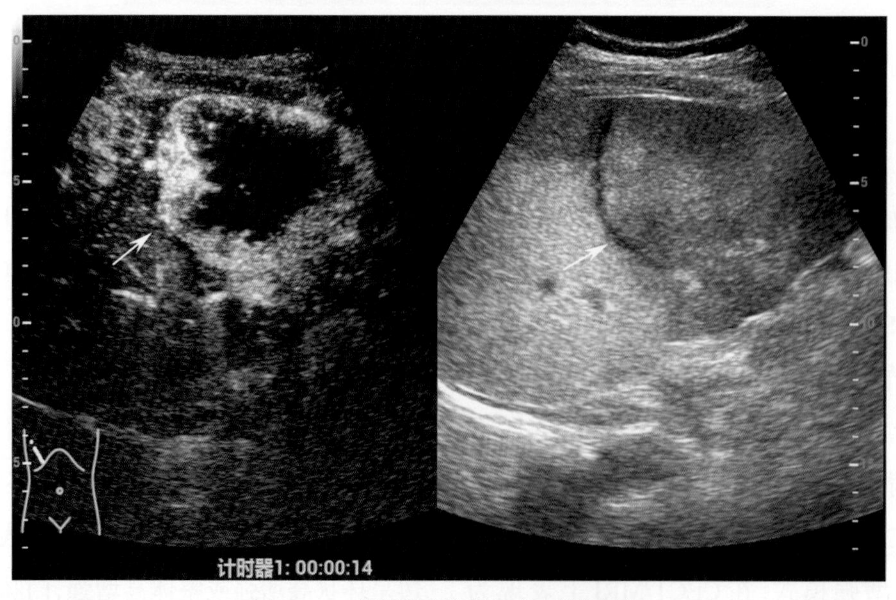

图1-2-62 肝转移瘤增强超声动脉期图像

病灶动脉期呈厚环状高增强，病灶内部呈低增强

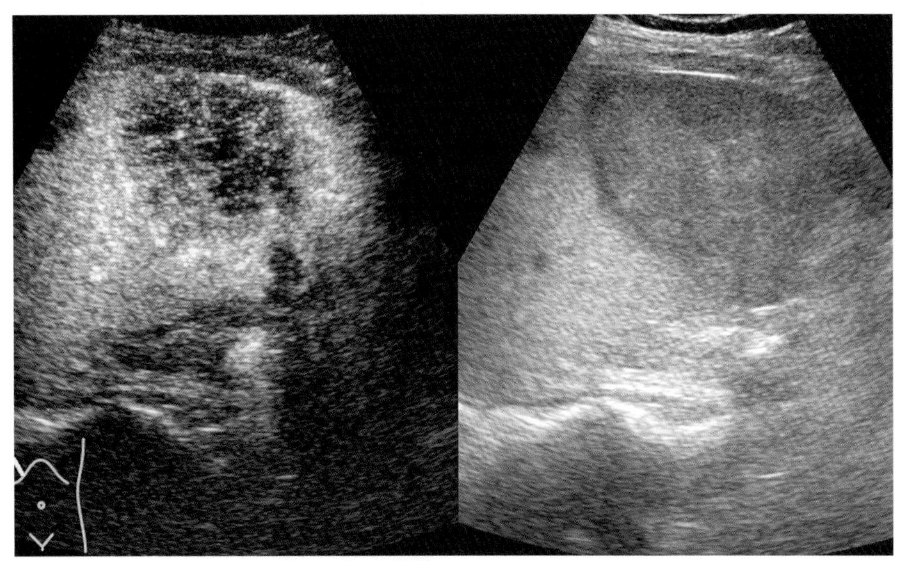

图 1-2-63 肝转移瘤增强超声门脉期图像
门脉期病灶整体消退呈低增强

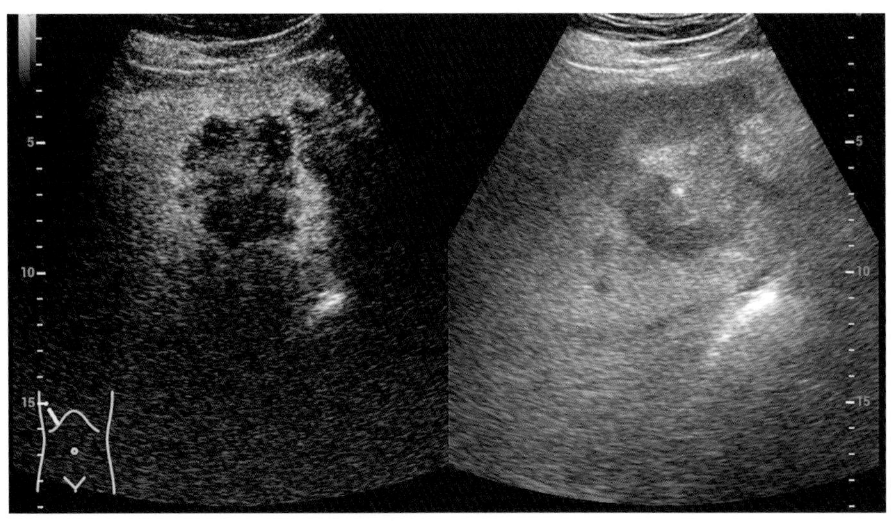

图 1-2-64 肝转移瘤增强超声延迟期图像
延迟期病灶整体消退呈低增强

ER1-2-16 肝转移瘤超声造影动态图
肝内可见多个低回声灶，较大者位于肝右前叶，大小约 11.3cm × 7.1cm × 7.7cm，界清，欠规整，内回声不均匀，增强超声动脉期病灶呈厚环状高增强，病灶内部呈低增强，门脉期早期开始消退，门脉期及延迟期病灶整体消退呈低增强

4. 其他检查　增强 CT：肝脏大小形态正常，肝实质密度不均匀，肝实质内多发片状、结节状稍低密度影，边界模糊（图 1-2-65），增强扫描呈轻 - 中度强化，病灶边缘呈环形强化，部分融合（图 1-2-66~ 图 1-2-68）；肝内胆管无扩张。诊断：肝内多发稍低密度占位，结合病史考虑肝转移瘤。

5. 超声造影诊断要点　转移性肝癌可以分为富血供和乏血供。富血供型动脉期呈均匀或不均匀高增强，而乏血供型呈周边环状增强，门脉早期开始消退，延迟期表现为明显低增强。

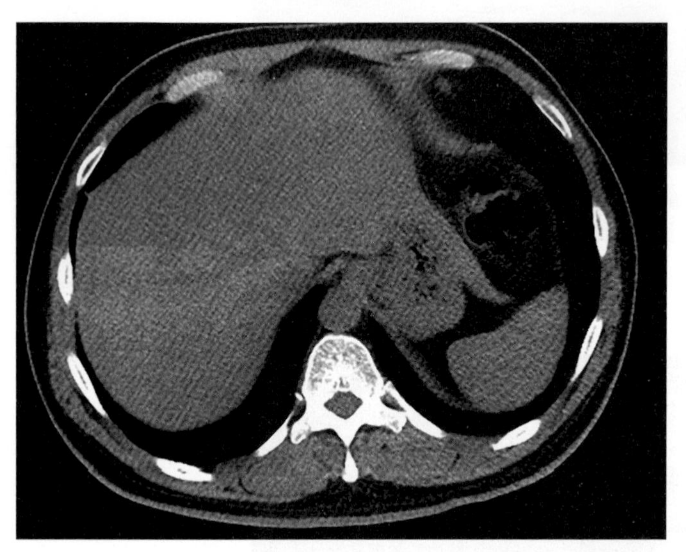

图 1-2-65　CT 平扫图像
肝实质内多发片状、结节状稍低密度影，边界模糊

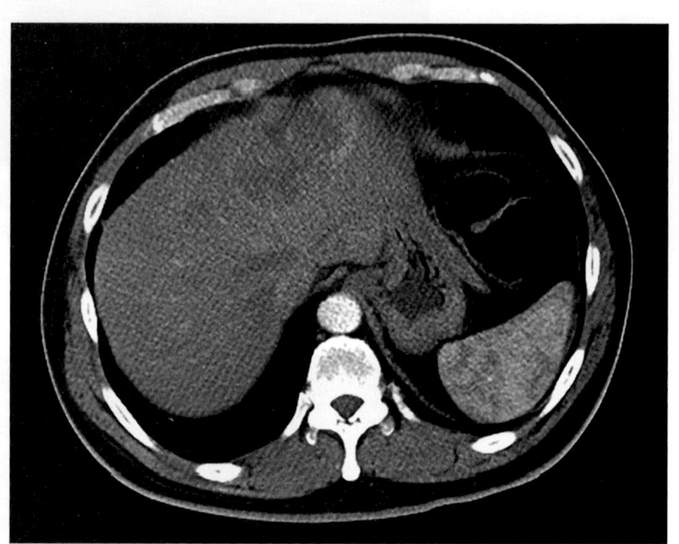

图 1-2-66　增强 CT 动脉期图像
病灶增强扫描呈轻 - 中度强化，边缘呈环形强化，部分融合

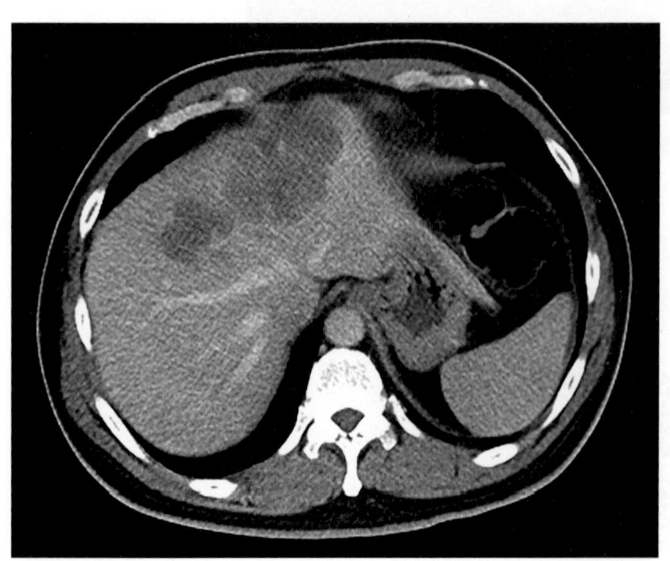

图 1-2-67　增强 CT 门脉期图像
病灶增强 CT 门脉期扫描呈轻 - 中度强化，边缘呈环形强化，部分融合

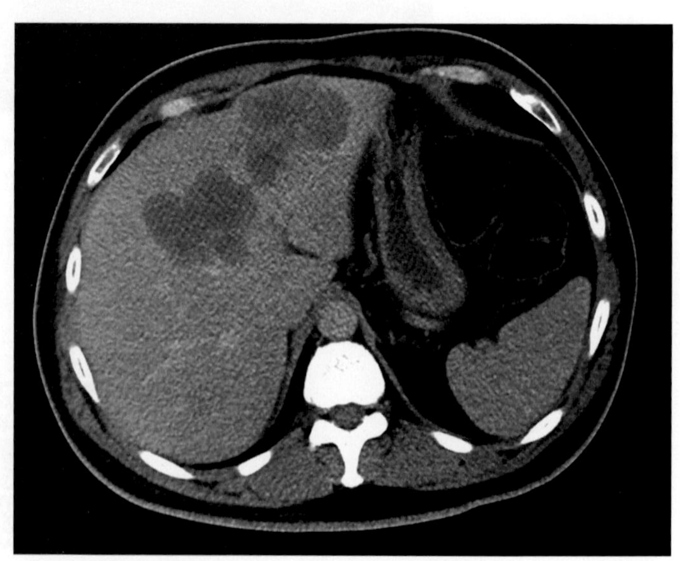

图 1-2-68　增强 CT 延迟期图像
病灶增强 CT 延迟期扫描呈轻 - 中度强化，边缘呈环形强化，部分融合

【病例二】

1. 病史概要　男性，71 岁，因双下肢多发蚯蚓状曲张团块 3 年余入院。患者入院后完善相关检查，发现肺及肝占位，后行超声引导下肝组织穿刺活检确诊。实验室指标：肿瘤标志物（+），乙型肝炎病毒表面抗体阴性。

2. 常规超声图像　肝右叶略高回声病灶，形态不规则，边界欠清，内回声不均匀（图 1-2-69）；CDFI：病灶内部及周边均未见明显血流信号（图 1-2-70）。

3. 超声造影图像　增强超声病灶动脉期呈不均匀高增强（图 1-2-71）；门脉期病灶内造影剂开始廓清呈低增强（图 1-2-72）；延迟期持续廓清呈更低增强（图 1-2-73，ER1-2-17）。

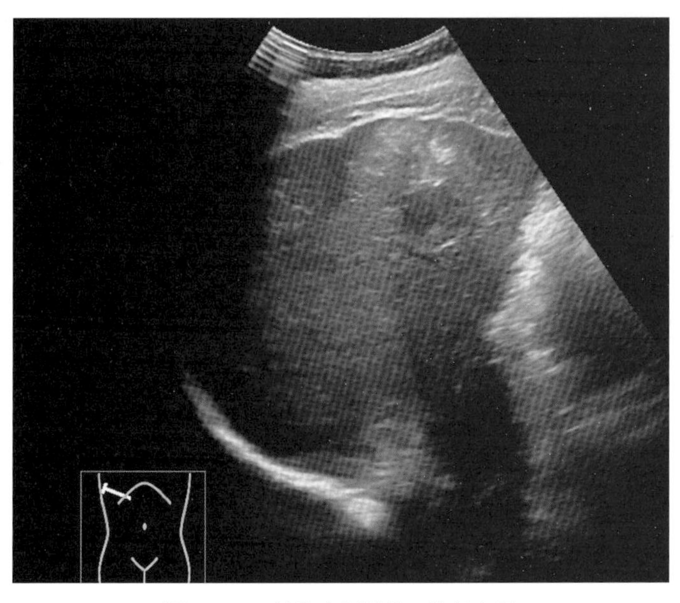

图 1-2-69　肺腺癌肝转移二维超声图
肝右叶高回声病灶，形态欠规则，边界欠清，内回声不均匀

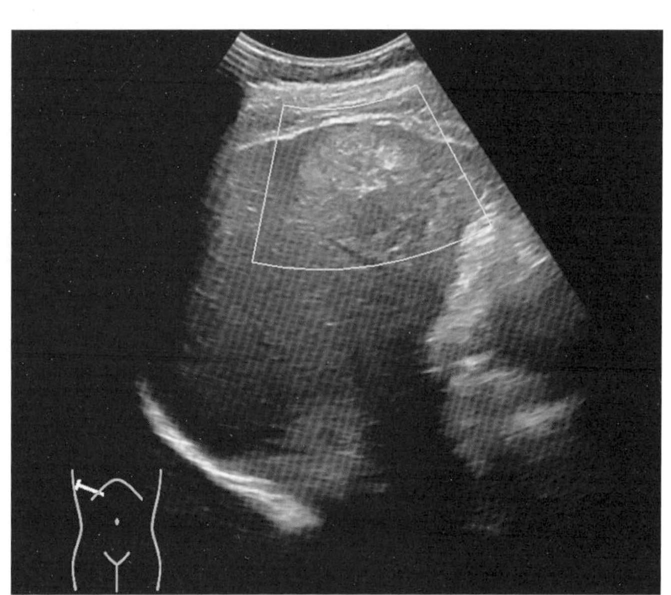

图 1-2-70　肺腺癌肝转移 CDFI 图
病灶内未探及血流信号

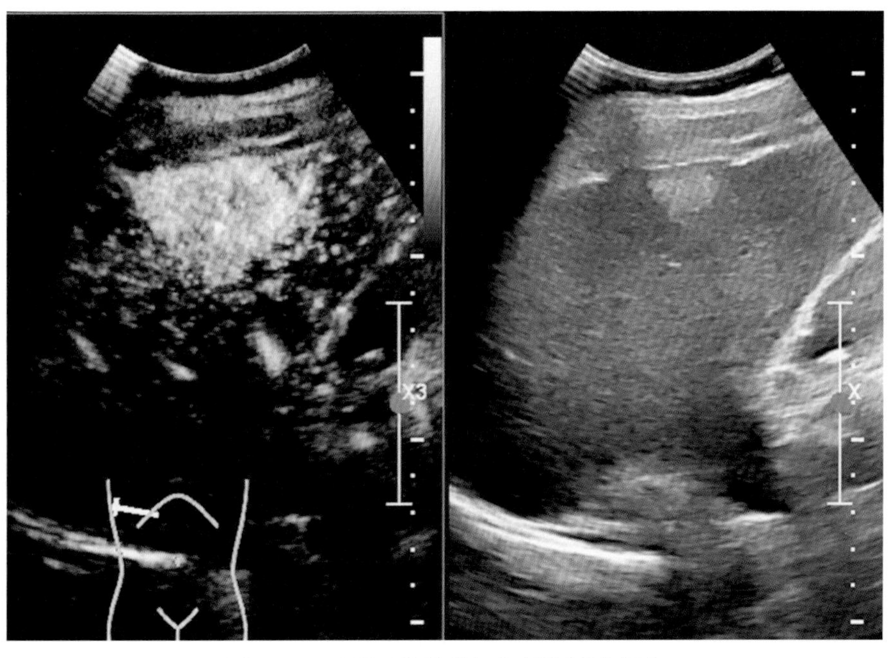

图 1-2-71　肺腺癌肝转移超声造影动脉期图像
动脉期病灶呈不均匀高增强

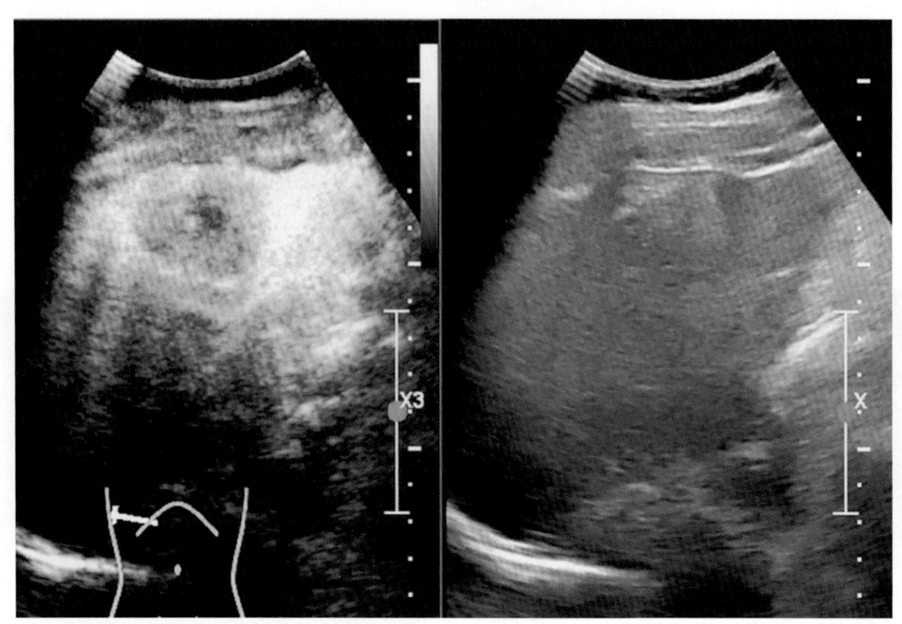

图 1-2-72　肺腺癌肝转移超声造影门脉期图像
门脉期呈不均匀低增强

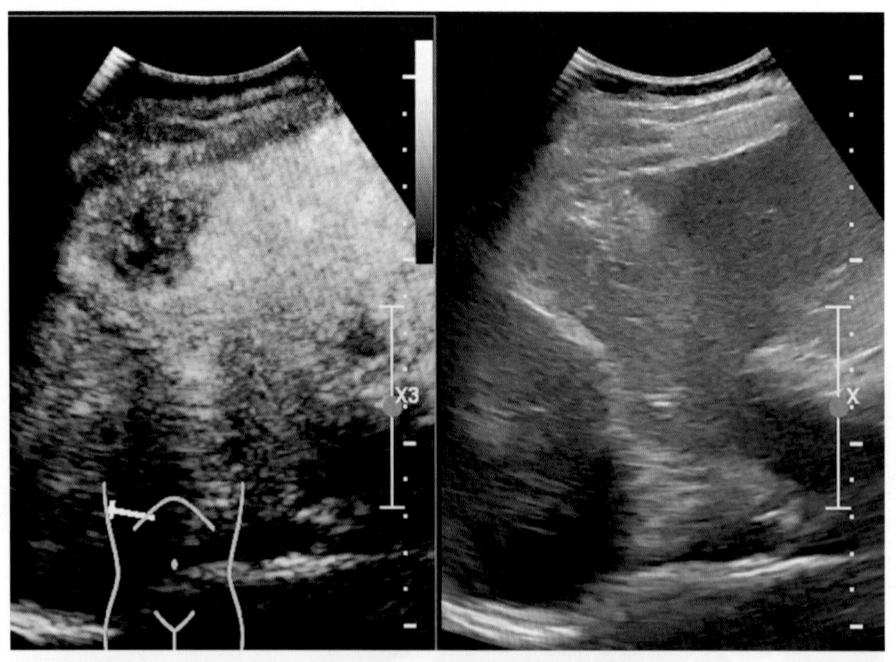

图 1-2-73　肺腺癌肝转移超声造影延迟期图像
延迟期病灶廓清明显呈更低增强

ER1-2-17 肺腺癌肝转移超声造影动态图
病灶于造影剂注入 16s 开始增强，增强早于周围正常肝组织，呈不均匀高增强，20s 达峰；门脉早期病灶内造影剂开始廓清呈低增强

4. 超声造影诊断要点 由于原发肿瘤来源不同，CEUS 可有不同表现。富血供型病灶表现为动脉期早于肝实质的均匀或不均匀高增强，类似 HCC 造影表现，门脉期廓清呈低增强，延迟期廓清较彻底，呈“黑洞”征。

5. 其他检查 增强 CT：肝右叶多考虑为转移瘤。

6. 鉴别诊断

原发性肝癌：患者通常有肝硬化病史，肝实质回声增粗、不均匀，癌肿多以低回声多见，部分病例肿瘤周边有低回声晕，彩色多普勒表现为较丰富的血流信号，超声造影表现为“快进快出”的特征，此外可根据相关继发性声像图改变、病史及其他相关实验室检查加以鉴别。

肝脓肿：肝脓肿患者可有发热、腹痛等症状，超声造影显示部分无增强或分隔增强呈“蜂窝状”改变，具有鉴别意义。

【病例三】

1. 病史概要 男性，35 岁，饮食不慎后腹痛，发现肝内多发占位。患者无发热、恶心、呕血、黑便等，近 1 个月体重减轻约 3kg。有肝炎病史。肿瘤标志物：癌胚抗原（CEA）：7.66ng/ml（0~3.4），余肿瘤标志物正常。

2. 常规超声图像 肝右叶混合回声病灶，边界尚清，内回声不均匀（图 1-2-74）；CDFI：病灶内未探及明显血流信号（图 1-2-75）。

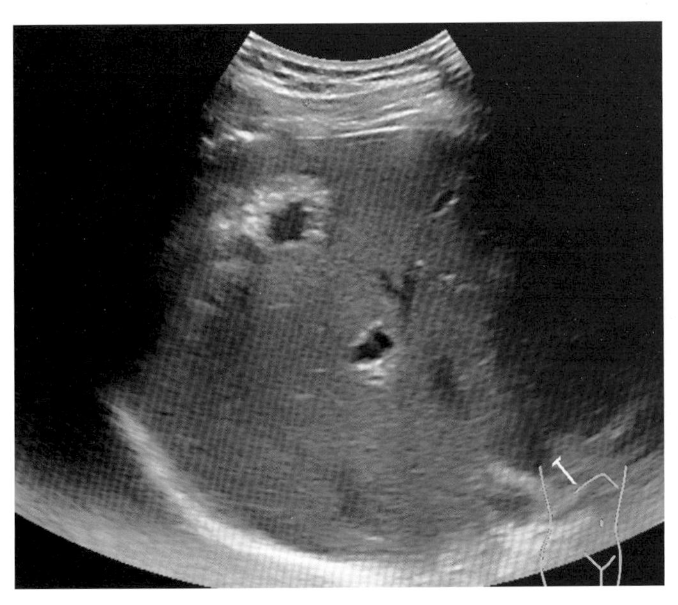

图 1-2-74 结肠腺癌肝转移二维超声图
肝右叶混合回声病灶，形态尚规则，边界尚清，内回声不均

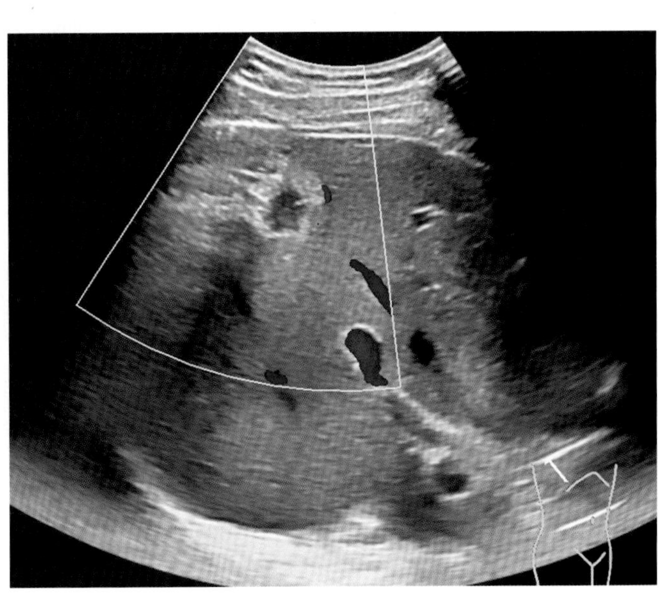

图 1-2-75 结肠腺癌肝转移 CDFI 图
病灶周边探及短棒状血流信号

3. 超声造影图像 增强超声动脉期病灶周边呈厚环状增强，病灶内部区域呈无增强（图 1-2-76）；26s 病灶内造影剂开始廓清，呈低增强（图 1-2-77）；延迟期病灶内造影剂持续廓清，呈更低增强（图 1-2-78，ER1-2-18）。

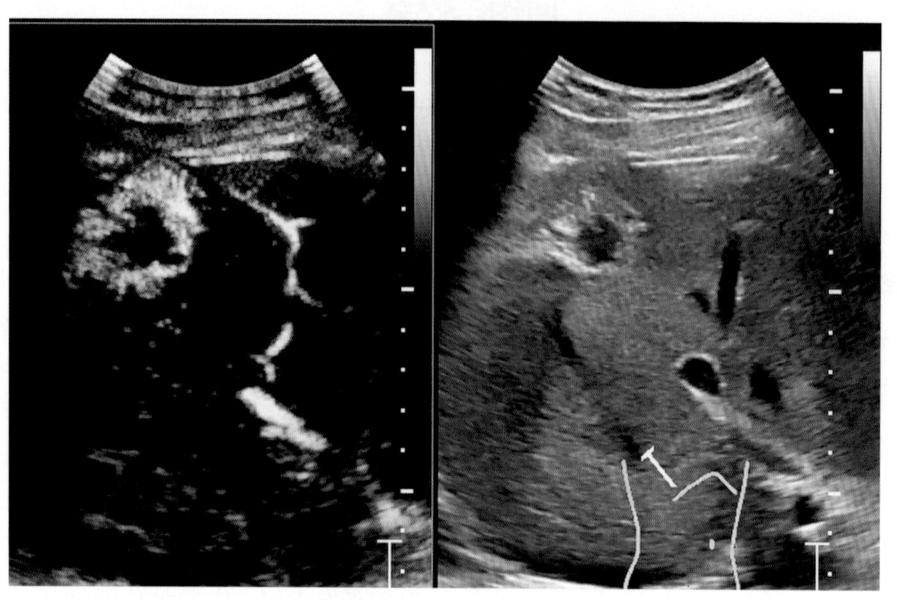

图 1-2-76 结肠腺癌肝转移超声造影动脉期图像
动脉期病灶周边呈环状高增强

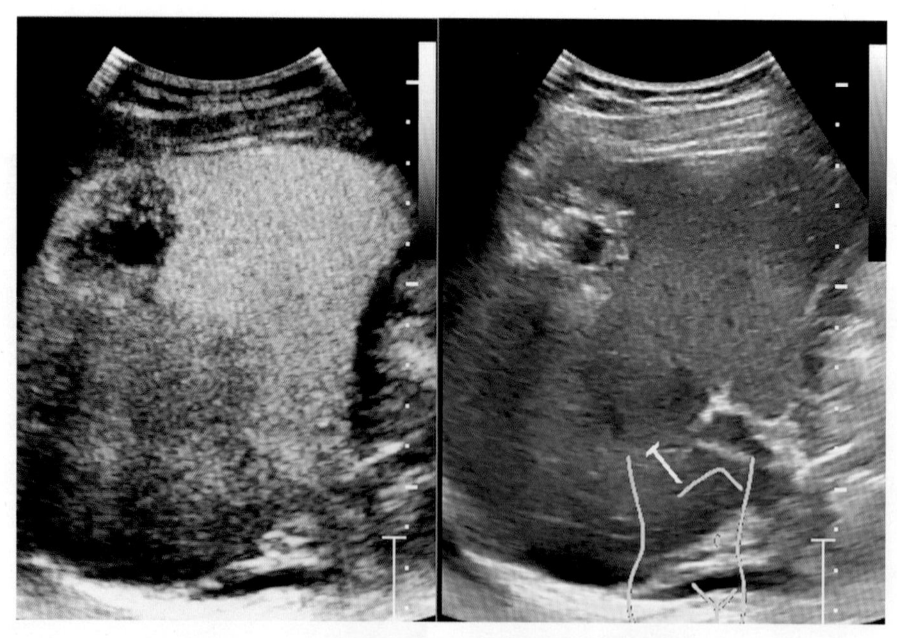

图 1-2-77 结肠腺癌肝转移超声造影图门脉期图像
门脉期造影剂廓清呈低增强

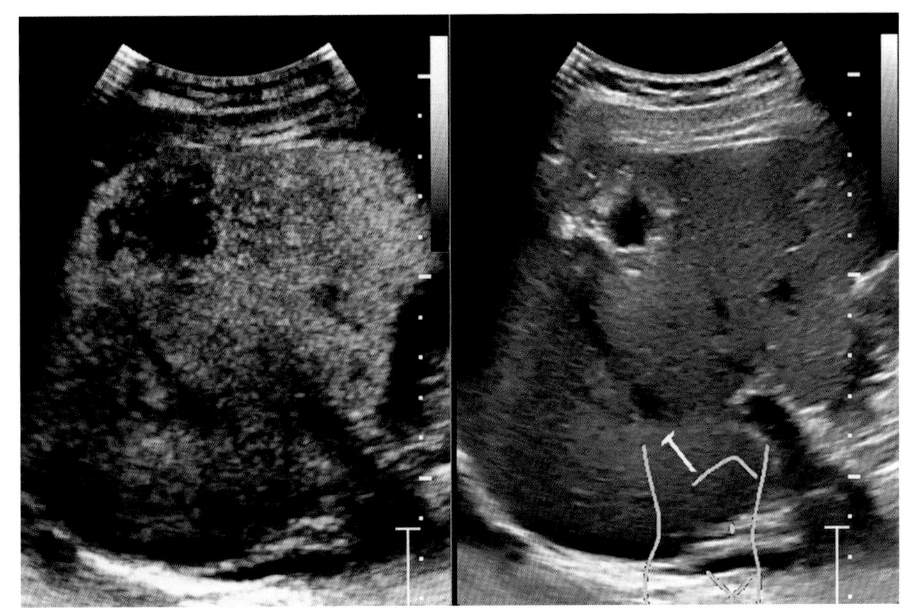

图 1-2-78　结肠腺癌肝转移超声造影延迟期图像
延迟期病灶持续廓清呈更低增强

ER1-2-18　结肠腺癌肝转移超声造影动态图
病灶周边于造影剂注入 15s 开始增强，增强早于周围正常肝组织，呈环状高增强，增强程度高于周围正常肝组织，20s 达峰；26s 病灶内造影剂开始廓清呈低增强；门脉期持续廓清呈更低增强

4. 超声造影诊断要点　乏血供型肝转移瘤常表现为周边环状高增强，内部多为无增强区，呈“面圈样”；门脉期廓清明显，延迟期廓清彻底，呈“黑洞征”表现。

5. 其他检查　增强 CT：肝 S5 多为转移瘤。

6. 鉴别诊断

肝内胆管细胞癌：癌肿多以低回声多见，超声造影表现为“快进快出”的特征，动脉期病灶呈不规则周边环状增强或整体低增强，门脉期病灶内造影剂廓清呈低增强。

肝脓肿：肝脓肿患者可有发热、腹痛等症状，超声造影显示无回声或蜂窝状增强改变，具有鉴别意义。

肝囊肿：部分内部坏死明显的转移癌与肝囊肿相似，囊肿壁薄且无强化，以此可鉴别。

【病例四】

1. 病史概要　女性 60 岁，胰腺癌术后 4 个多月复查腹部 CT 发现肝脏占位。患者无乙肝、丙肝等肝病史，血清糖类抗原 72-4：58.23U/ml，糖类抗原 19-9>1 000.00U/ml，AFP、CEA、CA125 均正常。

2. 常规超声图像　肝脏实质回声均匀，肝内查见数个弱回声结节，较大位于右前叶下段，大小约 1.7cm×1.5cm，边界不清楚，形态欠规则，周边可见低回声晕（图 1-2-79）。

3. 超声造影图像　肝脏结节增强超声动脉期呈整体高增强（图 1-2-80），门脉期早期开始廓清，延迟期呈显著低增强（图 1-2-81、图 1-2-82，ER1-2-19）。

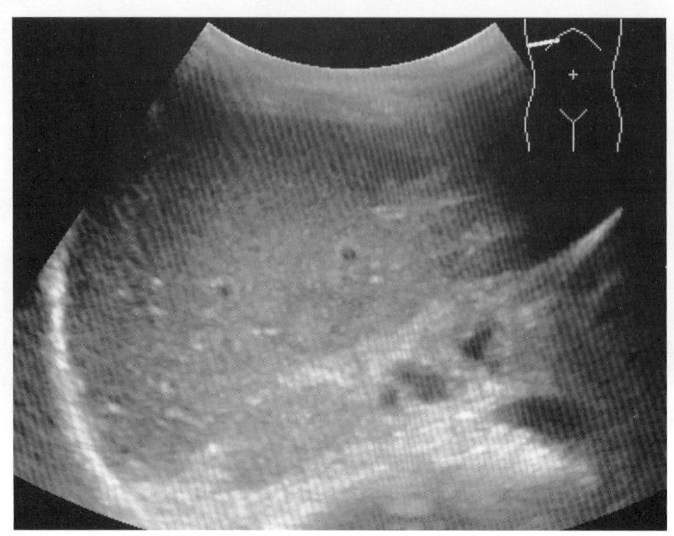

图 1-2-79 转移性肝癌二维超声图像

肝内查见数个弱回声结节，较大位于肝右前叶下段，大小约 3.0cm × 3.1cm，边界不清楚，形态欠规则，周边可见低回声晕

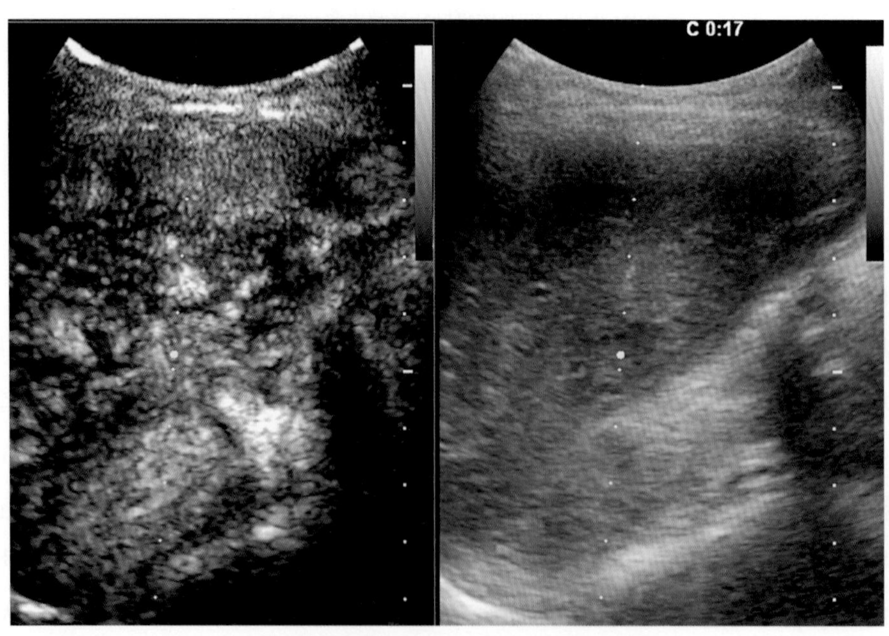

图 1-2-80 转移性肝癌增强超声动脉期图像

结节增强超声动脉期呈均匀高增强

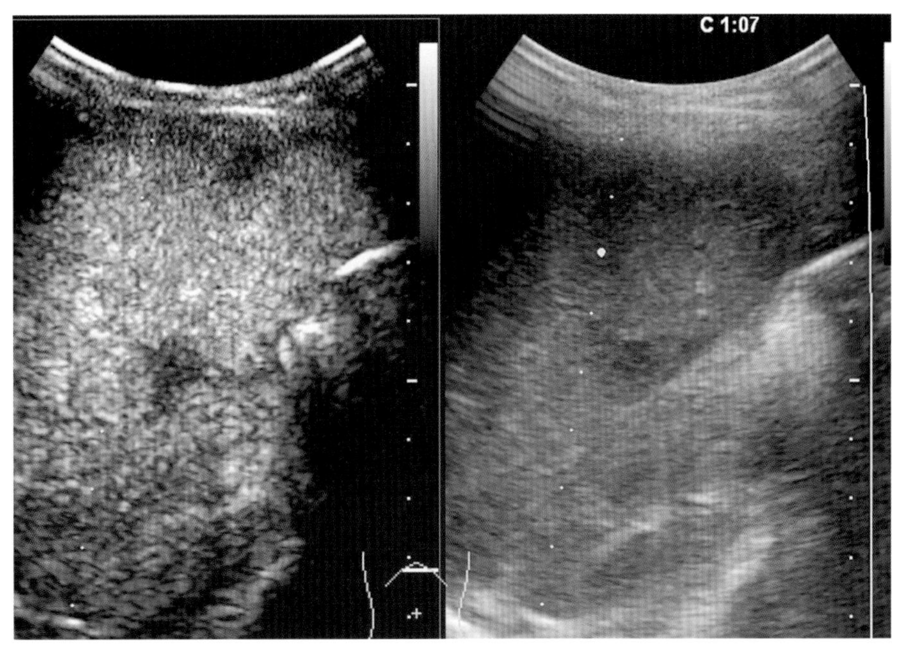

图 1-2-81 转移性肝癌增强超声门脉期图像
结节增强超声门脉早期开始廓清

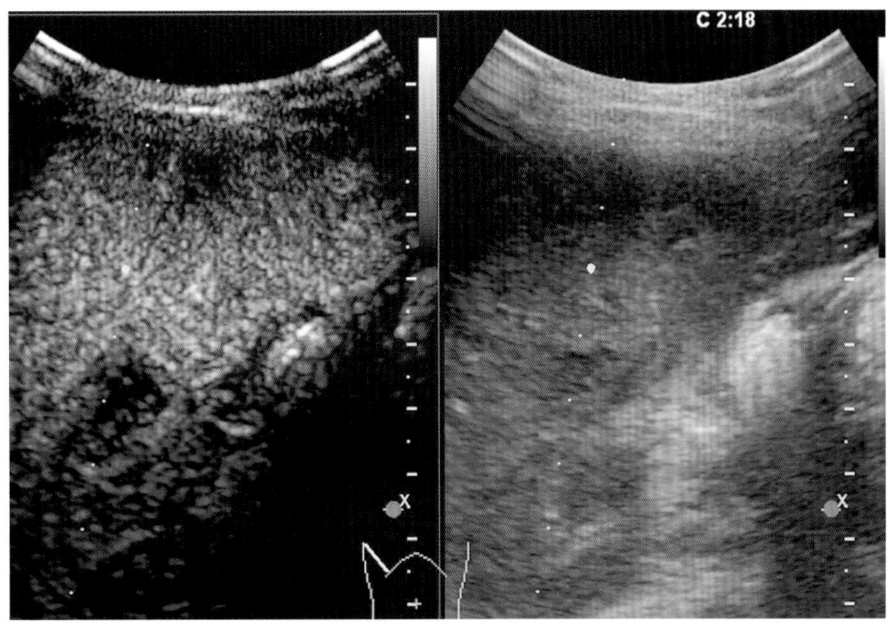

图 1-2-82 转移性肝癌增强超声延迟期图像
结节增强超声延迟期呈显著低增强

ER1-2-19　转移性肝癌超声造影动态图
右肝结节动脉期呈整体高增强，门脉早期开始廓清

4. 超声造影诊断要点

（1）病灶体积较小，动脉期病灶呈快速高增强。

（2）病灶廓清时间较早，于门脉早期开始廓清。

（3）病灶廓清程度较高，可呈“黑洞样”（即病灶内几乎无造影剂显示）。

5. 穿刺病理结果　右前叶下段结节穿刺病理结果，样本内查见腺癌，结合病史考虑多系胰腺癌肝转移。

6. 鉴别诊断　肝转移癌较易诊断，患者常有肿瘤病史，但对于初诊或增强超声表现不典型患者，需要与以下疾病鉴别：肝细胞肝癌、肝胆管细胞癌。主要鉴别点在于肝转移癌常为多发，动脉期一般表现为环状高增强，当肿瘤较小时，可表现为整体高增强，与肝细胞癌类似，但是肝转移癌常廓清较早，且廓清程度很高，而肝细胞癌廓清较晚且为轻度廓清。肝胆管细胞癌动脉期一般呈“枯枝状”或“网篮状”增强，廓清时间及程度与肝转移癌类似，有时容易混淆，此时需结合肝内胆管扩张情况、患者临床病史及肿瘤标志物等进行鉴别。

五、肝脏少见的恶性肿瘤

（一）肝脏肉瘤样癌

肉瘤样癌是一种形态学类似梭形细胞肉瘤、但实质为癌的少见的恶性肿瘤，可发生于全身多个器官，肺、食管、喉等部位较多见，发生于肝脏者罕见。其动脉期增强表现与肿瘤内肉瘤样变的程度有关。

【病例】

1. 病史概要　男性，61 岁，无诱因间断性右上腹胀痛 20 余天，体重减轻 5kg，间断性发热，无恶心呕吐，无黄疸及皮肤瘙痒。无病毒性肝炎病史。实验室检查：NE 0.74×10^9/L↑，LY 0.16×10^9/L↓，WBC 9.20×10^9/L。胆红素：（正常），转氨酶（正常）。CA19-9：100.1U/ml↑，AFP（－），CEA（－）。

2. 常规超声图像　肝右叶探及范围约 6.3cm×4.8cm 的混合回声，形态不规则，边界不清，内可见不规则无回声区（图 1-2-83）；CDFI 示病灶周边可见点状血流信号（图 1-2-84）。

3. 超声造影图像　增强超声动脉期病灶周边呈薄环状增强，内部呈无增强（图 1-2-85）；门脉期及延迟期病灶周边呈等增强，内部持续无增强（图 1-2-86、图 1-2-87，ER1-2-20）。

4. 超声造影诊断要点　当整体肉瘤样变时，病灶内部出现大片坏死甚至液化，肿瘤中央因无血液供应而表现为无增强，而肿瘤周边因有存活的肿瘤细胞及纤维组织包裹而表现为环状增强；当病灶为部分肉瘤样变时，肿瘤内部上皮样细胞和梭形细胞混杂，未出现整体坏死或液化，肿瘤在动脉期表现为整体高回声。

5. 手术病理诊断　肝肉瘤样癌。

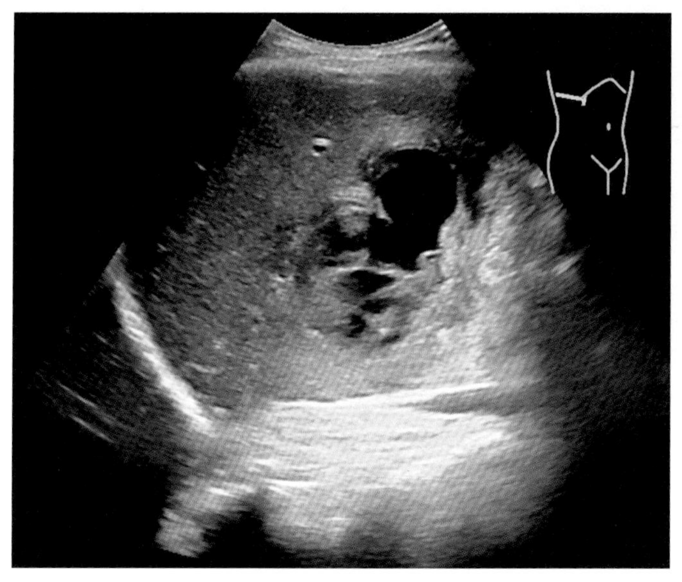

图 1-2-83　肝肉瘤样癌二维超声图
肝右叶混合回声病灶，形态不规则，边界不清，内可见不规则无回声区

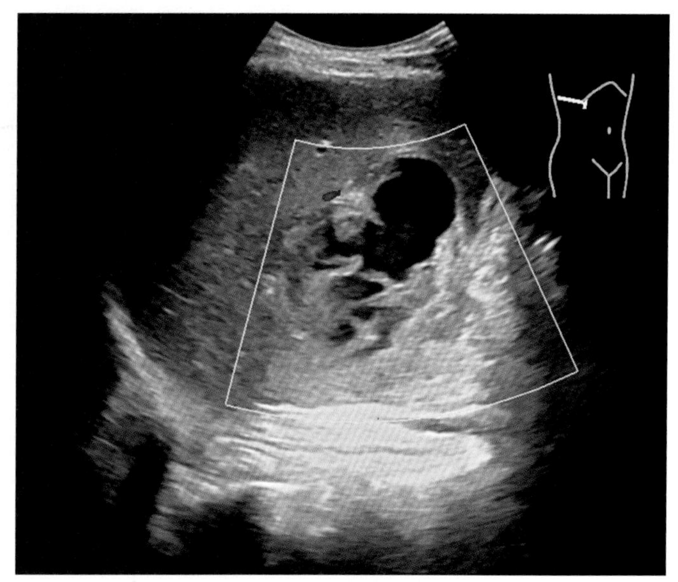

图 1-2-84　肝肉瘤样癌 CDFI 图
病灶周边可见血流信号

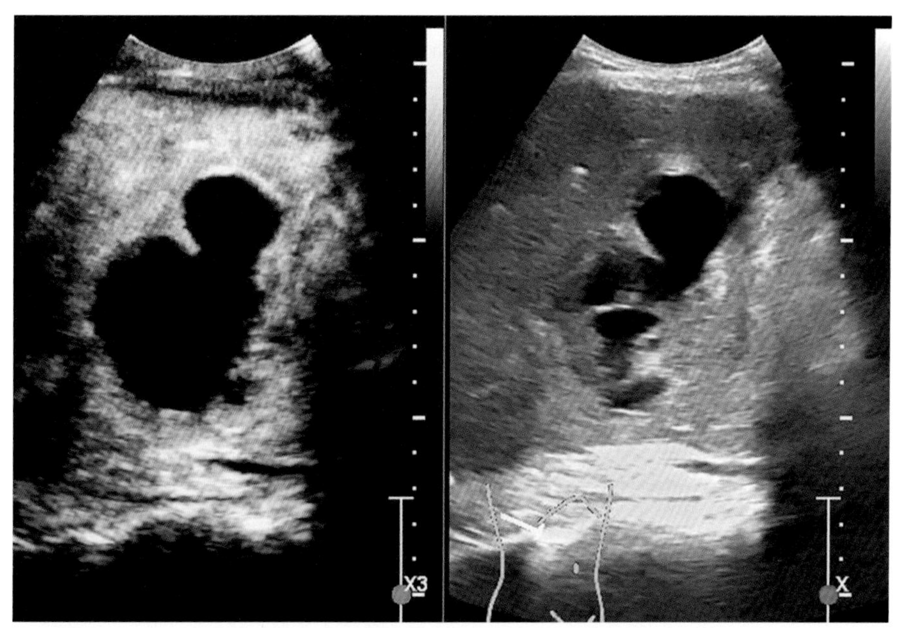

图 1-2-85　肝肉瘤样癌超声造影动脉期图像
病灶周边呈薄环状增强，病灶内大部分区域呈无增强

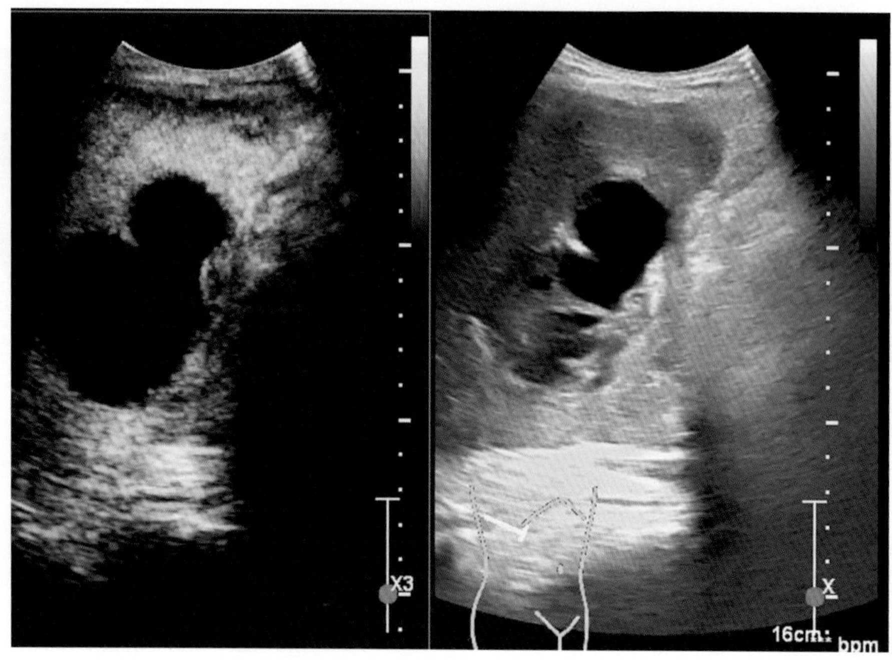

图 1-2-86　肝肉瘤样癌超声造影门脉期图像
病灶周边呈等增强，病灶内大部分区域呈无增强

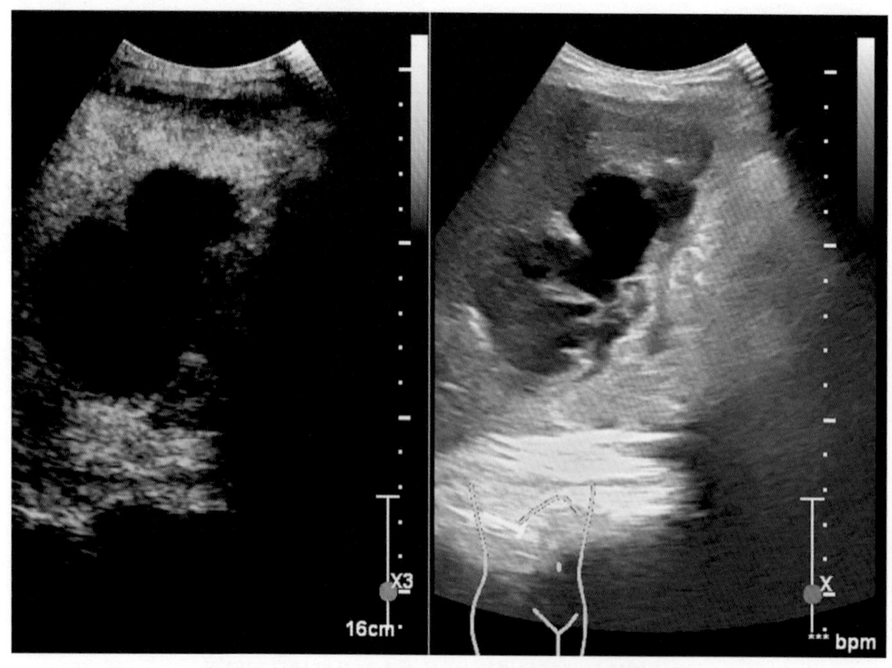

图 1-2-87　肝肉瘤样癌超声造影延迟期图像
病灶周边呈等增强，病灶内大部分区域持续无增强

ER1-2-20 肝肉瘤样癌超声造影动态图

病灶周边动脉期呈薄环状高增强，门脉期及延迟期病灶周边呈等增强，病灶内大部分区域于造影剂注入动脉期、门脉期及延迟期均未见造影剂填充，呈无增强

6. 鉴别诊断

肝内胆管细胞癌：癌肿多以低回声多见，超声造影表现为“快进快出”的特征，动脉期病灶呈不规则周边环状增强或整体低增强，门脉期病灶内造影剂廓清呈低增强。

肝转移瘤：肝内单个或多个孤立结节或全肝弥漫分布大小不等的结节，动脉期富血供的转移性肝癌增强时间比肝实质早，呈全瘤均匀高增强；乏血供者表现为周边厚环状高增强，内部多为无增强区；动脉后期廓清明显，门脉期及延迟期持续廓清，呈“黑洞征”。

（二）肝脏淋巴瘤

【病例】

1. 病史概要 男性，50 岁，出现右上腹痛 2 个月，间断发热、寒战、盗汗 10 余天，既往 45 年前因小肠结核行部分小肠切除术。

2. 常规超声图像 常规灰阶超声显示肝右叶实性肿物，大小约 12.2cm×10.3cm，表现为周边呈均匀低回声环，中心呈岛状中高回声（图 1-2-88）；CDFI 显示肿物内可见粗大条状血流（图 1-2-89）；PW 显示高速高阻动脉血流频谱，RI：0.72（图 1-2-90）。

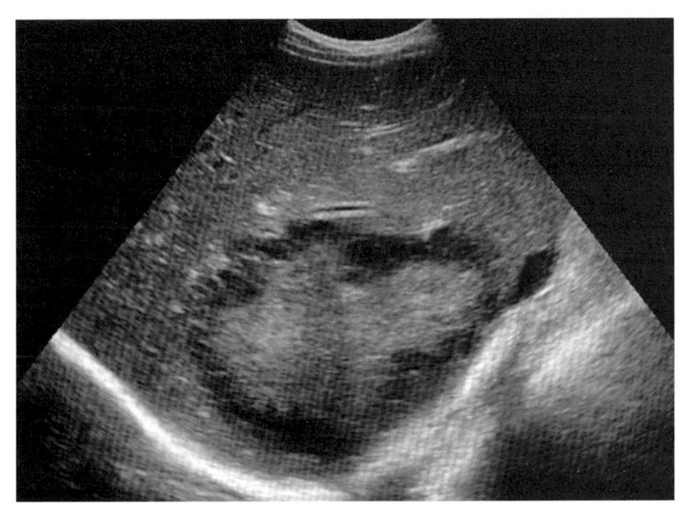

图 1-2-88 原发性肝淋巴瘤超声声像图

灰阶超声图像：病灶周边呈均匀低回声环，中心呈岛状中高回声

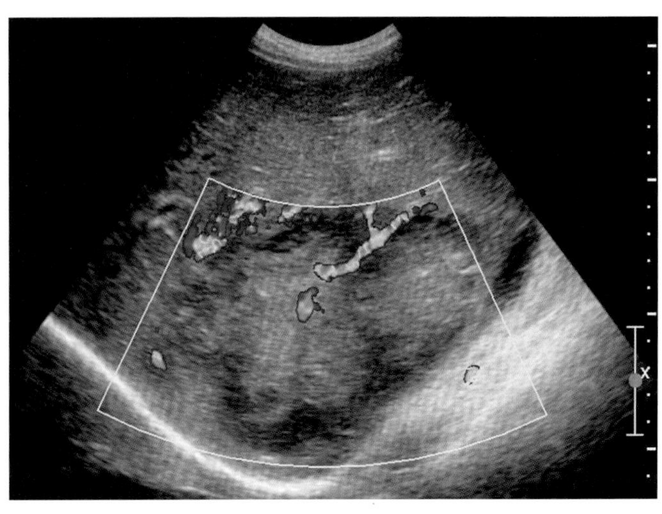

图 1-2-89 原发性肝淋巴瘤 CDFI 图像

肿物内可见粗大条状血流

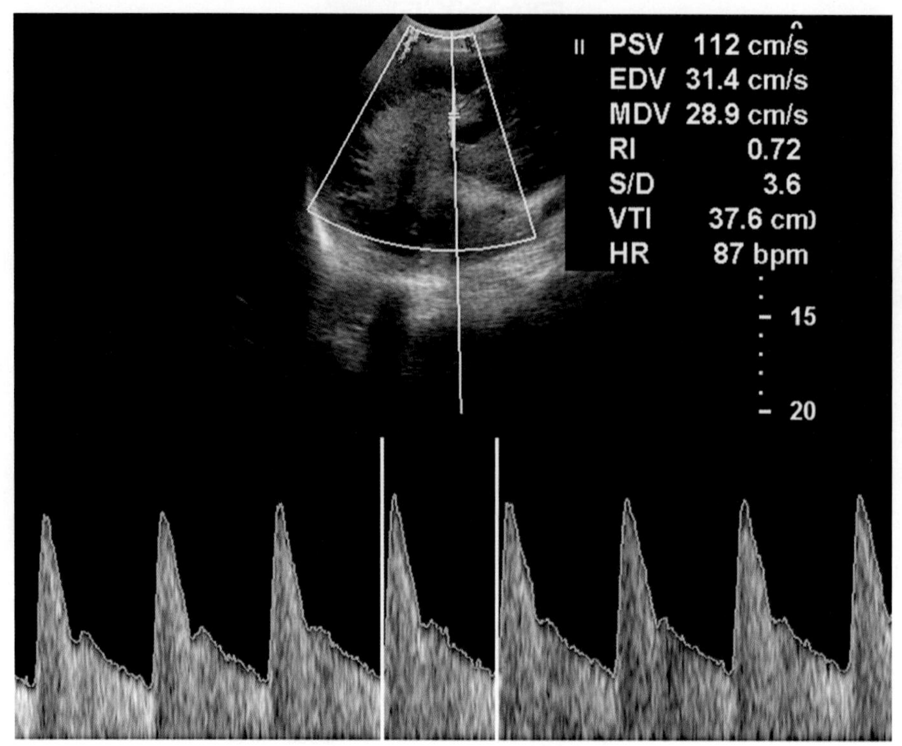

图 1-2-90 原发性肝淋巴瘤 PW 频谱

PW 显示病灶内高速高阻动脉血流频谱，RI：0.72

3. 超声造影图像 动脉期（13s）肿物周边表现为粗环状高增强，内部表现为低至无增强（图 1-2-91）；门脉期（1min41s）肿物周边表现为稍低增强，内部表现为稍高增强（图 1-2-92）；延迟期（3min23s）肿物表现为低至无增强，边界清晰（图 1-2-93，ER1-2-21~ER1-2-23）。

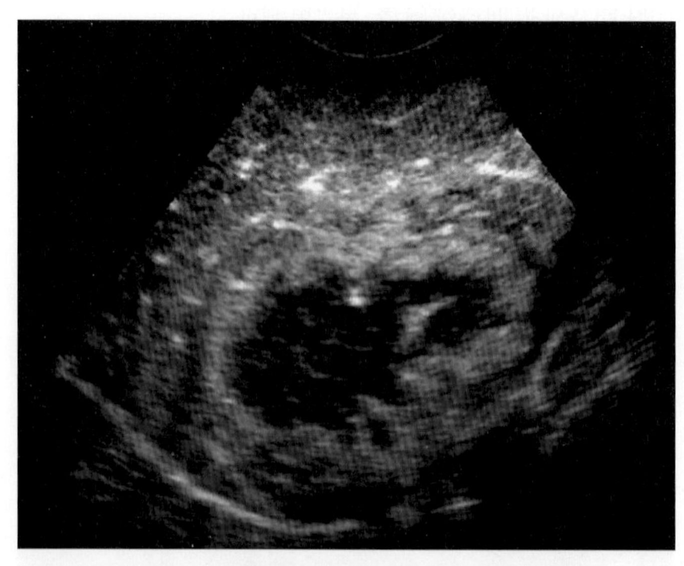

图 1-2-91 原发性肝淋巴瘤增强超声动脉期图像

肿物周边表现为粗环状高增强，内部表现为低至无增强

4. 超声造影诊断要点

（1）动脉期病灶周边表现为粗环状高增强，内部为低至无增强。

（2）门脉期病灶周边表现为稍低增强，而内部表现为稍高增强。

（3）延迟期病变表现为低至无增强，边界清晰。

5. 增强 CT 诊断：肝右后叶占位，考虑肝脓肿。

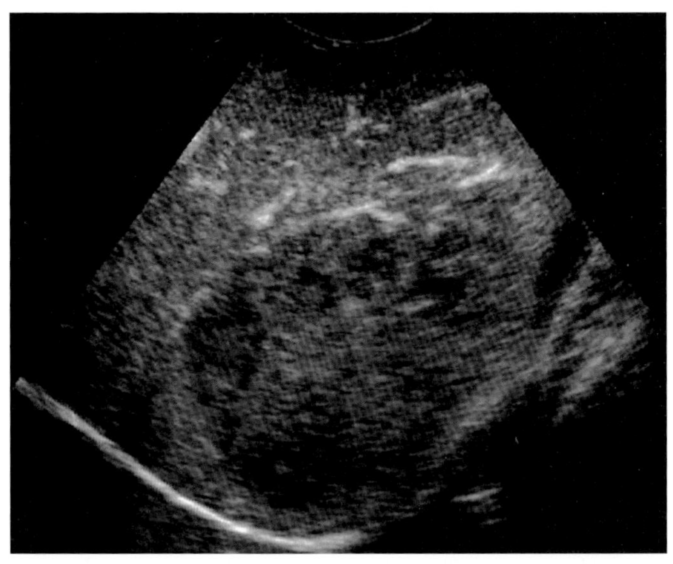

图 1-2-92　原发性肝淋巴瘤增强超声门脉期图像
门脉期肿物周边表现为稍低增强，内部表现为稍高增强

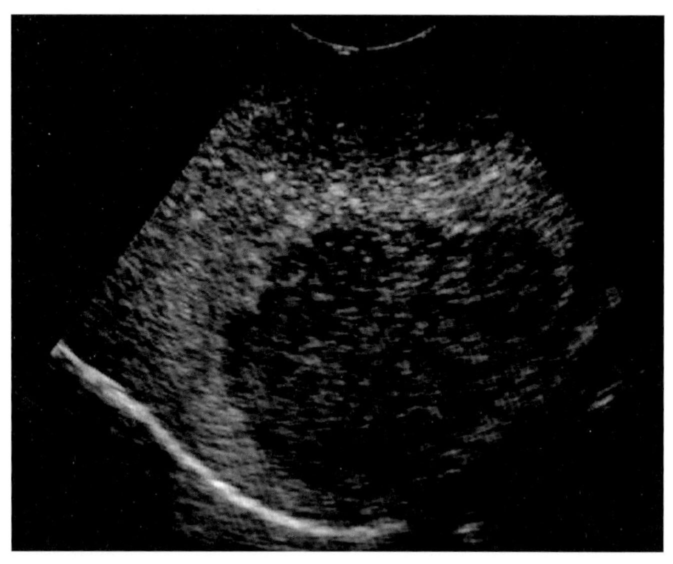

图 1-2-93　原发性肝淋巴瘤增强超声延迟期图像
延迟期肿物表现为低至无增强，边界清晰

ER1-2-21　原发性肝淋巴瘤超声造影动态图
动脉期肿物周边表现为粗环状高增强，内部表现为低至无增强

ER1-2-22　原发性肝淋巴瘤超声造影动态图
门脉期肿物周边表现为稍低增强，内部表现为稍高增强

ER1-2-23　原发性肝淋巴瘤超声造影动态图
延迟期肿物表现为低至无增强，边界清晰

肝右叶占位平扫 CT 表现为周边环状稍低密度，中心为更低密度（图 1-2-94）；增强 CT 动脉期、门脉期、延迟期均表现周边轻度增强，中心始终表现为低密度（图 1-2-95~1-2-97）。

6. 穿刺组织及病理　穿刺组织条饱满，部分为白色蜡样组织（肿物边缘），部分为黄色组织（肿物中心）（图 1-2-98）；病理为弥漫性大 B 细胞淋巴瘤（图 1-2-99）。

7. 鉴别诊断　原发性肝淋巴瘤需要与肝转移癌、肝脓肿鉴别。肝转移癌常为多发，动脉期表现为环状高增强，通常会在 60s 内出现造影剂早期廓清，且表现为整体低增强，不会出现中心部分的岛状稍高增强。与肝脓肿也需要鉴别，肝脓肿临床上会有高热、寒战、血象升高，合并糖尿病等情况，液化坏死较好时可表现为周边环状高增强，中心表现为低至无增强，不会出现本例原发性肝淋巴瘤门脉期表现的中心稍高增强；从灰阶超声也有利于鉴别，脓肿常为混杂低至无回声，不会出现这种周边环状低回声，中心岛状中高回声表现。

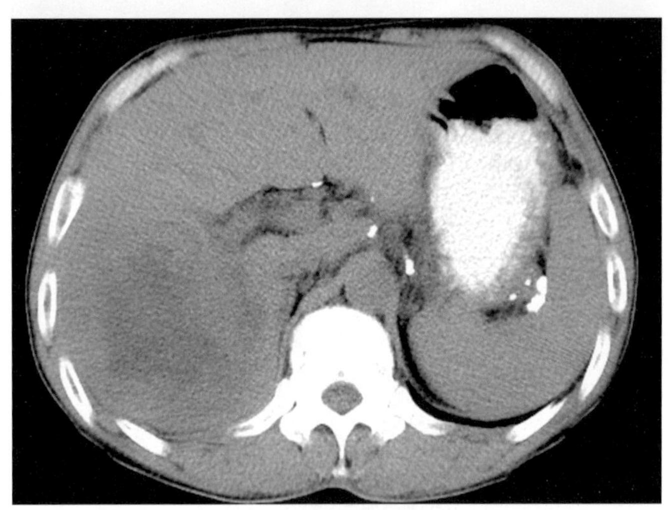

图 1-2-94　原发性肝淋巴瘤增强 CT 平扫图像
病灶周边环状稍低密度，中心为更低密度

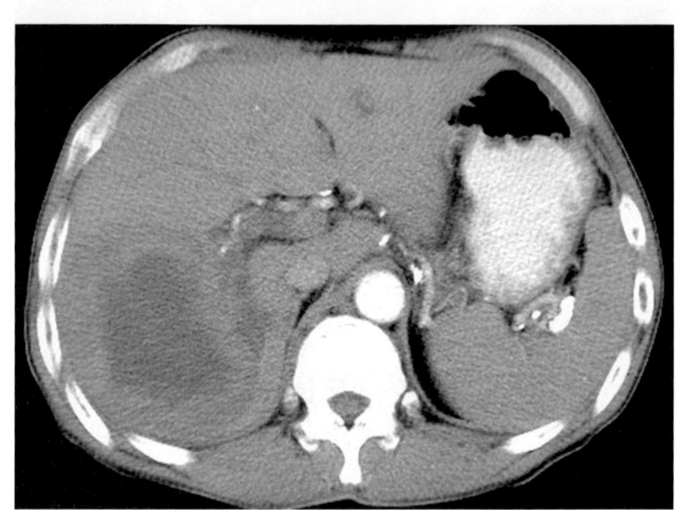

图 1-2-95　原发性肝淋巴瘤增强 CT 动脉期图像
病灶周边轻度增强，中心始终表现为低密度

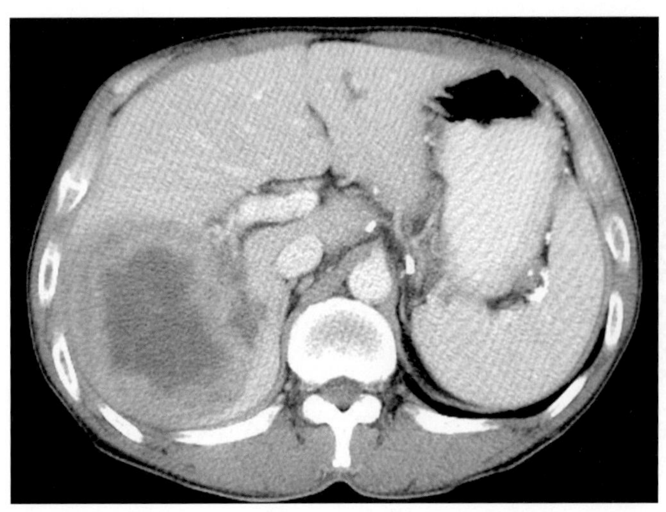

图 1-2-96　原发性肝淋巴瘤增强 CT 门脉期图像
病灶周边轻度增强，中心始终表现为低密度

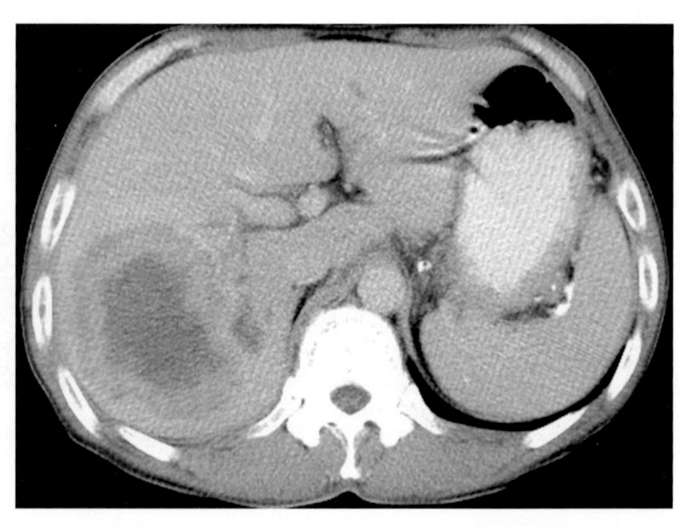

图 1-2-97　原发性肝淋巴瘤增强 CT 延迟期图像
病灶周边轻度增强，中心始终表现为低密度

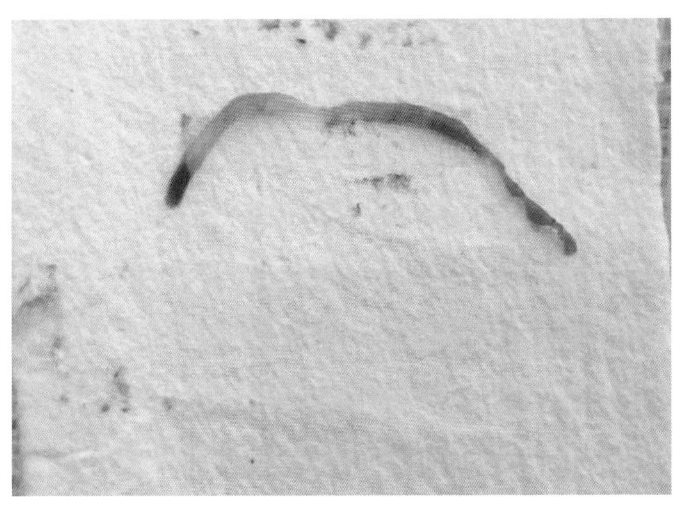

图 1-2-98　原发性肝淋巴瘤穿刺组织图像
穿刺组织条饱满，部分为白色蜡样组织（肿物边缘），部分为黄色组织

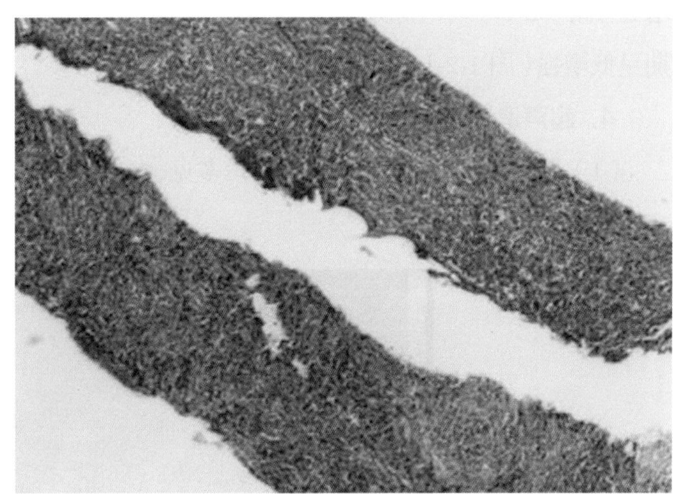

图 1-2-99　原发性肝淋巴瘤穿刺组织病理（HE ×4）

（三）肝母细胞瘤

肝母细胞瘤是儿童最常见的原发性肝脏恶性肿瘤，90% 发生于 5 岁以内，多为单发，体积较大。二维超声表现为弱回声或强回声，内部回声不均匀。增强超声动脉期呈高增强，门脉期及延迟期廓清较晚，呈低增强，当内部有坏死时可见片状不增强区。

【病例一】

1. 病史概要　男性 13 岁，腹痛、腹泻 2 周，进食后加重。伴恶心，无呕吐、腹胀、发热等症状。CT 检查发现肝脏巨大实性占位。患者无乙肝、丙肝等病史。生化：丙氨酸氨基转移酶 160IU/L，天冬氨酸氨基转移酶 95IU/L。甲胎蛋白 >1 210.00ng/ml。

2. 常规超声图像　肝脏形态失常，右肝及左内叶查见大小约 14cm × 12cm 的稍强回声团（图 1-2-100），边界不清楚，形态不规则，内部回声不均匀，呈融合状，团块推挤门静脉左支矢状部。

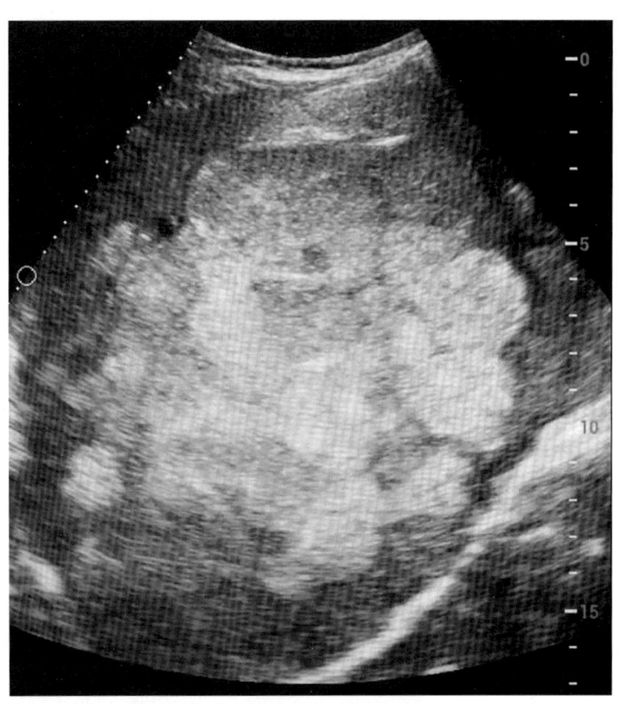

图 1-2-100　肝母细胞瘤二维超声声像图
右肝及左内叶查见大小约 14cm × 12cm 的稍强回声团，边界不清楚，形态不规则，内部回声不均匀，呈融合状

3. 超声造影图像　肝脏团块增强超声动脉期呈高增强（图 1-2-101），门脉期呈等增强（图 1-2-102），延迟期呈低增强（图 1-2-103，ER1-2-24）。

4. 超声造影诊断要点

（1）肝母细胞瘤体积巨大，强回声多见，内部回声不均匀，增强超声动脉期呈高增强，有坏死时可见不增强区，部分可伴钙化。

（2）门脉期及延迟期廓清较晚，廓清程度低。

5. 手术病理诊断　肝母细胞瘤。

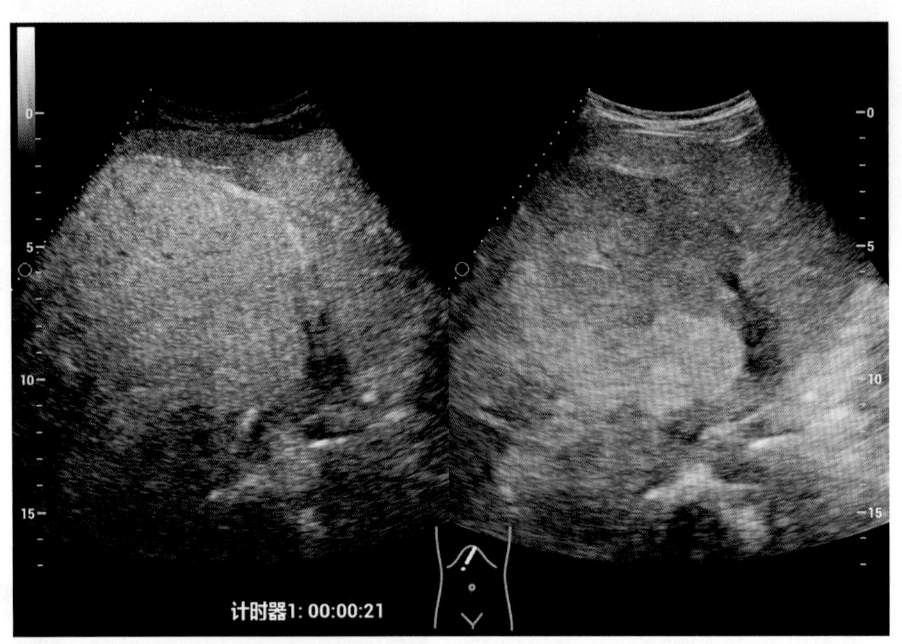

图 1-2-101　肝母细胞瘤增强超声动脉期图像

右肝及左内叶查见大小约 14cm×12cm 的稍强回声团，边界不清楚，形态不规则，增强超声动脉期呈高增强

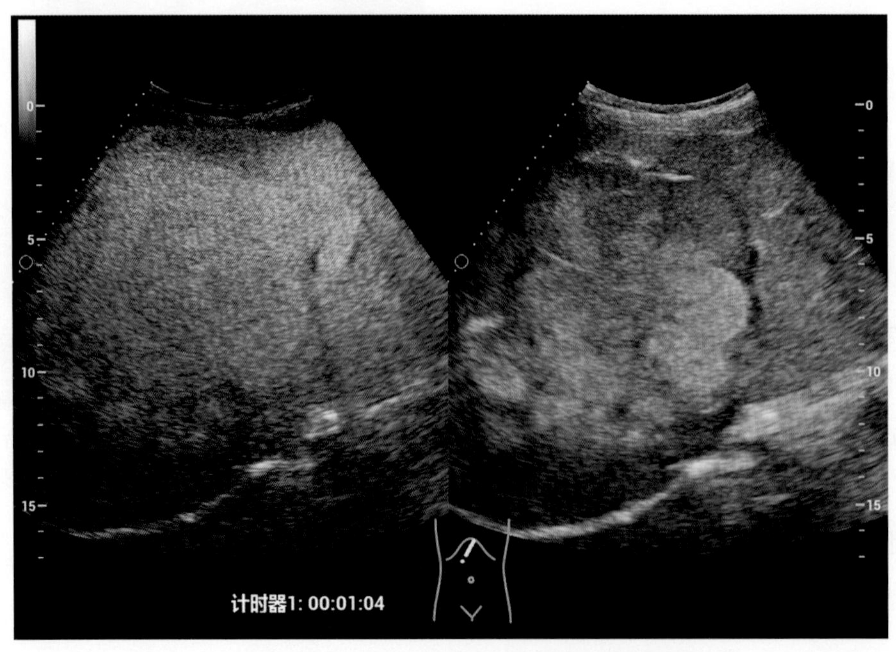

图 1-2-102　肝母细胞瘤增强超声门脉期图像

右肝及左内叶团块增强超声门脉期呈等增强

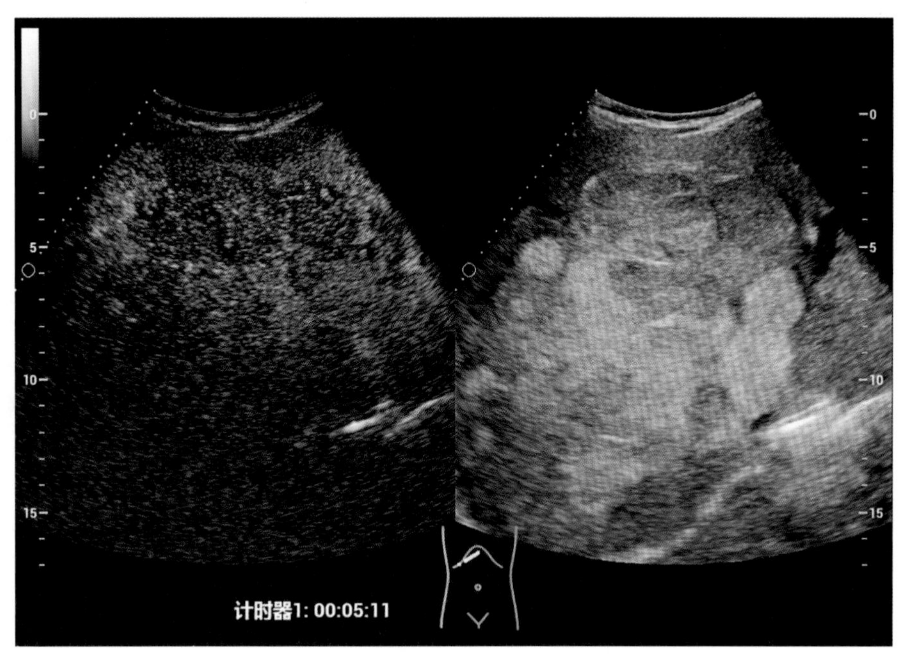

图 1-2-103 肝母细胞瘤增强超声延迟期图像
右肝及左内叶团块增强超声延迟期呈轻度低增强

ER1-2-24 肝母细胞瘤超声造影动态图
右肝及左内叶团块动脉期呈高增强,门脉期呈等增强

6. 鉴别诊断 肝母细胞瘤多发于 13 岁以下小儿,诊断相对较易,但仍需与以下小儿疾病进行鉴别:肝细胞癌、肝间叶错构瘤和婴儿型肝脏血管内皮细胞瘤。小儿肝细胞癌患者常有乙肝病史,发病年龄相对较大,增强超声特征与肝母细胞瘤无明显差异,且两者均可引起 AFP 升高,有时难以鉴别。肝间叶错构瘤多见于 2 岁内小儿,二维超声常表现为肝内多房分隔囊性团块,增强后实性成分可见强化。婴儿型肝脏血管内皮细胞瘤多见于 6 月龄以内婴儿,以低回声多见,部分伴钙化及液化,部分可见瘤体内粗大静脉血管,增强超声动脉期呈不均匀高增强,延迟期呈低增强。

(四)肝鳞状细胞癌

【病例】

1. 病史概要 女性,60 岁,主因上腹胀闷不适 3 个月就诊。既往阑尾切除术史。PET-CT 检查提示肝脏原发恶性肿瘤。实验室检查肿瘤标志:鳞状上皮细胞癌抗原,糖类抗原 19-9 升高。

2. 常规超声图像 肝脏回声尚均匀,肝右叶可见一低回声团边界欠清,形态不规则,内部回声分布不均匀(图 1-2-104);CDFI 结节内可见点条状血流信号(图 1-2-105)。

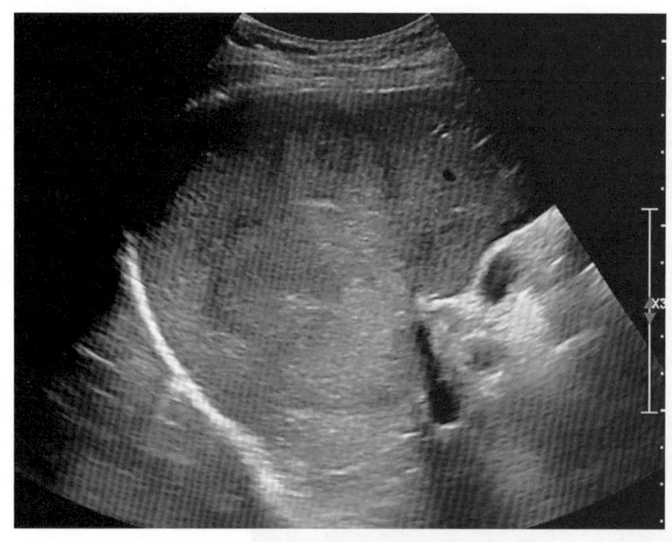

图 1-2-104 肝右叶鳞状细胞癌常规超声声像图
肝右叶可见一低回声团边界欠清，形态不规则，内部回声分布不均匀

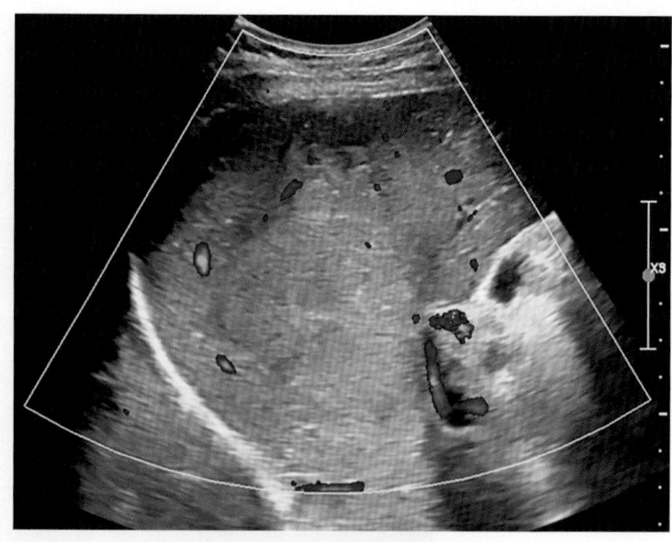

图 1-2-105 肝右叶鳞状细胞癌 CDFI 图像
CDFI 结节内可见点条状血流信号

3. 超声造影图像 肝右叶病灶超声造影动脉期（10s）周边呈不规则环状高增强，欠均匀（图 1-2-106）；门静脉早期病灶增强部分可见轻度廓清，与周围肝组织相比较呈低增强表现（图 1-2-107）；延迟期明显廓清，呈低 - 无增强（图 1-2-108，ER1-2-25~ER1-2-27）。

4. 超声造影诊断要点

（1）动脉期病变呈周边不规则环状高增强，欠均匀，中心无增强。

（2）门静脉早期病变增强部分开始出现廓清。

（3）延迟期病变明显廓清，呈低 - 无增强。

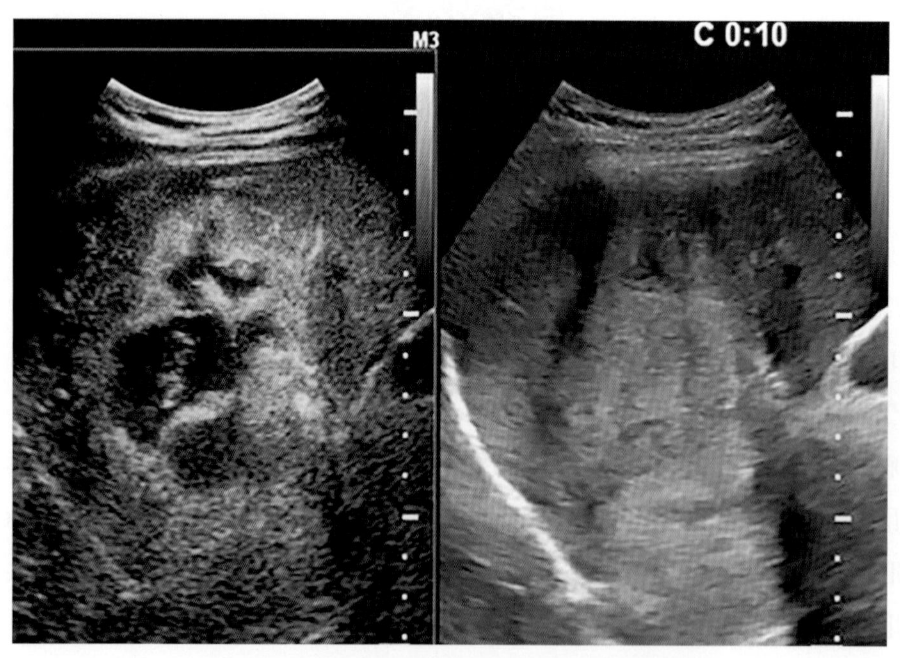

图 1-2-106 肝右叶鳞状细胞癌增强超声动脉期图像
肝右叶病灶增强超声动脉期（10s）周边呈不规则环状高增强，欠均匀

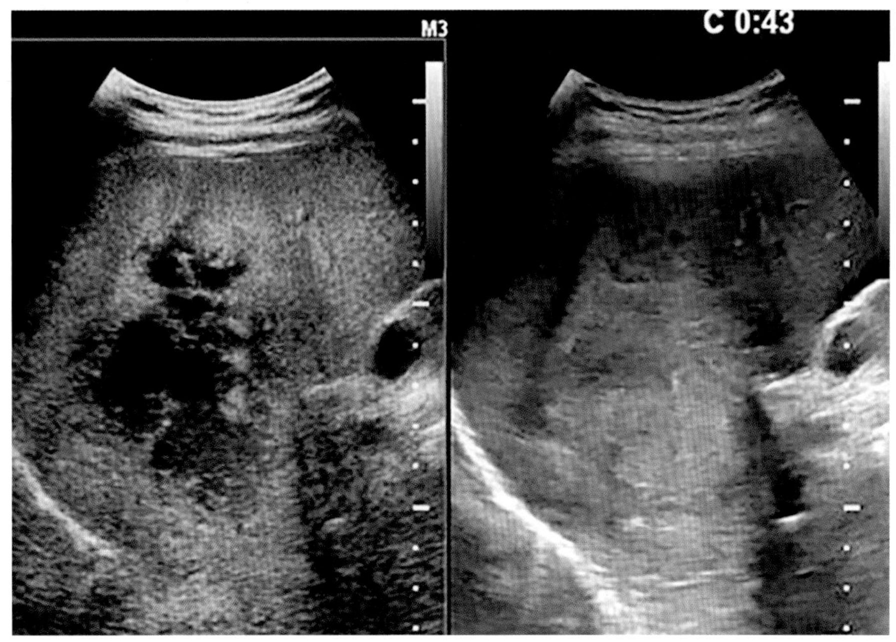

图 1-2-107　肝右叶鳞状细胞癌增强超声门脉期图像

肝右叶病灶增强超声门静脉早期病灶增强部分可见轻度廓清，与周围肝组织相比较呈低增强表现

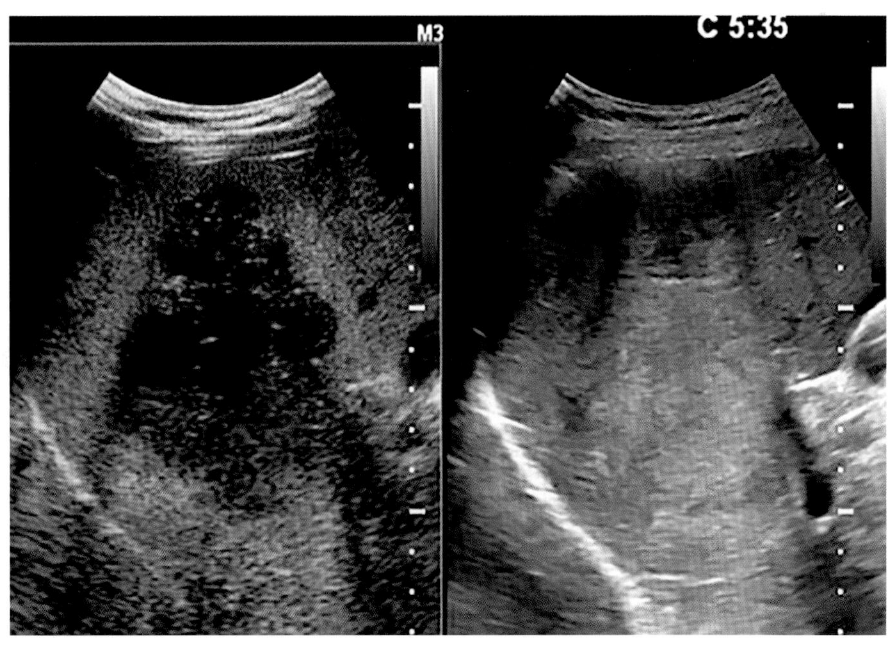

图 1-2-108　肝右叶鳞状细胞癌增强超声延迟期图像

肝右叶病灶增强超声延迟期明显廓清，呈低 - 无增强

ER1-2-25 肝右叶鳞状细胞癌超声造影动脉期动态视频
肝右叶病灶超声造影动脉期 8s 早于肝实质开始出现增强，呈周边不规则环状高增强，欠均匀

ER1-2-26 肝右叶鳞状细胞癌超声造影门脉期动态视频
肝右叶病灶门脉期增强部分可见轻度廓清，与周围肝组织相比较呈低增强表现

ER1-2-27 肝右叶鳞状细胞癌超声造影延迟期动态视频
肝右叶病灶延迟期明显廓清，呈低 - 无增强

（4）需全身影像学检查除外肝转移性鳞状细胞癌。

5. 穿刺活检病理结果 穿刺肝组织中见不规则表皮细胞瘤团，瘤团由不同比例的非典型鳞状细胞构成。非典型鳞状细胞大小和形状不一，核增生，染色质增粗变深，出现非典型病理性核分裂，偶见细胞间桥，未见角化珠，免疫组化 CK5/6 和 P63 均（+），支持鳞状细胞癌。

6. 鉴别诊断 原发性肝鳞状细胞癌较为罕见，其病因和发病机制存在争议。本病需与肝内胆管细胞癌、肝脓肿以及乏血供肝转移癌相鉴别。原发性肝鳞状细胞癌与肝内胆管细胞癌的超声造影表现非常相似，不易区分，但前者可出现肿瘤内出血和液化；肝脓肿超声造影廓清时间较晚，多在门静脉晚期和延迟期，且多呈蜂窝状；环状增强的肝转移瘤在超声造影表现上与原发性鳞状细胞癌也是相似的，需结合患者肝外肿瘤病史，尤其要除外肝转移性鳞状细胞癌。

（五）肝脏神经内分泌肿瘤

【病例】

1. 病史概要 女性，30 岁，查体发现肝占位 1 周，既往体健，肿瘤标志物（–）。

2. 常规超声图像 肝左内叶见一混合回声团块，边界清楚，形态欠规则，内部可见无回声区（图 1-2-109），CDFI 示团块内可见点状、条状血流信号（图 1-2-110）。

3. 超声造影图像 肝左内叶团块，超声造影动脉期（11s）病灶开始出现增强，呈团状高增强，内可见无增强区；37s 团块开始廓清（图 1-2-111），门脉期强化程度降低（图 1-2-112）；延迟期（480s）呈显著廓清（图 1-2-113），团块内囊性部分三期呈无增强（ER1-2-28~ER1-2-30）。

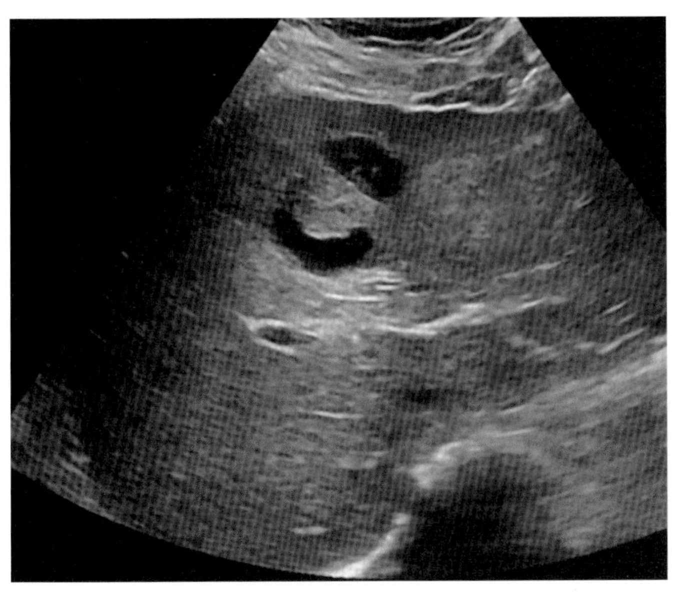

图 1-2-109　肝神经内分泌瘤常规超声图像
肝左内叶可见一混合回声团块，边界清楚，形态欠规则，内部可见无回声区

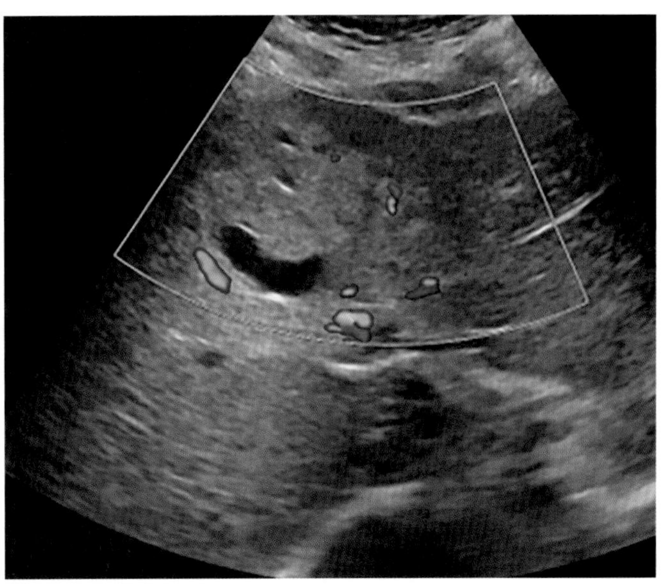

图 1-2-110　肝神经内分泌瘤 CDFI 图像
CDFI 示团块内可见点状、条状血流信号

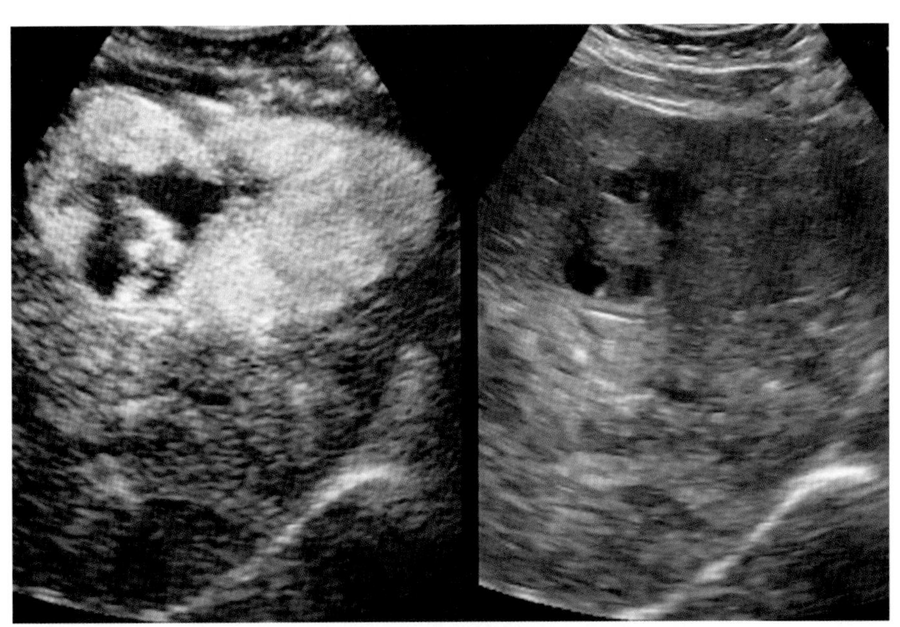

图 1-2-111　肝神经内分泌瘤增强超声动脉期图像
增强超声动脉期（11s）病灶开始出现增强，呈团状高增强，内可见无增强区；37s 团块开始廓清

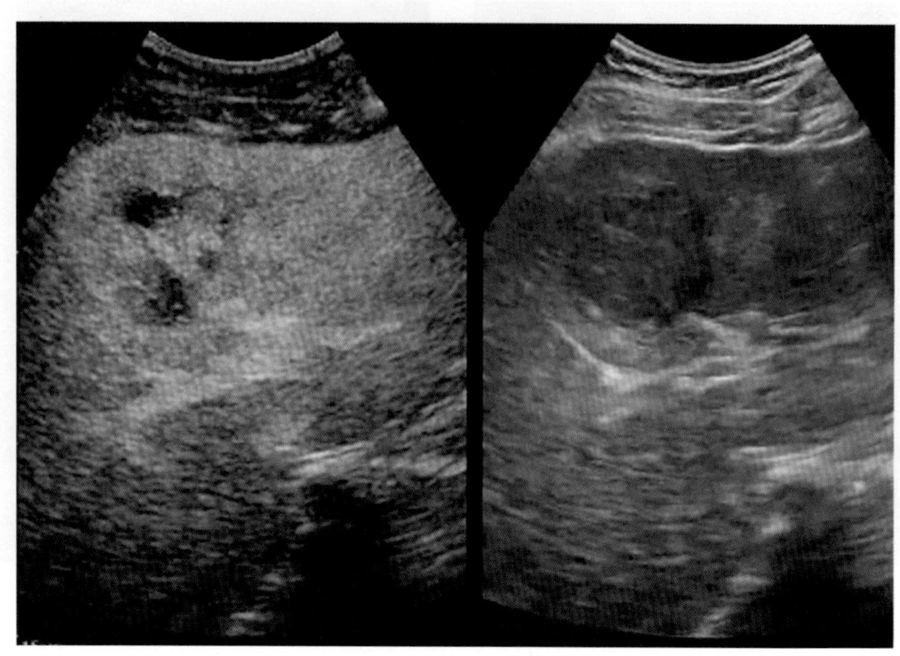

图 1-2-112　肝神经内分泌瘤增强超声门脉期图像
增强超声门脉期强化程度降低

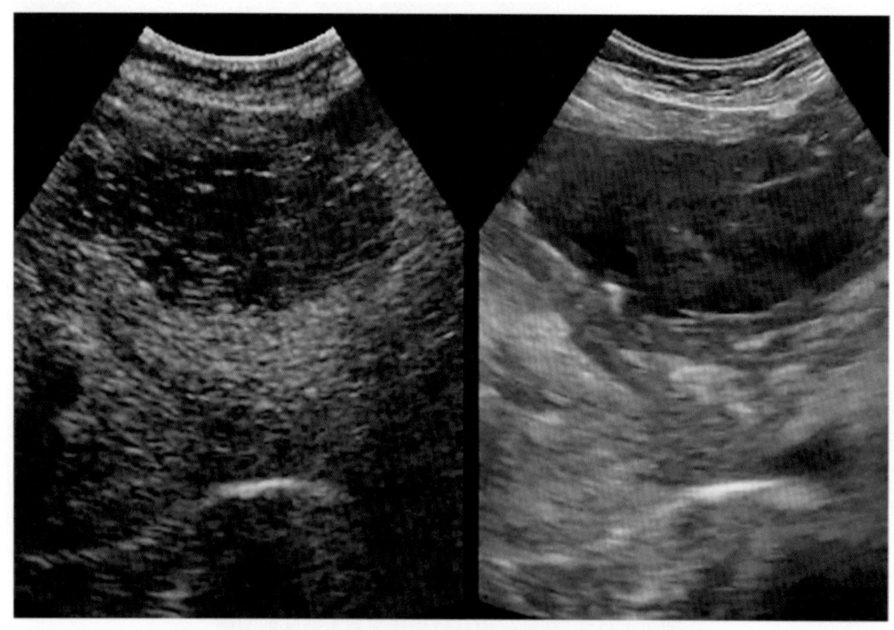

图 1-2-113　肝神经内分泌瘤增强超声延迟期图像
增强超声延迟期（480s）呈显著廓清，团块内囊性部分三期呈无增强

ER1-2-28　肝神经内分泌瘤超声造影动脉期视频
肝左内叶团块，超声造影动脉期（11s）病灶开始出现增强，呈团状高增强，内可见无增强区

ER1-2-29　肝神经内分泌瘤超声造影门脉期视频
肝左内叶团块，37s 团块开始廓清，门脉期强化程度降低

ER1-2-30　肝神经内分泌瘤超声造影延迟期视频
肝左内叶团块延迟期（480s）呈显著廓清，团块内囊性部分三期呈无增强

4. 超声造影诊断要点

（1）病灶动脉期呈高增强，部分病灶内见粗大滋养血管，部分病灶内可见无强化区。

（2）部分病灶 60s 前开始廓清，门脉期呈低增强，延迟期病变几乎完全廓清。

（3）部分病灶 60s 后开始廓清，延迟期呈轻度廓清（图 1-2-114~1-2-116）。

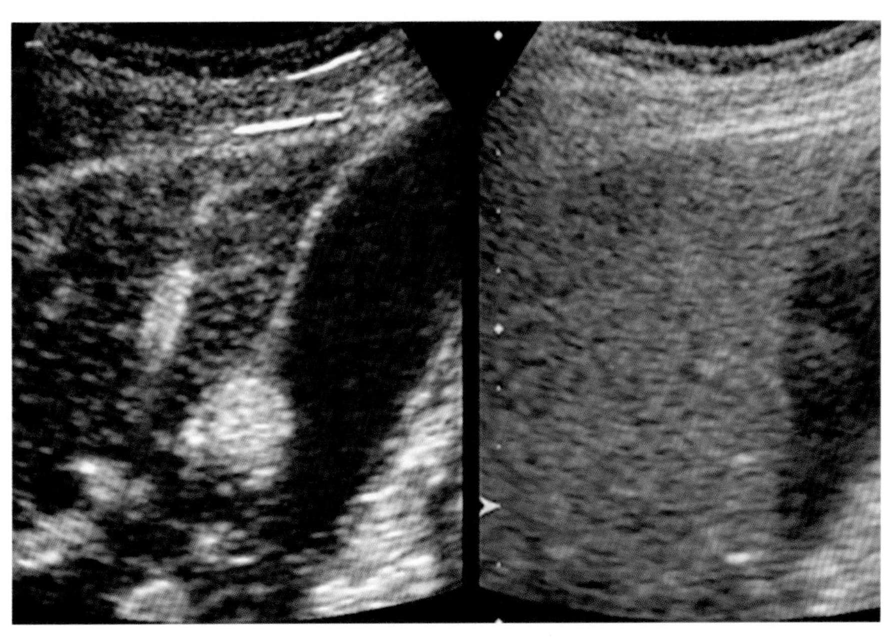

图 1-2-114　肝神经内分泌瘤增强超声动脉期图像
增强超声动脉期肿块呈团状高增强

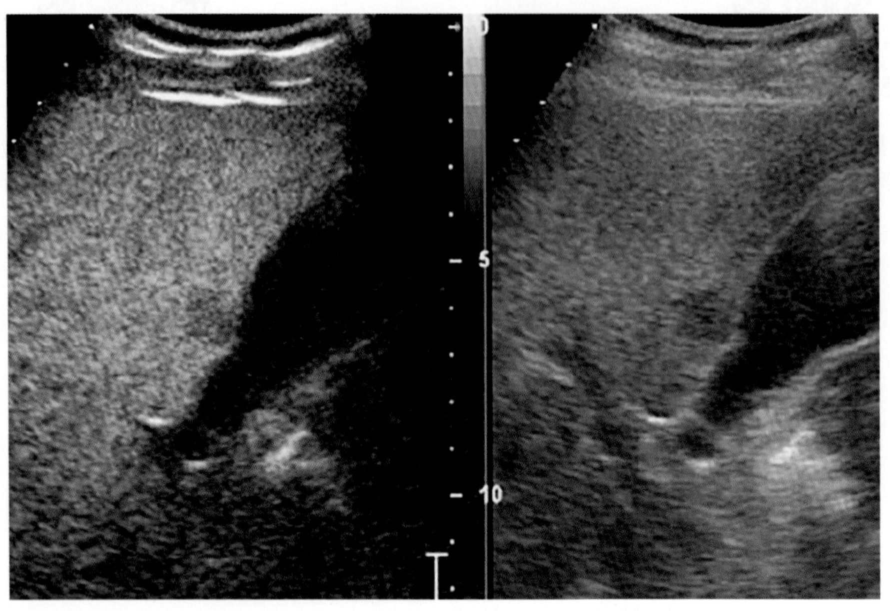

图 1-2-115　肝神经内分泌瘤增强超声门脉期图像
病灶 70s 出现廓清

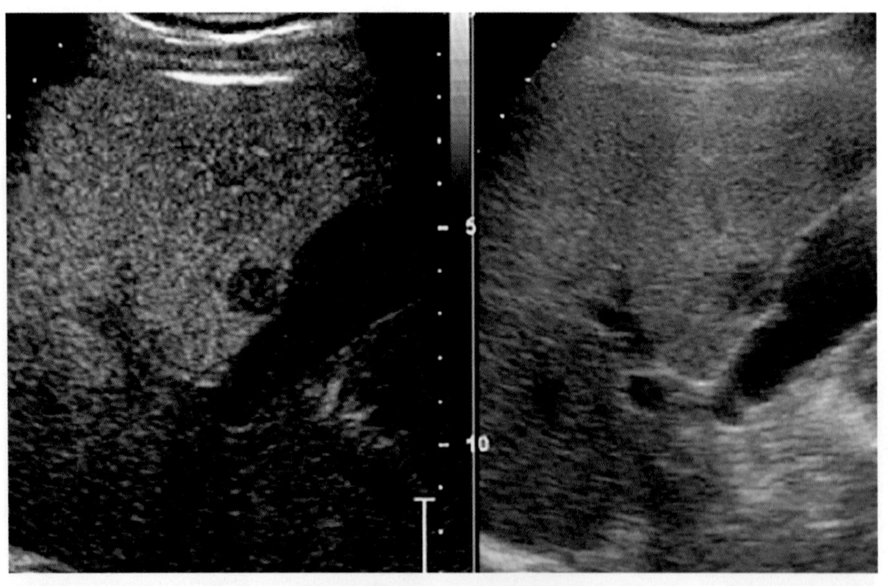

图 1-2-116　肝神经内分泌瘤增强超声延迟期图像
病灶延迟期呈低增强

5. MRI图像　平扫示肝左内叶肿块呈稍长T_1WI稍长T_2WI信号，其内可见长T_1WI长T_2WI信号（图1-2-117、图1-2-118）；增强扫描：动脉期病灶不均匀明显强化（图1-2-119），门脉期及延迟期：病变持续强化，强化程度降低，但仍高于肝实质强化程度，其内长T_1WI长T_2WI信号区无强化（图1-2-120、图1-2-121）。诊断：肝左内叶富血供占位，不除外恶性。

6. 鉴别诊断　肝神经内分泌瘤大多无肝病史，肿瘤标志物甲胎蛋白、CA19-9及CEA常阴性。需与以下几种疾病进行鉴别：①肝细胞癌多发生在肝炎、肝硬化的基础上，病灶常为低回声，周围伴有低回声晕，大的病灶常伴有门静脉癌栓，甲胎蛋白常阳性，超声造影特点为动脉期呈高增强，廓清一般在60s后，廓清程度为轻到中度，部分病例两者超声造影模式相似，不易区分，需结合患者的病史和实验室检查；②转移性肝癌：不易鉴别，一般可找到原发病灶，多为多发病灶。

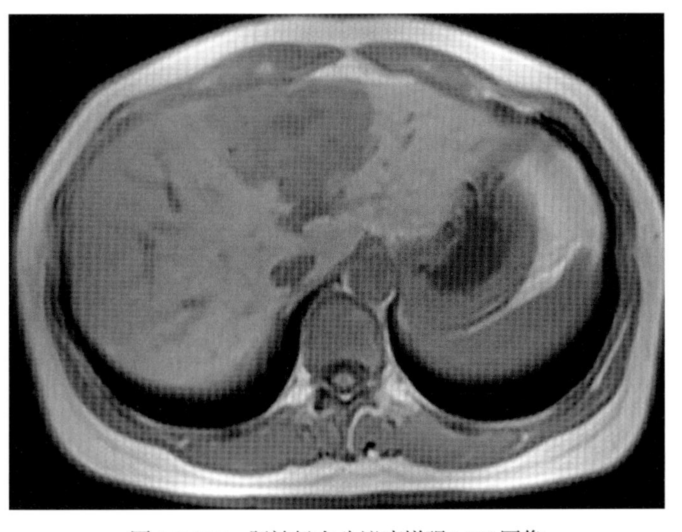

图1-2-117　肝神经内分泌瘤增强MRI图像
T_1WI：病灶呈稍长T_1WI信号，其内可见长T_1WI信号

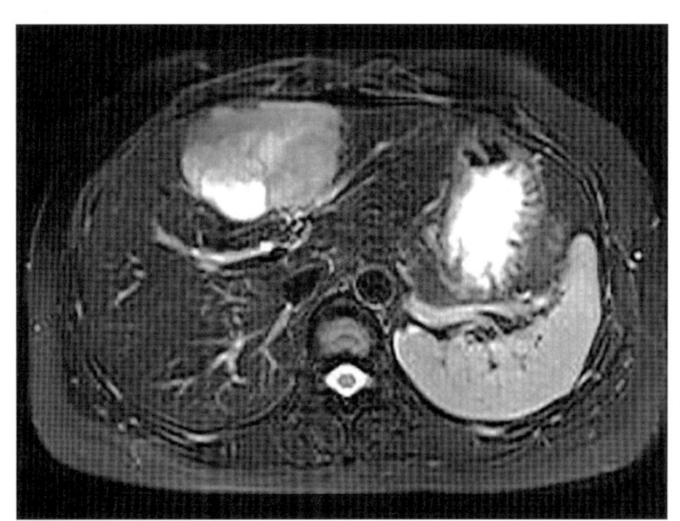

图1-2-118　肝神经内分泌瘤增强MRI图像
T_2WI：病灶呈稍长T_2WI信号，其内可见长T_2WI信号

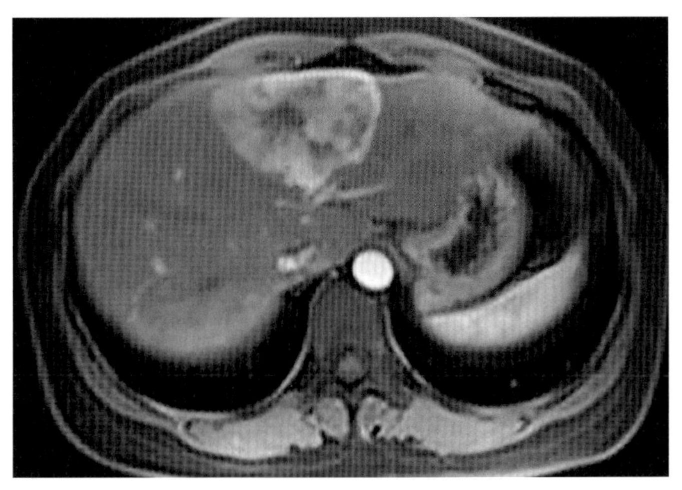

图1-2-119　肝神经内分泌瘤增强MRI动脉期图像
病灶明显强化，强化不均匀

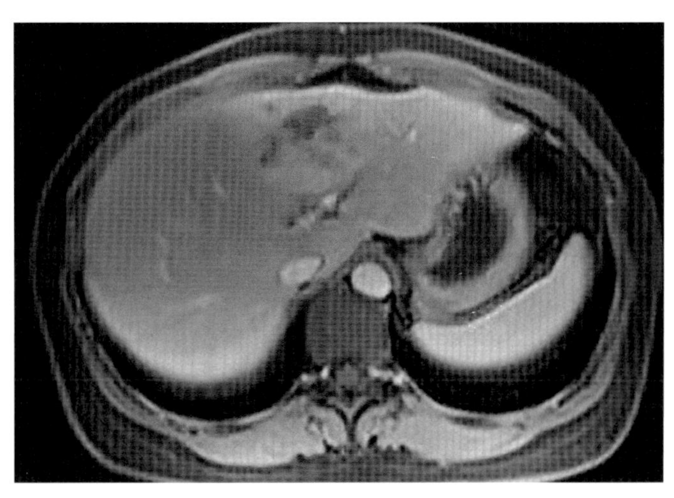

图1-2-120　肝神经内分泌瘤增强MRI门脉期图像
门脉期病变持续强化，强化程度降低，但仍高于肝实质强化程度，其内长T_1WI长T_2WI信号区无强化

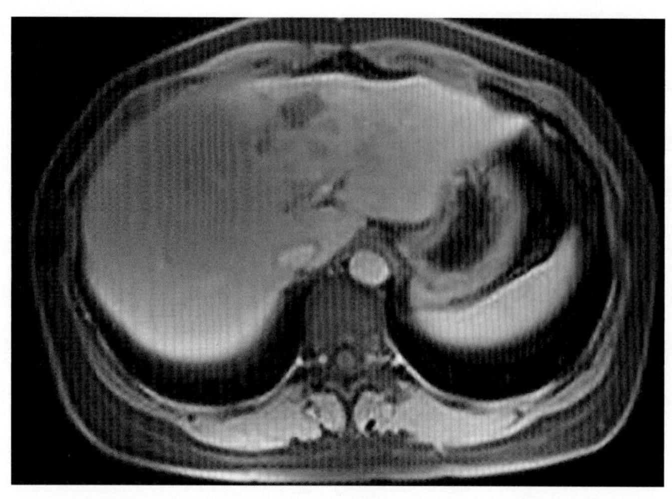

图 1-2-121　肝神经内分泌瘤增强 MRI 延迟期图像
病变持续强化，强化程度降低，但仍高于肝实质强化程度，其内长 T_1WI 长 T_2WI 信号区无强化

第三节　肝脏瘤样病变

一、肝脏局灶性结节状增生

肝脏局灶性结节状增生（hepatic focal nodular hyperplasia，hFNH）二维超声表现为低回声或等回声为主；CDFI特征性表现为粗大的血管进入病灶中央或呈星状血流；超声造影表现为病灶在动脉早期呈中央向四周放射状灌注，动脉晚期多为均匀高增强，门脉期及延迟期多为稍高增强或等增强。

【病例一】

1. 病史概要　女性23岁，体检发现肝脏占位1个月余，无病毒性肝炎历史，无症状及阳性体征。入院部分化验回报：肝功：ALT↑，AST↑，ALB↓，肿瘤标志物：糖类抗原（+），鳞状细胞癌相关抗原（+）。

2. 常规超声图像　肝脏大小形态正常，实质回声尚均，肝S2显示一枚约2.89cm×3.14cm×4.65cm稍外凸实性等回声结节，边界清晰、内部回声欠均匀（图1-3-1），CDFI检测结节内显示支状血流信号（因为心脏影响，图像质量较差，图1-3-2）。

3. 超声造影图像　肝S2实性等回声结节增强超声：动脉早期结节内显示一支与结节相连的高增强血管，呈以高增强血管远端为中心向外扩散式欠均高增强显示（图1-3-3），动脉晚期结节为均匀高增强显示（图1-3-4）；门脉期为稍高增强显示（图1-3-5）；延迟期仍为稍高增强显示（ER1-3-1）。

4. 超声造影诊断要点　该病例病灶增强时相为快进型，病灶动脉早期可见中央动脉，增强模式为以中央动脉血管为中心向周边扩散式高增强表现，动脉晚期呈整体均匀高增强显示，门脉期及延迟期均为稍高增强显示。

5. 其他检查

诊断：符合局灶性结节性增生表现。

增强CT：病灶动脉期中央见星芒状低密度影，并见肝小动脉进入病灶中央，静脉期、延迟期中央低密度灶范围逐渐缩小。手术切除左肝肿物病理结果结合免疫组化，符合诊断。

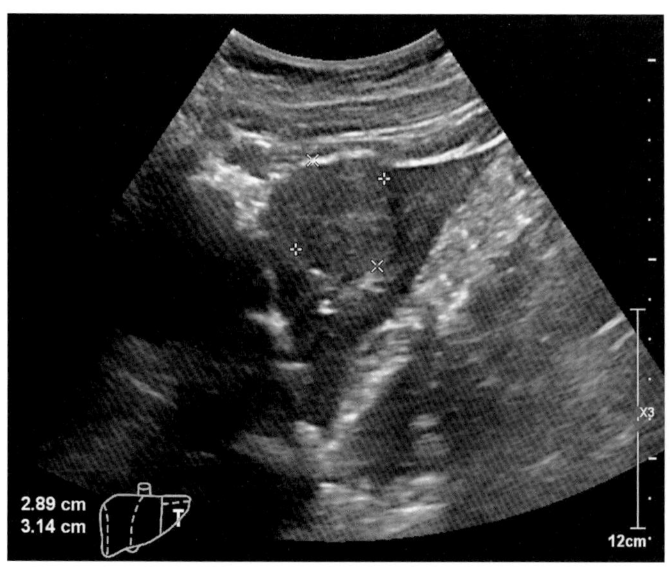

图1-3-1　FNH二维超声声像图
二维超声下肝S2显示一稍外凸实性等回声结节，边界清晰、内部回声欠均匀

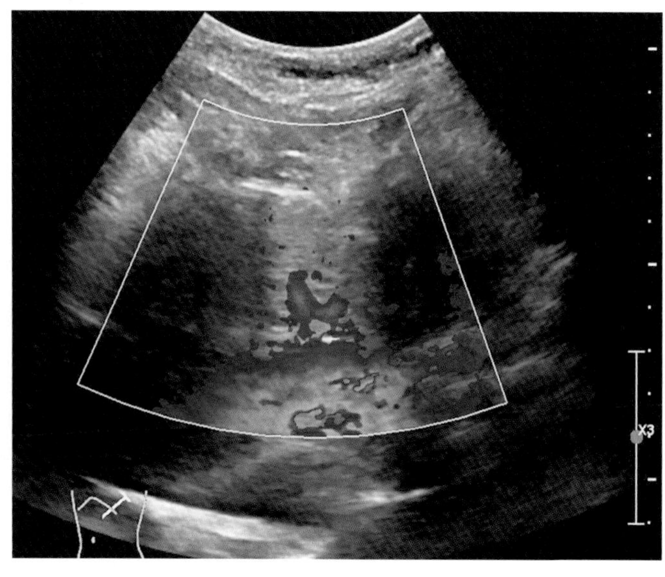
图1-3-2　FNH彩色多普勒血流图
CDFI结节内一支状血流信号，因受心脏影响，背景乱

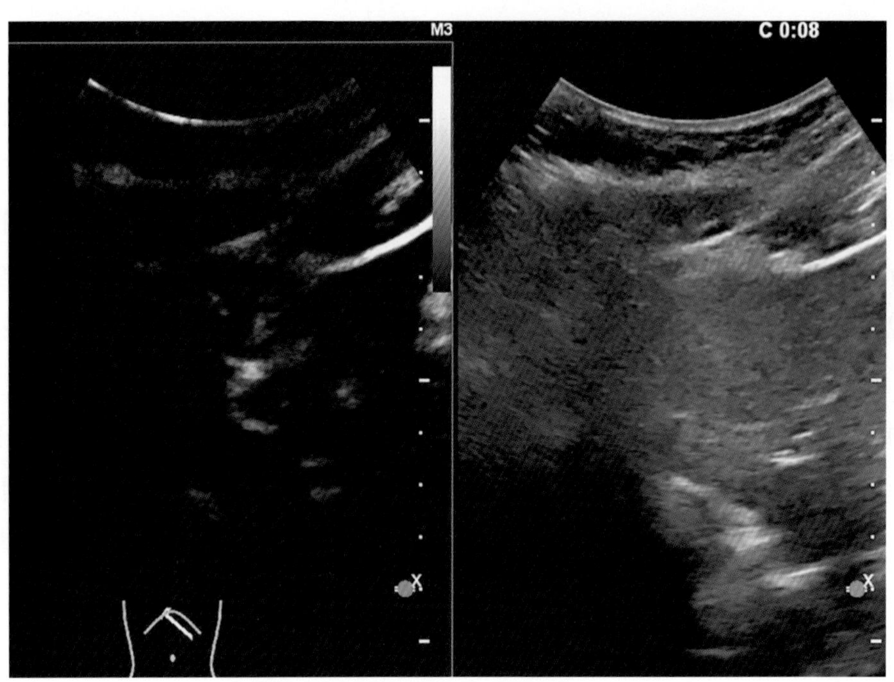

图 1-3-3　FNH 增强超声动脉期图像（8s）
动脉期结节内高增强扭曲状血管及以高增强血管为中心向周边扩散式欠均高增强显示

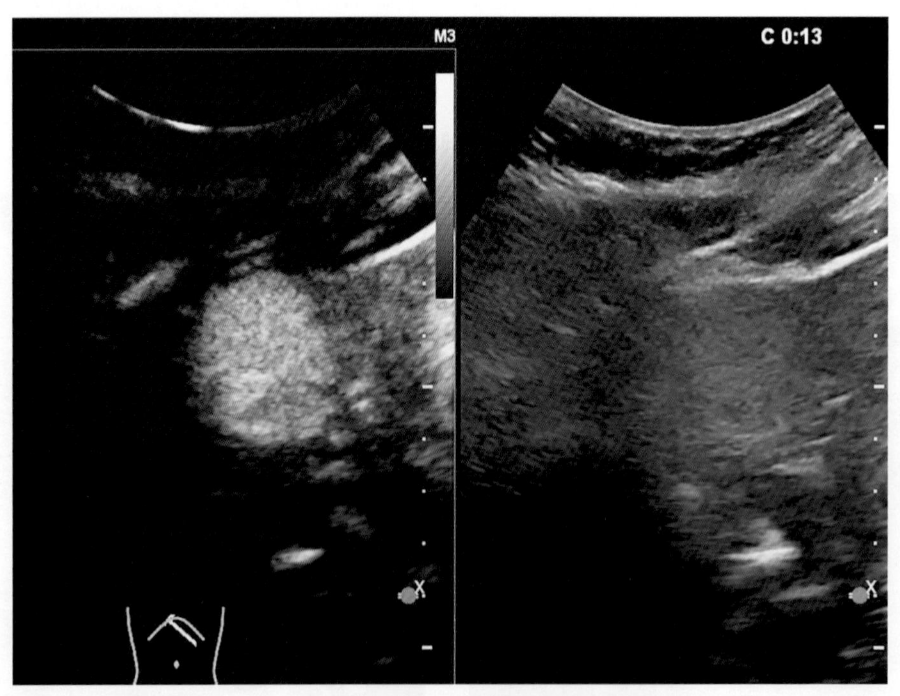

图 1-3-4　FNH 增强超声动脉期图像（13s）
动脉期结节整体增强及中央血管明显高增强

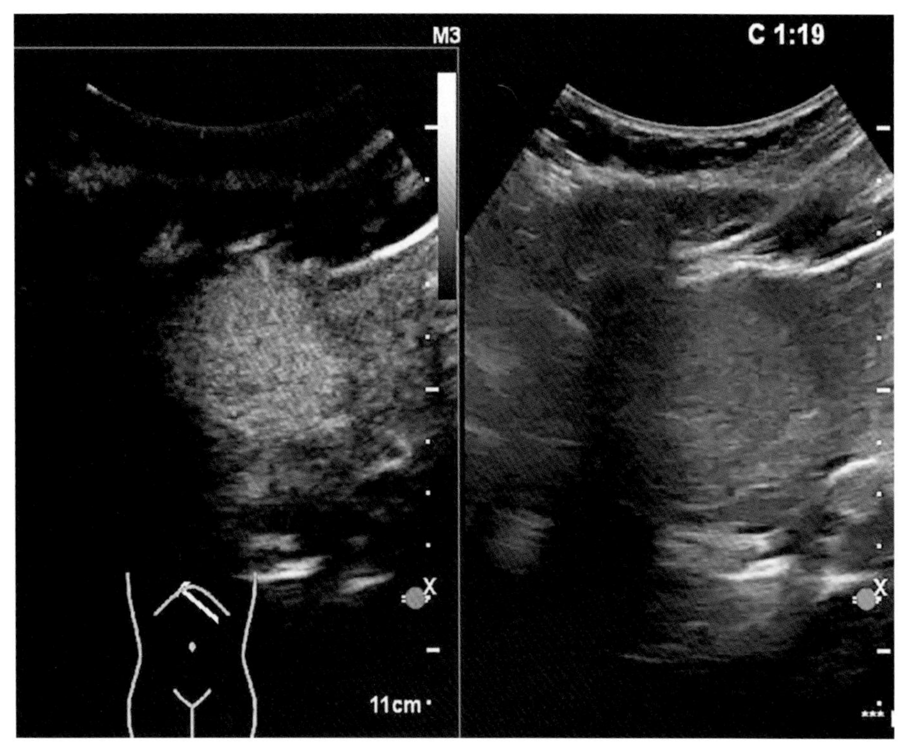

图 1-3-5　FNH 增强超声门脉期图像
门脉期结节呈稍高增强

ER1-3-1　FNH 超声造影动态图
肝 S2 实性等回声结节：约 7s 结节深部肝实质内显示一支与结节相连的高增强血管，约 8s 结节呈以高增强血管远端为中心向外扩散式欠均高增强显示，约 13s 结节呈整体较均高增强显示，仍能显示结节深部的极高增强血管，动态观察至 305s 结节呈整体稍高增强显示

6. 鉴别诊断　本病的鉴别诊断主要是与肝脏富血供的局灶性结节鉴别，比如整体高增强 HCC、肝腺瘤以及部分富血供的转移瘤等；增强来源为周边、动脉期快速整体增强、门脉期或延迟期明显廓清（肝腺瘤除外）都可作为鉴别诊断的要点。

熟悉 FNH 的血供特点就非常容易鉴别，难点是部分 FNH 结节的中央动脉由于受到扫查角度的限制或偏向状，其次造影剂的用量稍大，动脉期快速放射状的增强模式就不够清晰，对此就需要回放动态图像时逐帧进行，同时提高录像的帧频。

【病例二】

1. 病史概要　女性 51 岁，劳累后感右上腹隐痛 2 个月余，外院 CT 示肝 S5 近胆囊旁强化结节，考虑肝腺瘤。入院后部分化验结果回报：肝功：ALT ↑，ALB ↓；肿瘤标志物：TPA（+）、TPS（+）、AFP（±）。无肝炎病史，曾于 2013 年行子宫肌瘤剔除术。

2. 常规超声图像　肝脏大小形态正常，实质回声密集，肝肾反差明显。肝 S5 近胆囊旁显示一椭圆形不均质低回声实性占位，大小约 2.45cm×2.29cm，明显挤压胆囊，与胆囊壁分界欠清（图 1-3-6），CDFI 检测内部少量血流信号（图 1-3-7）。

3. 超声造影图像　肝 S5 近胆囊旁低回声结节超声造影：动脉早期病灶迅速增强，呈周边偏心样高增强表现（图 1-3-8）；增强模式为离心性增强；之后结节呈整体较均匀高增强（图 1-3-9）；约 20s 结节开始廓清（图 1-3-10）；门脉期结节明显廓清，呈絮状低增强表现（图 1-3-11，ER1-3-2）。

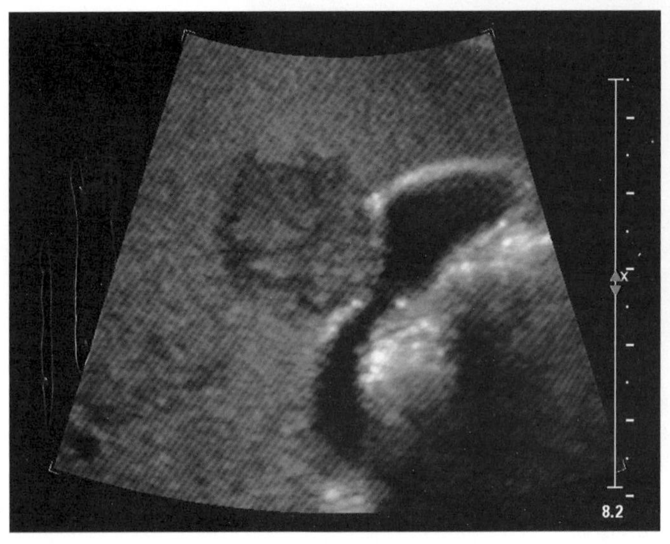

图 1-3-6　FNH 二维超声声像图

二维超声示肝 S5 近胆囊旁一椭圆形不均质低回声实性占位明显挤压胆囊（GB），与胆囊壁分界欠清

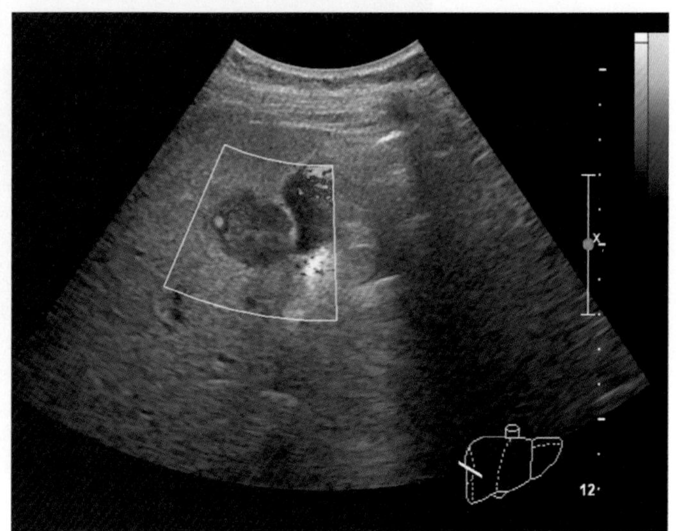

图 1-3-7　FNH 彩色多普勒血流图

CDFI 检测结节的扭曲血流信号

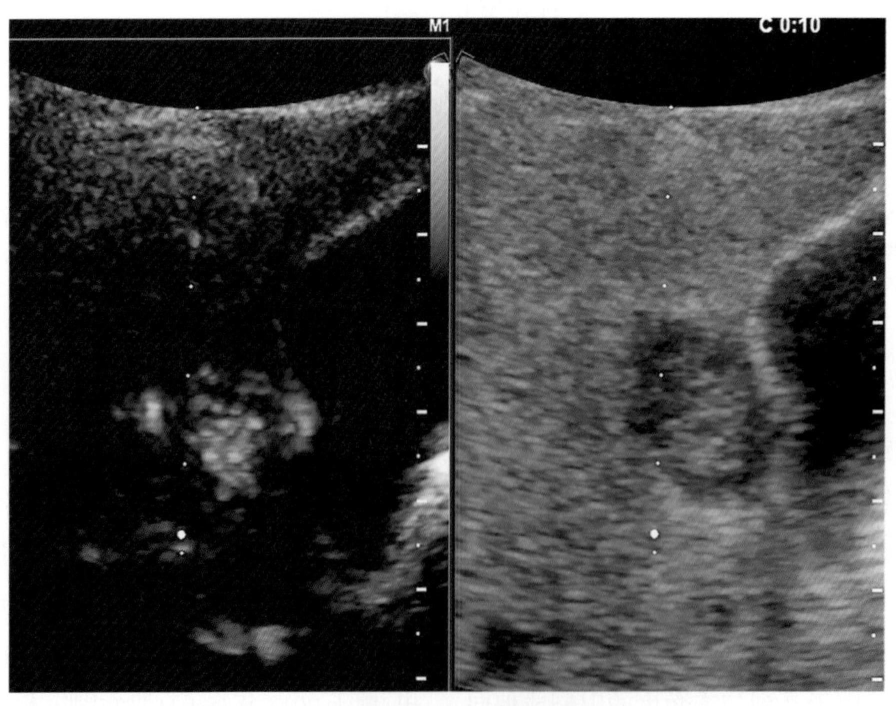

图 1-3-8　FNH 增强超声动脉期图像（10s）

动脉早期结节周边偏心样增强显示

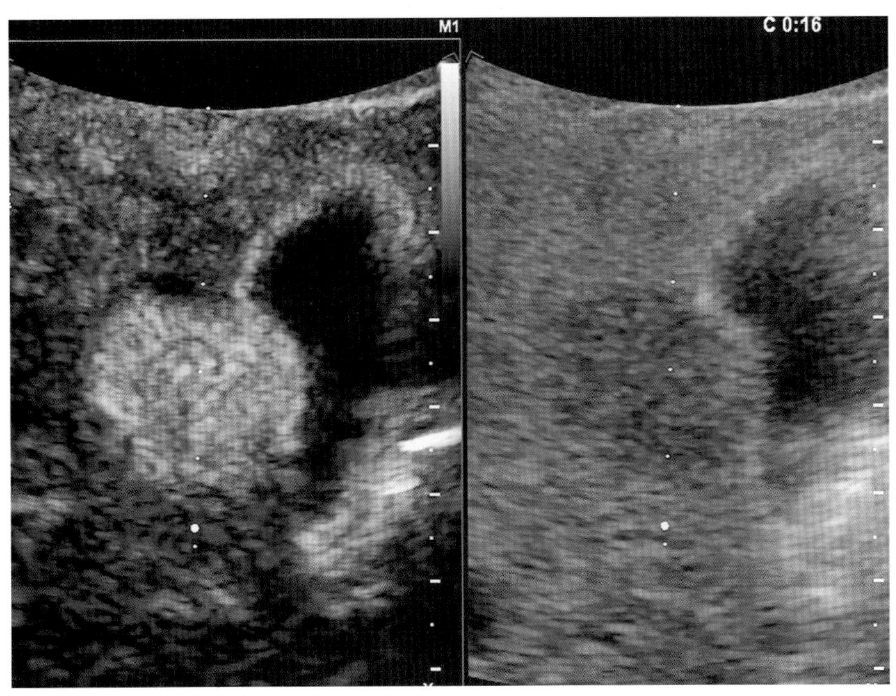

图 1-3-9　FNH 增强超声动脉期图像（16s）
动脉期 16s 结节呈整体较均匀高增强显示

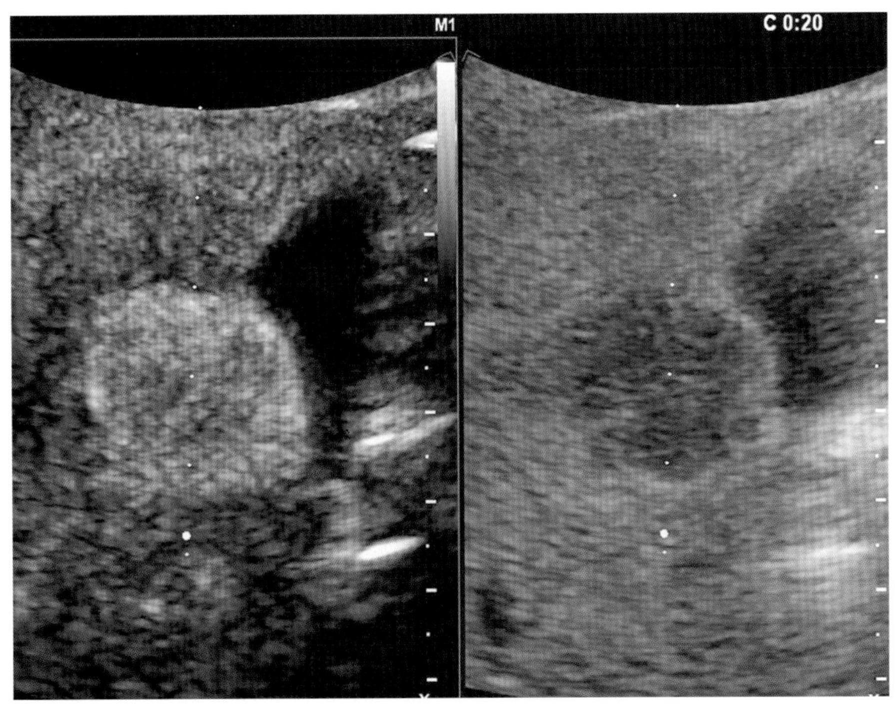

图 1-3-10　FNH 增强超声动脉期图像（20s）
动脉期 20s 结节开始廓清

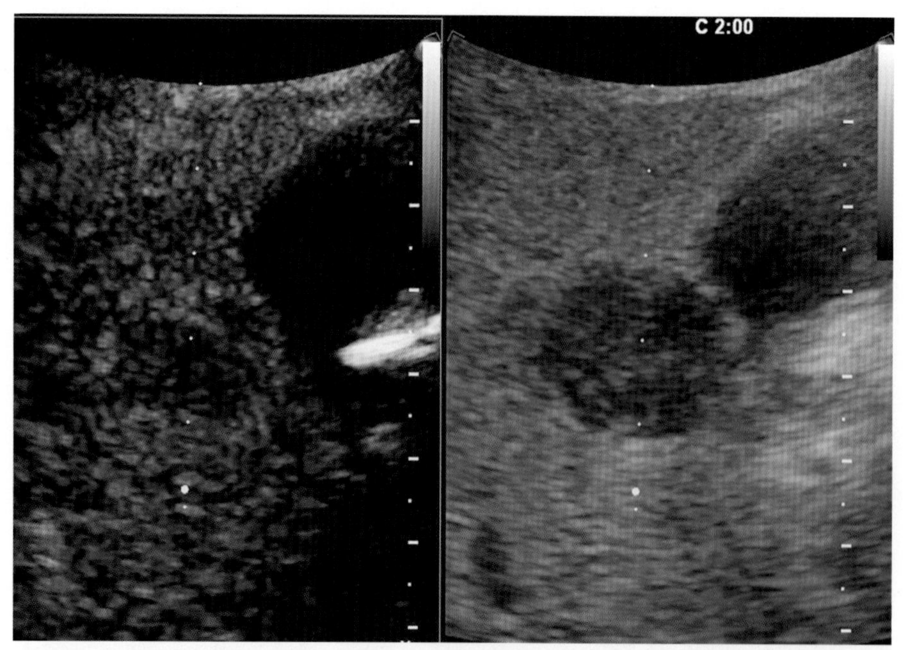

图 1-3-11 FNH 增强超声门脉期图像
门脉期结节呈絮状低增强显示

ER1-3-2 FNH 超声造影动态图
肝 S5 近胆囊旁低回声结节：病灶约 10s 开始增强，呈周边偏心样增强表现；增强模式为离心性增强；约 16s 增强达到高峰，呈整体较均匀高增强表现；约 20s 开始廓清，相较周边仍为高增强；门脉期呈絮状低增强表现

4. 超声造影诊断要点 该病例病灶增强时相为快进型，动脉早期可见周边偏心样高增强，增强模式为离心性高增强表现，动脉晚期呈整体较均匀高增强表现，之后开始廓清，仍为高增强表现，门脉期病灶整体明显廓清，呈絮状极低增强表现。

5. 其他检查

诊断：符合局灶性结节性增生表现。

增强 CT：肝右前叶胆囊窝旁可见一圆形略低密度灶，增强动脉期呈明显强化，门脉期强化程度下降。肿物切除病理结果结合免疫组化符合诊断。

6. 鉴别诊断 典型 FNH 超声造影特点为“动脉早期快速增强，从结节中央至周边放射状增强”的快进慢出增强模式。HCC 超声造影表现为“快进快出，整体高增强”模式，两者鉴别明显；而非典型 FNH 由于缺乏畸形血管或异常的结节状结构，没有中央瘢痕，可出现门脉期或延迟期廓清，呈低增强或极低增强表现。对于病灶超声造影没有表现特征性“中央向周边放射性增强”模式时，与富血供恶性病变在超声造影难以鉴别，必要时借助超声穿刺活检或手术切除明确诊断。

二、局灶性脂肪变性

肝脏局灶性脂肪变性，是指肝脏某一局部区域脂肪浸润或缺失。局灶性脂肪浸润在常规超声表现为高回声，而局灶性脂肪缺失表现为低回声。

【病例】

1. 病史概要　女性，52 岁，发现肝脏占位要求进一步检查。

2. 常规超声图像　左肝内叶包膜下圆韧带旁可见范围约 3.3cm × 1.6cm 的稍高回声，边界清，形态欠规则，内部回声均匀（图 1-3-12），CDFI：未见明显粗大血流信号（图 1-3-13）。

3. 超声造影图像　左肝内叶包膜下圆韧带旁稍高回声超声造影动脉期与周边肝实质同步增强，强度等于周围肝组织（图 1-3-14）。门脉期（1min27s）呈等增强（图 1-3-15），延迟期（2min8s）仍然呈等增强（图 1-3-16，ER1-3-3）。

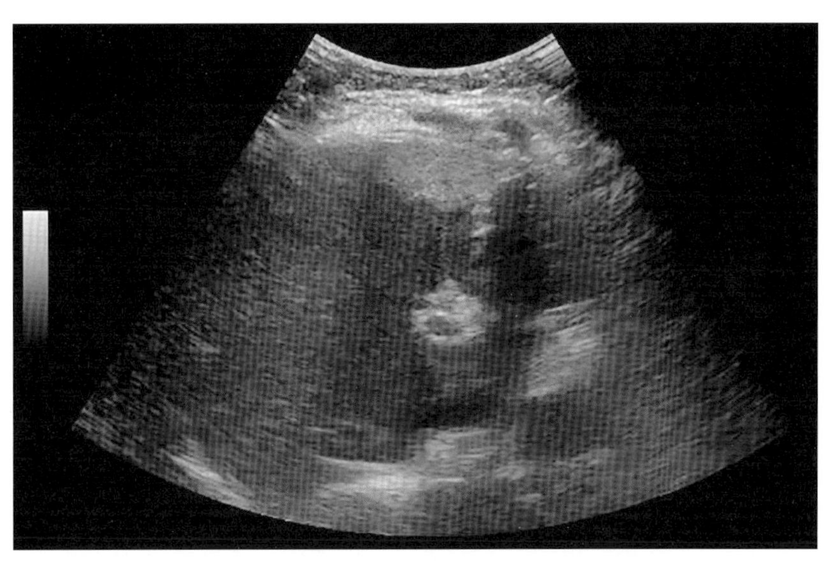

图 1-3-12　肝脏局灶性脂肪变性二维超声声像图
左肝内叶包膜下圆韧带旁稍高回声，边界清，形态欠规则，内部回声均匀

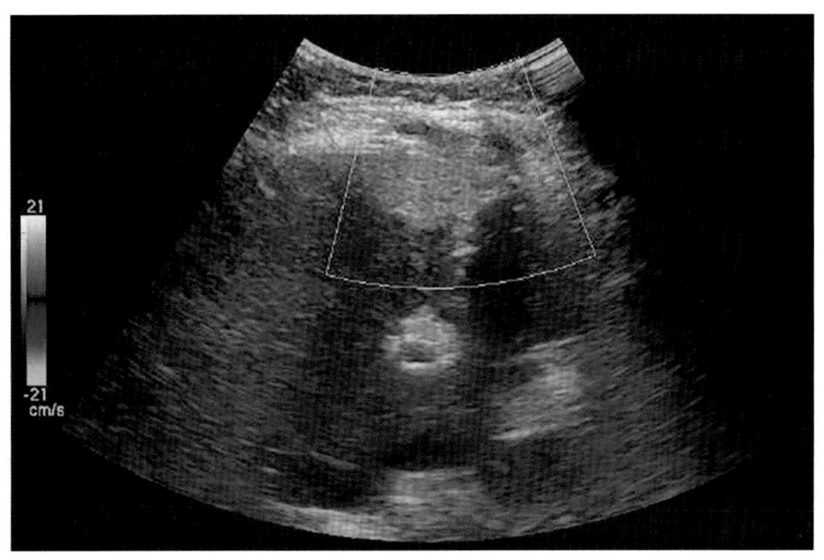

图 1-3-13　肝脏局灶性脂肪变性 CDFI 图像
病灶未见明显粗大血流信号

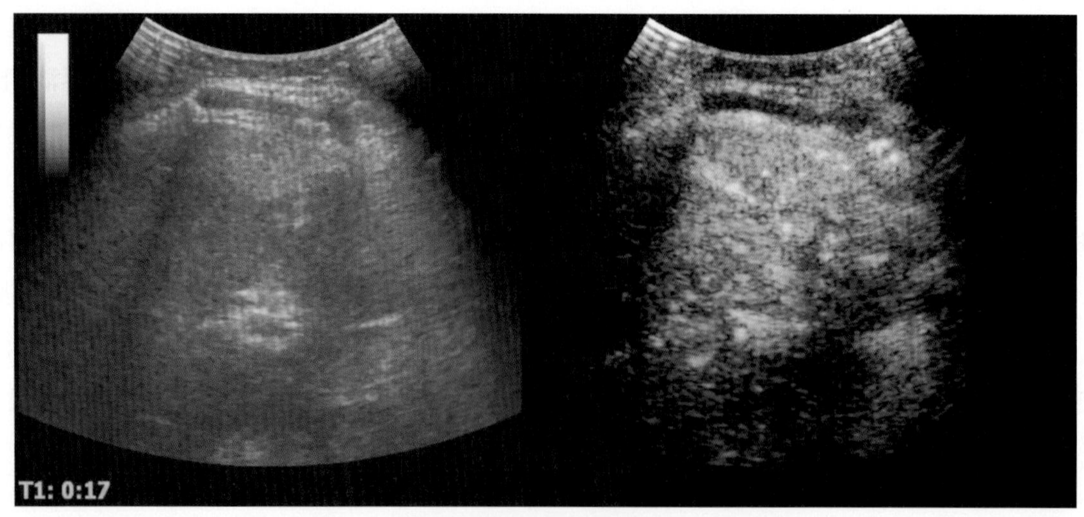

图 1-3-14 肝脏局灶性脂肪变性增强超声动脉期图像
病灶增强超声动脉期呈等增强

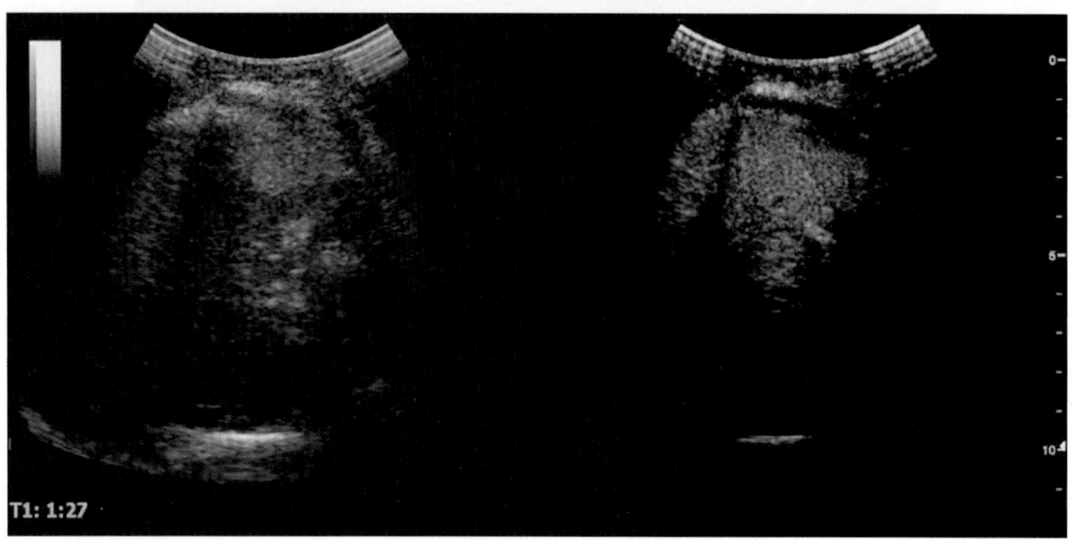

图 1-3-15 肝脏局灶性脂肪变性增强超声门脉期图像
病灶增强超声门脉期呈等增强

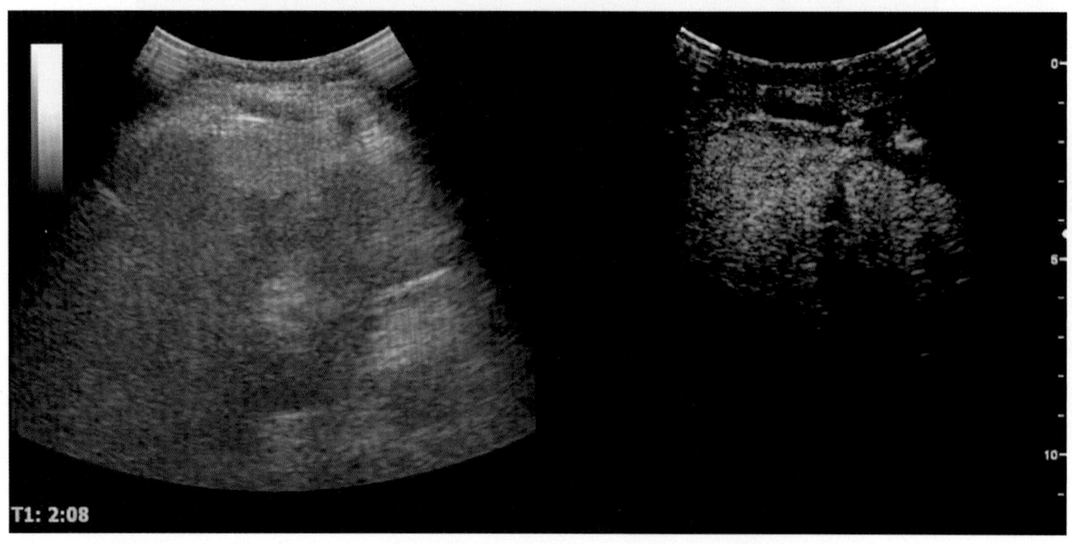

图 1-3-16 肝脏局灶性脂肪变性增强超声延迟期图像
病灶增强超声延迟期呈等增强

ER1-3-3 肝脏局灶性脂肪变性超声造影动态图
左肝内叶包膜下圆韧带旁稍高回声超声造影动脉期与周边肝实质同步增强，强度等于周围肝组织

4. 超声造影诊断要点

（1）动脉期与周边肝实质同步增强，呈等增强。

（2）门脉期及延迟期均呈等增强。

5. 穿刺病理结果 肝细胞浊肿伴中度脂肪变性。

6. 鉴别诊断 局灶性脂肪变性分为局灶性脂肪浸润和局灶性脂肪缺失两种情况，两者在常规超声时表现不同，局灶性脂肪浸润常规超声表现为高回声，这种情况时需要与肝血管瘤、血管平滑肌脂肪瘤、肝局灶性结节增生等相鉴别。而局灶性脂肪缺失常规超声表现为低回声，需要与原发性肝细胞癌、转移癌、肝内胆管细胞癌等恶性病变相鉴别。因两种类型的局灶性脂肪变性超声造影均表现为各时相等增强，与其他病变的增强模式完全不同，超声造影后即可做出明确诊断。

三、其他瘤样病变

（一）肝胆管错构瘤

【病例】

1. 病史概要 男性，33 岁，体检发现肝内结节 1 个月，既往体健，肿瘤标志物（–）。

2. 常规超声图像 肝右后叶上段见一不均质回声结节，边界清楚，形态尚规则，内部回声不均匀（图 1-3-17）；CDFI：结节无明显血流信号（图 1-3-18）。

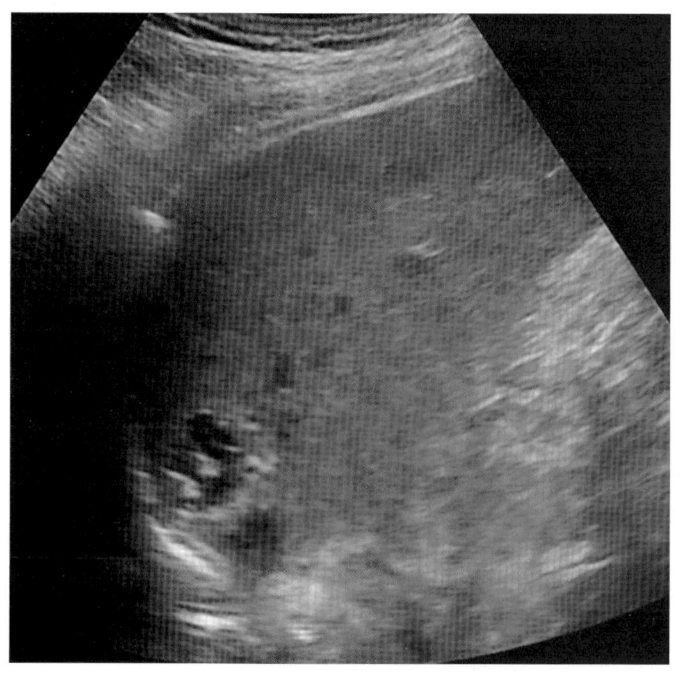

图 1-3-17 肝胆管错构瘤常规超声声像图
肝右后叶上段见一不均质回声结节，边界清楚，形态尚规则，内部回声不均匀

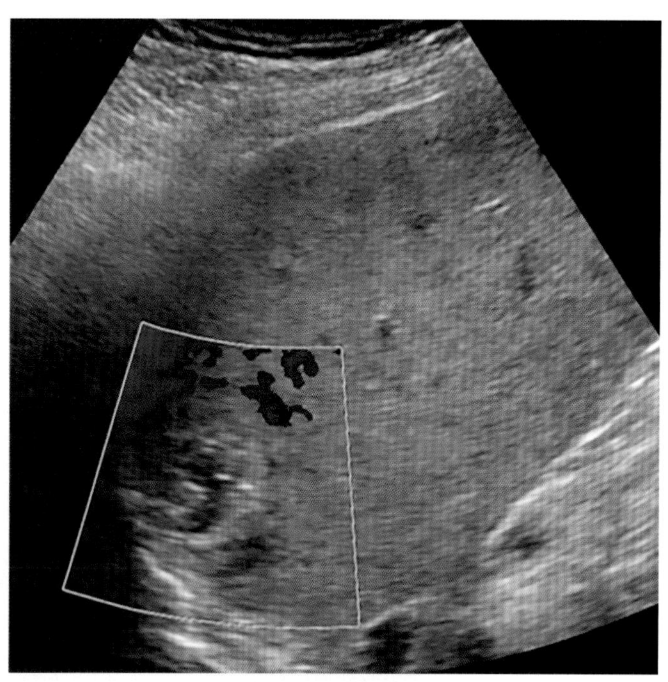

图 1-3-18 肝胆管错构瘤 CDFI 图像
肝右后叶上段结节内无明显血流信号

3. 超声造影图像　肝右后叶上段结节动脉期（14s）开始出现增强，周边及分隔呈高增强表现，中心呈无增强（图 1-3-19）；门脉期及延迟期增强部分廓清至等增强，中心仍呈无增强（图 1-3-20、图 1-3-21，ER1-3-4~ER1-3-6）。

4. 超声造影诊断要点

（1）特征为肝内多发不规则小囊状病变，部分合并多发高回声小结节和/或多发点状强回声伴彗星尾征。

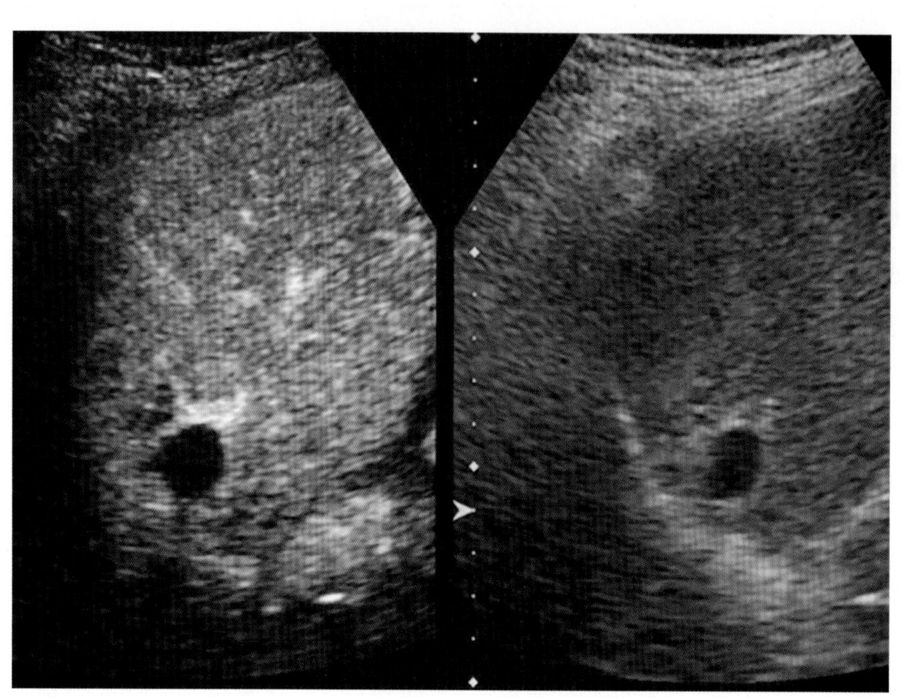

图 1-3-19　肝胆管错构瘤增强超声动脉期图像
肝右后叶上段结节动脉期（14s）开始出现增强，周边及分隔呈高增强表现，中心呈无增强

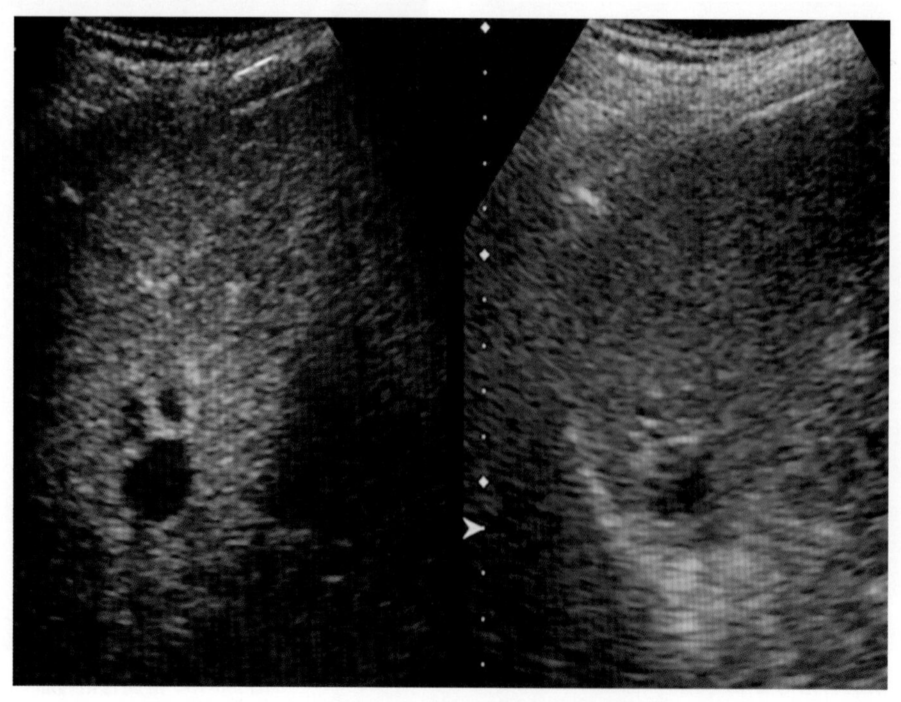

图 1-3-20　肝胆管错构瘤增强超声门脉期图像
肝右后叶上段结节门脉期增强部分廓清至等增强，中心仍呈无增强

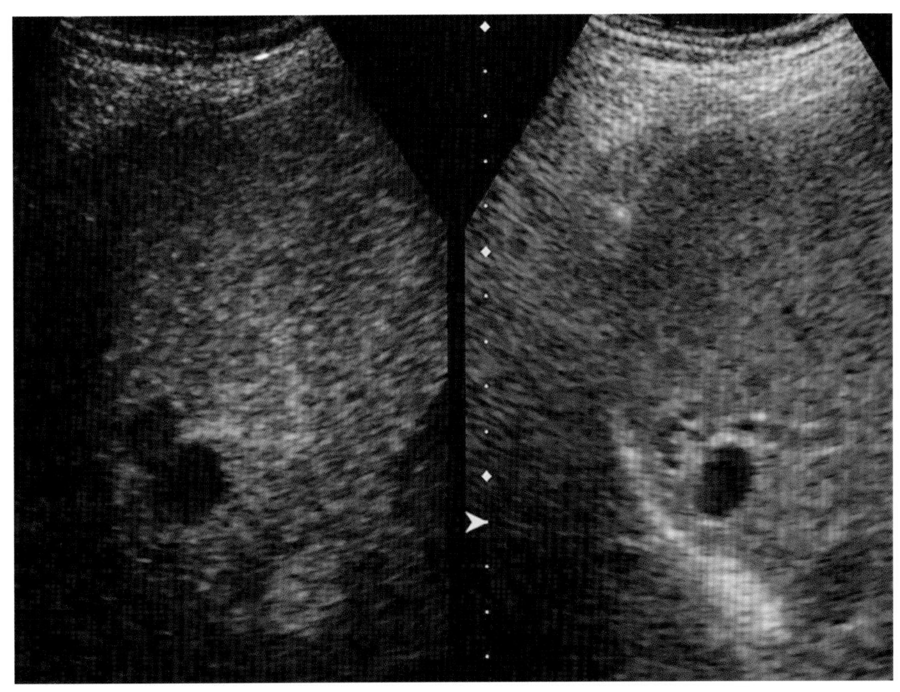

图 1-3-21　肝胆管错构瘤增强超声延迟期图像
肝右后叶上段结节延迟期增强部分廓清至等增强，中心仍呈无增强

ER1-3-4　肝胆管错构瘤超声造影动脉期动态图
肝右后叶上段结节 14s 开始出现增强，周边及分隔呈高增强表现，中心呈无增强

ER1-3-5　肝胆管错构瘤超声造影门脉期动态图
肝右后叶上段结节门脉期增强部分廓清至等增强，中心仍呈无增强

ER1-3-6　肝胆管错构瘤超声造影延迟期动态图
肝右后叶上段结节延迟期增强部分廓清至等增强，中心仍呈无增强

（2）动脉期病灶边缘及分隔可有强化，中心呈无增强。

（3）有时表现为三期无增强。

5. 手术病理诊断 肝胆管错构瘤。

6. 鉴别诊断 肝胆管错构瘤男性多见，超声上表现为近似大小的、菱形和多角形的弥漫多发的厚壁小囊性病变，少数病例在超声上仅表现为肝实质回声弥漫性增粗，特征性表现是肝内多发点状强回声伴彗星尾征。需与以下两种疾病进行鉴别：①多发肝囊肿：肝囊肿多表现为圆形、类圆形，边缘光滑，分布不均匀，而胆管错构瘤多呈点状、菱形及不规则状样改变且多沿胆管树分布；②肝实质弥漫性病变：多有慢性肝病病史，无肝内点状强回声及彗星尾征。

（二）肝脏炎性假瘤

肝脏炎性假瘤是以纤维结缔组织增生伴有大量慢性炎性细胞浸润及组织细胞反应的局灶性病变。二维超声表现为单发或多发的弱回声团块，边界不清。增强超声动脉期多为高增强，门脉期廓清较早，延迟期呈低增强，部分团块内可见片状无强化区。

【病例】

1. 病史概要 女性55岁，体检发现肝脏占位。无腹痛、腹泻、呕吐、乏力、体重明显下降、发热、咳嗽、咳痰、便血等症状。患者无乙肝、丙肝等肝病，有糖尿病病史。血清肿瘤标志物AFP、CEA、CA125、CA19-9均正常。

2. 常规超声图像 肝脏形态未见异常，实质回声均匀，右前叶上段查见大小约2.8cm×2.6cm的弱回声团（图1-3-22），边界欠清，形态欠规则。

3. 超声造影图像 右肝团块在增强超声动脉期呈均匀高增强（图1-3-23），门脉早期可见造影剂廓清（图1-3-24），延迟期呈低增强（图1-3-25，ER1-3-7）。

4. 超声造影诊断要点

（1）肝炎性假瘤根据不同病理成分占比不同，增强表现各异，二维超声多为弱回声，增强后动脉期多为高增强，若伴坏死或纤维化则强化不均匀，部分病灶可完全坏死则表现为无强化。

（2）门脉期廓清较早，延迟期呈低增强。

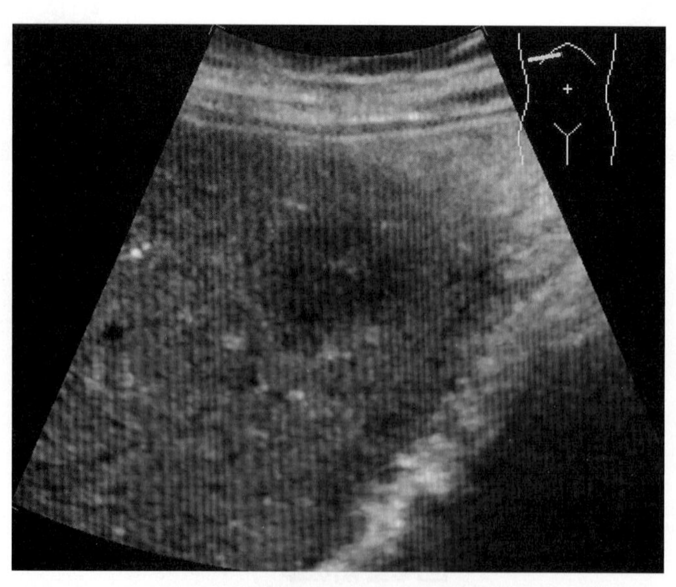

图1-3-22 肝炎性假瘤二维超声图像
肝右前叶上段查见大小约2.8cm×2.6cm的弱回声团，边界欠清，形态欠规则

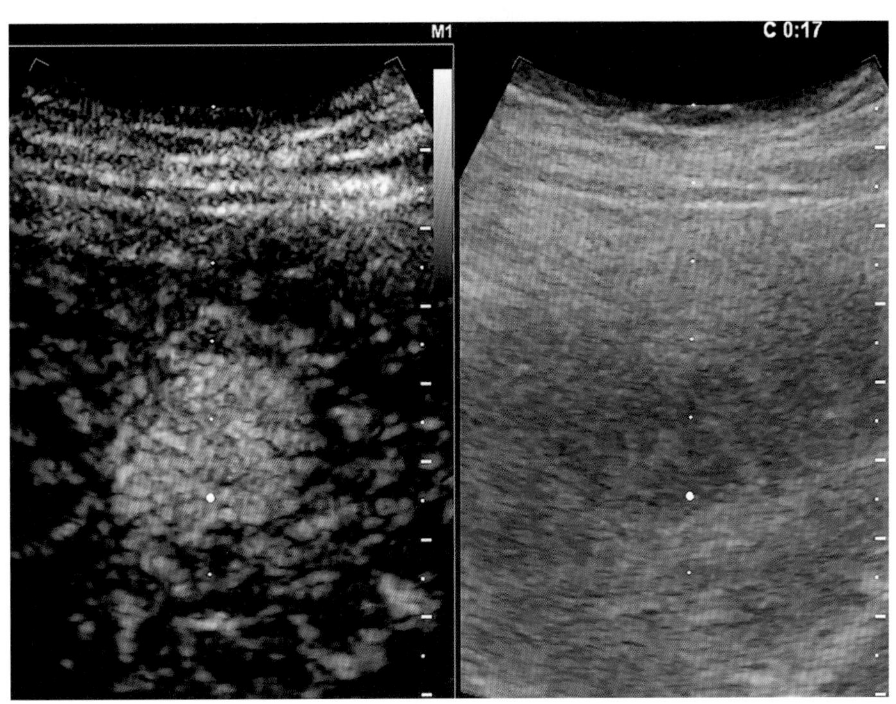

图 1-3-23　肝炎性假瘤增强超声动脉期图像
右肝团块增强超声动脉期呈均匀高增强

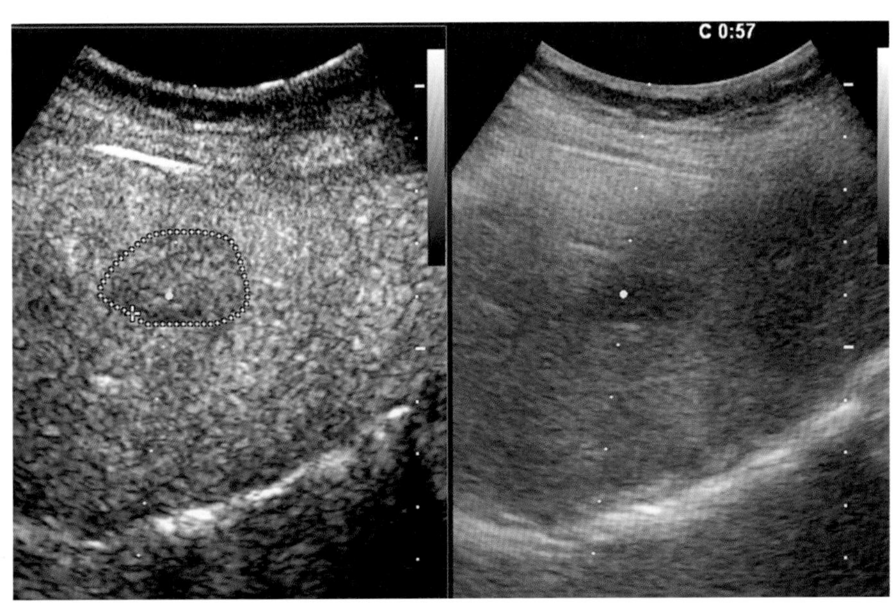

图 1-3-24　肝炎性假瘤增强超声门脉早期图像
右肝团块增强超声门脉早期开始廓清（57s），呈轻度低增强

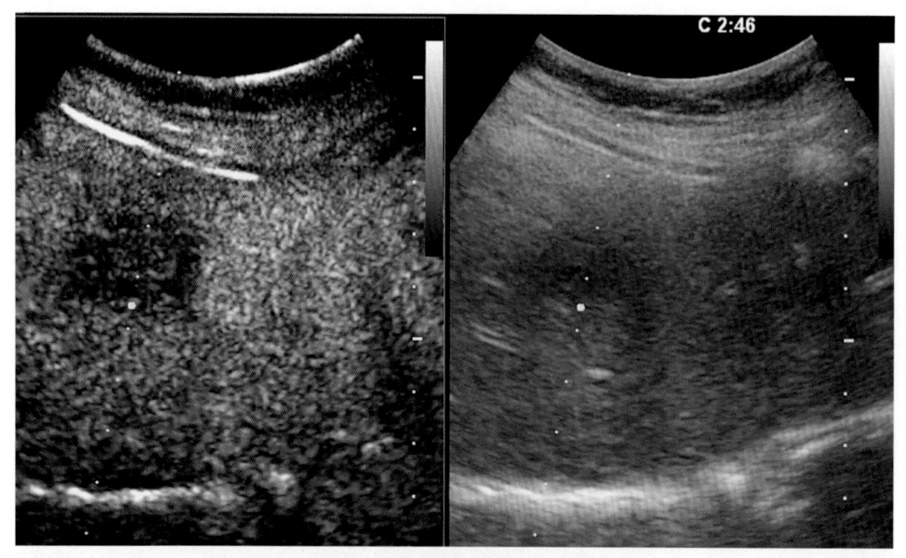

图 1-3-25　肝炎性假瘤增强超声延迟期图像
右肝团块增强超声延迟期呈低增强

ER1-3-7　肝炎性假瘤超声造影动态图
肝右前叶上段团块增强超声动脉期呈均匀高增强

5. 手术病理诊断　炎性假瘤。免疫组化：浆细胞呈 PC（+）、Kappa（+）、Lambda（+）、IgG4（灶性+），成纤维细胞/肌成纤维细胞 SMA（+）、ALK-1（-）、desmin（-）、EBER-ISH（-）。

6. 鉴别诊断　肝炎性假瘤较罕见，诊断较难，需与以下疾病鉴别：肝细胞癌、肝内胆管细胞癌和肝转移癌。主要鉴别点在于肝细胞癌患者多有肝炎等肝脏基础疾病，病灶动脉期呈部分或整体高增强，门脉期和延迟期廓清较晚。肝胆管细胞癌动脉期一般呈“枯枝状”或“网篮状”增强，廓清时间较早，且廓清较彻底，对肝内血管走行可无推挤。肝转移癌患者多有原发肿瘤病史，常为多发，动脉期一般表现为环状高增强，当肿瘤较小时，可表现为整体高增强，常廓清较早，且廓清程度很高。最终还是需要将影像学表现与患者临床资料甚至病理结果相结合以进行综合判断。

（三）肝孤立性坏死结节

【病例】

1. 病史概要　患者于常规体检时发现肝占位，腹部无明显不适，既往体健。

2. 常规超声图像　肝脏形态饱满，实质回声粗糙、略增强，网络欠清晰，于肝右后叶可见类圆形实性不均质偏低回声肿物，大小约 5.2cm×4.8cm，边界尚清（图 1-3-26），肝内外胆管未见明显扩张，门静脉及肝静脉未见扩张。CDFI：肿物内部无血流信号。

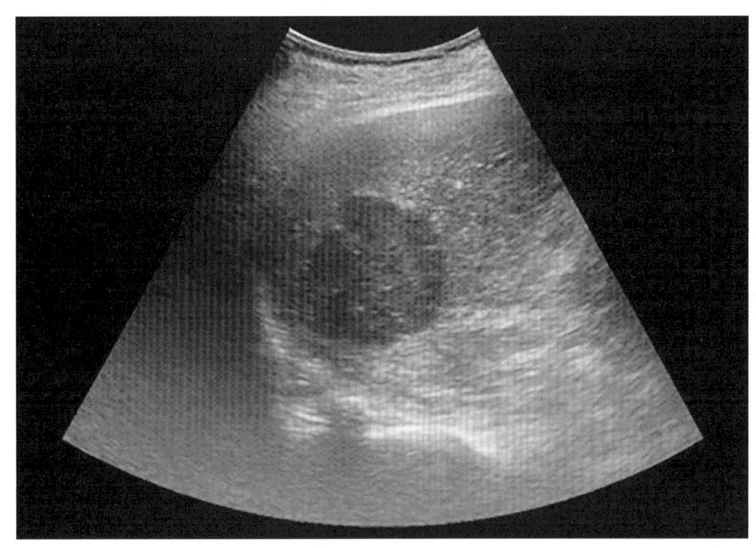

图 1-3-26　肝脏坏死性结节常规超声声像图
肝右后叶可见类圆形实性不均质偏低回声肿物，大小约 5.2cm × 4.8cm，边界尚清

3. 超声造影图像　增强超声显示肝右后叶肿物动脉期、门脉期及实质期均未见强化（图 1-3-27~1-3-29，ER1-3-8）。

4. 超声造影诊断要点　经肘正中静脉团注入超声造影剂 2.4ml，肿物内部三个时相均为无增强，动脉期、门脉期周边伴有环状略高增强。

5. 其他检查　CT：肝右叶上段可见范围约 5.0cm × 4.5cm 低密度影，边缘较清晰。诊断意见：肝坏死性结节可能性大。

6. 鉴别诊断　肝囊肿：超声造影表现为三个时相均为无增强，但结合二维超声表现易于与坏死性结节相鉴别。

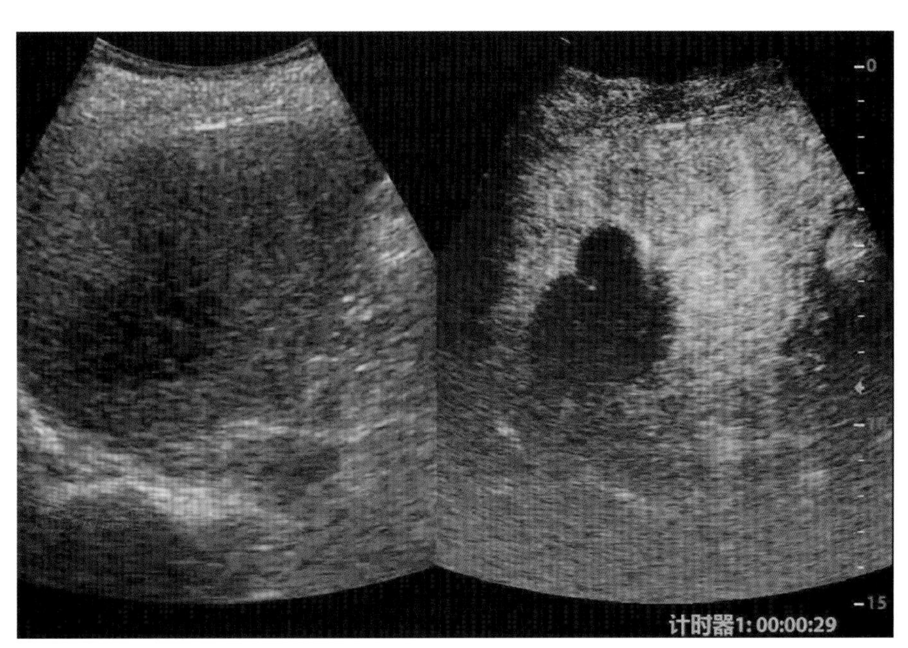

图 1-3-27　肝脏坏死性结节增强超声动脉期图像
病灶增强超声动脉期未见强化

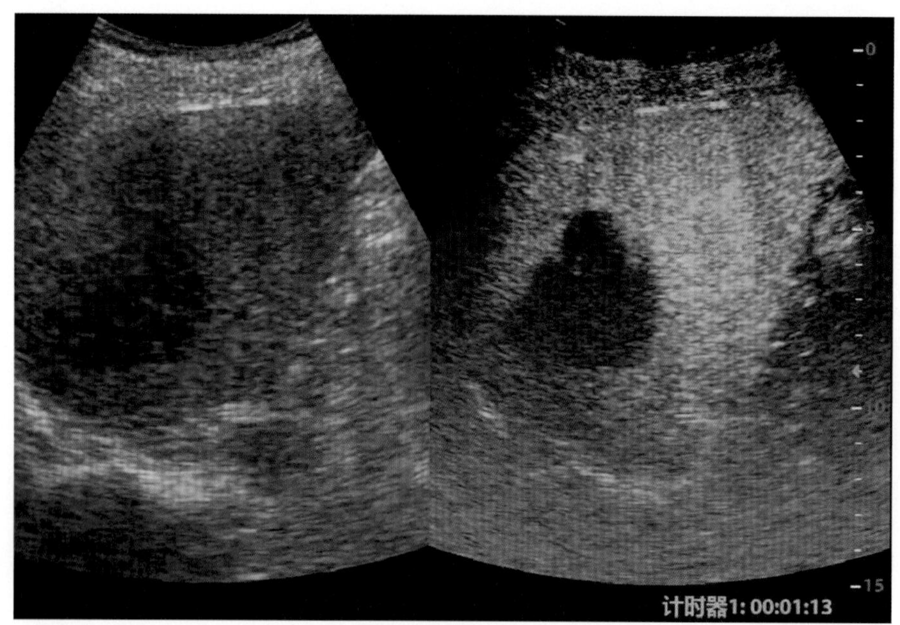

图 1-3-28　肝脏坏死性结节增强超声门脉期图像
病灶增强超声门脉期未见强化

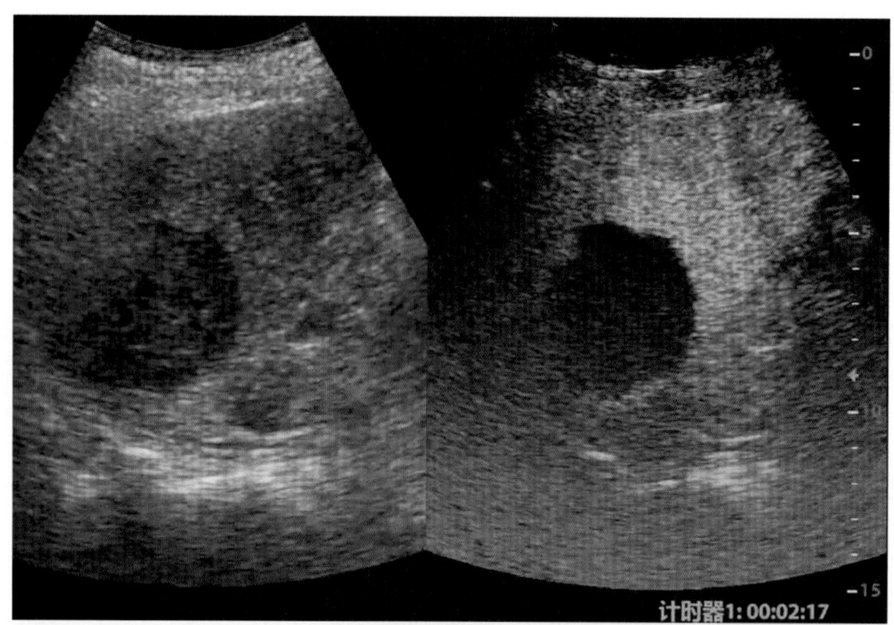

图 1-3-29　肝脏坏死性结节增强超声延迟期图像
病灶增强超声延迟期未见强化

ER1-3-8　肝脏坏死性结节超声造影动态图
增强超声显示肝右后叶肿物动脉期、门脉期及实质期均未见强化

（四）肝脏增生性病变

肝脏增生性病变常由邻近肝组织萎缩或切除后，而引起局部肝组织的反应性增生，有时可形成类似肿瘤样结节。当肝脏增生形成瘤样结节时，二维超声表现为边界清楚，形态规则或不规则的弱回声团块，内部血管走行自然。增强超声动脉期病灶呈等增强，门脉期及实质期呈等增强，肝内血管走行正常。

【病例】

1. 病史概要　女性47岁，因“皮肤及巩膜黄染8个多月，伴腹痛1周”就诊。无发热、恶心、呕吐、腹泻等症状。患者无乙肝、丙肝等肝病，血常规：红细胞计数2.79×10^{12}/L，血红蛋白101g/L。生化：总胆红素204.6μmol/L，直接胆红素175.2μmol/L，间接胆红素29.4μmol/L，丙氨酸氨基转移酶154IU/L，门冬氨酸氨基转移酶226IU/L。血清肿瘤标志物AFP、CEA、CA125、CA19-9均正常。

2. 常规超声图像　肝脏形态失常，包膜不光滑，实质回声粗糙、不均匀，右前叶查见大小约7.2cm×5.1cm的弱回声团块（图1-3-30），边界较清楚，形态较规则，团块紧邻尾状叶，内可见点状血流信号（图1-3-31）。

3. 超声造影图像　右肝团块增强超声动脉期呈低-等增强（图1-3-32），门脉期及延迟期呈等增强（图1-3-33、图1-3-34，ER1-3-9）。

4. 超声造影诊断要点

（1）肝脏增生性病变多为等回声或等增强，肝内血管走行自然，动脉期呈等增强，当病灶较大时，可为低增强。

（2）病灶门脉期及实质期呈等增强。

5. 增强MRI　肝左内叶及右叶前段下腔静脉前方异常信号区，多为再生结节。

6. 鉴别诊断　肝脏增生性病变多发生于肝炎患者，需要与以下疾病鉴别：肝细胞癌和肝脏腺瘤。主要鉴别点在于肝细胞癌在动脉期呈部分或整体高增强，门脉期或延迟期呈低增强，AFP常升高。肝腺瘤患者多无肝脏基础疾病，动脉期呈高增强，门脉期和实质期呈高增强或等增强。

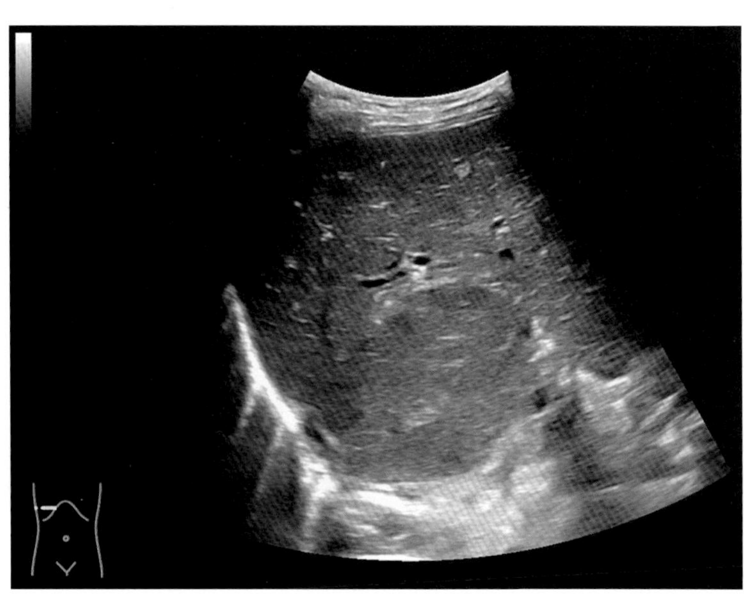

图1-3-30　肝增生性病变二维超声图像
肝脏实质回声粗糙、不均匀，右前叶查见大小约7.2cm×5.1cm的弱回声团块，边界较清楚，形态较规则

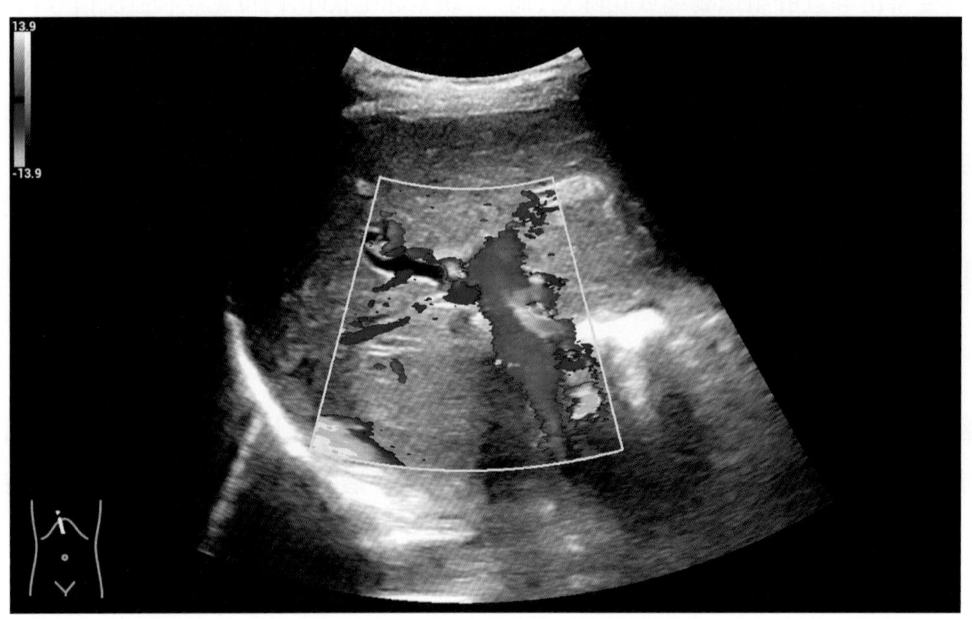

图 1-3-31 肝增生性病变 CDFI 图像
肝右前叶团块内可见点状血流信号

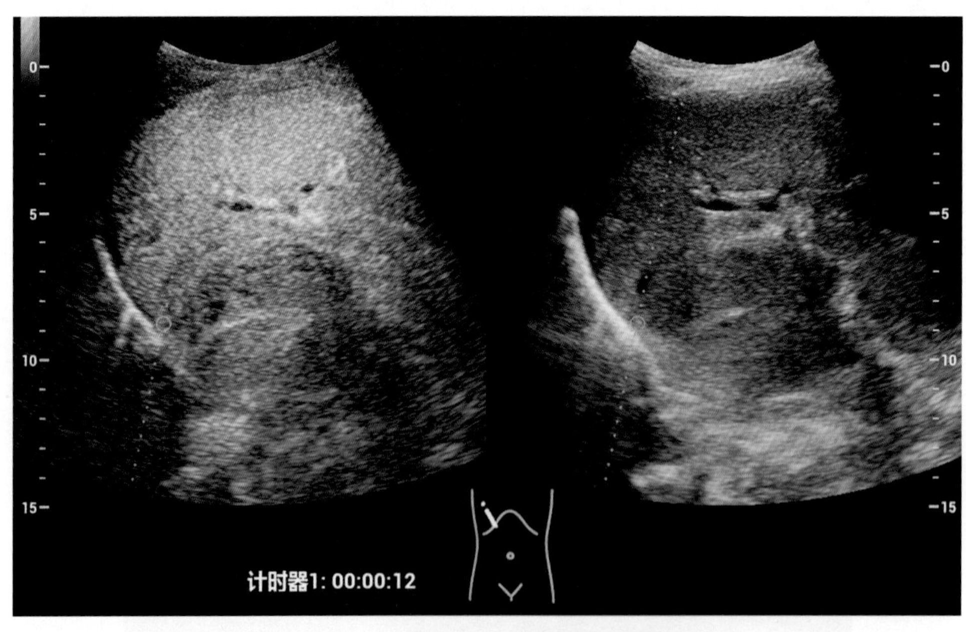

图 1-3-32 肝增生性病变增强超声动脉期图像
右肝团块增强超声动脉期呈低 - 等增强

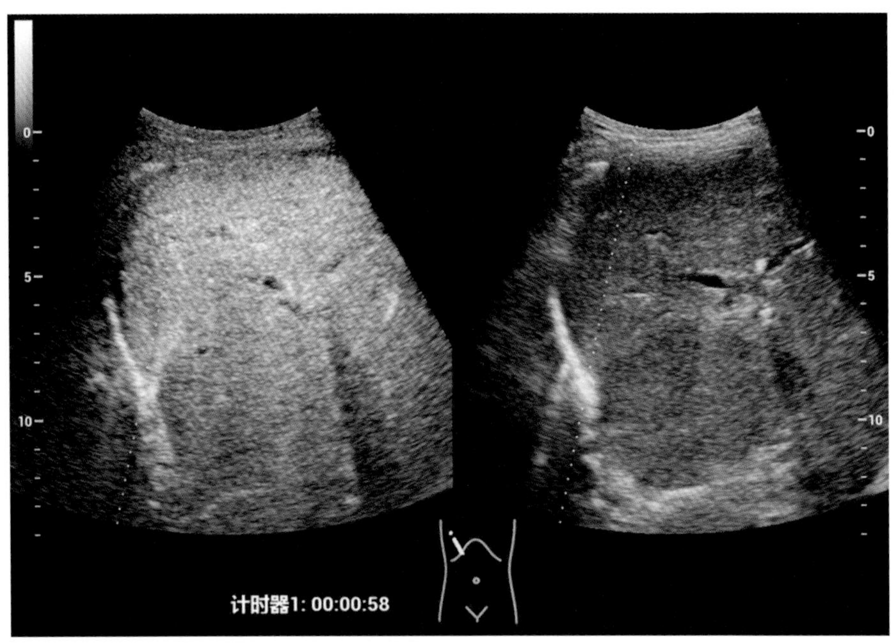

图 1-3-33　肝增生性病变增强超声门脉期图像
右肝团块增强超声门脉期呈等增强

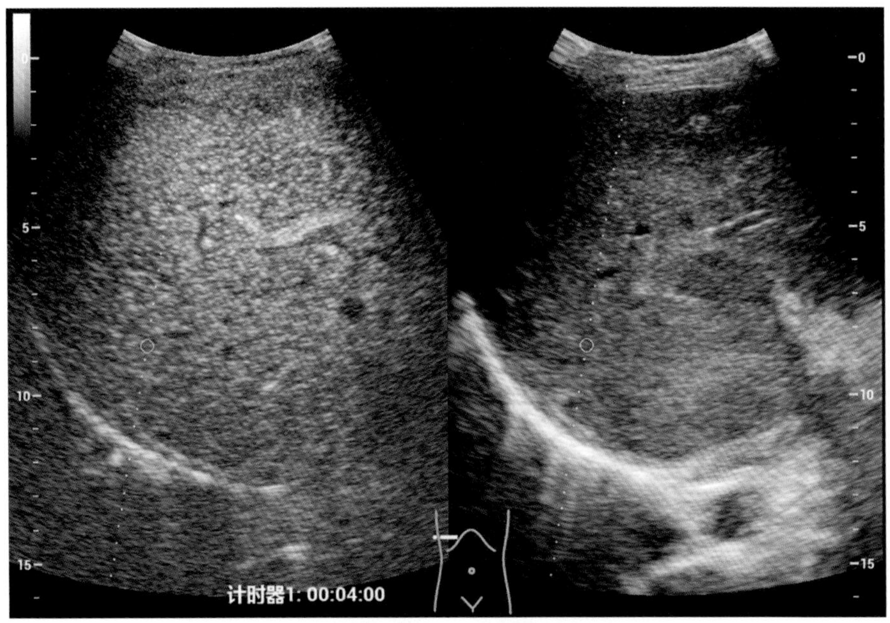

图 1-3-34　肝增生性病变增强超声延迟期图像
右肝团块增强超声延迟期呈等增强

ER1-3-9　肝增生性病变超声造影动态图
肝右前叶团块增强超声动脉期呈低 - 等增强

第四节　肝脏感染性病变

一、肝脓肿

肝脓肿是病原体经多种途径进入肝脏引起的炎症性病变，以细菌性肝脓肿最常见，常见于糖尿病、免疫力低下等患者。在疾病不同发展时期，病灶的超声表现差异显著。增强超声显示病灶动脉期多为高增强，典型者可呈"蜂窝状"不增强区，门脉期及延迟期呈低增强，部分周边可见异常灌注区。

【病例一】

1. 病史概要　男性，60岁，无明显诱因出现食欲不振、乏力2个月于2021年2月23日住院。2月25日化验白细胞28.47×10^9/L，中性粒细胞比率97.1%，C反应蛋白153.51mg/L；当日下午行超声造影下肝脓肿穿刺置管引流术，引流液送细菌培养+药敏；2月26日化验白细胞12.94×10^9/L，中性粒细胞比率89.8%，C反应蛋白107.34mg/L。

2. 常规超声图像　肝脏回声弥漫性增高，肝右叶实质内见低回声结节，边界清楚，形态欠规则，内部欠均匀伴环周多发无回声区（图1-4-1）；CDFI结节周边部可见少许血流（图1-4-2）。

3. 超声造影图像　超声造影动脉期病变呈环周及其内实性部分稍高增强伴液化坏死区域持续不增强（图1-4-3）；门脉期实性部分稍高增强伴液化区持续不增强（图1-4-4）；延迟期实性部分与周围肝组织相比仍为欠均匀等增强（图1-4-5，ER1-4-1）。

4. 超声造影诊断要点　动脉期病灶呈实性部分高增强及坏死部分持续不增强；门脉期及延迟期实性部分等增强及囊性部分持续不增强。

5. 其他检查　增强CT及引流液细菌培养+药敏诊断：符合肝脓肿（蜂窝状液化）表现。

增强CT：肝右叶见巨大囊实性肿块影，边界不清，大小约13.5cm×10.2cm，增强扫描见实性成分不均匀强化，内见管状致密影通向体外，病灶内见少量气体密度影。引流液细菌培养+药敏：格氏链球菌（++），XDR（广泛耐药），对头孢噻肟等敏感。

6. 鉴别诊断　肝脓肿超声特点表现不典型时，常常无法明确是否液化坏死，因此需要借助超声造影进行明确。此外还需与阿米巴肝脓肿、转移性肝癌、肝囊肿合并感染、腹腔脓肿等相鉴别，结合患者症状、体征等表现以及实验室检查结果利于进行综合判断。

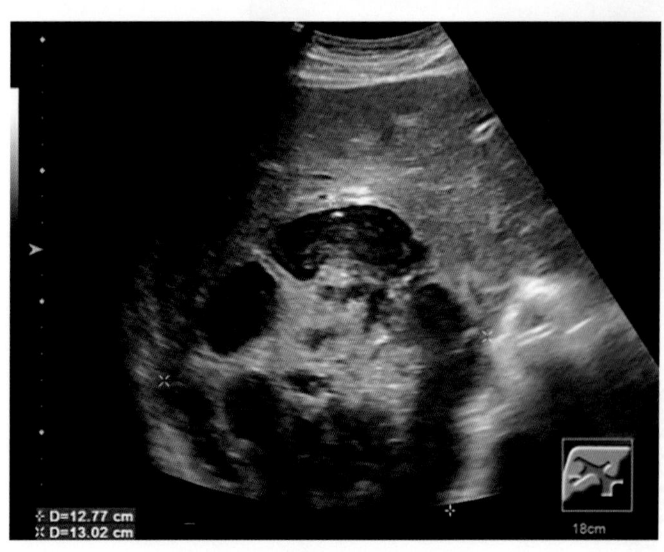

图1-4-1　肝脓肿二维超声声像图
右肝见低回声结节，边界清楚，形态欠规则，内部欠均匀伴环周多发无回声区

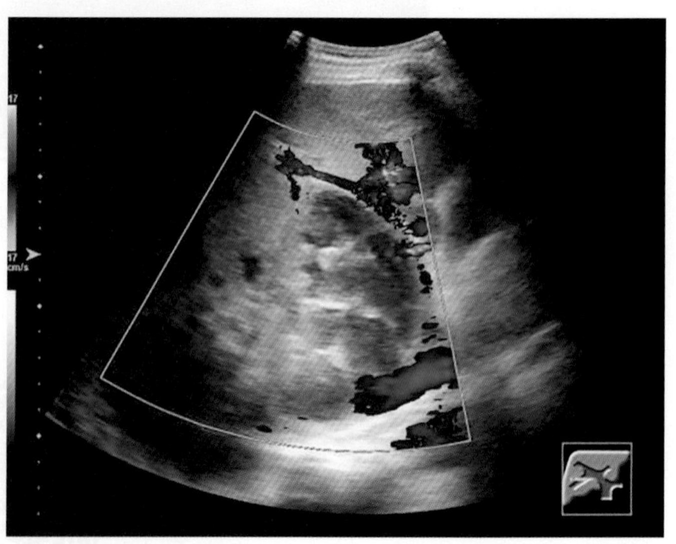

图1-4-2　肝脓肿彩色多普勒血流图
CDFI显示结节周边部可见少许血流

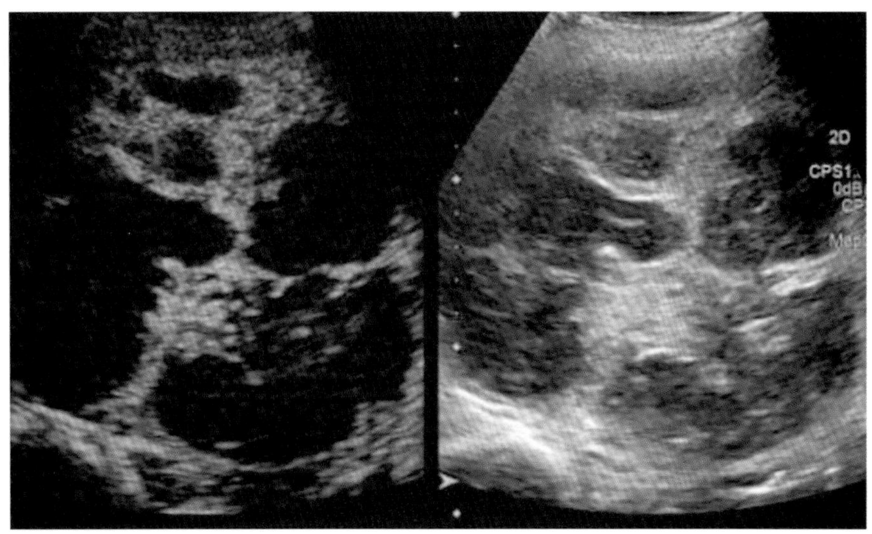

图 1-4-3　肝脓肿增强超声动脉期图像

超声造影 17s 病变呈环周及其内实性部分稍高增强伴液化坏死区域持续不增强显示

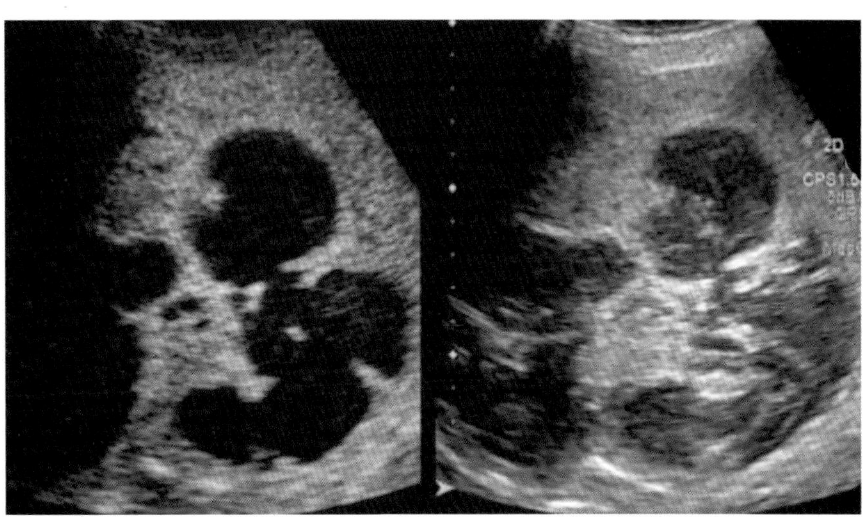

图 1-4-4　肝脓肿增强超声门脉期图像

超声造影 35s 实性部分稍高增强伴液化区持续不增强显示

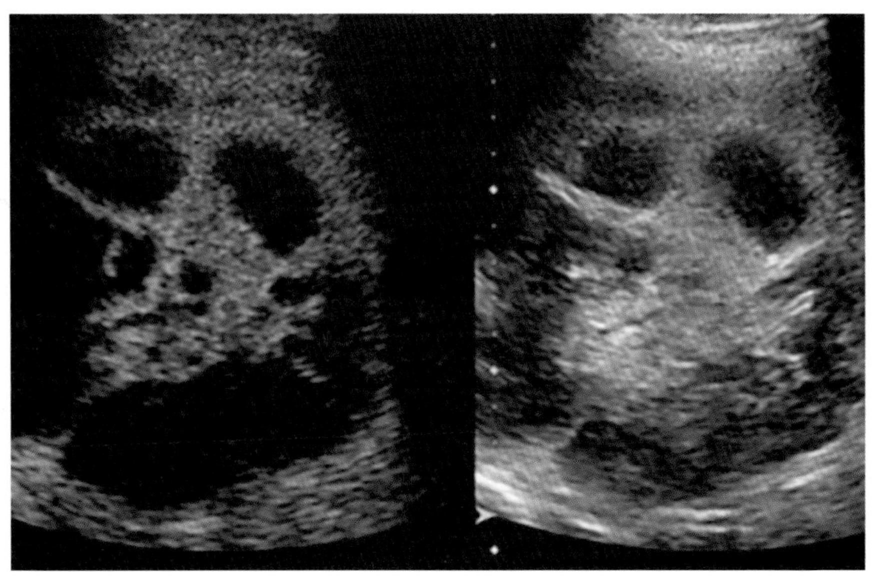

图 1-4-5　肝脓肿增强超声延迟期图像

病灶延迟期实性部分与周围肝组织相比仍为欠均匀等增强

ER1-4-1　肝脓肿超声造影动态图

肝右叶结节超声造影动脉期（17s）病变开始出现增强，呈环周及其内实性部分稍高增强表现；门脉期（35s）结节实性部分全部增强，与结节周围肝组织相比较呈欠均匀高增强表现；延迟期（62s）消退缓慢，与结节周围肝组织相比较仍表现为欠均匀等增强

【病例二】

1. 病史概要　患者男性，56岁，3周前无诱因出现上腹部隐痛，食欲不振，间断伴低热，当地医院常规超声检查提示“肝脏左叶结节：炎性病变？”，予以抗感染治疗，之后腹痛缓解减轻，体温转正常。今患者来我院复查，检查结果如下：常规超声联合超声造影检查提示“肝左叶实性占位病变：炎性病变恢复期？”，血常规正常，血糖正常，血肝肾功能正常。既往病史：2年前患“脑胶质瘤”行手术切除治疗。

2. 常规超声图像　肝脏大小形态正常，实质回声尚均匀，肝左外叶见6.0cm×5.5cm不均匀低回声实性团块（图1-4-6），边界欠清晰，形态不规则，病灶周围胆管未见扩张，周围门静脉内未见栓子回声，病灶内探及少许血流信号（图1-4-7）。

3. 超声造影图像　肝左叶病灶与周围肝实质同步开始增强，动脉期19s达峰、呈不均匀整体高增强（图1-4-8），门脉早期开始消退呈偏低增强（图1-4-9），延迟期呈极低增强。

4. 超声造影诊断要点

（1）病灶动脉期呈高增强。

（2）病灶门脉早期开始廓清，延迟期呈极低增强。

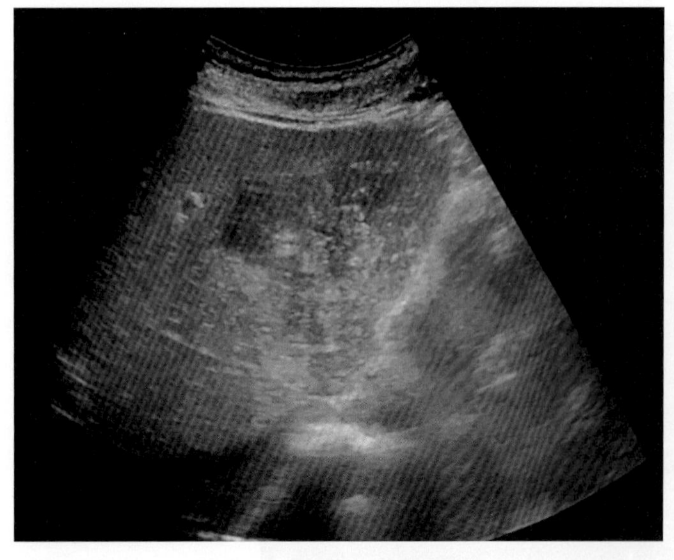

图1-4-6　肝脓肿二维超声图像

肝左外叶见大小约6.0cm×5.5cm不均匀低回声实性团块，边界欠清晰，形态不规则

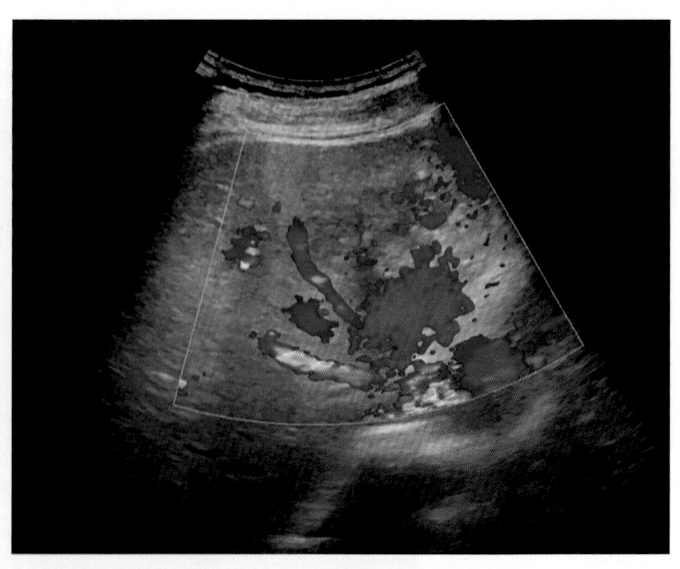

图1-4-7　肝脓肿CDFI图像

肝左外叶团块内探及少许血流信号

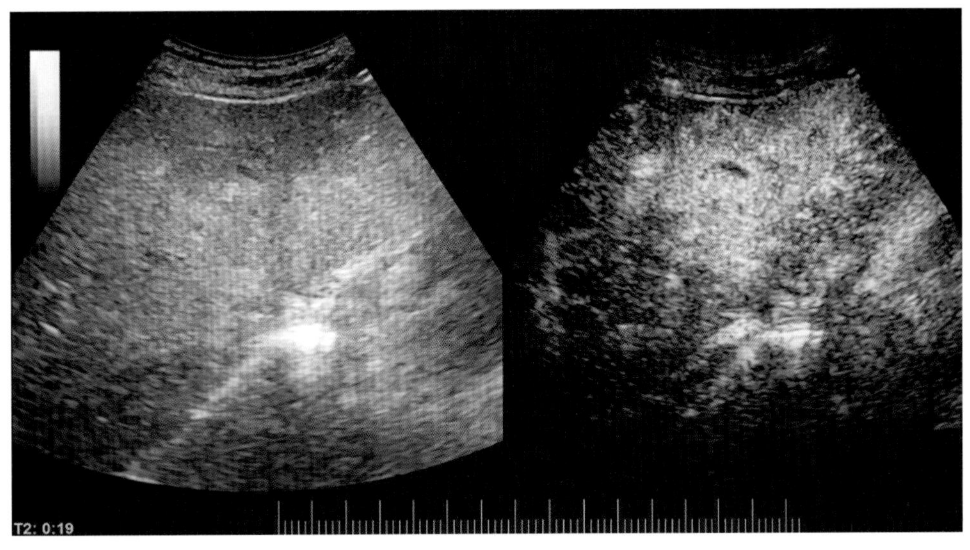

图 1-4-8　肝脓肿增强超声动脉期图像
左肝病灶增强超声动脉期呈不均匀高增强

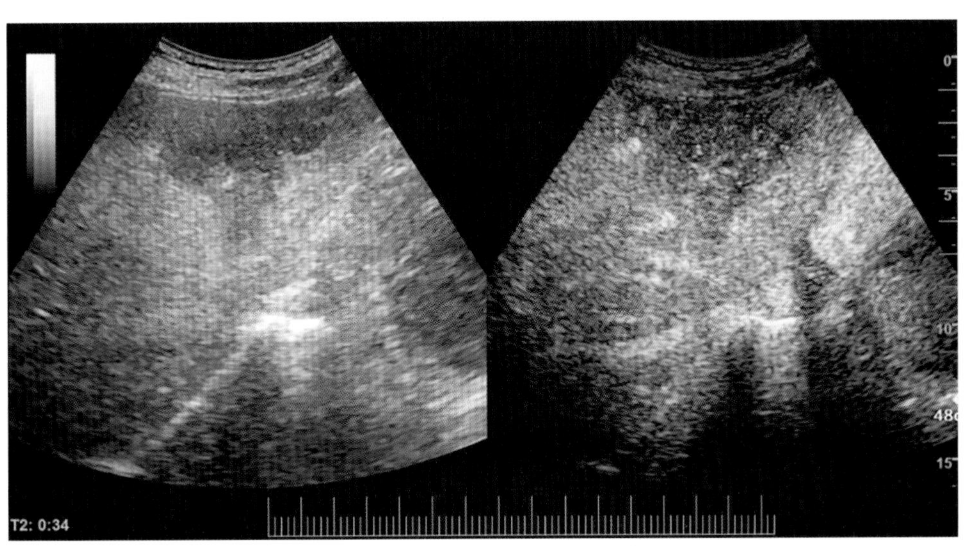

图 1-4-9　肝脓肿增强超声门脉期图像
左肝病灶增强超声门脉早期开始廓清

5. 穿刺病理结果　该患者肝脏局灶性病变超声造影增强模式的特点是“快进快出，达峰高增强，病灶内无明显液化坏死区”，主要考虑的方向是“恶性肿瘤性病变与细菌感染性病变”，再结合患者病史及治疗转归，细菌感染性病变首先考虑，鉴于患者既往脑部恶性肿瘤病史，需与肝转移瘤鉴别。由于该患者发病早期影像检查不完善，依据复诊常规超声及超声造影检查结果尚不能完全排除肝脏恶性肿瘤病变，因此，予以超声引导下穿刺活检（图 1-4-10）。穿刺活检组织病理学提示“炎性病变”，综合病史及超声造影表现，该例肝左叶病变最终诊断考虑为“细菌性肝脓肿恢复期”。

6. 超声造影指导穿刺活检的价值　肝脏细菌感染病变典型超声造影表现与肝脏恶性肿瘤类似，呈“快进快出”增强模式，肝脓肿期合并肝组织液化性坏死，超声造影表现为病变组织厚壁、厚间隔蜂窝状增强，脓肿期超声造影表现相对特异，易与肝恶性肿瘤鉴别，而对于早期未发生液化坏死或脓液吸收恢复期的感染性病变，不结合病史仅依靠超声造影表现，易误诊为肝恶性肿瘤，对少数影像学鉴别诊断困难者可进行诊断性穿刺活检以明确诊断。超声造影引导下穿刺活检较常规超声引导的优势

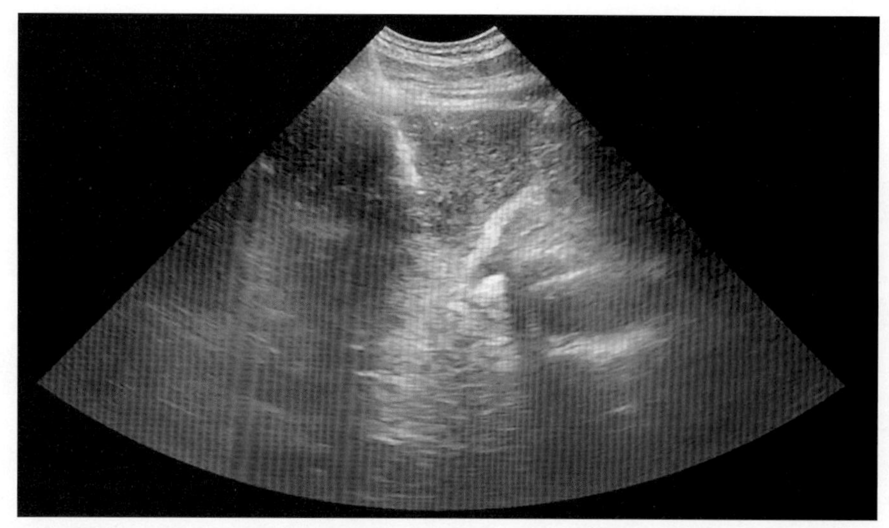

图 1-4-10 超声引导下肝左叶病变穿刺活检

在于，前者可更敏感准确显示各种坏死灶进而指导针对性取材。怀疑肝细菌感染性病变者首选在超声造影无增强区穿刺抽吸，抽出脓液可达到诊断与治疗目的，怀疑肿瘤性病变者则尽量避开无增强坏死区取材以提高病理学确诊率，此外，超声造影还有助于对病变穿刺活检病理学结果的解释，减少误判，指导临床制订合理诊疗方案。

【病例三】

1. 病史概要 男性 36 岁，3 个月前因急性阑尾炎行阑尾切除术，术后 3d 出现发热，抗感染治疗后好转，但此后反复发作。1 个月前再次出现右上腹痛伴发热，行 CT 发现肝脏占位。患者无乙肝、丙肝等肝病，有糖尿病史，空腹葡萄糖 9.73mmol/L。血常规：白细胞计数 13.83×10^9/L，中性分叶核粒细胞绝对值 10.47×10^9/L，单核细胞绝对值 0.71×10^9/L。血清肿瘤标志物 AFP、CEA、CA125、CA19-9 均正常。

2. 常规超声图像 肝脏实质回声均匀，右肝上段查见大小约 6.9cm × 5.8cm 的厚壁囊性团块（图 1-4-11、图 1-4-12），边界较清楚，形态较规则，壁厚约 1.3cm，囊性区范围约 5.0cm × 4.0cm，内可见细弱光点漂浮。

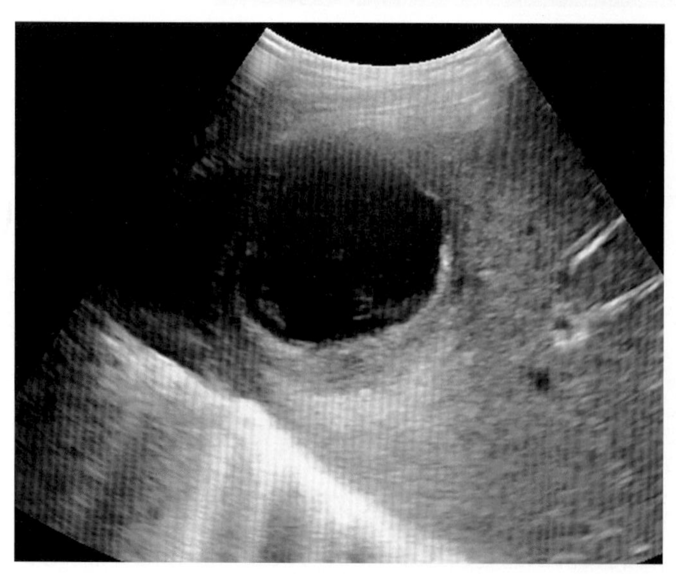

图 1-4-11 肝脓肿二维超声图像

右肝上段查见大小约 6.9cm × 5.8cm 的厚壁囊性团块，边界较清楚，形态较规则，壁厚约 1.3cm

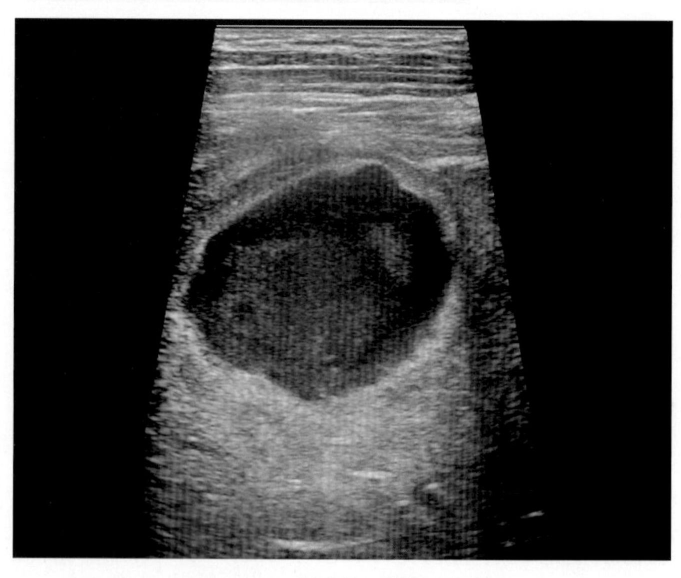

图 1-4-12 肝脓肿二维超声图像

高频超声显示病灶囊壁较厚，壁厚约 1.3cm，未分层

3. 超声造影图像 增强超声显示右肝团块周边呈高增强（图 1-4-13），门脉期及延迟期呈低增强（图 1-4-14、图 1-4-15），团块内囊性区三期未见强化（ER1-4-2）。

4. 超声造影诊断要点

（1）病灶为厚壁囊性占位，且囊内回声可见移动。

（2）增强超声病灶动脉期周边呈高增强，门脉期及延迟期呈低增强，囊内见大片状不增强区。

5. 肝脏病变活检病理诊断 慢性化脓性炎伴泡沫样组织细胞聚集，纤维组织增生。

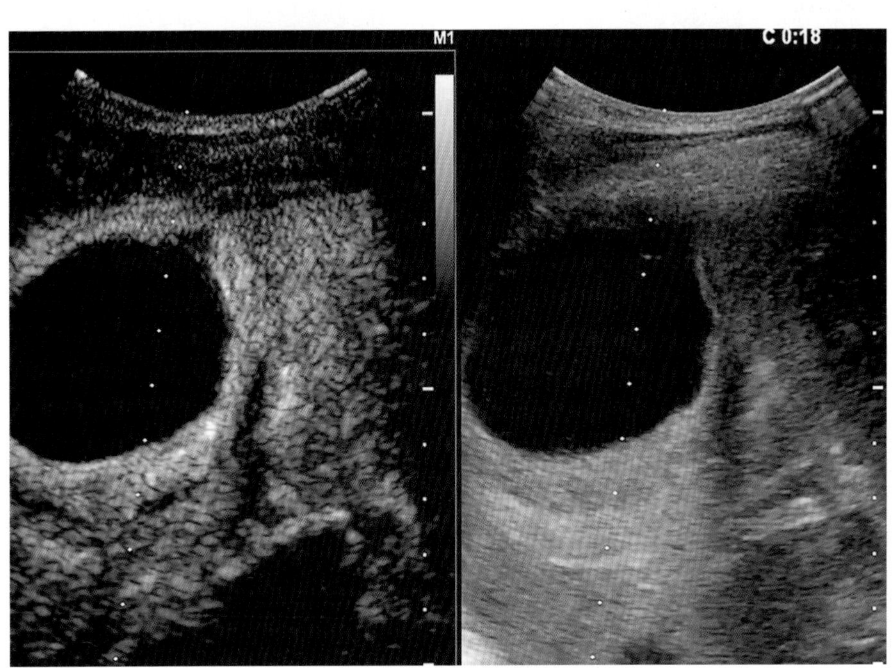

图 1-4-13 肝脓肿增强超声动脉期图像
右肝团块增强超声动脉期周边呈高增强，内见大片状不增强区

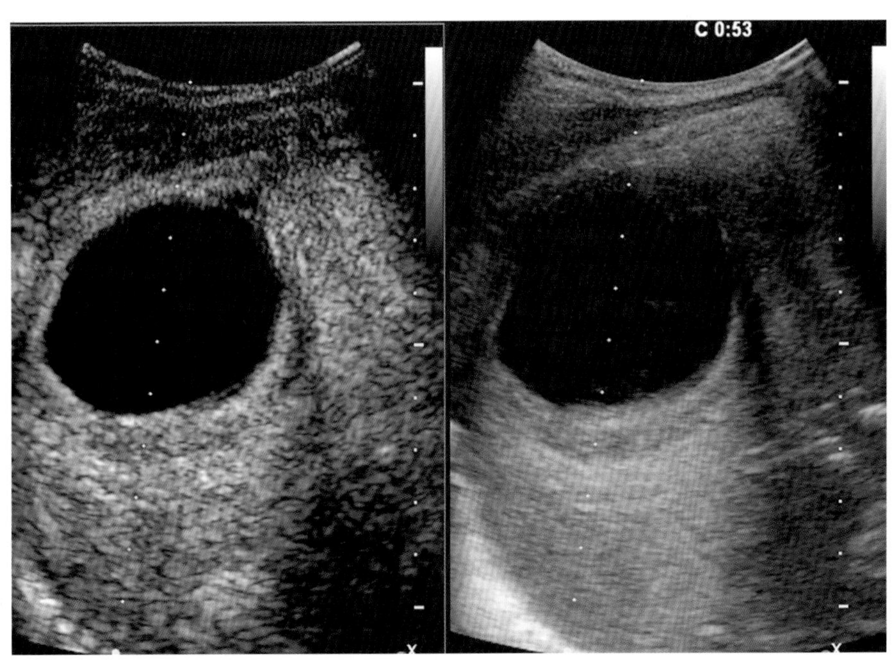

图 1-4-14 肝脓肿增强超声门脉期图像
右肝团块增强超声门脉期周边呈低增强，内见大片状不增强区

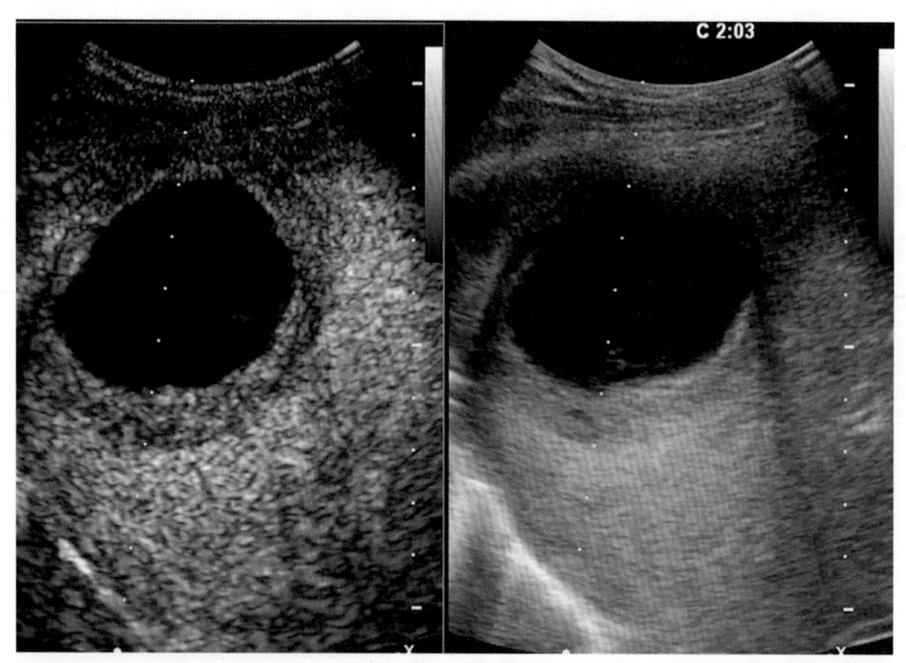

图 1-4-15　肝脓肿增强超声延迟期图像
右肝团块增强超声延迟期周边呈低增强，内见大片状不增强区

ER1-4-2　肝脓肿超声造影动态图
右肝团块增强超声动脉期周边呈高增强，内见大片状不增强区

二、肝棘球蚴病

肝棘球蚴病又称肝包虫病，分为泡型和囊型棘球蚴病。泡型肝棘球蚴病多为实性团块，内部回声杂乱，可合并钙化，团块中心可有无回声的液化坏死区；囊型肝棘球蚴病多表现为无回声团，囊壁增厚，可见分隔及"囊内囊"表现。增强超声肝泡球蚴动脉期病灶周边可见不规则高增强带，门脉期及延迟期呈低增强。

【病例一】

1. 病史概要　女性 72 岁，发现肝占位病变 12d。

2. 常规超声图像　肝右叶内可见大小约 13.8cm×7.9cm 无回声区，类圆形，可见高回声壁，内透声尚可（图 1-4-16），呈双层改变（图 1-4-17）。

3. 超声造影图像　肝右叶无回声病灶动脉期（图 1-4-18）、门脉期（图 1-4-19）及延迟期（图 1-4-20）均未见明显增强（ER1-4-3）。

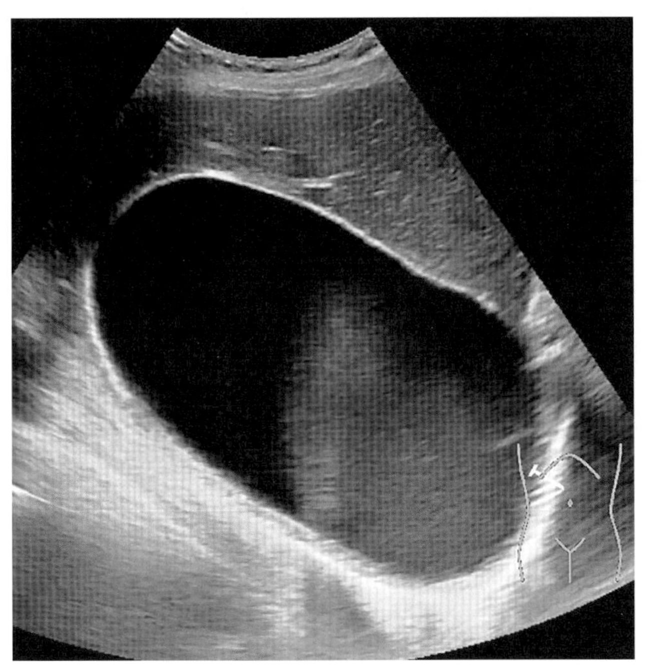

图 1-4-16　肝棘球蚴病单囊型常规超声声像图
肝右叶内可见大小约 13.8cm × 7.9cm 无回声区，类圆形，可见高回声壁，内透声尚可

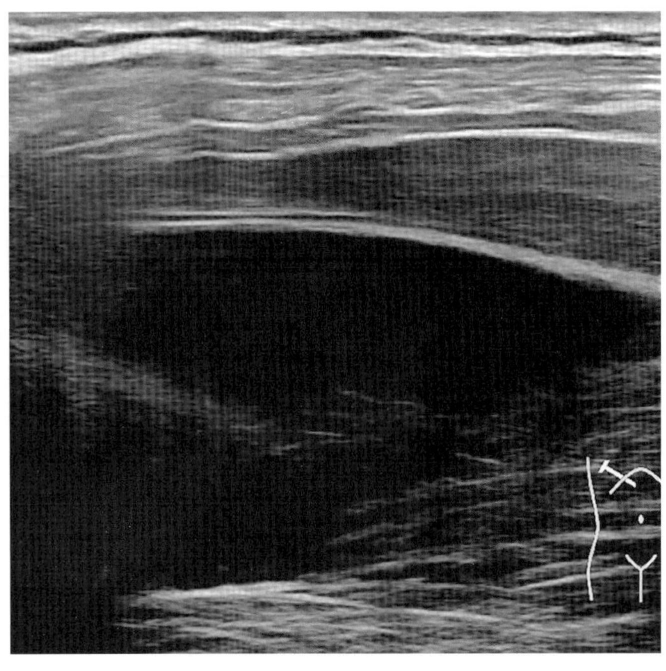

图 1-4-17　肝棘球蚴病单囊型常规超声声像图
高频超声显示病灶囊壁呈双层改变

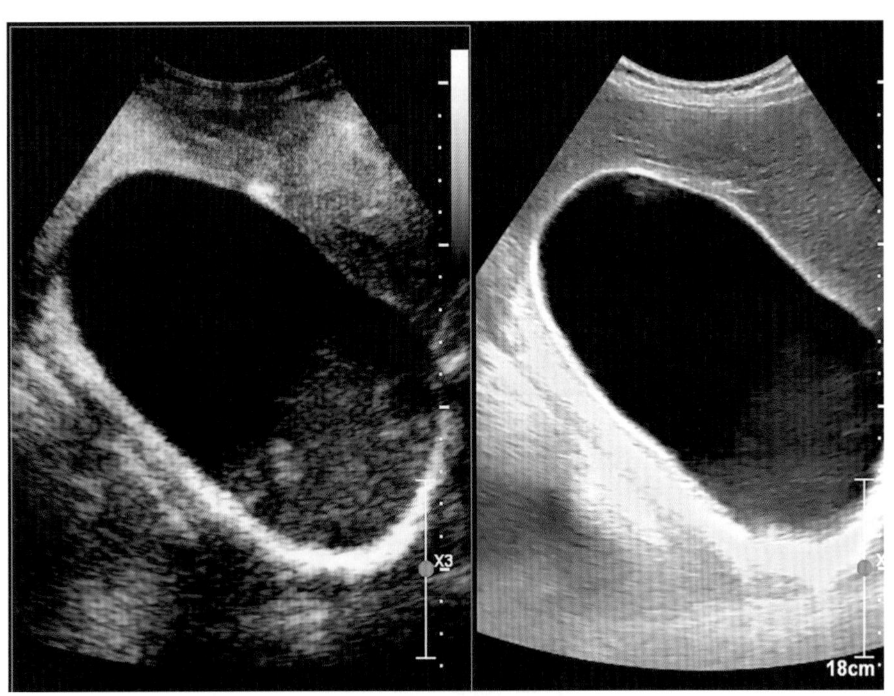

图 1-4-18　肝棘球蚴病单囊型增强超声动脉期图像
病灶增强超声动脉期未见明显增强

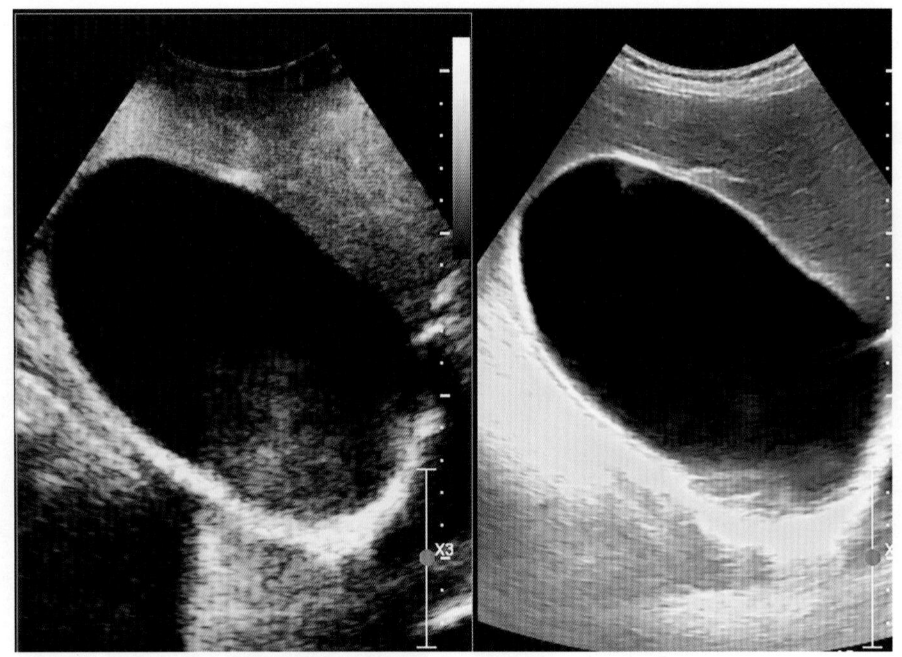

图 1-4-19　肝棘球蚴病单囊型超声门脉期图像
病灶增强超声门脉期未见明显增强

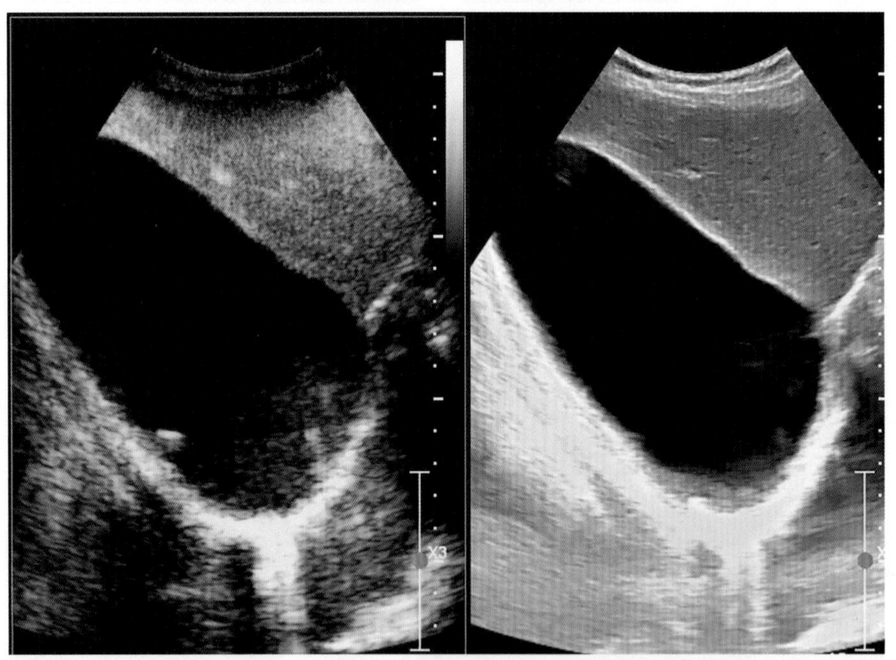

图 1-4-20　肝棘球蚴病单囊型超声延迟期图像
病灶增强超声延迟期未见明显增强

ER1-4-3　肝棘球蚴病单囊型超声造影动态图
肝右叶无回声病灶动脉期及门脉期均未见明显增强

4. 超声造影诊断要点

（1）病灶造影时边界清楚。

（2）病灶造影三期均无明显增强。

5. 病灶磁共振　肝右叶内可见一巨大类圆形长 T_1 信号（图 1-4-21）、长 T_2 信号（图 1-4-22）占位，抑脂序列上呈高信号（图 1-4-23），病灶信号均匀，边界清楚，邻近肝实质受压，增强扫描三期均未见强化（图 1-4-24、图 1-4-25）。诊断：肝右叶巨大囊性占位，考虑囊性棘球蚴病较单纯囊肿可能性大。

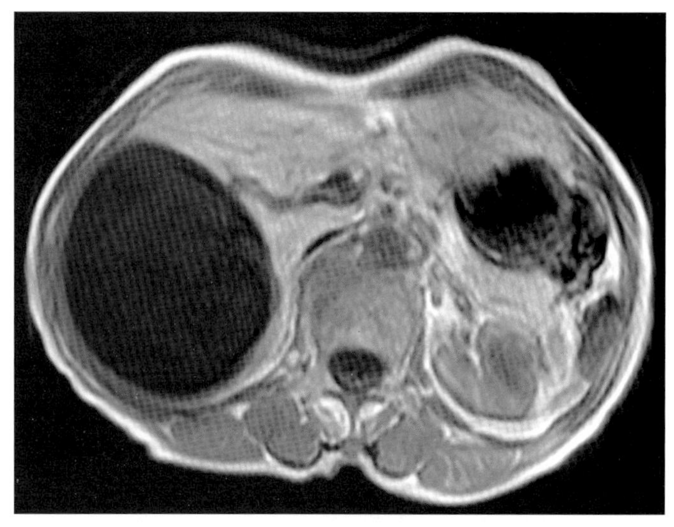

图 1-4-21　肝棘球蚴病单囊型磁共振图像
病灶 T_1 序列上呈低信号

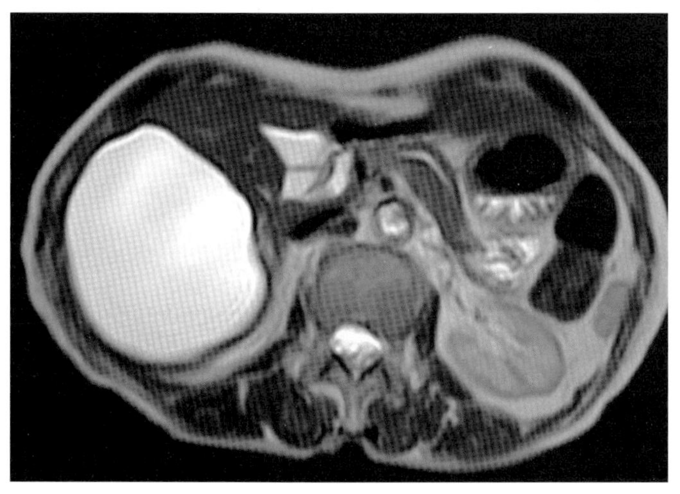

图 1-4-22　肝棘球蚴病单囊型磁共振图像
病灶 T_2 序列上呈高信号

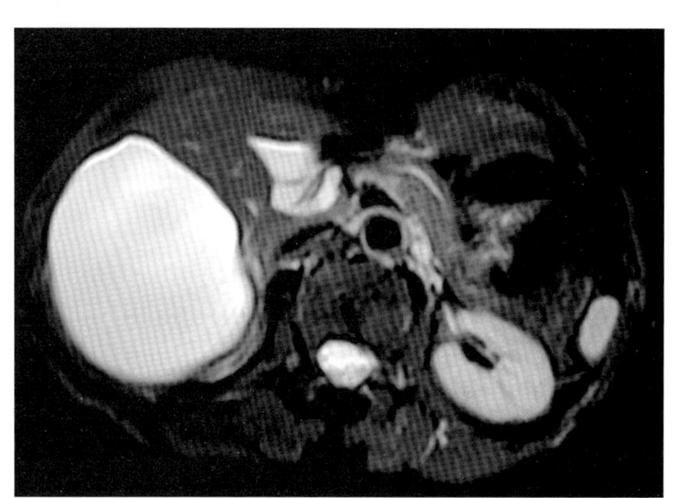

图 1-4-23　肝棘球蚴病单囊型磁共振图像
病灶抑脂序列上呈高信号

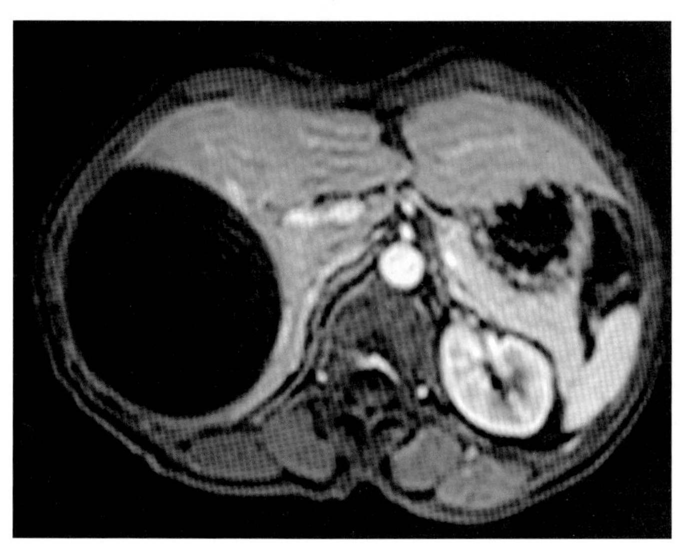

图 1-4-24　肝棘球蚴病单囊型增强磁共振动脉期图像
病灶增强扫描动脉期未见强化

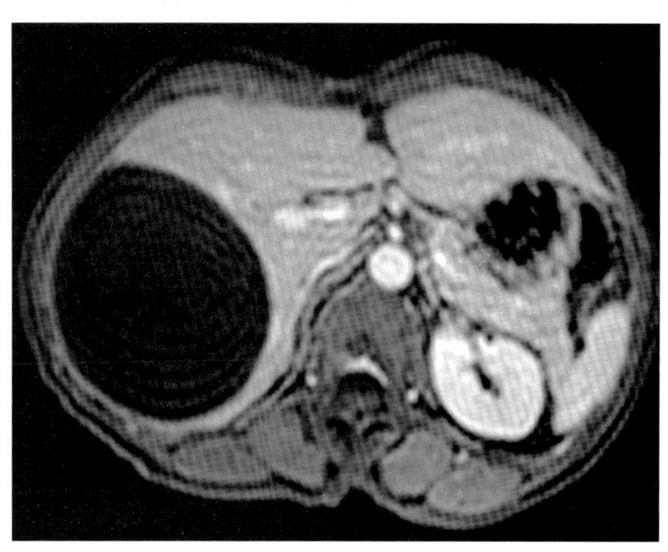

图 1-4-25　肝棘球蚴病单囊型增强磁共振延迟期图像
病灶增强扫描延迟期未见强化

6. 鉴别诊断 单纯性囊肿与肝棘球蚴病单囊型造影三期均呈无明显增强，最重要的鉴别点是双层壁结构。此外还要结合患者流行病史、临床表现等以及实验室检查结果进行综合判断。

【病例二】

1. 病史概要 女性，36岁，体检发现肝占位一周。无肝炎病史。肿瘤标志物（-）。

2. 常规超声图像 肝右叶混合回声病灶，形态规则，边界清（图1-4-26）；CDFI：病灶内未见明显血流信号（图1-4-27）。

3. 超声造影图像 超声造影动脉期病灶呈无增强（图1-4-28）；门脉期及延迟期病灶持续无增强（图1-4-29、图1-4-30，ER1-4-4）。

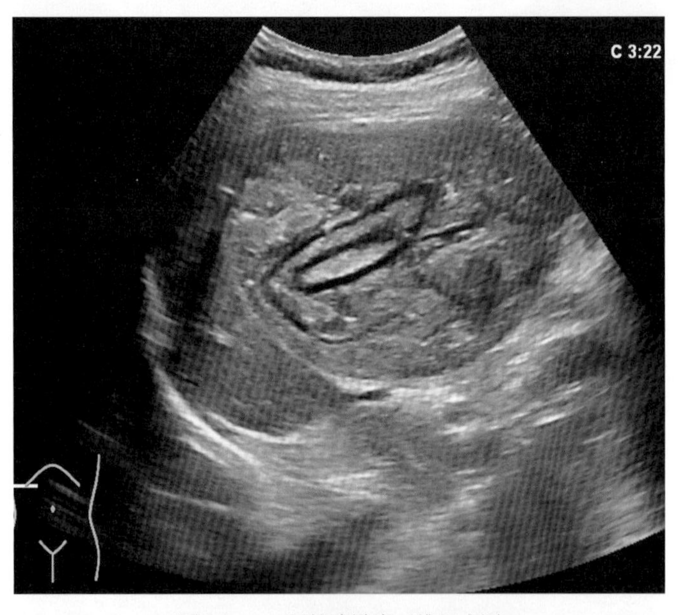

图1-4-26 肝棘球蚴病二维超声图
肝右叶混合回声病灶，形态规则，边界清楚

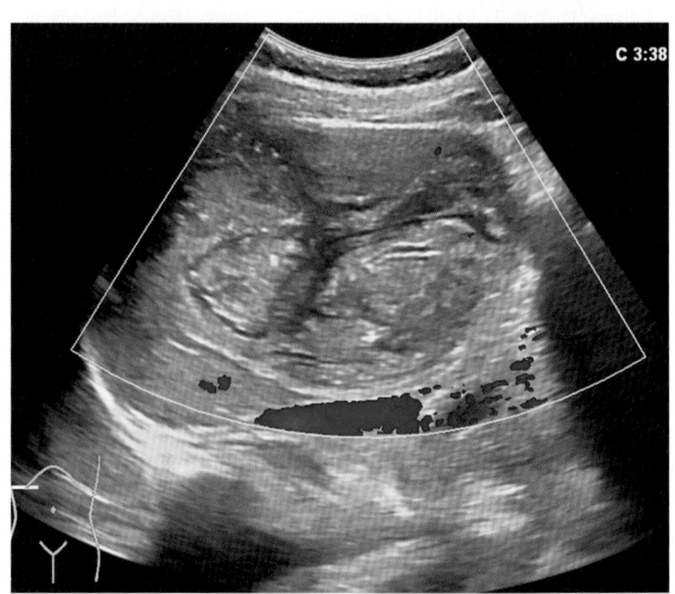

图1-4-27 肝棘球蚴病CDFI图
病灶内未见血流信号

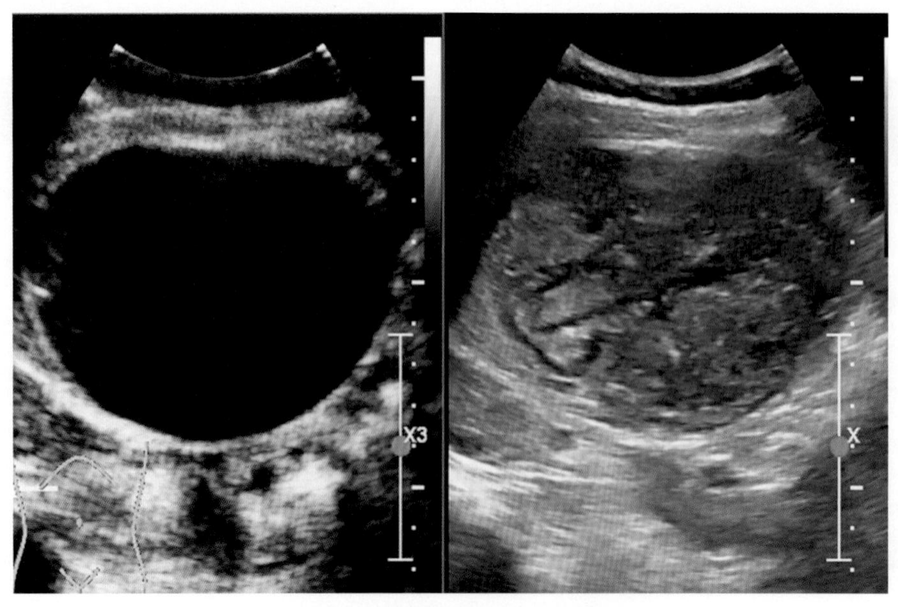

图1-4-28 肝棘球蚴病超声造影动脉期静态图
病灶内部未见造影剂填充，呈无增强

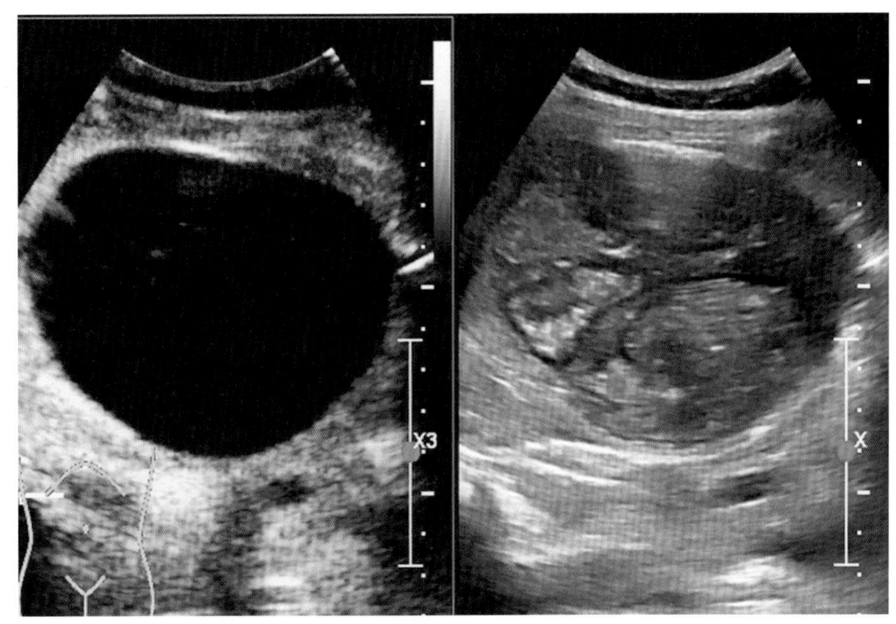

图 1-4-29　肝棘球蚴病超声造影门脉期静态图
病灶内部未见造影剂填充，呈无增强

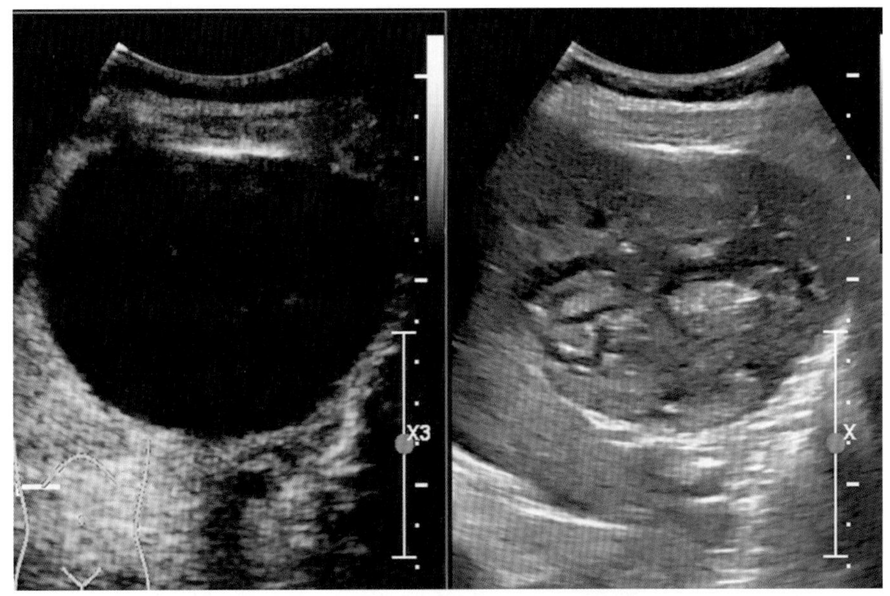

图 1-4-30　肝棘球蚴病超声造影延迟期静态图
病灶内部未见造影剂填充，呈无增强

ER1-4-4　肝棘球蚴病超声造影动态图
病灶于动脉期未见造影剂填充，呈无增强

4. 超声造影诊断要点 大多数病灶增强三期均呈无增强,但也有少部分病灶动脉期表现为周边厚薄不一、不规则环带状高增强。

5. 其他检查 腹部MR提示:肝右叶囊性占位,考虑肝棘球蚴病。

6. 鉴别诊断

非寄生虫性肝囊肿:发展缓慢,囊肿壁薄光滑且无强化,结合病史可鉴别。

肝脓肿:肝脓肿患者可有发热、腹痛等症状,超声造影显示部分无增强或分隔样增强,呈"蜂窝状"改变,具有鉴别意义。

【病例三】

1. 病史概要 女性36岁,体检发现右肝占位7d。患者右侧腹隐痛,无黄疸、腹胀等症状,无乙肝、丙肝等病史。血清肿瘤标志物AFP、CEA、CA125、CA19-9均正常。

2. 常规超声图像 肝脏实质回声均匀,肝右前叶下段查见大小约5cm×6cm的不均质回声团(图1-4-31),略向肝外突出,与肝脏呈同步运动,团块边界较清,形态规则,内部结构杂乱。

3. 超声造影图像 右肝团块在增强超声动脉期、门脉期及延迟期均未见强化(图1-4-32~图1-4-34,ER1-4-5)。

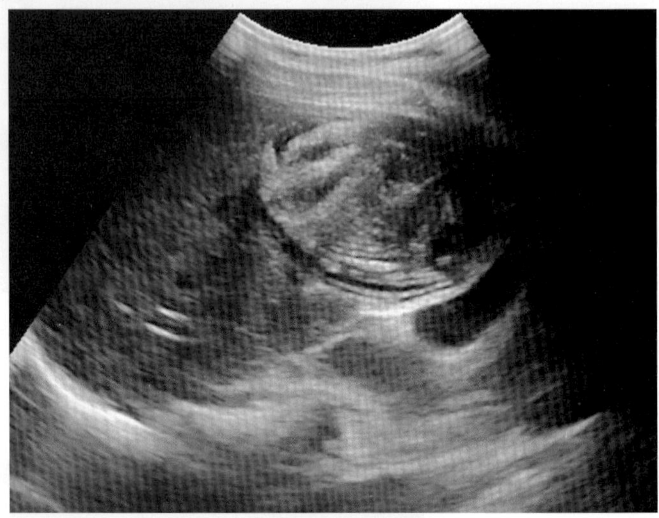

图1-4-31 肝棘球蚴病二维超声图像

肝右前叶下段查见大小约5cm×6cm的不均质回声团,略向肝外突出,边界较清楚,形态规则,内部结构杂乱

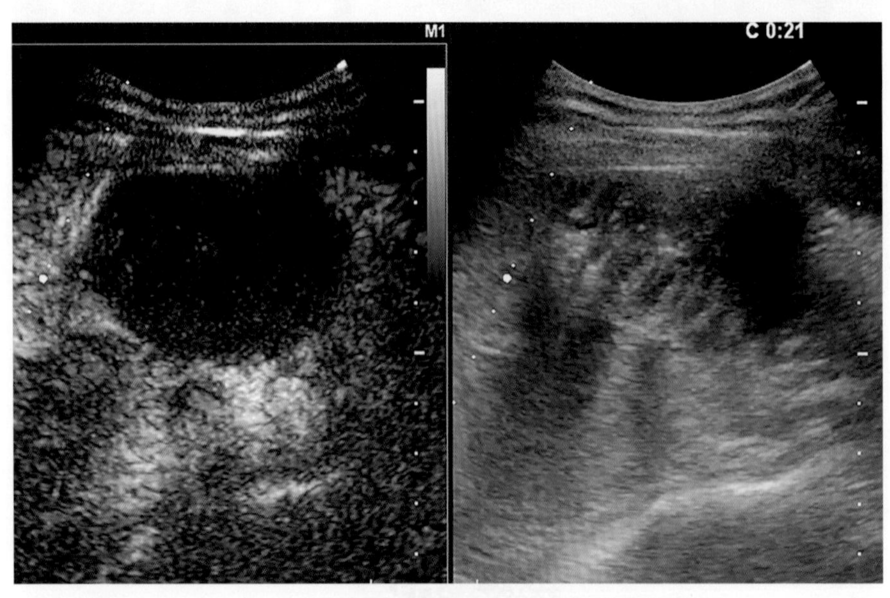

图1-4-32 肝棘球蚴病增强超声动脉期图像

团块增强超声动脉期无增强

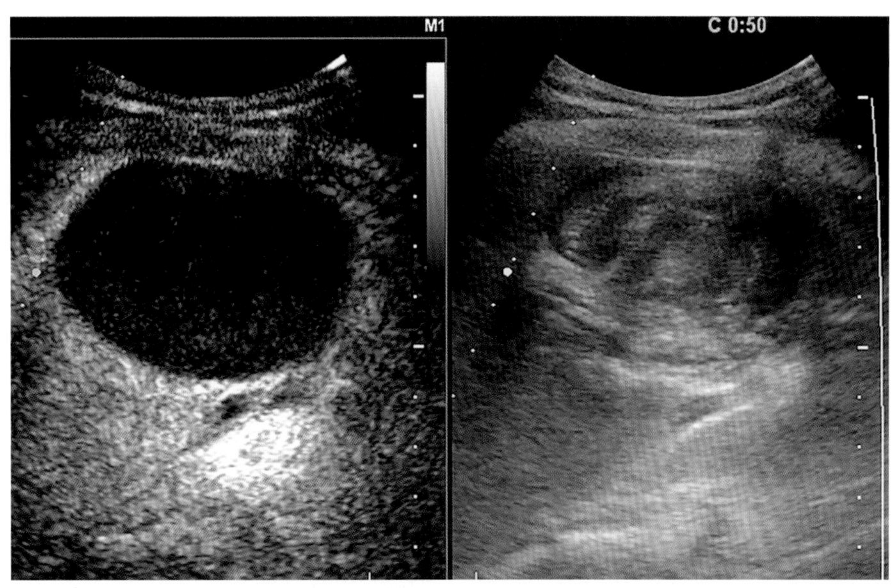

图 1-4-33　肝棘球蚴病增强超声门脉期图像
团块门脉期无增强

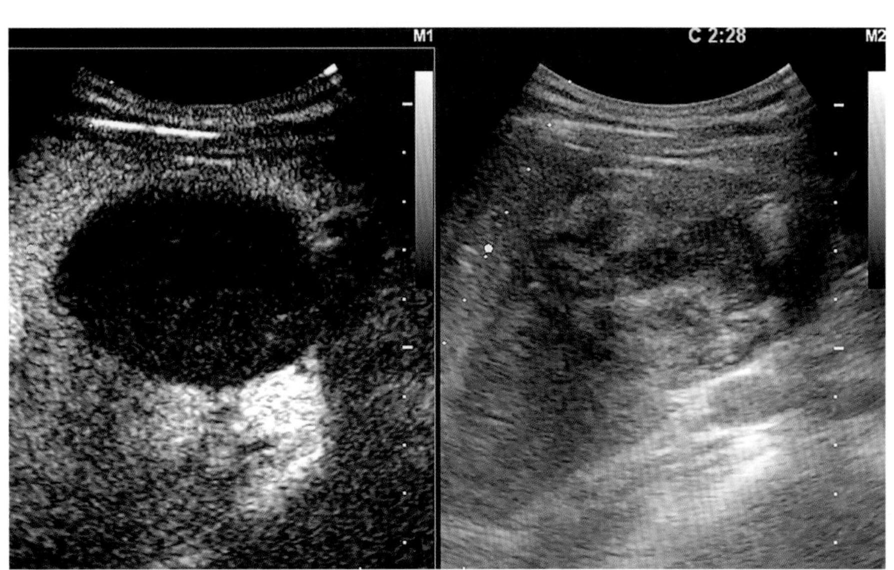

图 1-4-34　肝棘球蚴病增强超声延迟期图像
团块增强超声延迟期无增强

ER1-4-5　肝棘球蚴病超声造影动态图
右肝团块增强超声动脉期未见强化

4. **超声造影诊断要点**

（1）肝细粒棘球蚴病主要表现为囊性为主，内分隔不一，形成大小不等的子囊，坏死实变型则主要表现为回声杂乱，边界清楚，有时可见粗大钙化。

（2）病灶增强超声动脉期、门脉期及延迟期无强化。

5. **手术病理结果**　肝棘球蚴病（细粒棘球蚴）。

6. **鉴别诊断**　肝细粒棘球蚴病较易诊断，患者常有疫区生活史，但对于单纯囊肿型、实变型常规超声有时难以诊断，需要与以下疾病鉴别：单纯肝囊肿、肝细胞癌。主要鉴别点在于肝囊肿多为单层无回声团块，囊壁光滑，侧壁可见回声失落现象。肝细胞癌一般有肝脏基础疾病，增强超声动脉期呈部分或整体高增强，有时可见肝脏血管系统癌栓。必要时结合临床症状、肿瘤标志物等综合判断至关重要。

【病例四】

1. **病史概要**　男性 41 岁，因“巩膜黄染，下腹部及腰部疼痛 4 个月”就诊，CT 检查发现肝脏占位。患者无乙肝、丙肝等肝病。血常规：淋巴细胞绝对值 1.09×10^9/L，单核细胞绝对值 0.61×10^9/L。棘球蚴 IgG 阳性；血清肿瘤标志物 AFP、CEA、CA125、CA19-9 均正常。

2. **常规超声图像**　肝脏形态失常，实质回声均匀，右肝查见大小约 11.5cm × 10.0cm 的混合回声团块（图 1-4-35），团块以液性成分为主，周边可见少许实性回声，边界不清楚，形态不规则，内可见多数斑片状强回声，团块紧贴肝右静脉及门静脉，与下腔静脉界限不清，内未见明显血流信号。

3. **超声造影图像**　右肝团块增强超声动脉期、门脉期及延迟期均未见增强（图 1-4-36~图 1-4-38，ER1-4-6）。

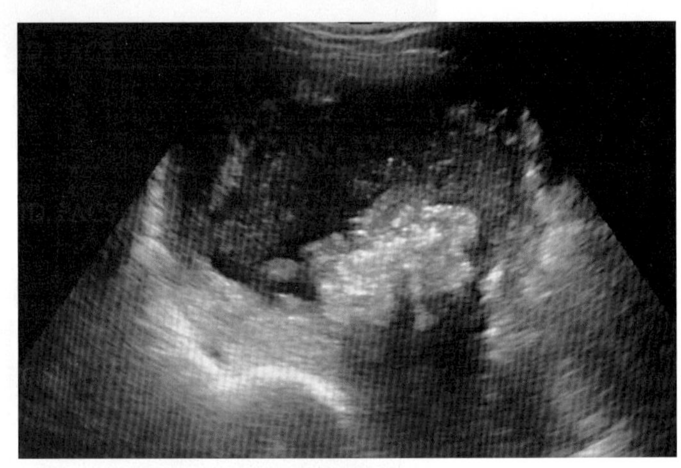

图 1-4-35　肝棘球蚴病二维超声图像

右肝查见大小约 11.5cm × 10.0cm 的混合回声团块，以液性成分为主，周边可见少许实性回声，边界不清楚，形态不规则，内可见多数斑片状强回声

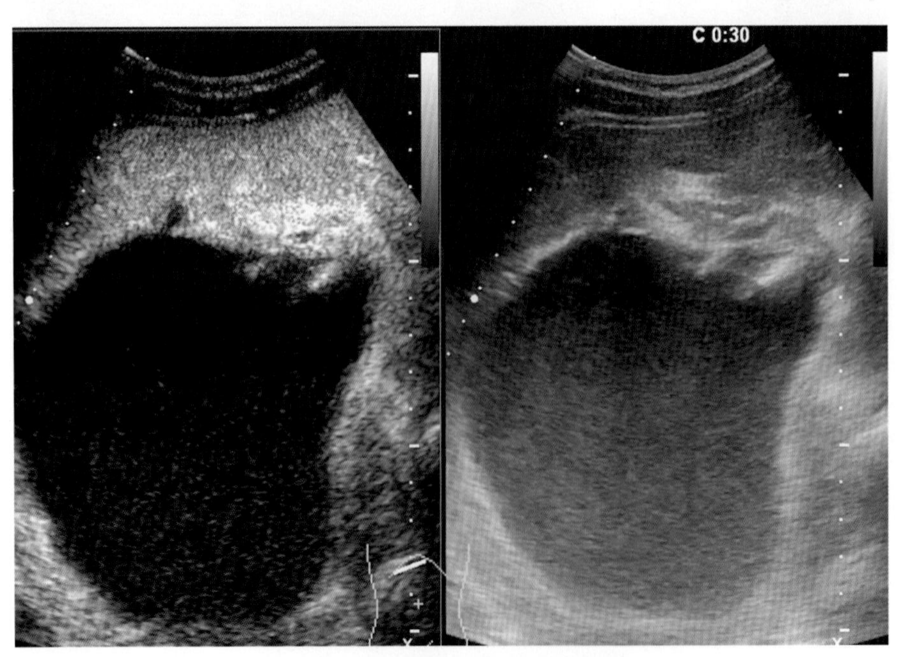

图 1-4-36　肝棘球蚴病增强超声动脉期图像

团块增强超声动脉期无增强

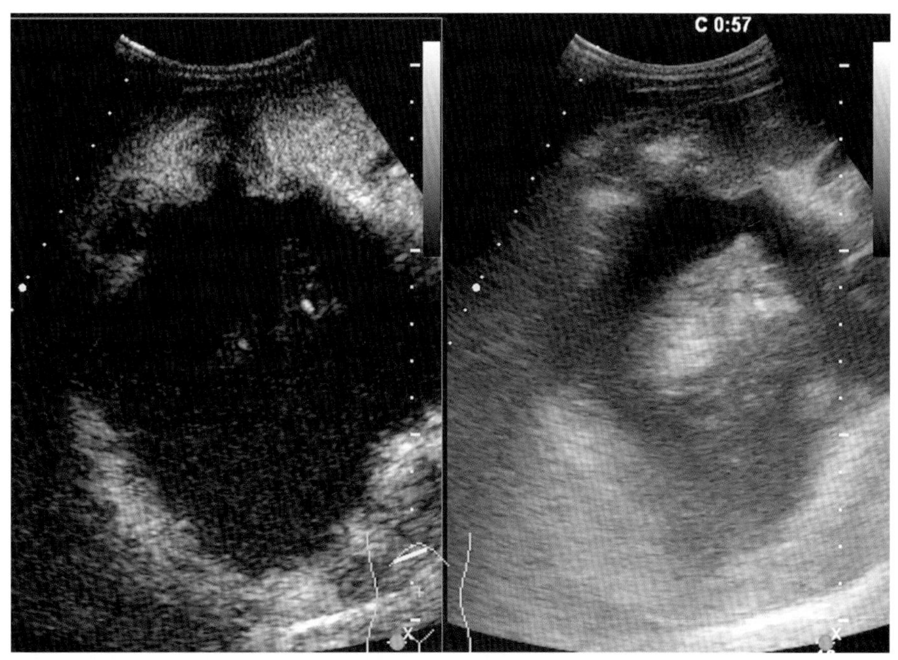

图 1-4-37 肝棘球蚴病增强超声门脉期图像
团块门脉期无增强

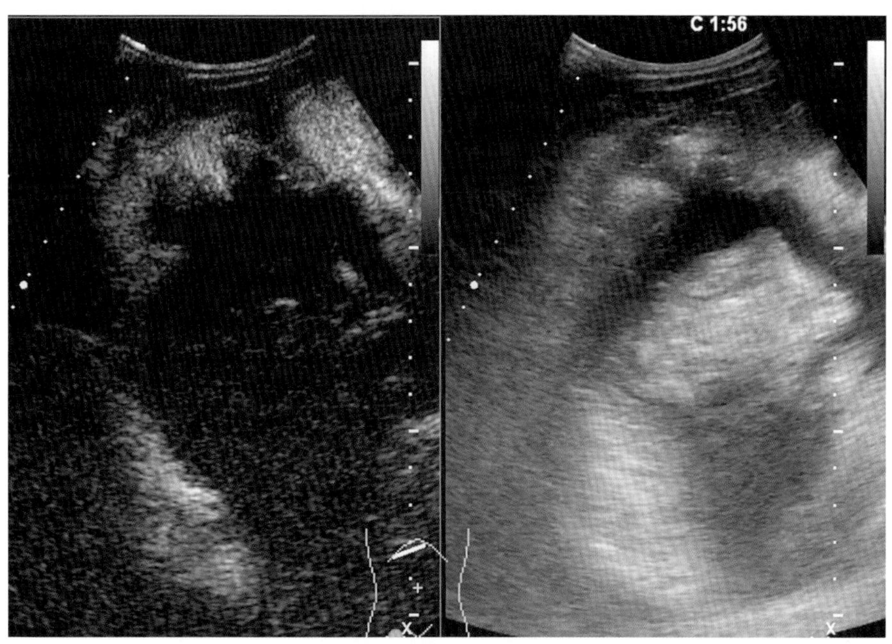

图 1-4-38 肝棘球蚴病增强超声延迟期图像
团块增强超声延迟期无增强

ER1-4-6 肝棘球蚴病超声造影动态图
右肝团块增强超声动脉期未见强化

4. 超声造影诊断要点

（1）肝泡状棘球蚴病回声不均匀、较杂乱、边界不清楚，形态不规则，内部常有不规则的液化坏死区。

（2）病灶内常伴多数粗大钙化。

（3）病灶增强超声各期无强化。

5. 手术病理诊断 棘球蚴病（泡状棘球蚴病）。

【病例五】

1. 病史概要 男性 48 岁，因“活动后疲乏、头晕 5 个月余，加重伴腹痛 11d”就诊，超声检查发现肝脏占位。患者无乙肝、丙肝等肝病，血清肿瘤标志物 AFP、CEA、CA-125、CA19-9 均正常。

2. 常规超声图像 肝脏实质回声欠均匀，肝左外叶查见大小分别约 2.9cm × 3.2cm 和 2.4cm × 2.4cm 的弱回声团，内部回声不均匀（图 1-4-39），两者紧邻，边界不清，形态较规则，内可见点线状血流信号（图 1-4-40）。

3. 超声造影图像 左肝团块在增强超声动脉期呈不均匀高增强，以周边为主（图 1-4-41），门脉早期开始廓清（图 1-4-42），延迟期呈低增强（图 1-4-43）（ER1-4-7）。

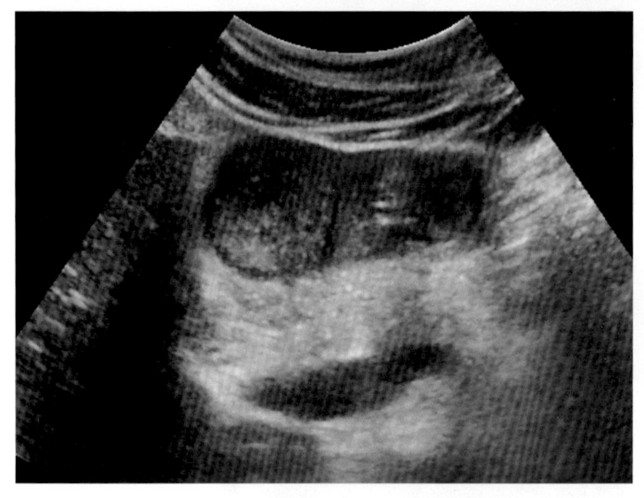

图 1-4-39 肝棘球蚴病二维超声图像

肝左外叶查见大小分别约 2.9cm × 3.2cm 和 2.4cm × 2.4cm 的弱回声团，内部回声不均匀，两者紧邻，边界不清，形态较规则

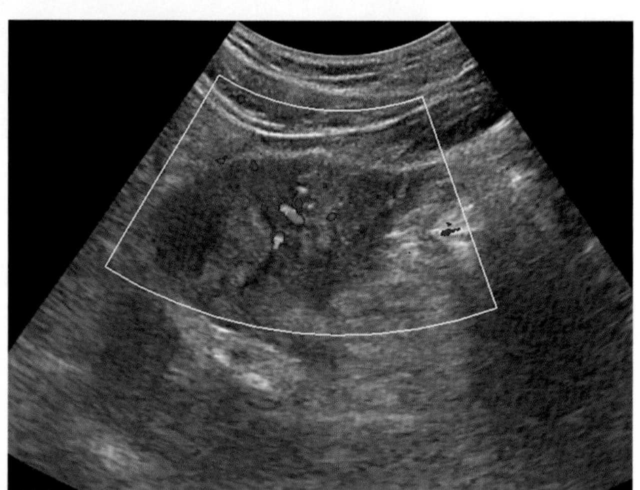

图 1-4-40 肝棘球蚴病 CDFI 图像

团块内可见线状血流信号

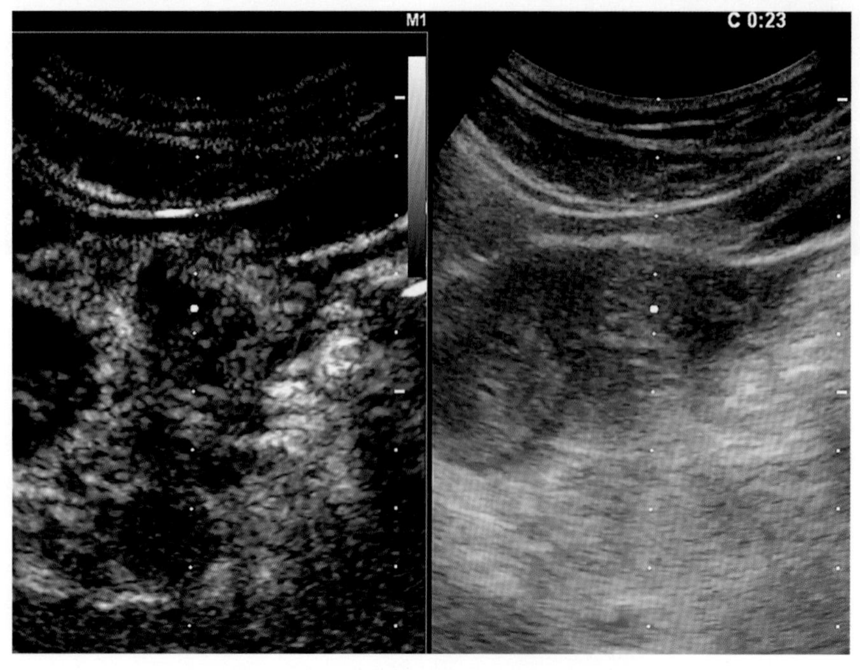

图 1-4-41 肝棘球蚴病增强超声动脉期图像

肝左外叶团块增强超声动脉期呈不均匀高增强，以周边为主

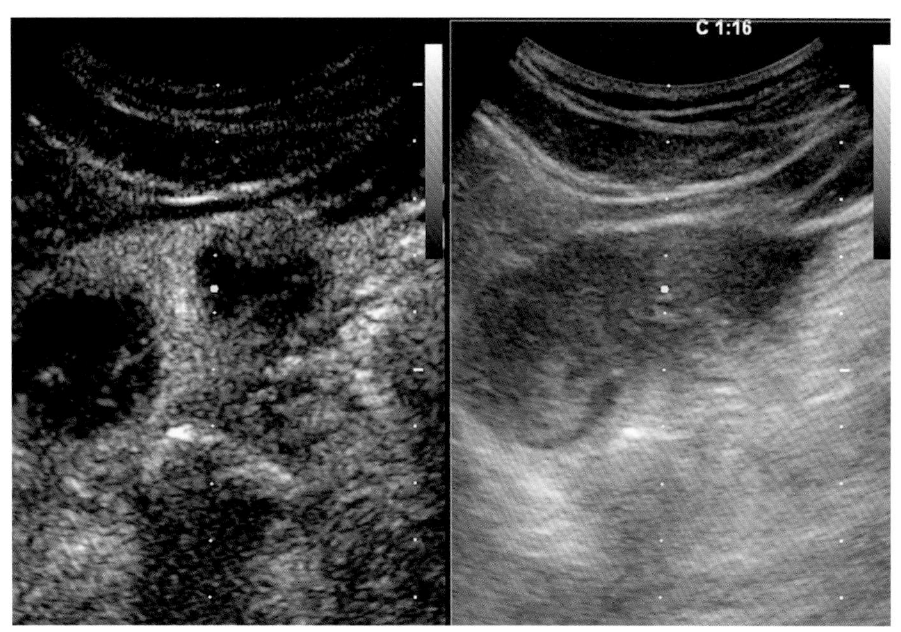

图 1-4-42　肝棘球蚴病增强超声门脉期图像
团块增强超声门脉早期开始廓清

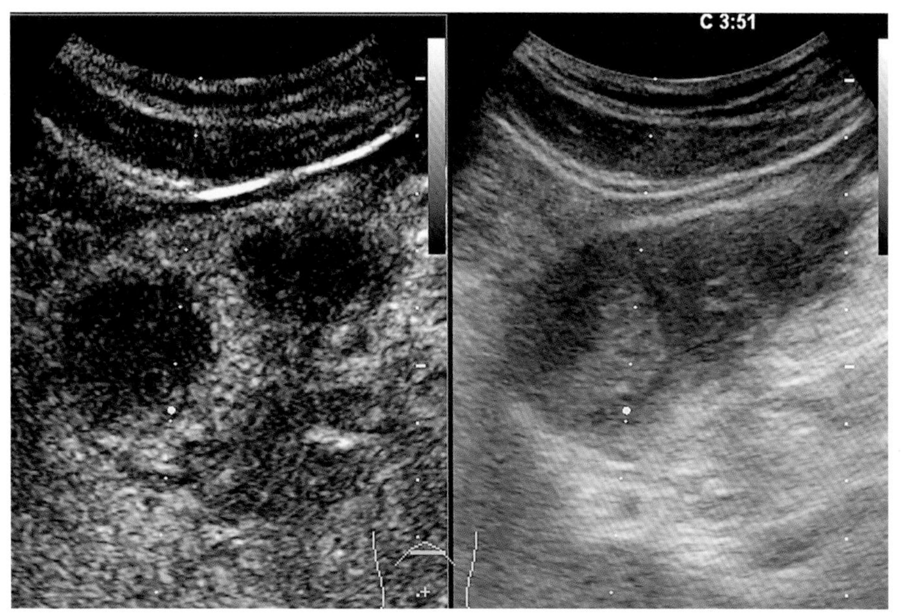

图 1-4-43　肝棘球蚴病增强超声延迟期图像
团块增强超声延迟期呈低增强

ER1-4-7　肝棘球蚴病超声造影动态图
肝左外叶团块增强超声动脉期呈不均匀高增强，以周边为主，门脉早期开始廓清

4. 超声造影诊断要点

（1）肝泡状棘球蚴病回声不均匀、较杂乱、边界不清楚，形态不规则，内部常有不规则的液化坏死区。

（2）病灶内常伴多数粗大钙化。

（3）病灶增强超声各期无强化，有时病灶周边动脉期呈不规则的高增强带，内部无强化。

5. 手术病理结果　肝棘球蚴病（泡状棘球蚴）。

6. 鉴别诊断　肝泡状棘球蚴病较易诊断，患者常有疫区生活史。但对于部分增强超声表现不典型者，诊断较难，需要与以下疾病鉴别：肝细胞癌、肝内胆管细胞癌、肝脓肿。主要鉴别点在于肝细胞癌患者具有肝炎基础，内部一般无钙化，增强超声动脉期为整体或部分高增强，整体表现为“快进快出”。肝胆管细胞癌动脉期一般呈“枯枝状”或“网篮状”增强，团块周边可有肝内胆管扩张。另外需要与肝脓肿液化坏死期进行鉴别，前者患者一般具有急性感染病史，病灶回声没有肝泡状棘球蚴病杂乱，增强超声动脉期病灶周边肝实质呈高增强，门脉期及延迟期呈等增强。同时，有必要结合临床症状、肿瘤标志物、棘球蚴抗体等进行综合判断。

三、肝肺吸虫病

肝肺吸虫病是由摄入生的或未完全煮熟含肺吸虫囊蚴的淡水蟹或小龙虾引起的肝脏感染性疾病。二维超声多表现为肝包膜下弱回声团，边界不清，形态不规则，内可见小片状无回声区；增强超声动脉期病灶呈高增强，内可见数个相互通连的不增强区，典型者呈“隧道样”，门脉早期开始廓清，延迟期呈低增强。

【病例一】

1. 病史概要　女性 46 岁，体检发现肝脏占位 15d。无明显阳性症状及体征。患者有慢性乙肝病史。血常规无明显异常；血清肿瘤标志物 AFP、CEA、CA125、CA19-9 均正常。

2. 常规超声图像　肝脏实质回声均匀，右后叶下段包膜下查见大小约 2.7cm×1.2cm 的弱回声团（图 1-4-44），内部回声不均匀，边界不清楚，形态不规则，内未见明显血流信号（图 1-4-45）。

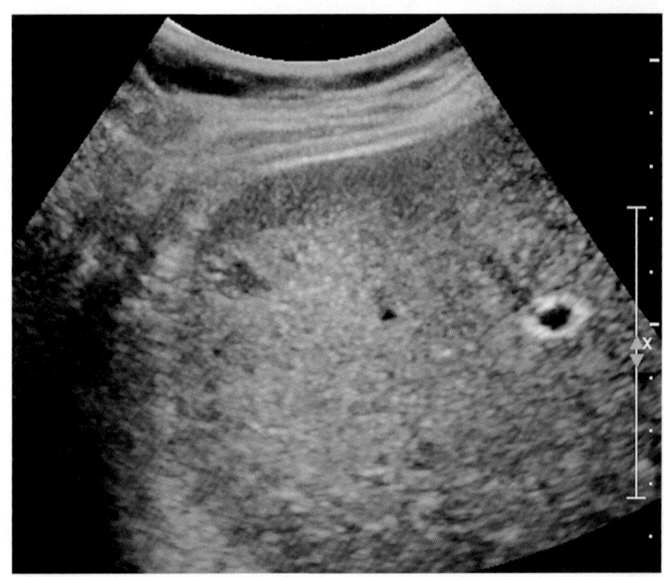

图 1-4-44　肝肺吸虫病二维超声图像
肝右后叶下段包膜下查见大小约 2.7cm×1.2cm 的弱回声团，内部回声不均匀，边界不清楚，形态不规则

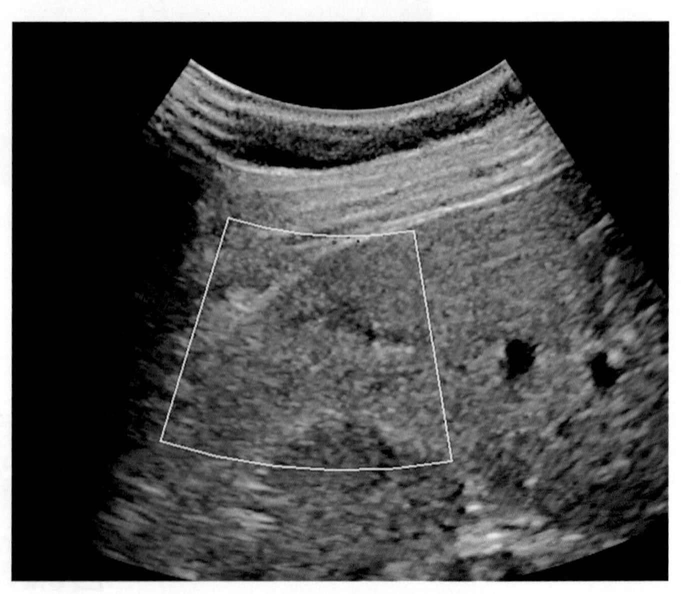

图 1-4-45　肝肺吸虫病 CDFI 图像
肝右后叶下段团块内未见明显血流信号

3. 超声造影图像　右肝团块在增强超声动脉期呈高增强，呈条状，内可见小片状不增强区（图 1-4-46），门脉早期开始廓清（图 1-4-47），延迟期呈低增强（图 1-4-48，ER1-4-8）。

4. 超声造影诊断要点

（1）肝肺吸虫病多见于肝脏包膜下，二维超声内部回声不均匀。

（2）病灶动脉期呈高增强，非团状，门脉早期开始廓清，内可见小片状无强化区。

5. 手术病理诊断　肉芽肿性炎症，可见嗜酸性脓肿及夏科－莱登晶体，考虑寄生虫感染，多为肺吸虫感染。

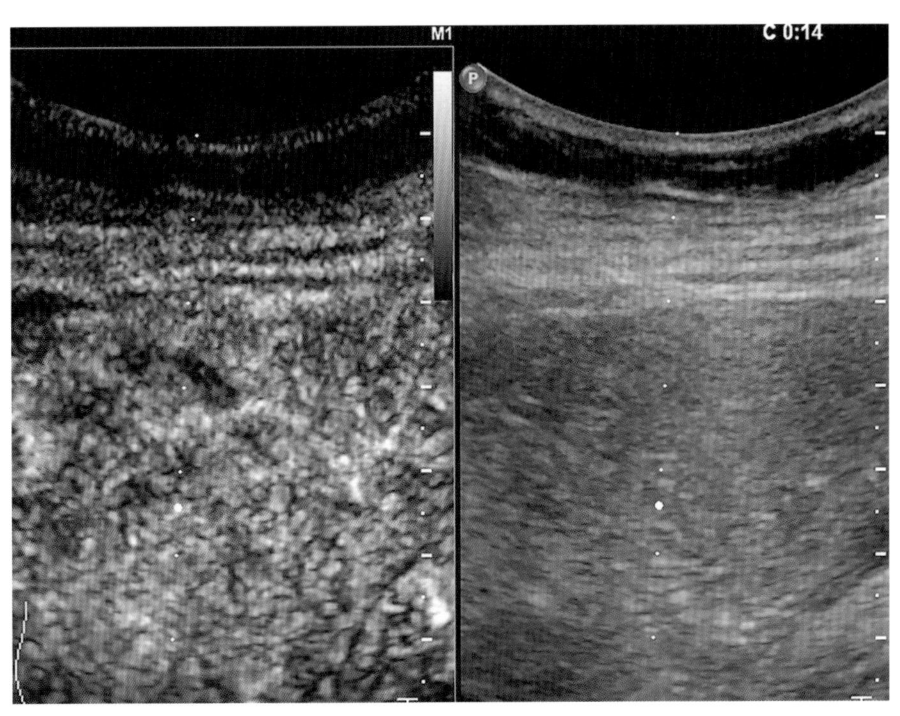

图 1-4-46　肝肺吸虫病增强超声动脉期图像
团块增强超声动脉期呈高增强，呈条状，内可见小片状不增强区

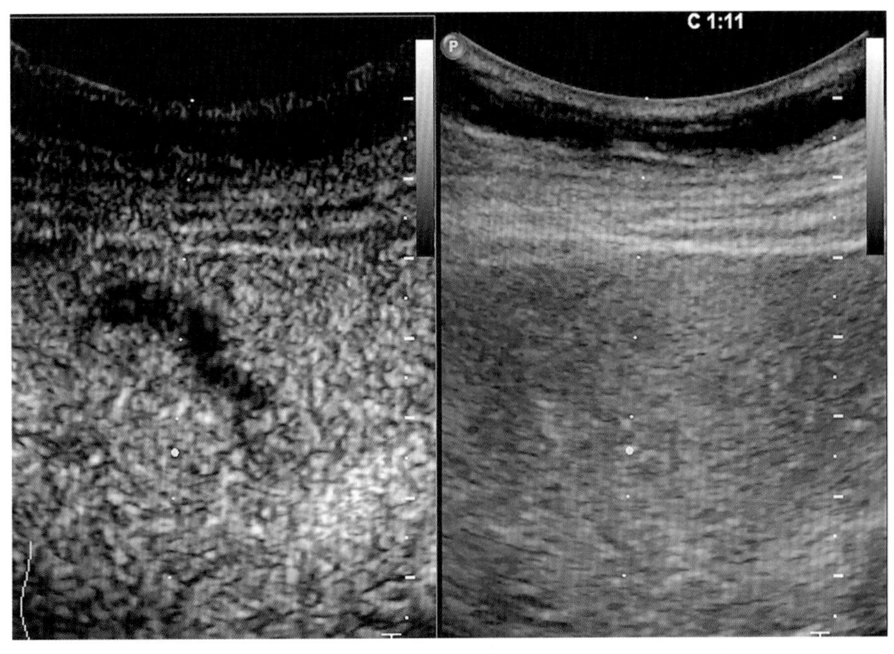

图 1-4-47　肝肺吸虫病增强超声门脉期图像
团块增强超声门脉早期开始廓清

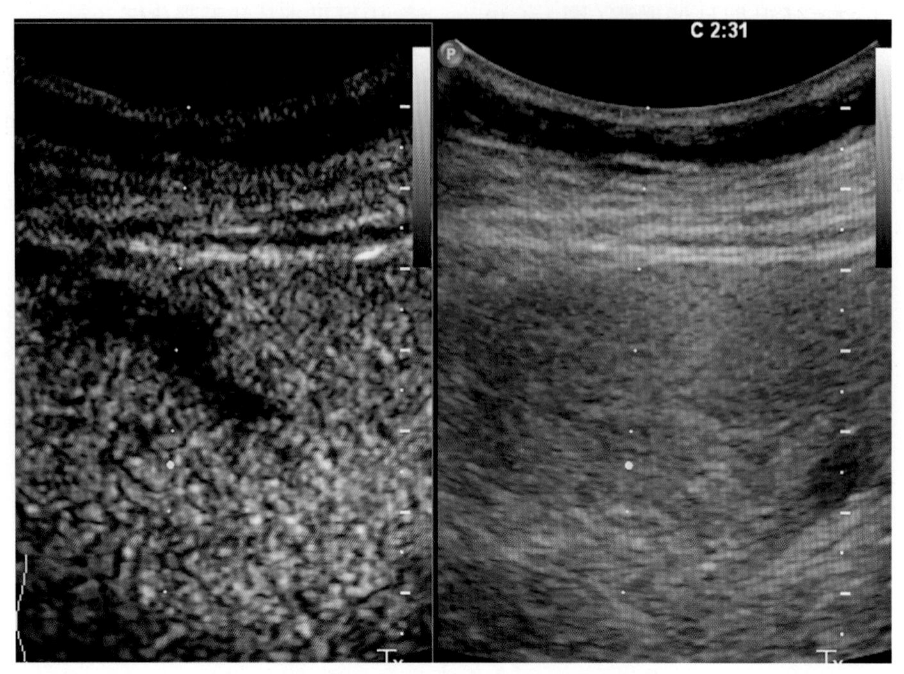

图 1-4-48 肝肺吸虫病增强超声延迟期图像
团块增强超声延迟期呈低增强

ER1-4-8 肝肺吸虫病超声造影动态图
肝右后叶下段包膜下增强超声动脉期呈高增强，内可见小片状不增强区，门脉早期开始廓清

【病例二】

1. 病史概要 男性 45 岁，因体检发现肝脏占位 1 周。患者平素体健，无乙肝、丙肝等病史。血常规：嗜酸性粒细胞百分率 2.0%，血清肿瘤标志物 AFP、CEA、CA125、CA19-9 均正常。

2. 常规超声图像 肝脏实质回声均匀，左外叶脏面包膜下查见大小约 6.3cm × 6.0cm 的弱回声团块（图 1-4-49），内可见数个小片状无回声区，边界不清楚，形态不规则，内未见明显血流信号，周边可见点状血流信号（图 1-4-50）。

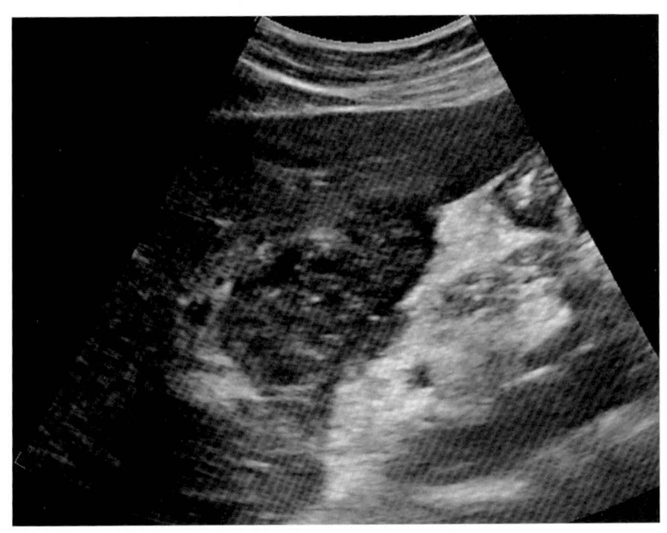

图 1-4-49 肝肺吸虫病二维超声图像
肝左外叶脏面包膜下查见大小约 6.3cm×6.0cm 的弱回声团块，内可见数个小片状无回声区，边界不清楚，形态不规则

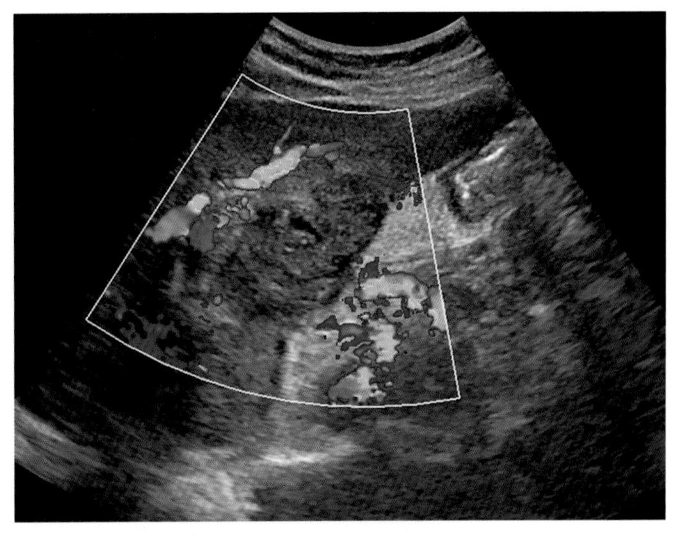

图 1-4-50 肝肺吸虫病 CDFI 图像
肝左外叶团块内未见明显血流信号，周边可见点状血流信号

3. 超声造影图像 肝左外叶团块在增强超声动脉期呈不均匀等 - 稍高增强（图 1-4-51），门脉期及延迟期呈不均匀低增强（图 1-4-52、图 1-4-53），团块内可见相互通连的"隧道样"不增强区（ER1-4-9）。

4. 超声造影诊断要点

（1）肝肺吸虫病多见于肝脏包膜下，二维超声内部回声不均匀，可见"隧道样"无回声区。

（2）病灶动脉期呈高增强，以周边为主，门脉早期开始廓清，内可见小片状无强化区。

（3）动态超声扫查可见病灶内无回声区相互通连。

5. 手术病理诊断 肉芽肿性炎伴嗜酸性脓肿形成，可见夏科 - 莱登晶体，多系寄生虫感染，肺吸虫病可能性大。

6. 鉴别诊断 肝肺吸虫病较难诊断，需要与以下疾病鉴别：肝细胞癌、肝内胆管细胞癌。主要鉴别点在于肝内胆管细胞癌动脉期一般呈"枯枝状"或"网篮状"增强，周边可有胆管扩张。肝细胞癌动脉期呈部分或整体高增强，廓清时间较晚，程度较低。另外，需要结合病史、临床症状、肿瘤标志物等进行综合判断。

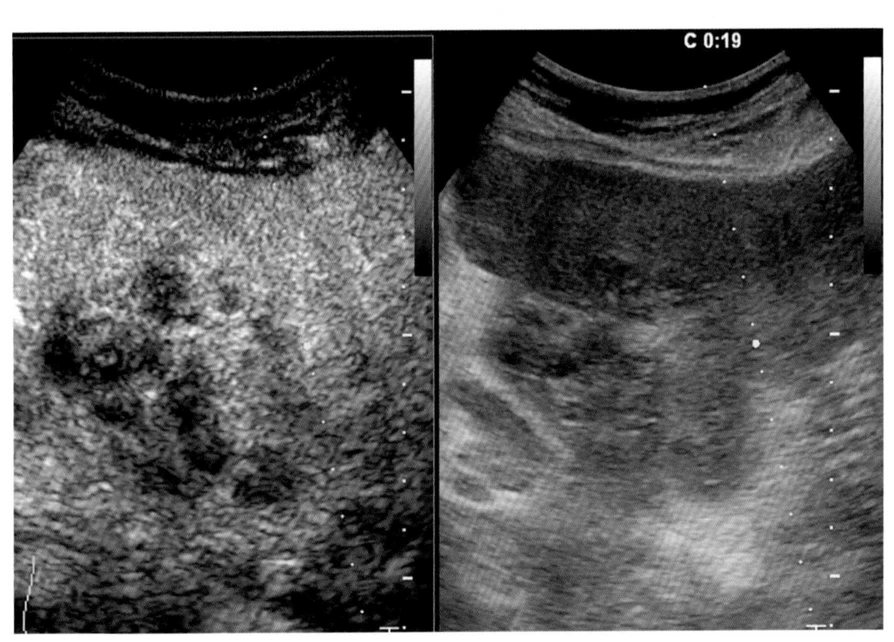

图 1-4-51 肝肺吸虫病增强超声动脉期图像
团块增强超声动脉期呈不均匀等 - 稍高增强

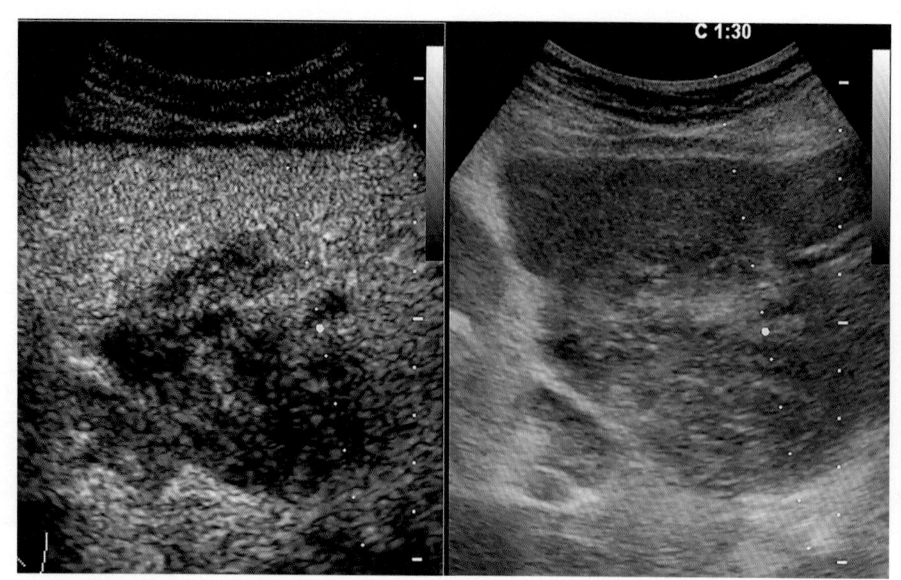

图 1-4-52 肝肺吸虫病增强超声门脉期图像
团块增强超声门脉期呈不均匀低增强，团块内可见相互通连的“隧道样”不增强区

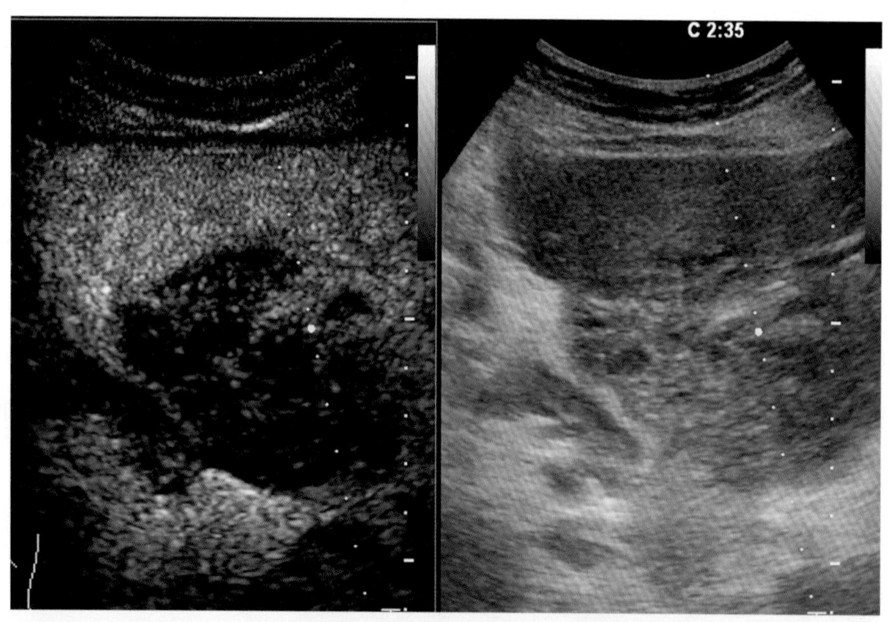

图 1-4-53 肝肺吸虫病增强超声延迟期图像
团块增强超声延迟期呈不均匀低增强

ER1-4-9 肝肺吸虫病超声造影动态图
肝左外叶团块动脉期呈不均匀等 - 稍高增强，门脉期呈不均匀低增强，团块内可见相互通连的“隧道样”不增强区

四、其他感染性疾病

肝结核病

肝结核不同阶段的病理改变，超声图像具有一定的特征。肝结核的超声图像表现可分为四型：弥漫型、肿块型、脓肿型、钙化型。肝结核超声造影动脉期呈环周或整体高增强，门脉期呈低增强或无增强。肝结核需与肝炎、肝癌、非结核性肝脓肿等相鉴别。

【病例一】

1. 病史概要　男，52岁，发现右肝占位一周余，无皮肤、巩膜黄染，无发热、呕血、黑便等症状，食欲差，近期体重下降约5kg。实验室检查：WBC 13.06×10^9/L，NEUT% 81%，CRP 44.81ng/L，AFP属于正常范围。

2. 常规超声图像　肝脏回声正常，肝右叶近表面见椭圆形低回声结节，大小约3.03cm×2.81cm×3.65cm，形态规则，边界欠清，内部欠均匀（图1-4-54）；CDFI结节周边可见少量血流信号（图1-4-55）。

3. 超声造影图像　增强超声动脉期病变开始环周增强（图1-4-56）；门脉期呈环周厚壁高增强伴中心持续不增强（图1-4-57，ER1-4-10）。

4. 超声造影诊断要点　病灶增强时相为快进型，病灶增强模式为环周厚壁高增强伴中心持续不增强型，病灶增强顺序为环周增强，病灶环周动脉早期增强，增强程度通常高于周围肝脏。

5. 其他检查

增强CT与增强MRI：诊断均符合肝右叶被膜下占位表现。

增强CT：肝右叶被膜下低密度肿块影，大小约3.1cm×2.0cm，边缘呈轻度强化。增强MRI：肝右叶外侧见一长T_1长T_2信号结节，弥散加权成像（DWI）边缘高信号，增强可见边缘强化，内局部可见分隔强化，边界尚清。

右肝肿物切除病理结合分子病理结果：结核聚合酶链反应（+），符合结核病。

6. 鉴别诊断　肝结核的鉴别诊断较为困难，尤其对于中心伴干酪样坏死的肝结核与肝脓肿、转移性肝癌等的超声常规鉴别较为困难。注射超声造影剂后肝结核超声造影动脉期呈环周或整体高增强，门脉期呈低增强或无增强表现，增强程度高于周围肝实质，肝脓肿超声造影后呈环周欠规则高增强，增强程度与周围肝实质相当或稍高。此外还要结合患者症状、体征等表现以及实验室检查结果进行综合判断。

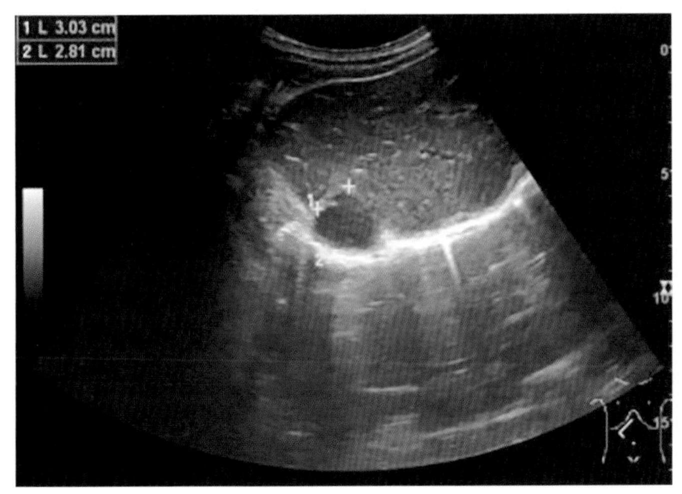

图1-4-54　肝结核病二维超声声像图
二维超声示肝右叶近表面见椭圆形低回声结节，大小约3.03cm×2.81cm×3.65cm，形态规则，边界欠清，内部欠均匀（测量区域）

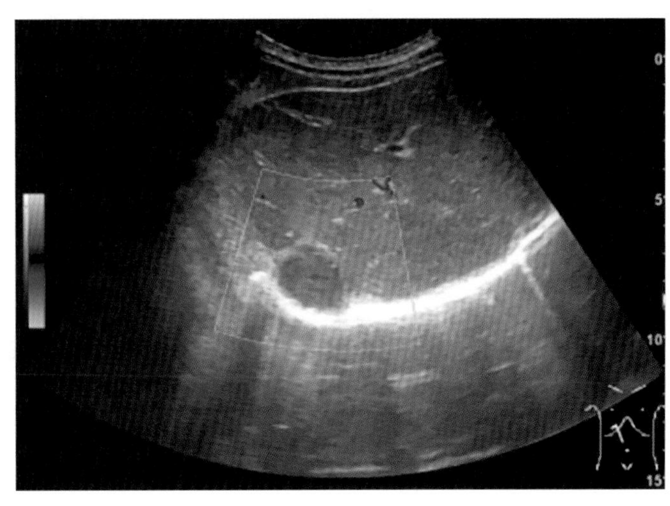

图1-4-55　肝结核病彩色多普勒血流图
CDFI结节周边可见少量血流信号

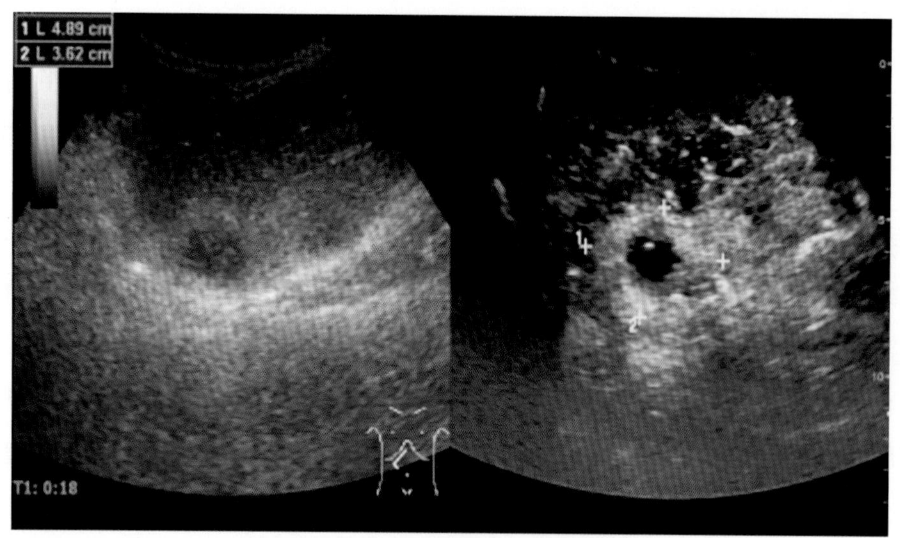

图 1-4-56　肝结核病增强超声动脉期图像
造影 18s 病变开始呈环周增强显示（测量区域）

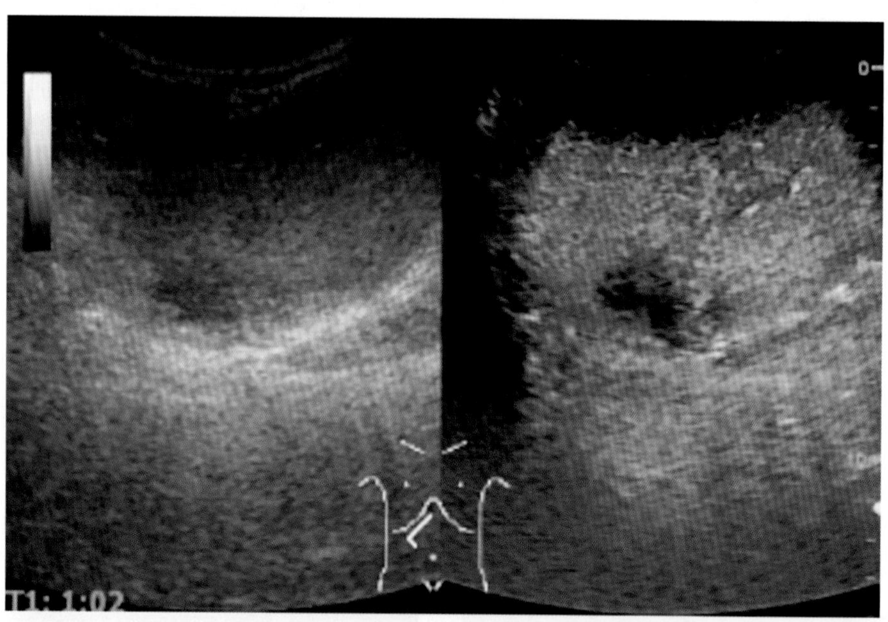

图 1-4-57　肝结核病增强超声门脉期图像
门脉期呈环周厚壁高增强伴中心持续不增强

ER1-4-10　肝结核病超声造影动态图
肝右叶近表面实性结节超声造影病变约 18s 开始出现增强，呈环周开始增强，约 22s 时结节增强达到高峰，呈环周厚壁高增强伴中心持续不增强显示；约 62s 时造影剂消退，呈环周欠均低增强伴中心持续不增强

【病例二】

1. 病史概要 女性，54岁，发现乙肝、肝硬化6年，近期检查发现肝脏占位，AFP：26ng/ml，4个月前患肺结核。

2. 常规超声图像 右肝前叶下段包膜下可见范围约21mm×15mm的稍低回声，边界不清（图1-4-58），CDFI：病灶内部未见明显血流信号（图1-4-59）。

3. 超声造影图像 右肝不均质低回声病灶超声造影动脉期病灶呈浅淡增强，边界不清，随后病灶部分出现快速廓清（20s）（图1-4-60）。门脉期（1min2s）病灶呈轻度低增强（图1-4-61），门脉期（1min57s）病灶廓清程度进一步减低。延迟期（3min23s）病灶表现为低增强，边界不清晰（图1-4-62），延迟期（5min35s）病灶呈较明显低增强（ER1-4-11）。

4. 超声造影诊断要点

（1）动脉期呈高增强（均匀或不均匀）。

（2）门脉期及延迟期呈低增强。

5. 手术病理结果 （肝脏）慢性肉芽肿性炎伴大片状坏死，符合结核，周围肝脏组显结节性肝硬化改变伴中度脂肪变性及小胆管增生。

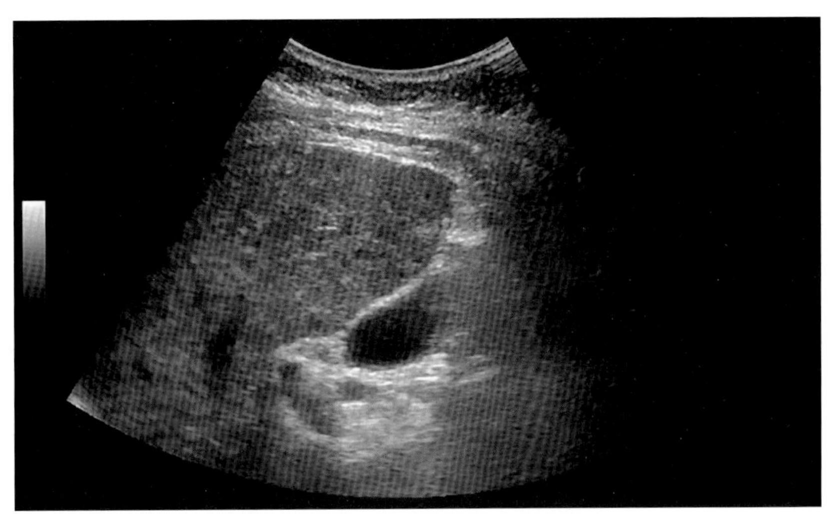

图1-4-58 肝结核病二维超声声像图
右肝前叶下段包膜下稍低回声，边界不清

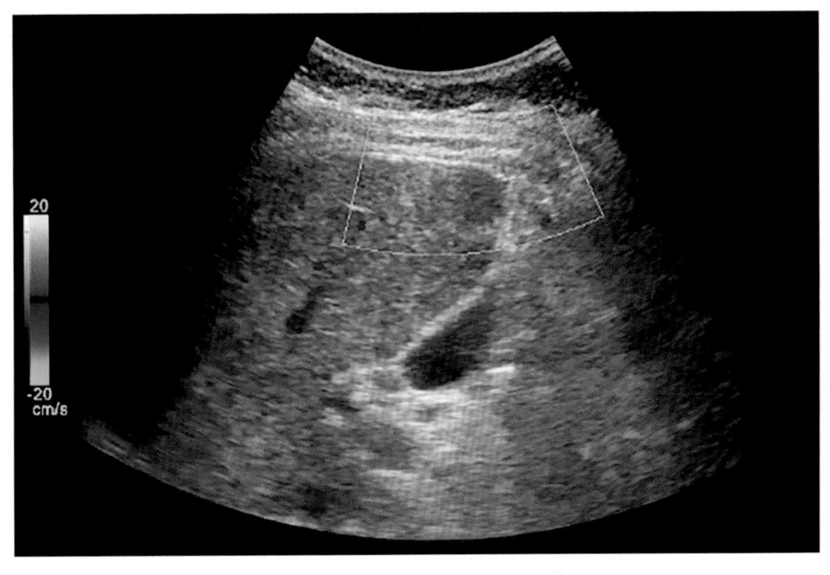

图1-4-59 肝结核病CDFI图像
病灶内部未见明显血流信号

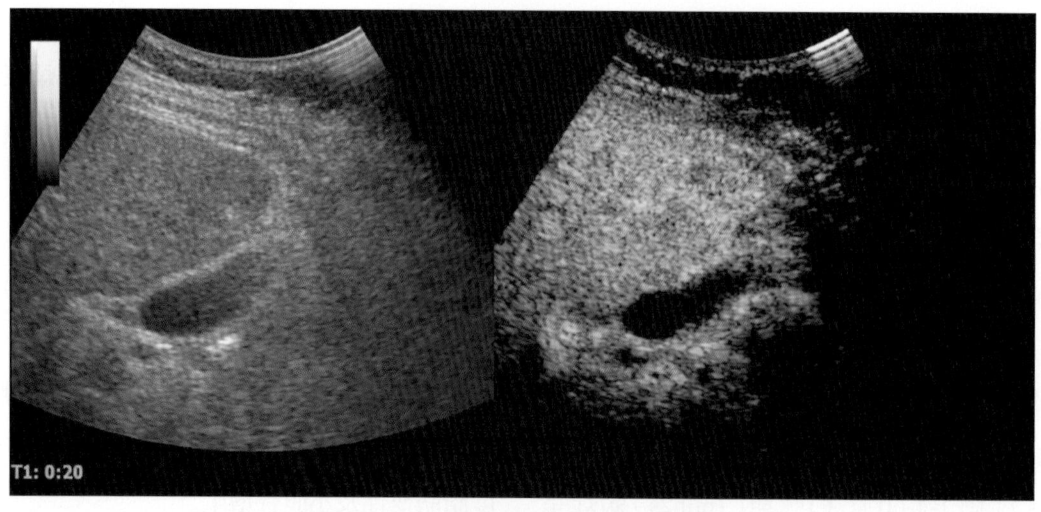

图 1-4-60　肝结核病增强超声动脉期图像
病灶部分出现快速廓清（20s）

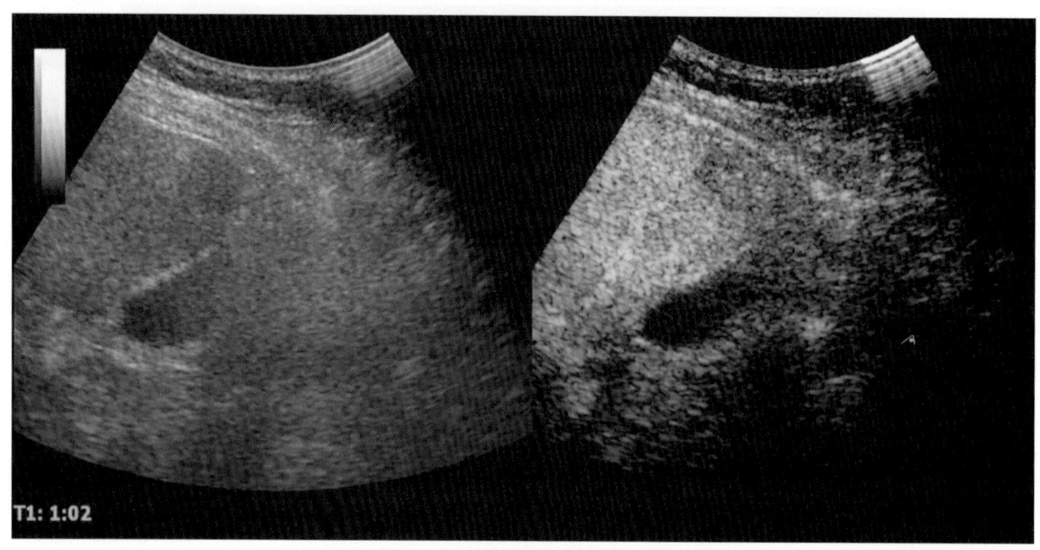

图 1-4-61　肝结核病增强超声门脉期图像
门脉期（1min2s）病灶呈轻度低增强

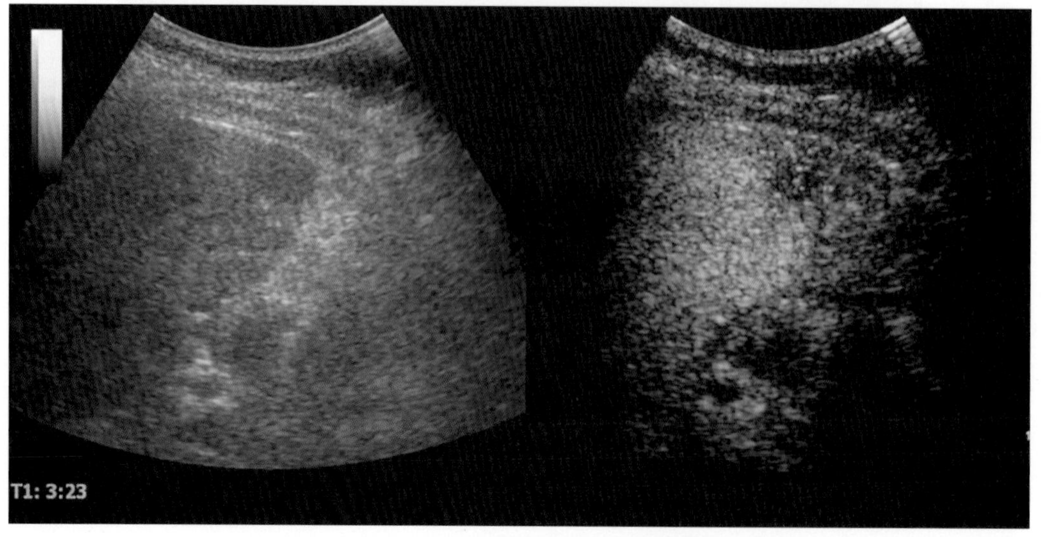

图 1-4-62　肝结核病增强超声延迟期图像
延迟期（3min23s）病灶表现为低增强，边界不清晰

ER1-4-11　肝结核病造影动态图
右肝不均质低回声病灶超声造影动脉期病灶浅淡增强，边界不清

6. 鉴别诊断

肝细胞癌：典型的肝细胞癌超声造影表现为动脉期迅速高增强（均匀或不均匀），较大的肿瘤可见增粗扭曲的血管，门脉期及延迟期通常表现为轻度或中度低增强，少部分病灶门脉期及延迟期可表现为等增强，极少部分病灶门脉期及延迟期仍可表现为稍高增强。

肝内胆管细胞癌：肝内胆管细胞癌在动脉期可表现为环状高增强、不均匀高增强以及整体高增强，多数在门脉早期出现廓清，延迟期呈明显低增强。

肝转移癌：富血供型转移癌在动脉期表现为均匀或不均匀高增强，乏血供型呈周边厚环状高增强，大多数病灶在门脉早期甚至动脉晚期出现廓清，延迟期呈明显低增强。

肝结核与肝脏恶行肿瘤超声造影有一定的重叠性，鉴别诊断需要结合临床其他资料进行综合判断。

第五节　肝 脏 囊 肿

一、肝囊肿

肝囊肿是一种常见的肝脏良性病变，分为单纯性囊肿（单发和多发性囊肿）和多囊肝。典型的囊肿超声表现为薄壁、内无回声、后壁回声增强、内无血流信号。单纯囊肿超声容易诊断，应注意囊肿合并出血、感染时的诊断，增强超声三期无增强。

【病例一】

1. 病史概要　男性 55 岁，5d 前无明显诱因出现腹痛，阵发性加剧，加剧时呈绞痛，以左下腹最明显，服用布洛芬缓释胶囊后好转。伴大便变黑，大便次数增多，不伴有恶心呕吐、发热等不适。

2. 常规超声图像　右肝前叶上段查见大小约 1.9cm×1.3cm 的无回声结节（图 1-5-1），边界清楚，形态规则，内未见血流信号（图 1-5-2）。

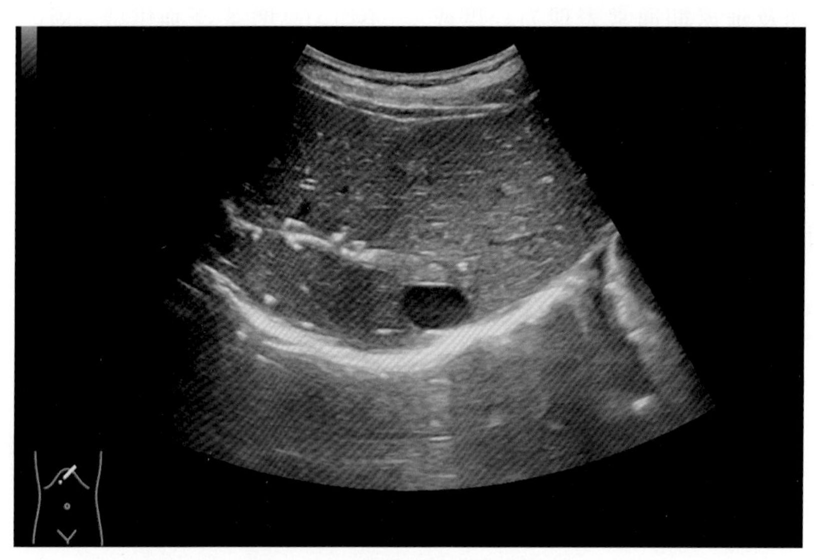

图 1-5-1　肝脏单发囊肿二维超声图像
右肝前叶上段查见大小约 1.9cm×1.3cm 的无回声结节，边界清楚，形态规则

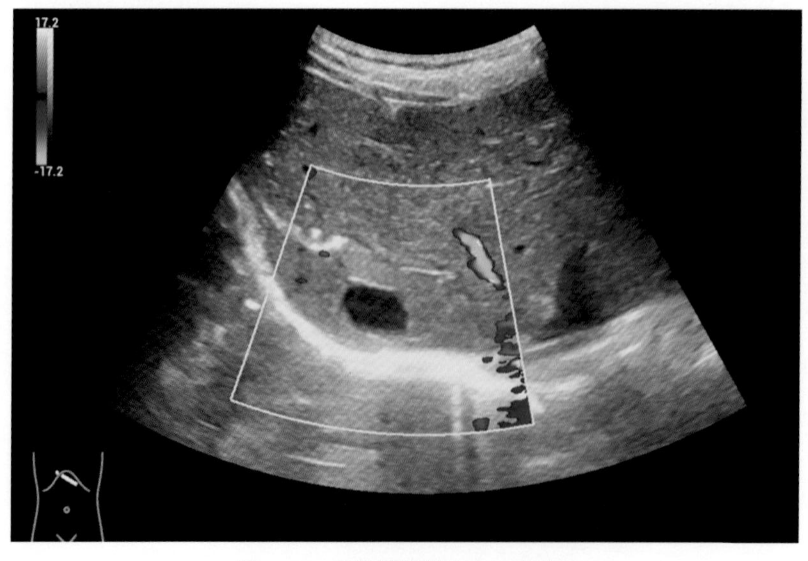

图 1-5-2　肝脏单发囊肿 CDFI 图像
右肝前叶上段结节内未见血流信号

3. 超声造影图像　右肝前叶上段结节在增强超声动脉期、门脉期及延迟期均未见增强（图 1-5-3、图 1-5-4）。

4. 超声造影诊断要点　结节为单发，呈无回声，增强超声动脉期、门脉期及延迟期均未见强化。

5. 其他检查　增强 CT 检查：右肝前叶上段见直径约 1.5cm 的类圆形无强化低密度结节影，诊断提示为肝脏囊肿。

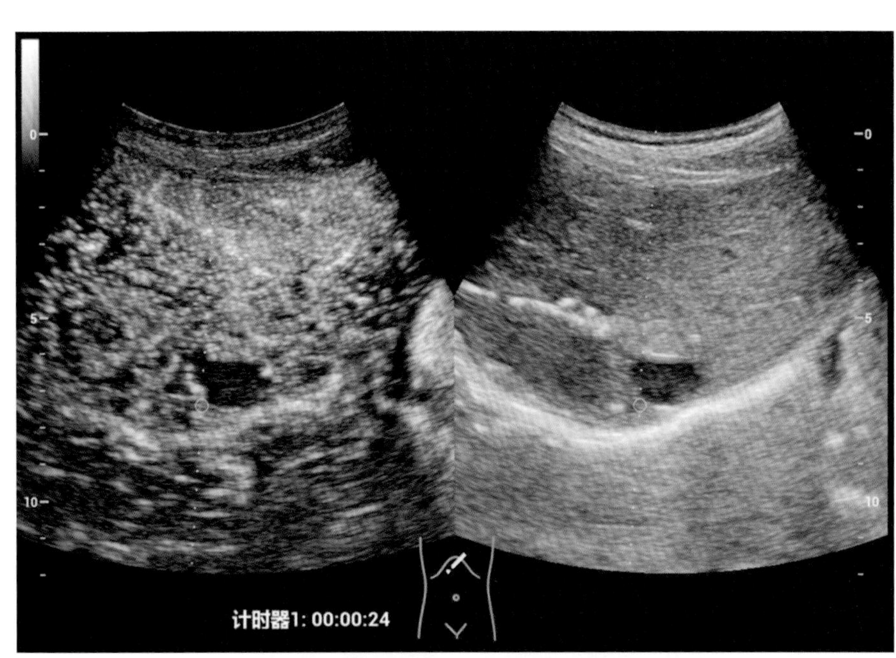

图 1-5-3　肝脏单发囊肿 CEUS 动脉期图像
右肝结节增强超声动脉期未见强化

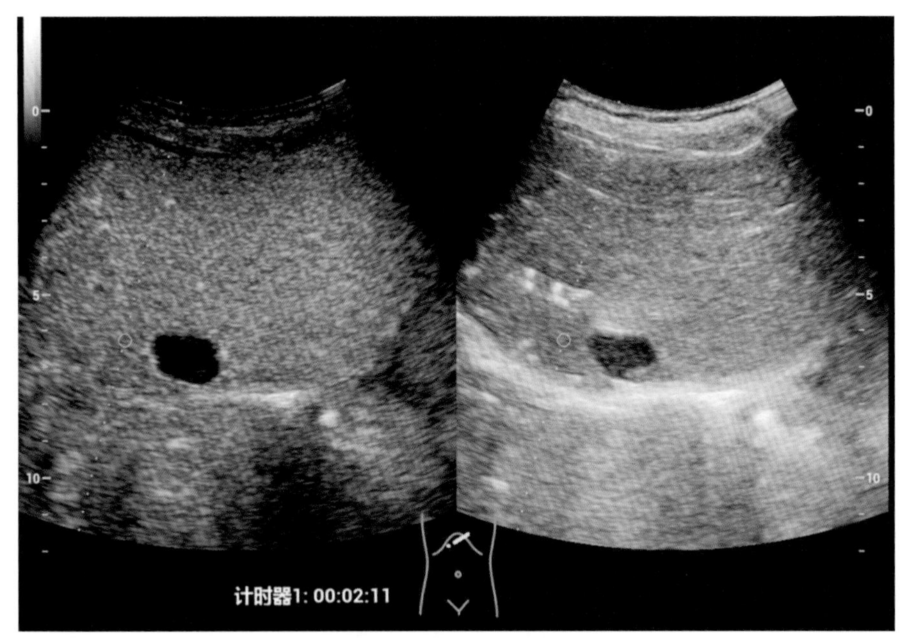

图 1-5-4　肝脏单发囊肿 CEUS 延迟期图像
右肝结节增强超声延迟期未见强化

【病例二】

1. 病史概要　女性50岁，体检发现肝占位一周。无病毒性肝炎。

2. 常规超声图像　肝内探及多个低回声团块及结节，较大位于S7段，大小约6cm×5cm，边界清楚，形态规则（图1-5-5）。CDFI团块内未见血流信号（图1-5-6）。

3. 超声造影图像　肝实质内病灶超声造影动脉期、门脉期及延迟期均未见强化（图1-5-7~图1-5-9，ER1-5-1）。

4. 超声造影诊断要点　肝实质内多发低密度结节或团块超声造影三期均未见明显强化。

5. 其他检查　病灶增强CT：肝实质内见多个无强化低密度结节影，大者位于肝右叶上段，边界清楚；诊断提示肝脏多发囊肿。

6. 鉴别诊断　肝囊肿造影表现需要与肝脓肿、肝棘球蚴病鉴别。主要鉴别点在于肝囊肿无特殊病史，肝囊肿囊壁薄而清晰，后方回声增强，内常无分隔，超声造影无增强；而肝脓肿有发热史，脓肿壁厚薄不均，呈“蜂窝”状强化，门脉期及延迟期造影剂可消退；肝棘球蚴病有牧区生活史、牛羊犬接触史，且囊壁呈双层，高频探头更易观察。此外还要结合患者症状、体征等表现以及实验室检查结果进行综合判断。

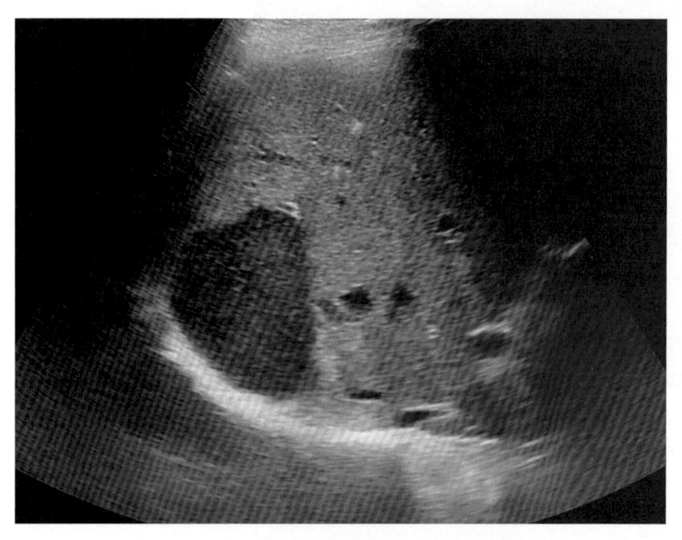

图1-5-5　肝脏多发囊肿二维超声图像
肝S7段探及一低回声团，边界清楚，形态规则

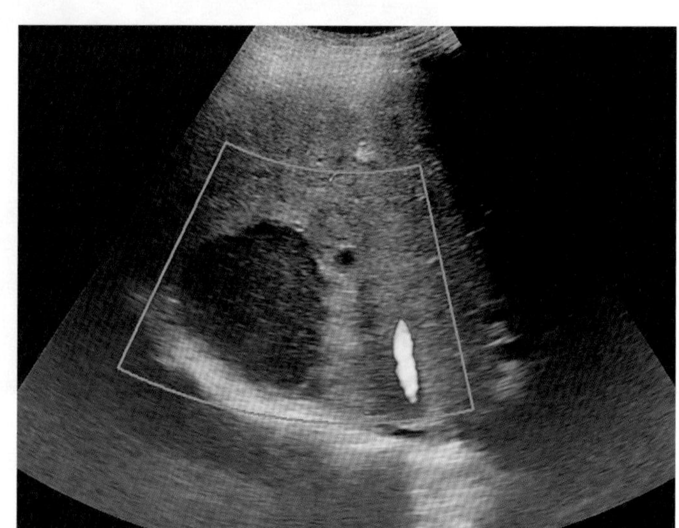

图1-5-6　肝脏多发囊肿CDFI图像
右肝团块内未见血流信号

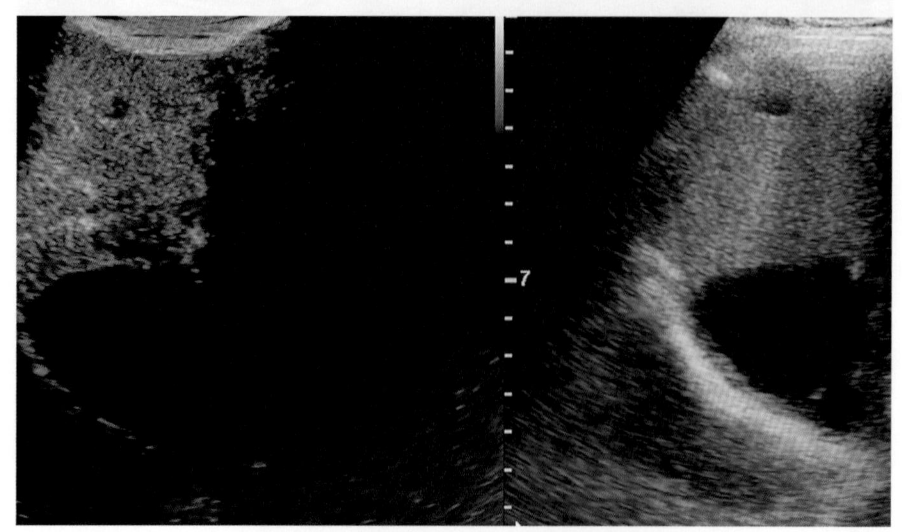

图1-5-7　肝脏多发囊肿CEUS动脉期图像
右肝团块增强超声动脉期未见强化

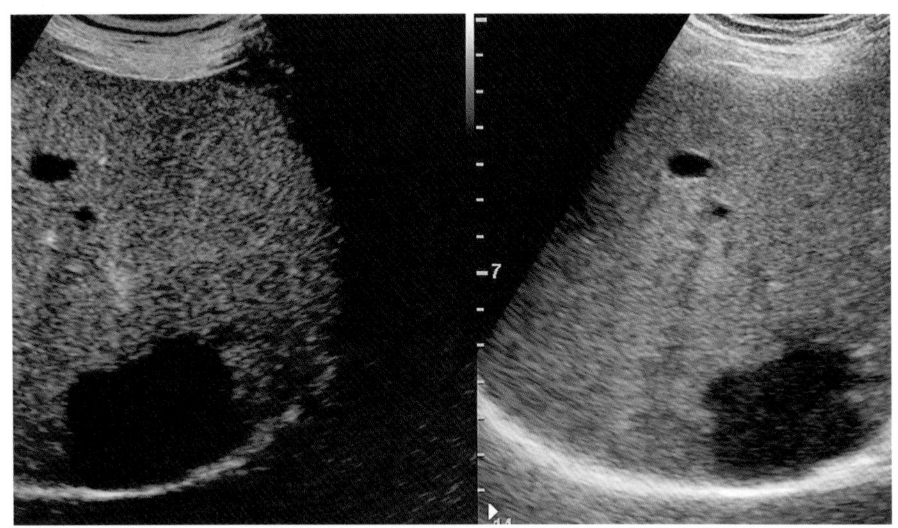

图 1-5-8　肝脏多发囊肿 CEUS 门脉期图像
右肝团块增强超声门脉期未见强化

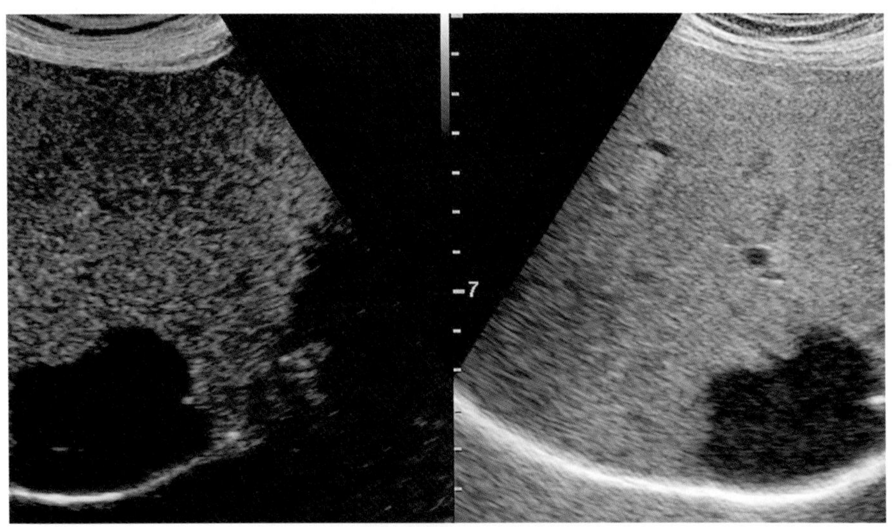

图 1-5-9　肝脏多发囊肿 CEUS 延迟期图像
右肝团块增强超声延迟期未见强化

ER1-5-1　肝囊肿超声造影动态图
肝实质内病灶增强超声动脉期及门脉期均未见增强

【病例三】

1. 病史概要　女性105岁，右上腹疼痛1周，发热2d，患者既往有胆囊结石病史，发作时有恶心呕吐，疼痛不向肩背部放射。查体：急性病容。

2. 常规超声图像　肝脏形态未见明显异常，实质回声较均匀，右肝上份查见大小约11.4cm×8.5cm的无回声团（图1-5-10），边界清楚，形态欠规则，壁厚约0.2cm，囊腔内可见弱回声沉积，体位改变可见移动。

3. 超声造影图像　右肝上份团块增强超声动脉期囊壁呈高增强，门脉期及实质期呈等增强，内部三期未见强化（图1-5-11~图1-5-13）。诊断提示：右肝上份厚壁囊性占位，囊液黏稠，结合超声造影考虑不除外囊肿伴出血或感染可能。

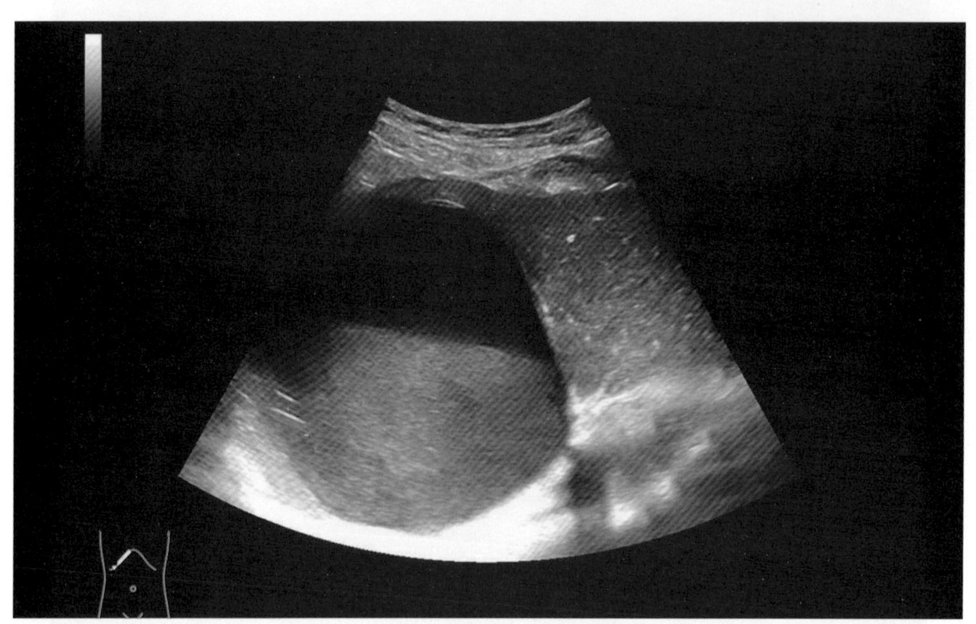

图1-5-10　复杂肝囊肿二维超声声像图

右肝上份查见大小约11.4cm×8.5cm的无回声团，边界清楚，形态欠规则，壁厚约0.2cm，囊腔内可见弱回声沉积

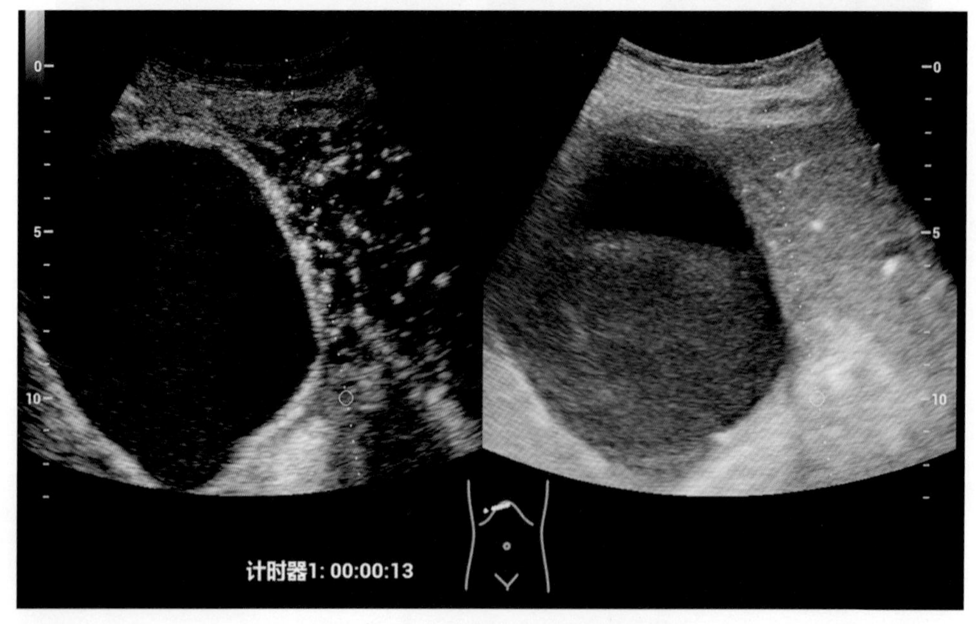

图1-5-11　复杂肝囊肿增强超声动脉期图像

团块增强超声动脉期无增强

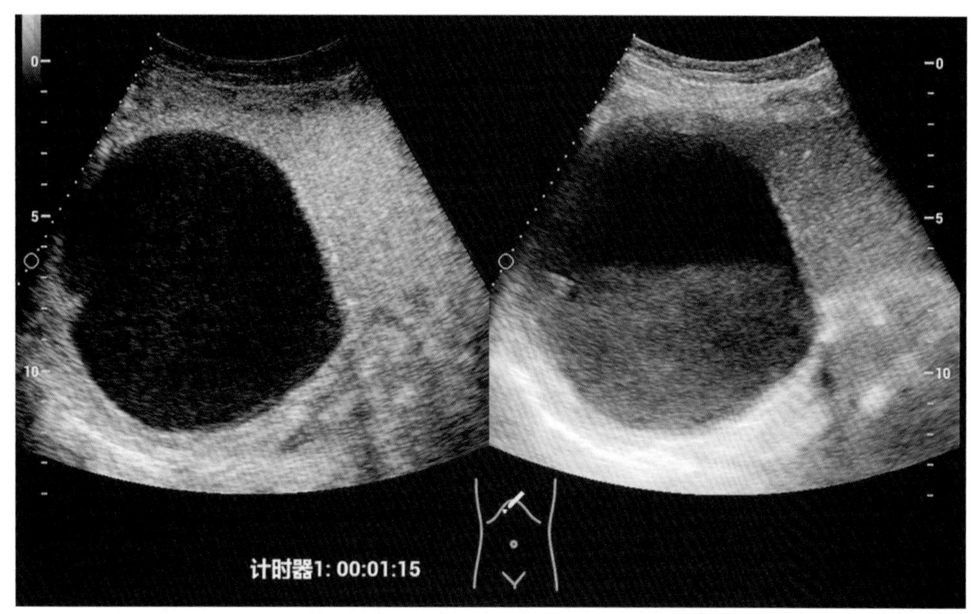

图 1-5-12　复杂肝囊肿增强超声门脉期图像
团块门脉期无增强

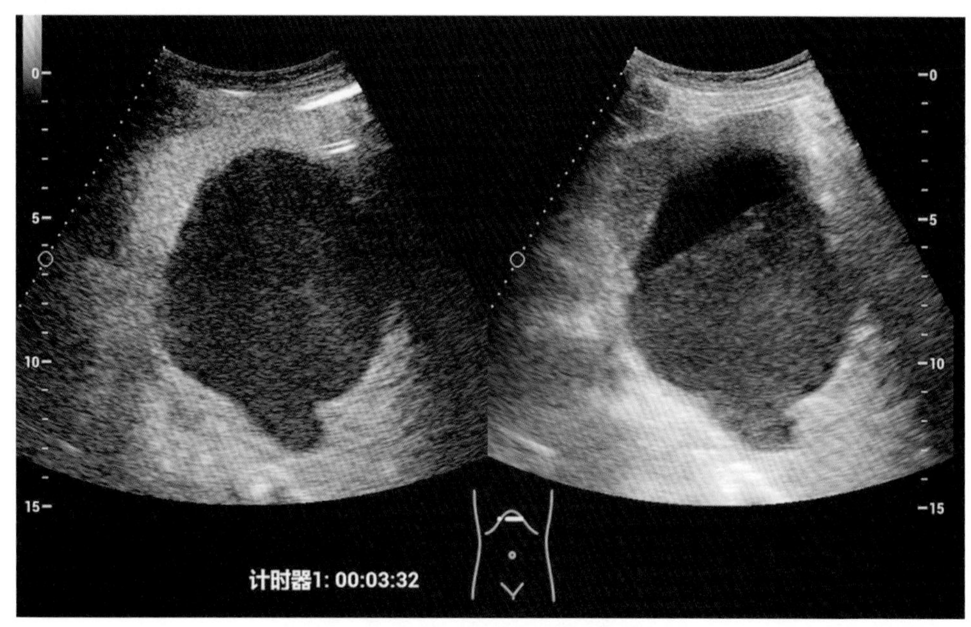

图 1-5-13　复杂肝囊肿增强超声延迟期图像
团块增强超声延迟期无增强

4. 超声造影诊断要点　增强超声动脉期囊壁呈高增强，门脉期及实质期呈等增强，内部三期未见强化。

5. 其他检查　增强 CT：肝左、右叶交界处见较大截面约 9.3cm × 8.5cm 的囊状影，囊壁较厚，边缘模糊，局部可见分隔，诊断提示复杂囊肿伴感染。

【病例四】

1. 病史概要　女性 66 岁，腹胀 3 个月，无腹痛、恶心、呕吐等症状。肝脏肋下 4cm，质硬，脾脏肋下未触及。无乙肝、丙肝。血清糖类抗原 19-9 37.40U/ml。血清肿瘤标志物 AFP、CEA、CA125 均正常。

2. 常规超声图像　肝脏形态失常，体积长大，可见少许肝实质，实质回声欠均匀，左右肝内查见多个无回声结节及团块，较大位于右肝，大小约 12cm × 10cm，边界较清楚，部分形态欠规则，部分内见多数分隔，部分内可见絮状弱回声，部分囊壁可见点片状强回声（图 1-5-14）。

3. 超声造影图像　增强超声显示肝脏囊性团块内分隔呈均匀强化，未见异常结节样强化灶，余无回声区动脉期、门脉期及延迟期均未见明显强化（图 1-5-15~图 1-5-17，ER1-5-2）。

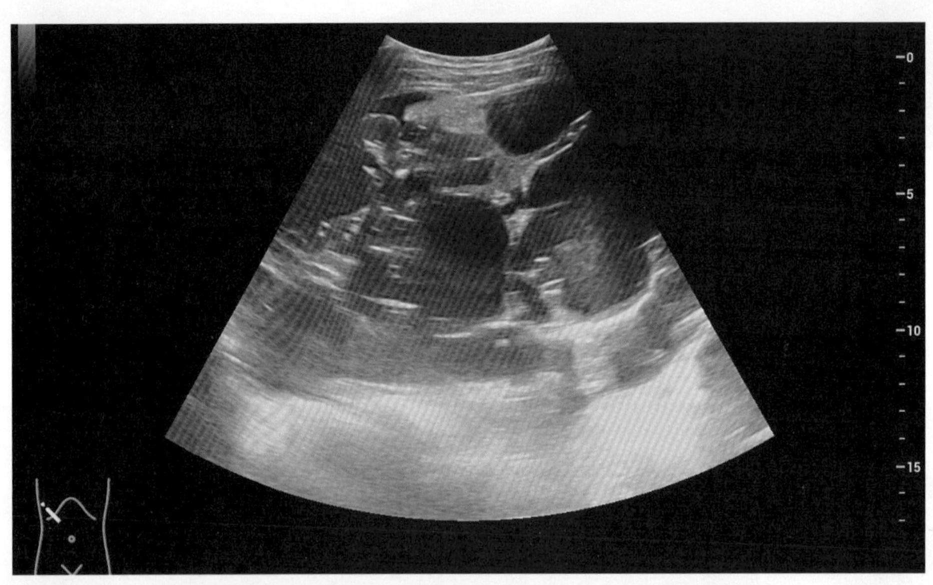

图 1-5-14　多囊肝二维超声图像

肝脏体积长大，肝内查见多个无回声结节及团块，较大约 12cm × 10cm，边界较清楚，部分形态欠规则，部分内见多数分隔，部分内可见絮状弱回声，部分囊壁可见点片状强回声

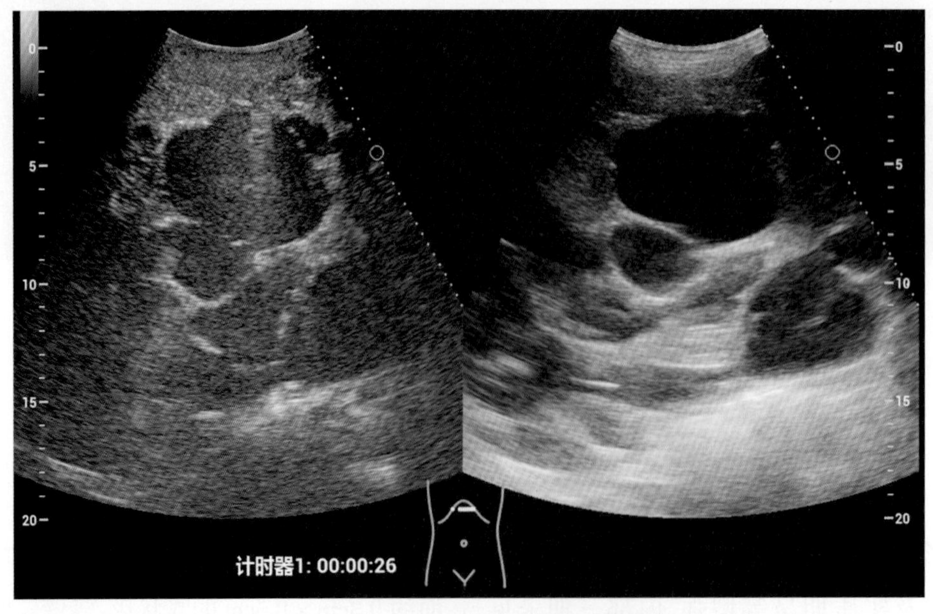

图 1-5-15　多囊肝增强超声动脉期图像

肝内团块增强超声动脉期显示其分隔呈均匀强化，未见异常结节样强化灶

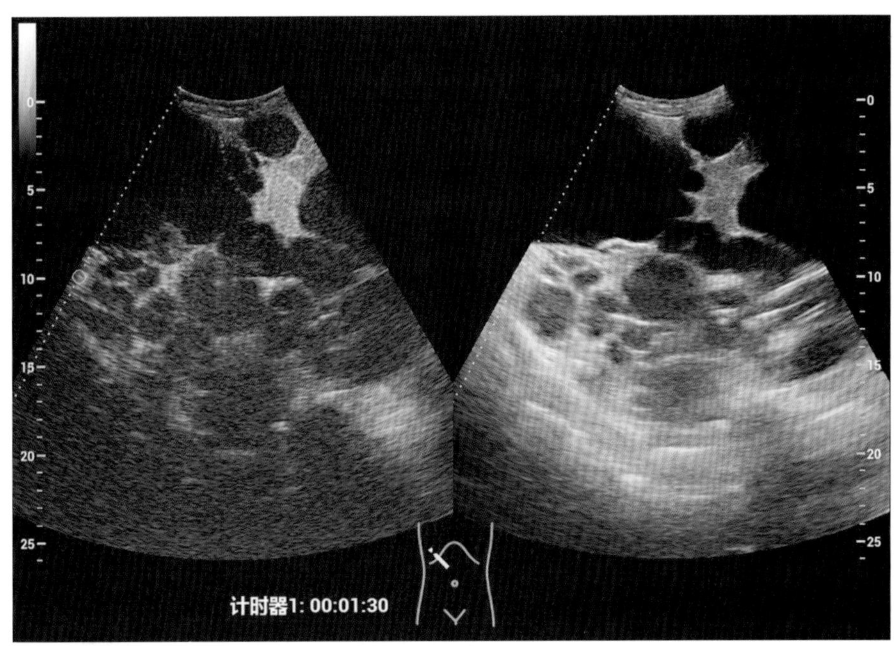

图 1-5-16　多囊肝增强超声门脉期图像
肝内团块增强超声门脉期显示其分隔呈等增强，未见异常结节样强化灶

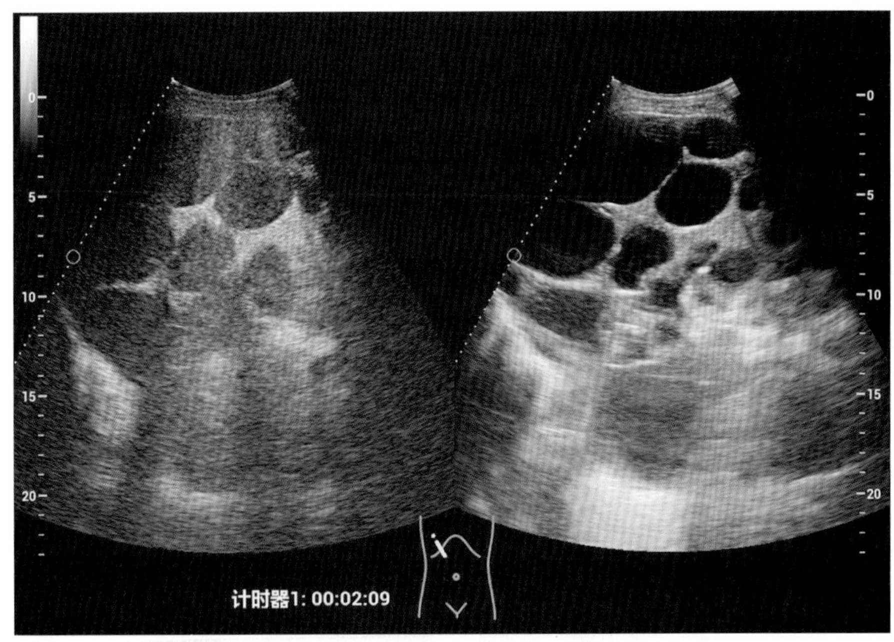

图 1-5-17　多囊肝增强超声延迟期图像
肝内团块增强超声延迟期显示其分隔呈等增强，未见异常结节样强化灶

ER1-5-2　多囊肝超声造影动态图
肝内团块增强超声显示其分隔呈均匀强化，未见异常结节样强化灶，余无回声区动脉期、门脉期及延迟期均未见明显强化

4. 超声造影诊断要点

（1）肝脏体积长大，囊肿分布密集，大小不一，几乎不见正常肝脏组织，增强超声显示囊肿壁均匀强化，呈等增强，无壁结节。

（2）可合并多囊肾、多囊脾。

5. 增强CT 肝脏体积增大，形态失常，肝内多发大小不等类圆形低密度囊状影，以右肝明显，部分突出于肝轮廓，较大约11.3cm×7.8cm，部分囊壁伴钙化，增强扫描未见明显强化，诊断提示多囊肝。

6. 鉴别诊断 多囊肝患者多有家族史，较易诊断，主要需与肝脏多发囊肿进行鉴别。多发囊肿的肝脏体积不大，囊肿在肝内呈散在分布，囊肿之间可见大片状正常的肝脏组织，增强超声囊肿无强化。而多囊肝的肝脏体积长大，囊肿分布密集，几乎无正常的肝脏组织，还可同时合并多囊肾、多囊脾等。

二、Caroli病

Caroli病又称先天性节段性肝内胆管囊性扩张症、交通性海绵状胆管扩张症。二维超声表现为肝内局限性簇状分布肝内胆管扩张，可以合并胆管结石、胆泥或沉积物形成。增强超声各期均无增强。

【病例】

1. 病史概要 男性38岁，体检提示肝右叶囊性占位9d，无明显阳性症状及体征。患者无乙肝病史，血清肿瘤标志物AFP、CEA、CA125、CA19-9均正常。

2. 常规超声图像 肝脏形态未见异常，实质回声均匀，右前叶内查见大小约4.2cm×4.0cm的混合回声团块（图1-5-18），紧贴肝右静脉及肝中静脉，距第二肝门约3.0cm，边界清楚，形态规则，内见小片状无回声区，内未见明显血流信号（图1-5-19）。

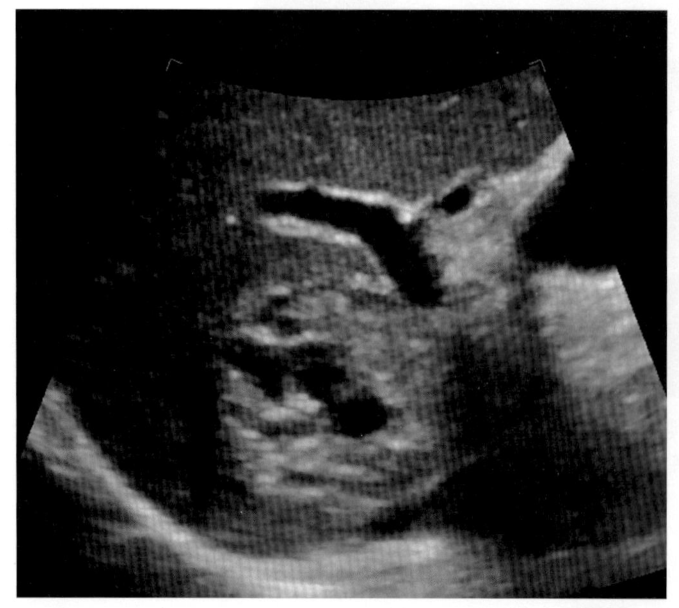

图1-5-18 Caroli病二维超声图像

肝右前叶查见大小约4.2cm×4.0cm的混合回声团块，紧贴肝右静脉及肝中静脉，距第二肝门约3.0cm，边界清楚，形态规则，内见小片状无回声区

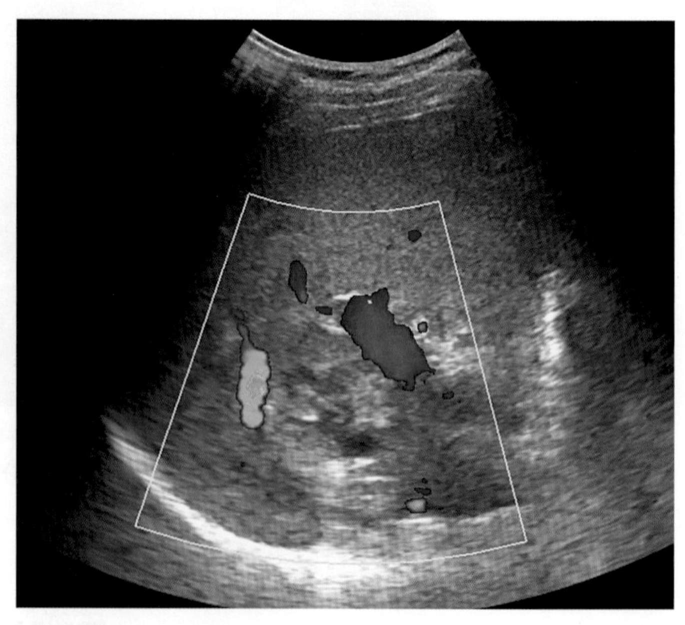

图1-5-19 Caroli病CDFI图像

团块内未见明显血流信号

3. 超声造影图像　肝右前叶团块增强超声动脉期囊壁呈轻度高增强（图 1-5-20），门脉期及延迟期呈等增强（图 1-5-21、图 1-5-22），内可见数个相互通连的管状三期不增强区（ER1-5-3）。

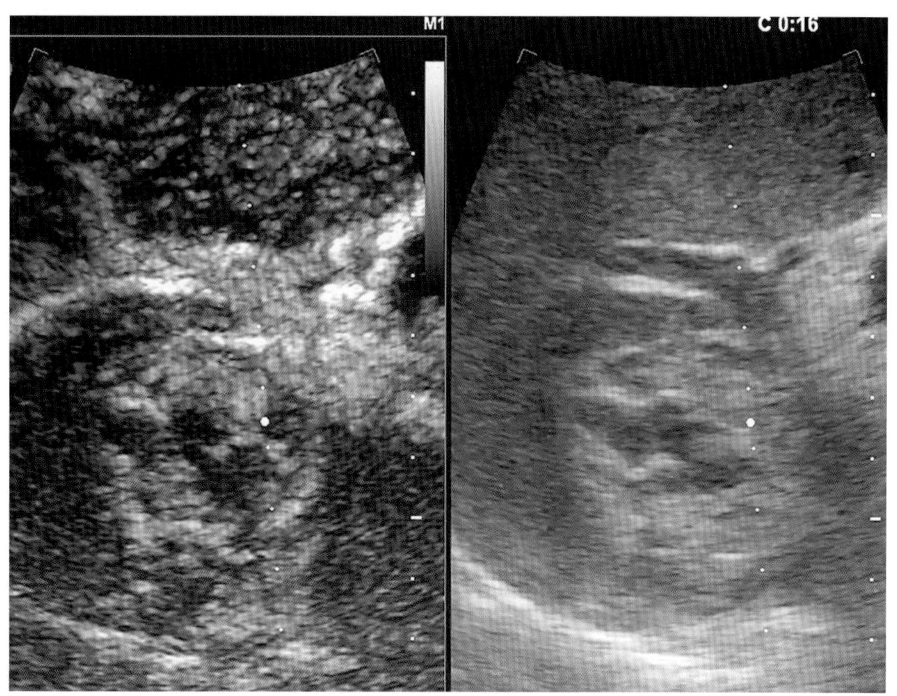

图 1-5-20　Caroli 病增强超声动脉期图像
团块增强超声动脉期囊壁呈轻度高增强，内可见数个相互通连的管状不增强区

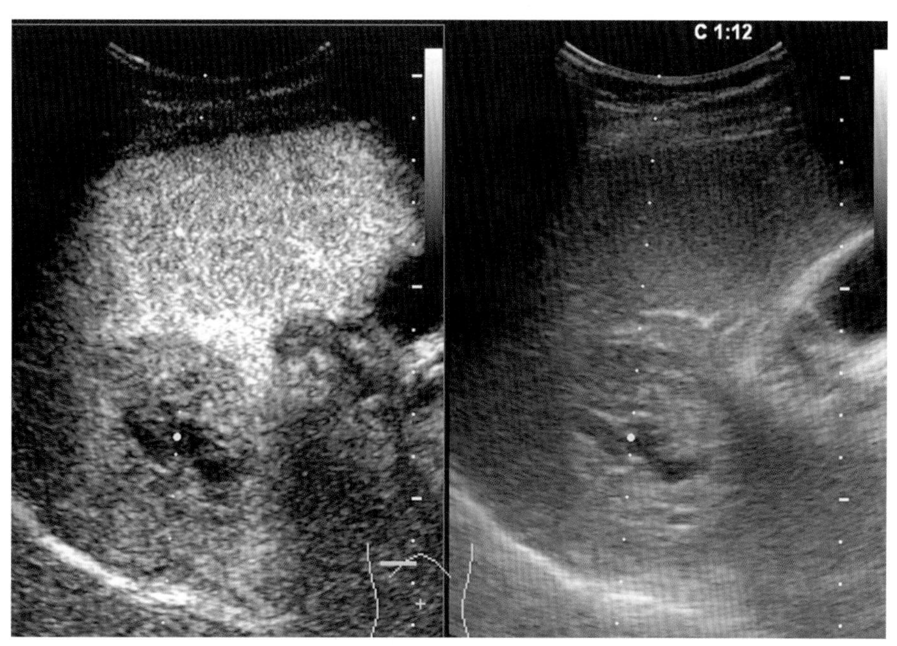

图 1-5-21　Caroli 病增强超声门脉期图像
团块增强超声门脉期呈等增强

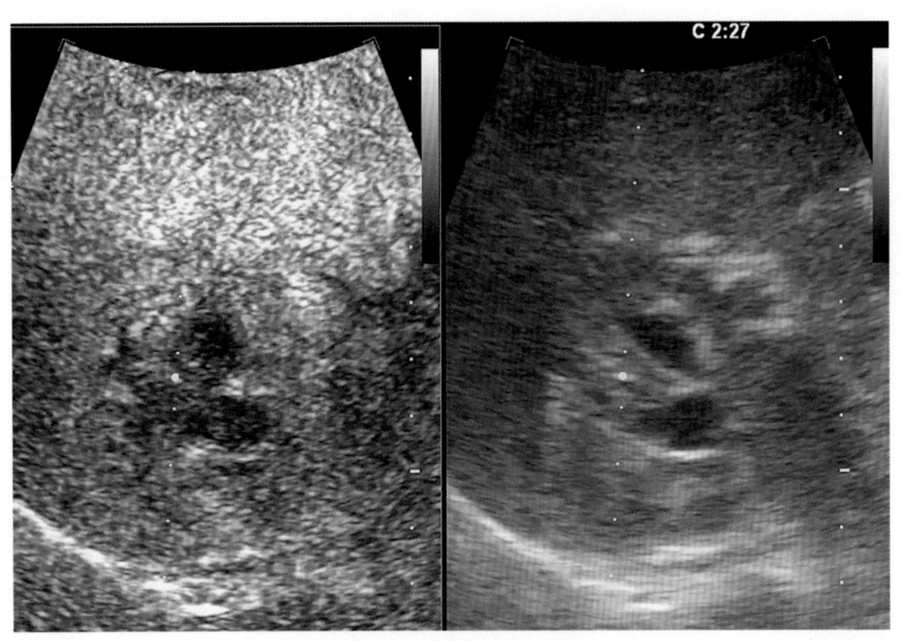

图 1-5-22　Caroli 病增强超声延迟期图像
团块增强超声延迟期呈等增强

ER1-5-3　Caroli 病增强超声造影动态图
肝右前叶团块动脉期囊壁呈轻度高增强，门脉期呈等增强，内可见数个相互通连的管状三期不增强区

4. 超声造影诊断要点　病灶管壁可见强化，病灶内三期不增强，且与肝内胆管相通。

5. 手术病理诊断　镜下见多量肝内胆管囊性扩张，管壁增厚、纤维化，伴淋巴细胞浸润，部分管腔面胆管上皮增生，符合 Caroli 病。

6. 鉴别诊断　先天性肝内胆管扩张症又称为肝脏Caroli 病，较易诊断，但当增强特征不典型时需要与以下疾病鉴别：肝棘球蚴病和肝脏分隔囊肿。主要鉴别点在于肝棘球蚴病有疫区生活史，二维超声显示病灶回声杂乱，可见斑片状钙化灶，增强超声动脉期、门脉期、延迟期一般均无强化。肝脏分隔囊肿一般分隔较少，且较薄，与胆管不相通，增强超声无强化。

三、其他囊肿

胆管源性囊肿

【病例】

1. 病史概要　女性56岁，4年前体检超声发现肝脏占位（约4cm），团块随后逐年增大，出现右上腹胀痛4d就诊。患者有糖尿病病史，空腹葡萄糖8.38mmol/L，无乙肝、丙肝等。肝功能及血常规结果无异常。血清肿瘤标志物AFP、CEA、CA125、CA19-9均正常。

2. 常规超声图像　肝脏实质回声增强，肝脏右后叶查见大小约15cm×12cm的无回声团（图1-5-23），边界清楚，形态规则，囊壁较薄，囊壁光滑，内未见明显血流信号（图1-5-24）。

3. 超声造影图像　右肝团块增强超声动脉期、门脉期及实质期均未见增强（图1-5-25~图1-5-27，ER1-5-4）。

4. 超声造影诊断要点

（1）胆管源性囊肿常表现为肝内圆形或类圆形的无回声团，囊壁较薄，且光滑。

（2）病灶后方回声增强，侧壁可见回声失落。

（3）增强超声囊肿无强化。

（4）当病灶较小时可见与邻近胆管相通，较大时则不易观察其与胆管的关系。

5. 手术病理诊断　胆管源性囊肿。

6. 鉴别诊断　胆管源性囊肿需要与完全液化肝脓肿、单囊型肝棘球蚴病和单纯性肝囊肿等进行鉴别，主要鉴别点在于完全液化肝脓肿囊壁较厚，不均匀，增强后周边可有三期高增强带。单囊型肝棘球蚴病囊壁较厚，可见分层，变换体位内可见点状或絮状弱回声漂浮。单纯肝囊肿常囊壁较薄，不与胆管相通，但当其较大时，不易和胆管源性囊肿进行鉴别，而两者的治疗具有一定的差异，如胆管源性囊肿不宜酒精硬化治疗等，故此时需要结合患者的病史及其他影像学检查进行综合判断。

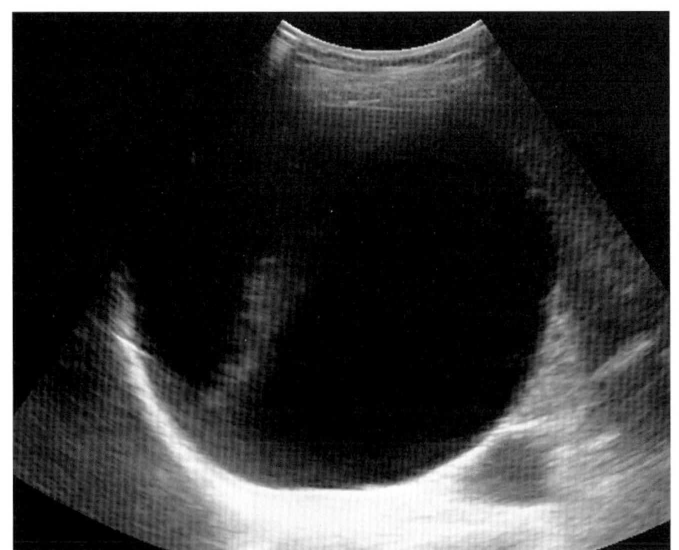

图1-5-23　胆管源性囊肿二维超声图像
肝右后叶查见大小约15cm×12cm的无回声团，边界清楚，形态规则，囊壁较薄，囊壁光滑

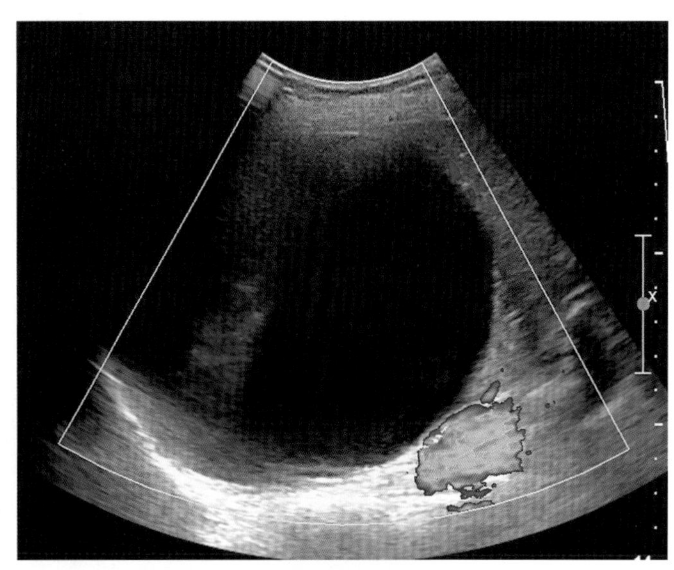

图1-5-24　胆管源性囊肿CDFI图像
右肝团块内未见明显血流信号

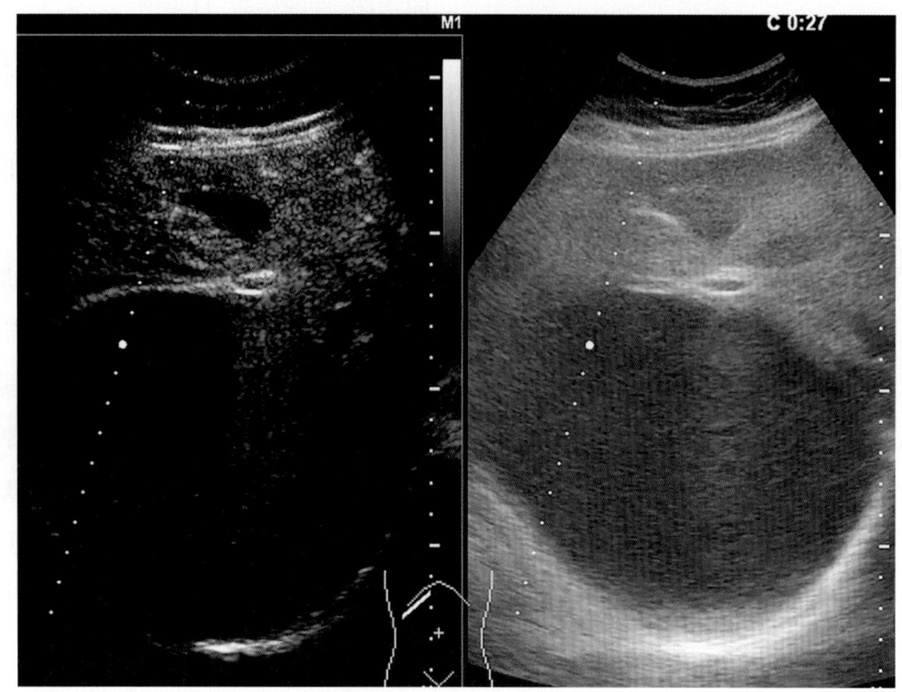

图 1-5-25　胆管源性囊肿增强超声动脉期图像
团块增强超声动脉期无增强

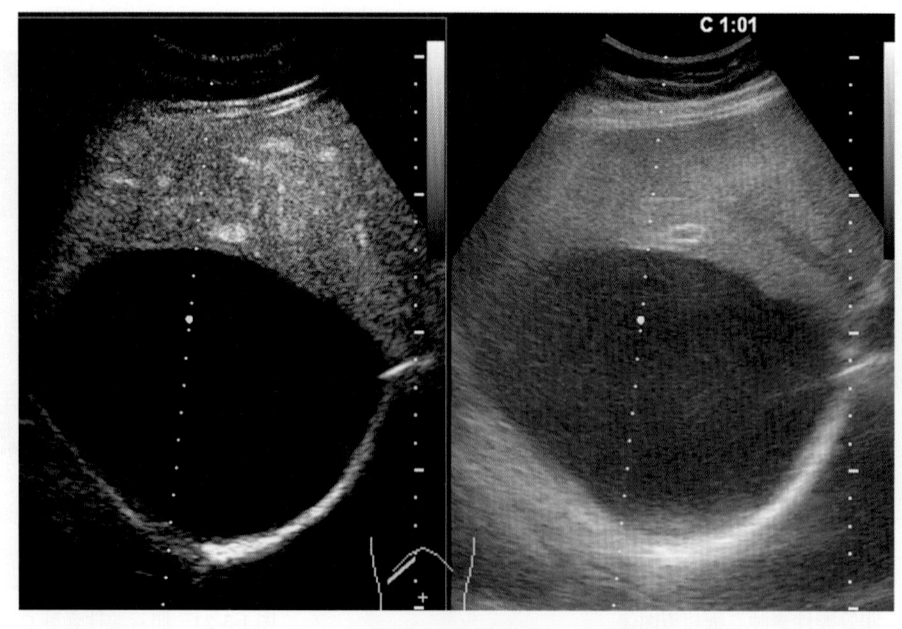

图 1-5-26　胆管源性囊肿增强超声门脉期图像
团块门脉期无增强

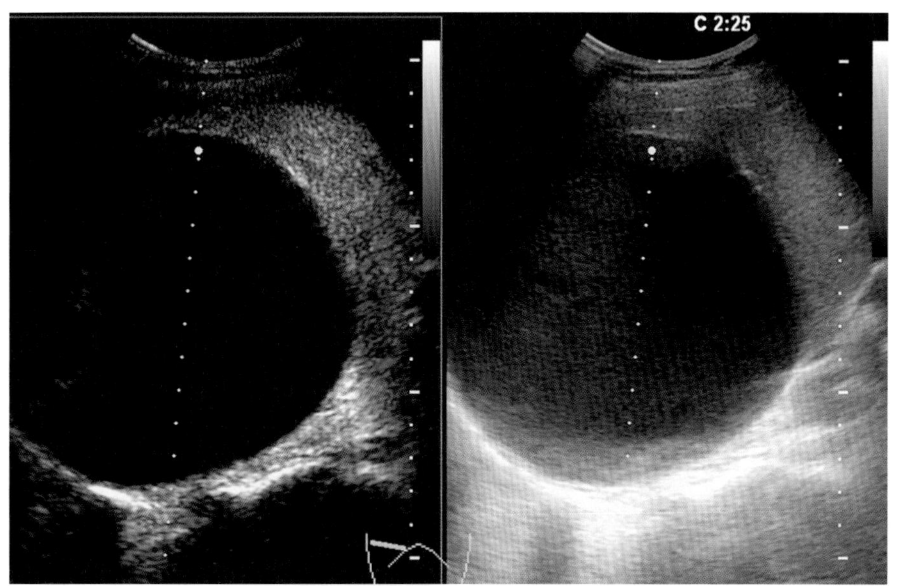

图 1-5-27　胆管源性囊肿增强超声延迟期图像
团块增强超声延迟期无增强

ER1-5-4　胆管源性囊肿超声造影动态图
右肝团块增强超声动脉期及门脉期均未见强化

第六节　肝脏血管性疾病

一、门静脉系统异常

（一）门静脉血栓

【病例一】

1. 病史概要　男性 49 岁，外院超声发现门静脉内实质样结构 20 余天。

2. 常规超声图像　门静脉主干内径约 1.6cm，上段管腔内可见低回声充填（图 1-6-1），CDFI：门静脉上段管腔内未见明显血流信号（图 1-6-2）。

3. 超声造影图像　门脉管腔内低回声动脉期（图 1-6-3）、门脉期（图 1-6-4）及延迟期（图 1-6-5）均未见明显增强（ER1-6-1）。

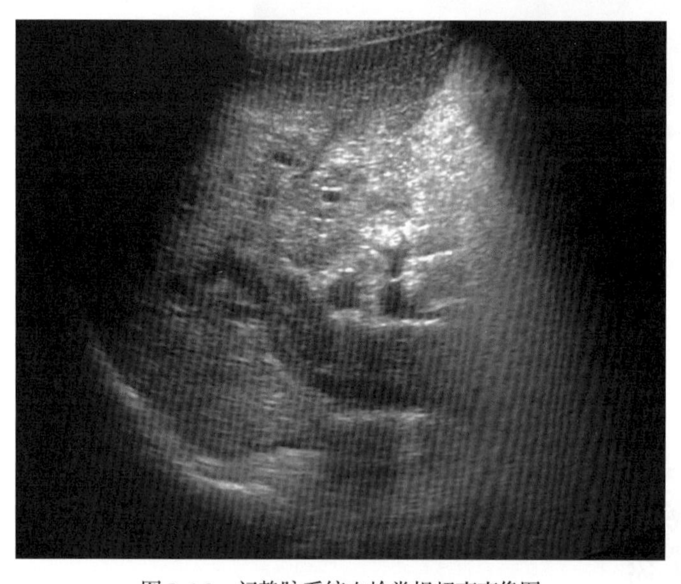

图 1-6-1　门静脉系统血栓常规超声声像图
门静脉右支管腔内可见低回声充填

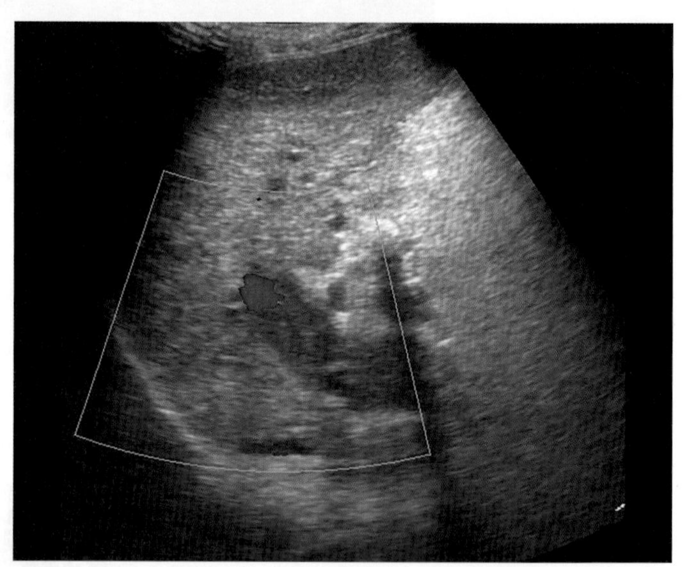

图 1-6-2　门静脉系统血栓 CDFI 图像
门静脉右支管腔内可见低回声充填，管腔内未见明显血流信号

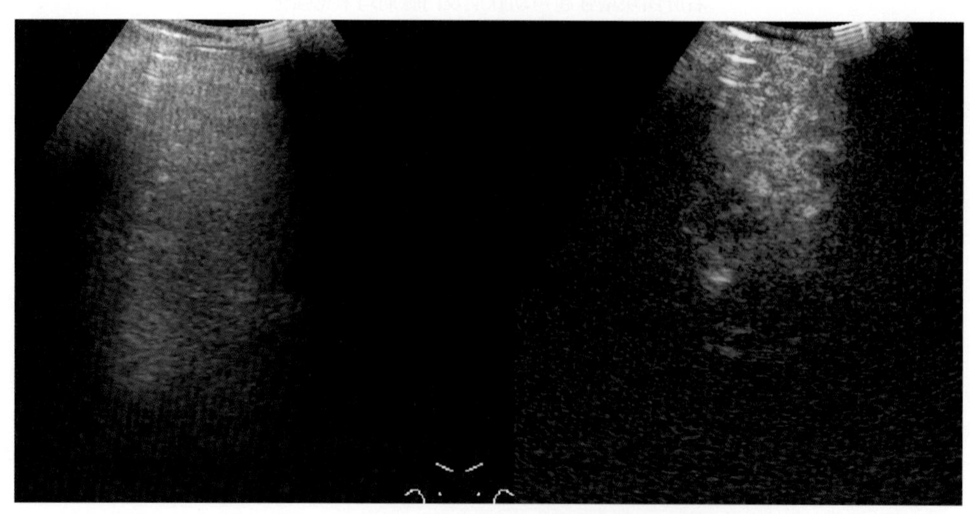

图 1-6-3　门静脉系统血栓增强超声动脉期图像
门静脉低回声动脉期未见明显增强

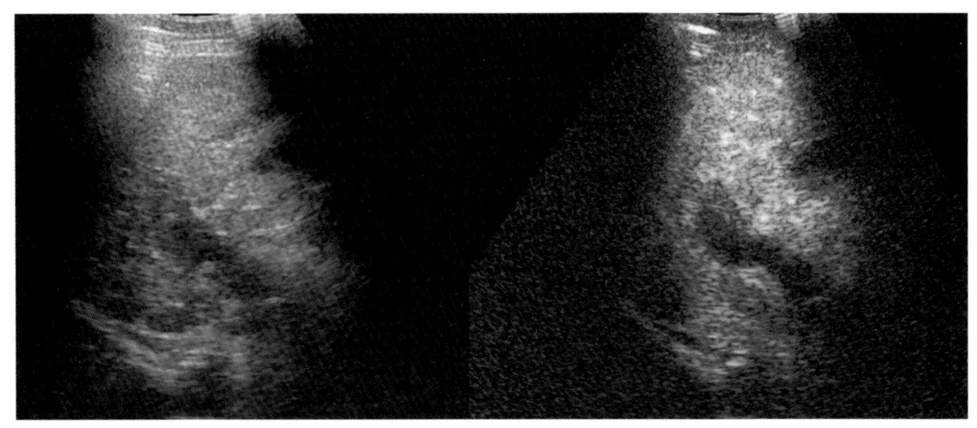

图 1-6-4 门静脉系统血栓增强超声门脉期图像
门静脉低回声门脉期未见明显增强

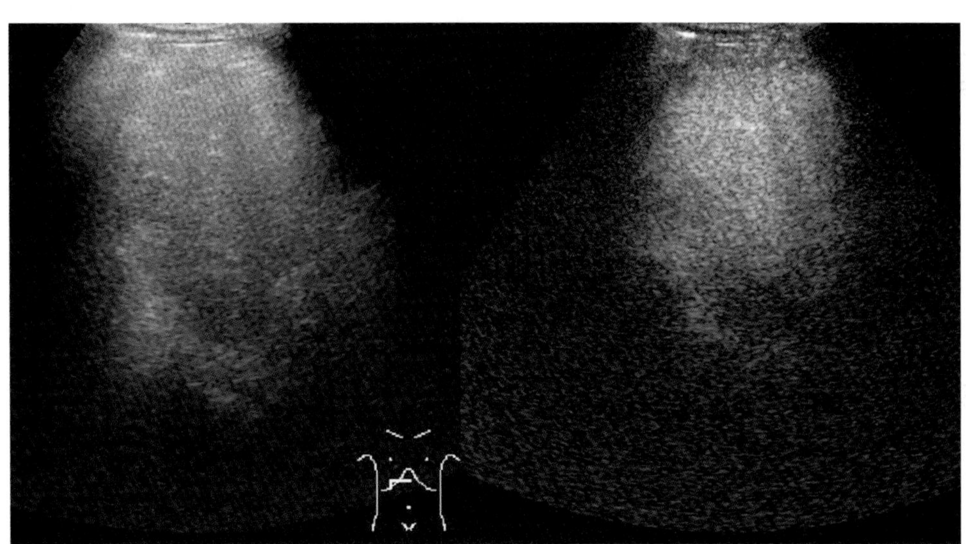

图 1-6-5 门静脉系统血栓增强超声延迟期图像
门静脉低回声延迟期未见明显增强

ER1-6-1 门静脉系统血栓超声造影动态图
门静脉管腔内低回声动脉期、门脉期及延迟期均未见强化

4. 其他检查　病灶CT：门脉主干及左右支管径增宽并其内可见低密度充盈缺损，测其较大截面管径直径约2.05cm（图1-6-6）。诊断：门脉主干及左右支管径增宽并其内低密度充盈缺损，考虑栓子形成。

5. 超声造影诊断要点

（1）病灶各期均无明显强化。

（2）病灶在门脉期与周边肝实质对比不增强更明显。

6. 鉴别诊断　门静脉癌栓多表现为动脉期快速高增强，门脉期及延迟期快速消退。此外还要结合患者既往病史以及实验室检查结果进行综合判断。

【病例二】

1. 病史概要　男性30岁，10余年前患者体检发现乙肝，未规律治疗。期间多次在当地医院就诊，诊断为“乙肝后肝硬化失代偿期　食管静脉曲张（重度RC+）门脉高压性胃病　腹腔积液”。5d前，患者再次出现发热，最高体温39.0℃，明显腹痛，表现为持续性全腹胀痛，无加重缓解因素，伴有腹胀，尿量减少。

2. 常规超声图像　肝脏形态失常，左肝相对长大，右肝缩小，包膜不光滑，实质回声粗糙，不均匀，门静脉左、右支及主干管腔内查见弱回声部分充填（图1-6-7、图1-6-8），血流信号充盈缺损。

3. 超声造影图像　增强超声显示门静脉左、右支及主干管腔内弱回声未见强化（图1-6-9、图1-6-10）。诊断提示门静脉左、右及主干栓子多为血栓。

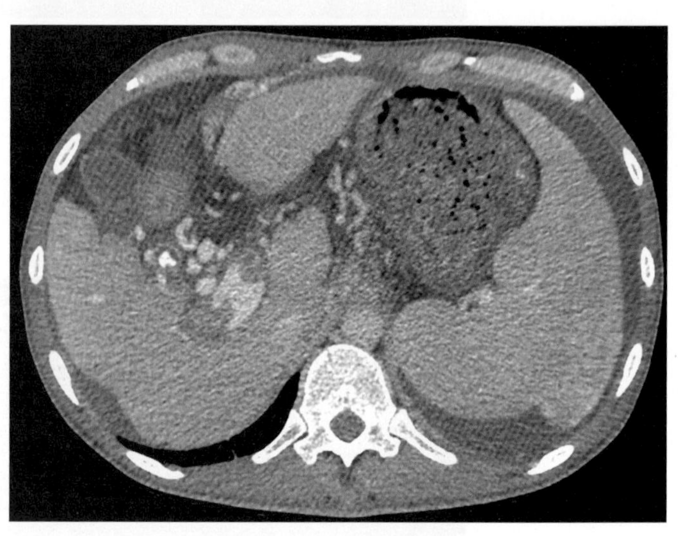

图1-6-6　门静脉系统血栓CT图像
门脉主干及左右支管径增宽并其内低密度充盈缺损

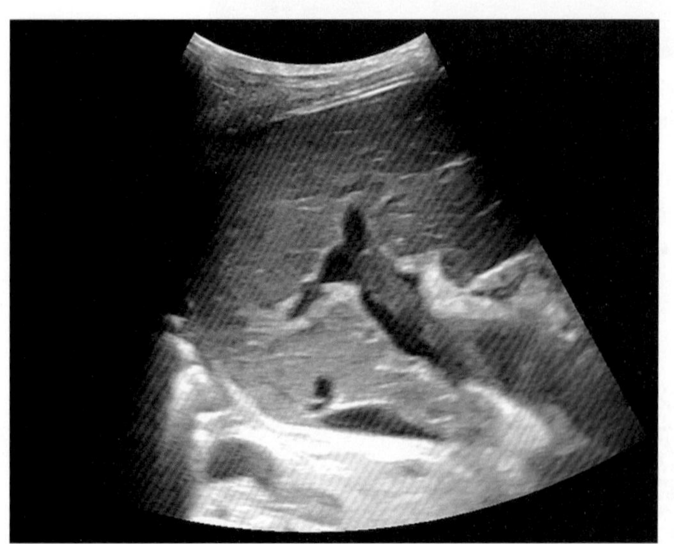

图1-6-7　门静脉系统血栓常规超声声像图
门静脉右支管腔内查见弱回声部分充填

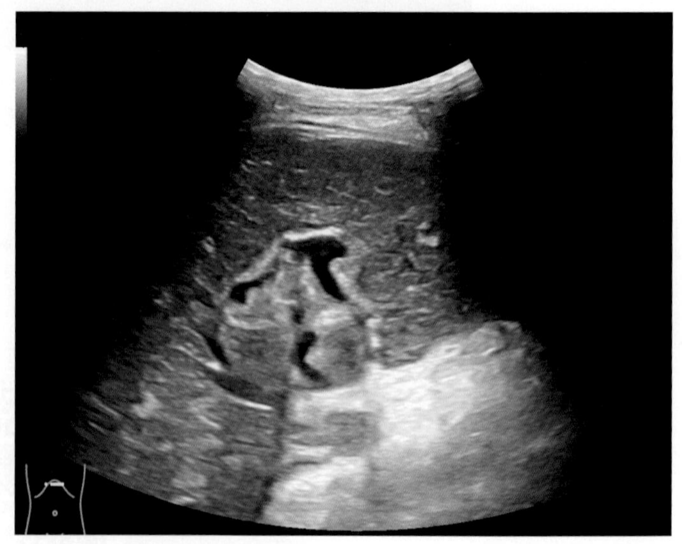

图1-6-8　门静脉系统血栓常规超声声像图
门静脉左支管腔内查见弱回声部分充填

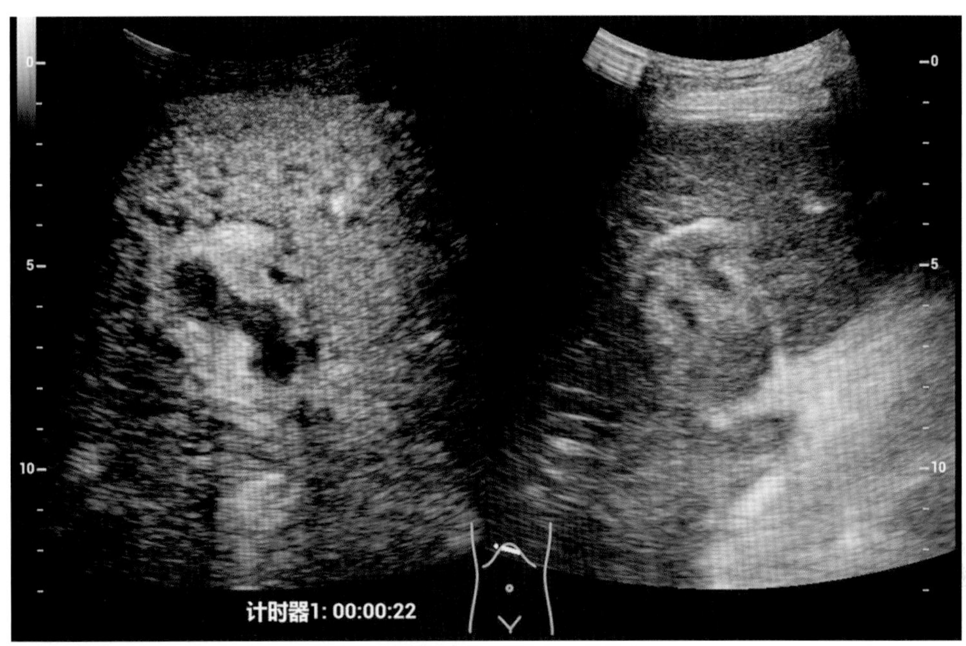

图 1-6-9　门静脉系统血栓增强超声动脉期图像
门静脉右支弱回声动脉期未见强化

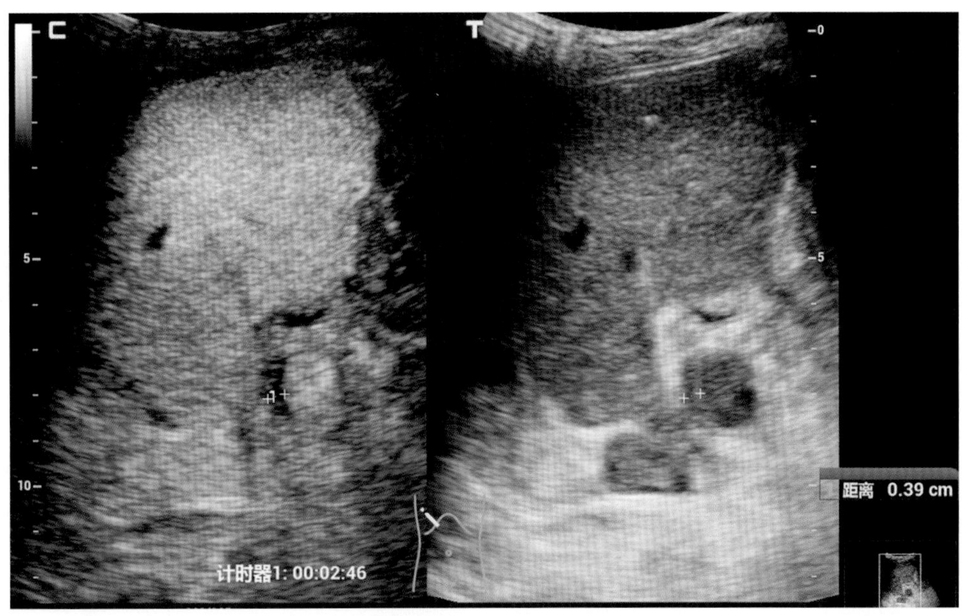

图 1-6-10　门静脉系统血栓增强超声延迟期图像
门静脉主干管腔内造影剂部分充填

4. 超声造影诊断要点　造影表现为门静脉左、右支及主干管腔内充填回声未见强化。

5. 手术病理诊断　灰褐不整形组织一堆，大小3cm×2cm×1cm，考虑门静脉混合血栓。

（二）门静脉海绵样变

门静脉海绵样变是由于门静脉主干或其分支部分或全部阻塞后，为缓解门静脉高压而形成的代偿性门静脉周围侧支循环。二维超声表现为正常门静脉闭塞或异常狭窄的门静脉周围探及管网状结构，病变可局限或弥漫于整段门静脉。CDFI显示管网状结构内充满门静脉样血流信号；增强超声显示门静脉周围管网状结构明显强化。

【病例一】

1. 病史概要　男性54岁，淋雨后出现头晕、头痛，伴全身乏力2个月余，加重3d就诊。无发热、恶心、呕吐，无腹胀、腹痛、腹泻、心慌、胸闷等症状。肝脏增大至肋下3cm，脾脏未触及。无乙肝、丙肝。血常规及肝功能未见明显异常。

2. 常规超声图像　肝脏形态未见异常，实质回声稍增强，肝内未见确切占位。门静脉左右支周围及肝门部门静脉旁查见迂曲扩张的静脉网，内血流充盈（图1-6-11~图1-6-13）。

3. 超声造影图像　增强超声显示门静脉左右支走行区周围及肝门部门静脉旁静脉网明显强化（图1-6-14、图1-6-15，ER1-6-2）。

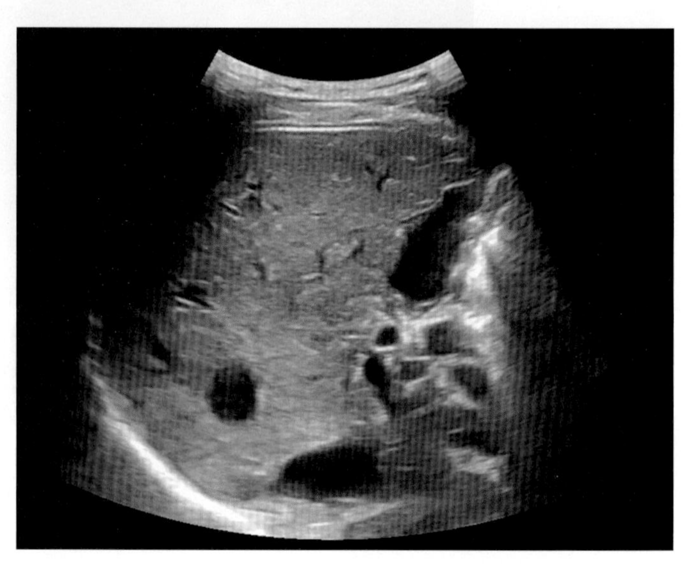

图1-6-11　肝门部门静脉海绵样变二维超声图像
肝门部门静脉旁查见迂曲扩张的静脉网

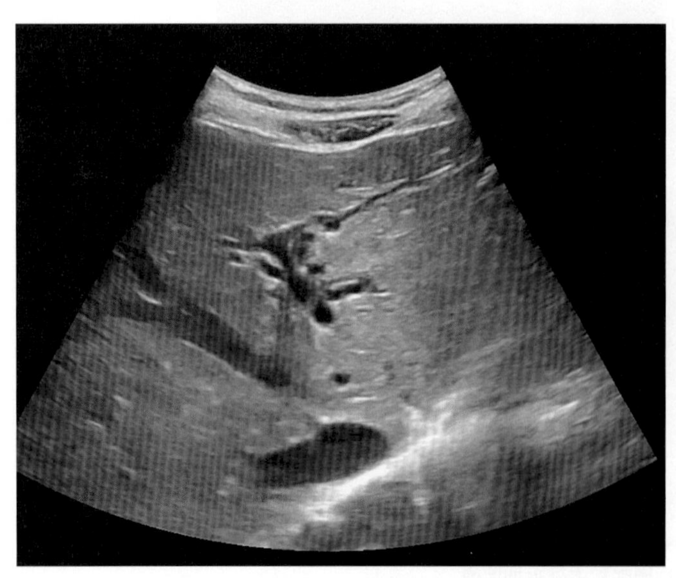

图1-6-12　门静脉左支海绵样变二维超声图像
门静脉左支旁查见迂曲扩张的静脉网

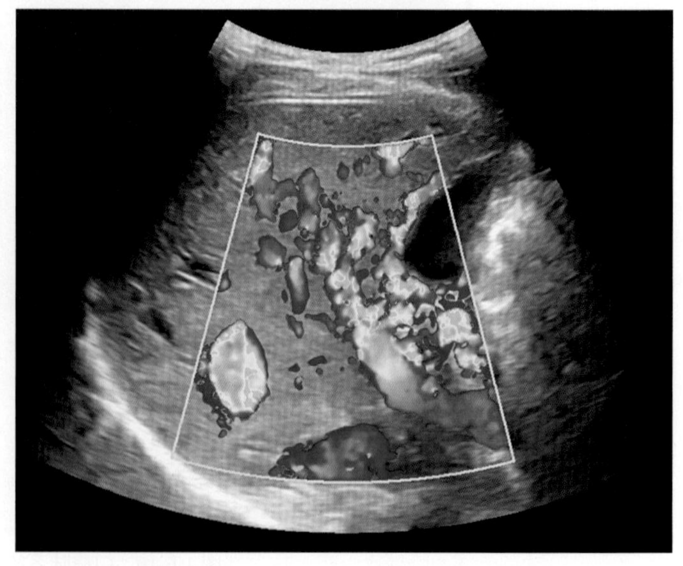

图1-6-13　门静脉右支海绵样变CDFI图像
门静脉右支旁查见迂曲扩张的静脉网，内血流信号充盈

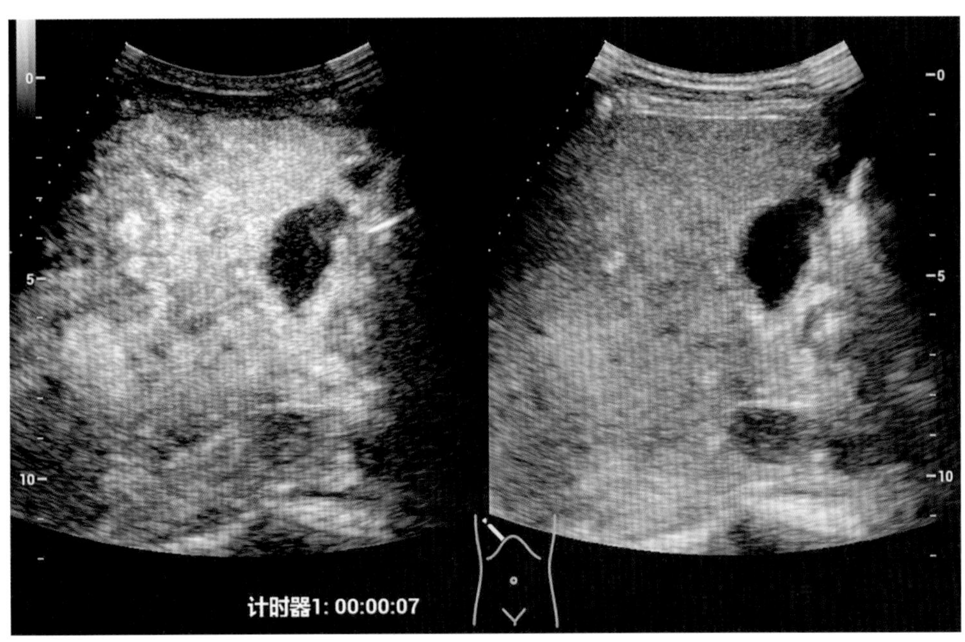

图 1-6-14 门静脉海绵样变增强超声动脉期图像
肝门部门静脉及门静脉右支走行区周围静脉网增强超声动脉期明显强化

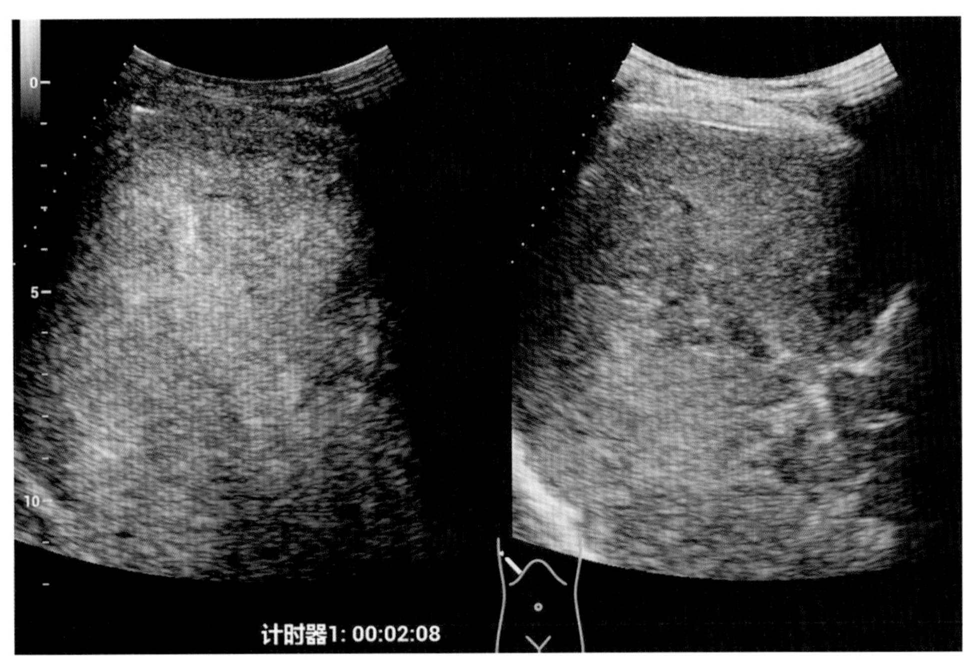

图 1-6-15 门静脉海绵样变增强超声延迟期图像
肝门部门静脉及门静脉右支走行区周围静脉网增强超声延迟期明显强化

ER1-6-2　门静脉海绵样变超声造影动态图
肝门部门静脉及门静脉右支走行区周围静脉网增强后明显强化

4. 超声造影诊断要点

（1）正常门静脉闭塞或异常狭窄的门静脉周围可见管网状结构，病变可局限或弥漫于整段门静脉。CDFI显示管网状结构内充满门静脉样血流信号，一般流速较低。

（2）增强超声显示门静脉周围管网状结构明显强化。

5. 增强CT　肝脏左外叶及尾状叶轻度增大，表面光整，平扫肝实质密度不均匀，散在不规则斑片状稍低密度区，动脉期不均匀强化，门脉期肝实质呈斑片状不均匀强化。门静脉主干及左右支未见扩张及充盈缺损，其周围肝内见大量杂乱血管影，肝门肝裂见大量曲张静脉。诊断提示门静脉海绵样变。

6. 鉴别诊断　门静脉海绵样变较易诊断，但需与遗传性出血性毛细血管扩张症进行鉴别：肝脏遗传性出血性毛细血管扩张症主要表现为肝内毛细血管扩张、动静脉瘘和肝动脉增粗，流速增快，CDFI显示扩张的血管网内为动脉频谱。

（三）门脉高压TIPS术后

TIPS即经颈静脉肝内门体分流术（transjugular intrahepatic portosystemic shunt，TIPS），作为短期缓解肝硬化失代偿期各并发症的有效手段，术后保持支架管通畅至关重要。超声检查常被用做评估支架管通畅与否的首选方法，TIPS管闭塞二维超声表现为支架管内径变窄，管腔内可见异常回声充填，CDFI显示管腔内无明显血流信号，超声造影后支架管内无造影剂通过。

【病例】

1. 病史概要　女性66岁，腹胀、黑便2年余，胸壁皮肤可见静脉曲张，肝脏肋下未触及，脾脏肋下2cm。患者有慢性乙肝病史，2年前行TIPS支架管植入术。血常规：红细胞计数2.90×10^{12}/L，血红蛋白53g/L；白蛋白32.3g/L，白球比例0.73。血清肿瘤标志物AFP、CEA、CA125、CA19-9均正常。

2. 常规超声图像　“TIPS术后”，肝脏失常，包膜欠光滑，实质回声粗糙、不均匀，呈结节感。门静脉右支及下腔静脉之间查见支架管回声（图1-6-16），CDFI：管腔内未见明显血流信号（图1-6-17）。

3. 超声造影图像　增强超声显示支架管内未见造影剂通过（图1-6-18，ER1-6-3）。

4. 超声造影诊断要点　TIPS支架管闭塞时，CDFI显示支架管无明显血流信号，增强超声后支架管内无造影剂通过。

5. 增强CT　门静脉-下腔静脉支架管腔未见强化，提示TIPS支架管闭塞。

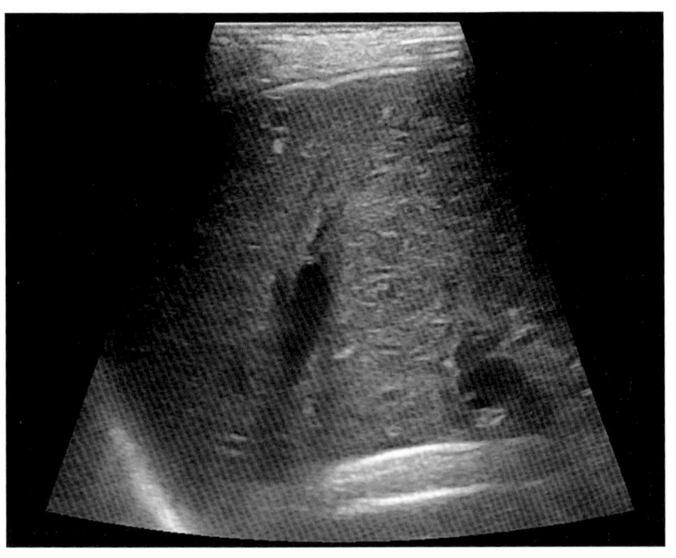

图 1-6-16　TIPS 支架管闭塞二维超声图像
门静脉右支及下腔静脉之间查见支架管回声

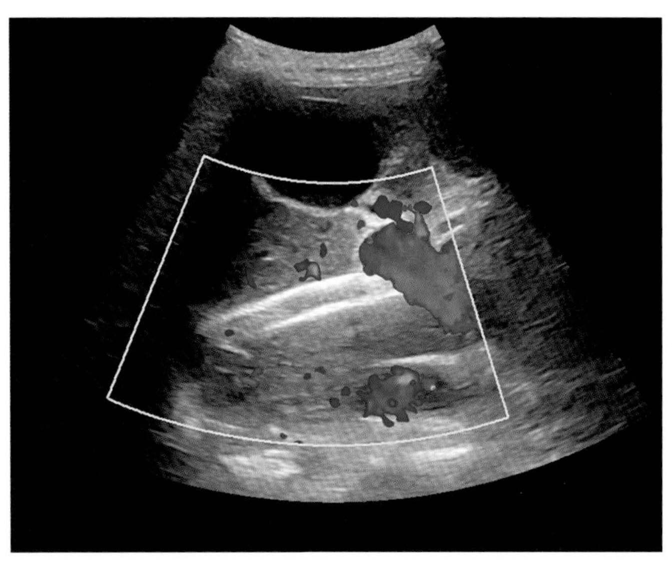

图 1-6-17　TIPS 支架管闭塞 CDFI 图像
支架管内未见明显血流信号

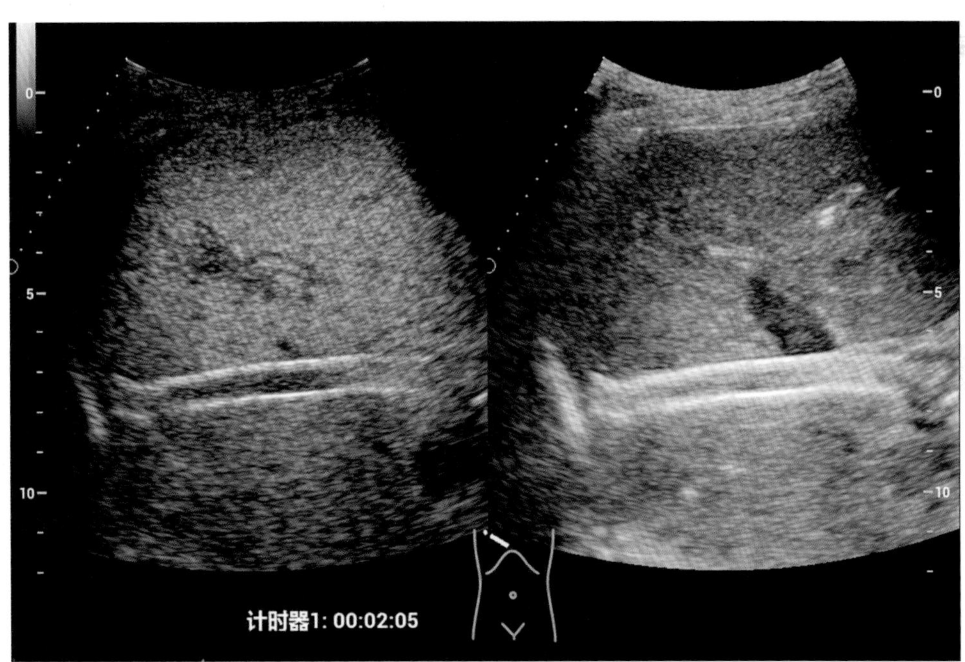

图 1-6-18　TIPS 支架管闭塞增强超声图像
增强超声显示支架管内未见造影剂通过

ER1-6-3　TIPS 支架管闭塞超声造影动态图
门静脉右支及下腔静脉之间查见支架管回声，增强超声显示支架管内未见造影剂通过

6. 鉴别诊断　TIPS 支架管闭塞较易诊断，但当 CDFI 显示不清时，需要与支架管血流缓慢进行鉴别。支架管血流缓慢时 CDFI 可显示支架管内无明显血流信号，易误诊为 TIPS 支架管闭塞，此时增强超声可观察到支架管内有造影剂通过。

二、巴德 - 吉亚利综合征

巴德 - 吉亚利综合征是各种原因所致的肝静脉和 / 或下腔静脉肝后段狭窄或闭塞，导致静脉血液回流受阻，以肝后性门静脉高压和下腔静脉阻塞综合征为主要病理特征的一系列综合征。主要表现为肝脾大、腹痛、黄疸、顽固性腹水、食管胃底静脉曲张、腹壁静脉曲张、下肢肿胀等。根据受累部位，可分为三型：肝静脉阻塞型；下腔静脉阻塞型；混合型，肝静脉及下腔静脉均受累。在每个类型内，又根据病变的性质，分为膜性阻塞、节段性阻塞、广泛型阻塞等。

【病例一】（巴德 - 吉亚利综合征混合型 - 膜性阻塞）

1. 病史概要　男性，59 岁，双下肢及腹壁静脉曲张 10 余年伴腹胀，加重 3 个月。

2. 常规超声图像　肝脏增大、肝脏回声弥漫增粗不均、脾大 、门静脉增宽、腹水少量。下腔静脉入右心房处见隔膜样回声，内见孔隙，CDFI 隔膜处血流呈花色（图 1-6-19、图 1-6-20）；肝静脉出口处见隔膜样回声（图 1-6-21）；肝左静脉及肝中静脉共干，未见汇入下腔静脉，肝右静脉未见显示；CDFI 隔膜处血流呈花色，肝右静脉走行区未见血流信号（图 1-6-22）；肝右后叶副肝静脉增宽，副肝静脉血流通畅（图 1-6-23、图 1-6-24）。

3. 超声造影图像　肝中静脉与肝左静脉共干出口处造影剂未见进入下腔静脉，肝右静脉未见显示，肝右后叶副肝静脉通畅，并汇入下腔静脉（图 1-6-25~图 1-6-27，ER1-6-4、ER1-6-5）。

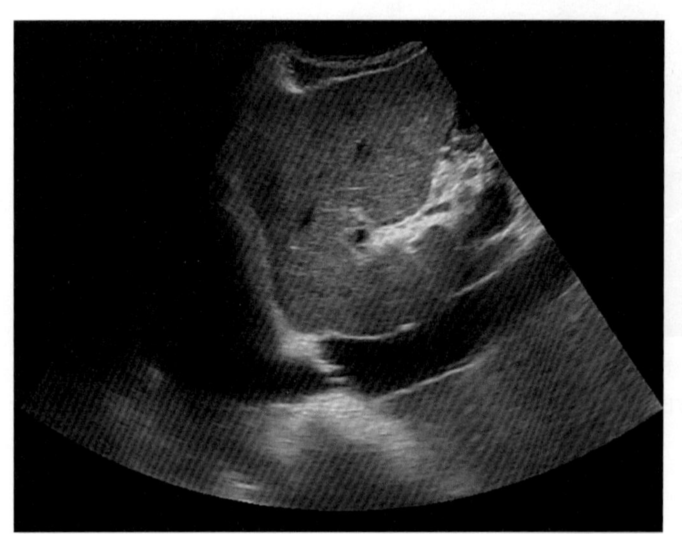

图 1-6-19　巴德 - 吉亚利综合征下腔静脉二维超声声像图
下腔静脉入右心房处见隔膜样回声，内见孔隙

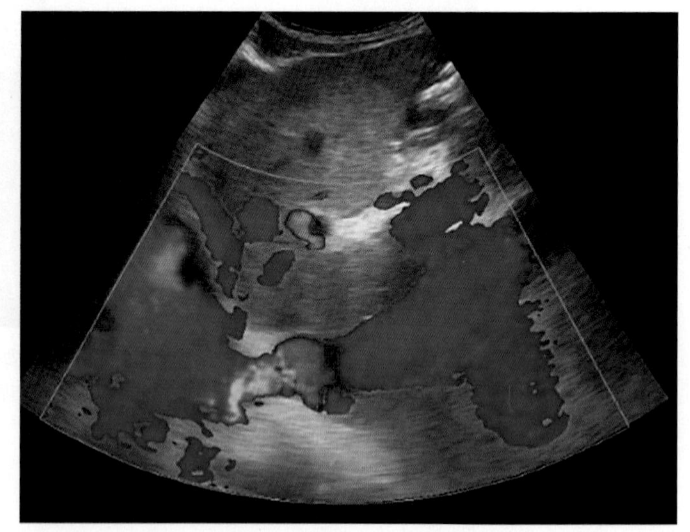

图 1-6-20　巴德 - 吉亚利综合征下腔静脉 CDFI 图像
下腔静脉入右心房处见花色血流

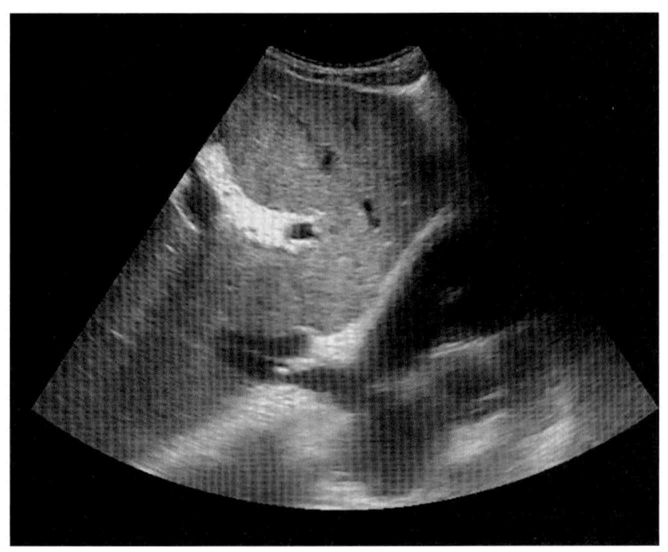

图 1-6-21　巴德 - 吉亚利综合征肝右静脉二维超声声像图
肝静脉出口处见隔膜样回声

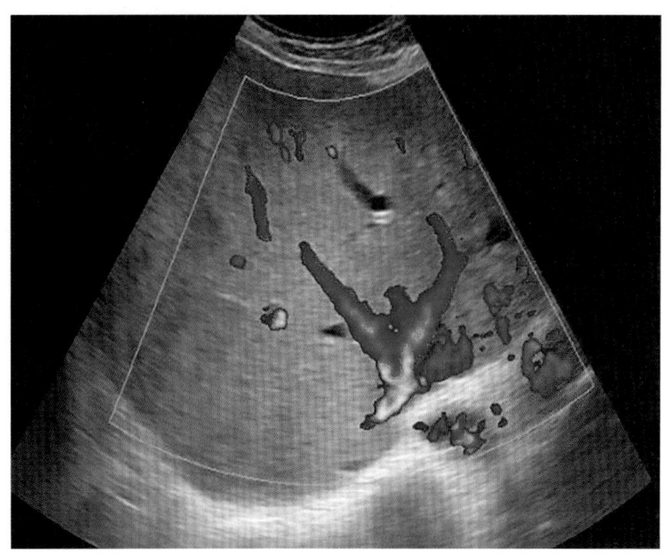

图 1-6-22　巴德 - 吉亚利综合征肝左静脉及肝中静脉 CDFI 图像
肝左静脉及肝中静脉共干，出口血流花色，未见汇入下腔静脉，肝右静脉未见显示

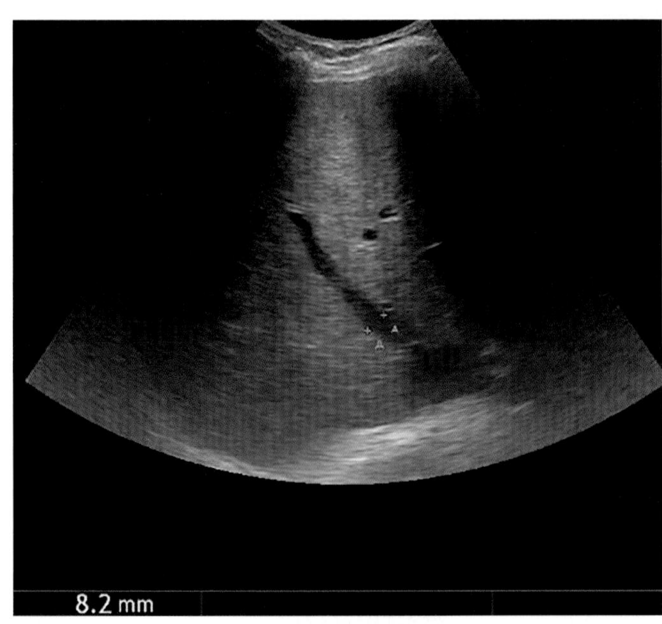

图 1-6-23　巴德 - 吉亚利综合征肝右后叶副肝静脉二维超声声像图
肝右后叶副肝静脉增宽

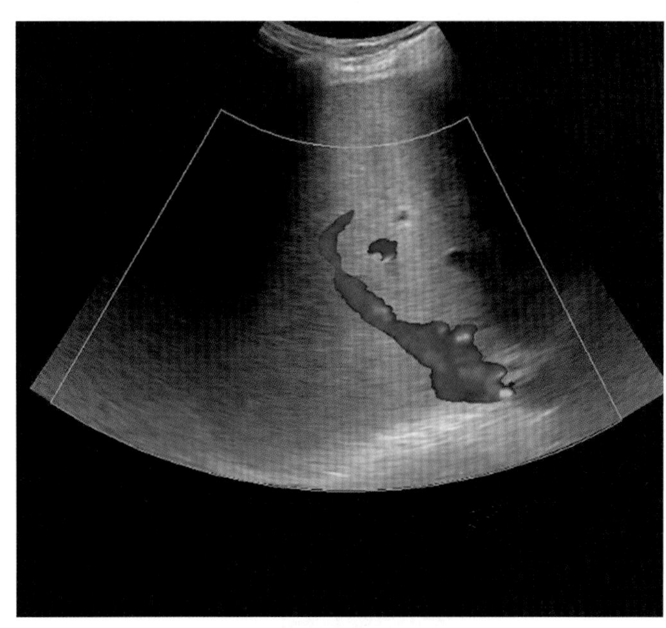

图 1-6-24　巴德 - 吉亚利综合征肝右后叶副肝静脉 CDFI 图像
副肝静脉血流通畅，汇入下腔静脉

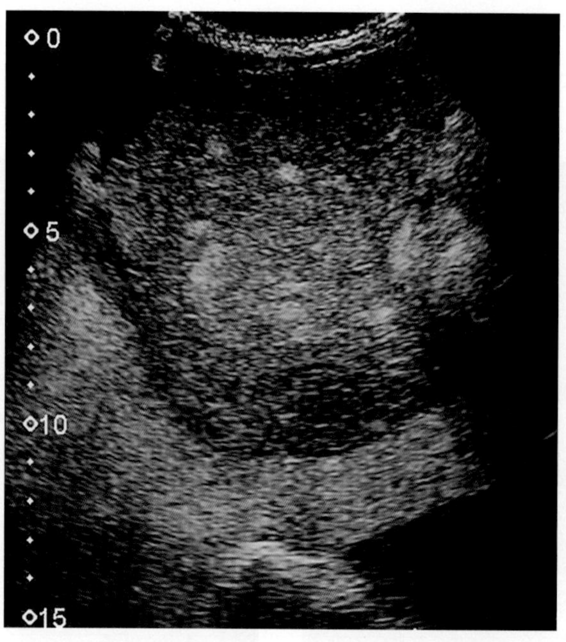

图 1-6-25　巴德 - 吉亚利综合征下腔静脉静脉造影
超声造影下腔静脉造影剂进入右心房顺利，管腔轻微狭窄

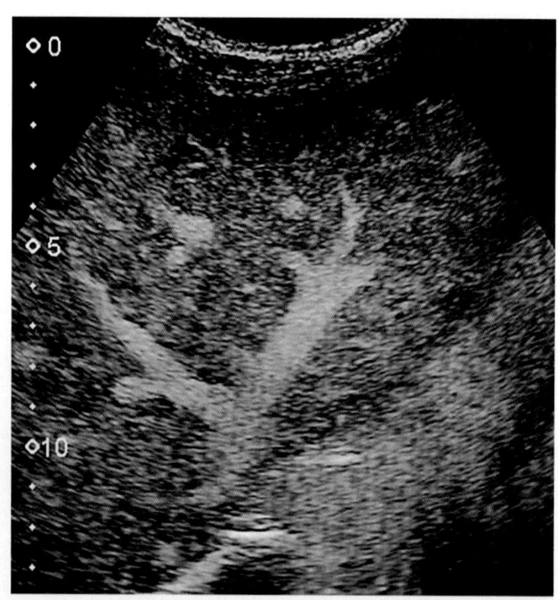

图 1-6-26　巴德 - 吉亚利综合征肝左静脉及肝中静脉造影
超声造影肝中静脉与肝左静脉共干出口处造影剂未见汇入下腔静脉，肝右静脉未见显示

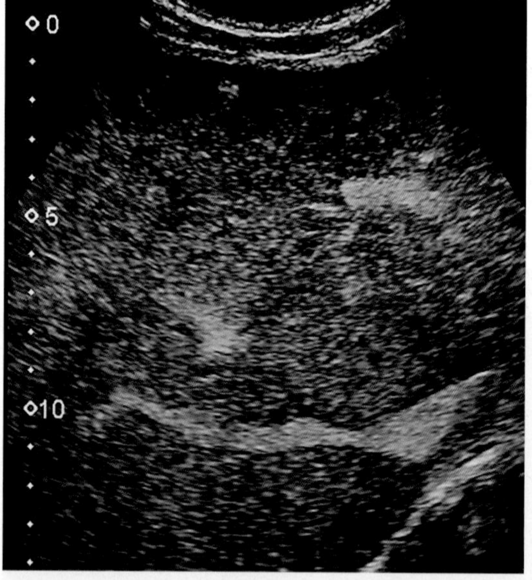

图 1-6-27　巴德 - 吉亚利综合征　肝右后叶副肝静脉造影
肝右后叶副肝静脉通畅，并汇入下腔静脉

ER1-6-4　巴德 - 吉亚利综合征下腔静脉超声造影动态图
下腔静脉造影剂进入右心房顺利，管腔轻微狭窄

ER1-6-5　巴德 - 吉亚利综合征肝左静脉及肝中静脉超声造影动态图
肝中静脉与肝左静脉共干出口处造影剂未见进入下腔静脉，肝右静脉未见显示，肝右后叶副肝静脉通畅，并汇入下腔静脉

4. 超声造影诊断要点

（1）此例为混合型巴德 - 吉亚利综合征，下腔静脉隔膜带孔阻塞，肝静脉膜性阻塞。在超声造影上应重点观察肝静脉及下腔静脉狭窄及阻塞情况。

（2）巴德 - 吉亚利综合征肝静脉回流受阻后，肝内一些副肝静脉代偿增宽，直接汇入下腔静脉；肝内梗阻远端的血流经交通支静脉流向通畅的肝静脉或副肝静脉汇入下腔静脉。副肝静脉和交通支血管对有肝静脉阻塞的巴德 - 吉亚利综合征诊断、治疗和预后有重要意义。超声造影后，副肝静脉及交通支血管位置走行显示更加清晰，对正确诊断副肝静脉及交通支血管非常有帮助。此例常规超声肝内一条较粗大血管直接汇入下腔静脉，判断为肝右后叶副肝静脉，超声造影后副肝静脉走行位置更加清晰。超声造影后显示了肝内更加密集的交通支血管，肝中静脉与肝左静脉通过交通支静脉汇入到副肝静脉再汇入下腔静脉。

（3）超声造影有助于确认肝静脉重度狭窄或闭塞。常规超声上，肝右静脉管腔纤细，血流显示不清，诊断重度狭窄或闭塞可能。超声造影后显示肝右静脉走行区未见造影剂通过，可诊断肝右静脉闭塞。

5. 其他检查　数字减影血管造影（DSA），见图 1-6-28、图 1-6-29。

6. 鉴别诊断

肝硬化：巴德 - 吉亚利综合征中后期，常常会导致肝硬化。应与其他原因如肝炎后肝硬化相鉴别。其他原因肝硬化，超声表现有肝静脉变细，但其内膜光滑，血流通畅，肝内一般没有交通支血管及副肝静脉的开放，下腔静脉通畅。诊断需结合病史、症状体征以及其他影像学检查。

肝小静脉闭塞症：又称为肝窦阻塞综合征，是由于肝窦内皮细胞损害致肝窦流出道阻塞所引起的肝内窦性门脉高压。肝窦阻塞综合征的临床表现为疼痛性肝肿大、腹水形成等，严重的可进展为肝硬化，需要与巴德 - 吉亚利综合征相鉴别。肝窦阻塞综合征超声表现肝静脉内径变细，但其内膜光滑，管腔通畅，少有肝内侧支血管及副肝静脉开放。诊断需结合摄入吡咯双烷类生物碱与器官移植等病史以及肝脏穿刺病理。

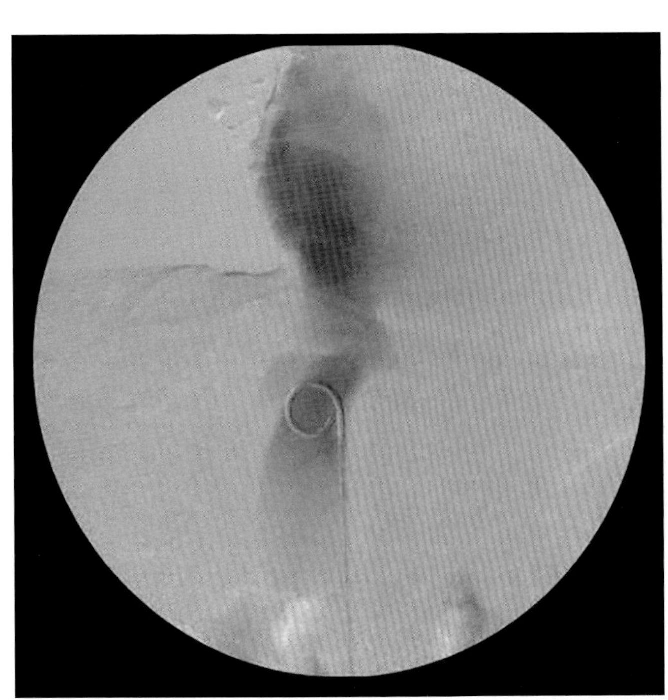

图 1-6-28　巴德 - 吉亚利综合征下腔静脉 DSA 图像
DSA 造影后见下腔静脉血流通畅，未见明显狭窄

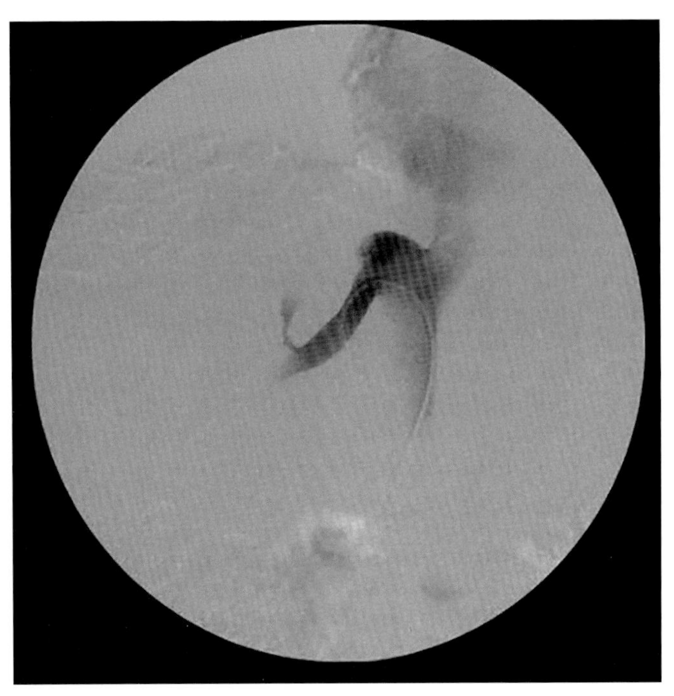

图 1-6-29　巴德 - 吉亚利综合征肝静脉 DSA 图像
导丝逆行穿入肝静脉，见一支粗大副肝静脉，血流通畅

【病例二】(巴德 - 吉亚利综合征 - 肝静脉阻塞型)

1. 病史概要 女性，54 岁，皮肤瘙痒伴腹壁曲张 2 年，腹胀半年。

2. 常规超声图像 肝大，肝脏弥漫不均质改变，脾大，腹水中量。肝左静脉肝中静脉共干，内径增宽，汇入下腔静脉处狭窄(图 1-6-30)；肝右静脉纤细，节段呈条索状(图 1-6-31)；肝右后叶见粗大副肝静脉(图 1-6-32)；下腔静脉入右心房段管腔细，血流尚通畅(图 1-6-33)。

3. 超声造影图像 超声造影后见肝左静脉肝中静脉共干(图 1-6-34)，内径增宽，汇入下腔静脉处狭窄，肝右静脉近第二肝门处节段未见造影剂通过(图 1-6-35)；肝内见多条交通支静脉显影(图 1-6-36、图 1-6-37)，下腔静脉肝后段造影剂通过顺利，未见明显狭窄(图 1-6-38，ER1-6-6)。

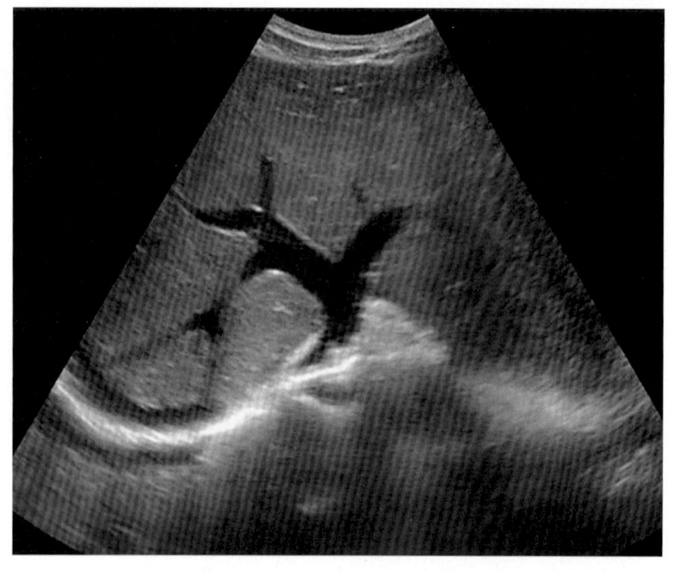

图 1-6-30 巴德 - 吉亚利综合征肝左静脉与肝中静脉二维超声声像图
肝左静脉与肝中静脉共干，内径增宽，汇入下腔静脉处狭窄

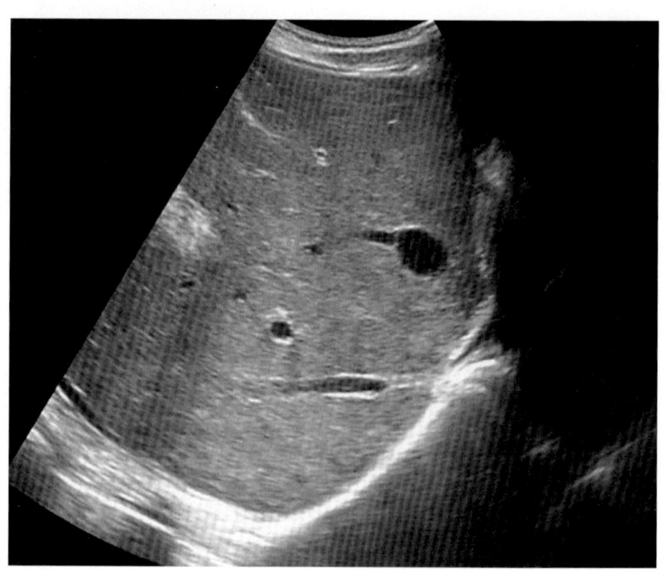

图 1-6-31 巴德 - 吉亚利综合征肝右静脉二维超声声像图
肝右静脉纤细，节段呈条索状

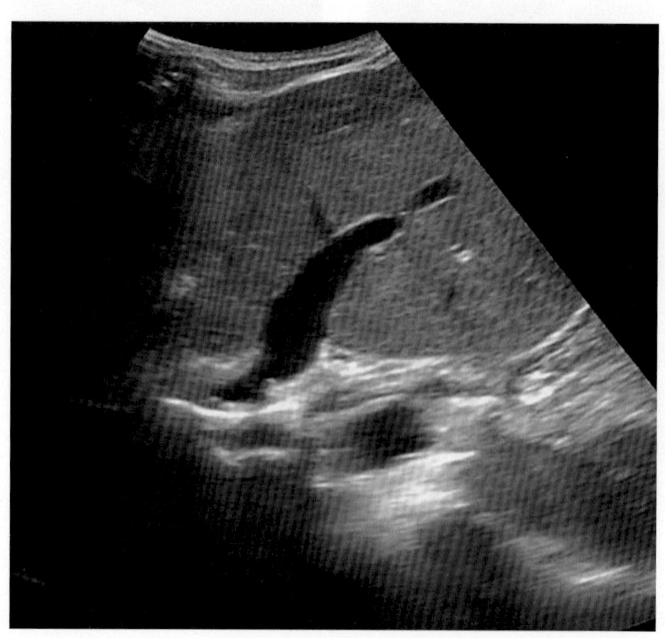

图 1-6-32 巴德 - 吉亚利综合征肝右后叶副肝静脉二维超声声像图
肝右后叶见粗大副肝静脉

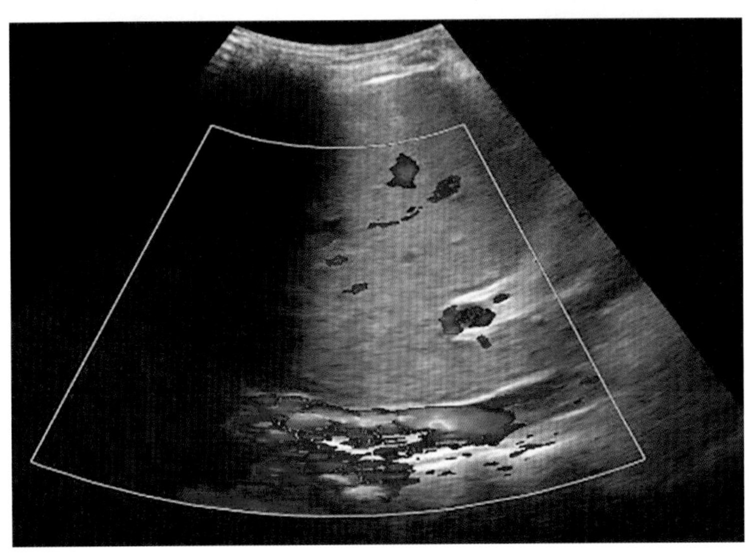

图 1-6-33 巴德 - 吉亚利综合征下腔静脉 CDFI 图像
下腔静脉入右心房段管腔细，血流尚通畅

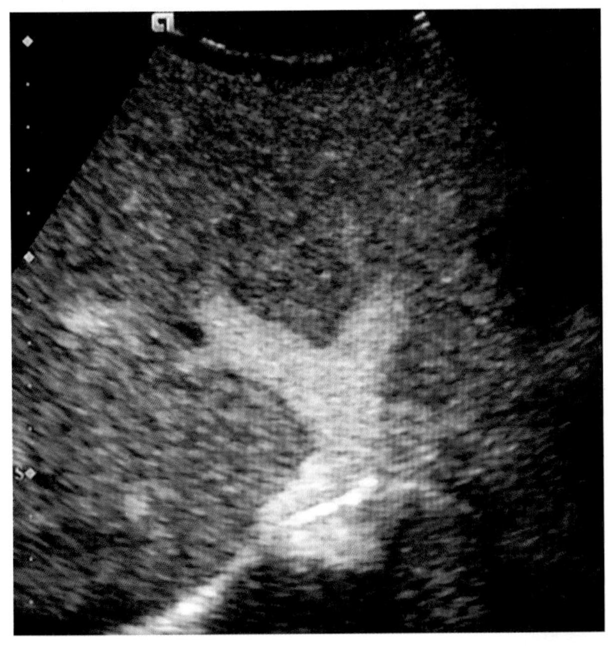

图 1-6-34 巴德 - 吉亚利综合征肝左静脉与肝中静脉造影
肝左静脉与肝中静脉共干，内径增宽，汇入下腔静脉处狭窄

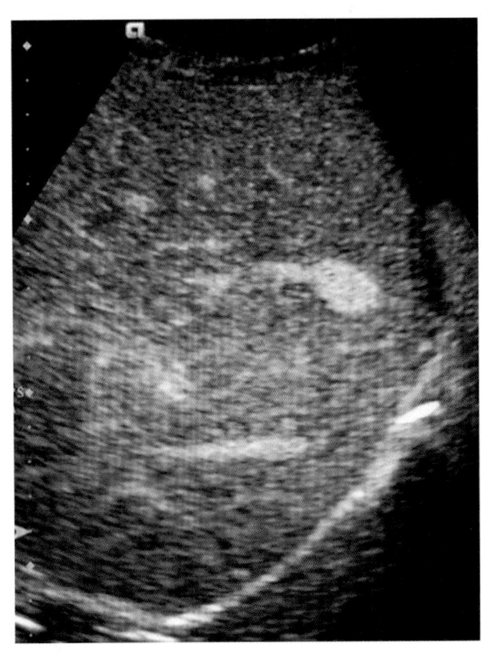

图 1-6-35 巴德 - 吉亚利综合征肝右静脉造影
肝右静脉近第二肝门处节段闭塞

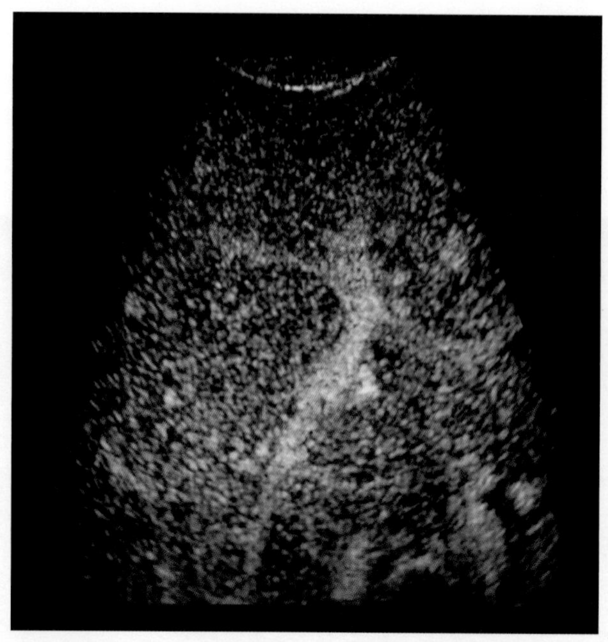

图 1-6-36 巴德 - 吉亚利综合征肝内交通静脉造影
肝内见多条交通支静脉

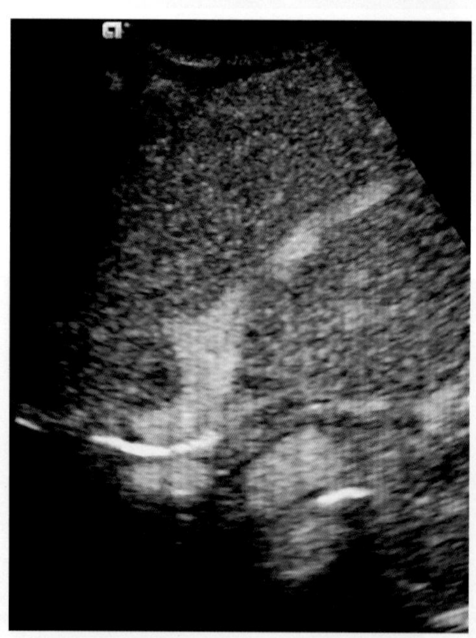

图 1-6-37 巴德 - 吉亚利综合征副肝静脉造影
副肝静脉汇入下腔静脉通畅

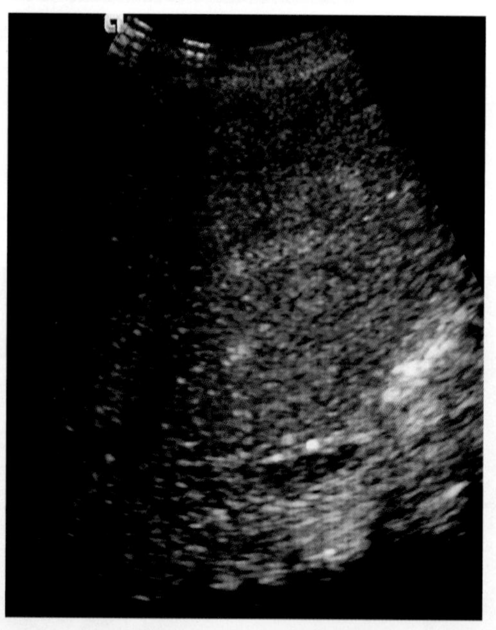

图 1-6-38 巴德 - 吉亚利综合征下腔静脉造影
下腔静脉汇入右心房段通畅

ER1-6-6 巴德 - 吉亚利综合征超声造影动态图
超声造影后见肝左静脉肝中静脉共干，内径增宽，汇入下腔静脉处狭窄，肝右静脉近第二肝门处节段未见造影剂通过；肝内见多条交通支静脉显影，下腔静脉肝后段造影剂通过顺利，未见明显狭窄

4. 超声造影诊断要点

（1）此例为肝静脉阻塞型巴德 - 吉亚利综合征，肝左静脉肝中静脉内径增宽，入下腔静脉处造影剂通过变细，肝右静脉近第二肝门处节段未见造影剂通过，诊断肝左静脉肝中静脉出口狭窄，肝右静脉节段性闭塞。

（2）肝静脉出口阻塞后，肝静脉远段增宽，肝静脉之间及肝静脉与门静脉之间，有大量交通支血管及副肝静脉开放。造影后应仔细观察交通支血管走行以及与副肝静脉交通情况。

5. 其他检查　DSA：下腔静脉通畅，肝左肝中静脉共干，汇入下腔静脉处管腔重度狭窄，肝右静脉显示不清，考虑闭塞（图 1-6-39），导管配合导丝成功通过肝静脉狭窄段，沿着导丝送入扩张球囊（图 1-6-40），扩张肝静脉出口狭窄处，扩张后造影见肝左及肝中静脉血流恢复通畅，出口无狭窄（图 1-6-41）。

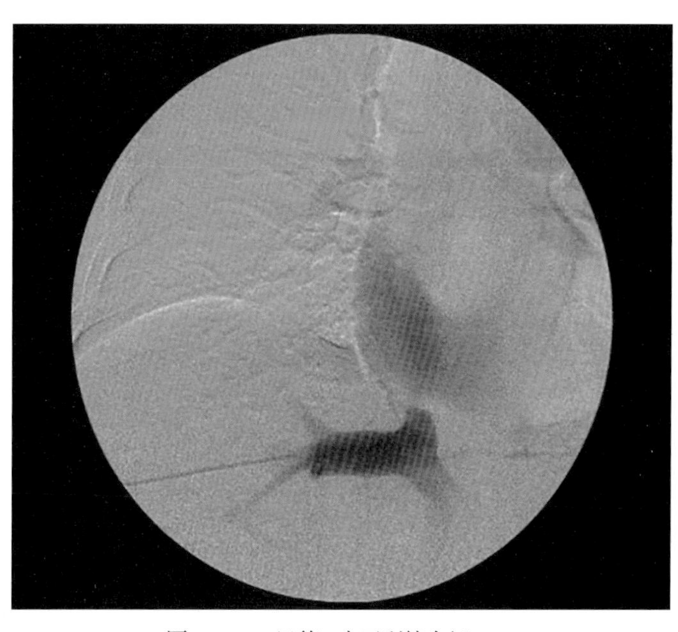

图 1-6-39　巴德 - 吉亚利综合征 DSA
肝左肝中静脉共干，汇入下腔静脉处管腔重度狭窄，肝右静脉显示不清

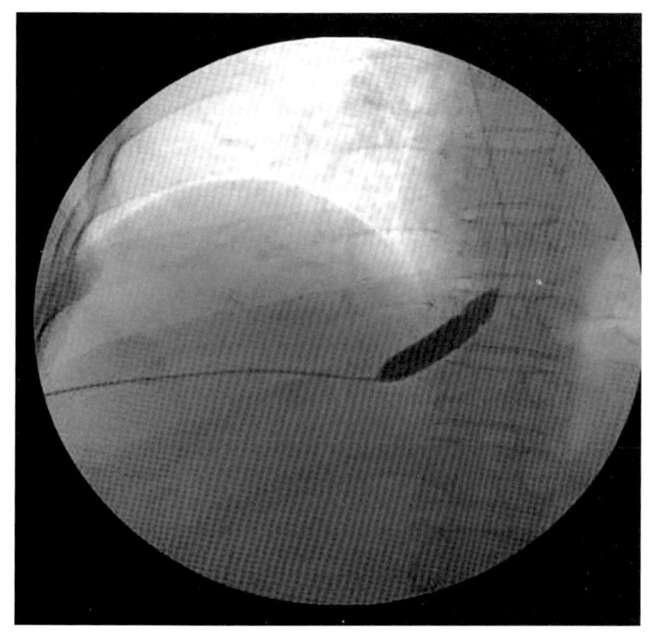

图 1-6-40　巴德 - 吉亚利综合征 DSA
球囊扩张肝静脉出口狭窄处

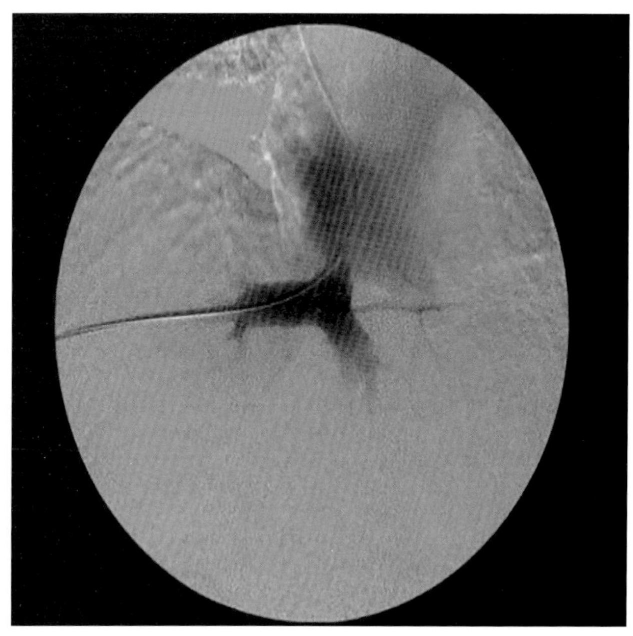

图 1-6-41　巴德 - 吉亚利综合征 DSA
球囊扩张后造影见肝左及肝中静脉血流恢复通畅，出口无狭窄

6. 鉴别诊断 肝淤血：肝大，肝静脉明显增宽，腹水见于右心衰竭引起肝淤血。鉴别要点在于肝淤血时三支肝静脉及下腔静脉肝后段均明显增宽，血流均通畅，肝内无交通支血管和副肝静脉的开放。

三、肝窦阻塞综合征

1. 病史概要 患者因劳累后出现右上腹部持续性隐痛15d，后疼痛加剧，伴恶心，无呕吐，无放射痛，无寒战发热。既往高血压病史15年，冠心病病史4年。

2. 常规超声图像 肝脏形态饱满，体积弥漫性增大，尾状叶不大，肝实质回声不均匀，呈斑片状低回声改变（图1-6-42）；肝静脉壁周围肝实质回声减低。肝内门静脉内径增宽，流速减低。肝动脉及门静脉远端分支迂曲，三支肝静脉受压迂曲缩窄，肝静脉壁增厚、回声增强，肝静脉血流减慢。肝动脉阻力指数增高，下腔静脉肝后段受压略窄，血流通畅，无栓塞及侧支循环形成（图1-6-43）。胆囊囊壁增厚，厚约4.5mm。脾大。

3. 超声造影图像 见ER1-6-7。

4. 超声造影诊断要点 肝脏体积长大，回声不均匀；动脉期肝实质呈不均匀增强，可见多处无增强区，较大长径0.6cm，延迟期右前叶造影剂明显消退，呈低增强。

5. 穿刺病理诊断 肝小静脉闭塞综合征。

6. 鉴别诊断 巴德-吉亚利综合征（Budd-Chiari syndrome，BCS）：超声造影可明确BCS时主肝静脉和下腔静脉的阻塞部位、程度、范围和侧支循环形成情况等，肝小静脉闭塞综合征（HOVD）则无阳性发现。

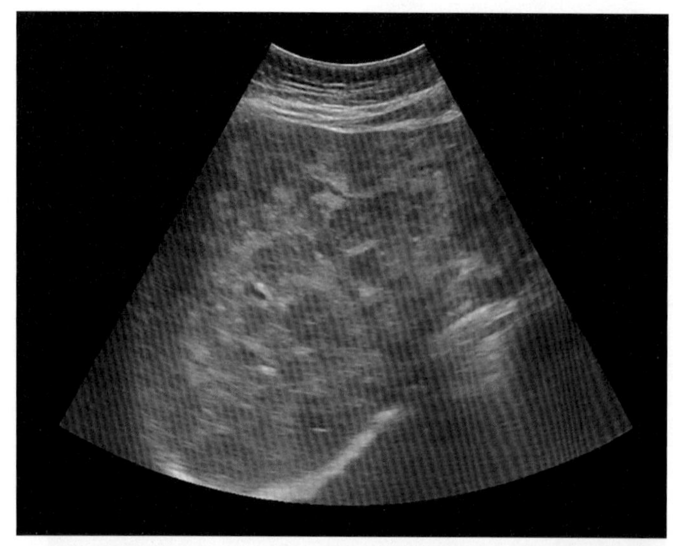

图1-6-42 肝小静脉闭塞综合征常规超声声像图
肝脏形态饱满，体积弥漫性增大，实质回声不均匀，呈斑片状低回声改变

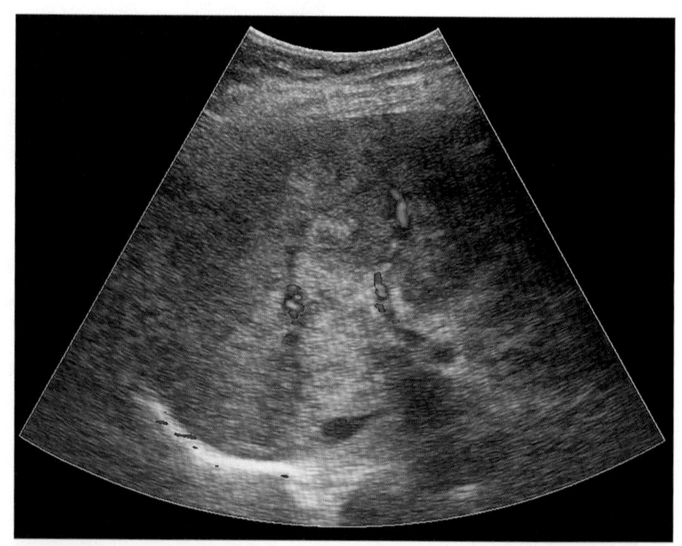

图1-6-43 肝小静脉闭塞综合征彩色多普勒超声声像图
肝静脉壁周围肝实质回声减低，肝静脉壁增厚、回声增强，肝静脉血流减慢

ER1-6-7 肝小静脉闭塞综合征超声造影动态图
经肘正中静脉团注超声造影剂2.4ml，16s造影剂开始充盈，34s达峰，动脉期肝实质呈不均匀增强，可见多处无增强区，较大长径0.6cm，延迟期右前叶造影剂明显消退，呈低增强

四、肝移植后血管并发症

血管并发症是肝移植术后最常见的并发症，包括肝动脉并发症、门静脉并发症及肝静脉 / 下腔静脉并发症，严重者如肝动脉栓塞可造成受体肝区剧烈疼痛、高热、腹水、脓毒血症及肝功能不良甚至失功能等，严重者常需急诊介入或手术治疗。超声是肝移植术后一线筛查手段，增强超声可以明确多种血管并发症。

【病例一】

1. 病史概要　女性，56 岁，原发疾病：肝硬化，术式：背驮式全体肝移植术。

2. 常规超声图像　术后第 1 天常规超声检查，二维超声显示肝脏形态大小未见明显异常，但是 CDFI 及 PW 均未探及肝动脉（图 1-6-44、图 1-6-45）。

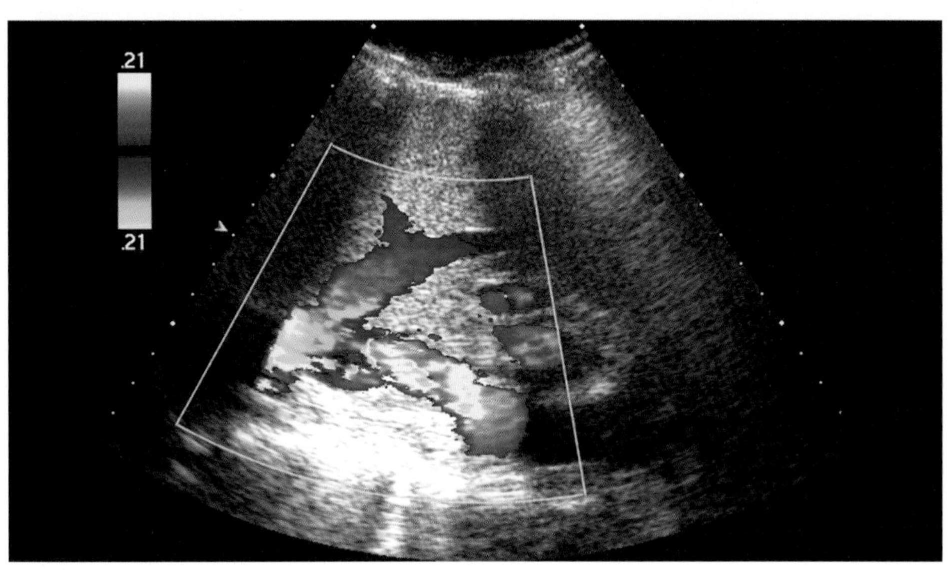

图 1-6-44　肝右静脉彩色多普勒图像
肝右静脉血流通畅

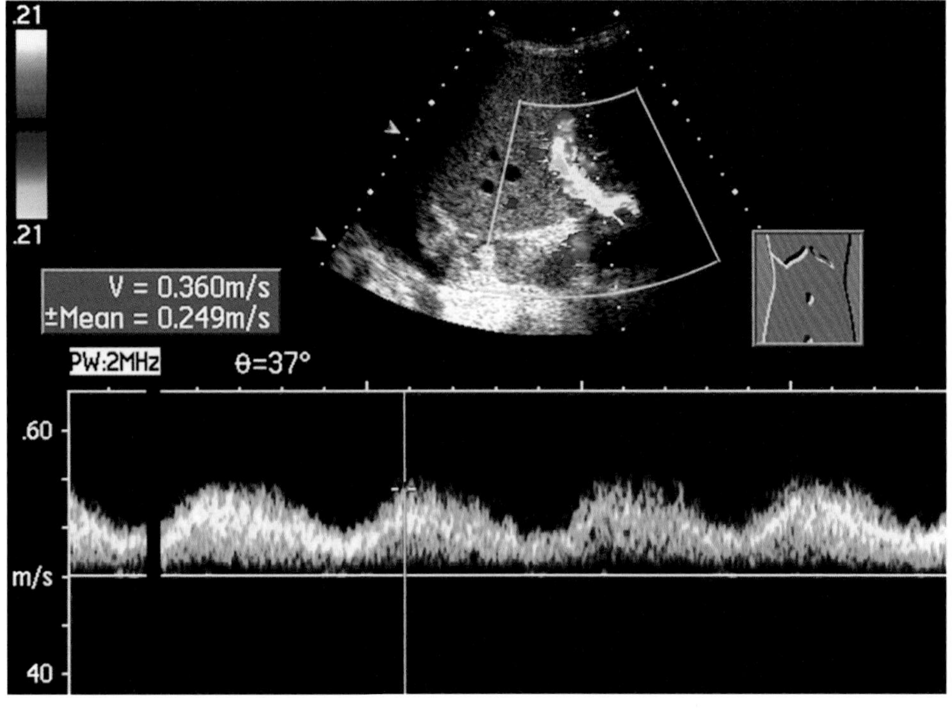

图 1-6-45　肝门部门静脉频谱多普勒图像
肝门部门静脉血流通畅

3. 超声造影图像　随即行超声造影检查，注射造影剂后 13s，可见肾脏的动脉灌注，肝动脉走行区（空心箭头所示）未见肝动脉显像（图 1-6-46），注射造影剂后 22s，门静脉显像（箭头所示），肝动脉走行区（空心箭头所示）仍未见肝动脉显像（图 1-6-47）。诊断为肝动脉栓塞。

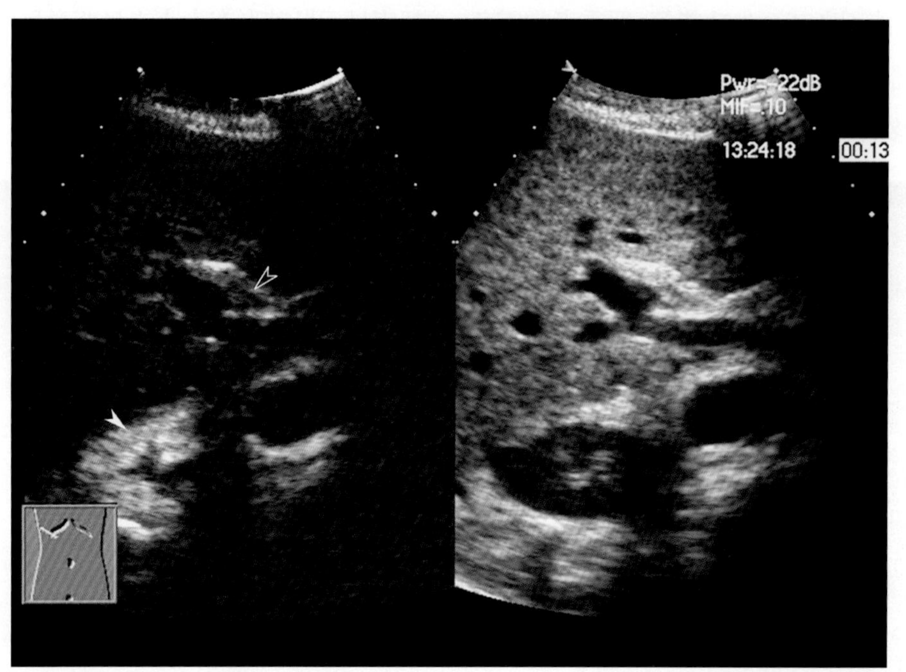

图 1-6-46　肝动脉造影后

注射造影剂后 13s，可见肾脏的动脉灌注（箭头所示），肝动脉走行区（空心箭头所示）未见肝动脉显像

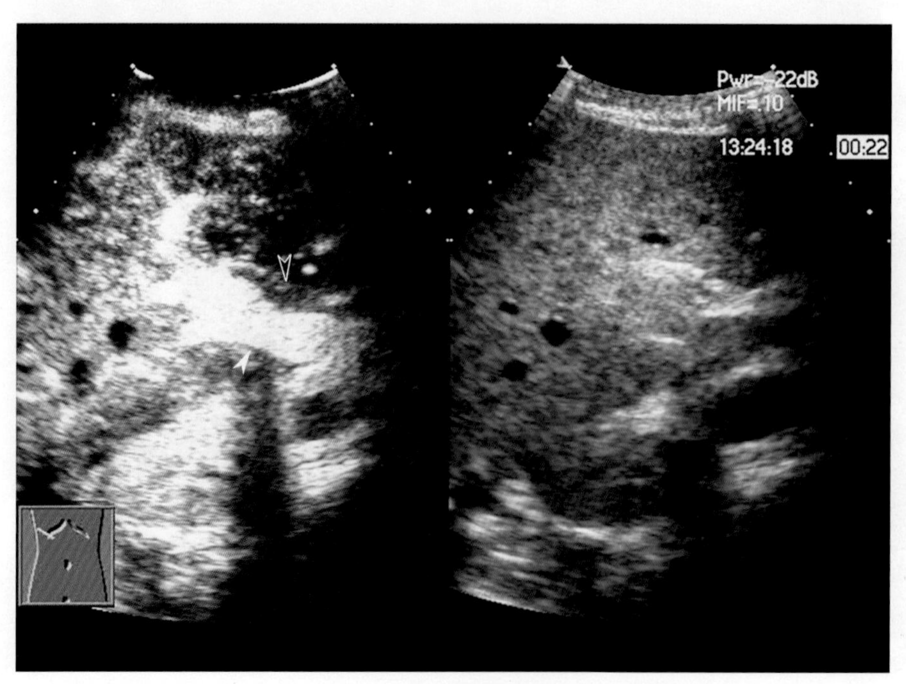

图 1-6-47　门静脉造影后

注射造影剂后 22s，门静脉显像（箭头所示），肝动脉走行区（空心箭头所示）仍未见肝动脉显像

急诊手术证实为肝动脉吻合口处血栓形成（图1-6-48），且肝脏色泽暗淡，取栓术后肝动脉血流恢复（图1-6-49）。

4. 超声造影诊断要点

（1）彩色多普勒及频谱多普勒：在肝门部前方无法探及肝动脉血流及频谱。

（2）增强超声：在肝门部前方无法探及肝动脉血流及频谱。

（3）肝内可以继发肝脏梗死及其他并发症。

5. 鉴别诊断要点　肝动脉血栓是肝移植后最严重的血管并发症，常引发严重并发症甚至需要再次移植，及时诊断非常重要。彩色多普勒及频谱多普勒都显示肝动脉内无血流信号，要高度怀疑肝动脉栓塞，但须注意排除假阳性结果，如仪器血流不够敏感或仪器调节不当、检查方法不正确、早期一过性动脉痉挛、移植动脉太细小等，必要时可采用超声造影帮助诊断。目前文献认为超声造影显示肝动脉的准确性可达为98%~100%，肝动脉栓塞（HAT）超声造影的直接表现是肝动脉在造影后动脉期不显影，并可能出现继发改变，如胆道扩张及管壁缺血、胆瘤、肝脏梗死、肝脏脓肿。

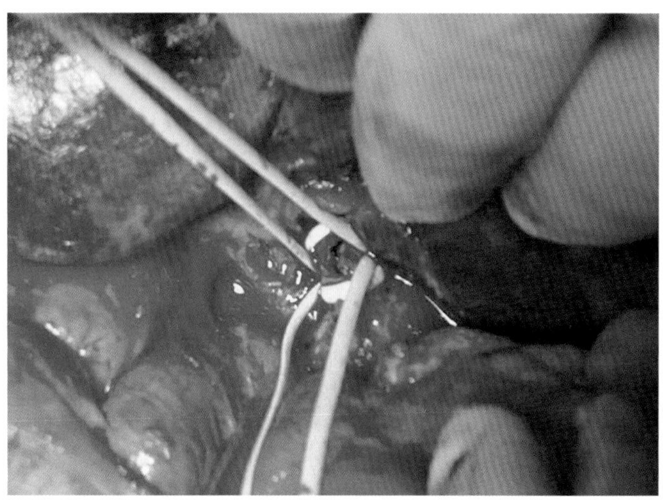

图1-6-48　肝动脉取栓术中可见肝脏色泽较黯淡，肝动脉吻合口处管腔内血栓形成

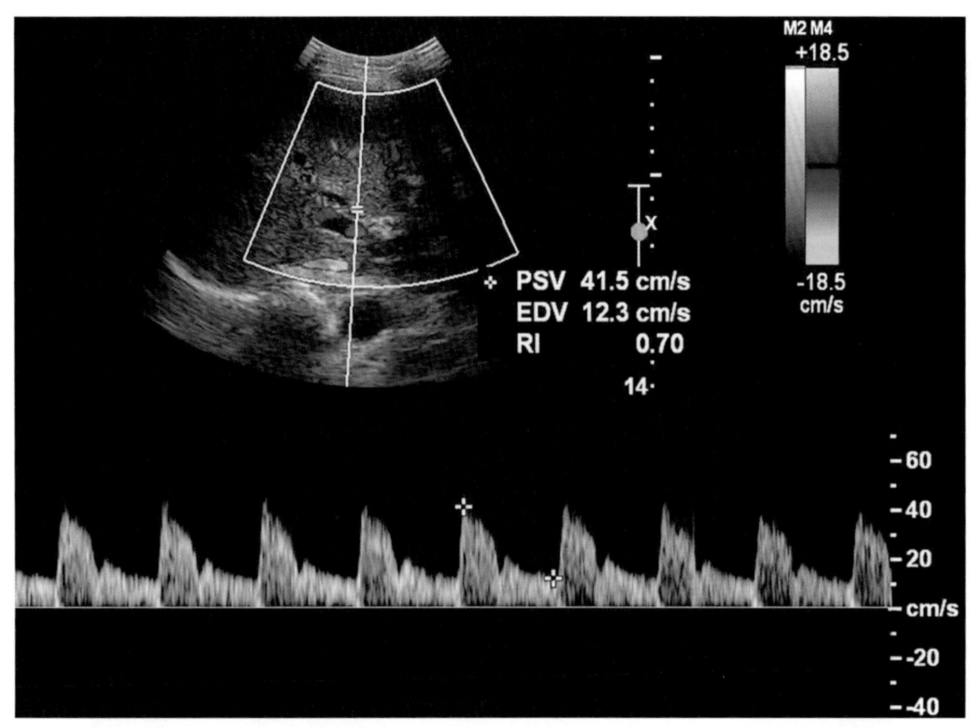

图1-6-49　肝动脉取栓术后，肝动脉清晰显示，探及正常肝动脉频谱

【病例二】

1. 病史概要 女，39岁，因肝硬化行肝移植后14个月常规复查。

2. 常规超声图像 常规超声检查，二维超声显示肝脏形态大小未见明显异常，肝门部门静脉管腔狭窄（图1-6-50），CDFI显示肝门部血流束变窄（图1-6-51），PV显示肝门部狭窄处与狭窄前流速比值大于4∶1（图1-6-52）。

3. 超声造影图像 增强超声显示肝门部门静脉吻合口处明显狭窄，击破-再灌注后吻合口显示清晰（图1-6-53）。

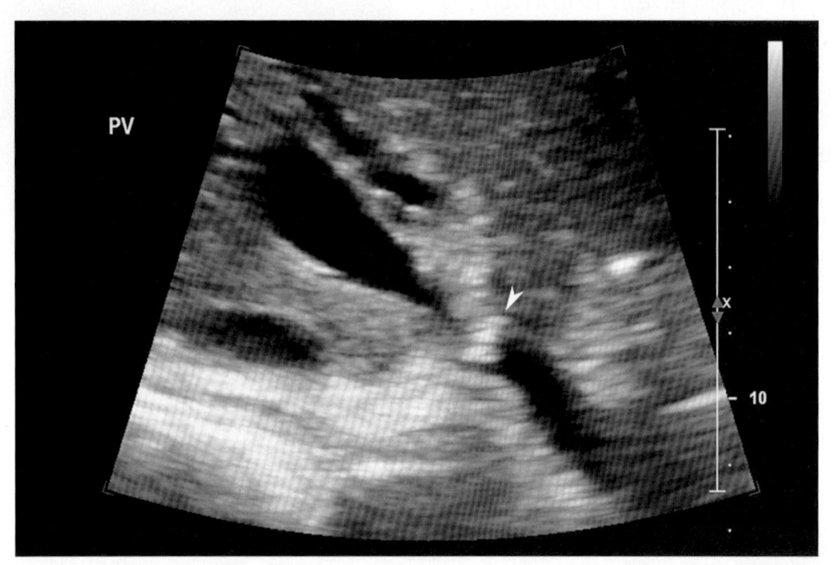

图1-6-50 肝门部门静脉二维超声声像图
门静脉主干及吻合口处

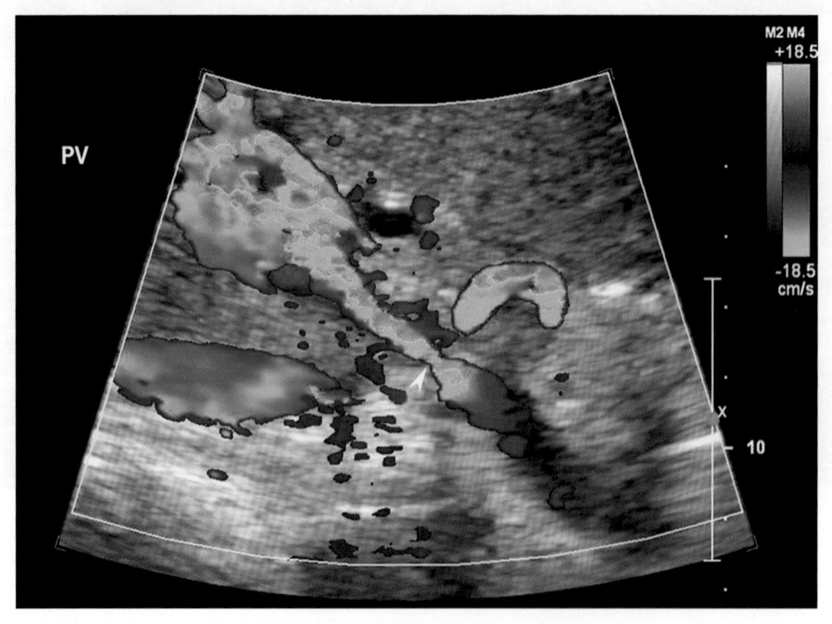

图1-6-51 肝门部门静脉CDFI图像
彩色多普勒超声显示门静脉吻合口处血流呈花色

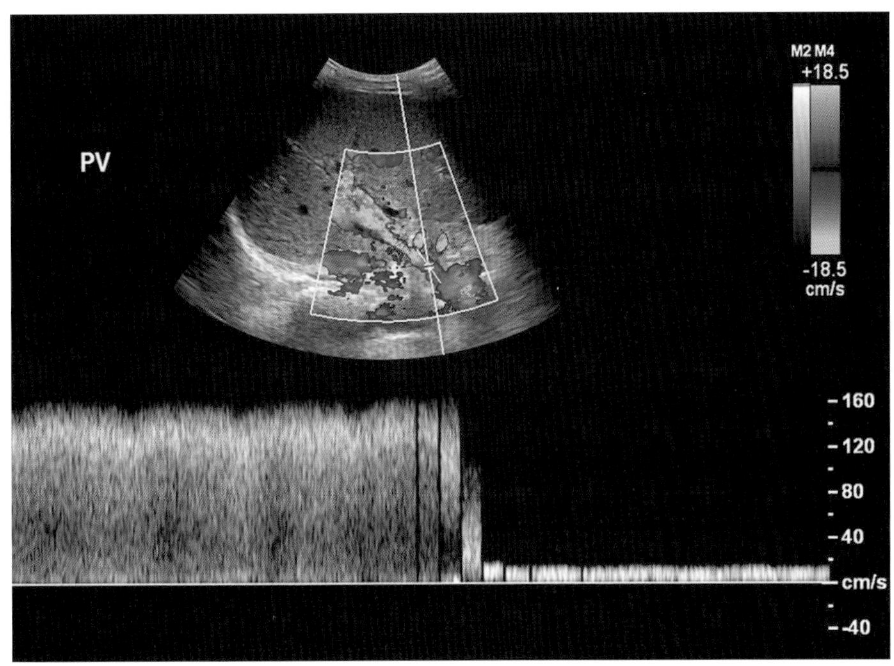

图 1-6-52　肝门部门静脉 PW 频谱
频谱多普勒显示门静脉吻合口处流速明显加快，较狭窄前速度大于 4∶1

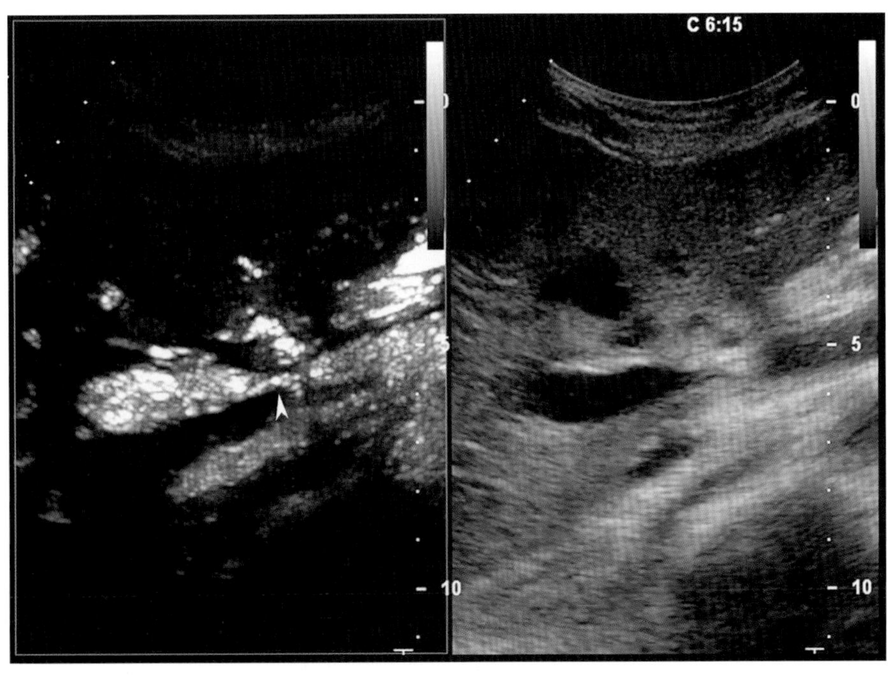

图 1-6-53　肝门部门静脉造影后
增强超声显示门静脉吻合口处狭窄

4. 超声造影诊断要点　供受体门静脉管径不匹配是非常常见的，超声常可在吻合口处见较强回声的环，局部的血流也常出现紊乱，而此时二维超声及 CDFI 对于门静脉管腔的测量是有一定难度的。目前较认可的门静脉狭窄超声诊断标准是局部狭窄达到 2.5mm，狭窄处流速大于 150cm/s 或与狭窄前比例大于 4∶1，并可出现门静脉高压综合征如脾脏长大、腹水、侧支循环形成。典型的门静脉狭窄容易诊断、可以不需要增强超声，增强超声对门静脉狭窄并发症的价值主要是帮助部分诊断困难的患者清楚显示门静脉管腔以及治疗后的准确评估。

五、其他肝脏血管疾病

（一）遗传性出血性毛细血管扩张症

遗传性出血性毛细血管扩张症为一种常染色体显性遗传病，可累及肝脏。二维超声表现为肝动脉增粗（>7mm），流速明显增快；肝内毛细血管扩张，可伴肝内动静脉瘘形成；增强超声显示肝动脉迂曲扩张，动脉期肝内血管分布异常区域呈片状高增强区，门脉期及延迟期呈等增强。

【病例】

1. 病史概要　女性 54 岁，蛋白尿 2 个月。患者无乙肝、丙肝等肝病，有糖尿病病史，血常规：血清肿瘤标志物 AFP、CEA、CA125、CA19-9 均正常。红细胞计数 2.42×10^{12}/L，血红蛋白 70g/L，白细胞计数 3.07×10^{9}/L。

2. 常规超声图像　肝脏实质回声不均匀，肝脏右前叶下份回声杂乱（图 1-6-54），范围约 6.0cm × 4.5cm，边界不清楚，形态不规则，该区域与肝右静脉及肝中静脉相通，内见肝动脉、肝静脉及门静脉属支，CDFI 显示其内血流信号丰富，血流呈动脉样频谱（图 1-6-55）。肝门部肝动脉管径约 0.9cm，管腔内血流通畅，收缩期最大流速（PSV）：253cm/s，舒张末期血流速度（EDV）：111cm/s，阻力指数（RI）：0.56（图 1-6-56）。肝左静脉管径约 1.5cm，肝中静脉管径约 1.4cm，肝右静脉管径粗约 1.6cm，内均未见异常回声充填。

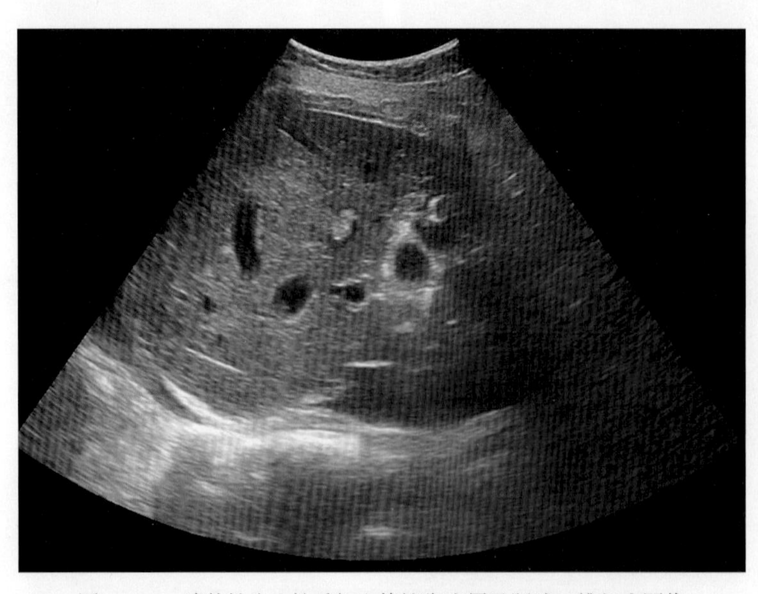

图 1-6-54　遗传性出血性毛细血管扩张症累及肝脏二维超声图像
肝脏右前叶下份回声杂乱，范围约 6.0cm × 4.5cm，边界不清楚，形态不规则，内见肝动脉、肝静脉及门静脉属支

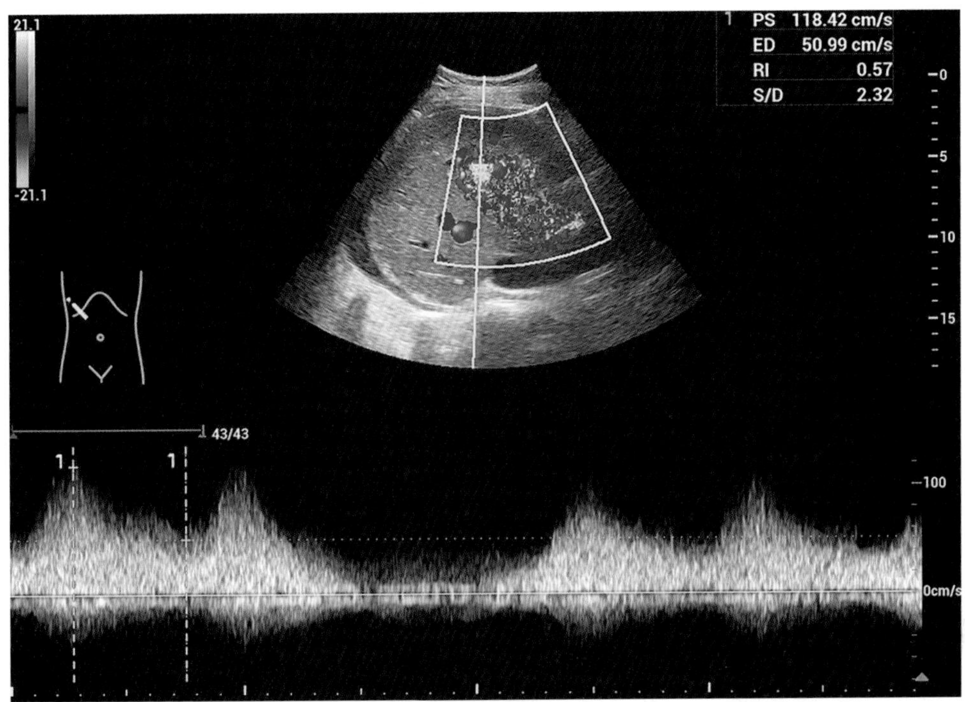

图 1-6-55　遗传性出血性毛细血管扩张症累及肝脏 CDFI 图像

肝脏右前叶下份回声杂乱区域内血流信号丰富，血流呈动脉样频谱

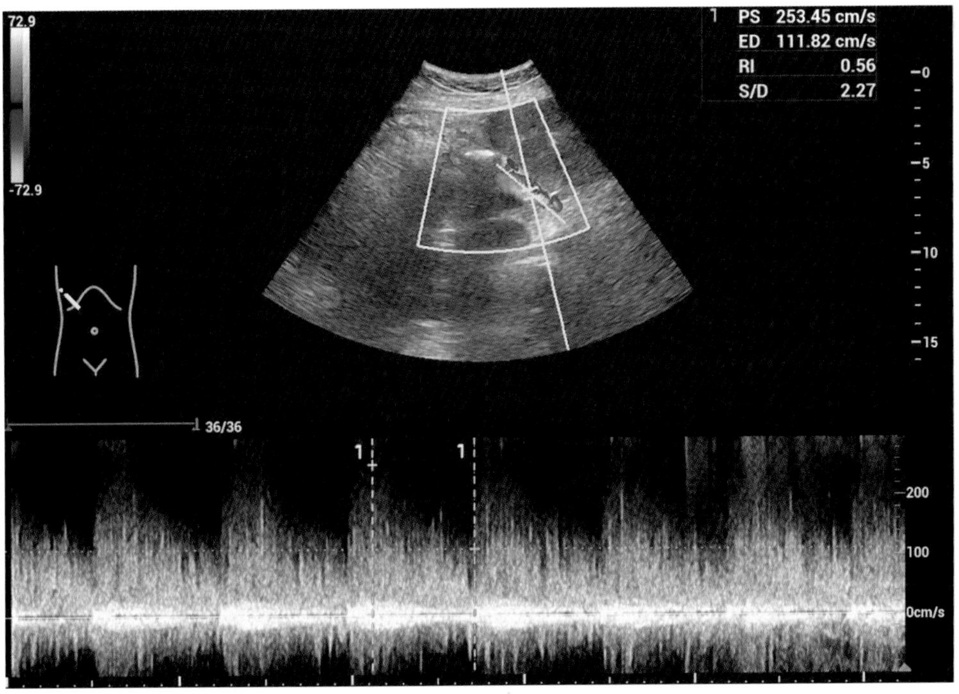

图 1-6-56　肝动脉 CDFI 图像

肝门部肝动脉管径约 0.9cm，管腔内血流通畅，PSV：253cm/s，EDV：111cm/s，RI：0.56

3. 超声造影图像 肝右前叶下份回声杂乱区域在增强超声动脉早期呈高增强（图 1-6-57），肝中静脉及右肝动脉同步高增强（肝内动静脉瘘形成），门脉期及延迟期呈高增强（图 1-6-58、图 1-6-59，ER1-6-8）。

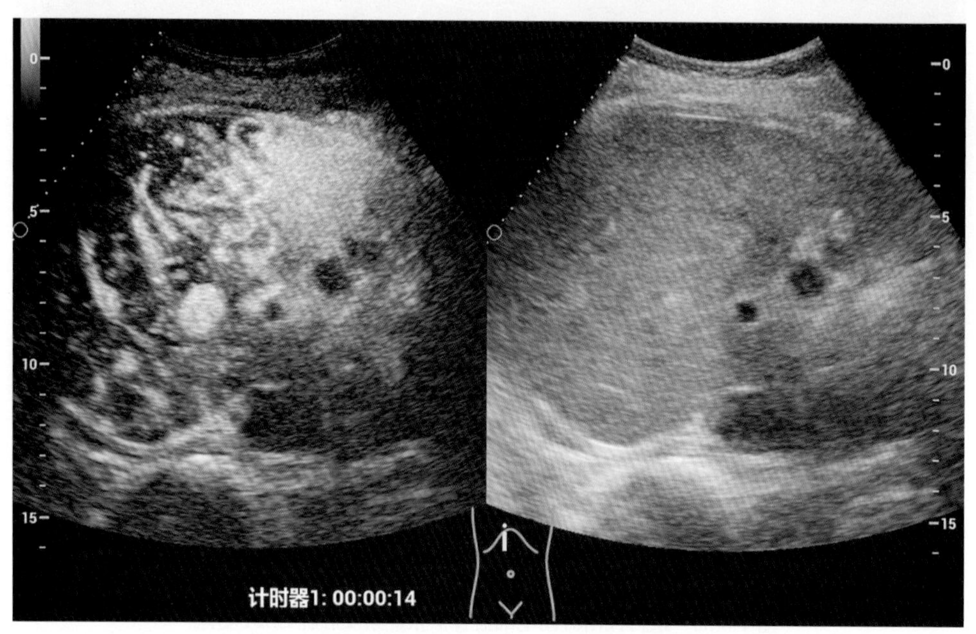

图 1-6-57 遗传性出血性毛细血管扩张症累及肝脏增强超声动脉期图像
肝脏右前叶下份回声杂乱区域增强超声动脉早期呈高增强

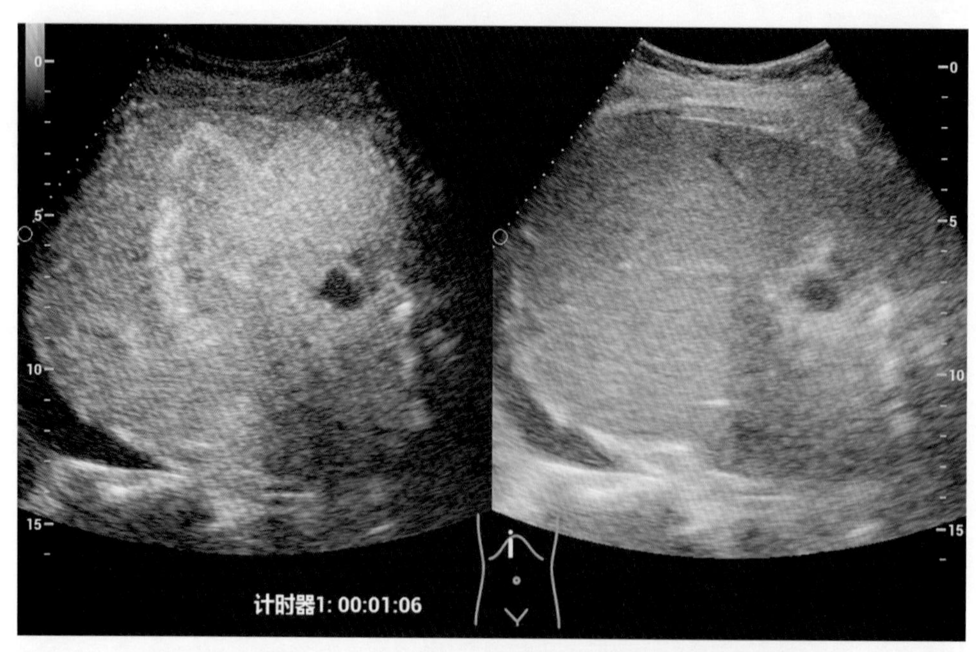

图 1-6-58 遗传性出血性毛细血管扩张症累及肝脏增强超声门脉期图像
肝脏右前叶下份回声杂乱区域增强超声门脉期呈高增强

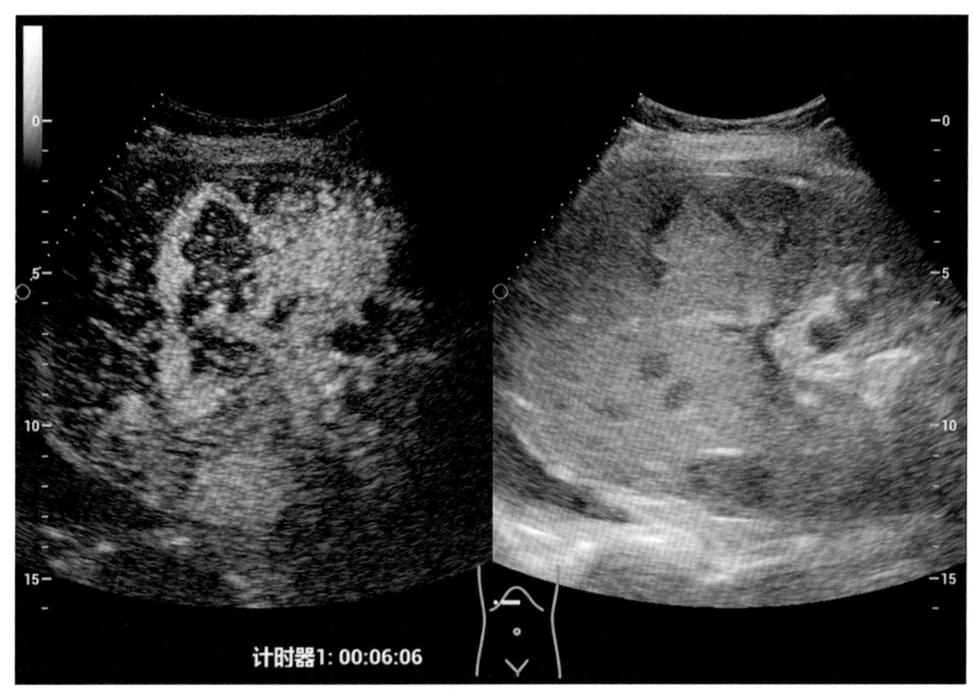

图 1-6-59　遗传性出血性毛细血管扩张症累及肝脏增强超声延迟期图像
肝脏右前叶下份回声杂乱区域增强超声延迟期呈高增强

ER1-6-8　遗传性出血性毛细血管扩张症累及肝脏超声造影动态图
肝脏右前叶下份回声杂乱区域动脉早期呈高增强，肝中静脉及右肝动脉同步高增强，门脉期呈高增强

4. 超声造影诊断要点

（1）肝脏遗传性出血性毛细血管扩张症二维超声表现为肝动脉增粗，流速明显增快。

（2）肝内毛细血管扩张，可伴肝内动静脉瘘形成。

（3）增强超声显示动脉期肝内血管分布异常区域呈片状高增强区，门脉期及延迟期无廓清。

5. 其他检查　DSA 检查：肝总动脉，肝固有动脉及其分支广泛增粗、迂曲。诊断提示肝脏遗传性出血性毛细血管扩张症。患者最终行肝动脉栓塞术。

6. 鉴别诊断　肝脏遗传性出血性毛细血管扩张症需与以下肝脏血管疾病进行鉴别：肝静脉型巴德 - 吉亚利综合征和门静脉海绵样变。肝静脉型巴德 - 吉亚利综合征表现为肝脏体积增大，以尾状叶明显，肝静脉完全或节段性闭塞致肝静脉回流异常，通过肝短静脉汇入下腔静脉，肝内肝静脉之间可见交通支形成，增强超声显示肝内交通支与肝静脉同时增强。门静脉海绵样变表现为正常门静脉显示不清或管径纤细，门静脉走行区可见多数管网状回声，内血流信号充盈，CDFI 显示为门静脉样频谱，增强后与门静脉同时显影。

（二）肝紫癜

【病例】

1. 病史概要　患者，女，34 岁。于 2012 年行乳腺癌根治术，术后病理"乳腺浸润性导管癌"。术后常规放化疗并长期服用"他莫昔芬"。自 2016 年起发现肝占位，增强 MR 考虑为良性病变，随访观察。2018 年彩超发现肝内病灶较前增多、增大。

2. 常规超声图像　肝脏大小正常，实质回声均匀，网络清晰，肝内可见多发圆形及类圆形实性低回声结节（图 1-6-60），边界清晰，形态较规则，较大者位于右前叶，大小约 4.0cm×3.4cm，肝内外胆管未见明显扩张，门静脉及肝静脉未见扩张。CDFI：结节内未见明显血流信号。

3. 超声造影图像　见图 1-6-61～图 1-6-63，ER1-6-9。

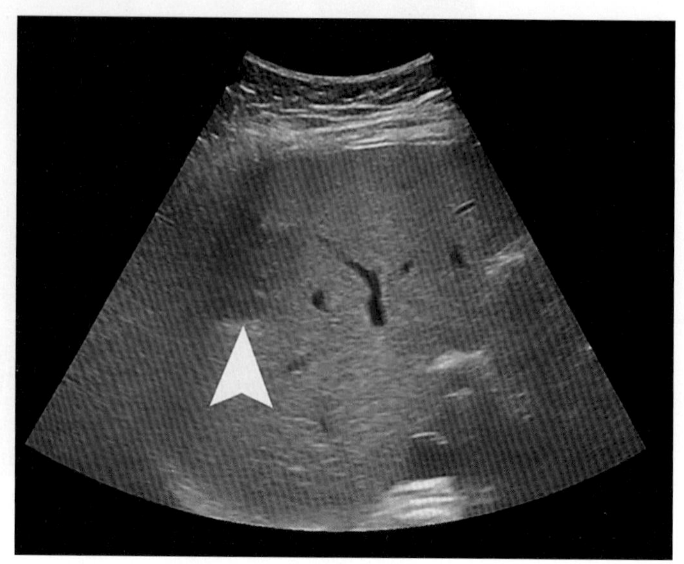

图 1-6-60　肝紫癜常规超声声像图
肝内可见多发圆形及类圆形实性低回声结节，边界清晰，形态较规则

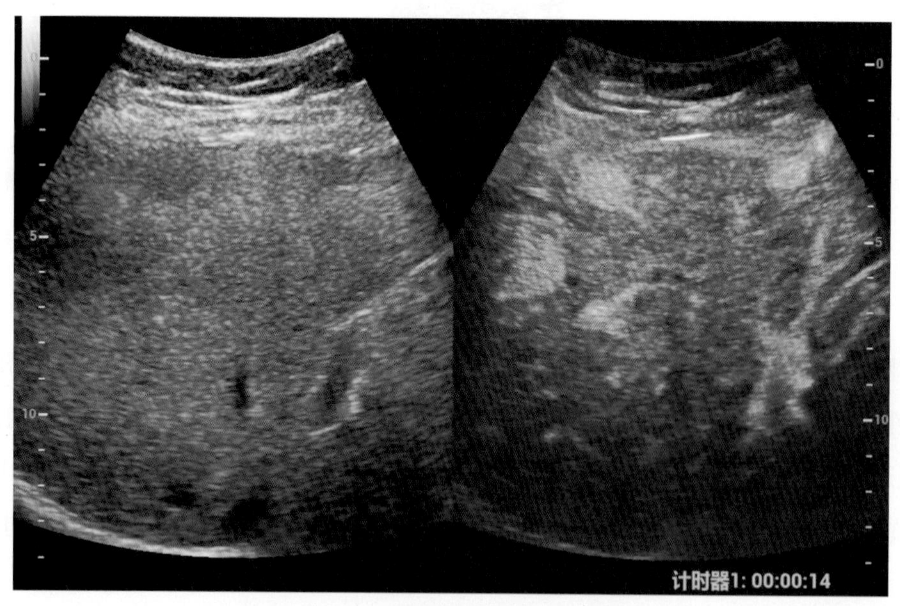

图 1-6-61　肝紫癜增强超声动脉期图像
肝内低回声结节增强超声动脉期呈均匀高增强

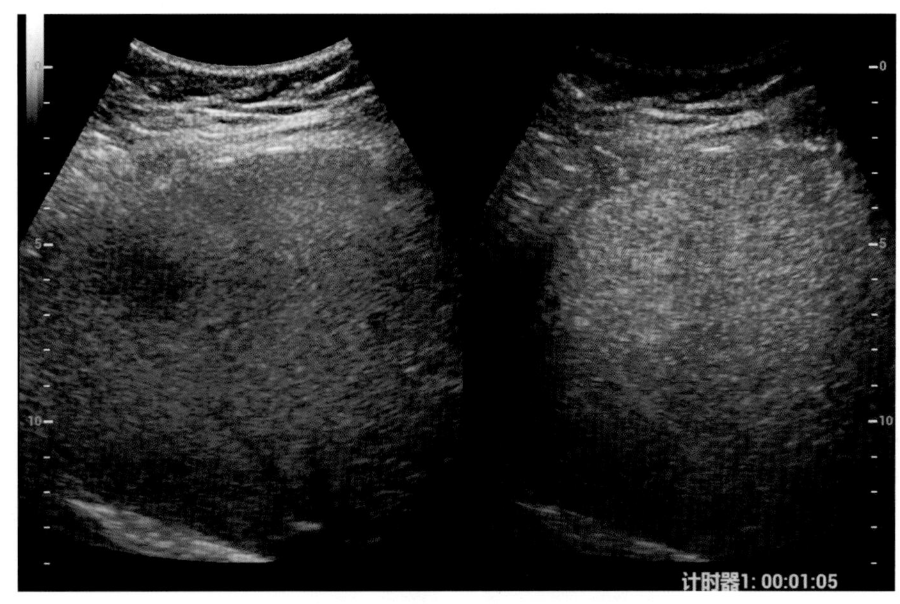

图 1-6-62　肝紫癜增强超声门脉期图像
肝内低回声结节增强超声门脉期呈稍高增强

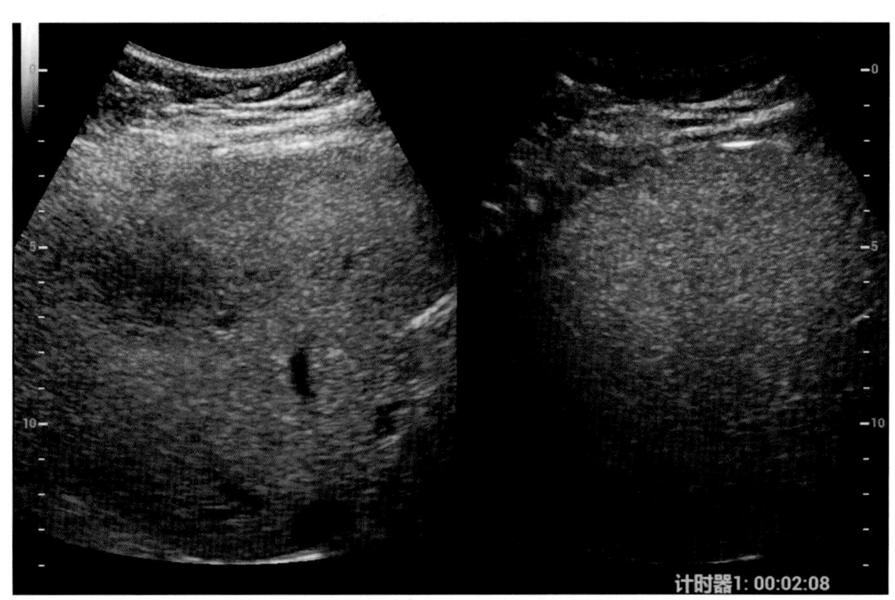

图 1-6-63　肝紫癜增强超声延迟期图像
肝内低回声结节增强超声延迟期呈等增强

ER1-6-9　肝紫癜超声造影动态图
动脉期可见造影剂迅速充填，早于周围肝实质，呈均匀高增强；门脉期廓清时间慢于肝实质，呈高增强；延迟期呈等增强，超声造影表现为“快进慢退”

4. 超声造影诊断要点 动脉期可见造影剂迅速充填，早于周围肝实质，呈均匀高增强；门脉期廓清时间慢于肝实质，呈高增强；延迟期呈等增强，超声造影表现为“快进慢退”。

5. 其他检查 钆塞酸二钠增强：动脉期明显强化，门脉期及平衡期强化程度略减低，肝胆特异期病灶未见造影剂摄取，呈低信号（图 1-6-64）。诊断意见：肝内多发病灶，考虑转移癌可能性大。

病理诊断：肝紫癜病。

6. 鉴别诊断 肝转移癌：动脉期呈周边环状高增强，多数在门脉早期甚至动脉晚期即出现廓清，而延迟期均表现为明显低增强，表现为正常肝均匀增强背景下的“黑洞”。

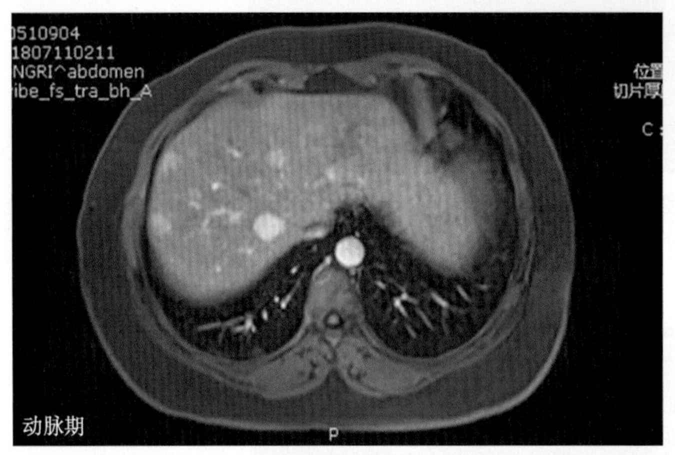

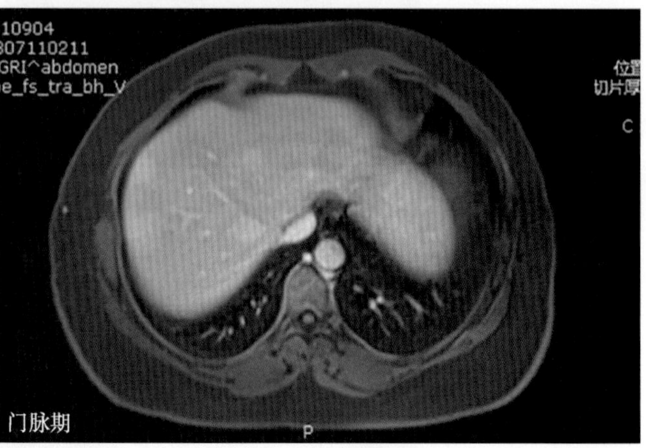

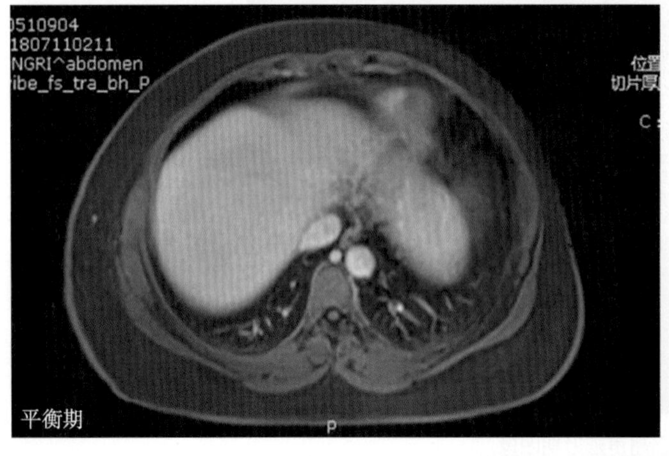

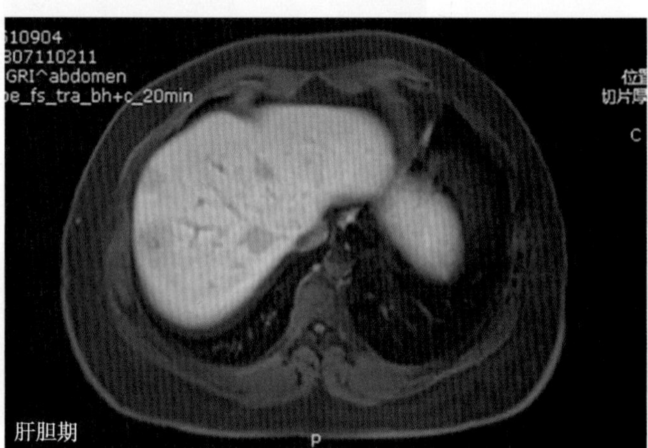

图 1-6-64 肝脏钆塞酸二钠增强检查图像

动脉期明显强化，门脉期及平衡期强化程度略减低，肝胆特异期病灶未见造影剂摄取，呈低信号

第七节　肝 脏 外 伤

肝破裂是最常见的腹部外伤之一，分为真性肝破裂、肝包膜下肝破裂和中央型肝破裂。肝包膜下肝破裂和中央型肝破裂的肝脏包膜完整，真性肝破裂的肝脏包膜不完整，血肿表现为不规则的弱回声或稍强回声区，内部回声不均匀，增强超声显示肝内损伤区域三期无强化。

【病例一】

1. 病史概要　男性 34 岁，外伤后腹痛 1d。血常规：红细胞计数 3.27×10^{12}/L，血红蛋白 95g/L，淋巴细胞绝对值 0.98×10^{9}/L。患者无乙肝、丙肝等肝病。血清肿瘤标志物 AFP、CEA、CA125、CA19-9 均正常。

2. 常规超声图像　肝脏实质回声不均匀，右肝查见片状杂乱回声区（图 1-7-1），边界不清，形态不规则，右侧膈下查见无回声区（图 1-7-2）。

3. 超声造影图像　增强超声显示肝包膜不连续，右肝杂乱回声区及右侧膈下无回声区在增强超声动脉期、门脉期及延迟期均未见增强，两者相互通连，范围约 13cm × 4cm（图 1-7-3~ 图 1-7-5，ER1-7-1）。诊断提示真性肝破裂。

4. 超声造影诊断要点

（1）肝脏包膜不完整，损伤区实质回声杂乱。

（2）肝脏损伤区与膈下积液相通。

（3）增强超声显示肝内损伤区域三期无强化。

（4）肝破裂多伴腹腔和盆腔积液。

5. 增强 CT 检查　肝破裂伤，累及肝包膜；患者最终行肝脏修补术。

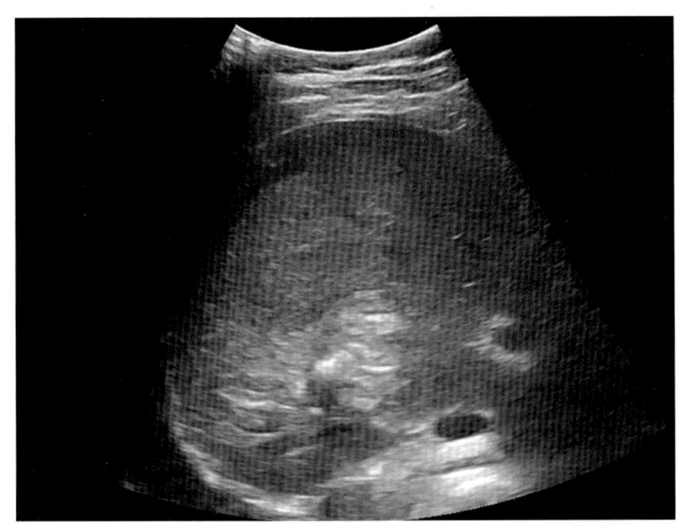

图 1-7-1　肝破裂二维超声图像
肝脏实质回声不均匀，右肝查见片状杂乱回声区，边界不清，形态不规则

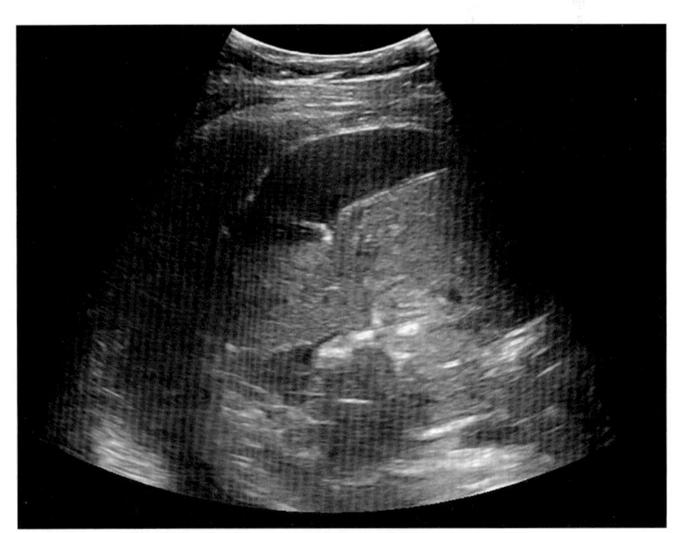

图 1-7-2　右侧膈下二维超声图像
右侧膈下查见片状无回声区

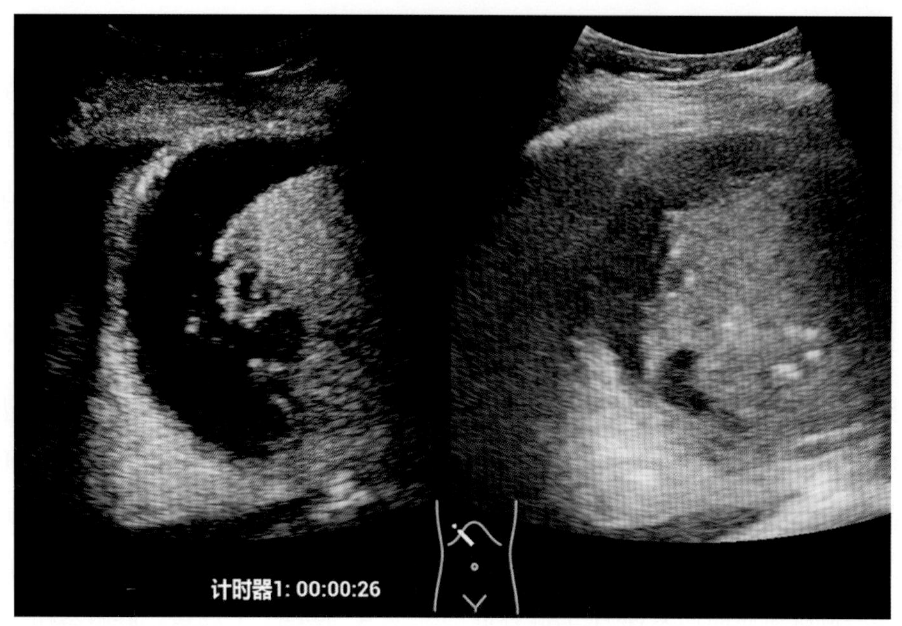

图 1-7-3　肝破裂增强超声动脉期图像

右肝杂乱回声区及右侧膈下无回声区在增强超声动脉期均未见强化，且两者通连，范围约 13cm × 4cm

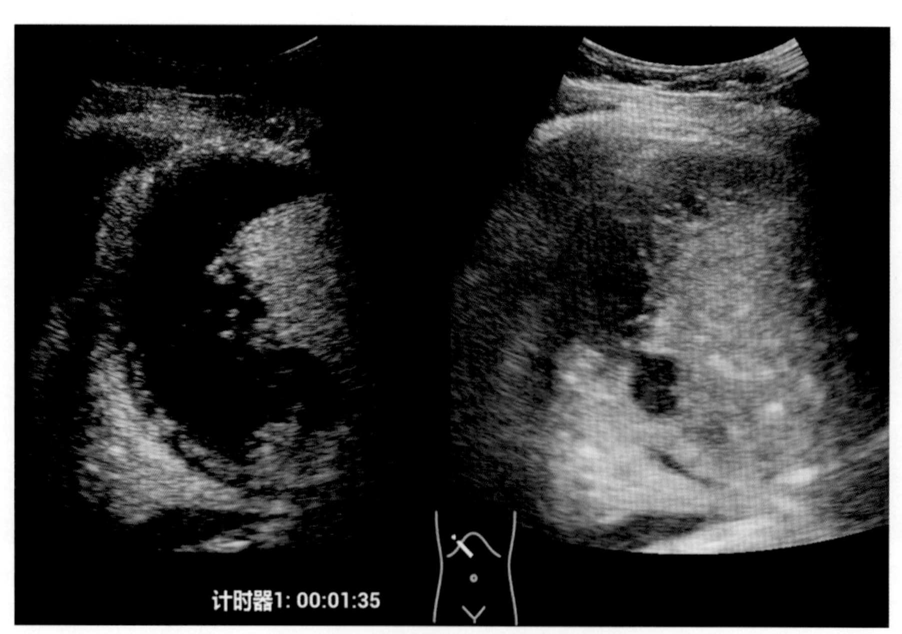

图 1-7-4　肝破裂增强超声门脉期图像

右肝杂乱回声区及右侧膈下无回声区在增强超声门脉期均未见强化，且两者通连

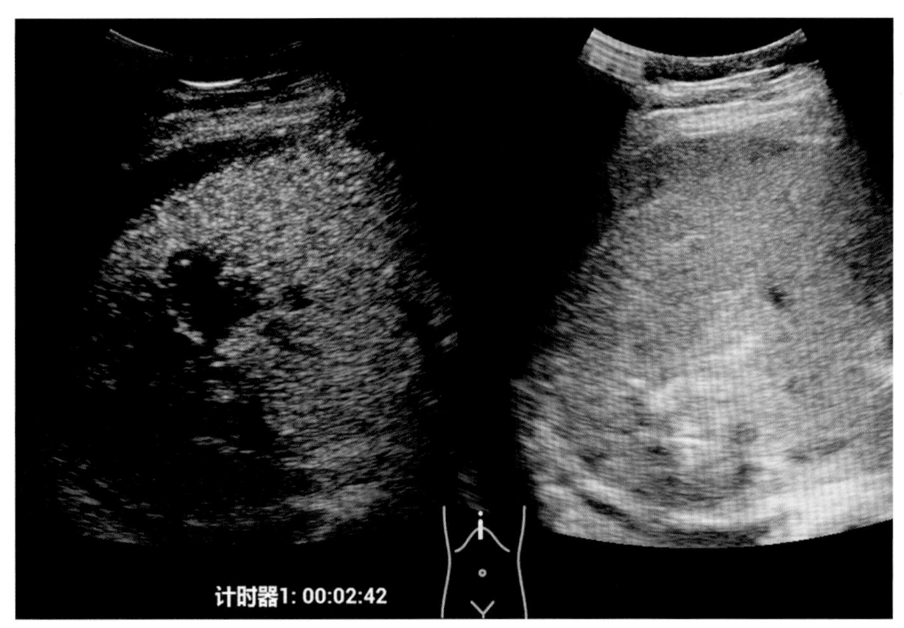

图 1-7-5 肝破裂增强超声延迟期图像
右肝杂乱回声区及右侧膈下无回声区在增强超声延迟期均未见强化，且两者通连

ER1-7-1 肝破裂超声造影动态图
右肝杂乱回声区及右侧膈下无回声区在增强超声动脉期未见强化，且两者通连，范围约 13cm × 4cm

【病例二】

1. 病史概要 男性 15 岁，外伤后腹痛 18d，反复发热 15d。患者无乙肝、丙肝等肝病。血常规：红细胞计数 2.58×10^{12}/L，血红蛋白 82g/L。

2. 常规超声图像 肝右叶实质回声杂乱、不均匀，右肝内查见范围约 14.5cm × 7.8cm 的减弱回声区（图 1-7-6），边界不清，形态不规则，内部回声不均匀，内未见明显血流信号，周边可见点状血流信号（图 1-7-7）。

3. 超声造影图像 增强超声显示右肝上份包膜似不连续，右肝减弱回声区在增强超声动脉期强化不均匀（图 1-7-8），内可见大片状三期无增强区。右侧膈下查见范围约 11.0cm × 4.5cm 的无回声区，内透声欠佳，增强超声显示其与右肝杂乱回声区相通（图 1-7-9、图 1-7-10，ER1-7-2）。

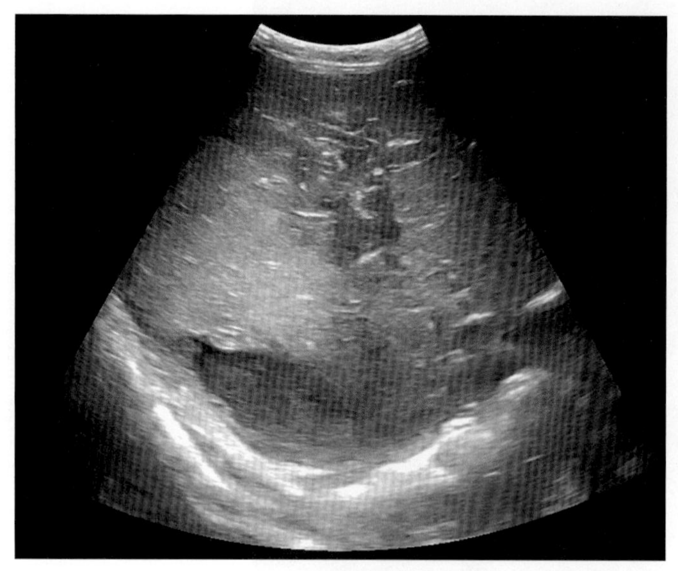

图 1-7-6　肝破裂二维超声图像

肝右叶实质回声杂乱、不均匀，右肝内查见范围约 14.5cm × 7.8cm 的减弱回声区，边界不清，形态不规则，内部回声不均匀

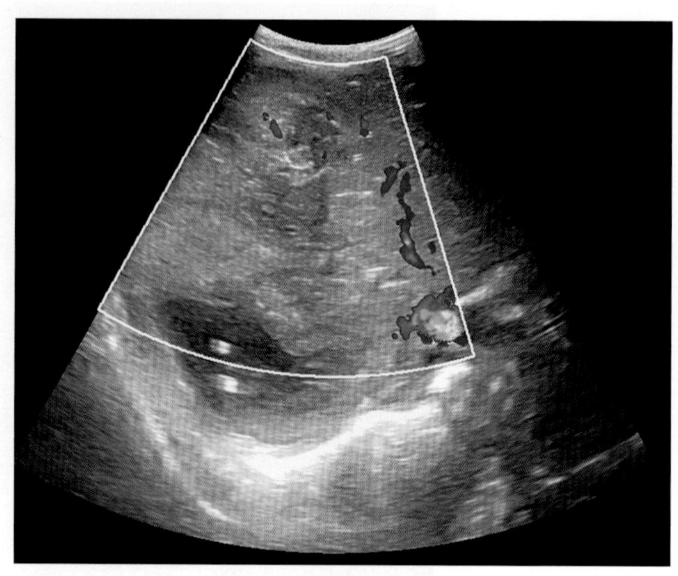

图 1-7-7　肝破裂 CDFI 图像

右肝减弱回声区内未见明显血流信号，周边可见点状血流信号

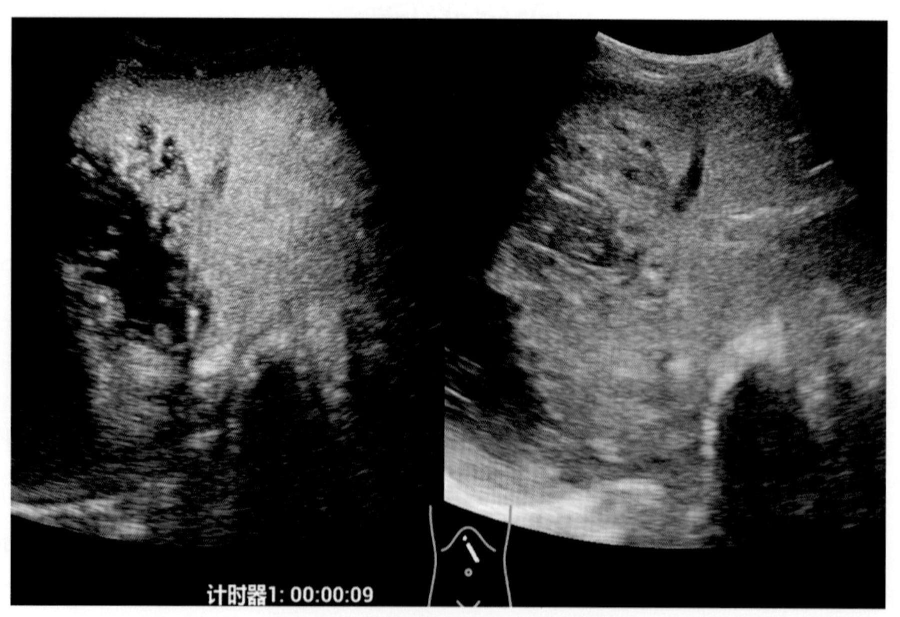

图 1-7-8　肝破裂增强超声动脉期图像

右肝减弱回声区增强超声动脉期强化不均匀，内可见大片状三期无增强区

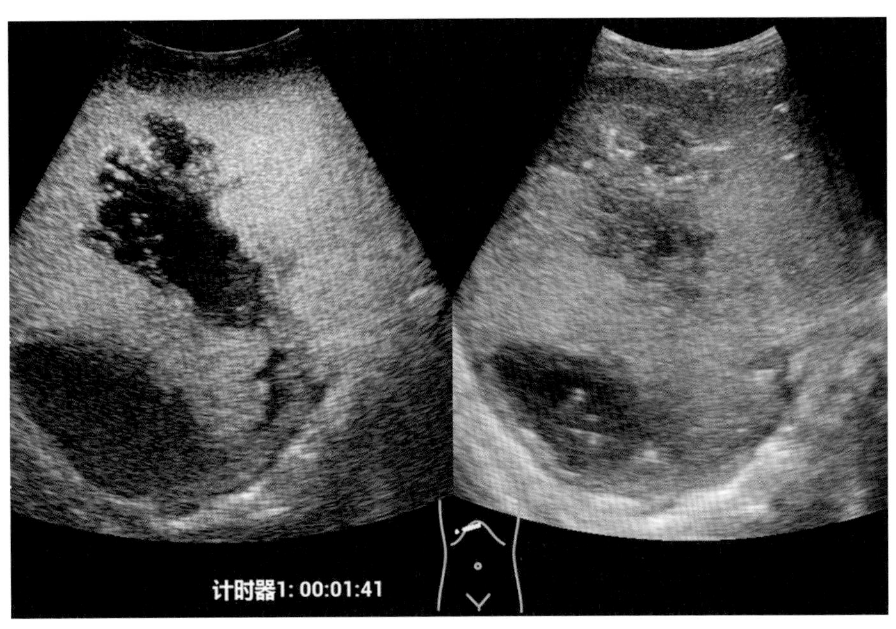

图 1-7-9 肝破裂增强超声门脉期图像

增强超声显示右侧膈下无回声区（内透声欠佳），与右肝杂乱回声区相通

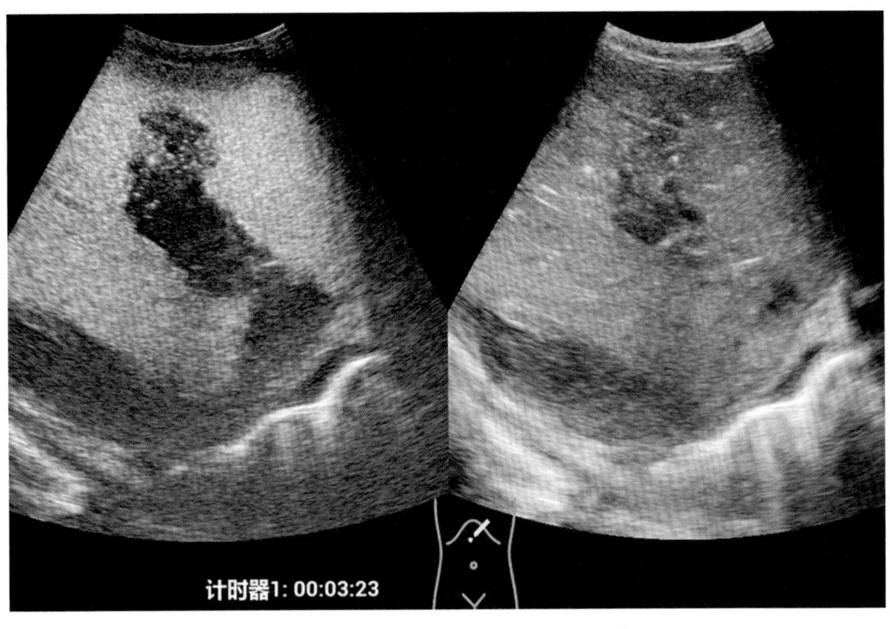

图 1-7-10 肝破裂增强超声延迟期图像

增强超声显示右侧膈下无回声区（内透声欠佳），与右肝杂乱回声区相通

ER1-7-2　肝破裂超声造影动态图

右肝减弱回声区增强超声动脉期强化不均匀，内可见大片状三期无增强区，与右侧膈下无回声相通

4. 超声造影诊断要点

（1）真性肝破裂的肝脏包膜不完整，血肿表现为不规则的弱回声或稍强回声区，内部回声不均匀。

（2）增强超声显示肝内异常回声区三期无强化。

（3）肝破裂多伴腹腔和盆腔积液。

5. 增强 CT 检查　肝破裂伤，以右肝前叶为著。

6. 鉴别诊断　肝破裂多有外伤史，较易诊断，对于小范围的中央型肝破裂需要与肝脏血管瘤进行鉴别。中央型肝破裂二维超声常表现为血肿区周边为稍强回声，内部回声减低，与血管瘤相似，但其边界不清楚，有外伤史，增强后无强化，而血管瘤增强后表现为典型的周边向中心结节状强化模式，可资鉴别。

第二章

胆道疾病

DANDAO JIBING

第一节 胆囊疾病

一、胆囊结石和胆汁淤积

胆囊结石和胆汁淤积（黏稠）在超声造影表现上具有显著特征，均表现为动脉期无增强。胆囊壁超声造影表现为等增强，壁结构连续完整。

【病例一】

1. 病史概要 女性，54岁，上腹部不适半年。

2. 常规超声图像 胆囊腔内可见高回声团，后方声影不明显（图2-1-1）。

3. 超声造影图像 动脉期胆囊腔内高回声团呈无增强表现，胆囊壁呈等增强，壁结构连续、完整（图2-1-2）。

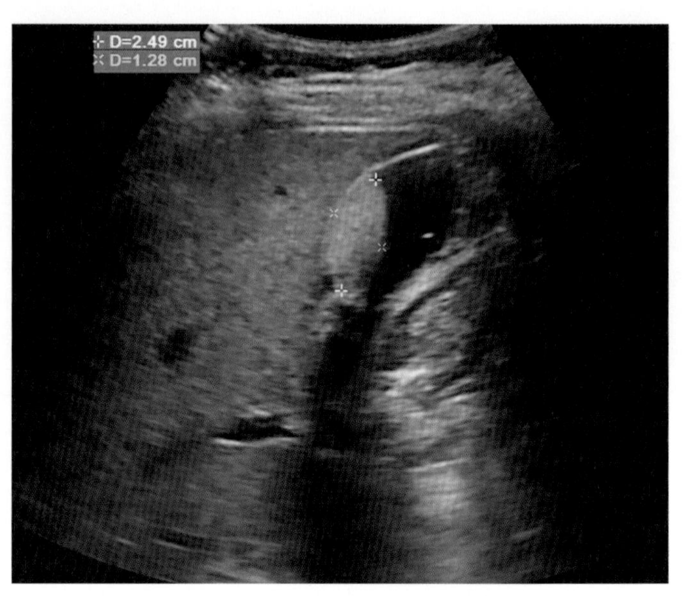

图2-1-1 胆囊胆汁淤积超声图像
胆囊腔内可见高回声团，后方声影不明显

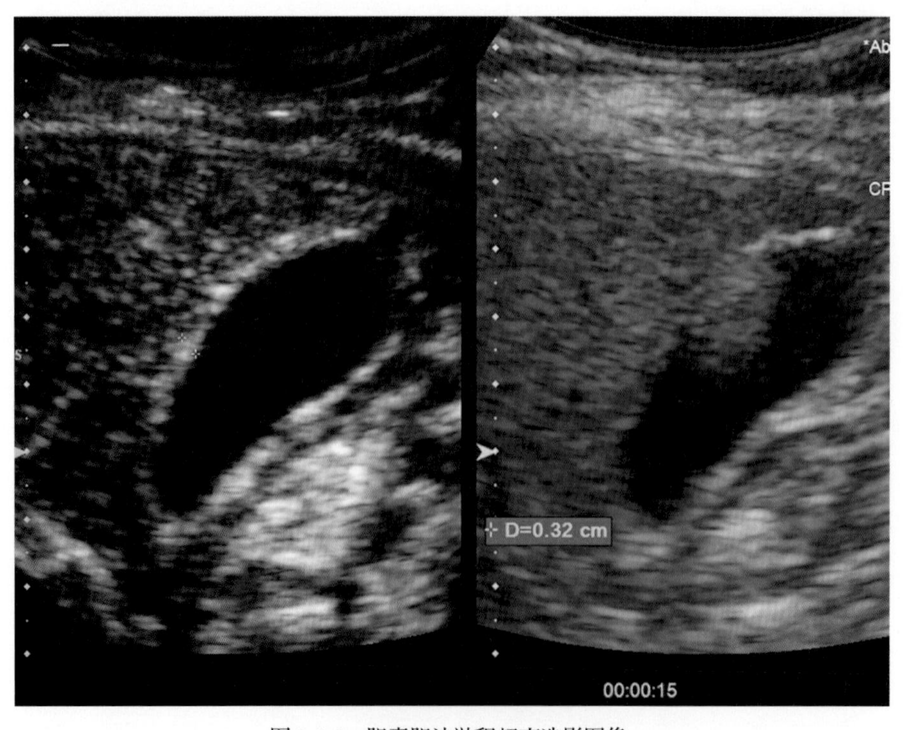

图2-1-2 胆囊胆汁淤积超声造影图像
动脉期胆囊腔内高回声团呈无增强表现，胆囊壁呈等增强，壁结构连续、完整

【病例二】

1. 病史概要　女性，43 岁。上腹部不适 1 个月，超声检查提示胆囊多发息肉样病变。

2. 常规超声图像　胆囊腔内可见两个高回声结节，后方可见弱声影（图 2-1-3）。

3. 超声造影图像　动脉期胆囊腔内高回声结节呈无增强表现，胆囊壁等增强，壁结构连续完整（图 2-1-4）。

4. 超声造影诊断要点　胆泥和胆囊结石超声造影均表现为动脉期病灶呈无增强表现。病变附着处胆囊壁造影动脉期呈等增强表现。

5. 鉴别诊断　胆囊结石、胆泥的超声造影具有典型表现，即无增强。这一点与胆囊肿瘤、胆囊息肉等疾病均不同。

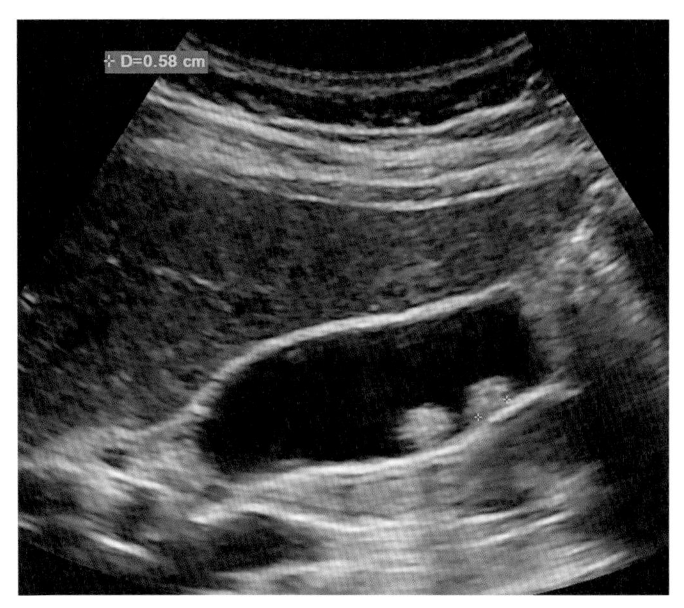

图 2-1-3　胆囊结石超声图像
胆囊腔内可见两个高回声结节，后方可见弱声影

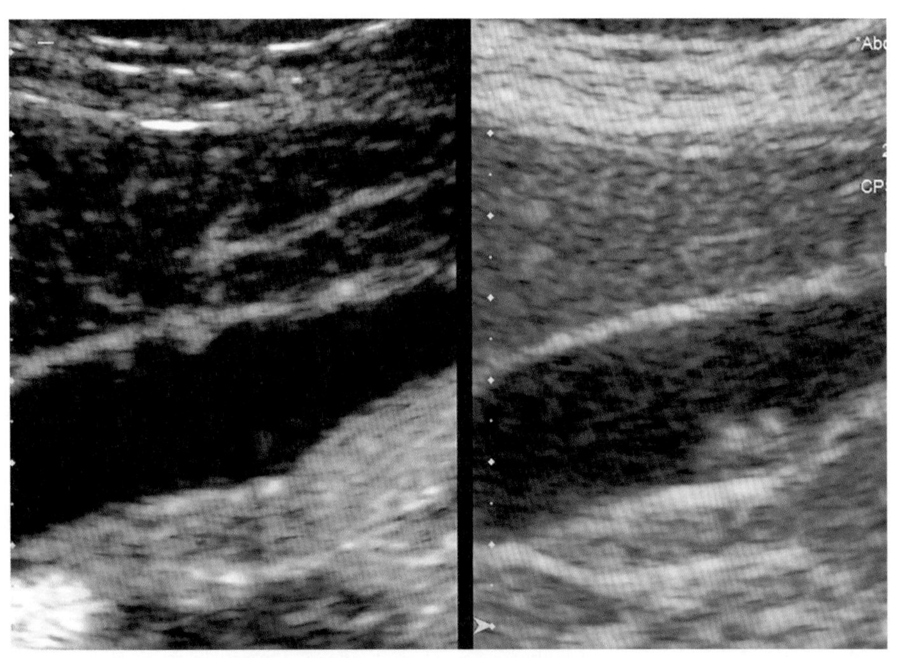

图 2-1-4　胆囊结石超声造影图像
动脉期胆囊腔内高回声结节呈无增强表现，胆囊壁等增强

二、胆囊炎症

不同时期胆囊炎表现有明显差异。急性期典型表现为动脉期高增强，静脉期消退呈低增强。慢性胆囊炎造影典型表现为动脉期等增强，静脉期呈低增强。胆囊壁发生继发性坏死或穿孔时，造影表现为壁连续性不同程度的中断。

【病例一】

1. 病史概要 男性 56 岁，腹痛 1 个月。

2. 常规超声图像 胆囊壁不均匀性增厚，较厚处位于前壁，厚约 1.9cm，局部正常层次结构消失（图 2-1-5）。

3. 超声造影图像 胆囊前壁早期呈不均匀高增强（图 2-1-6），中央可见片状未增强区，晚期呈低增强（图 2-1-7，ER2-1-1）。

4. 超声造影诊断要点 急性胆囊炎：表现如下。

（1）胆囊壁与肝动脉同步增强，早于周围肝实质，呈高增强。

（2）胆囊内壁和外壁同步增强，内外壁呈平行线状增强，其间可见低增强带，呈现"双轨征"。

（3）造影剂消退早于周围肝实质，呈低增强。

（4）出现穿孔时，高增强的胆囊壁中间可见节段性的无增强区。慢性胆囊炎：胆囊壁早期呈现高增强，晚期呈现低增强。

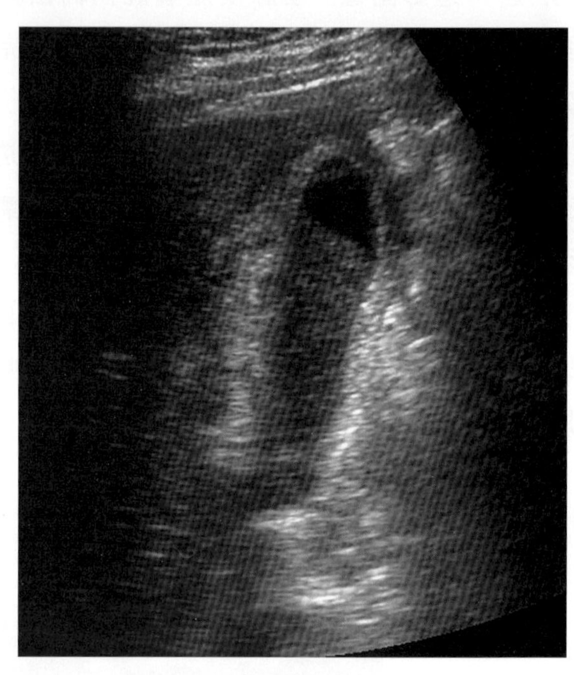

图 2-1-5 胆囊炎症常规超声声像图

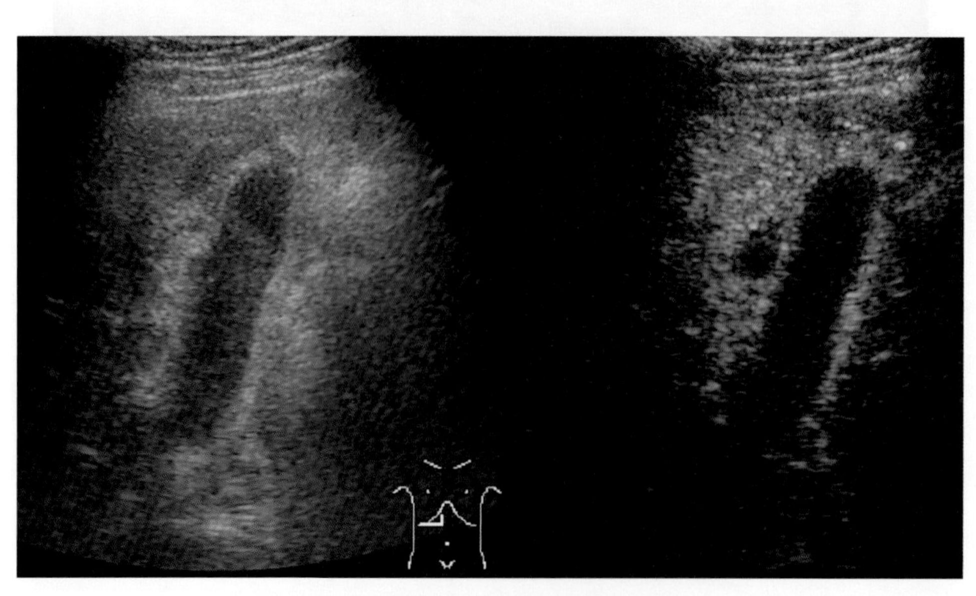

图 2-1-6 胆囊炎症超声造影早期声像图
胆囊前壁造影早期呈不均匀高增强，中央可见片状无增强区

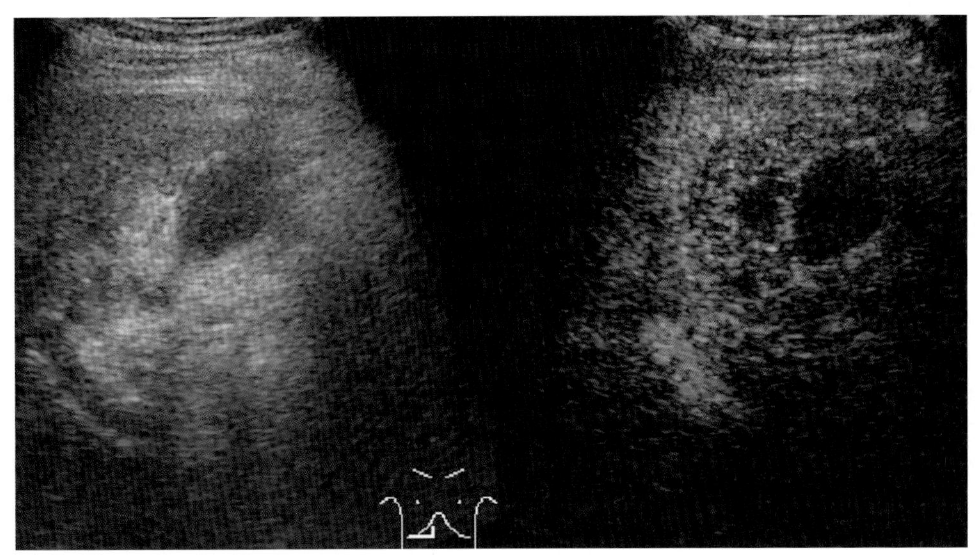

图 2-1-7　胆囊炎症超声造影晚期声像图
胆囊前壁造影晚期呈低增强

ER2-1-1　胆囊炎症超声造影动态图
胆囊前壁早期呈不均匀高增强，中央可见片状未增强区，晚期呈低增强

5. 病灶磁共振　胆囊体积增大，胆囊壁弥漫性不均匀增厚，胆囊壁内可见多发结节样长 T_1（图 2-1-8）稍长 T_2 信号（图 2-1-9），抑脂序列上呈稍高信号（图 2-1-10），邻近肝实质内可见斑片状稍高信号。诊断：胆囊壁弥漫性不均匀增厚并多发异常信号，邻近肝实质内水肿并异常信号，肝门部肿大淋巴结，肝周少量积液。

6. 鉴别诊断　长期慢性胆囊炎胆囊壁增厚并与周围组织粘连分界不清，当胆囊腔内有胆汁淤积或结石形成时，易误诊为胆囊癌。胆囊癌多表现为胆囊壁破坏、不连续、层次不清，造影时与周围未受侵犯的正常胆囊壁造影表现常呈不同表现，侵犯周围肝实质时，可呈现肝转移癌的表现。

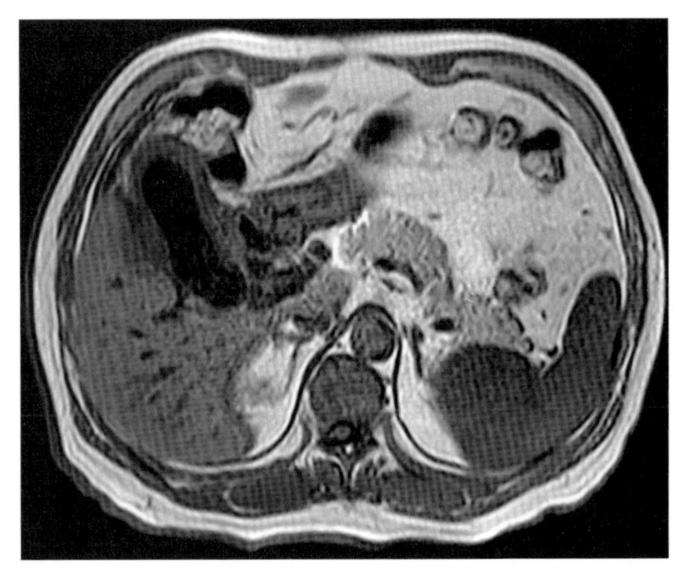

图 2-1-8　胆囊炎症磁共振图像
病灶 T_1 序列上呈低信号

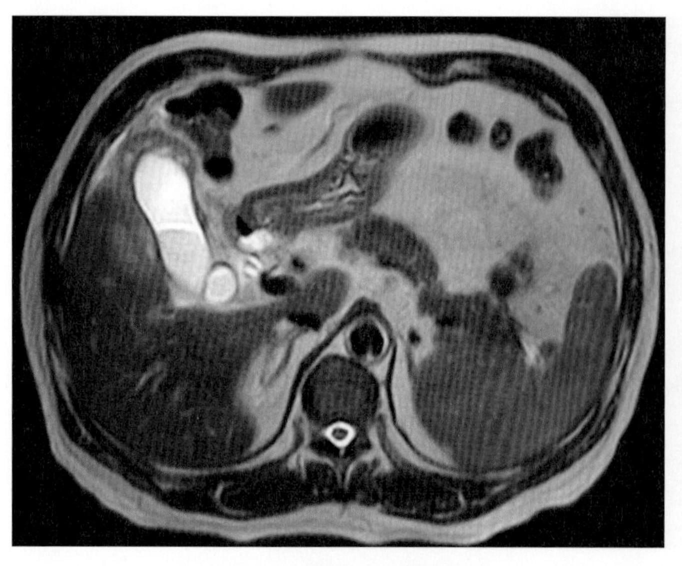

图 2-1-9　胆囊炎症磁共振图像
病灶 T_2 序列上呈稍高信号

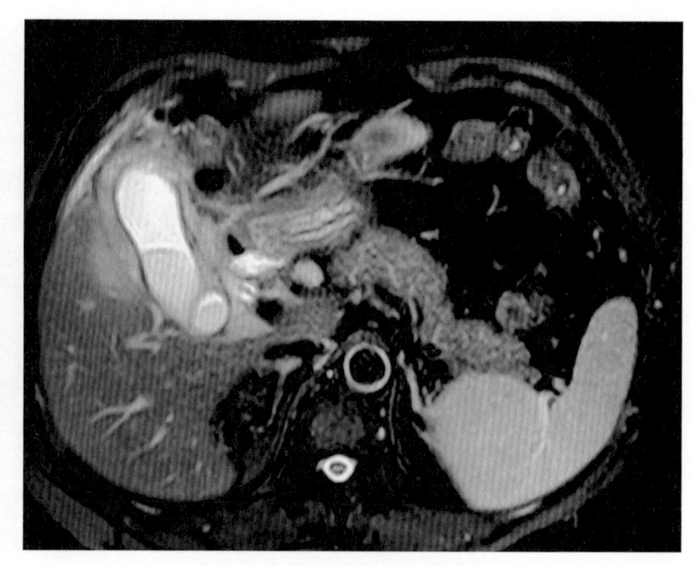

图 2-1-10　胆囊炎症磁共振图像
病灶抑脂序列上呈稍高信号

【病例二】

1. 病史概要　男性，67 岁。入院 2 周前无明显诱因出现右上腹胀痛，为间断性，伴后背痛，进食油腻食物后症状加重。

2. 常规超声图像　胆囊体积增大，形态饱满，胆囊壁局部连续性中断，胆囊腔内可见细密点状等回声（图 2-1-11）。高频探头显示胆囊壁局部连续性中断（图 2-1-12）。

3. 超声造影图像　动脉期胆囊壁增强后连续性中断（图 2-1-13），胆囊腔内呈无增强表现。

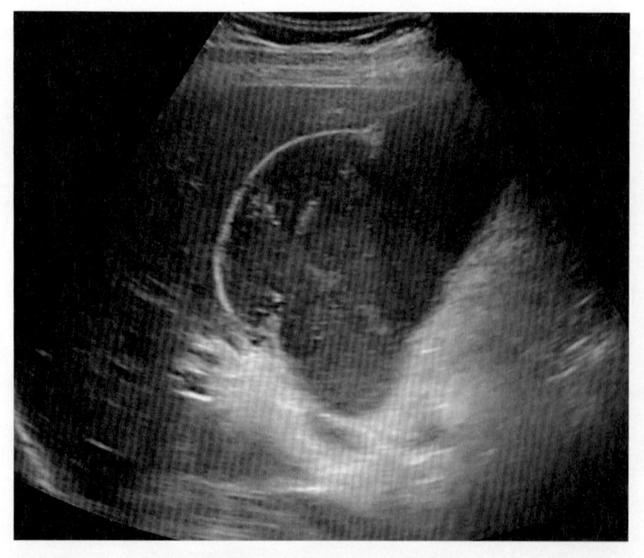

图 2-1-11　胆囊炎症声图像
胆囊体积增大，形态饱满，胆囊壁局部连续性中断，胆囊腔内可见细密点状等回声

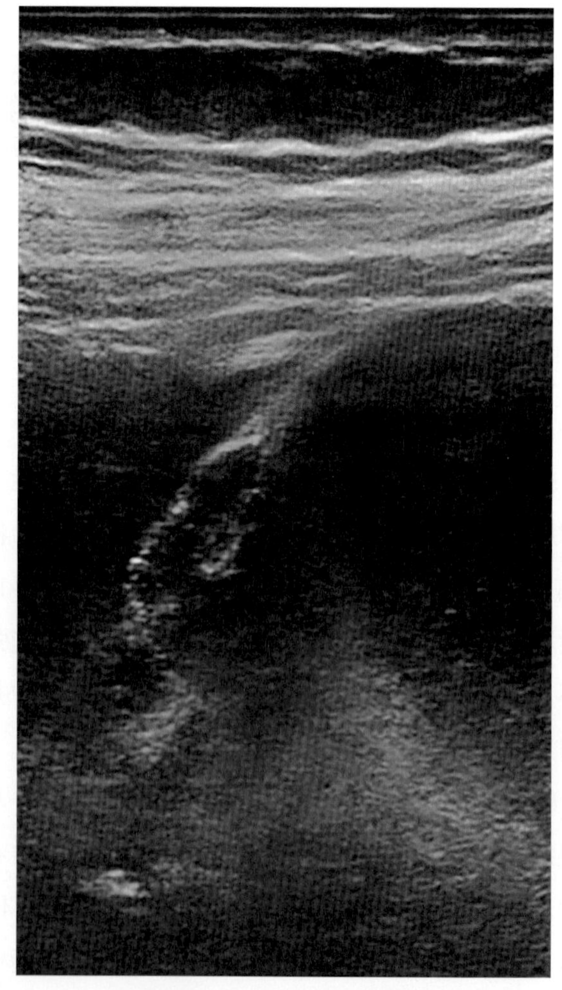

图 2-1-12　胆囊炎症声图像
高频探头显示胆囊壁局部连续性中断

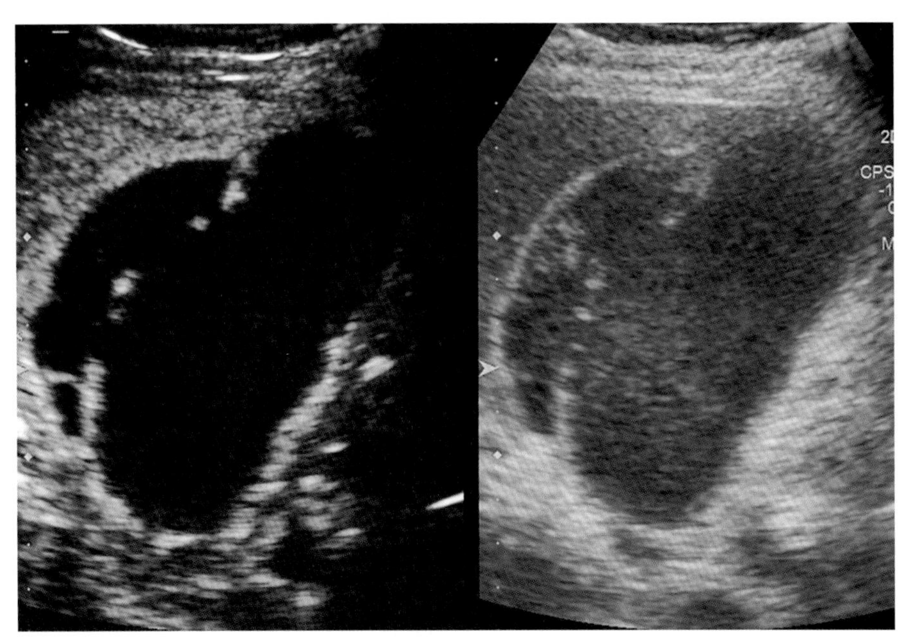

图 2-1-13　胆囊炎症超声造影图像
动脉期胆囊壁增强后连续性中断，胆囊腔内呈无增强表现

4. 超声造影诊断要点　超声造影后动脉期胆囊壁表现为结构连续性中断及破坏，这是造影诊断胆囊壁穿孔的直接征象。此外，超声造影后胆囊形态失常，壁增厚并增强程度不均匀，壁内可见无增强区也提示可能存在胆囊壁不同程度的破坏。

5. 其他检查　手术术中所见：胆囊壁增厚水肿，与周围网膜粘连，胆囊张力高，腔内化脓，胆囊床处肝组织呈化脓性肝脓肿表现。从胆囊底部破开胆囊，可见大量脓液，胆囊腔内可见直径约 0.5cm 的结石。

6. 鉴别诊断　与厚壁型胆囊癌鉴别。厚壁型胆囊癌动脉期表现为高增强，胆囊壁增厚并且层次分界不清，这一点与胆囊炎增强表现不同。

三、胆囊良性病变

胆囊良性病变造影通常表现为动脉期均匀等增强，壁结构完成，静脉期同步消退为等增强。良性息肉样病变通常具有纤细的基底部，多数病例表现为动脉期点状血管结构。

（一）胆固醇息肉

胆囊胆固醇息肉是最常见的胆囊良性病变，多于体检时发现，常为多发，直径较小，常 <1cm。二维超声表现为胆囊壁局限性稍强回声的隆起样病变，呈乳头状，基底部较细，内可见点状强回声。增强超声动脉期呈从中心向周边快速等增强或高增强，静脉期呈等增强或稍高增强。

【病例一】

1. 病史概要 女性，25 岁。体检发现胆囊息肉样病变 1 年余。

2. 常规超声图像 胆囊壁上可见一高回声结节，分布均匀（图 2-1-14）；CDFI 结节内可见血流信号（图 2-1-15）。

3. 超声造影图像 动脉期病变显示为单支型血管形态（图 2-1-16）；病变具有较窄基底部，基底部宽度 0.25cm（图 2-1-17）；动脉期病变与周围胆囊壁呈均匀等增强表现，附着处胆囊壁结构连续完整（图 2-1-18）；静脉期病变与周围胆囊壁同步消退，呈等增强表现（图 2-1-19，ER2-1-2、ER2-1-3）。

4. 其他检查 手术病理：慢性胆囊炎，胆固醇性息肉。

5. 超声造影诊断要点 胆固醇息肉超声造影动脉期表现为与周围胆囊壁呈等增强表现，动脉早期可以观察到纤细的基底部，息肉附着处胆囊壁结构完整连续，无增厚及异常高增强表现。静脉期病变与胆囊壁同步消退，呈等增强表现。

6. 鉴别诊断

动脉期增强程度：大多数胆固醇息肉表现为与胆囊壁呈等增强表现，而腺瘤及胆囊癌多数表现为高增强。

胆固醇息肉动脉期血管形态多数为均匀点状或单支型血管，而腺瘤多数为分支样血管。胆囊癌多表现为密集不规则血管形态。

胆固醇息肉有纤细的基底部，腺瘤及胆囊癌的基底部通常比胆固醇息肉的基底部宽。

胆固醇息肉附着处胆囊壁结构连续完整，无异常高增强，腺瘤或胆囊癌附着处胆囊壁通常有不同程度增厚及增强程度改变。

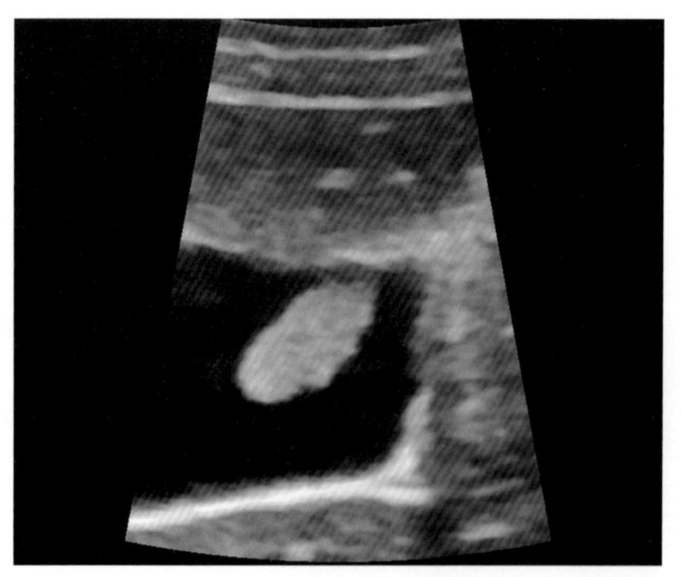

图 2-1-14 胆固醇息肉超声图像
胆囊壁上可见一高回声息肉，分布均匀

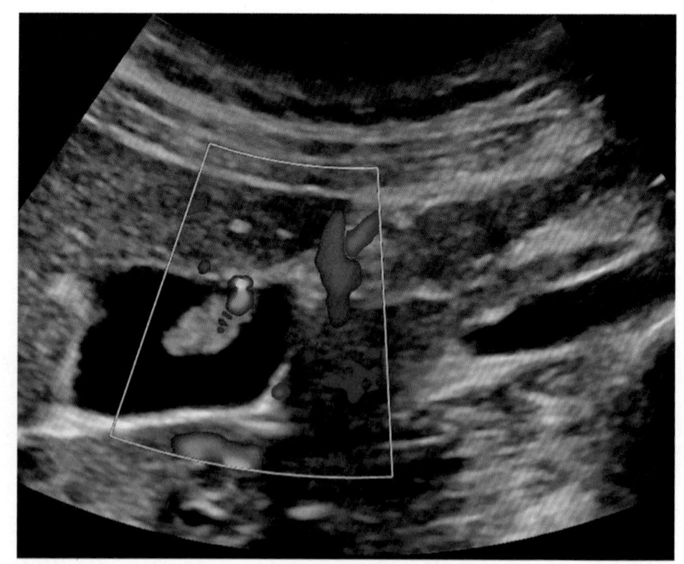

图 2-1-15 胆固醇息肉 CDFI 图像
息肉内可见血流信号

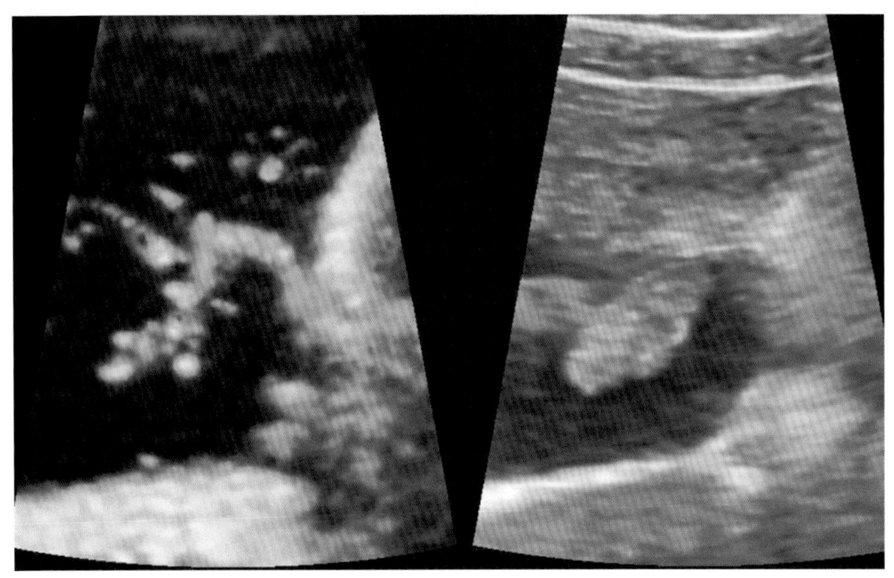

图 2-1-16　胆固醇息肉超声造影图像
动脉期病变显示为单支型血管形态

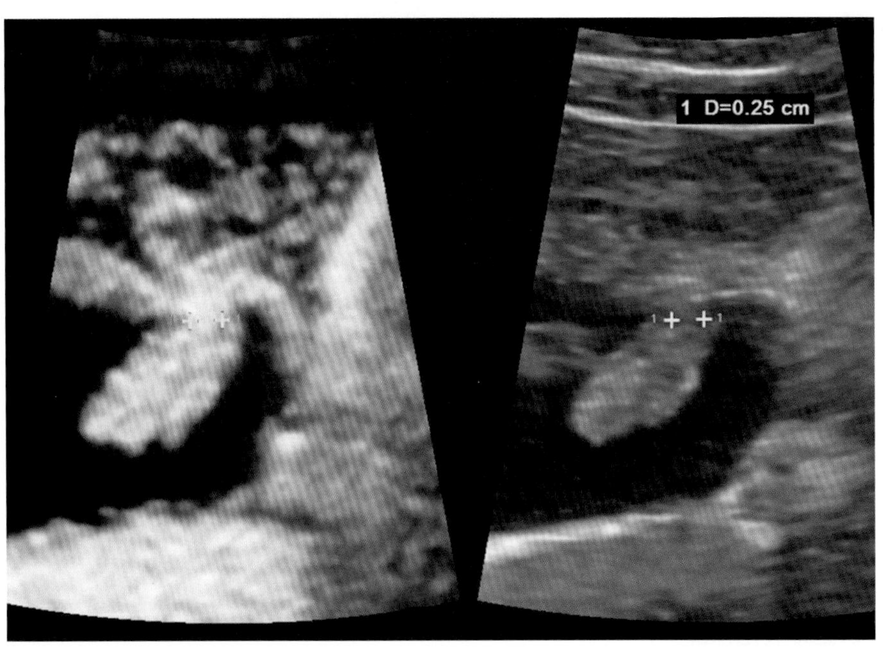

图 2-1-17　胆固醇息肉超声造影图像
病变具有较窄基底部，基底部宽度 0.25cm

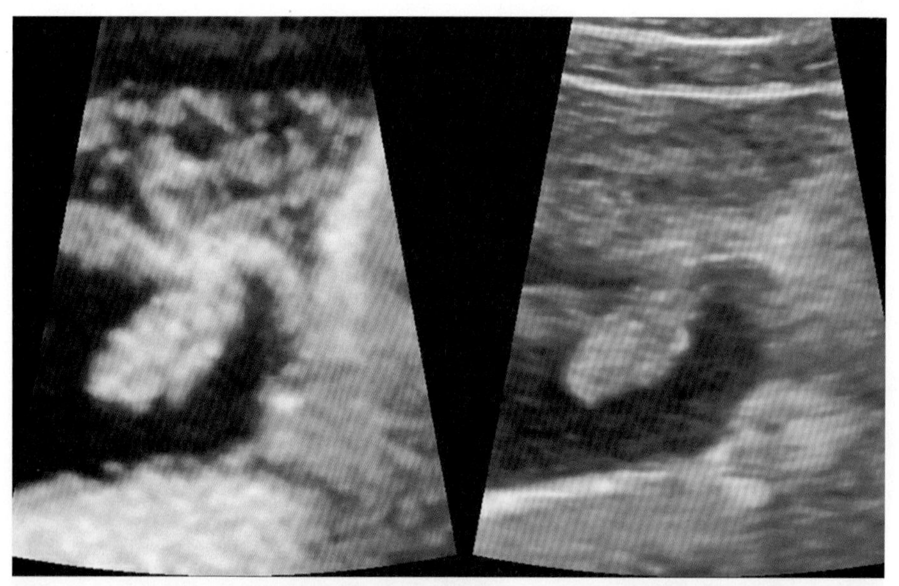

图 2-1-18　胆固醇息肉超声造影图像
动脉期病变与周围胆囊壁呈均匀等增强表现，附着处胆囊壁结构连续完整

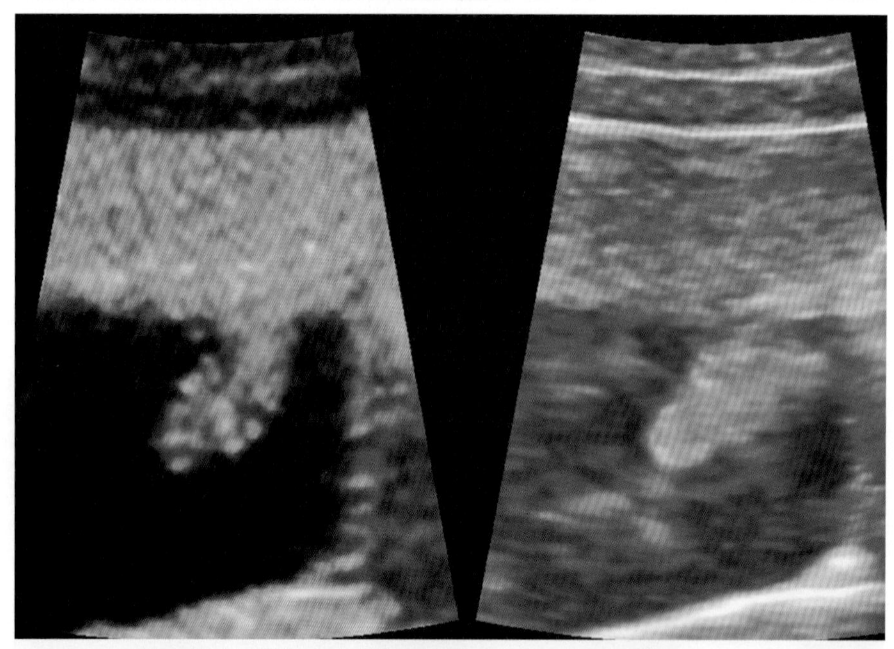

图 2-1-19　胆固醇息肉超声造影图像
静脉期息肉与周围胆囊壁同步消退，呈等增强表现

ER2-1-2　胆固醇息肉超声造影动态图
动脉期息肉呈等增强表现，基底部较窄，息肉附着处胆囊壁完整

ER2-1-3　胆固醇息肉超声造影动态图
静脉期息肉同步消退，呈等增强表现

【病例二】

1. 病史概要 男性39岁，体检发现胆囊占位，无明显阳性症状及体征。患者无慢性乙肝病史，血清肿瘤标志物AFP、CEA、CA125、CA19-9均正常。

2. 常规超声图像 胆囊形态大小正常，囊壁上查见数个稍强回声，较大约1.6cm×0.8cm（图2-1-20），形态较规则，内未见明显血流信号（图2-1-21）。

3. 超声造影图像 胆囊壁稍强回声结节增强超声动脉期呈轻度高增强（图2-1-22），可见细蒂与囊壁相连，静脉期呈等增强（图2-1-23，ER2-1-4）。

4. 超声造影诊断要点

（1）常为多发，直径较小，常<1cm。基底部较细，内可见点状强回声。

（2）动脉期病灶呈稍高增强，从细蒂向周边快速强化。

（3）静脉期常无廓清，呈等增强或稍高增强。

5. 手术病理诊断 慢性胆囊炎，伴胆固醇息肉形成。

6. 鉴别诊断 胆囊固醇性息肉较易诊断，但当其为单发时，需要与以下疾病鉴别：胆囊癌和胆囊腺瘤。主要鉴别点在于胆囊癌为宽基底，与胆囊壁分界不清，超声造影时，动脉期快速高增强，且廓清时间较早，廓清程度较彻底；胆囊腺瘤增强超声动脉期表现为结节状高增强，静脉期大多呈等增强，部分呈低增强，其蒂较固醇性息肉更宽。

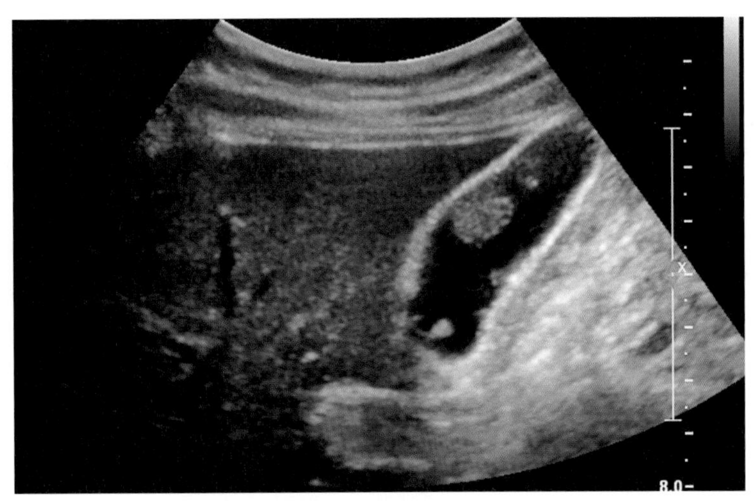

图2-1-20 胆囊壁胆固醇息肉二维超声图像
胆囊壁上查见数个稍强回声结节，较大约1.6cm×0.8cm，形态较规则

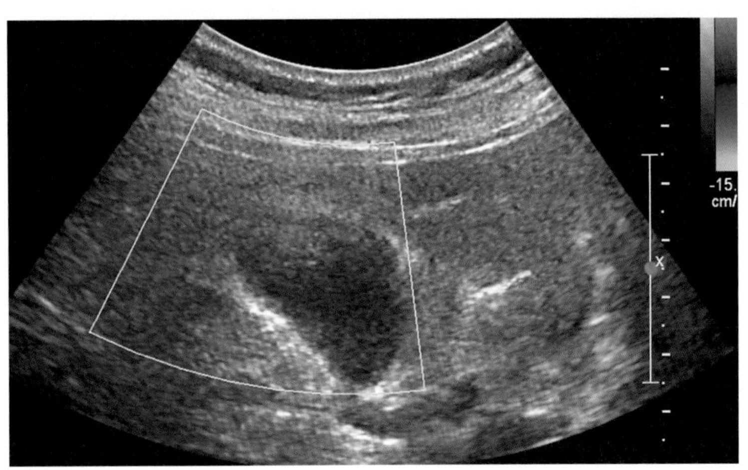

图2-1-21 胆囊壁胆固醇息肉CDFI图像
胆囊壁稍强回声结节内未见明显血流信号

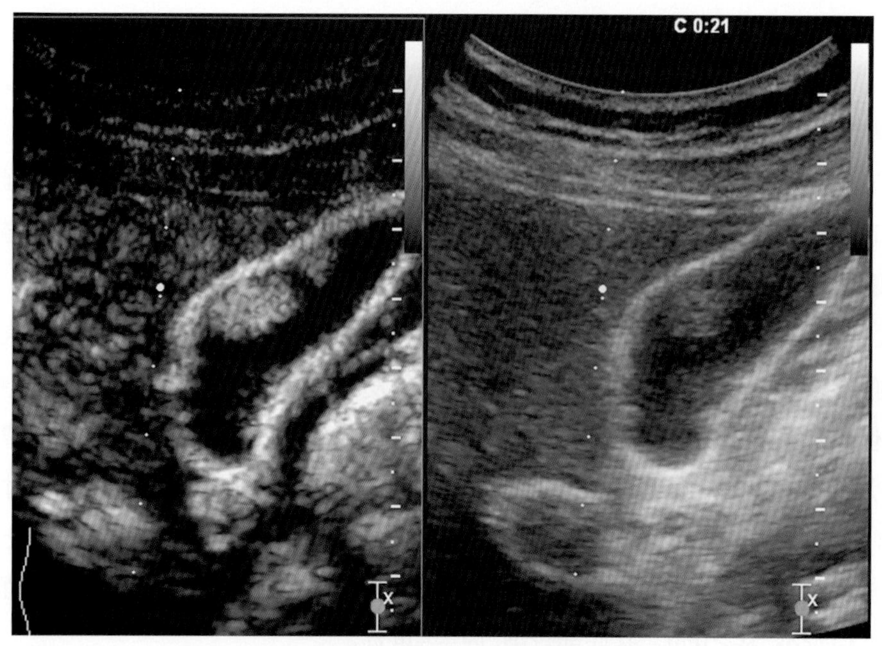

图 2-1-22 胆囊壁胆固醇息肉增强超声动脉期图像
胆囊壁稍强回声结节增强超声动脉期呈轻度高增强，可见细蒂与囊壁相连

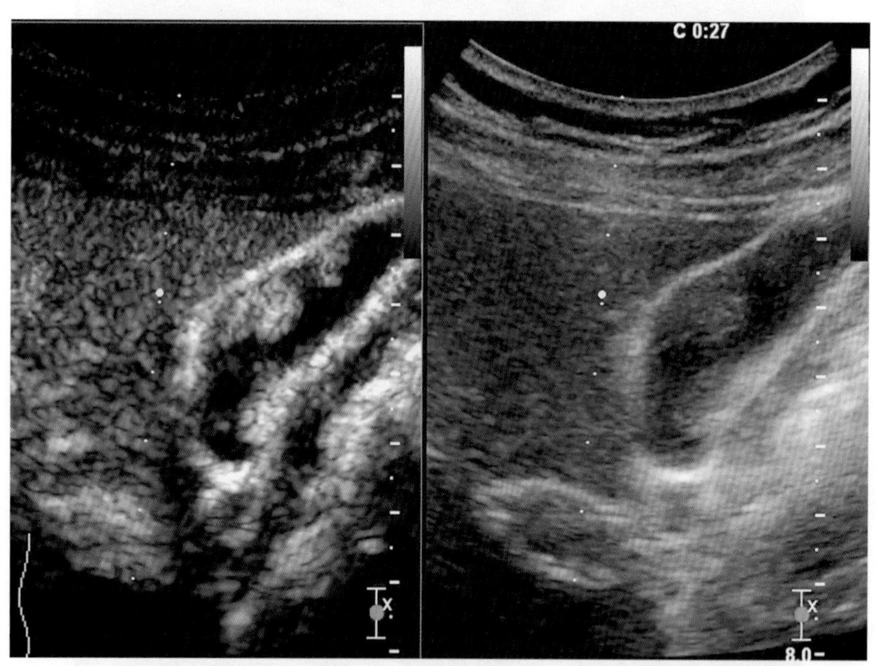

图 2-1-23 胆囊壁胆固醇息肉增强超声静脉期图像
胆囊壁稍强回声结节增强超声静脉期呈等增强

ER2-1-4 胆囊壁胆固醇息肉超声造影动态图
胆囊壁连续，胆囊壁稍强回声结节动脉期呈轻度高增强，可见细蒂与囊壁相连，静脉期呈等增强

（二）胆囊腺瘤

在常规超声上，胆囊腺瘤呈中等或高回声结节，超声造影时，增强早期快速均匀高增强，消退缓慢，晚期逐渐减退为低或等增强。鉴别诊断是重点观察造影后病灶基底宽度，基底附着处胆囊壁厚度及胆囊壁的连续完整性。

【病例一】

1. 病史概要 女性，55 岁，间断上腹部疼痛不适 1 年。化验肝功能、血清肿瘤标志物（CEA、CA19-9、CA242、AFP、CA72-4、CA50、SCC、CA125、TPA、TPS）均无异常。

2. 常规超声图像 胆囊体部显示范围约 4.48cm × 1.99cm 实性占位，表面毛糙，基底部囊壁结构清晰（图 2-1-24），CDFI 未见血流（图 2-1-25），相邻肝实质长条状低回声区 4.98cm × 0.96cm，边界欠清（图 2-1-26）。

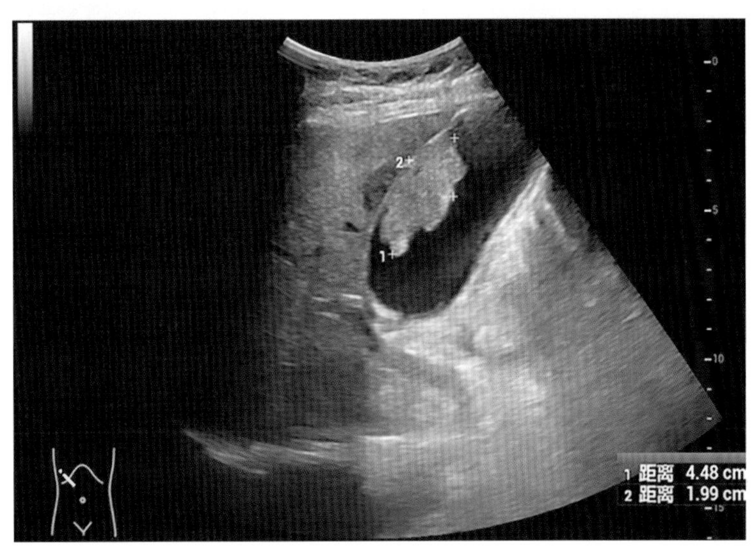

图 2-1-24 胆囊腺瘤常规超声图像
胆囊体部显示实性占位，表面毛糙，基底部囊壁结构清晰

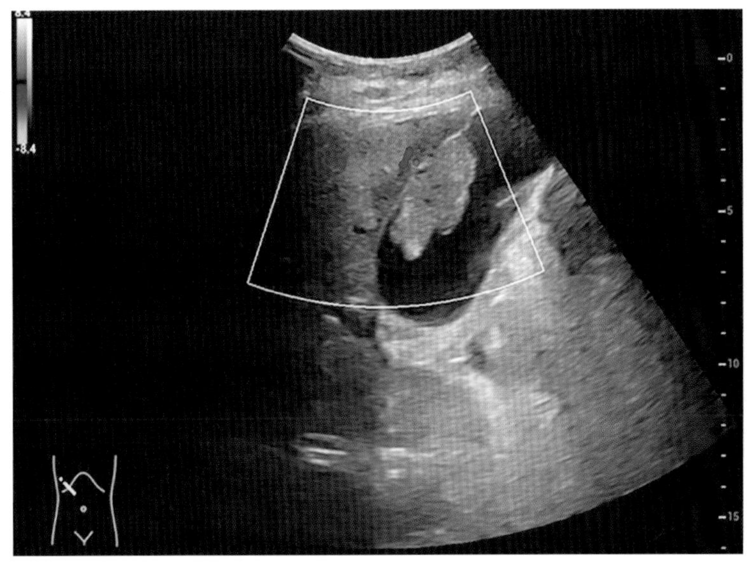

图 2-1-25 胆囊腺瘤彩色多普勒血流图
胆囊腺瘤 CDFI 检测未见明显血流信号

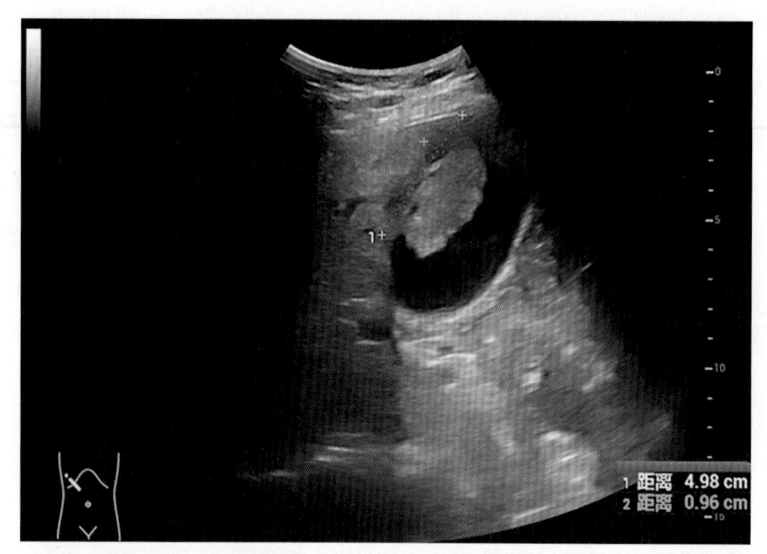

图 2-1-26 胆囊腺瘤常规超声图像
肝实质显示长条状低回声区，边界欠清，内部回声欠均

3. 超声造影图像 胆囊占位约 7s 开始增强，随后基底部树枝状的增强模式（图 2-1-27），约 15s 全部增强（图 2-1-28），约 20s 呈稍高增强（图 2-1-29、图 2-1-30），80s 左右呈等增强，周边相邻肝脏长条状低回声区域增强与肝实质无明显差异（图 2-1-31，ER2-1-5）。

4. 超声造影诊断要点 胆囊腺瘤超声造影呈早期快速均匀高增强，消退缓慢，晚期逐渐减退为低或等增强，胆囊壁连续完整未见中断。患者年龄、CEUS 病变内部血管构筑形态、CEUS 胆囊壁的完整性等 3 个指标是鉴别胆囊病变良恶性的主要依据。

5. 其他检查

CT 诊断：符合胆囊腺瘤表现。

增强 CT：胆囊壁上可见一软组织密度影，大小约 3.9cm × 2.2cm，其内可见细小血管影，邻近肝实质内可见片样灌注异常影，呈延迟性强化；另胆囊内见结节样高密度影。胆囊切除标本病理符合腺瘤。

6. 鉴别诊断 胆囊腺瘤与胆囊癌鉴别，胆囊癌超声造影表现为动脉期肿块较周围肝组织提早增强，增强水平相等或稍高，呈均匀或不均匀增强，造影后期表现为低增强，与正常胆囊壁分界不清。病灶侵犯肝脏时，受侵犯肝组织与动脉期呈不均匀高增强，肝门静脉及延迟期与正常肝实质相比呈低增强，故超声造影能更准确显示肝脏受侵犯的范围。

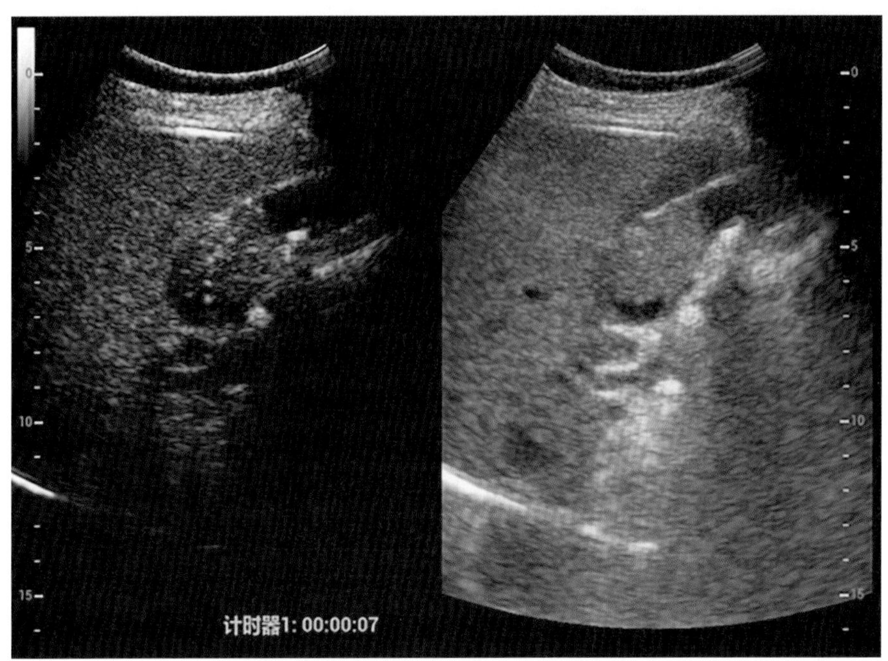

图 2-1-27 胆囊腺瘤超声造影动脉期 7s 图像

胆囊占位约在动脉期 7s 开始增强,随后基底部可见树枝状的增强模式

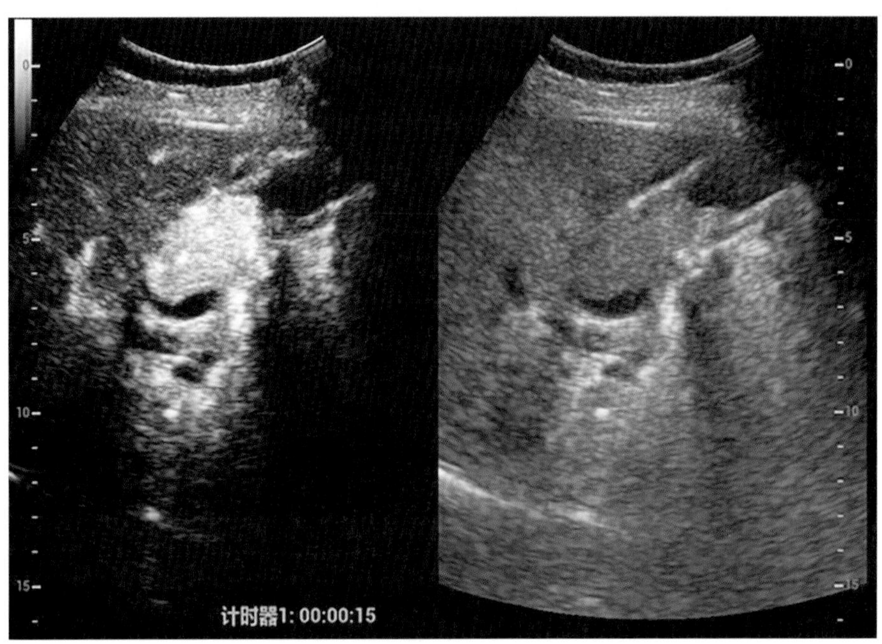

图 2-1-28 胆囊腺瘤超声造影动脉期 15s 图像

胆囊占位约在动脉期 15s 全部增强

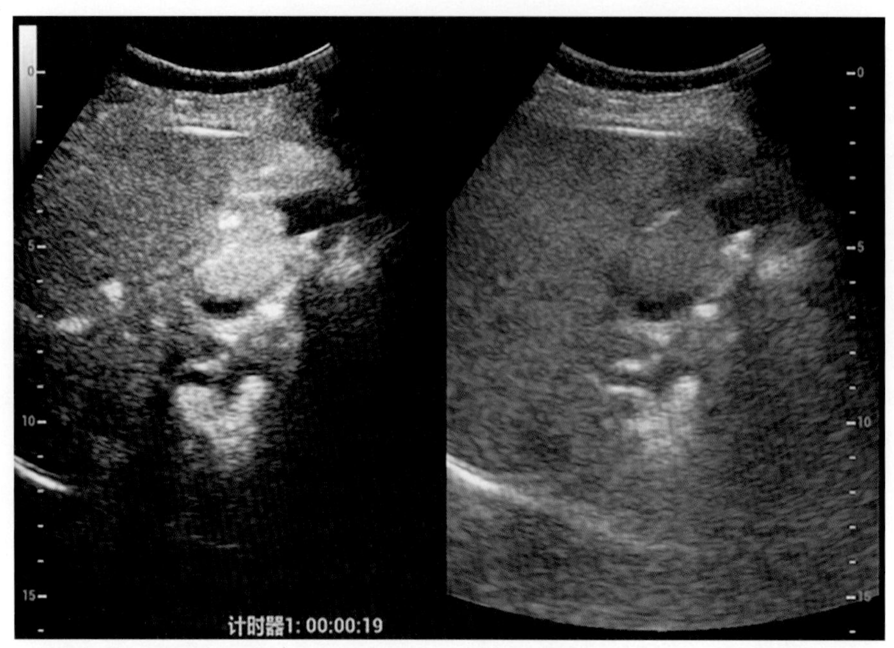

图 2-1-29　胆囊腺瘤超声造影动脉期 19s 图像
胆囊占位约在动脉期 19s 呈稍高增强显示

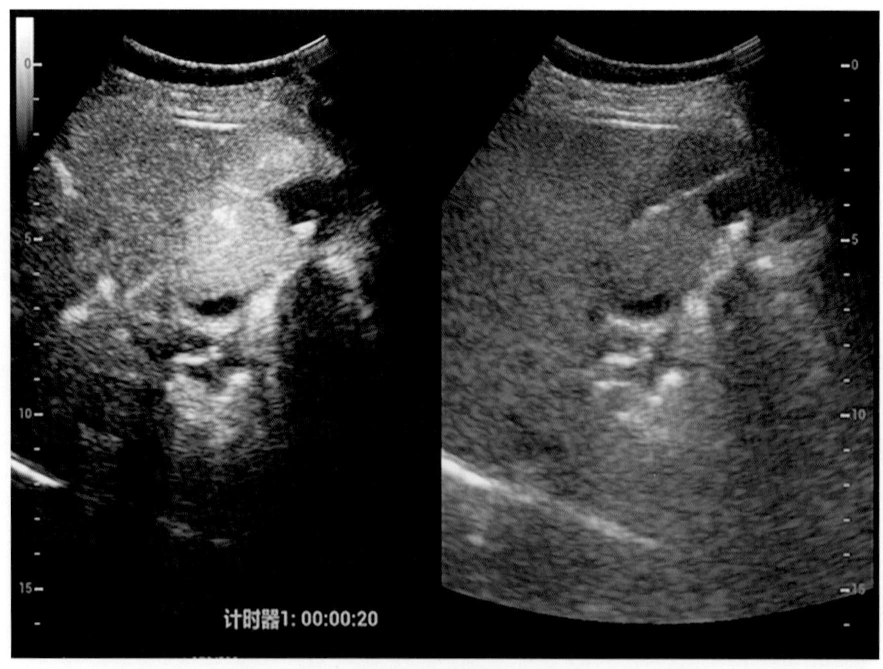

图 2-1-30　胆囊腺瘤超声造影动脉期 20s 图像
胆囊占位约在动脉期 20s 呈稍高增强

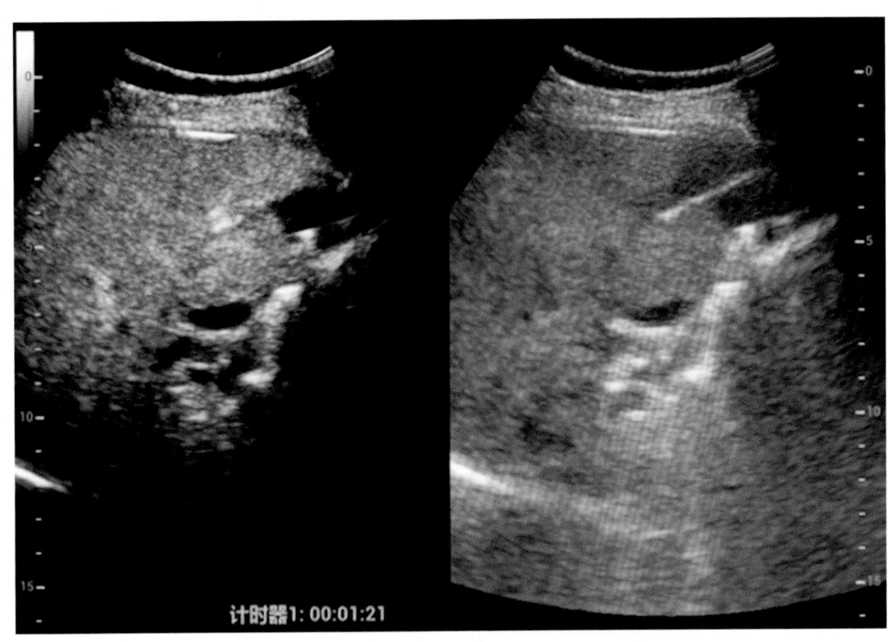

图 2-1-31 胆囊腺瘤超声造影门脉期 80s 图像
胆囊占位在动脉期 80s 左右呈等增强

ER2-1-5 胆囊腺瘤超声造影动态图
胆囊超声造影呈快进慢出的增强模式与周边相邻肝实质增强模式一致

【病例二】

1. 病史概要 女性，42 岁。发现胆囊息肉样病变 5 年，近 1 年来发现息肉逐渐增大。

2. 常规超声图像 胆囊壁可见一等回声结节，结节内回声分布均匀（图 2-1-32）；CDFI 结节内可见血流信号（图 2-1-33）。

3. 超声造影图像 动脉期结节早于周围胆囊壁开始增强，呈快速高增强表现，分布均匀，基底部较宽（图 2-1-34）；高帧率超声造影显示动脉期结节内呈分支样血管形态（图 2-1-35，ER2-1-6、ER2-1-7）。

4. 超声造影诊断要点

（1）胆囊腺瘤动脉期多数表现为快速高增强，分布均匀。

（2）动脉早期多数腺瘤表现为分支型血管形态。

（3）动脉期腺瘤具有较宽基底部。

5. 其他检查 手术病理：胆囊管状腺瘤，局部腺体轻 - 中度非典型性增生。

6. 鉴别诊断 参见胆固醇息肉鉴别诊断要点。当胆囊腺瘤发生恶变时超声造影表现为动脉期高增强，不规则血管形态、病变附着处胆囊壁有不同程度破坏，可以表现为增厚或高增强等特征。

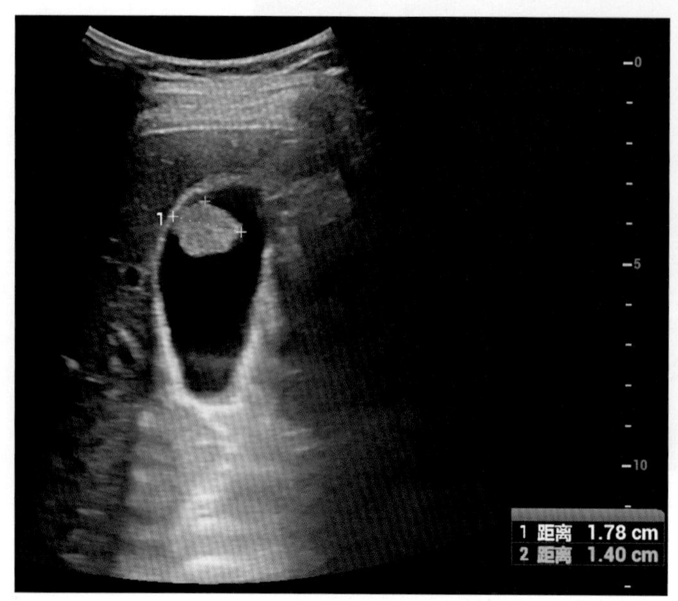

图 2-1-32 胆囊腺瘤超声图像
胆囊壁可见一等回声结节，病变内回声分布均匀

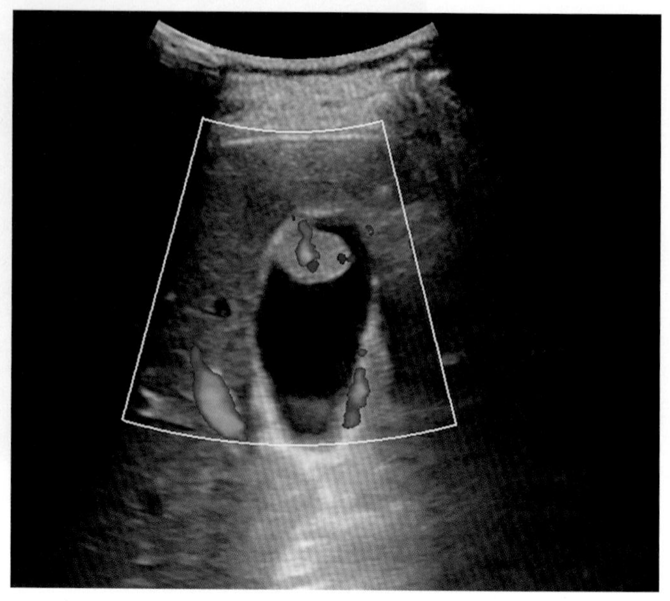

图 2-1-33 胆囊腺瘤 CDFI 图像
CDFI 结节内可见血流信号

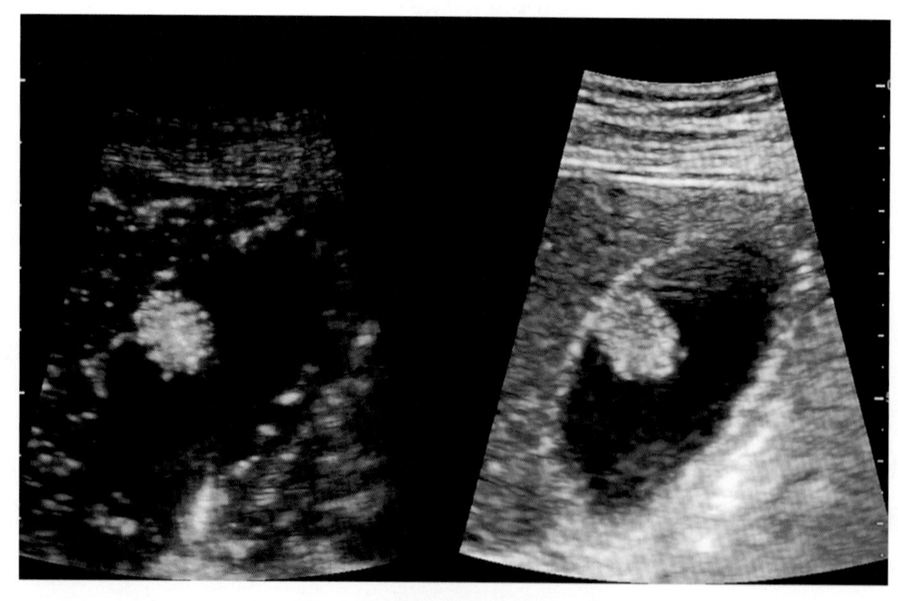

图 2-1-34 胆囊腺瘤超声造影图像
动脉期结节早于周围胆囊壁开始增强，呈快速高增强表现，分布均匀，基底部较宽

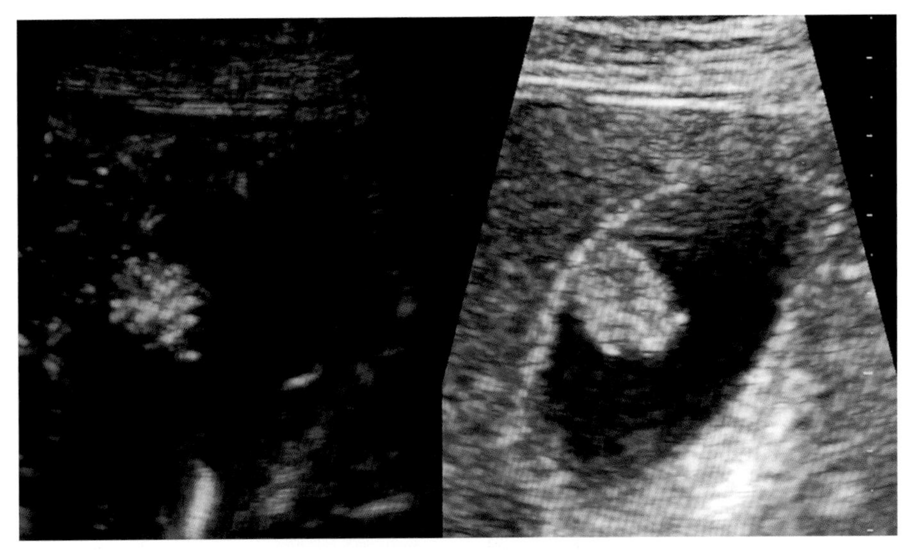

图 2-1-35　胆囊腺瘤超声造影图像
高帧率超声造影显示动脉期结节内呈分支样血管形态

ER2-1-6　胆囊腺瘤超声造影动态图
动脉期病变呈高增强表现，基底部较宽，病变表现为分支样血管形态

ER2-1-7　胆囊腺瘤超声造影动态图
静脉期病变同步消退，呈等增强表现

（三）胆囊腺肌瘤病

【病例一】

1. 病史概要　女性，59 岁。1 年前无明显诱因出现反复右上腹隐痛，无反射痛。

2. 常规超声图像　胆囊底部壁上可见一低回声结节，内部回声不均（图 2-1-36）。

3. 超声造影图像　动脉期病变与胆囊壁同步增强，呈不均匀等增强，胆囊壁黏膜面与浆膜面连续性好（图 2-1-37）；静脉期病变与胆囊壁同步消退，内部呈不均匀低增强表现，可见小片状无增强区（图 2-1-38，ER2-1-8）。

4. 其他检查　手术病理：慢性胆囊炎伴胆囊腺肌症。

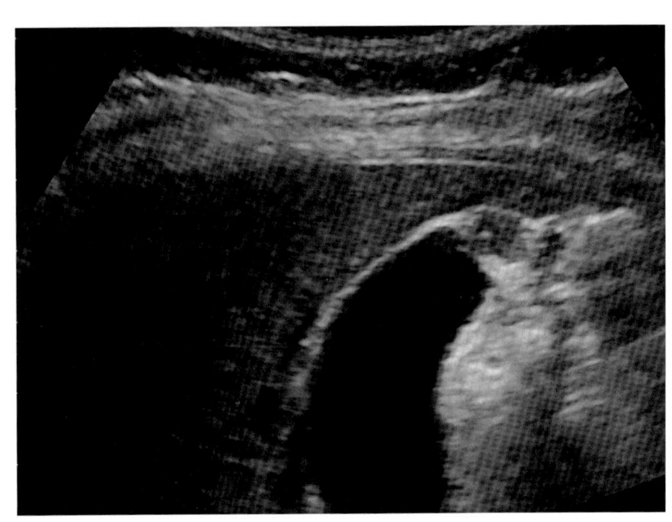

图 2-1-36　胆囊腺肌症超声图像
胆囊底部壁上可见一低回声结节，内部回声不均

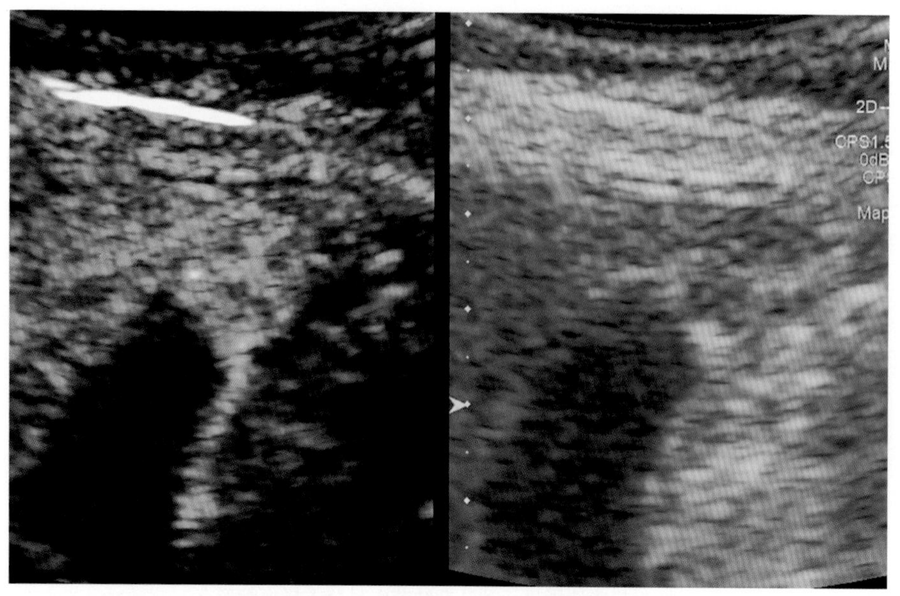

图 2-1-37　胆囊腺肌症超声造影图像
动脉期病变与胆囊壁同步增强，呈不均匀等增强，胆囊壁黏膜面与浆膜面连续性好

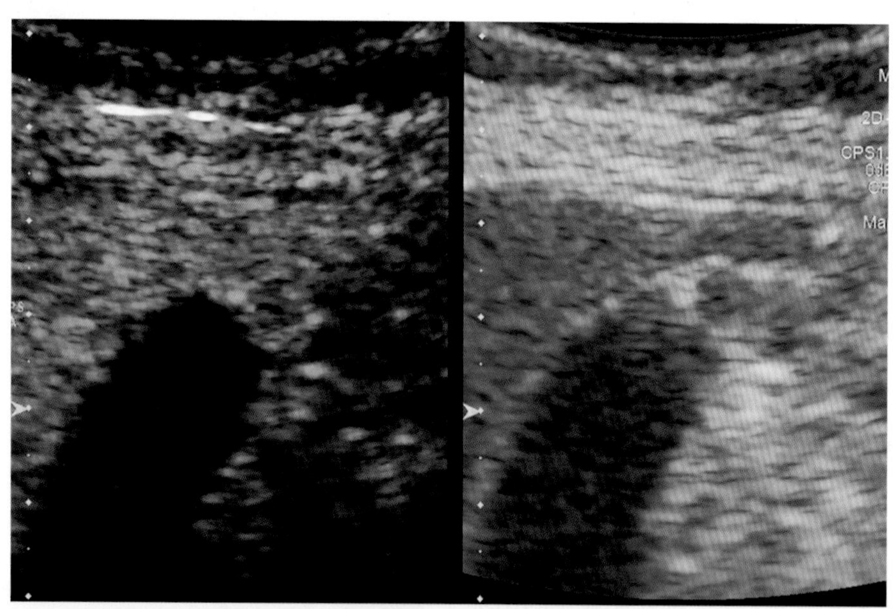

图 2-1-38　胆囊腺肌症超声造影图像
静脉期病变与胆囊壁同步消退，内部呈不均匀低增强表现，可见小片状无增强区

ER2-1-8　胆囊腺肌症超声造影动态图
动脉期病变与胆囊壁同步增强，呈不均匀等增强，胆囊壁黏膜面与浆膜面连续性好；静脉期病变与胆囊壁同步消退，内部呈不均匀低增强表现，可见小片状无增强区

【病例二】

1. **病史概要** 女性，57 岁。体检发现胆囊底部占位 1 个月。

2. **常规超声图像** 高频超声显示胆囊底部可见一低回声结节，形态规则（图 2-1-39）。

3. **超声造影图像** 动脉期病变与胆囊壁同步增强，呈不均匀等增强，胆囊壁黏膜面与浆膜面连续性好（图 2-1-40）；静脉期病变与胆囊壁同步消退，内部呈不均匀低增强表现，可见小片状无增强区（图 2-1-41，ER2-1-9）。

4. **超声造影诊断要点**

（1）动脉期病变与胆囊壁同步增强，呈等至偏低增强。

（2）动脉期病变为不均匀增强表现，病变黏膜面及浆膜面连续完整。

（3）静脉期病变同步消退，内部呈不均匀低增强，内部有时可见小片状无增强区。

5. **其他检查** 手术病理：慢性胆囊炎伴胆囊腺肌症。

6. **鉴别诊断** 与胆囊癌鉴别。胆囊癌动脉期多数表现为快速高增强，分布均匀。并且能够观察到病变内不规则血管形态，胆囊壁结构有不同程度破坏。静脉期病变消退早于胆囊壁，呈低增强表现。

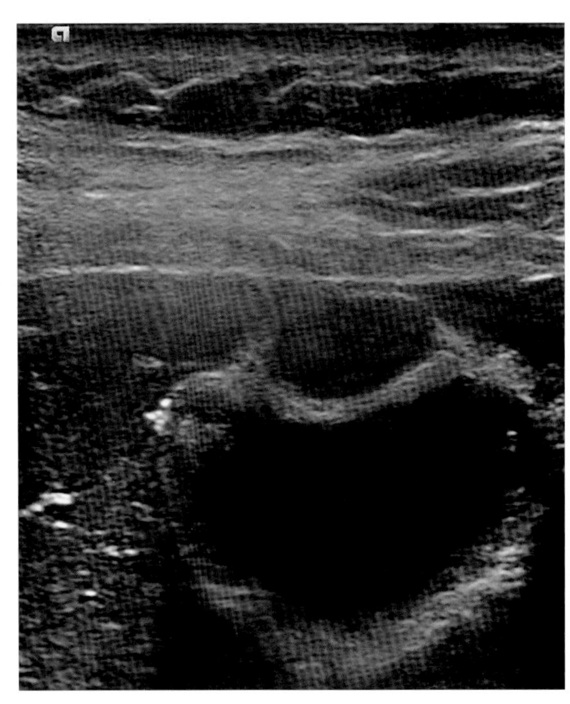

图 2-1-39 胆囊腺肌症超声图像
高频超声显示胆囊底部可见一低回声结节，形态规则

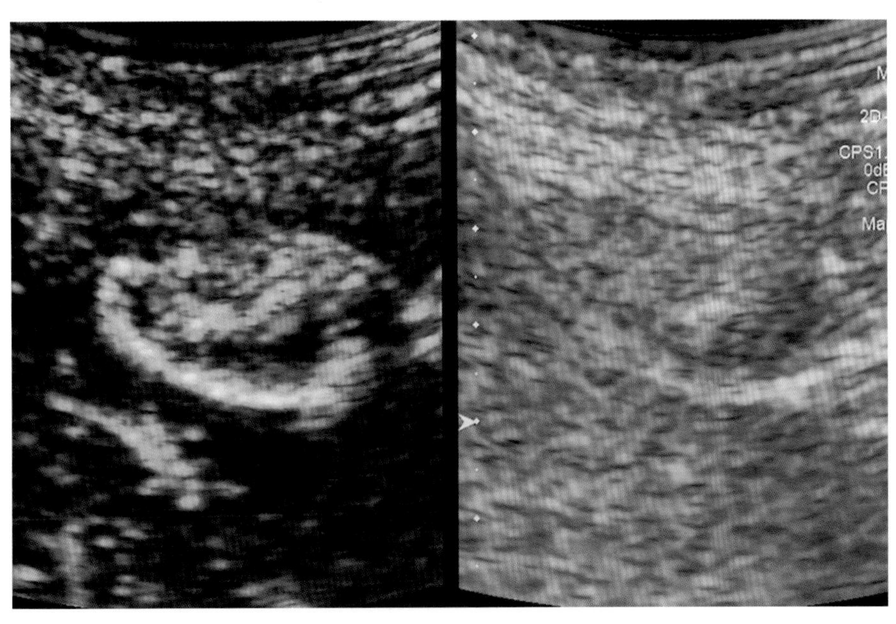

图 2-1-40 胆囊腺肌症超声造影图像
动脉期病变与胆囊壁同步增强，呈不均匀等增强，胆囊壁黏膜面与浆膜面连续性好

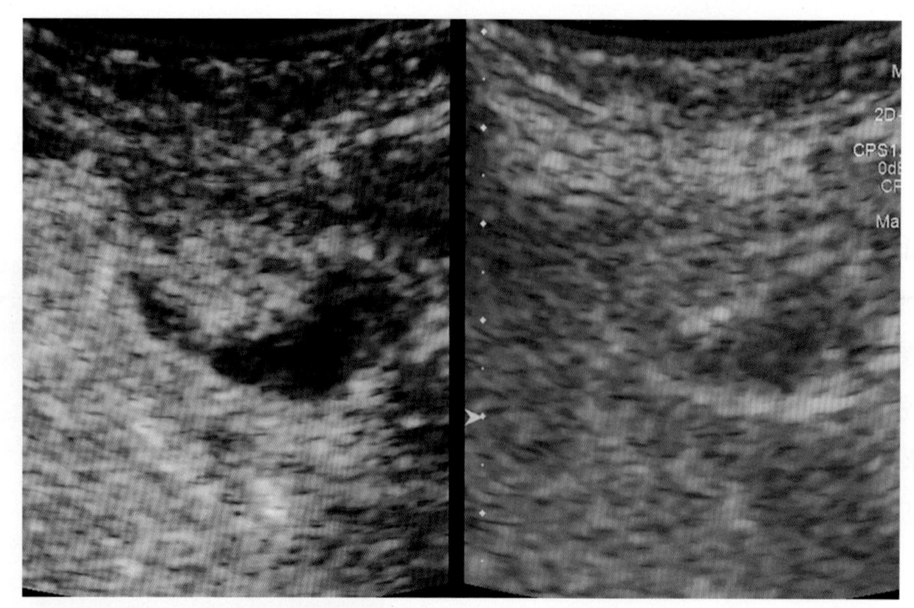

图 2-1-41　胆囊腺肌症超声造影图像
静脉期病变与胆囊壁同步消退，内部呈不均匀低增强表现，可见小片状无增强区

ER2-1-9　胆囊腺肌症超声造影动态图
动脉期病变

四、胆囊恶性病变

胆囊恶性病变造影通常表现为动脉期快速高增强，壁结构有不同程度破坏，或表现为胆囊壁局部高增强伴增厚，病变基底部通常较宽。静脉期消退出现较早，呈低增强表现。动脉期病变内有不规则或分支型血管结构。

（一）胆囊癌

绝大多数胆囊癌增强早期呈迅速高增强，较周围肝实质更快，肿瘤多迅速减退为低增强，早于胆囊良性病变，增强晚期肿瘤边界显示更清楚。

【病例一】

1. 病史概要　男性，56 岁，1 个月前无明显诱因出现上腹部胀痛，不适，呈间断性钝痛。实验室检查：CA125：36.47U/ml（正常参考范围 0~35），CEA：30.68ng/ml（正常参考范围 0~3.4），余肿瘤标志物正常。血常规：红细胞计数：3.52（$\times 10^{12}$/L）（正常参考范围 4~5.5），C 反应蛋白：160.96mg/L（正常参考范围 0~10）。

2. 常规超声图像　二维超声示胆囊后壁及底部等回声病灶（范围约 6.0cm × 2.4cm），边界不清，形态欠规则（图 2-1-42）；CDFI：病灶内未见明显血流信号（图 2-1-43）。

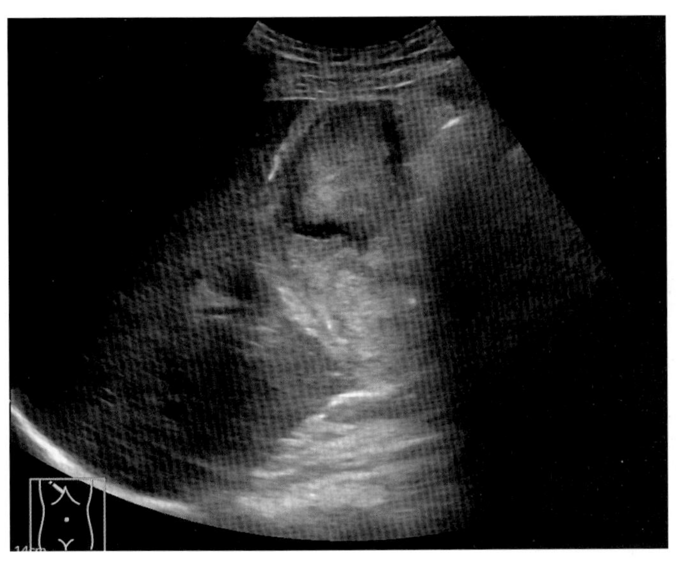

图 2-1-42 胆囊癌二维超声图
胆囊后壁及底部等回声病灶，边界不清，形态欠规则

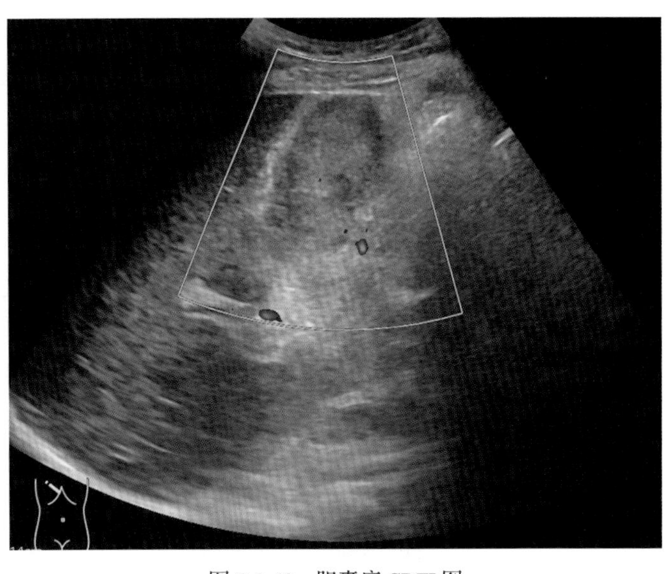

图 2-1-43 胆囊癌 CDFI 图
CDFI 病变内未见明显血流信号

3. 超声造影图像 超声造影示胆囊后壁及底部等回声病灶于造影剂注入增强早期呈不均匀增强，增强略高于周围肝实质（图 2-1-44）；40s 病灶内造影剂开始廓清，呈不均匀低增强，胆囊后壁连续性不完整（图 2-1-45）；增强晚期病灶内造影剂持续廓清，呈更低增强（图 2-1-46，ER2-1-10）。

4. 超声造影诊断要点 肿块型胆囊癌病灶较大增强早期强化不均匀，常侵犯周围肝实质或肝门胆管形成不规则肿块，边界不清；胆囊壁连续性及完整性破坏，各层次结构不清甚至胆囊腔消失；增强晚期造影剂廓清呈低增强。

5. 其他检查 MRI：胆囊腔内回声不均，多考虑胆囊癌。

6. 鉴别诊断 胆囊腺瘤超声造影增强早期呈快速均匀高增强，但廓清缓慢，晚期逐渐廓清为低或等增强；基底部胆囊壁连续性完整，未见明显中断。

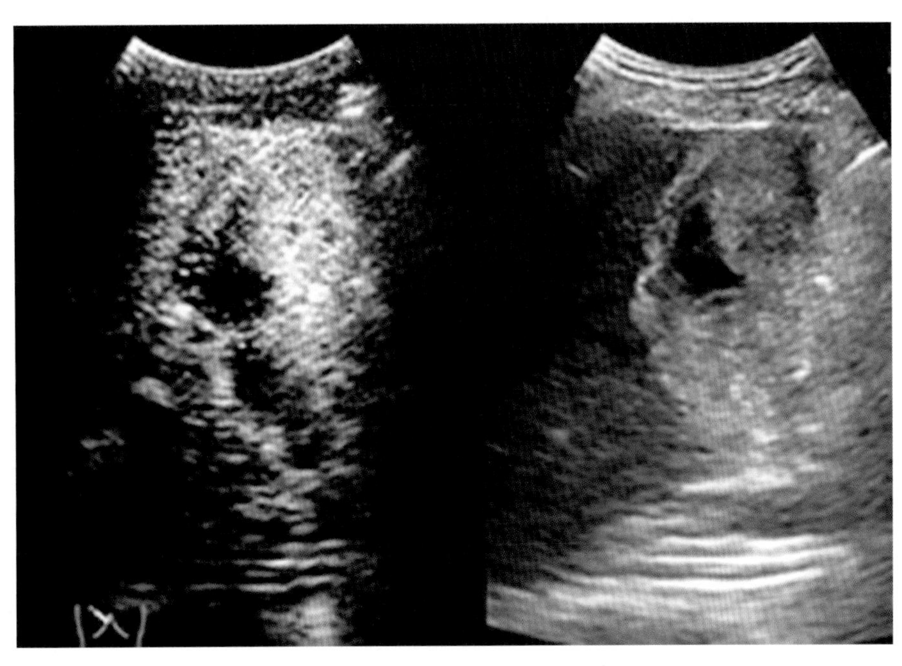

图 2-1-44 胆囊癌超声造影增强早期静态图
病灶于造影剂注入增强早期呈不均匀增强，增强略高于周围肝实质

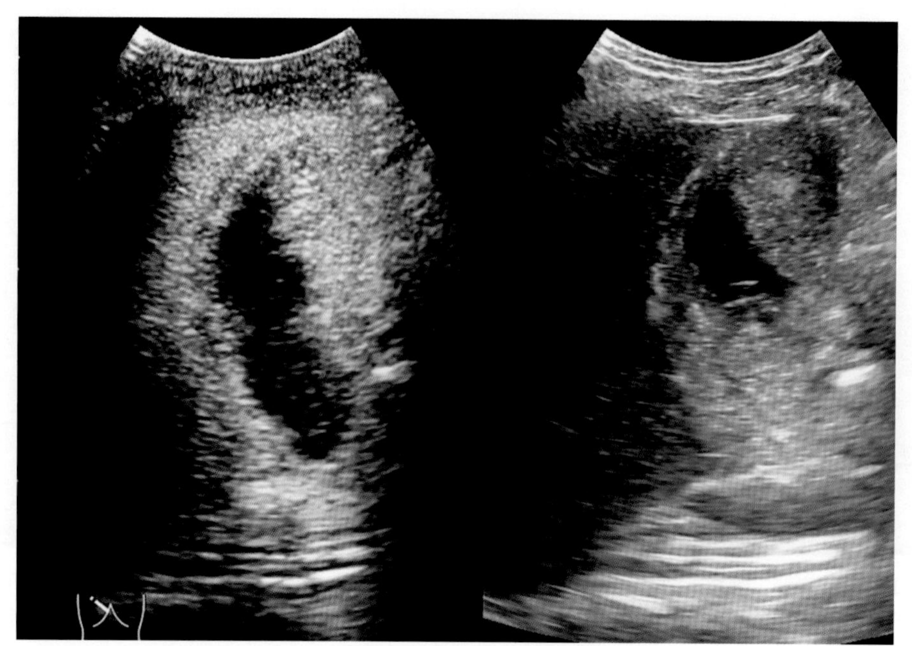

图 2-1-45 胆囊癌超声造影静态图
40s 病灶内造影剂开始廓清，呈不均匀低增强，胆囊后壁连续性不完整

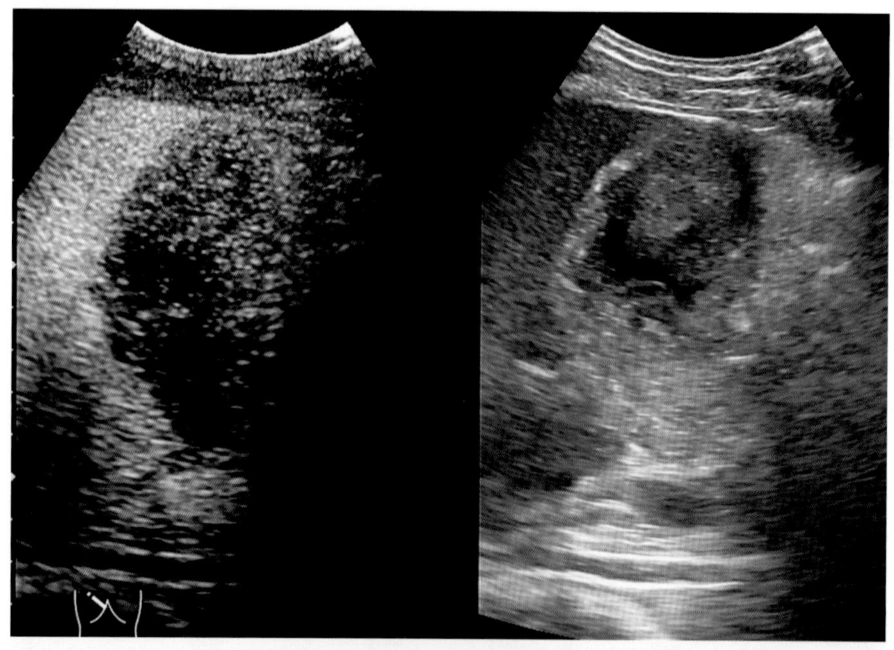

图 2-1-46 胆囊癌超声造影增强晚期静态图
病灶内造影剂持续廓清呈更低增强

ER2-1-10 胆囊癌超声造影动态图
病灶于造影剂注入增强早期呈不均匀增强，增强略高于周围肝实质；40s 病灶内造影剂开始廓清，呈不均匀低增强，胆囊后壁连续性不完整；增强晚期病灶内造影剂持续廓清，呈更低增强

【病例二】

1. 病史概要　男性，46 岁。体检发现胆囊占位 3 个月。

2. 常规超声图像　胆囊底部可见一低回声病变，形态不规则，内回声欠均匀（图 2-1-47）；CDFI 病变内可见血流信号（图 2-1-48）。

3. 超声造影图像　动脉期病变呈快速高增强表现，病变附着处胆囊壁与病变分界不清（图 2-1-49）；静脉期病变早于周围胆囊壁开始消退，呈低增强表现（图 2-1-50，ER2-1-11）。

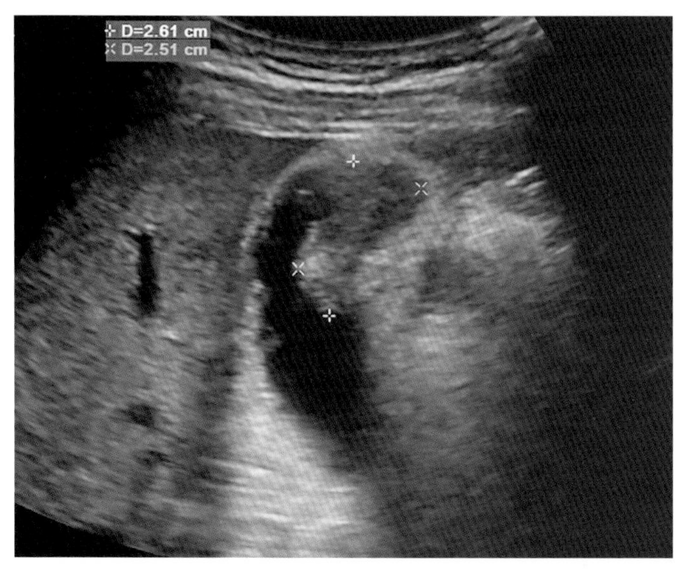

图 2-1-47　胆囊癌超声图像
胆囊底部可见一低回声病变，形态不规则，内回声欠均匀

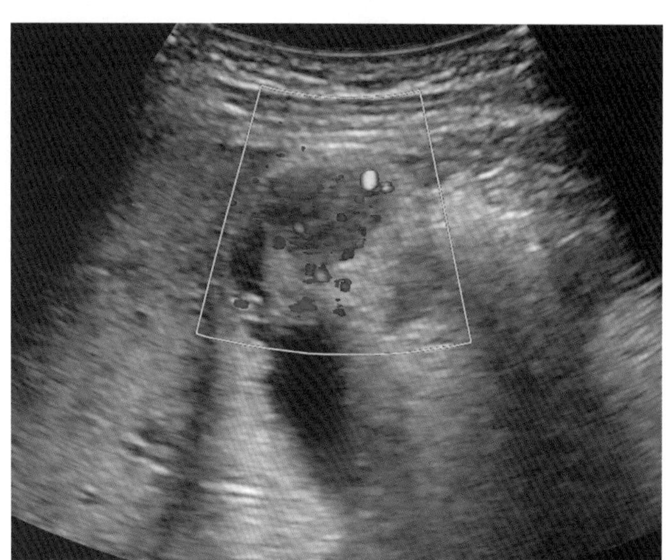

图 2-1-48　胆囊癌 CDFI 图像
CDFI 病变内可见血流信号

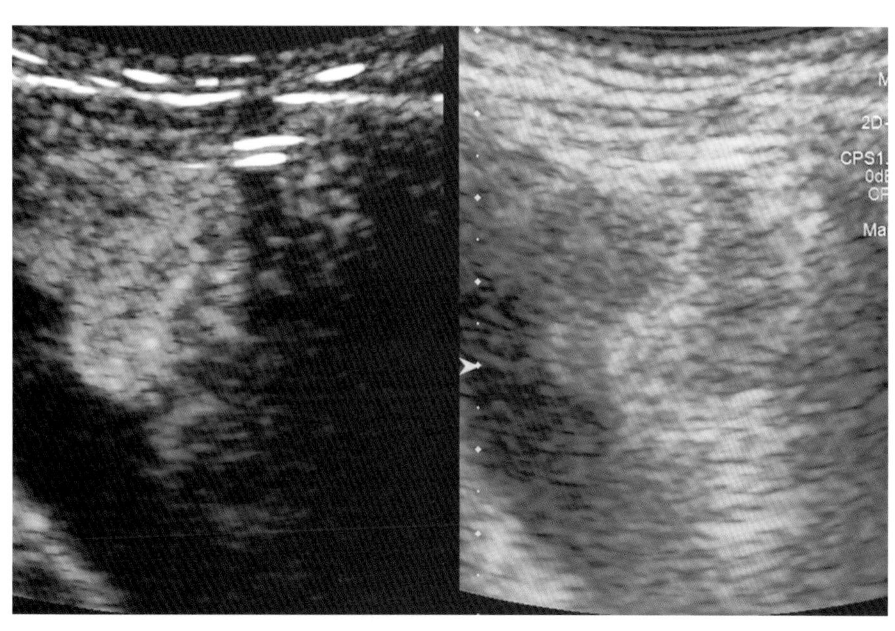

图 2-1-49　胆囊癌超声造影图像
动脉期病变呈快速高增强表现，病变附着处胆囊壁与病变分界不清

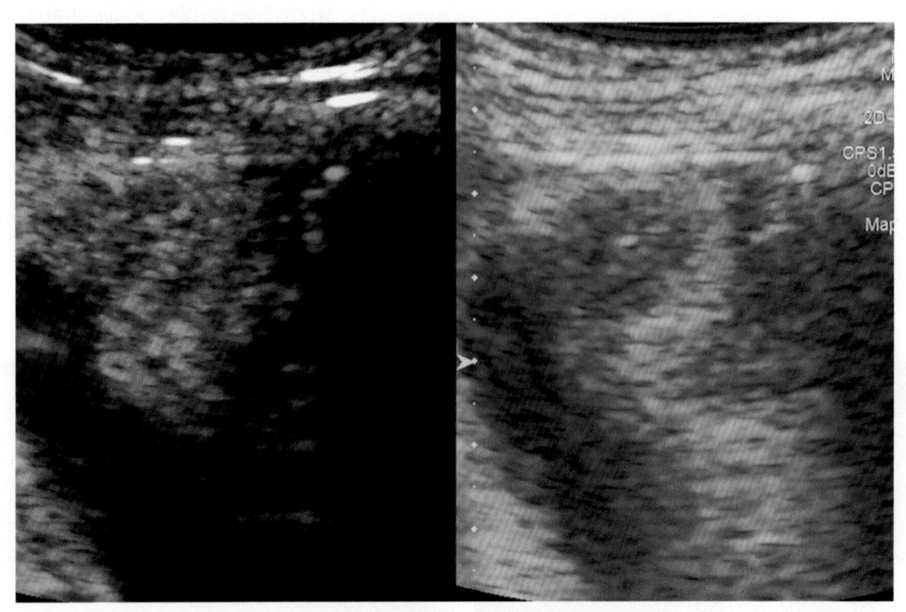

图 2-1-50　胆囊癌超声造影图像
静脉期病变早于周围胆囊壁开始消退，呈低增强表现

ER2-1-11　胆囊癌超声造影动态图
动脉期病变呈快速高增强表现，病变附着处胆囊壁与病变分界不清；静脉期病变早于周围胆囊壁开始消退，呈低增强表现

4. 超声造影诊断要点

（1）胆囊癌动脉期多数表现为快速高增强，分布均匀，当伴有坏死时可表现为不均匀增强。

（2）动脉早期多数腺瘤表现为不规则形血管形态。

（3）动脉期腺瘤具有较宽基底部。

（4）病灶附着处胆囊壁表现为高增强。

（5）静脉期病变可出现快速消退呈低增强表现。

5. 其他检查　手术病理诊断：胆囊底部中低分化腺癌。癌组织侵及肌层周围结缔组织，未侵透浆膜，未累及肝组织。肝门部淋巴结未见转移。

6. 鉴别诊断　与胆囊良性疾病鉴别，例如胆固醇息肉、胆囊腺瘤、胆囊腺肌症。鉴别诊断需要注意动脉期病变增强程度、血管形态、基底部宽度以及病变附着处胆囊壁结构完整性。静脉期多数良性病变与胆囊壁同步消退呈等增强。

（二）其他恶性病变

胆囊腺鳞癌

胆囊腺鳞癌在临床上极其罕见，对其的超声特征尚不十分明确，但其超声与胆囊癌有许多共性，二维超声多表现为胆囊内查见体积较大的弱回声团块，增强超声表现不具有特异性，多与胆囊腺癌表现类似，即动脉期呈不均匀高增强，静脉期呈低增强，尚需对更多此类病例的影像学特征进行总结。

【病例一】

1. 病史概要　女性66岁，无明显诱因出现右上腹隐痛伴右侧肩胛部放射痛1个月余，不伴发热、畏寒、腹泻、恶心等。胃镜示“慢性浅表性胃炎”，药物治疗后未见明显好转。患者自觉腹痛加重10d就诊。血清肿瘤标志物CEA、CA19-9升高。

2. 常规超声图像　胆囊形态失常，大小约9.7cm×5.9cm，胆囊颈部及体部囊腔内查见大小约5.0cm×4.2cm的弱回声充填（图2-1-51），与胆囊壁分界不清，内未见明显血流信号，周边可见线状血流信号（图2-1-52）。肝内外胆管未见扩张。

3. 超声造影图像　胆囊腔内弱回声在增强超声动脉期呈不均匀高增强（图2-1-53），静脉期呈低增强（图2-1-54，ER2-1-12）。

4. 超声造影诊断要点

（1）胆囊体积长大，病灶与胆囊壁分界不清，基底部宽大，动脉期呈不均匀高增强；少部分病灶可呈低增强。

（2）病灶廓清时间较早，廓清较彻底。

5. 其他检查　手术病理诊断：胆囊低分化腺癌并中分化鳞状细胞癌。

6. 鉴别诊断　胆囊癌诊断较容易，但具体病理分型较困难，需要与以下疾病进行鉴别：胆囊腺瘤、胆囊胆汁黏稠。胆囊腺瘤的基底部胆囊壁连续，病灶呈高增强，呈分支状，但廓清时间较晚，或无廓清。而胆囊癌开始增强时间更早，廓清时间也较早，同时可伴肝门部淋巴结长大，可资鉴别，但当肿瘤较小时，其与胆囊腺瘤等良性病变较难鉴别。胆囊内黏稠胆汁增强超声无强化，当未充满胆囊时，改变体位可见弱回声移动。

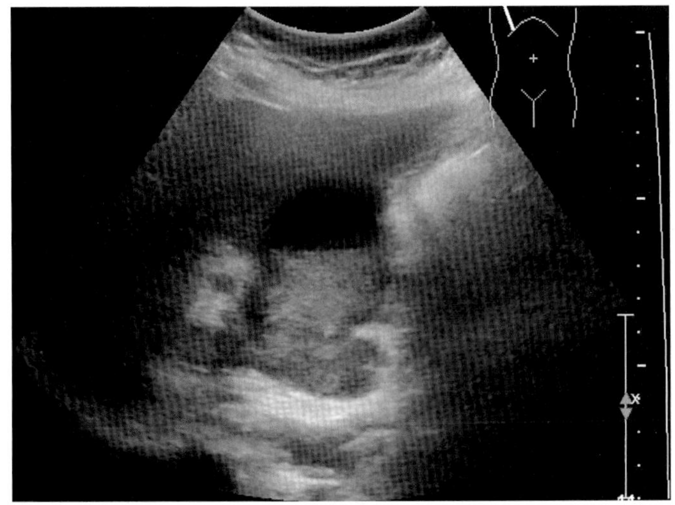

图2-1-51　胆囊腺鳞癌二维超声图像

胆囊颈部及体部囊腔内查见大小约5.0cm×4.2cm的弱回声充填，与胆囊壁分界不清

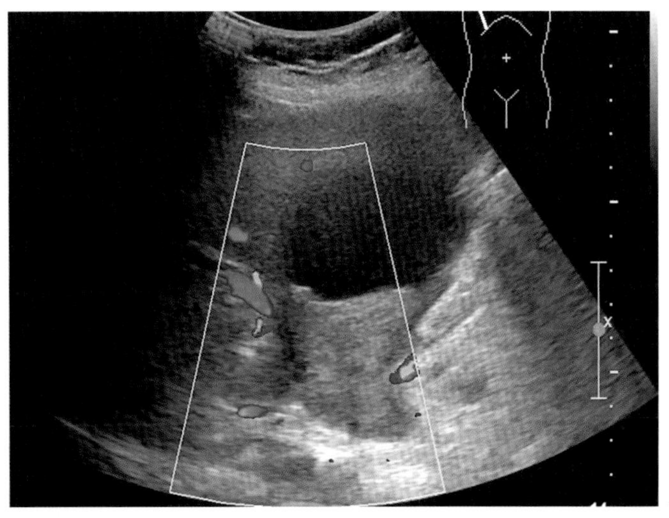

图2-1-52　胆囊腺鳞癌CDFI图像

胆囊颈部及体部囊腔内弱回声内未见明显血流信号，周边可见线状血流信号

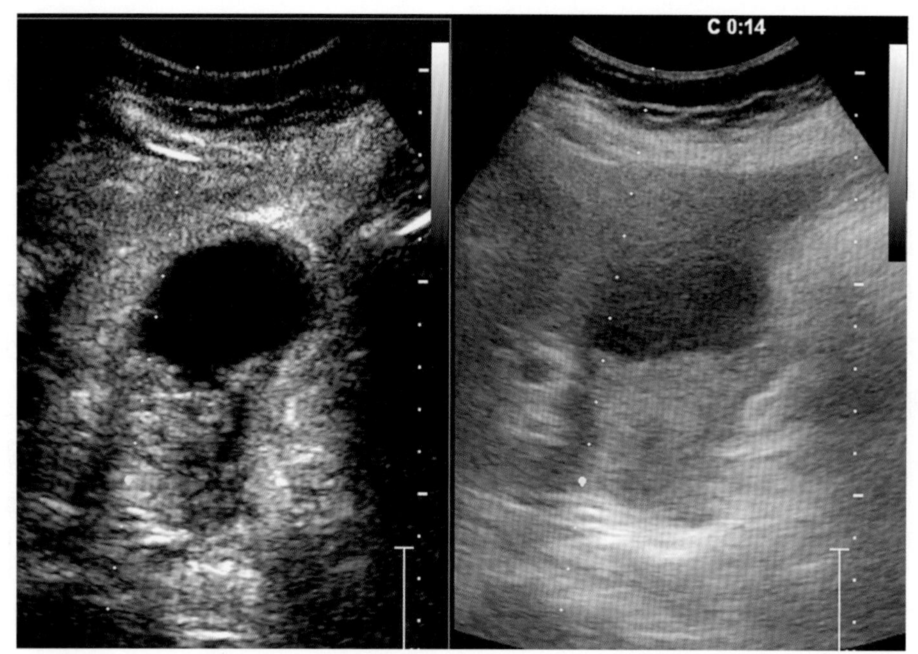

图 2-1-53　胆囊腺鳞癌增强超声动脉期图像
胆囊颈部及体部囊腔内弱回声，增强超声动脉期呈不均匀高增强

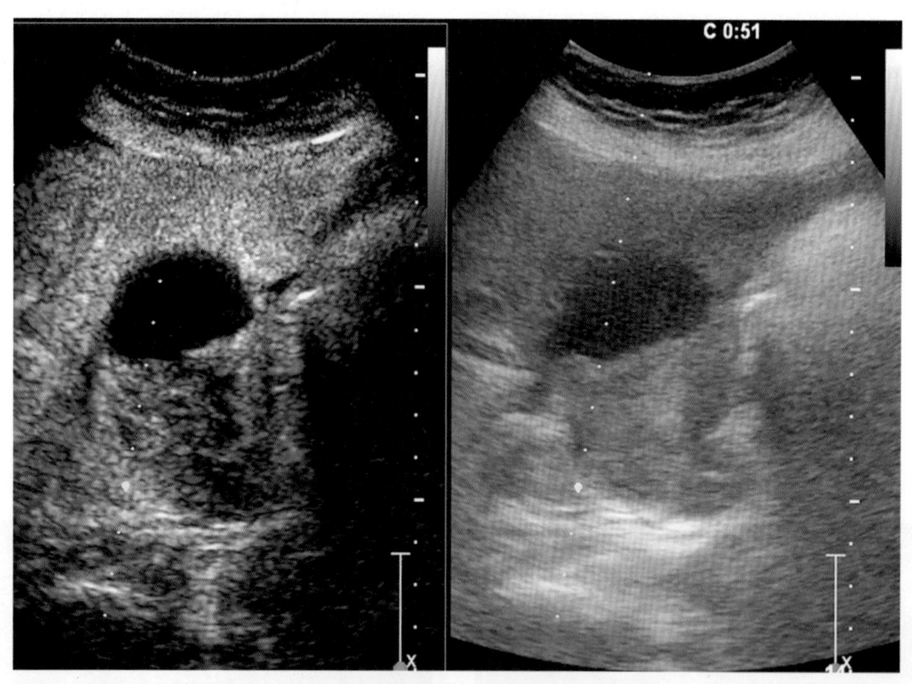

图 2-1-54　胆囊腺鳞癌增强超声静脉期图像
胆囊颈部及体部囊腔内弱回声，增强超声静脉期呈低增强

ER2-1-12　胆囊腺鳞癌超声造影动态图
胆囊颈部及体部囊腔内弱回声，增强超声动脉期呈不均匀高增强，静脉期呈低增强

第二节　胆管疾病

一、胆管炎症

肝内外胆管炎症主要临床表现为腹痛、黄疸、发热（查科三联征），多与胆管结石、胆汁淤积等相关，慢性炎症临床表现可不典型。常规超声较容易发现胆管扩张及胆囊结石。增强超声对于判断胆管炎症有一定意义，多数表现为动脉期稍高或等增强，门脉期及延迟期稍低或低增强。

1. 病史概要　男性68岁，2个月余前患者无明显诱因出现纳差，伴厌油、反酸、嗳气，无恶心、呕吐，无畏寒、发热，无腹痛、腹胀、腹泻、黑便等症状。

2. 常规超声图像　肝内外胆管扩张（肝内胆管三级支管径约0.3cm，肝外胆管管径约1.3cm），管壁回声减弱，呈不均匀增厚，较厚处约0.5cm（图2-2-1~图2-2-3），管腔内未见异常回声充填。胰周查见多个淋巴结，较大约1.2cm×0.8cm，皮髓质分界不清。

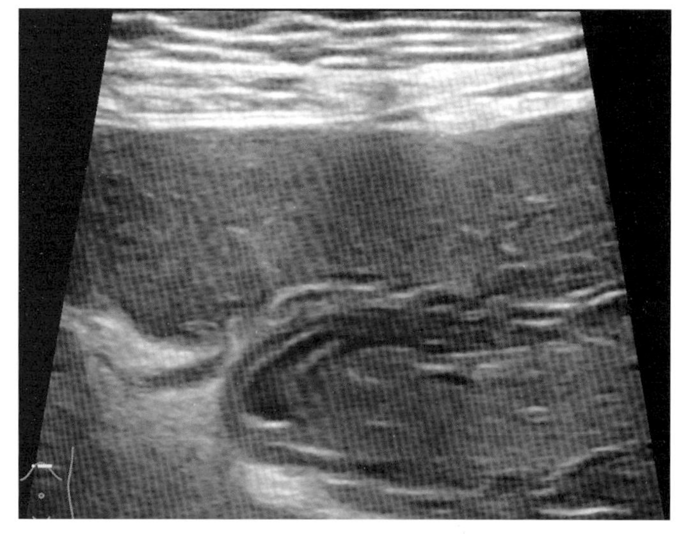

图2-2-1　左肝内胆管二维超声图像
左肝内胆管轻度扩张，管壁增厚，回声减弱，管腔内未见异常回声充填

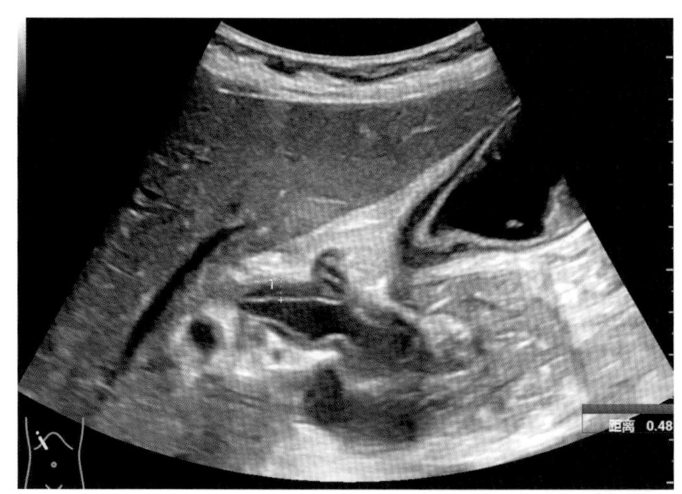

图2-2-2　胆总管二维超声图像
胆总管扩张，管径最粗约1.3cm，管壁回声减弱，呈不均匀增厚，最厚约0.5cm，管腔内未见异常回声充填

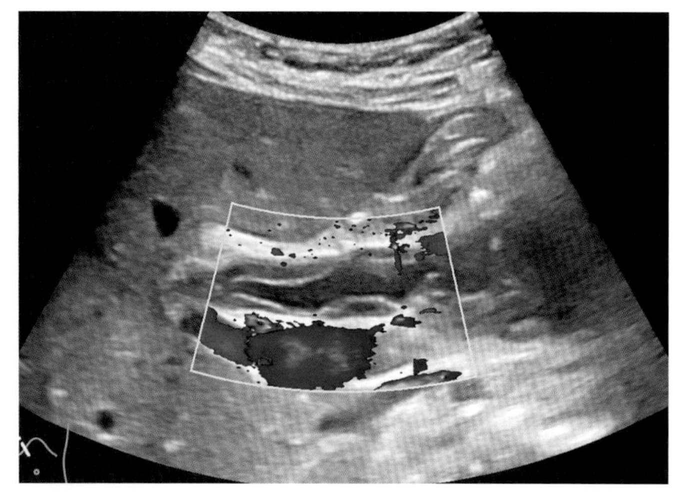

图2-2-3　胆总管CDFI图像
胆总管管壁血流信号不丰富

3. 超声造影图像　肝内外胆管管壁在增强超声动脉期和静脉期均呈等增强（图 2-2-4、图 2-2-5），诊断提示肝内外胆管扩张，胆管壁增厚，考虑 IgG4 相关性胆管炎可能。

4. 超声造影诊断要点

（1）肝内外胆管扩张，管壁回声减弱，管壁不均匀增厚。

（2）增强超声显示增厚胆管壁呈等增强。

5. 其他检查　增强 MRI：胆总管胰腺段管腔狭窄，其以上平面肝内外胆管扩张，管壁增厚，毛糙，右肝管局部管腔狭窄，近端主胰管狭窄，远端胰管扩张，胰头后份见一局限性囊状结节，壁较厚，似与主胰管相延续。肝内外胆管上述改变考虑炎性改变，IgG4 自身免疫相关炎症可能。

穿刺病理结果：查见一些增生腺上皮细胞及少量淋巴细胞。

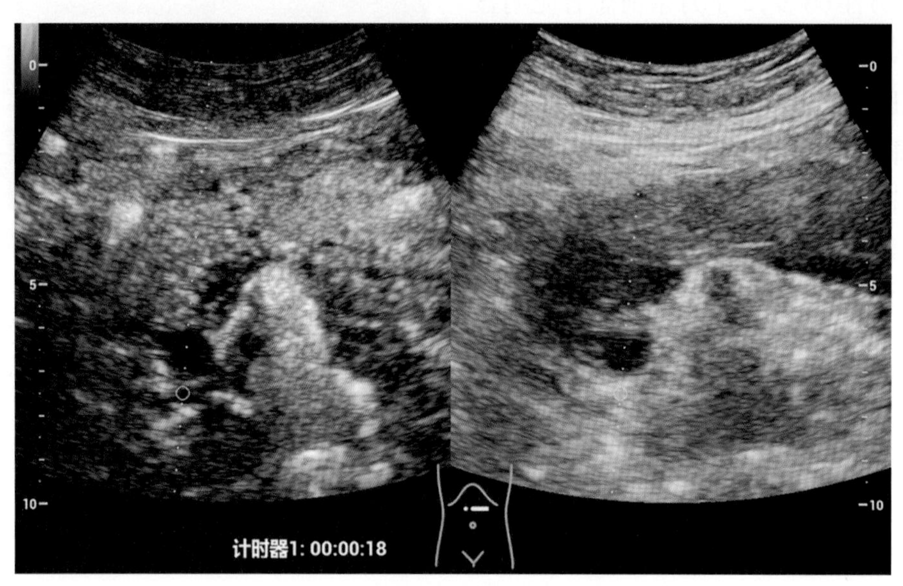

图 2-2-4　胆管炎症增强超声动脉期图像
胆总管管壁增强超声动脉期呈等增强

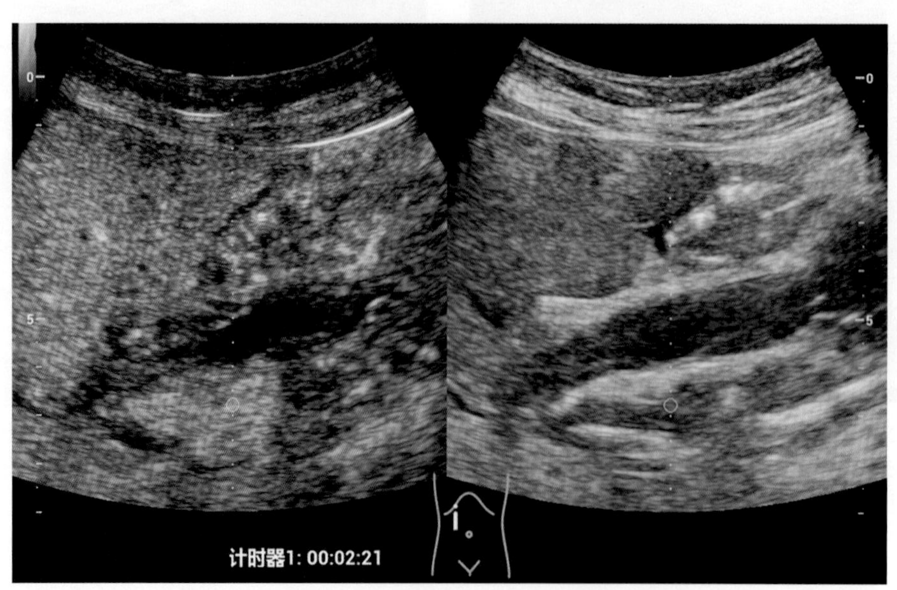

图 2-2-5　胆管炎症增强超声静脉期图像
胆总管管壁增强超声静脉期呈等增强

6. 鉴别诊断　超声检查能够准确显示胆管扩张的程度及有无结石等，但是肝外胆管壁增厚是炎性还是肿瘤性需要鉴别：胆总管炎性狭窄时患者可有发热病史，胆管腔逐渐变细，胆管壁厚度较均匀，增强超声显示多为等或稍高增强，而胆管癌可使胆管管腔突然截断，局部胆管壁多不均匀增厚，增强超声显示胆管壁强化不均匀。鉴别困难时结合肿瘤标记物、其他影像学检查及临床资料综合判断。

二、胆管肿瘤

胆管肿瘤以胆管癌最多见，分为周围型（又称胆管细胞性肝癌）、肝门胆管癌、胆总管癌、壶腹型四种类型，以肝门胆管癌最常见。大体病理分为硬化型、结节型、乳头型及弥漫型。超声检查能够发现胆道梗阻，部分可见弱回声或等回声团块。增强超声团块或增厚的胆管壁动脉期呈高增强，静脉期呈低增强。

【病例一】

1. 病史概要　男性 51 岁，2 个多月前饱食后出现上腹部不适，患者未处理。此后上述症状反复发作，1 周前患者夜间无明显诱因出现发热，体温最高 38.0℃，肿瘤标志物：血清糖类抗原 19-9 81.80U/ml，血清糖类抗原 72-4 13.00U/ml。

2. 常规超声图像　肝脏实质回声增强、不均匀，肝内外胆管扩张，以左肝内胆管扩张明显，三级支管径约 3mm，肝门部查见大小约 4.8cm × 4.2cm 的弱回声团（图 2-2-6），边界不清楚，形态不规则，内未见明显血流信号（图 2-2-7）。

3. 超声造影图像　肝门部团块增强超声动脉期周边呈高增强（图 2-2-8），门脉期早期开始廓清，延迟期呈低增强（图 2-2-9、图 2-2-10）。

4. 超声造影诊断要点

（1）肝门部团块增强超声动脉期周边呈高增强，门脉期早期开始廓清。

（2）肝内胆管轻度扩张。

5. 其他检查　手术病理诊断：胆管腺癌。

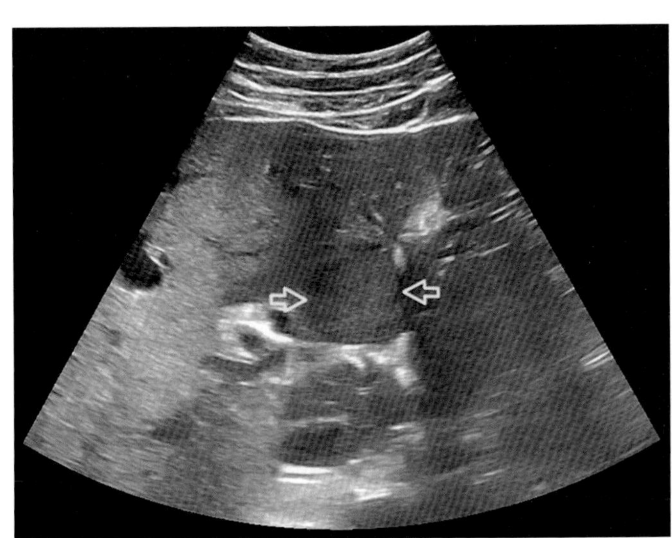

图 2-2-6　肝门胆管癌二维超声图像
肝门部查见大小约 4.8cm × 4.2cm 的弱回声团，边界不清楚，形态不规则

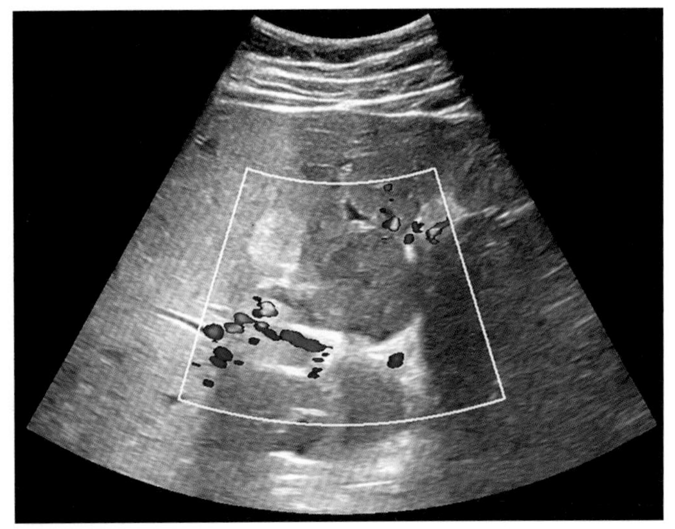

图 2-2-7　肝门胆管癌 CDFI 图像
肝门部团块内未见明显血流信号

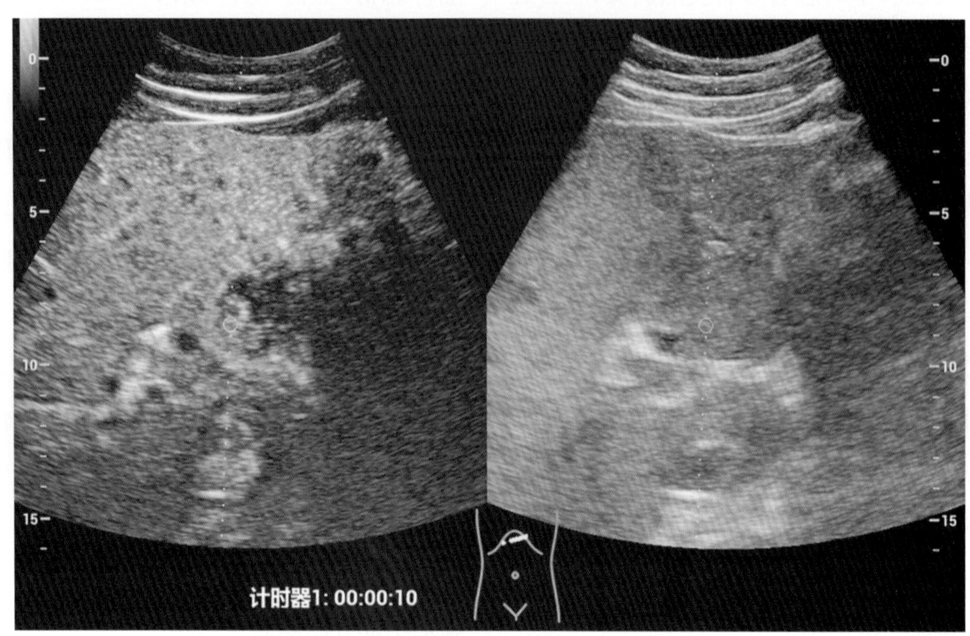

图 2-2-8　肝门胆管癌增强超声动脉期图像
肝门部团块增强超声动脉期周边呈高增强

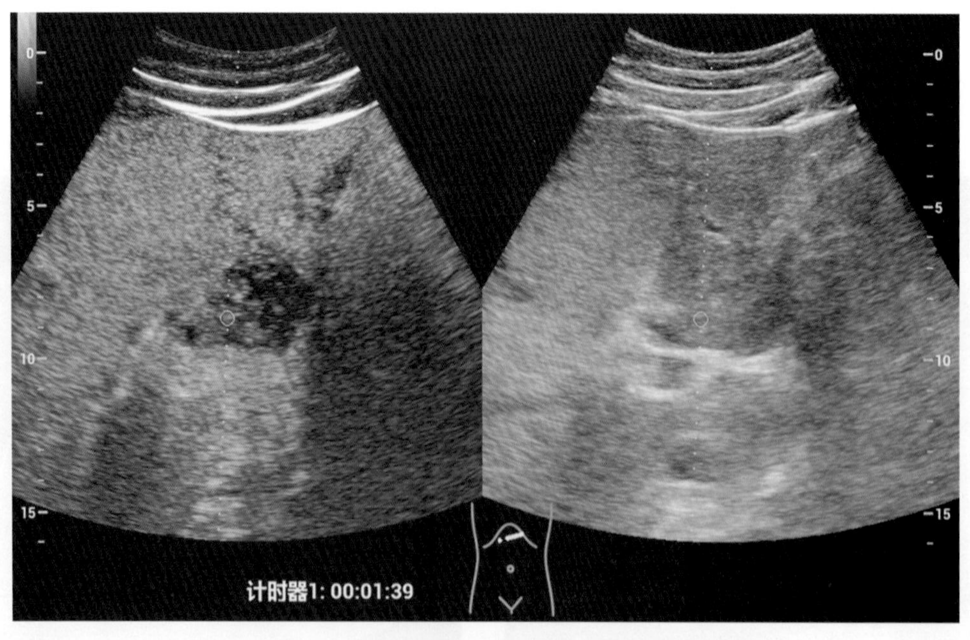

图 2-2-9　肝门胆管癌增强超声门脉期图像
肝门部团块增强超声门脉期呈低增强

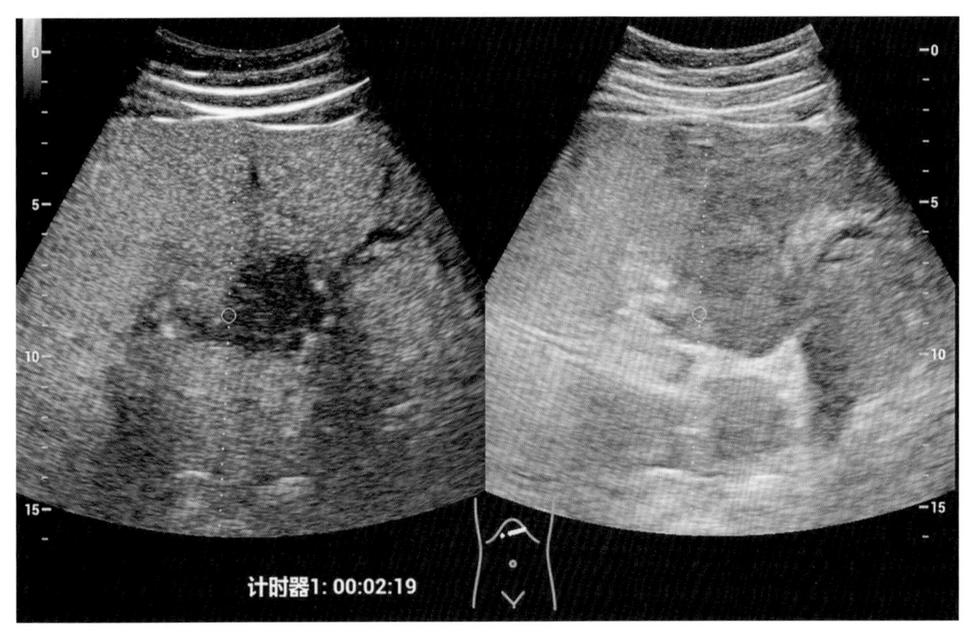

图 2-2-10 肝门胆管癌增强超声延迟期图像
肝门部团块增强超声延迟期呈低增强

【病例二】

1. 病史概要 男性 66 岁，无明显诱因上腹轻度疼痛 1 个月余，呈间歇性，可自行缓解。同期伴全身皮肤及巩膜黄染，皮肤瘙痒，小便黄色，大便陶土样。

2. 常规超声图像 肝脏形态未见异常，实质回声稍增强、稍粗糙、欠均匀，肝内胆管呈“树枝状”扩张，三级支管径最粗约 0.5cm，左右肝管内均可见置管回声，左右肝管于肝门处未见汇合，两者相距约 1.8cm，该区域查见大小约 3.3cm × 2.7cm 的稍强回声团（图 2-2-11），边界不清楚，形态不规则。

3. 超声造影图像 肝门部团块动脉期呈不均匀稍高增强（图 2-2-12），门脉期及延迟期呈稍低增强（图 2-2-13、图 2-2-14）。

4. 超声造影诊断要点

（1）肝门部团块动脉期呈不均匀稍高增强、门脉期及延迟期呈稍低增强。

（2）左右肝内胆管呈“树枝状”扩张。

5. 手术病理诊断 胆管中分化腺癌。

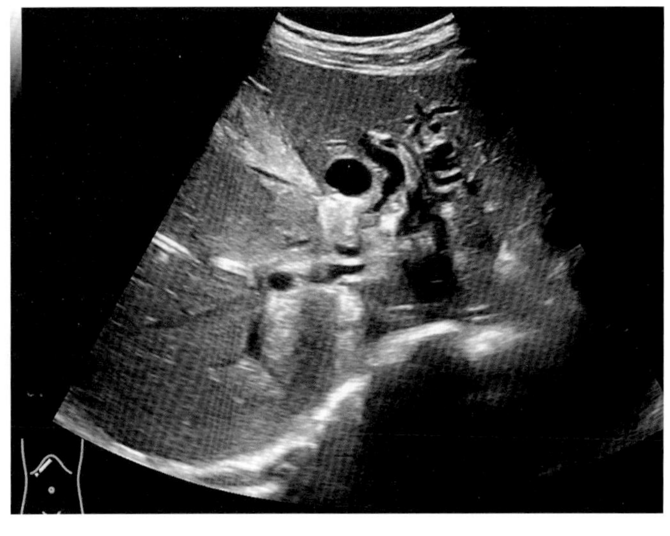

图 2-2-11 肝门胆管癌二维超声图像
肝内胆管扩张，三级支管径最粗 0.5cm，肝门部查见大小约 3.3cm × 2.7cm 的稍强回声团，边界不清楚，形态不规则

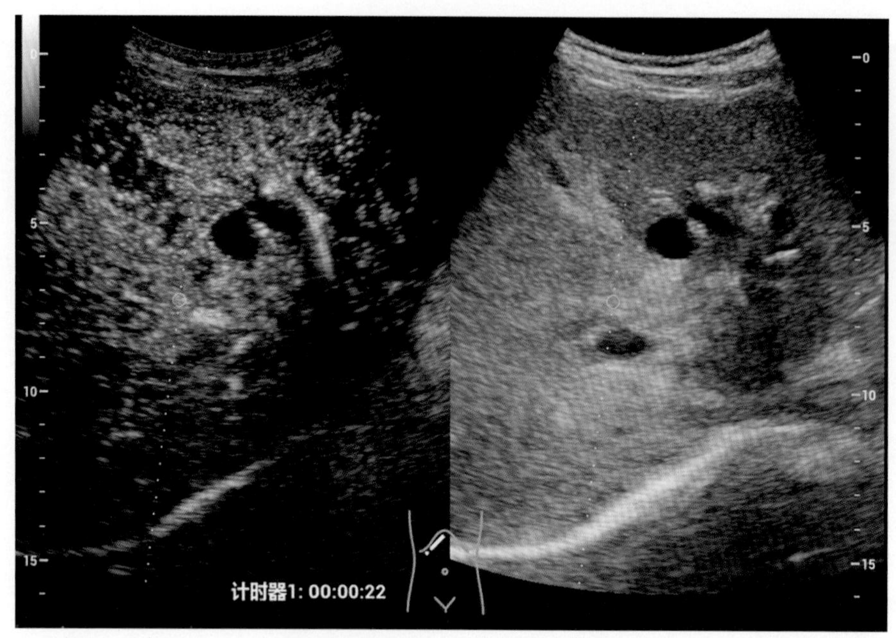

图 2-2-12　肝门胆管癌增强超声动脉期图像
肝门部团块增强超声动脉期呈不均匀稍高增强

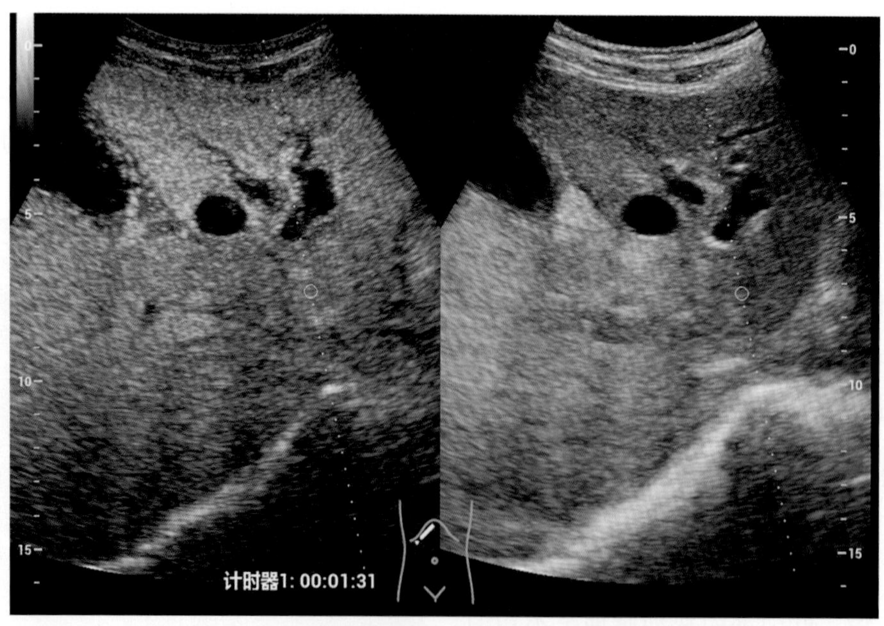

图 2-2-13　肝门胆管癌增强超声门脉期图像
肝门部团块增强超声门脉期呈稍低增强

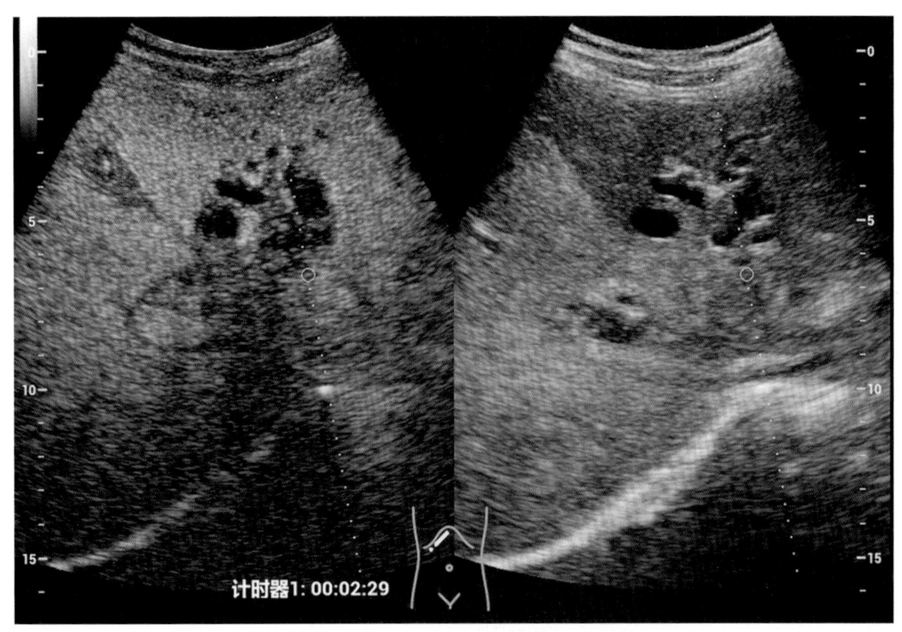

图 2-2-14　肝门胆管癌增强超声延迟期图像
肝门部团块增强超声延迟期呈稍低增强

【病例三】

1. 病史概要　男性 58 岁，1 个月前患者无明显诱因出现右上腹隐痛，伴小便色黄，大便色白，无发热、黄疸。DBIL 10.6mmol/l，ALT 288IU/L，AST 447IU/L，胆固醇 6.39mmol/l，ALP 437IU/L，GGT 677IU/L，LDH 301IU/L。CEA 4.64ng/ml。

2. 常规超声图像　胆囊大小约 10.0cm × 3.9cm，囊腔内查见絮状弱回声。肝内胆管呈“树枝样”扩张（图 2-2-15），右肝内胆管最粗约 1.5cm，左肝内胆管最粗约 1.1cm，胆总管上段最粗约 1.6cm，胆总管下段管壁增厚（图 2-2-16），最大厚度约 0.9cm，管腔明显狭窄，内未见明显血流信号。

3. 超声造影图像　胆总管中下段管壁增强超声动脉期呈等 - 低增强（图 2-2-17），静脉期呈低增强（图 2-2-18，ER2-2-1）。

4. 超声造影诊断要点

（1）肝内胆管呈“树枝样”扩张，胆总管管壁明显增厚。

（2）增厚胆管壁动脉期强化不均匀，呈等 - 低增强。

5. 手术病理诊断　胆管低 - 中分化腺癌。

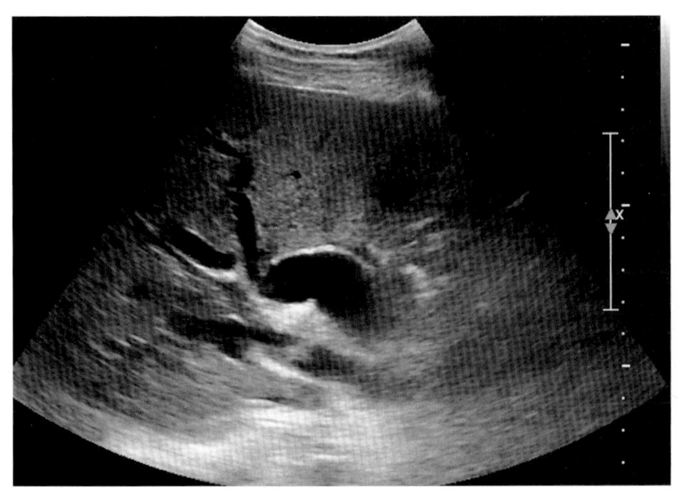

图 2-2-15　左肝内胆管二维超声图像
左肝内胆管扩张，管径最粗约 1.1cm，管腔内未见异常回声充填

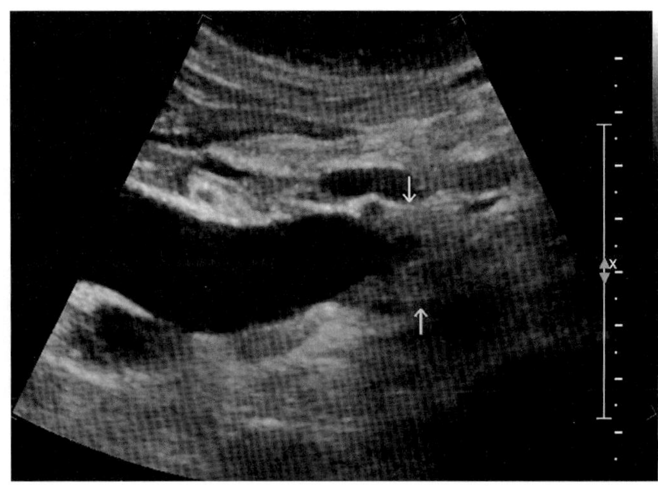

图 2-2-16　胆总管二维超声图像
胆总管上段最粗约 1.6cm，胆总管下段管壁增厚，最厚约 0.9cm，管腔明显狭窄

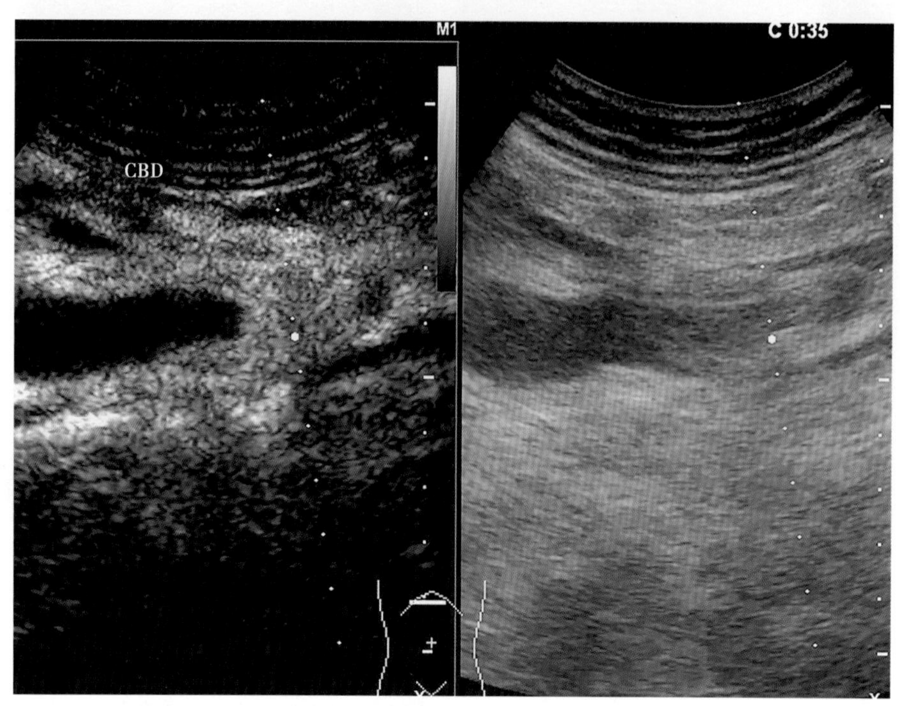

图 2-2-17　胆总管增强超声动脉期图像
胆总管下段管壁增强超声动脉期呈等 - 低增强

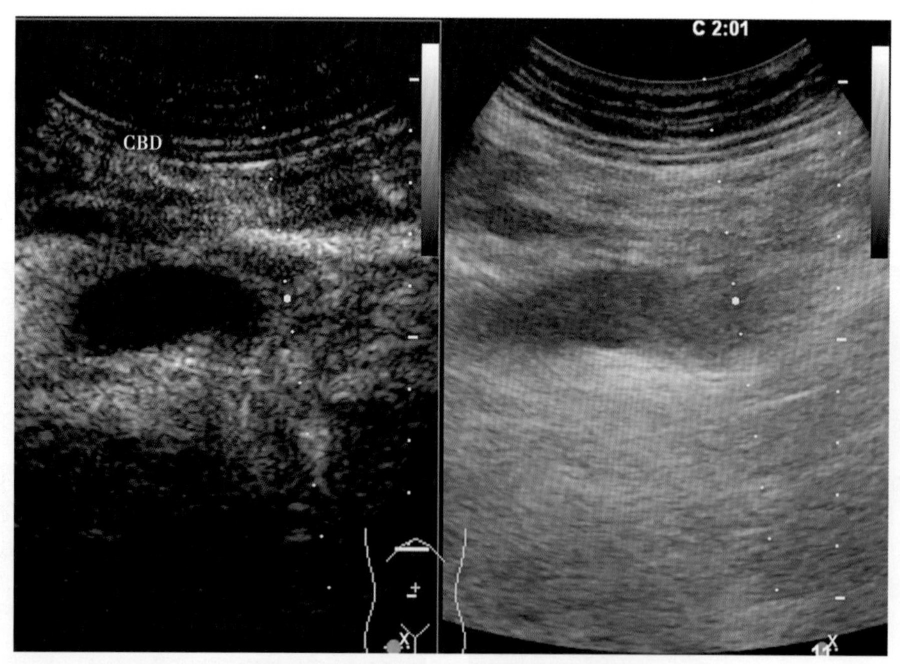

图 2-2-18　胆总管增强超声静脉期图像
胆总管下段管壁增强超声静脉期呈低增强

ER2-2-1 胆总管癌超声造影动态图
胆总管上段最粗约 1.6cm,胆总管下段管壁增厚,最厚约 0.9cm,管腔明显狭窄,胆总管下段管壁增强超声动脉期呈等 - 低增强,静脉期呈低增强

【病例四】

1. 病史概要 女性 57 岁,反复进食后呕吐 3 年,加重伴皮肤黄染、瘙痒 1 个月余。

2. 常规超声图像 肝内胆管扩张(图 2-2-19),三级支管径最粗约 1.0cm,肝外胆管扩张,管径粗约 2.7cm,内未见异常回声充填。壶腹部查见大小约 1.7cm × 1.2cm 的弱回声结节(图 2-2-20),边界不清楚,形态欠规则,与胰头分界欠清。

3. 超声造影图像 壶腹部结节增强超声动脉期呈稍高增强(图 2-2-21),造影剂于动脉晚期开始消退,静脉期呈稍低增强(图 2-2-22,ER2-2-2)。

4. 超声造影诊断要点

(1)肿瘤近端肝内外胆管扩张明显。

(2)壶腹部团块增强超声显示可见强化。

5. 手术病理结果 胰十二指肠肿瘤,肿瘤部位:壶腹部,组织学类型:腺癌;组织学级别:中分化。

6. 鉴别诊断 超声检查能够准确显示胆管肿瘤的部位及大小,诊断较易,但仍需与以下疾病进行鉴别:胆总管结石和胆总管炎性狭窄。胆总管结石增强超声无强化,可资鉴别。胆总管炎性狭窄时患者可有发热病史,胆管腔逐渐变细,胆管壁厚度均匀,增强超声显示为等增强,而胆管癌可使胆管管腔突然截断,局部胆管壁增厚,增强超声显示胆管壁强化不均匀。

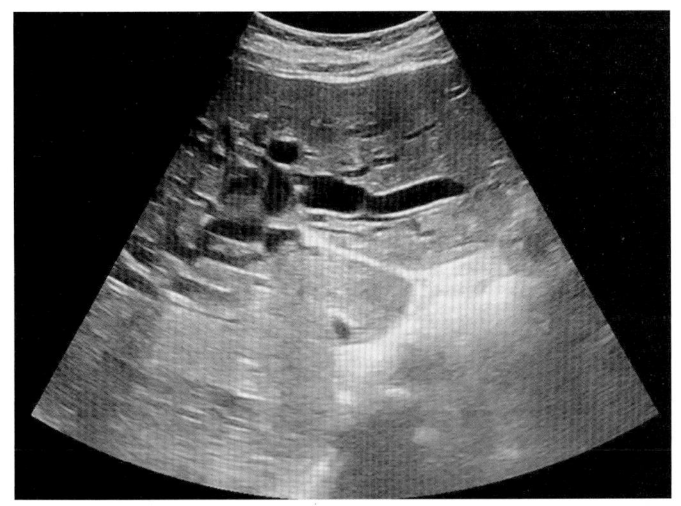

图 2-2-19 左肝内胆管二维超声图像
左肝胆管扩张,三级支管径最粗约 1.0cm,内未见异常回声充填

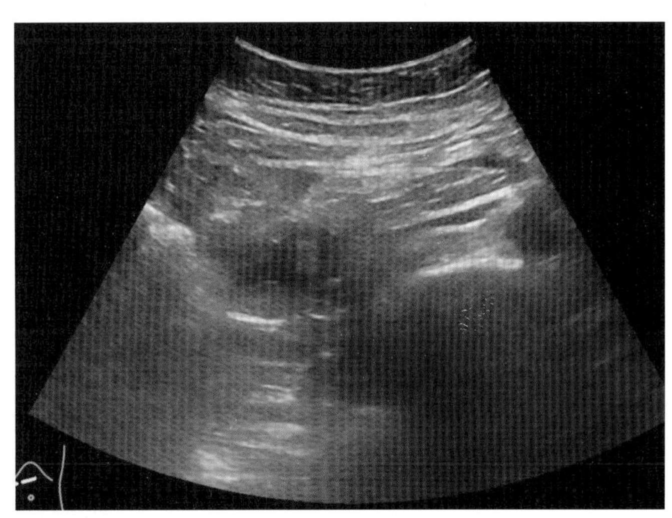

图 2-2-20 壶腹部结节二维超声图像
壶腹部查见大小约 1.7cm × 1.2cm 弱回声结节,边界不清楚,形态欠规则

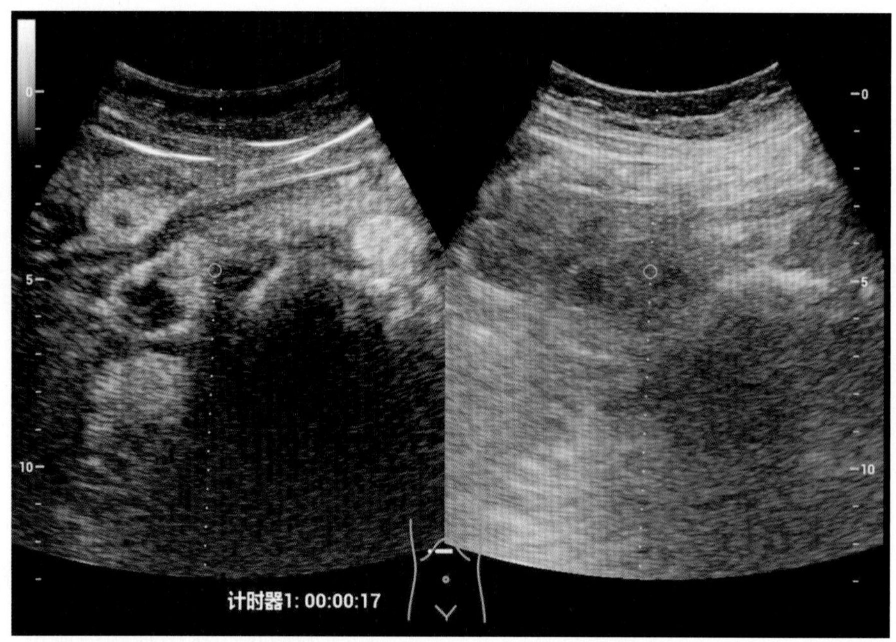

图 2-2-21　壶腹部结节增强超声动脉期图像
壶腹部团块增强超声动脉期呈稍高增强

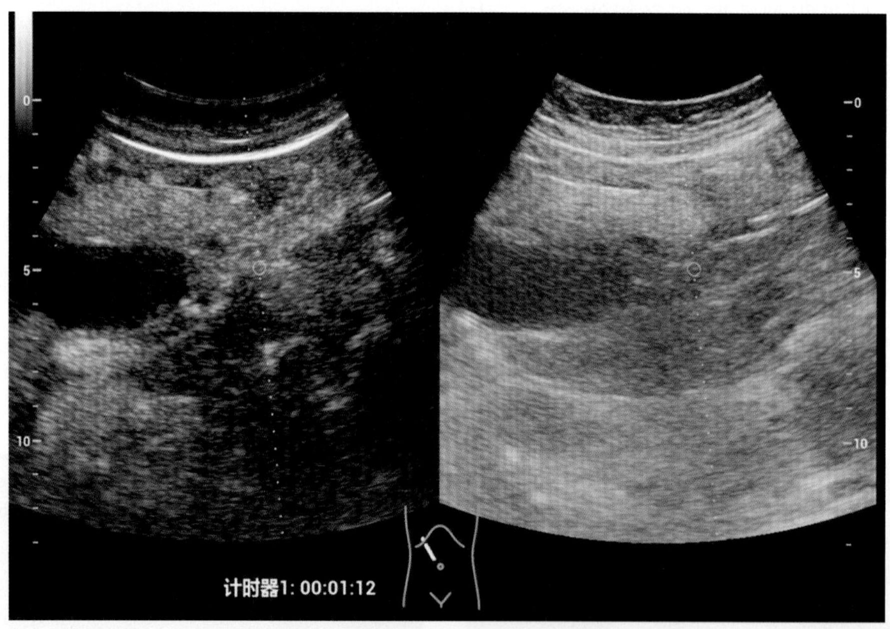

图 2-2-22　壶腹部结节增强超声静脉期图像
壶腹部团块增强超声静脉期呈低增强

ER2-2-2　壶腹部造影动态图
壶腹部结节增强超声动脉期呈稍高增强，静脉期呈低增强

三、胆管其他疾病

（一）肝内胆管结石

胆管结石包括肝内胆管结石和胆总管结石。肝内胆管结石表现为肝内胆管走行区铸状或斑片状强回声伴声影，阻塞近端胆管可扩张，与伴行门静脉呈“平行管征”；胆总管结石表现为胆总管腔内单个或多个强回声伴声影，与胆管壁分界较清楚，近端胆管可扩张。增强超声胆管腔内强回声无强化。

【病例】

1. 病史概要　女性48岁，无明显诱因出现右上腹较剧烈疼痛4d。腹部CT示：肝内胆管及右肝管多发结石，伴肝内胆管扩张，以右叶为主。血清肿瘤标志物AFP、CEA、CA125、CA19-9均正常。

2. 常规超声图像　肝脏形态失常，右肝缩小，实质回声不均匀，部分实质被肝内胆管结石遮挡，显示不清（图2-2-23、图2-2-24）。胆囊大小正常，囊腔内未见异常回声，肝内胆管左外下支、右支各级支管腔内查见铸状强回声，远端胆管稍扩张，最粗约0.7cm。

3. 超声造影图像　增强超声显示肝脏实质灌注不均匀，右肝动脉血供增多。肝内胆管铸状强回声增强超声未见强化（图2-2-25、图2-2-26，ER2-2-3）。

4. 超声造影诊断要点

（1）二维超声胆管结石表现为强回声伴声影，肝内胆管结石常沿胆管分布，近端胆管扩张。

（2）增强超声显示强回声无强化。

5. 手术病理诊断　肝内胆管慢性炎症伴管腔扩张，部分胆管上皮萎缩、脱落，胆管周小胆管和神经纤维增生，符合肝内胆管结石改变。

6. 鉴别诊断　胆管结石较常见，诊断较易，但需要注意合并肝内胆管癌，当合并肿瘤时增强超声动脉期常表现为肝内胆管走行区等-低增强的团状影，在门脉早期开始廓清，且廓清程度较彻底。当合并感染时，胆管壁可见增厚、毛糙，胆管走行区囊性感染灶形成等。另外，肝内胆管结石需要与肝脏钙化灶和肝内胆管积气进行鉴别。肝脏钙化灶常为肝内孤立强回声，也可为多发强回声，不沿肝内胆管走行分布。而肝内胆管结石常呈“串珠样”分布，沿肝内胆管走行，与肝内门静脉伴行，同时伴近端胆管扩张。肝内胆管积气一般有胆管手术史，且回声更强，常无固定形态，改变患者体位可见强回声移动。

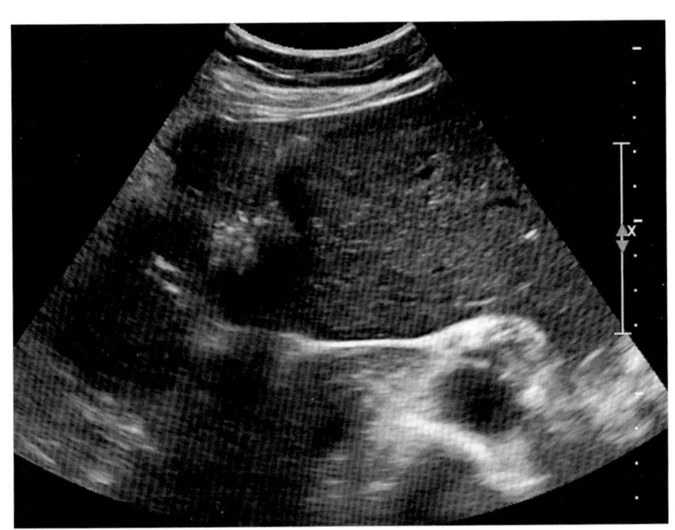

图2-2-23　左肝内胆管结石二维超声图像
肝内胆管左外下支管腔内查见铸状强回声伴声影

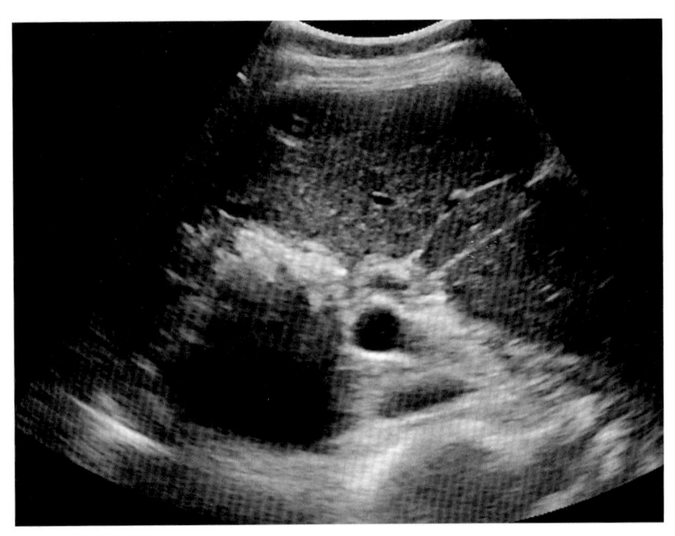

图2-2-24　右肝内胆管结石二维超声图像
右肝内胆管管腔内查见铸状强回声伴声影

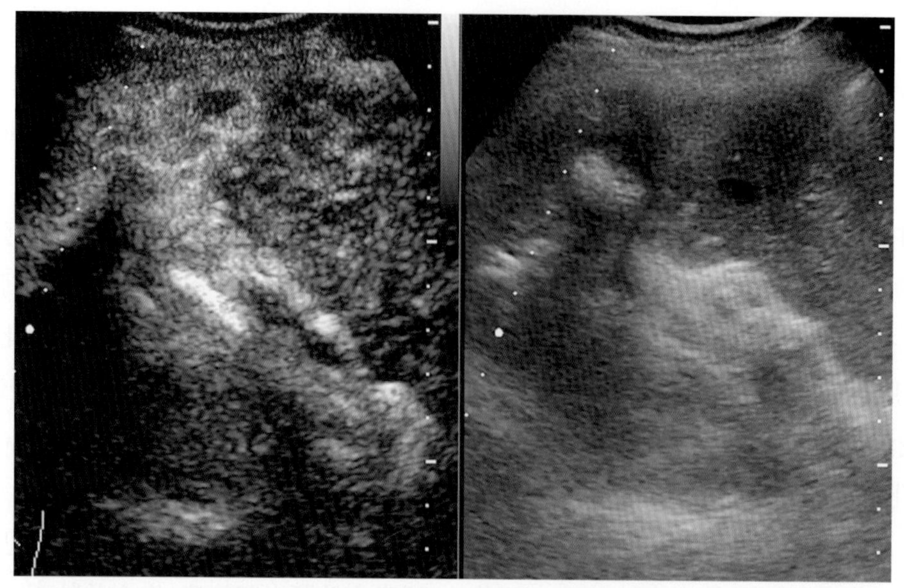

图 2-2-25　肝内胆管结石增强超声动脉期图像

增强超声显示肝脏实质灌注不均匀，右肝动脉血供增多；右肝内胆管铸状强回声增强超声动脉期未见强化

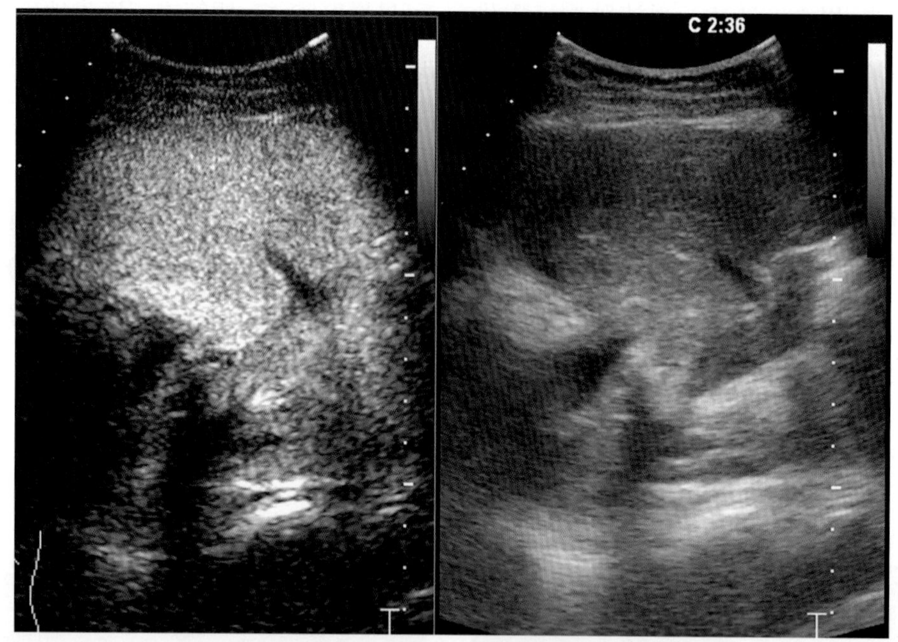

图 2-2-26　肝内胆管结石增强超声静脉期图像

右肝内胆管铸状强回声增强超声静脉期未见强化

ER2-2-3　肝内胆管结石超声造影动态图

右肝内胆管管腔内查见铸状强回声伴声影；增强超声显示肝脏实质灌注不均匀，右肝动脉血供增多；右肝内胆管铸状强回声增强超声动脉期及静脉期均未见强化

（二）肝内胆管胆泥栓

【病例】

1. 病史概要　男性 55 岁，饮酒后出现持续性中上腹绞痛 15d，阵发性加剧伴畏寒、发热，有背心牵扯痛。无恶心、呕吐、皮肤黄染等不适。肝功能：直接胆红素 179.5μmol/L，间接胆红素 44.0μmol/L，门冬氨酸氨基转移酶 70IU/L，白蛋白 31.3g/L，碱性磷酸酶 334IU/L，谷氨酰转肽酶 240IU/L。血清肿瘤标志物 AFP、CEA、CA125、CA19-9 均正常。

2. 常规超声图像　肝内胆管轻度扩张，胆管壁增厚，部分管腔内透声差，以左支明显，部分内可见稍弱回声充填（图 2-2-27），肝外胆管未见扩张，管腔内查见支架管回声（图 2-2-28）。

3. 超声造影图像　肝内胆管管腔内弱回声增强超声动脉期及静脉期均未见强化（图 2-2-29、图 2-2-30，ER2-2-4）。

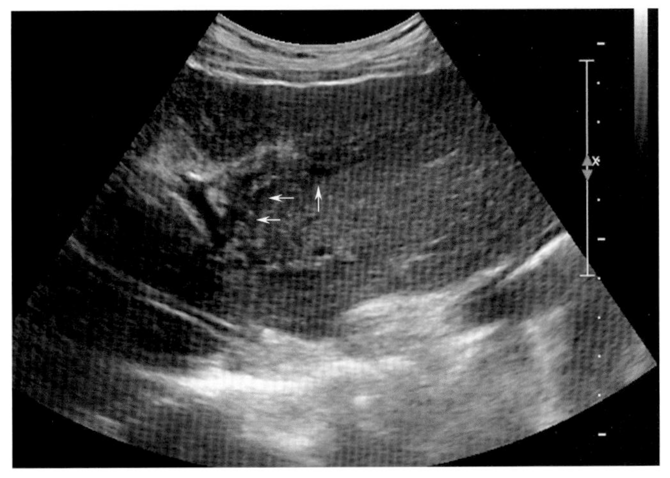

图 2-2-27　左肝内胆管二维超声图像
左肝内胆管管壁增厚，管腔内可见弱回声充填

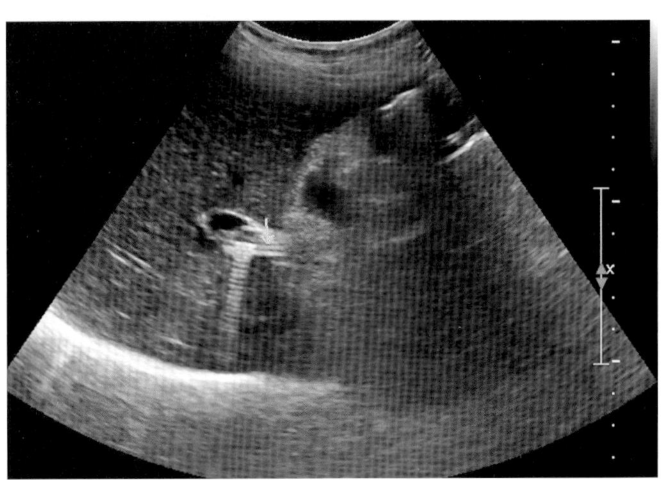

图 2-2-28　肝门部胆管二维超声图像
肝门部胆管未见扩张，管腔内查见支架管回声

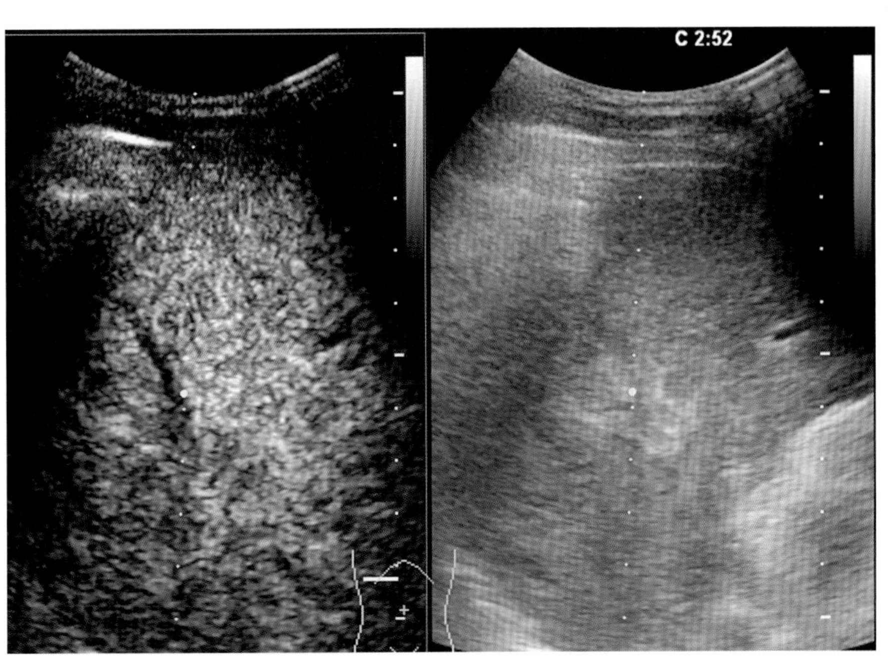

图 2-2-29　右肝内胆管胆泥增强超声图像
右肝内胆管管腔内弱回声增强超声未见强化

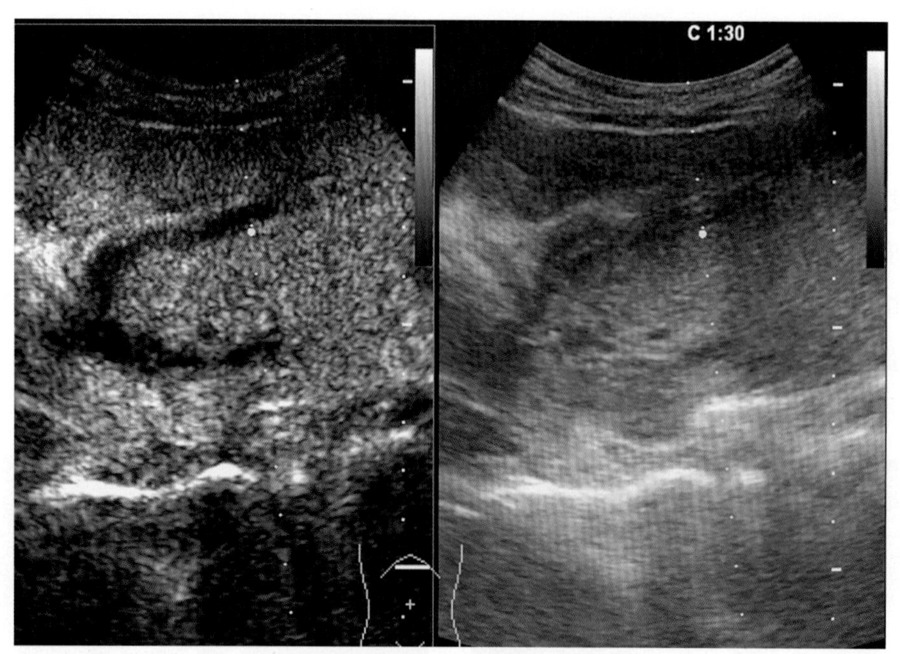

图 2-2-30　左肝内胆管胆泥增强超声图像
左肝内胆管管腔内弱回声增强超声未见强化

ER2-2-4　左肝内胆管胆泥超声造影动态图
左肝内胆管管壁增厚，管腔内可见弱回声充填，增强超声动脉期弱回声未见强化

4. 超声造影诊断要点

（1）肝内胆管轻度扩张，管腔内弱回声充填。

（2）增强超声显示肝内胆管管腔内弱回声无强化。

5. 手术病理诊断　慢性胆囊炎，局灶组织细胞聚集伴胆色素沉积。

6. 鉴别诊断　肝内胆管胆泥栓诊断较易，但仍需与肝内胆管癌栓进行鉴别。癌栓一般增强超声表现为动脉期高或低增强，肝内胆管扩张更明显，其旁有肿块影。而肝内胆管胆泥栓则无强化，且患者起病急，常有感染症状等。

（三）胆总管囊肿

胆总管囊肿是一种胆总管呈囊状或梭形扩张的先天性胆道畸形，部分伴肝内胆管扩张，又称先天性胆总管扩张症。二维超声表现为胆总管走行区域出现梭形或圆形的无回声区，壁较薄，其上缘与近端肝内胆管相通，有时可伴肝内胆管轻度扩张。当继发炎症时，可致胆管壁增厚或厚薄不均。增强超声管壁可增强，无回声区不增强。

【病例】

1. 病史概要　女性49岁，患者自述20余年前行胆总管囊肿术后。血清总胆红素165.6μmol/L，直接胆红素128.0μmol/L，间接胆红素37.6μmol/L。血清糖类抗原19-9 226.00U/ml，血清AFP、CEA、CA125均正常。

2. 常规超声图像　"患者自述20余年前行胆总管囊肿术后"：肝内胆管未见扩张，内见瀑布样强回声（图2-2-31），肝外胆管呈囊状扩张，管径最粗约3.0cm（图2-2-32），胆总管壁可见数个点片状强回声，管腔内未见确切异常回声充填。

3. 超声造影图像　增强超声显示胆总管管壁及管腔内未见异常强化（图2-2-33、图2-2-34，ER2-2-5）。

4. 超声造影诊断要点

（1）胆总管呈囊性扩张，与肝内胆管相通，可合并肝内胆管扩张，增强超声显示管壁均匀强化，管腔内无强化。

（2）当继发胆管炎症时，可致胆管壁增厚或厚薄不均。

5. 手术病理诊断　胆总管囊肿。

6. 鉴别诊断　胆总管囊肿多在幼儿时期确诊，部分患者可在成年后才发现，较易诊断，但仍需与以下疾病进行鉴别：胆总管下段肿瘤伴胆管囊性扩张和腹腔内淋巴管瘤。胆总管下段肿瘤常导致肝内外胆管扩张，胆总管突然截断，断端可见弱回声团块，但扩张程度没有胆总管囊肿严重，增强超声显示弱回声可见强化。当胆总管囊肿较大，同时不合并肝内胆管扩张时，可误诊为腹腔内淋巴管瘤，后者内可见分隔，分隔上有点线状血流信号，增强后分隔及囊壁可见强化。

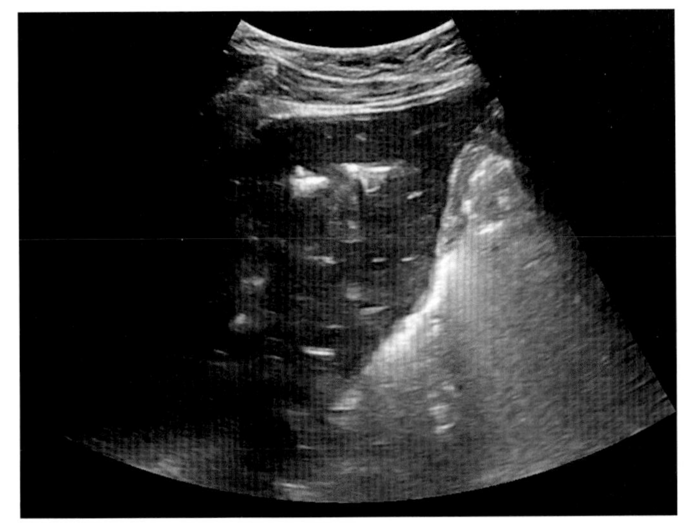

图2-2-31　左肝内胆管二维超声图像
左肝内胆管未见扩张，内查见瀑布样强回声

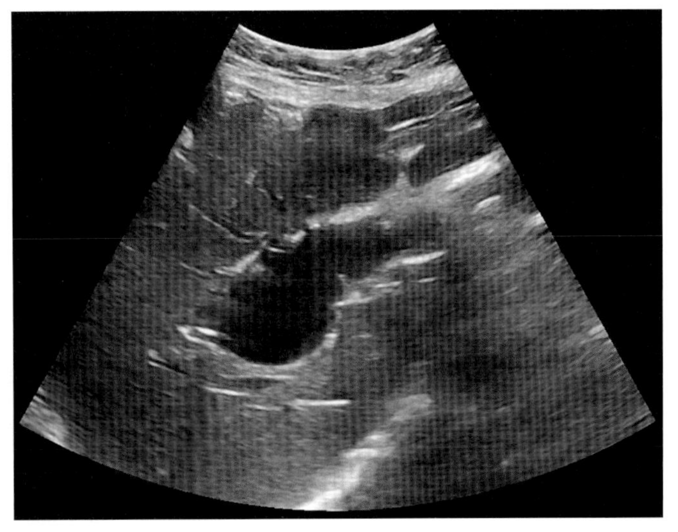

图2-2-32　胆总管囊肿二维超声图像
肝外胆管呈囊状扩张，管径最粗约3.0cm，胆管壁可见数个点片状强回声，管腔内未见确切异常回声充填

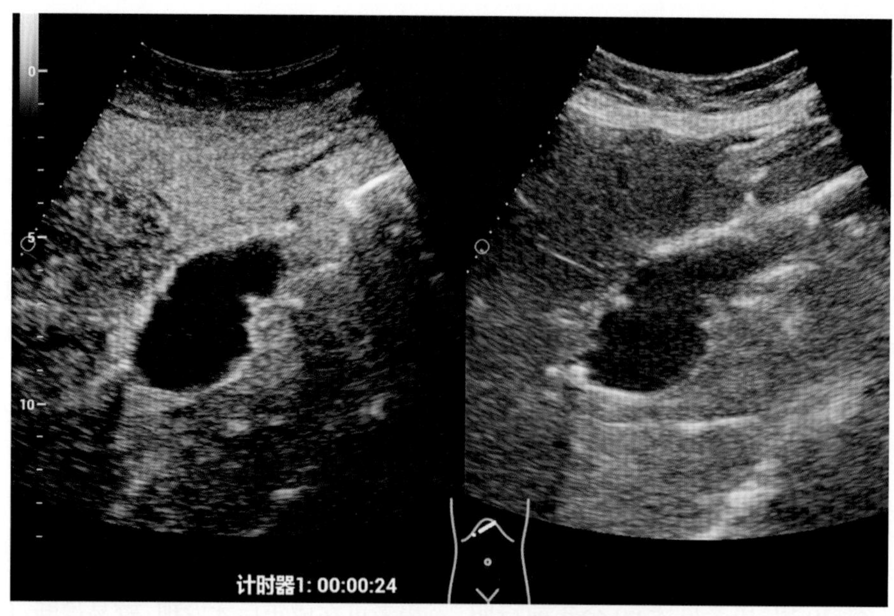

图 2-2-33 胆总管囊肿增强超声动脉期图像
胆管管壁及管腔内增强超声动脉期未见异常强化

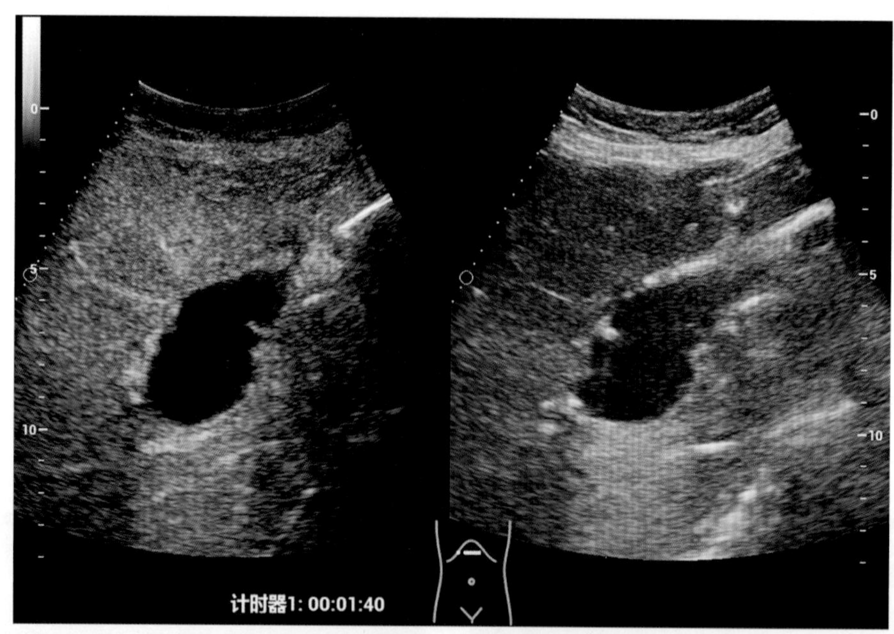

图 2-2-34 胆总管囊肿增强超声静脉期图像
胆管管壁及管腔内增强超声静脉期未见异常强化

ER2-2-5 胆总管囊肿超声造影动态图
肝外胆管呈囊状扩张，管径最粗约 3.0cm，胆管管壁及管腔内增强超声动脉期及静脉期均未见异常强化

第三章

胰 腺 疾 病

YIXIAN JIBING

第一节　胰 腺 肿 瘤

一、胰腺导管腺癌

胰腺导管腺癌是最常见的胰腺恶性肿瘤，恶性程度高、预后差，以胰头癌最多见，其次为胰体、胰尾。二维超声多为弱回声团块，边界不清，胰头癌多伴主胰管扩张及胆道系统梗阻。增强超声团块动脉期呈低增强，静脉期进一步廓清。

【病例一】

1. 病史概要　患者64岁男性，于1余年前出现间断腹泻，与进食食物相关，调整饮食结构后有所好转，后上述症状反复发作。10余天前患者开始在无明显诱因下出现皮肤巩膜黄染，呈进行性加重。

2. 常规超声图像　胰头区见稍低回声团块影，边界不清，形态不规则，未见包膜，主胰管扩张（图3-1-1），多普勒超声：内血流信号不丰富（图3-1-2~3-1-4）。

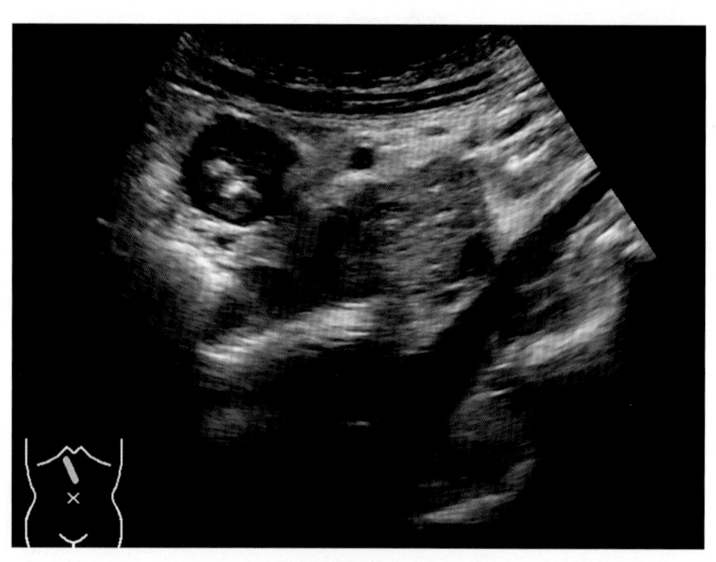

图3-1-1　胰腺腺癌常规超声图
胰腺肿物纵切面

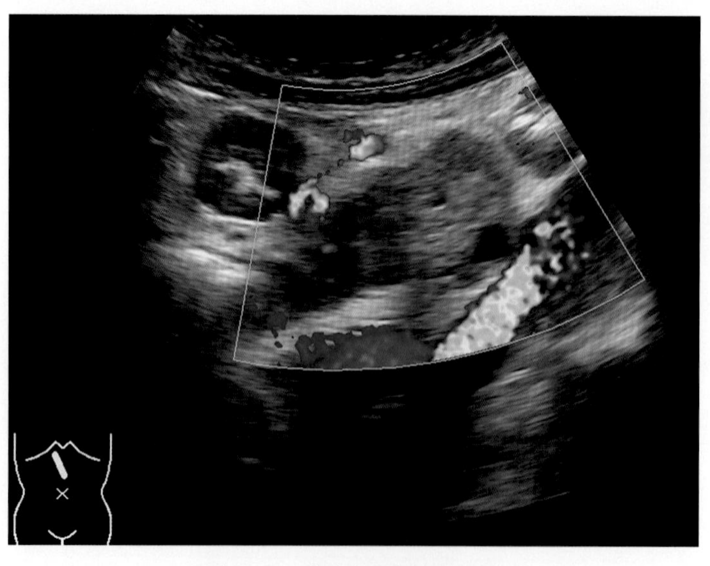

图3-1-2　胰腺腺癌常规超声图
胰腺肿物彩色多普勒血流成像图

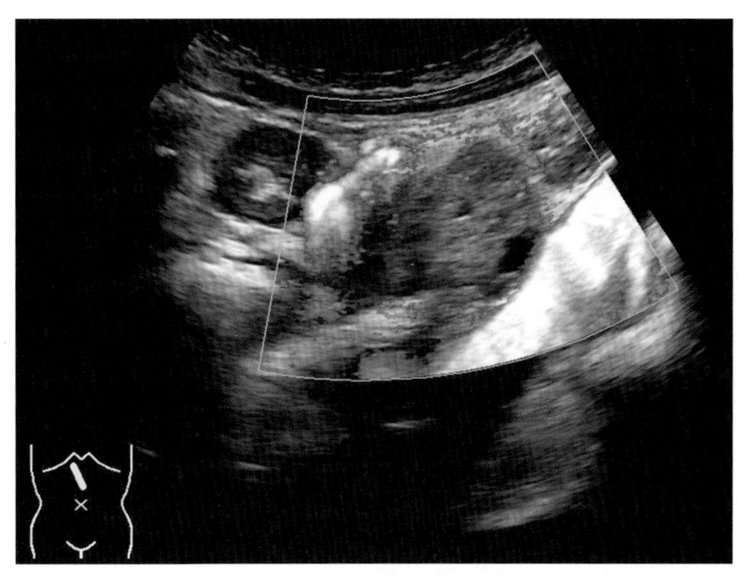

图 3-1-3 胰腺腺癌常规超声图
胰腺肿物能量多普勒血流图

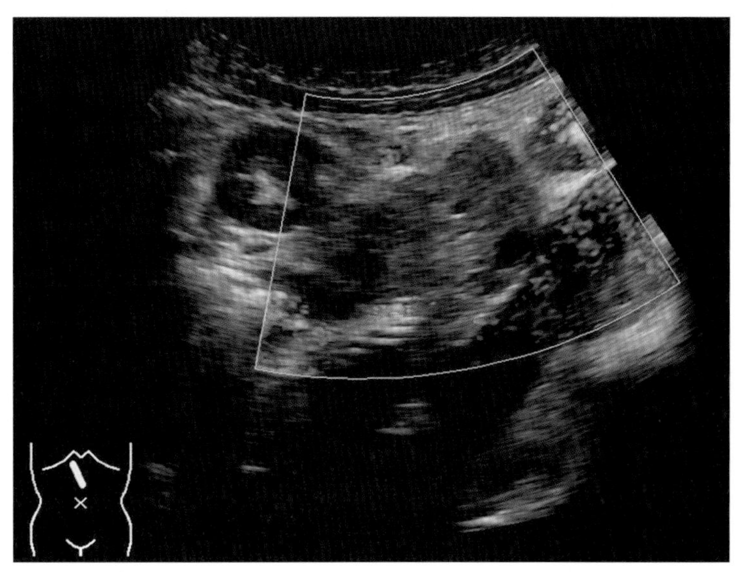

图 3-1-4 胰腺腺癌常规超声图
胰腺肿物超微血流成像图

3. 超声造影图像 胰头病灶动脉期晚于周围腺体组织、自病灶深层向浅面呈不均匀低增强（图 3-1-5），达峰后病灶呈不均匀低增强，边界不清，后快速不均匀廓清（图 3-1-6），至 40s 病灶廓清明显，呈极低增强（图 3-1-7，ER3-1-1）。

4. 超声造影诊断要点

（1）胰头病灶边界不清，形态不规则，伴主胰管扩张。

（2）胰头病灶增强超声动脉期呈不均匀低增强，增强晚期廓清明显。

5. 手术病理诊断 腺癌。

6. 鉴别诊断 慢性局限性胰腺炎：多见于胰头部，胰腺回声多增强，胰管呈不同程度扩张，追踪胰管可见狭窄胰管穿入肿块，胰腺周围淋巴结较少探及，结构多不破坏。超声造影表现为大多数与胰腺实质同时增强，增强早期与晚期均呈等增强。

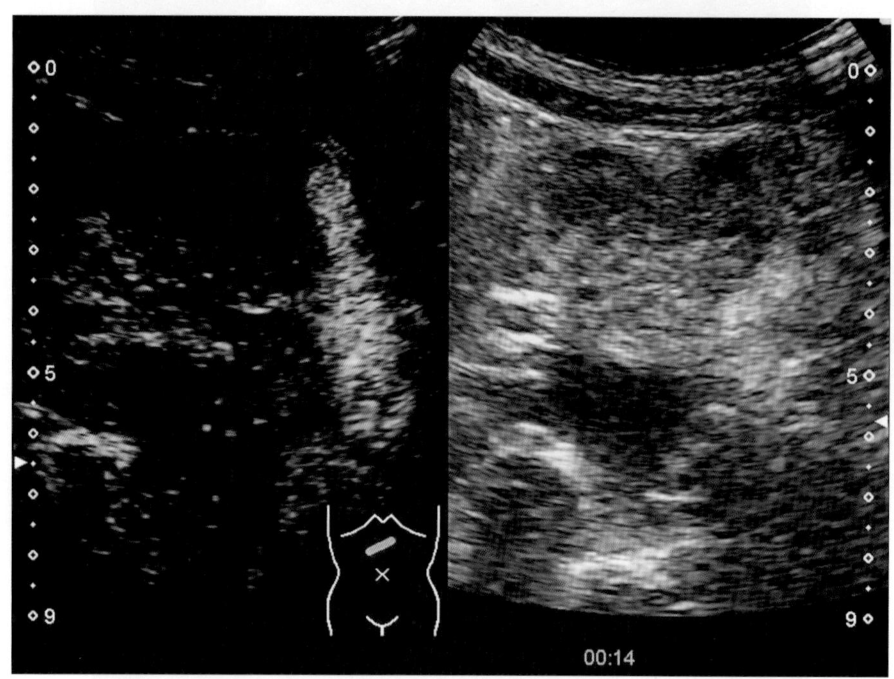

图 3-1-5　胰腺腺癌超声造影图
胰腺肿物造影 14s 图像

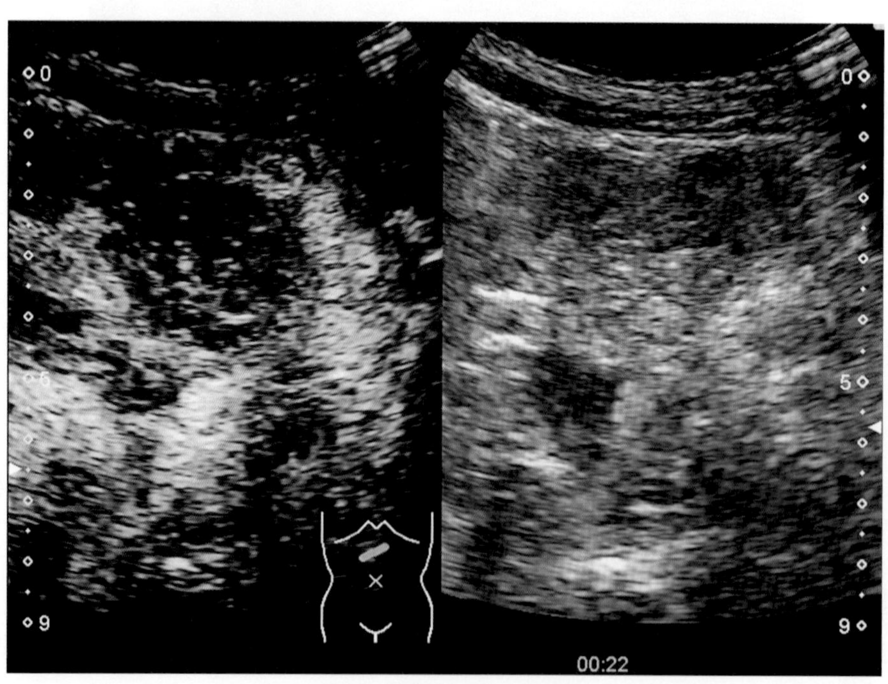

图 3-1-6　胰腺腺癌超声造影图
胰腺肿物造影 22s 图像

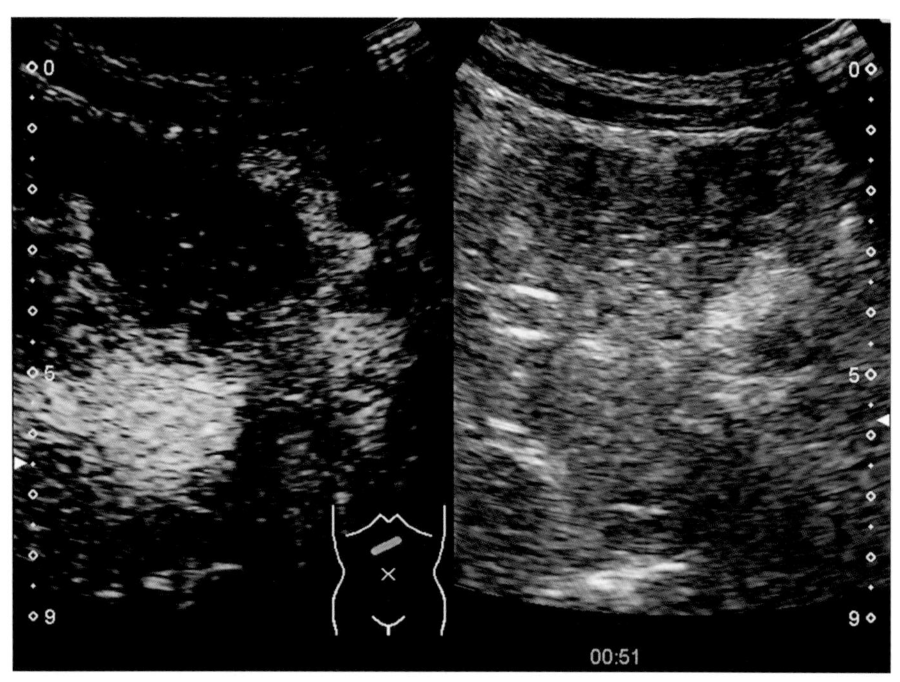

图 3-1-7 胰腺腺癌超声造影图
胰腺肿物造影 51s 图像

ER3-1-1 胰腺腺癌超声造影动态图
胰头病灶动脉期晚于周围腺体组织、自病灶深层向浅面呈不均匀低增强，达峰后病灶呈不均匀低增强，边界不清，后快速不均匀廓清，至 40s 病灶廓清明显，呈极低增强

【病例二】

1. 病史概要 男性，39 岁，饮酒后上腹部不适 20d，腹胀、恶心头晕。近 10d 出现间断性皮肤黄染、尿色变深，大便陶土色。实验室检查：糖类抗原 19-9（CA19-9）43.50U/ml。

2. 常规超声图像 二维超声示胰头部低回声病灶（大小约 2.5cm × 2.9cm），边界清，形态欠规则，内回声不均匀（图 3-1-8）；CDFI 示病灶内点状血流信号（图 3-1-9）。

3. 超声造影图像 超声造影示胰头病灶增强早期呈不均匀低增强（图 3-1-10）；增强晚期病灶廓清明显呈更低增强（图 3-1-11、图 3-1-12，ER3-1-2）。

4. 超声造影诊断要点 病灶增强晚于胰腺实质，增强早期及晚期均呈不均匀低增强。

5. 其他检查 增强 CT 检查：CT 平扫示胰头部混杂密度结节，增强动脉期示胰头部病灶轻度强化，延迟期示胰头部病灶强化程度未见明显减低，呈等增强，诊断提示多为胰腺癌。

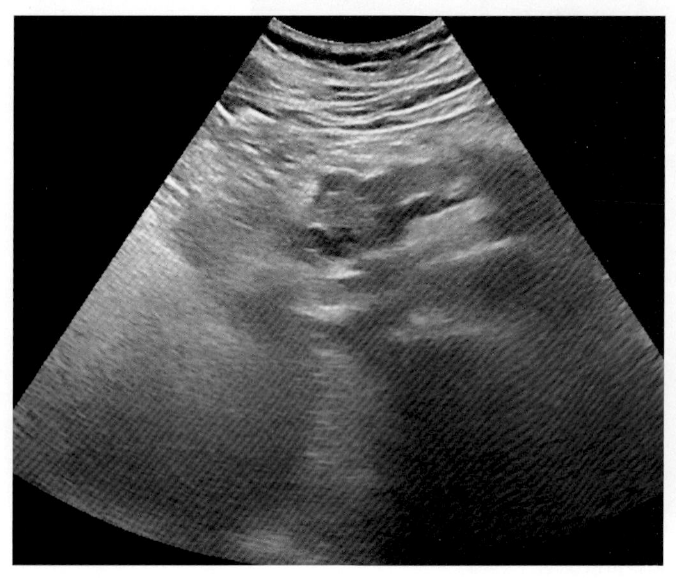

图 3-1-8　胰腺癌二维超声图
胰头部低回声病灶，边界清，形态欠规则，内回声不均匀

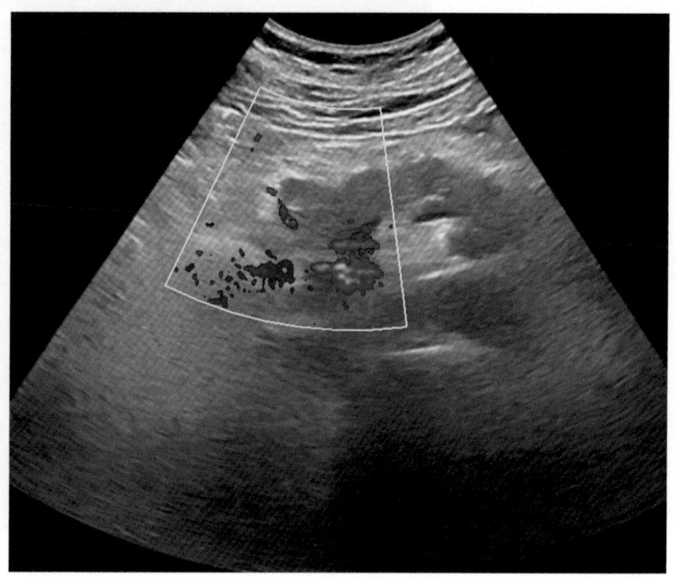

图 3-1-9　胰腺癌 CDFI 图
病灶内点状血流信号

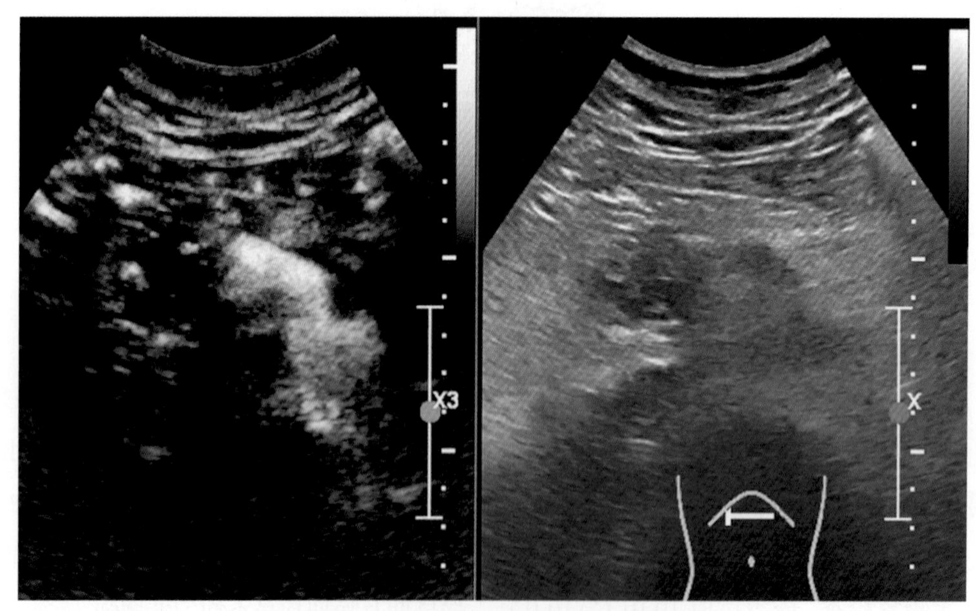

图 3-1-10　胰腺癌超声造影增强早期静态图
胰头病灶增强早期呈不均匀低增强，增强晚于正常胰腺组织

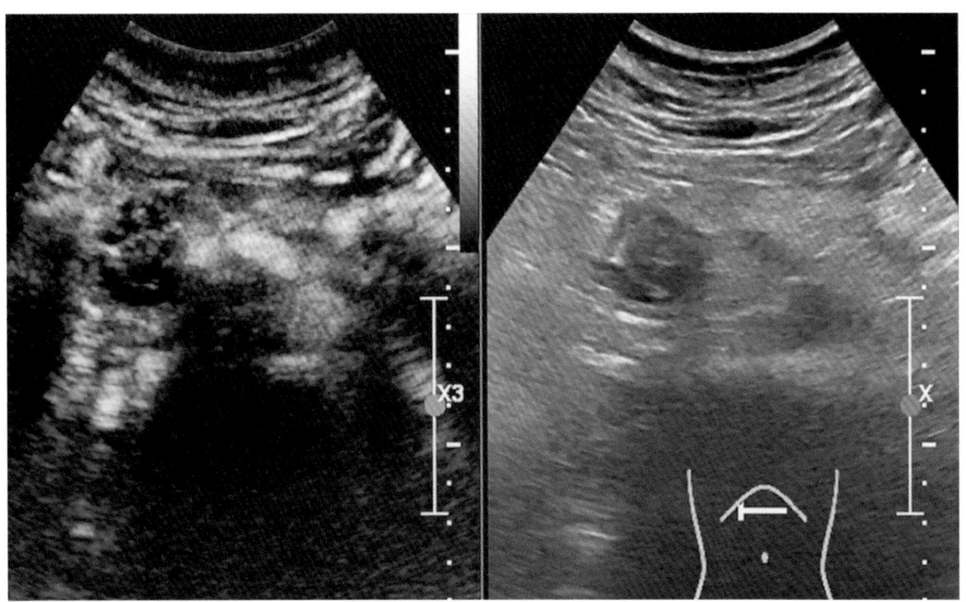

图 3-1-11　胰腺癌超声造影静态图
病灶呈不均匀低增强

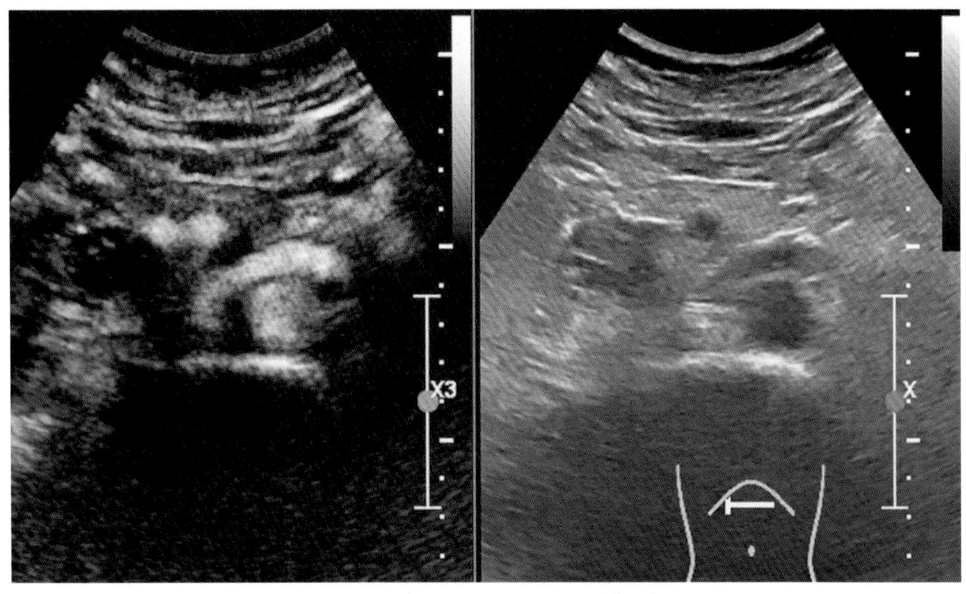

图 3-1-12　胰腺癌超声造影增强晚期静态图
增强晚期病灶廓清明显呈更低增强

ER3-1-2　胰腺癌超声造影动态图
胰头病灶增强早期呈不均匀低增强，增强晚于正常胰腺实质，增强晚期病灶廓清明显呈更低增强

【病例三】

1. 病史概要　男性 49 岁，2 个月前，患者饭后出现腹胀，伴中上腹隐痛，休息后可缓解，不伴放射痛、牵涉痛。CA19-9>1 000U/ml，CA125 51.24U/ml。

2. 常规超声图像　胰体查见大小约 5.0cm × 3.0cm 的弱回声团（图 3-1-13），边界不清楚，形态不规则，推挤脾静脉，内未见明显血流信号，周边可见点线状血流信号（图 3-1-14）。主胰管未见明显扩张。

3. 超声造影图像　胰体团块在增强超声动脉期呈不均匀等 - 稍低增强（图 3-1-15），静脉期呈低增强（图 3-1-16），内可见片状不规则无强化区（ER3-1-3）。

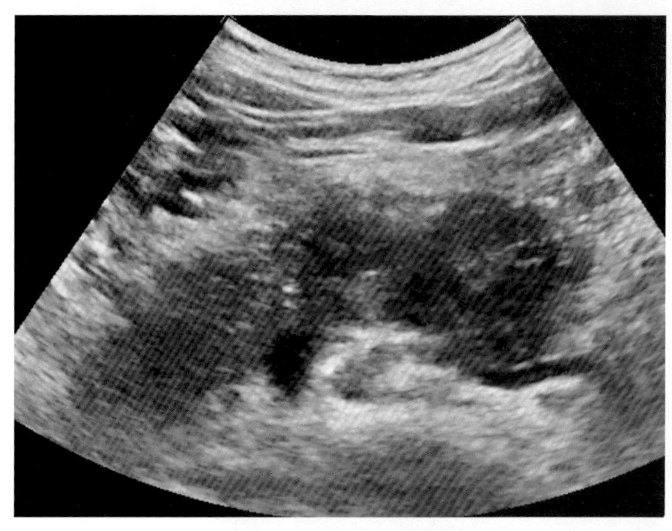

图 3-1-13　胰腺癌二维超声图像
胰体查见大小约 5.0cm × 3.0cm 的弱回声团，边界不清楚，形态不规则，推挤脾静脉

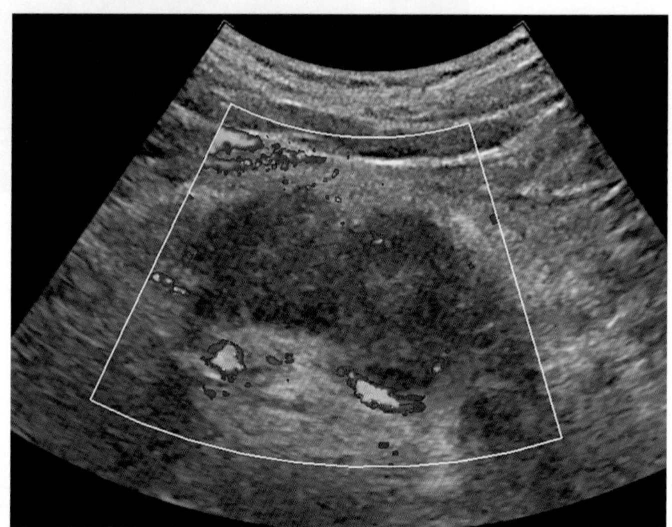

图 3-1-14　胰腺癌 CDFI 图像
胰体团块内未见明显血流信号，周边可见点线状血流信号

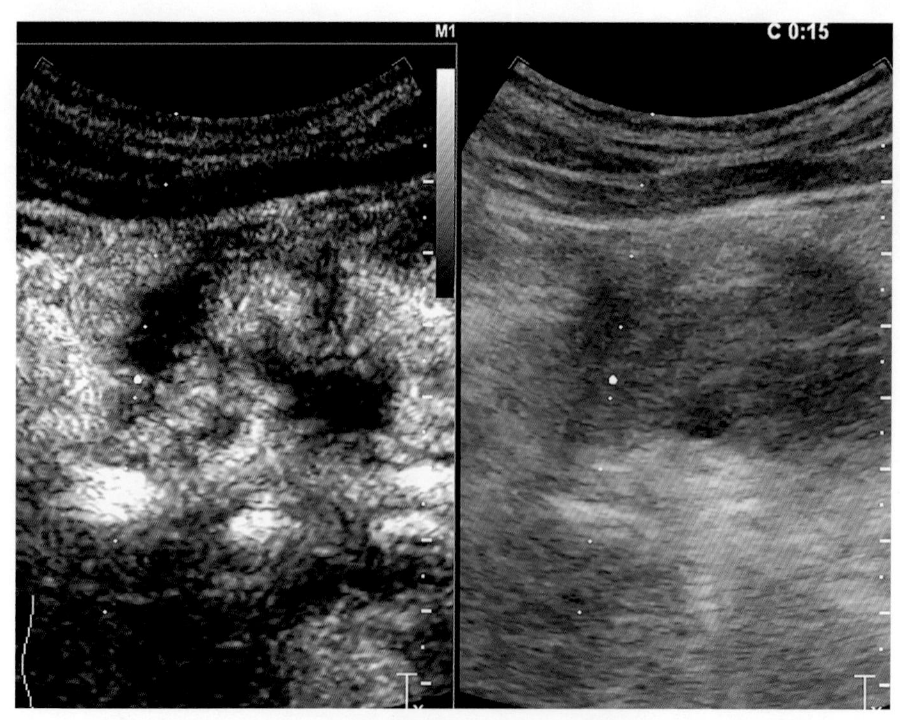

图 3-1-15　胰腺癌增强超声动脉期图像
胰体团块增强超声动脉期呈不均匀等 - 稍低增强，内可见片状不规则无强化区

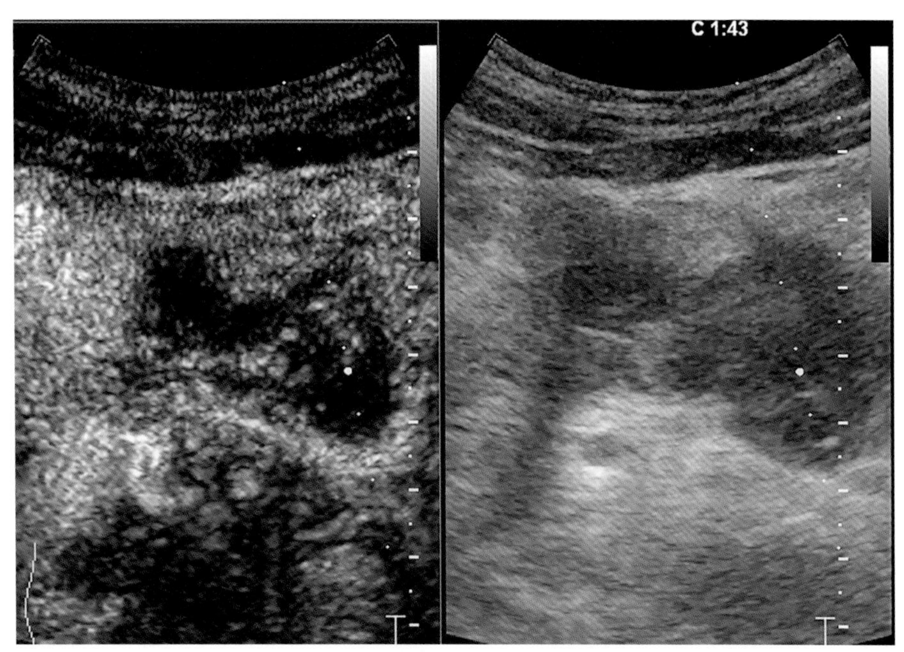

图 3-1-16　胰腺癌增强超声静脉期图像
胰体团块增强超声静脉期呈低增强，内可见片状不规则无强化区

ER3-1-3　胰腺癌超声造影动态图
胰体团块增强超声动脉期呈不均匀等 - 稍低增强，内可见片状不规则无强化区

4. 超声造影诊断要点

（1）胰腺癌多为弱回声团块，边界不清，主胰管多扩张，较小的胰腺癌可不引起主胰管扩张。当肿瘤位于胰头时可同时伴胆道系统明显扩张。

（2）动脉期病灶呈不均匀强化，多为低增强，当肿瘤较大时，内可见不强化的坏死区。

（3）静脉期病灶廓清较明显。

（4）可发现胰腺周围淋巴结长大。

5. 手术病理诊断　胰腺腺癌。

6. 鉴别诊断　胰腺癌是恶性程度很高的肿瘤之一，其常规超声有可能漏诊和误诊，增强超声时诊断相对较易，但仍需与以下疾病进行鉴别：肿块型胰腺炎及腹膜后肿瘤。肿块型胰腺炎胰腺实质回声不均匀，增强超声表现为等增强，主胰管扩张呈串珠样，有可能合并胰管结石。腹膜后肿瘤较大时可与胰腺分解不清，有时难以与胰腺癌进行鉴别，此时多角度扫查病灶以及对患者临床资料进行综合分析至关重要。

二、胰腺神经内分泌肿瘤

胰腺神经内分泌肿瘤是一类发病较少见的胰腺肿瘤，在临床上分为功能性和无功能性。胰岛素瘤是最常见的功能性胰腺神经内分泌肿瘤。二维超声表现为边界清楚，形态规则的弱或稍强回声结节，内血流信号较丰富，多不伴主胰管扩张；增强超声动脉期呈均匀高增强，静脉期多数无明显廓清，伴有坏死时可见无增强区。

【病例一】

1. 病史概要 女性44岁，无明显诱因出现下腹部坠胀20余天，自觉下腹部隆起明显，入院检查发现胰腺体部占位、盆腔多房样囊实性占位，既往无糖尿病史。

2. 常规超声图像 胰腺体部可见一低回声结节，边界不清楚，形态欠规则，无明显包膜，内部回声分布尚均匀（图3-1-17），CDFI受腹主动脉搏动无法检测（图3-1-18）。

3. 超声造影图像 增强超声11s病变与周围胰腺组织开始出现增强，结节呈不均匀等增强显示（图3-1-19），17s结节全部增强，与结节周围胰腺组织相比较呈较均匀等增强表现（图3-1-20），结节无包膜，与周围胰腺组织分界不清，97s结节快速消退（图3-1-21），与结节周围胰腺组织相比较仍表现为低增强（ER3-1-4）。

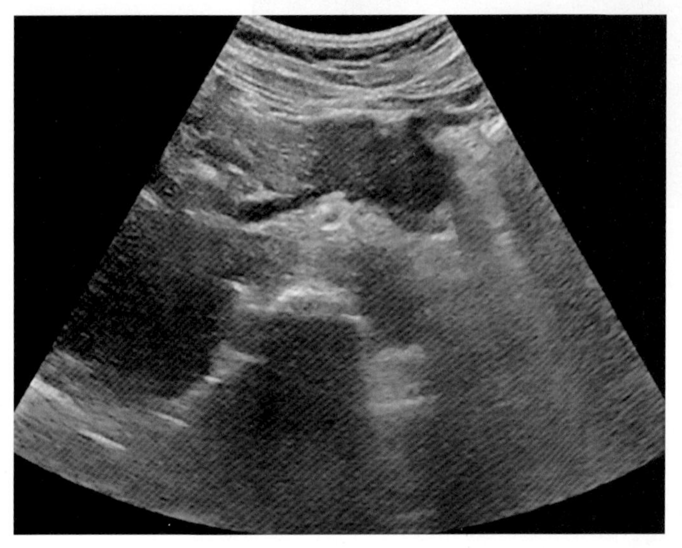

图3-1-17 胰腺神经内分泌瘤二维超声声像图
胰腺体部一低回声结节，边界不清楚，形态欠规则

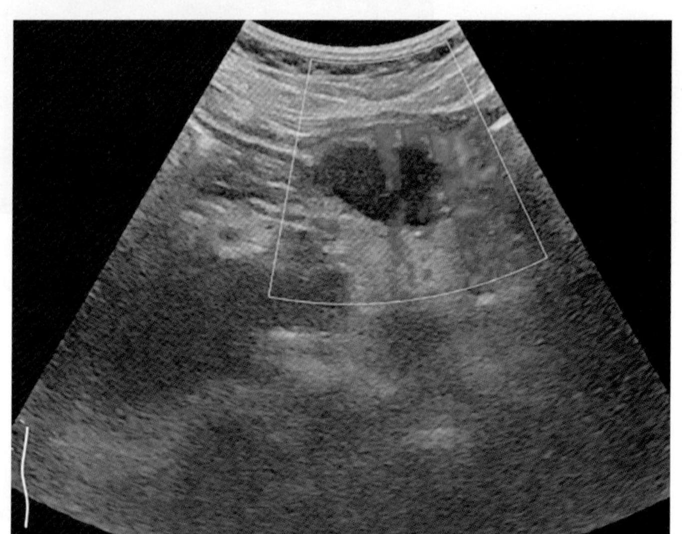

图3-1-18 胰腺神经内分泌瘤彩色多普勒血流图
CDFI受腹主动脉搏动无法检测

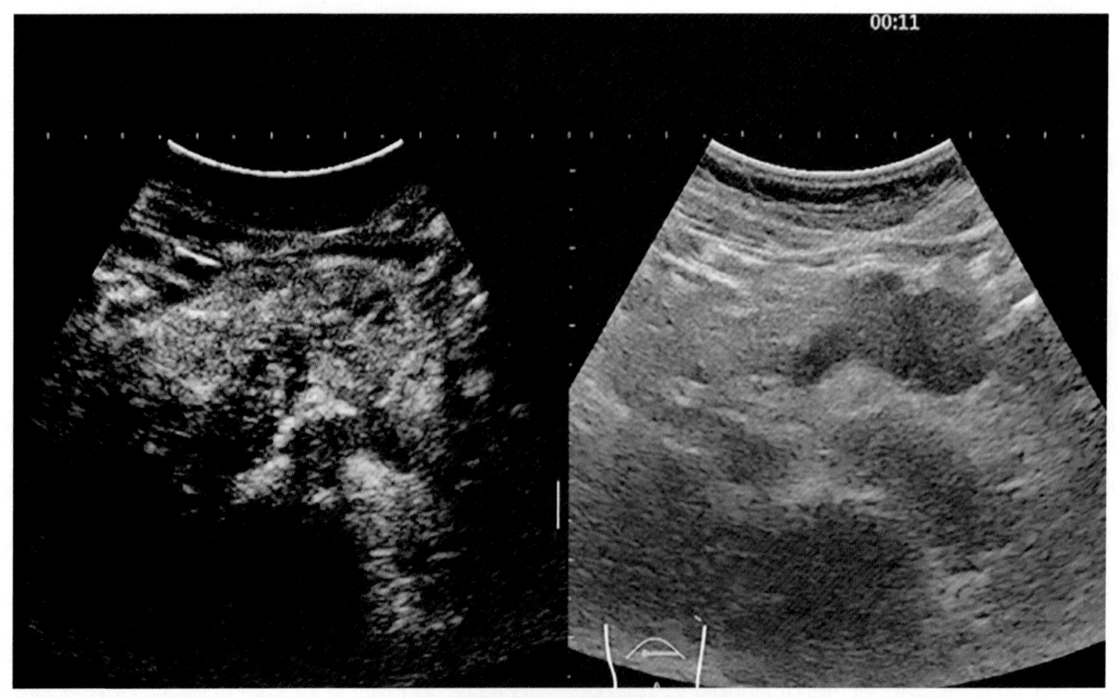

图3-1-19 胰腺神经内分泌瘤超声造影图
11s结节开始增强，无明显包膜

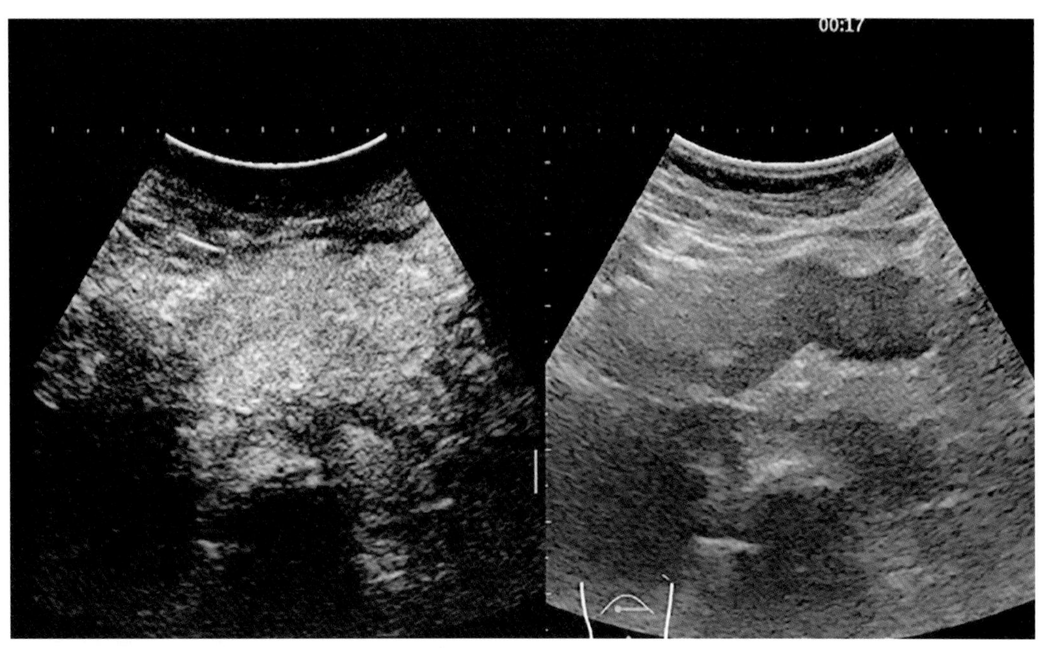

图 3-1-20　胰腺神经内分泌瘤超声造影图
17s 结节与周围胰腺组织相比均匀等增强

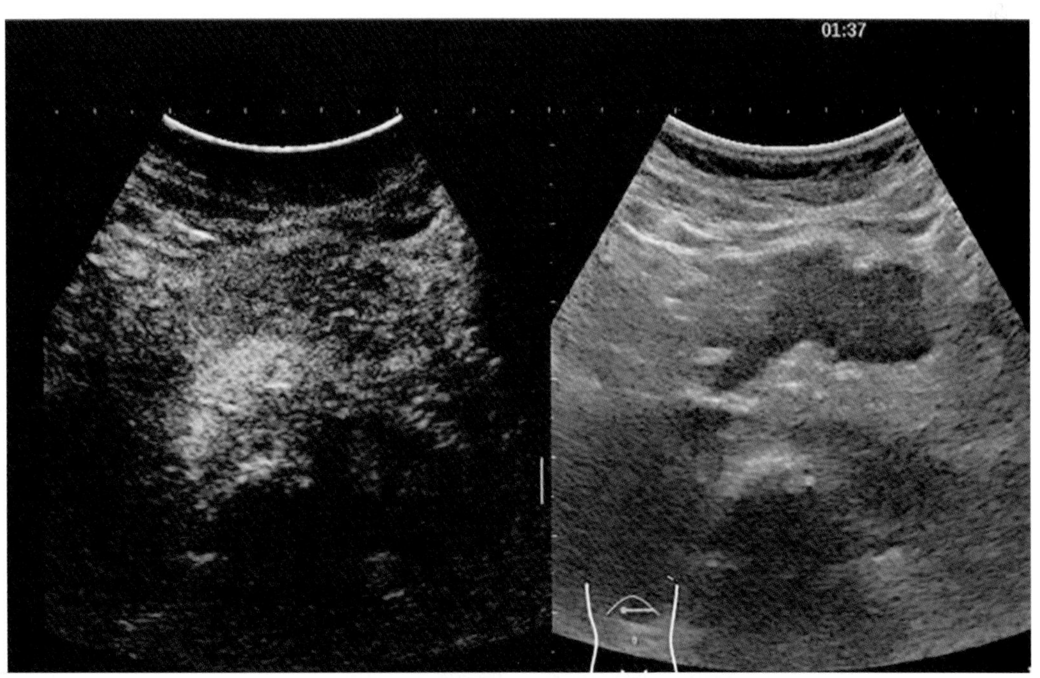

图 3-1-21　胰腺神经内分泌瘤超声造影图
97s 结节开始消退，无明显包膜，边界不清

ER3-1-4　胰腺神经内分泌瘤超声造影动态图
胰腺体部低回声结节呈等进等增强，增强后较周围胰腺组织较早消退，结节无包膜、与周围胰腺组织分界不清

4. **超声造影诊断要点**　病变增强模式呈等进快退高增强或等进快退等增强，无明显包膜，增强达高峰时增强程度通常高于或等同于周围胰腺组织，随后迅速消退，病变较大时内部可表现三期均不增强。

5. **其他检查**　MRI：胰腺体部不规则肿块，T_1WI 低信号、T_2WI 稍高信号，DWI 高信号，边界不清晰；增强后呈动脉期不均匀轻度低强化，静脉期及延迟期持续轻度强化；诊断：胰腺癌；相关肿瘤标志物（-）；术后病理证实为胰腺神经内分泌瘤。

6. **鉴别诊断**

胰腺癌：超声造影特点为慢进快退低增强，与周围胰腺组织无明显边界。

胰腺实性假乳头状瘤：超声造影特点为增强后包膜清晰、形态规整，内部通常有三期持续不增强的囊性区，实性部分增强模式为等进慢退高增强。

肿块型慢性胰腺炎：超声造影特点多数表现为周围胰腺组织同步增强、同步消退，部分表现为持续低增强，炎症早期部分表现为高增强、无明显包膜，与神经内分泌肿瘤较难鉴别。

【病例二】

1. **病史概要**　男性 68 岁，1 个月前体检超声发现胰尾部实性结节。葡萄糖 5.99mmol/L。血清肿瘤标志物 AFP、CEA、CA125、CA19-9 均正常。胰腺酶学无异常增高。

2. **常规超声图像**　胰腺形态大小正常，实质回声均匀，胰尾查见大小约 1.0cm × 0.7cm 的弱回声结节（图 3-1-22），边界较清楚，形态较规则，内未见明显血流信号，周边可见点状血流信号（图 3-1-23）。主胰管未见增粗。

3. **超声造影图像**　胰尾结节增强超声动脉期呈轻度高增强（图 3-1-24），静脉期呈等增强（图 3-1-25，ER3-1-5）。

4. **超声造影诊断要点**

（1）胰腺神经内分泌肿瘤多为边界清楚，形态规则的弱或稍强回声结节，内血流信号较丰富，大多不伴主胰管扩张。

（2）病灶动脉期多为快速高增强。

（3）静脉期常无明显廓清，为等增强或高增强，当病灶较大或有癌变时，静脉期可呈低增强。

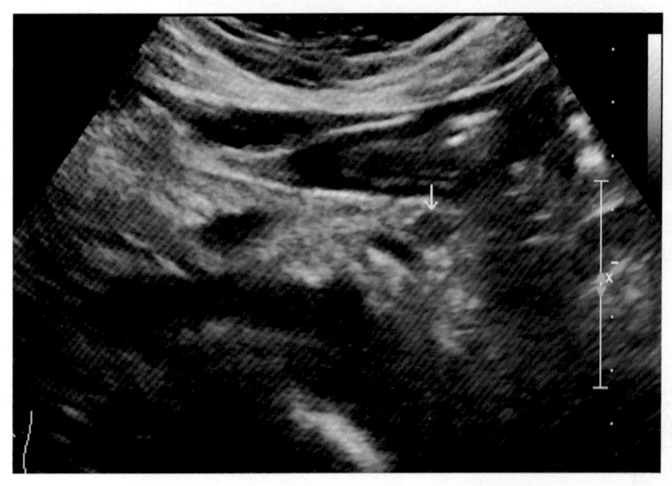

图 3-1-22　胰腺神经内分泌肿瘤二维超声图像
胰尾查见大小约 1.0cm × 0.7cm 的弱回声结节，边界较清楚，形态较规则

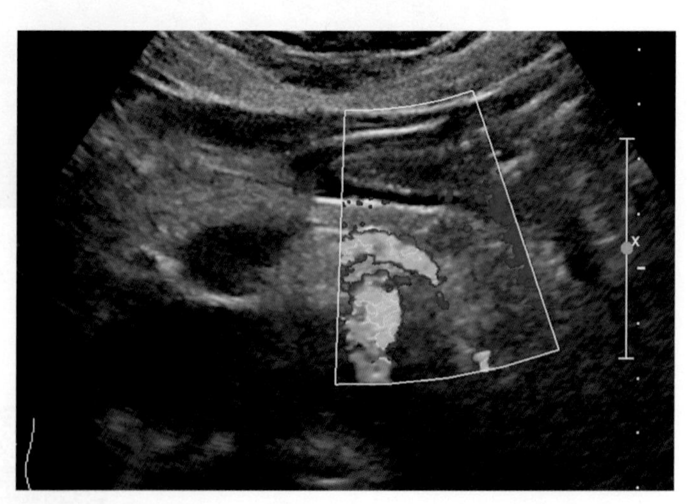

图 3-1-23　胰腺神经内分泌肿瘤 CDFI 图像
胰尾结节内未见明显血流信号，周边可见点状血流信号

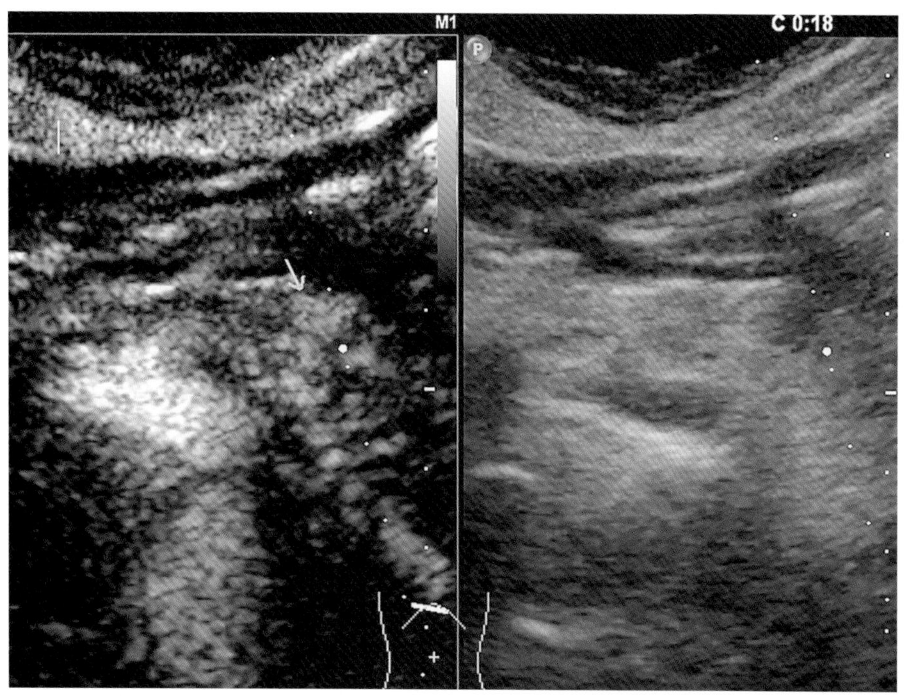

图 3-1-24　胰腺神经内分泌肿瘤增强超声动脉期图像
胰尾结节增强超声动脉期呈轻度高增强

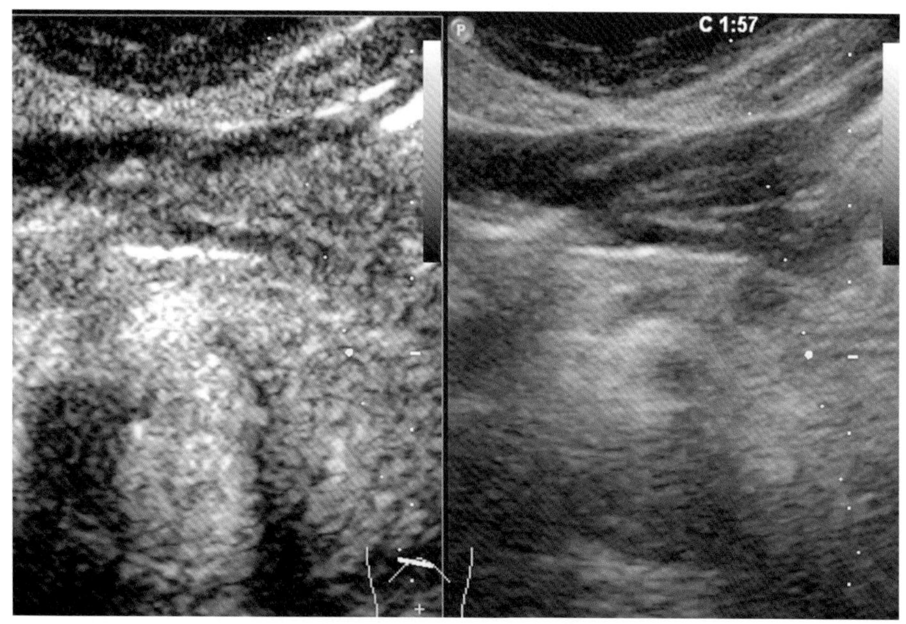

图 3-1-25　胰腺神经内分泌肿瘤增强超声静脉期图像
胰尾结节增强超声静脉期呈等增强

ER3-1-5　胰腺神经内分泌肿瘤超声造影动态图
胰尾结节增强超声动脉期呈轻度高增强

5. 手术病理诊断 胰腺神经内分泌肿瘤（NET，G1）：胰高血糖素（+）。

6. 鉴别诊断 胰腺神经内分泌肿瘤根据临床表现及影像学资料，增强超声诊断不难，但仍需与以下胰腺疾病进行鉴别：胰腺癌、胰腺实性假乳头状肿瘤。胰腺癌常发生于胰头且多合并主胰管和胆道系统扩张，增强时动脉期呈低增强，结合肿瘤标志物可进一步帮助诊断。胰腺实性假乳头状肿瘤常见于年轻女性患者，体积一般较大，增强超声显示动脉期呈不均匀高增强，静脉期内部呈低增强，肿瘤周边始终存在环状高增强带。

三、胰腺实性假乳头状肿瘤

胰腺实性假乳头状肿瘤是一种少见的胰腺外分泌肿瘤，多为良性，部分为低度恶性，以年轻女性好发。二维超声一般为弱回声团块，内可见无回声区，肿瘤体积较大，多位于胰尾部，边界清楚，形态规则，不伴主胰管扩张。增强超声多可见包膜环状增强，团块动脉期多呈等增强或稍高或稍低增强，静脉期呈等或稍低增强。

【病例一】

1. 病史概要 女性 25 岁，10 余天前体检 CT 发现胰头区良性肿瘤性病变。7d 前无明显诱因出现右上腹隐痛，疼痛性质为胀痛，无放射痛，无明显缓解加剧因素。不伴发热、寒战，无腹泻、恶心、呕吐。血清肿瘤标志物 AFP、CEA、CA125、CA19-9 均正常。

2. 常规超声图像 胰头钩突区查见大小约 6.2cm×6.0cm 的弱回声团（图 3-1-26），边界清楚，形态规则，内部回声不均匀，内未见明显血流信号，周边可见线状血流信号（图 3-1-27）。主胰管未见扩张。

3. 超声造影图像 胰头钩突区团块增强超声显示动脉期呈等 - 稍高增强（图 3-1-28），静脉期呈低增强（图 3-1-29），周边包膜在动脉期及静脉期均呈环状高增强（ER3-1-6）。

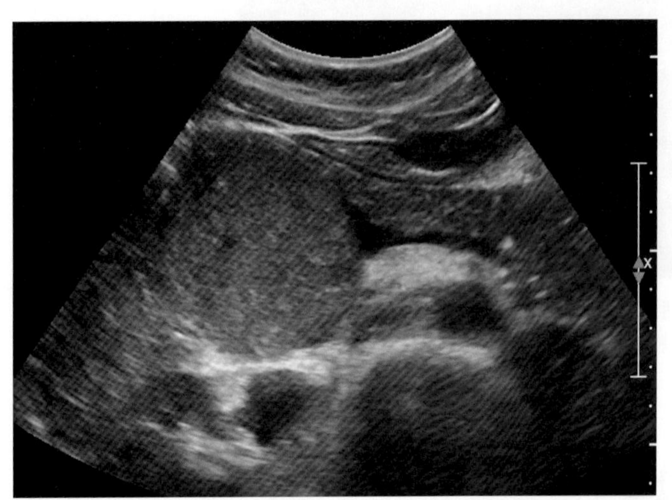

图 3-1-26 胰腺实性假乳头状肿瘤二维超声图像
胰头钩突区查见大小约 6.2cm×6.0cm 的弱回声团，边界清楚，形态规则，内部回声不均匀

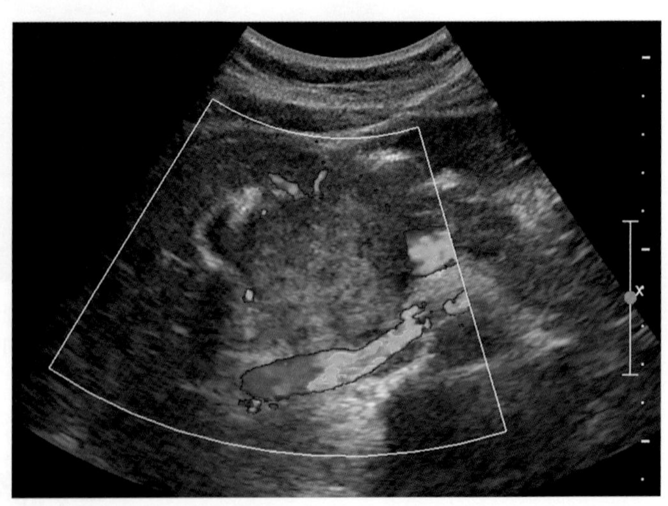

图 3-1-27 胰腺实性假乳头状肿瘤 CDFI 图像
胰头钩突区团块内未见明显血流信号，周边可见线状血流信号

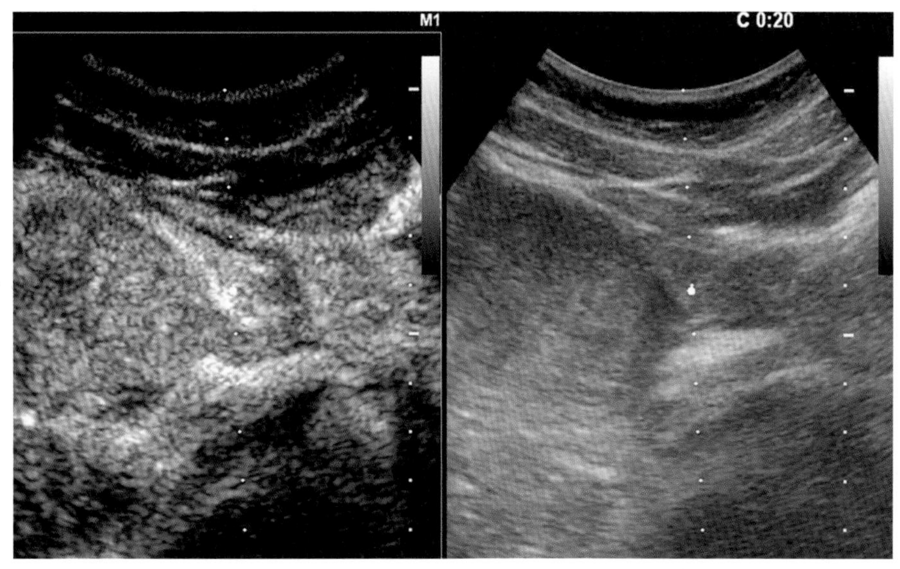

图 3-1-28 胰腺实性假乳头状肿瘤增强超声动脉期图像
胰头钩突区团块增强超声显示包膜完整,动脉期呈等 - 稍高增强,周边呈环状高增强

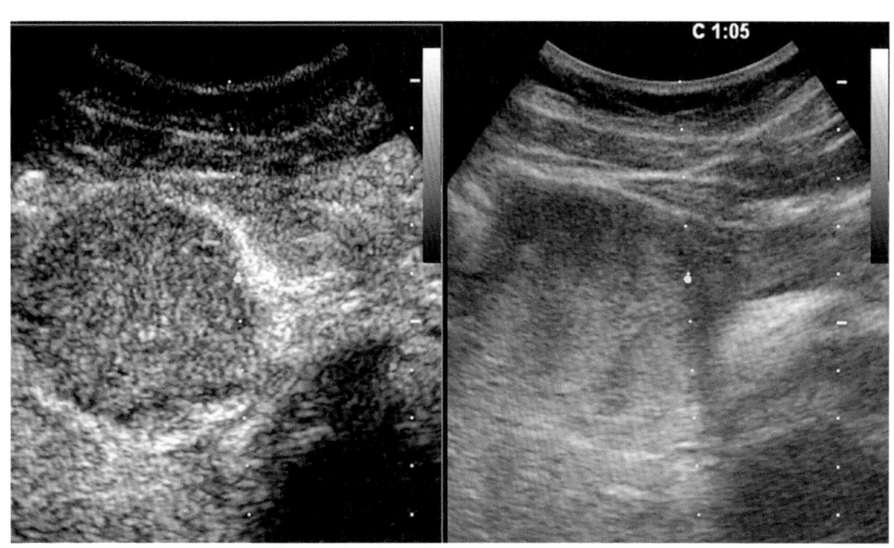

图 3-1-29 胰腺实性假乳头状肿瘤增强超声静脉期图像
胰头钩突区团块增强超声静脉期呈低增强,周边呈环状高增强

ER3-1-6 胰腺实性假乳头状肿瘤超声造影动态图
胰头钩突区团块增强超声显示包膜完整,动脉期呈等 - 稍高增强,静脉期呈低增强,周边呈环状高增强

4. **超声造影诊断要点**

（1）胰腺实性假乳头状肿瘤发现时一般体积较大，边界清楚，形态规则，不伴主胰管扩张。

（2）病灶周边包膜呈环状高增强，且在动脉期及静脉期始终存在。

（3）病灶动脉期呈等增强或稍低增强。

（4）病灶静脉期可呈等或稍低增强。

5. **手术病理诊断**　胰腺实性假乳头状肿瘤。

6. **鉴别诊断**　胰腺实性假乳头状肿瘤在二维超声及增强超声上具有一定的特征，诊断相对不难，但仍需与以下疾病进行鉴别：胰腺神经内分泌肿瘤、胰腺癌。胰腺神经内分泌肿瘤体积较小，功能性肿瘤具有特征性的临床表现，增强超声动脉期多为高增强，静脉期为等到稍高增强，无周边包膜增强。胰腺癌多边界不清，形态不规则，伴主胰管扩张及胰周淋巴结长大，因其为乏血供肿瘤，因此增强超声动脉期多表现为不均匀低增强，静脉期低增强。

【病例二】

1. **病史概要**　女性 31 岁，6d 前患者因体检发现胰腺占位，无发热、寒战，无腹痛、腹泻，无恶心、呕吐，大便、小便正常。于当地医院行腹部 CT 提示：胰腺占位。

2. **常规超声图像**　胰腺回声均匀，胰腺体尾部查见大小约 5.5cm × 3.0cm 的弱回声团（图 3-1-30），边界清楚，形态规则，内部回声不均匀，内可见片状无回声区，内未见明显血流信号（图 3-1-31）。主胰管未见增粗。

3. **超声造影图像**　胰腺体尾部团块增强超声动脉期呈不均匀等 - 稍低增强，周边呈环状高增强，静脉期呈不均匀低增强，内可见片状无强化区（图 3-1-32、图 3-1-33，ER3-1-7）。

4. **超声造影诊断要点**　团块增强超声动脉期呈不均匀等 - 稍低增强，周边呈环状高增强。

5. **手术病理诊断**　实性假乳头肿瘤。

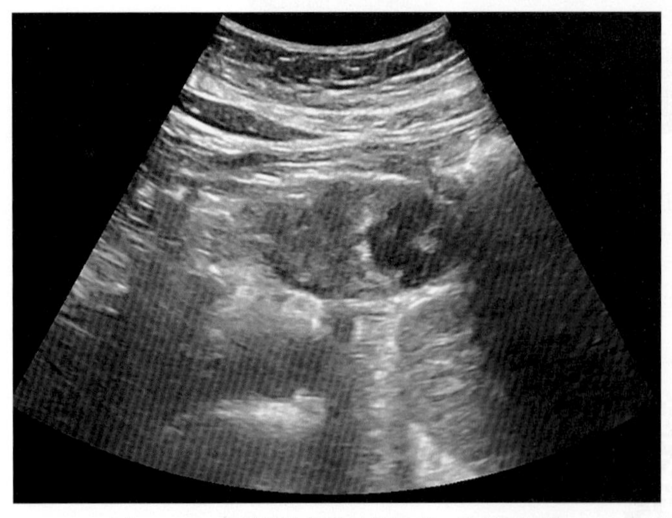

图 3-1-30　胰腺实性假乳头状肿瘤二维超声图像
胰腺体尾部查见大小约 5.5cm × 3.0cm 的弱回声团，边界清楚，形态规则，内部回声不均匀，内可见片状无回声区

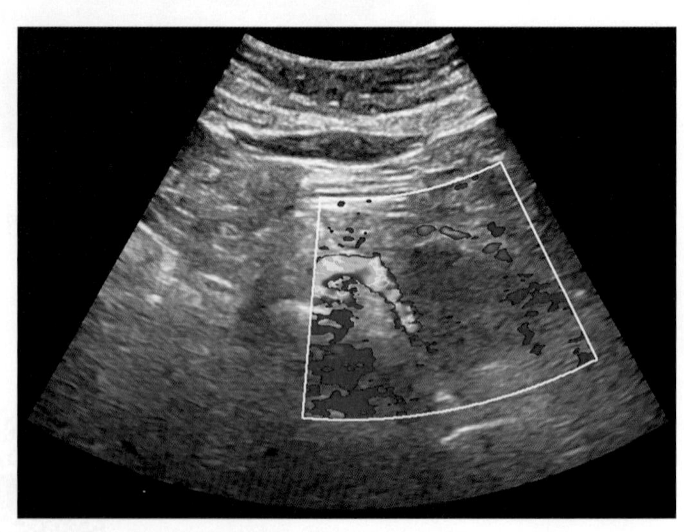

图 3-1-31　胰腺实性假乳头状肿瘤 CDFI 图像
胰腺体尾部团块内未见明显血流信号

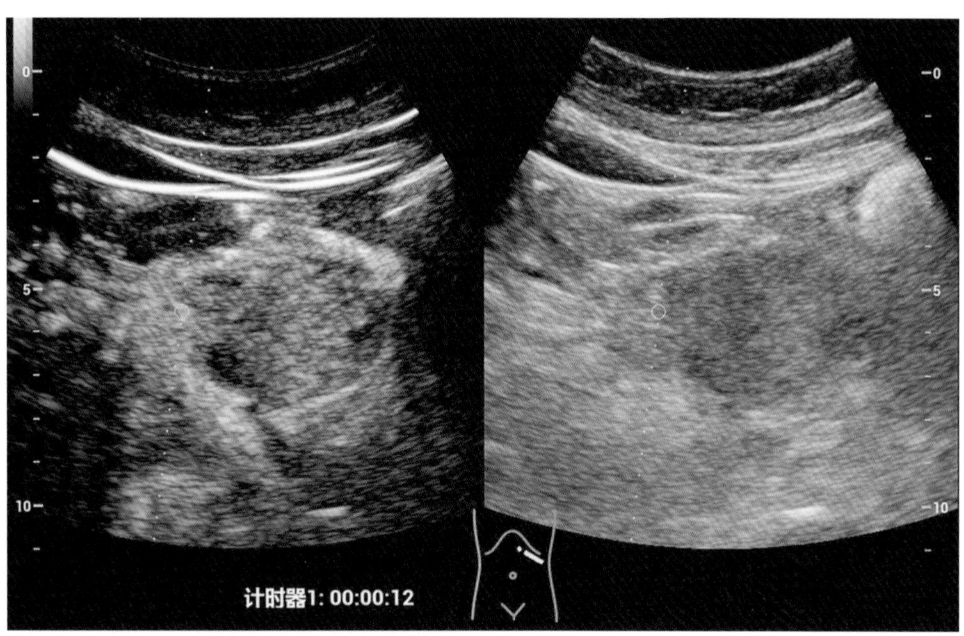

图 3-1-32　胰腺实性假乳头状肿瘤增强超声动脉期图像
胰腺体尾部团块增强超声动脉期呈不均匀等 - 稍低增强，周边呈环状高增强

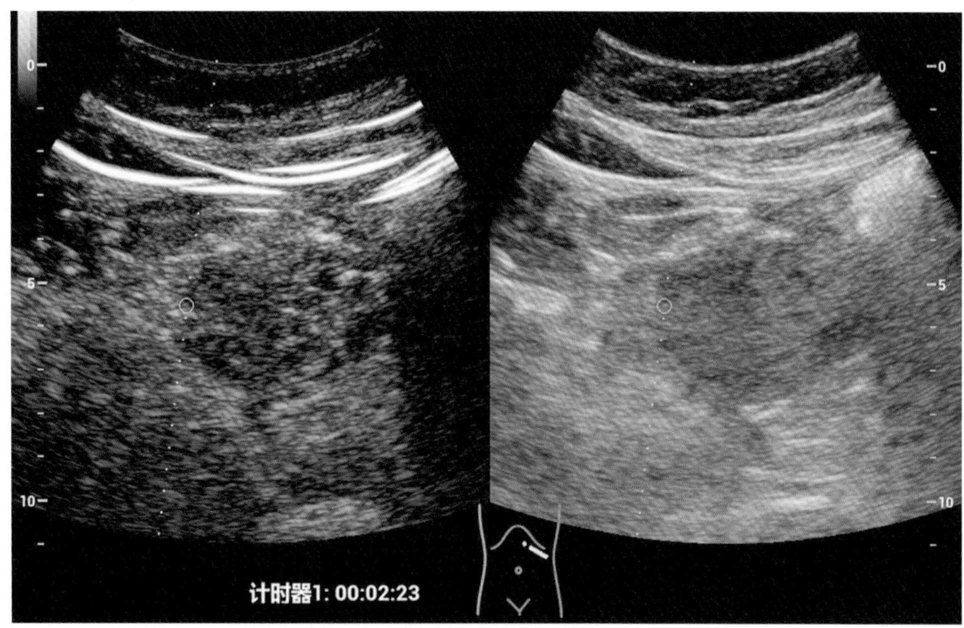

图 3-1-33　胰腺实性假乳头状肿瘤增强超声静脉期图像
胰腺体尾部团块增强超声静脉期呈不均匀低增强，内可见片状无强化区

ER3-1-7　胰腺实性假乳头状肿瘤超声造影动态图
胰腺体尾部团块增强超声动脉期呈不均匀等 - 稍低增强，周边呈环状高增强，静脉期呈不均匀低增强，内可见片状无强化区

四、胰腺黏液性囊性肿瘤

胰腺黏液性囊性肿瘤是囊性上皮性肿瘤，多见于中老年女性，以胰体尾部好发。二维超声表现为单房或多房囊性团块，囊壁较厚，内可见分隔，分隔较厚且有壁结节时多为恶性变征象，多不伴主胰管扩张。增强超声动脉期病灶囊壁、分隔及壁结节呈高或等增强，静脉期多为低增强。

【病例一】

1. 病史概要　女性38岁，因体检发现胰腺占位2周，无明显阳性症状及体征。血清肿瘤标志物AFP、CEA、CA125、CA19-9均正常。

2. 常规超声图像　胰尾查见大小约3.0cm×2.8cm的无回声团（图3-1-34），边界较清楚，形态欠规则，壁欠光滑，内见少许分隔，主胰管未见增粗。

3. 超声造影图像　胰尾团块增强超声动脉期囊壁及囊内分隔呈等增强（图3-1-35），囊壁可见结节状增强区，静脉期呈低增强（图3-1-36），囊内无回声区域未见强化（ER3-1-8）。

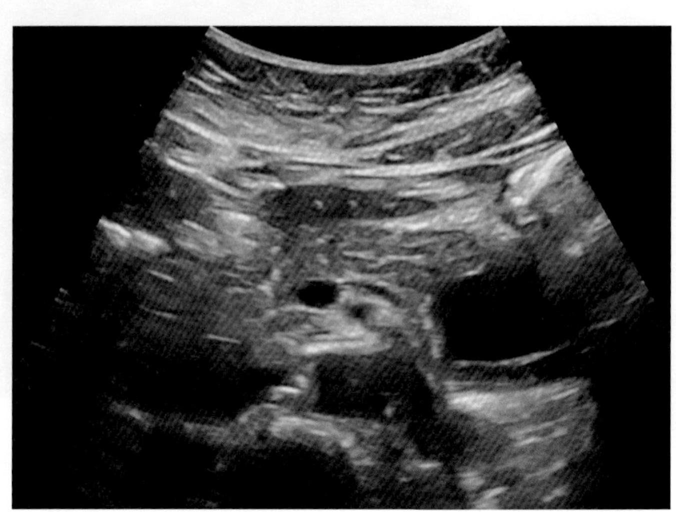

图3-1-34　胰腺黏液性囊性肿瘤二维超声图像
胰尾查见大小约3.0cm×2.8cm的无回声团，边界较清楚，形态欠规则，壁欠光滑，内见少许分隔

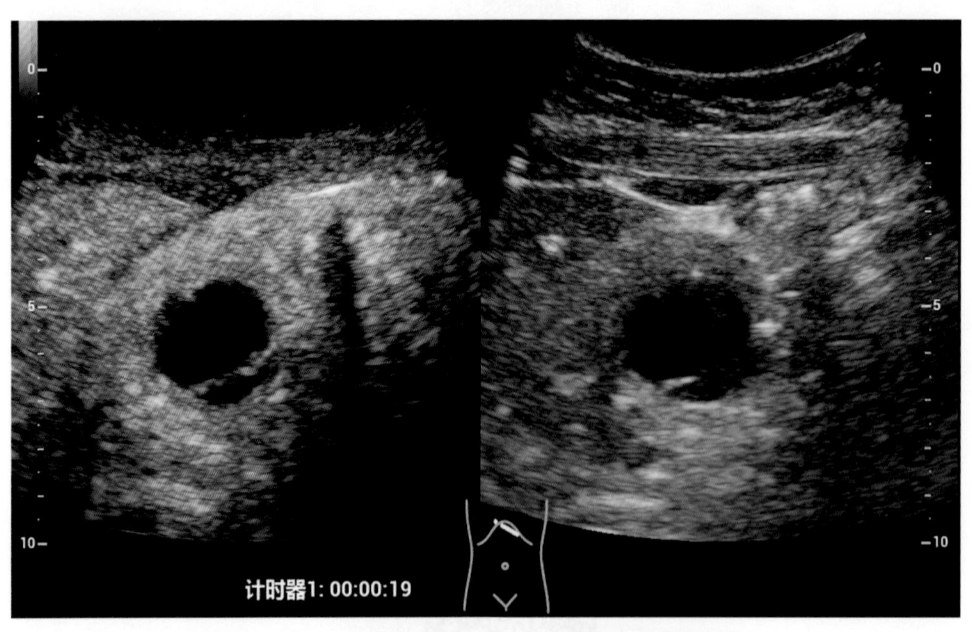

图3-1-35　胰腺黏液性囊性肿瘤增强超声动脉期图像
胰尾团块增强超声动脉期囊壁及囊内分隔呈等增强，囊壁可见结节状增强区，囊内无回声区域未见强化

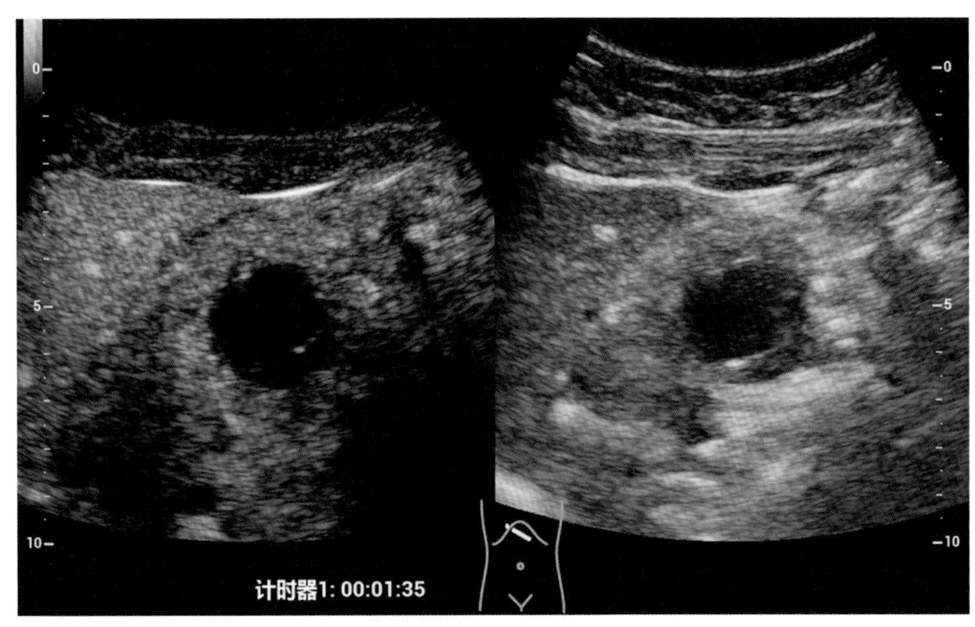

图 3-1-36　胰腺黏液性囊性肿瘤增强超声静脉期图像
胰尾团块增强超声静脉期囊壁及囊内分隔呈低增强，囊内无回声区域未见强化

ER3-1-8　胰腺黏液性囊性肿瘤超声造影动态图
胰尾团块增强超声动脉期囊壁及囊内分隔呈等增强，囊壁可见结节状增强区，静脉期呈低增强，囊内无回声区域未见强化

4. 超声造影诊断要点

（1）患者为中年女性，常规超声表现为分隔囊性占位，囊性成分为主，动脉期病灶囊壁、分隔及壁结节可见强化，多为高增强或等增强。

（2）当病灶恶变时，团块明显增大，以实性成分为主，增强超声动脉期团块实性成分呈高增强。

（3）病灶静脉期多呈低增强。

5. 手术病理诊断　胰腺黏液性囊性肿瘤。

6. 鉴别诊断　胰腺黏液性囊性肿瘤以中年女性多见，好发于胰腺体部及尾部，需要与以下疾病进行鉴别：胰腺假性囊肿和胰腺浆液性肿瘤。胰腺假性囊肿常有胰腺炎病史，其内多无分隔，囊内透声好，当有出血或炎性渗出等可透声不佳，但增强超声团块无强化，可资鉴别。胰腺黏液性肿瘤和浆液性肿瘤较难鉴别，但浆液性肿瘤多发于老年患者，一般体积较小，囊内分隔较多，呈“蜂窝状”，其内可见钙化，无壁结节，囊壁及囊内分隔多为高增强或等增强。

【病例二】

1. 病史概要　男性 44 岁，1 年前无明显诱因出现剑突下腹胀，无发热、无腹痛、黄疸等。5d 前，患者无明显诱因出现剑突下腹部持续性疼痛，呈持续性，不伴有腰部放射痛，疼痛不可自然缓解，皮肤轻度黄染。行腹部超声发现胰腺占位。血清肿瘤标志物 CEA 增高。

2. 常规超声图像　胰腺体尾部区域查见大小约 6.0cm × 4.5cm 的囊实混合回声性团块（图 3-1-37），内见乳头样的等回声及无回声区域，边界不清楚，形态不规则，内部及周边可见线状血流信号（图 3-1-38）。主胰管扩张，最粗约 8mm。

3. 超声造影图像　胰腺团块增强超声动脉期实性成分呈快速高增强（图 3-1-39），静脉期呈低增强（图 3-1-40），内可见片状不增强区（ER3-1-9）。

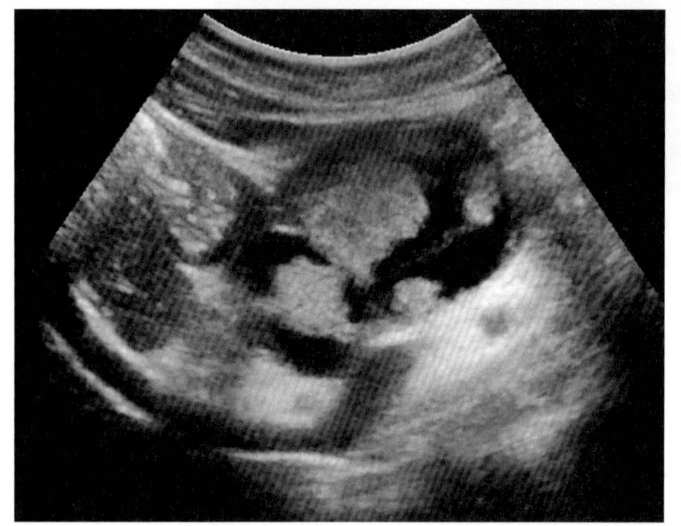

图 3-1-37　胰腺黏液性囊性肿瘤二维超声图像
胰腺体尾部区域查见大小约 6.0cm × 4.5cm 的囊实混合回声性团块，内见乳头样的等回声及无回声区域，边界不清楚，形态不规则

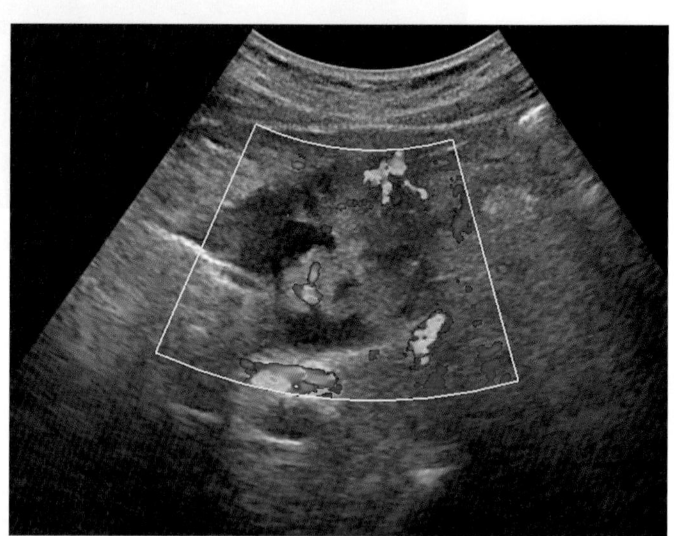

图 3-1-38　胰腺黏液性囊性肿瘤 CDFI 图像
胰腺体尾部区域团块内及周边可见线状血流信号

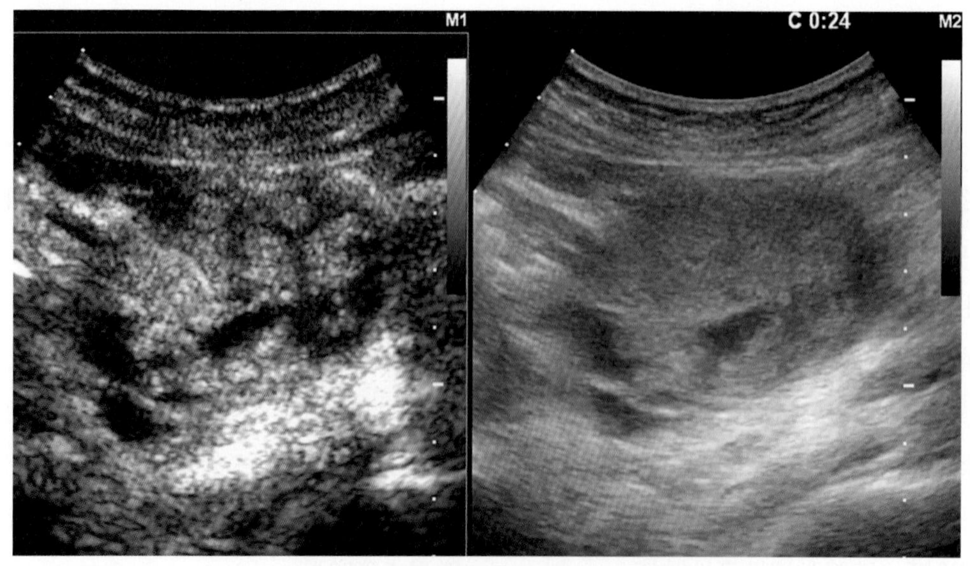

图 3-1-39　胰腺黏液性囊性肿瘤增强超声动脉期图像
胰腺体尾部区域团块增强超声动脉期实性成分呈快速高增强，内可见片状不增强区

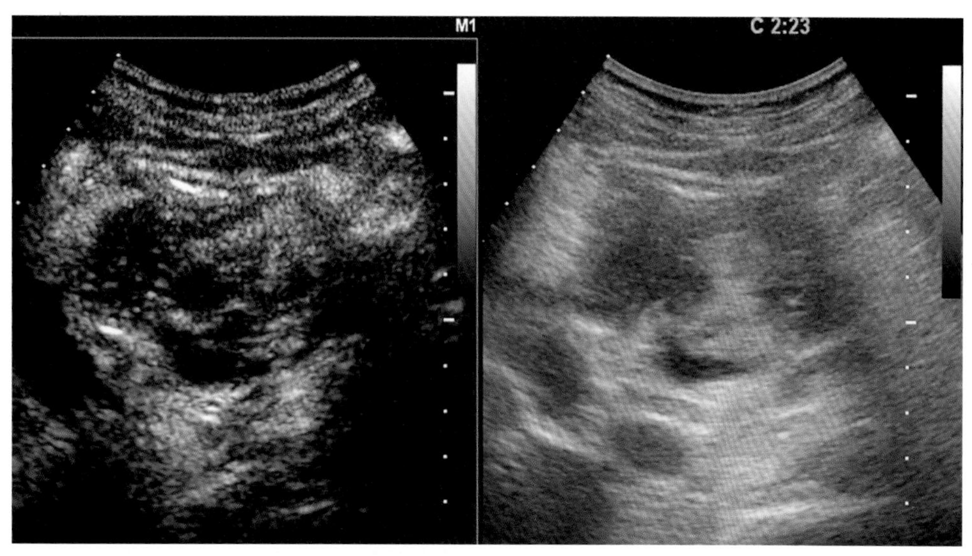

图 3-1-40　胰腺黏液性囊性肿瘤增强超声静脉期图像
胰腺体尾部区域团块增强超声静脉期实性成分呈低增强，内可见片状不增强区

ER3-1-9　胰腺黏液性囊性肿瘤超声造影动态图
胰腺体尾部区域团块增强超声动脉期实性成分呈快速高增强，内可见片状不增强区

4. 超声造影诊断要点

（1）病灶表现为囊实混合回声团块，且体积较大，实性成分较多，边界不清，形态不规则。

（2）病灶实性成分动脉期呈高增强，静脉期呈低增强。

5. 手术病理诊断　胰腺黏液性囊腺癌。

五、胰腺浆液性囊性肿瘤

胰腺浆液性囊性肿瘤是一种囊性上皮肿瘤，好发于老年女性，分为微囊型、大囊型、实性型和混合型，以微囊型最多见。常规超声显示肿瘤体积较小，内可见较多分隔，呈“蜂窝状”，边界清楚，形态规则。主胰管一般不扩张。增强超声动脉期病灶囊壁及分隔可见明显增强，常为等或稍高增强，囊壁偶有结节状强化，静脉期常呈等增强。

【病例一】

1. 病史概要　女性 64 岁，2 年前无明显诱因后出现腰背部疼痛。

2. 常规超声图像　胰腺头颈部可见大小约 3.8cm×3.2cm×3.2cm 混合性占位灶，界欠清，欠规整，内回声不均匀，内见多个无回声及不规则中低回声相间分隔（图 3-1-41），CDFI：未见明显血流信号（图 3-1-42）。

3. 超声造影图像　混合性占位灶边壁及分隔呈等增强（图 3-1-43），随后缓慢消退（图 3-1-44，ER3-1-10）。

4. 超声造影诊断要点　病灶呈多房小囊样改变，囊内无增强，分隔明显强化。

5. 手术病理诊断　胰头浆液性囊腺瘤。

6. 鉴别诊断　浆液性囊腺瘤囊腔较小时，分隔密集，易被误诊为实性病变。实性假乳头状瘤造影多见包膜环状强化，病灶较大时内部早期及晚期呈不均匀等增强，内可见大小不一的无增强区，病灶较小时早期呈等增强或低增强，晚期呈低增强，内未见无增强区。导管腺癌增强早期及晚期均呈不均匀低增强，病灶增强晚于周围实质。在超声造影的基础上还可结合病史，实验室检查（如肿瘤标志物、淀粉酶等）进行鉴别诊断。

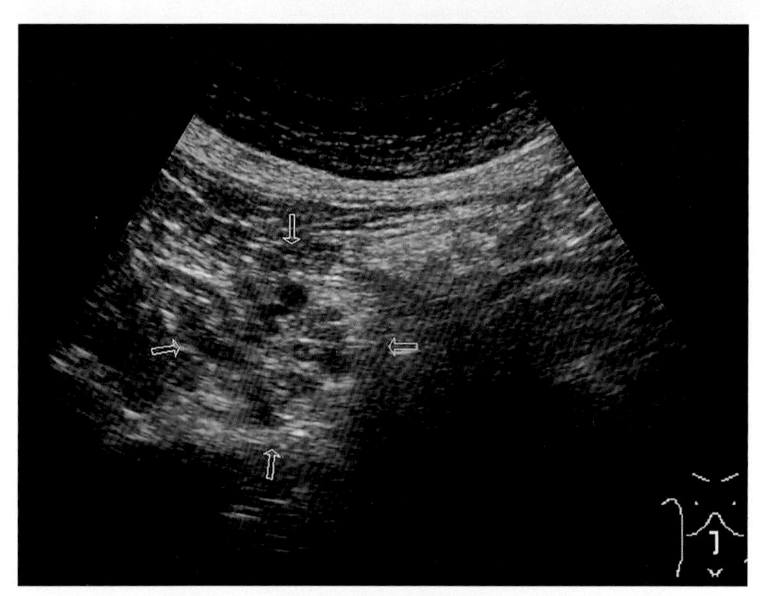

图 3-1-41　胰腺浆液性囊腺瘤常规超声声像图
胰腺头颈部混合性占位灶

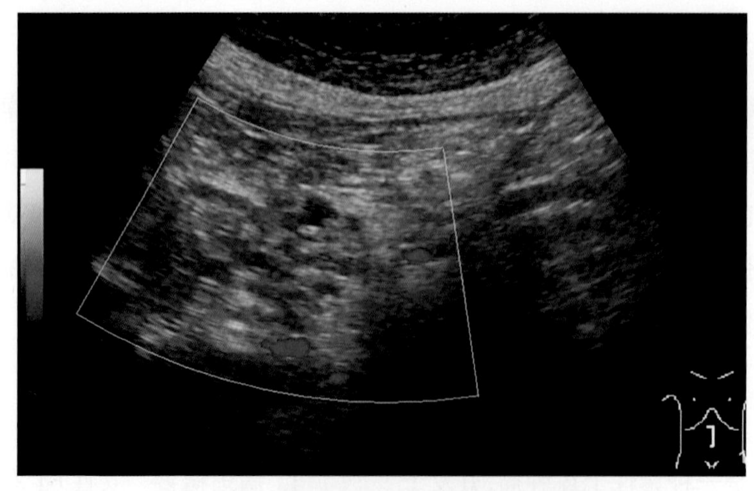

图 3-1-42　胰腺浆液性囊腺瘤常规超声声像图
病灶内未见明显血流信号

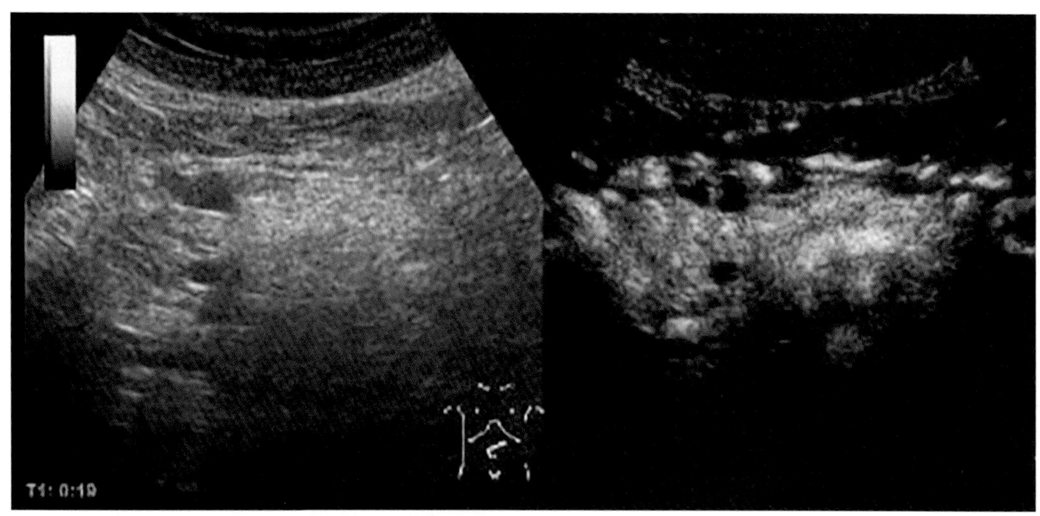

图 3-1-43 胰腺浆液性囊腺瘤超声造影声像图
混合性占位灶边壁及分隔呈等增强

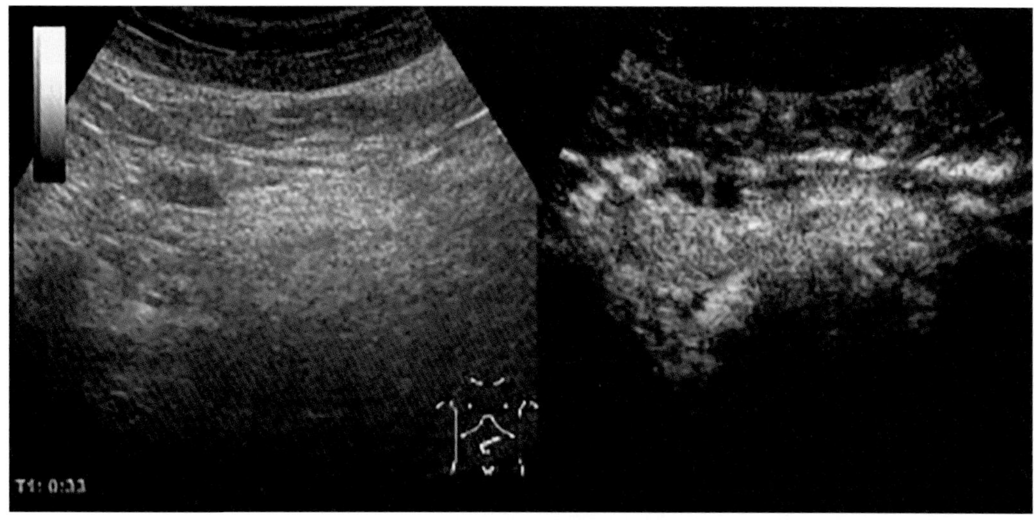

图 3-1-44 胰腺浆液性囊腺瘤超声造影声像图
病灶造影剂缓慢消退

ER3-1-10 胰腺浆液性囊腺瘤超声造影动态图
混合性占位灶边壁及分隔呈等增强,随后缓慢消退

【病例二】

1. 病史概要　女性 49 岁，患者 20d 前体检行腹部 CT 时发现胰尾占位。胰腺脂肪酶和淀粉酶正常。血清肿瘤标志物 AFP、CEA、CA125、CA19-9 均正常。

2. 常规超声图像　胰腺尾部查见大小约 3.2cm×2.6cm 的无回声团，内见多数厚薄不均的分隔（图 3-1-45），边界较清楚，形态较规则，主胰管未见增粗。

3. 超声造影图像　胰腺尾部团块在增强超声动脉期囊壁及分隔可见均匀强化，强化程度与胰腺实质一致，未见确切异常结节样强化（图 3-1-46），静脉期呈等增强（图 3-1-47），无回声区域未见强化（ER3-1-11）。

4. 超声造影诊断要点

（1）胰腺浆液性囊腺瘤一般体积较小，内可见较多分隔，呈“蜂窝状”，边界清楚，形态规则。

（2）动脉期病灶囊壁及分隔可见强化，常为等增强，囊壁多无结节状强化。

（3）静脉期常无廓清，呈等增强。

5. 手术病理诊断　胰腺浆液性囊腺瘤。

6. 鉴别诊断　胰腺浆液性囊腺瘤诊断相对较易，但仍需与以下疾病进行鉴别：胰腺黏液性囊性肿瘤和胰腺假性囊肿。胰腺黏液性肿瘤体积较大，囊内分隔较少，增强超声囊壁可有壁结节。而胰腺假性囊肿常有胰腺炎病史，多为边界清楚，囊内透声好的无回声团块，增强后常无强化。

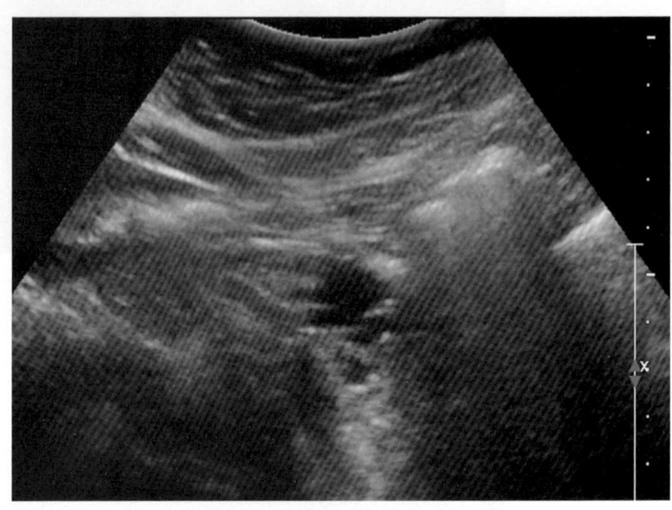

图 3-1-45　胰腺浆液性囊性肿瘤二维超声图像
胰腺尾部查见大小约 3.2cm×2.6cm 的无回声团，内见多数厚薄不均的分隔，边界较清楚，形态较规则

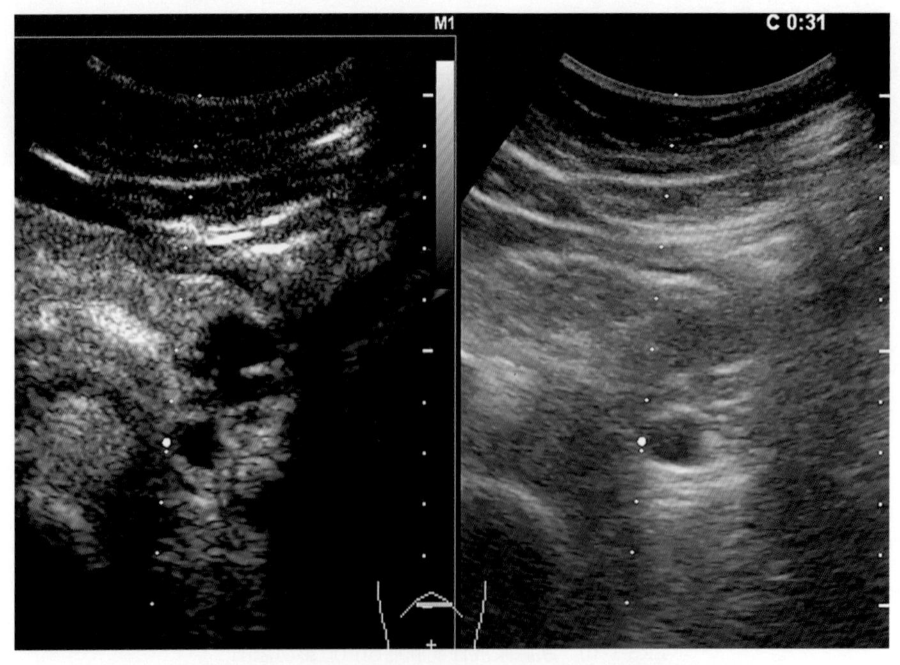

图 3-1-46　胰腺浆液性囊性肿瘤增强超声动脉期图像
胰腺尾部团块增强超声动脉期囊壁及分隔可见均匀强化，呈等增强，未见确切异常结节样强化，无回声区域未见强化

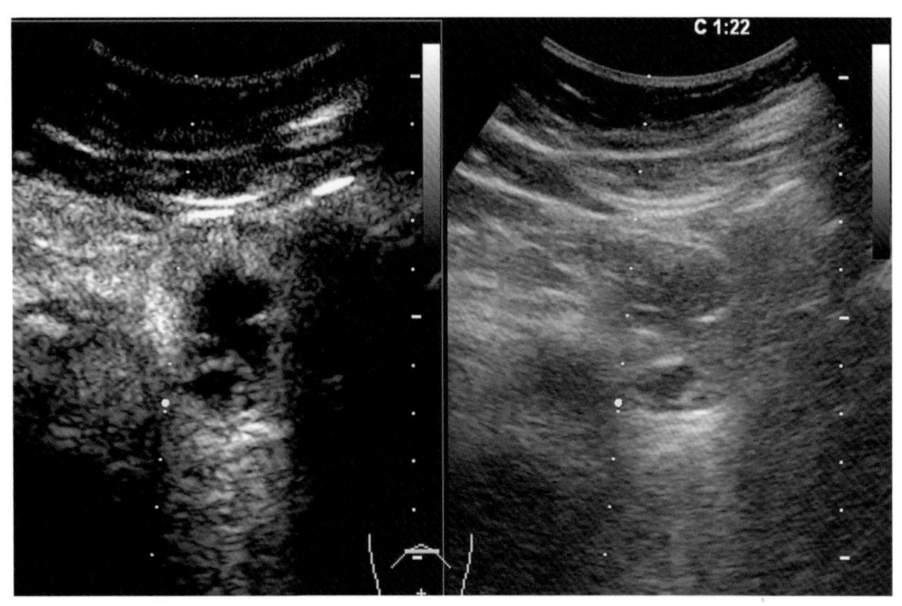

图 3-1-47　胰腺浆液性囊性肿瘤增强超声静脉期图像
胰腺尾部团块增强超声静脉期囊壁及分隔呈等增强，无回声区域未见强化

ER3-1-11　胰腺浆液性囊性肿瘤超声造影动态图
胰腺尾部团块增强超声动脉期囊壁及分隔可见均匀强化，强化程度与胰腺实质一致，未见确切异常结节样强化，静脉期呈等增强，无回声区域未见强化

六、导管内乳头状黏液性肿瘤

胰腺导管内乳头状黏液性肿瘤（intraductal papillary mucinous neoplasm，IPMN）是一种起源于主胰管或分支胰管，且能够分泌大量黏液的乳头状肿瘤，好发于老年患者，以胰头最多见。二维超声表现为主胰管或分支胰管明显扩张，部分可见与病灶相通，扩张的胰管管壁可见乳头状突起，当病灶黏液分泌较多时，范围较大，动脉期病灶多为不均匀强化，静脉期呈低增强。

【病例一】

1. 病史概要　女性 63 岁，腹胀半个月，行彩超检查发现胰腺占位；查体未见异常。葡萄糖 6.02mmol/L。胰淀粉酶、脂肪酶、血常规、血清肿瘤标志物 AFP、CEA、CA125、CA19-9 等均正常。

2. 常规超声图像　胰头查见大小约 3.1cm × 1.9cm 的弱回声团块（图 3-1-48），边界清楚，形态不规则，内部回声不均匀，主胰管未见增粗。

3. 超声造影图像　胰头团块增强超声动脉期呈不均匀等增强（图 3-1-49），静脉期呈不均匀低增强（图 3-1-50），与主胰管相通（ER3-1-12）。

4. 超声造影诊断要点

（1）胰腺导管内乳头状黏液性肿瘤以节段型多见，多见于胰头，常表现为主胰管或分支胰管明显扩张，多数与病灶相通，扩张的胰管管壁可见乳头状突起，当病灶黏液分泌较多时，范围较大，动脉期病灶多为不均匀强化。

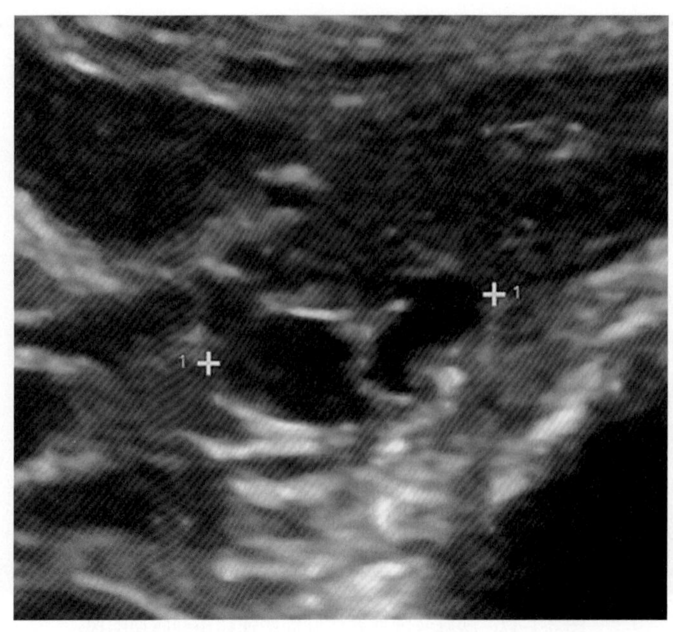

图 3-1-48 胰腺导管内乳头状黏液性肿瘤二维超声图像
胰头查见大小约 3.1cm × 1.9cm 的弱回声团块，边界清楚，形态不规则，内部回声不均匀

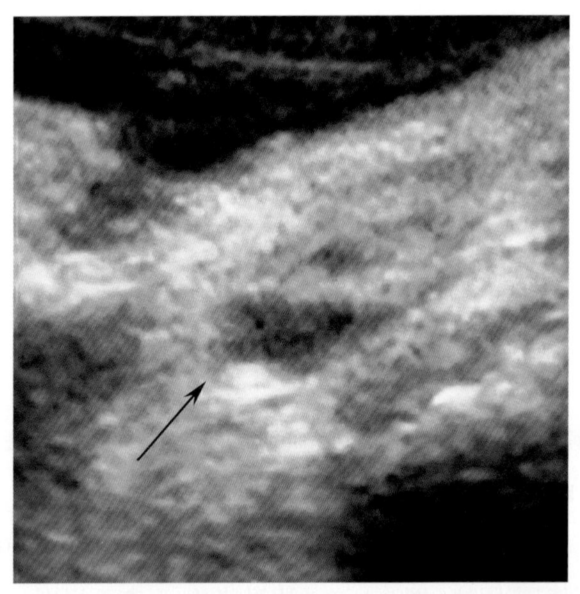

图 3-1-49 胰腺导管内乳头状黏液性肿瘤增强超声动脉期图像
胰头团块增强超声动脉期呈不均匀等增强

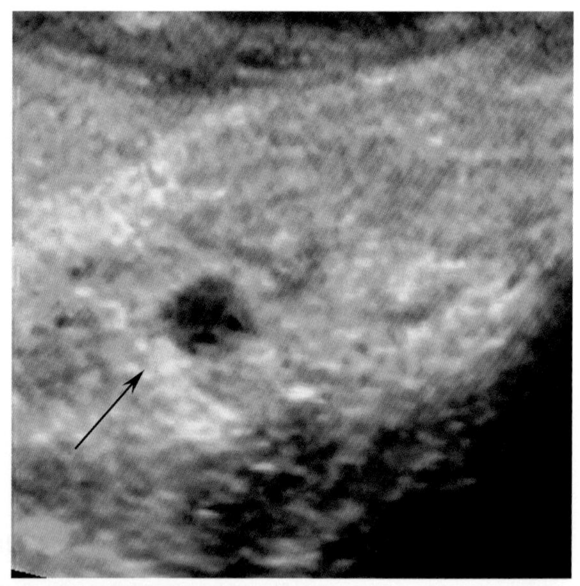

图 3-1-50 胰腺导管内乳头状黏液性肿瘤增强超声静脉期图像
胰头团块增强超声静脉期呈不均匀低增强

ER3-1-12 胰腺导管内乳头状黏液性肿瘤超声造影动态图
胰头团块增强超声动脉期呈不均匀等增强，静脉期呈不均匀低增强，与主胰管相通

（2）静脉期呈不均匀低增强。

5. 手术病理诊断 导管内乳头状黏液性肿瘤（IPMN）（胰胆管型），伴中-高度异型增生。

6. 鉴别诊断 胰腺导管内乳头状黏液性肿瘤较少见，容易误诊，尤其需要与以下疾病进行鉴别：胰腺假性囊肿、胰腺黏液性肿瘤和胰腺浆液性肿瘤。胰腺假性囊肿常继发于胰腺炎，多为单发无回声团，内无分隔，增强后无强化。胰腺黏液性囊性肿瘤以中年女性多见，好发于胰腺体尾部，囊内多有壁结节，分隔较少，不伴主胰管扩张，增强超声动脉期常明显高增强，静脉期呈低增强。而胰腺导管内乳头状黏液性肿瘤多见于老年男性患者，好发于胰头部，主胰管和/或分支胰管可见扩张且与病灶相通，增强超声动脉期强化不均匀。胰腺浆液性肿瘤多为微囊，可伴钙化，无主胰管扩张，增强后多为等增强。

【病例二】

1. 病史概要 男性49岁，发现胰腺颈部占位1个月，无任何自觉不适，无症状及阳性体征。

2. 常规超声图像 胰腺形态大小正常，回声稍增强，胰头体交界区查见大小约3.7cm×1.3cm×3.1cm的无回声团，边界较清楚，形态不规则，内可见数个分隔，团块与主胰管可见相通（图3-1-51、图3-1-52）。主胰管增粗，管径最粗约3mm。

3. 超声造影图像 胰头体交界区团块内分隔增强超声动脉期呈均匀强化，未见异常结节样强化灶，静脉期呈等增强，余无回声区域动脉期及静脉期未见增强（图3-1-53、图3-1-54，ER3-1-13）。

4. 超声造影诊断要点 胰头体交界区团块内分隔增强超声动脉期呈均匀强化，未见异常结节样强化灶，静脉期呈等增强，余无回声区域动脉期及静脉期未见增强。

5. 手术病理诊断 导管内乳头状黏液性肿瘤伴中度异型增生。

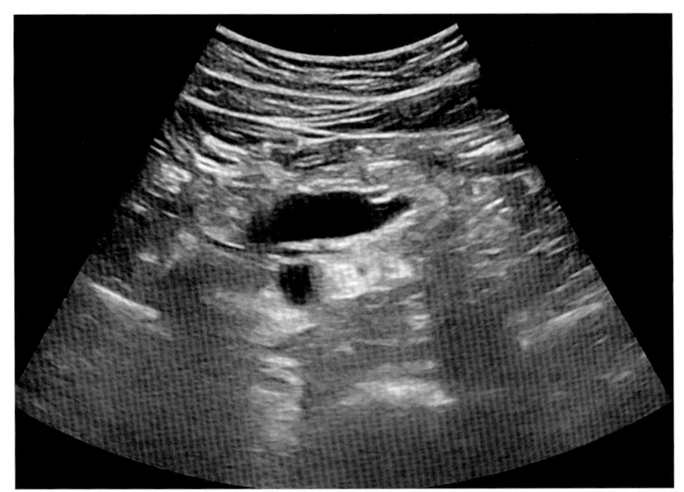

图3-1-51 胰腺导管内乳头状黏液性肿瘤二维超声图像
胰头体交界处查见大小约3.7cm×1.3cm×1.9cm的无回声团块，边界清楚，形态不规则

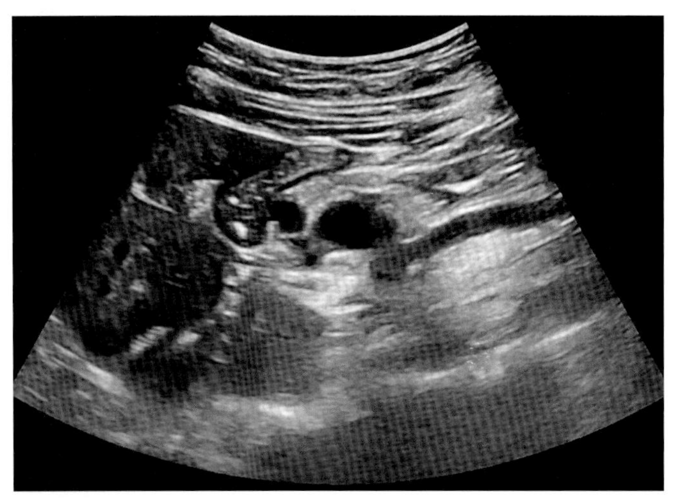

图3-1-52 胰腺导管内乳头状黏液性肿瘤二维超声图像
胰头体交界处查见大小约3.7cm×1.3cm×1.9cm的无回声团块，边界清楚，形态不规则，内可见数个分隔，与主胰管相通

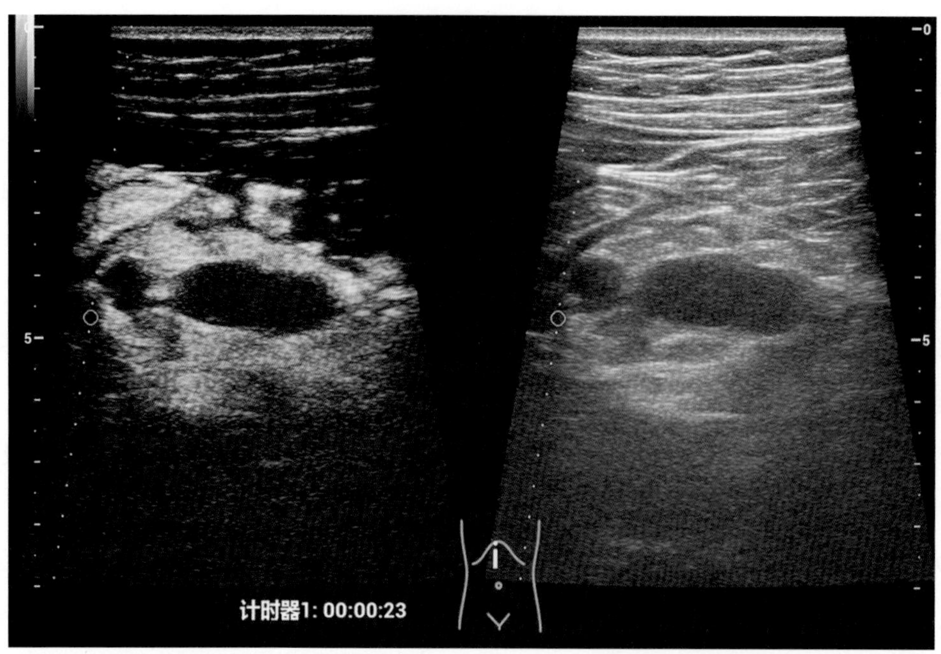

图 3-1-53　胰腺导管内乳头状黏液性肿瘤增强超声动脉期图像
胰头体交界处团块内分隔增强超声动脉期呈均匀强化，内部无回声区无强化

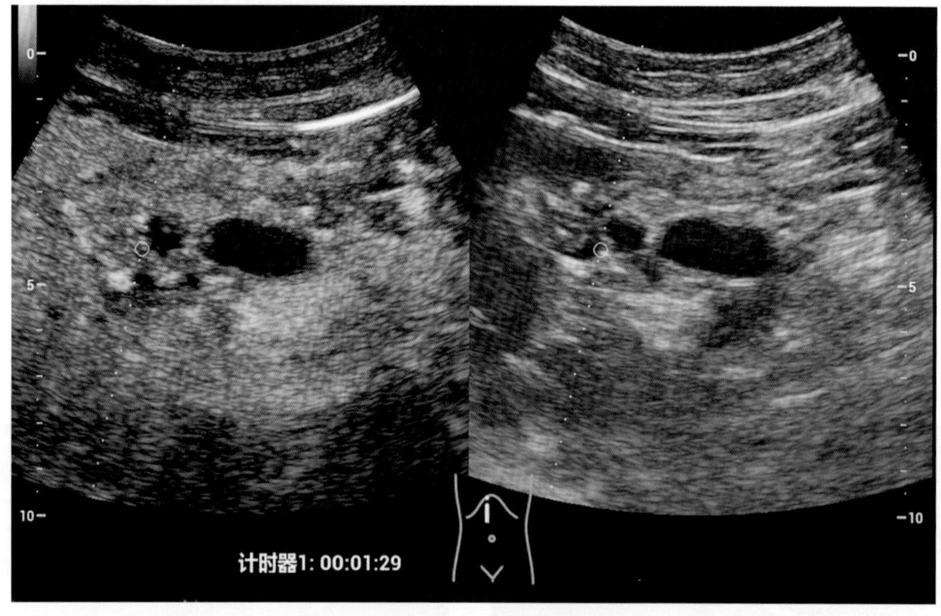

图 3-1-54　胰腺导管内乳头状黏液性肿瘤增强超声静脉期图像
胰头体交界处团块内分隔增强超声静脉期呈等增强，内部无回声区无强化

ER3-1-13　胰腺导管内乳头状黏液性肿瘤超声造影动态图
胰头体交界区团块内分隔增强超声动脉期呈均匀强化，未见异常结节样强化灶，静脉期呈等增强，余无回声区域动脉期及静脉期未见增强

七、胰腺其他少见肿瘤

（一）胰腺转移癌

胰腺转移癌临床罕见，患者多有原发肿瘤病史，对于初诊患者，诊断较困难。文献报道二维超声多为单发或多发弱回声团块，边界不清，增强超声表现与原发肿瘤有较大关系，多数动脉期可呈高增强，部分动脉期呈低增强，静脉期多呈低增强。

【病例】

1. 病史概要 女性 60 岁，20d 前外院行胃镜诊断“十二指肠球部溃疡”。超声检查发现胰腺占位。血清肿瘤标志物 AFP、CEA、CA125、CA19-9 均正常。

2. 常规超声图像 胰头颈部查见大小约 5.4cm × 2.7cm 的弱回声团块（图 3-1-55），边界不清，形态不规则，主胰管增粗，管径约 4mm，团块与胰腺后方腹膜后组织分界不清。

3. 超声造影图像 胰头颈部团块增强超声动脉期呈不均匀高增强（图 3-1-56），静脉期呈低增强（图 3-1-57，ER3-1-14）。

4. 手术病理诊断 胰腺转移癌。

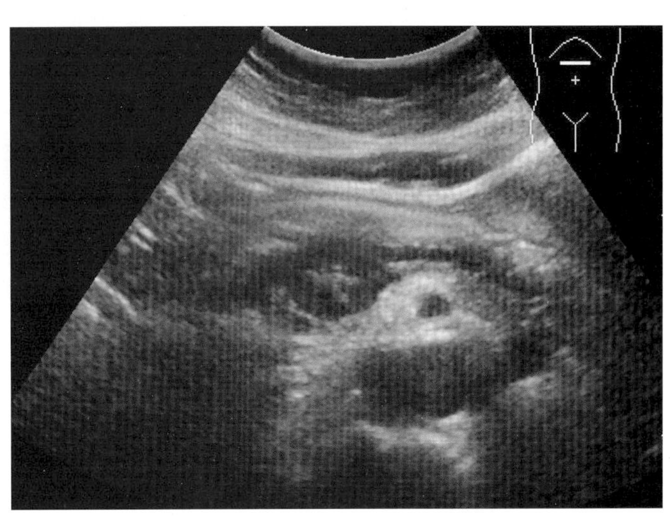

图 3-1-55 胰腺转移癌二维超声图像

胰头颈部查见大小约 5.4cm × 2.7cm 的弱回声团块，边界不清，形态不规则，远端主胰管管径约 4mm，团块与胰腺后方腹膜后组织分界不清

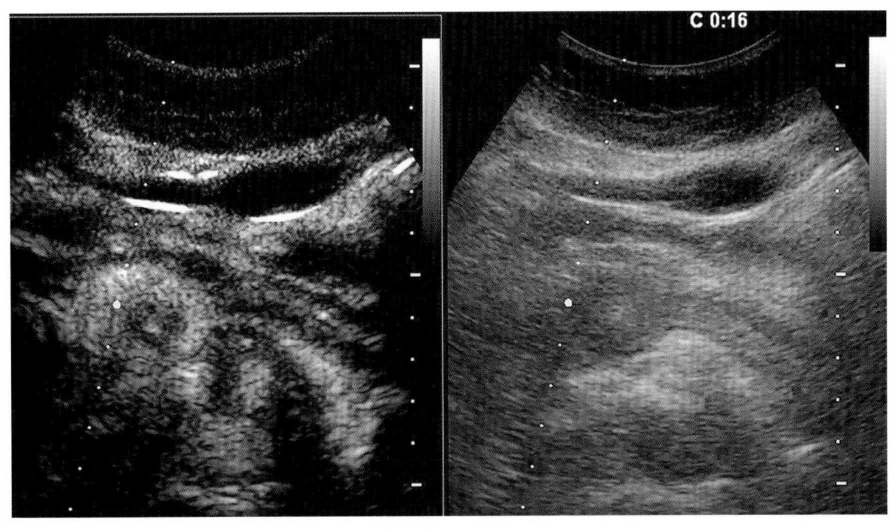

图 3-1-56 胰腺转移癌增强超声动脉期图像

胰头颈部团块增强超声动脉期呈不均匀高增强

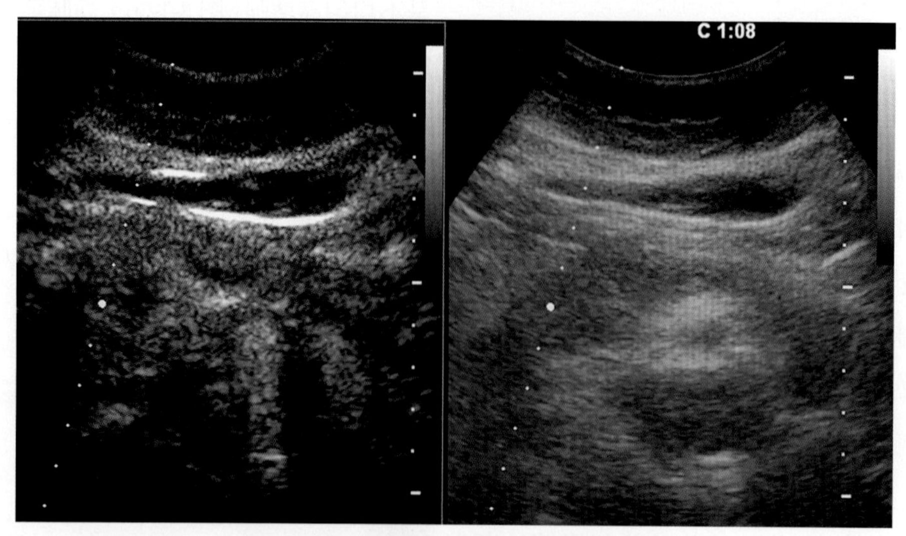

图 3-1-57 胰腺转移癌增强超声静脉期图像
胰头颈部团块增强超声静脉期呈低增强

ER3-1-14 胰腺转移癌超声造影动态图
胰头颈部团块增强超声动脉期呈不均匀高增强

（二）胰腺淋巴瘤

胰腺淋巴瘤分为原发性和继发性淋巴瘤，临床罕见。文献报道胰腺淋巴瘤体积较大，二维超声显示肿瘤回声很低，可包裹胰腺周围血管，但血管走行正常。增强超声动脉期呈等增强或低增强，内可见片状无强化区，部分肿瘤可呈均匀强化，静脉期呈低增强。

【病例】

1. 病史概要 女性 40 岁，中上腹痛 1 个月，加重 3d，呈持续性胀痛，伴腰背部疼痛，超声检查发现胰腺占位。血清糖类抗原 125（CA-125）36.40U/ml，血清糖类抗原 72-4（CA72-4）15.10U/ml。

2. 常规超声图像 胰腺形态失常，胰体查见 6.8cm×4.1cm 的弱回声团块，回声较低（图 3-1-58），边界不清楚，形态不规则，内部回声不均匀，主胰管管径约 0.4cm。胰腺周围查见多个淋巴结，回声极低，皮髓质分界不清，部分呈融合状，较大约 5.6cm×1.8cm（图 3-1-59）。

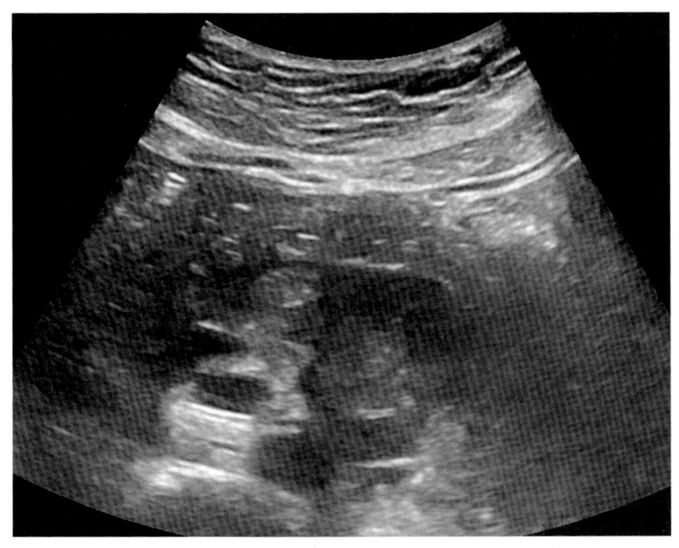

图 3-1-58　胰腺淋巴瘤二维超声图像
胰体查见 6.8cm × 4.1cm 的弱回声团块，回声较低，边界不清楚，形态不规则，内部回声不均匀

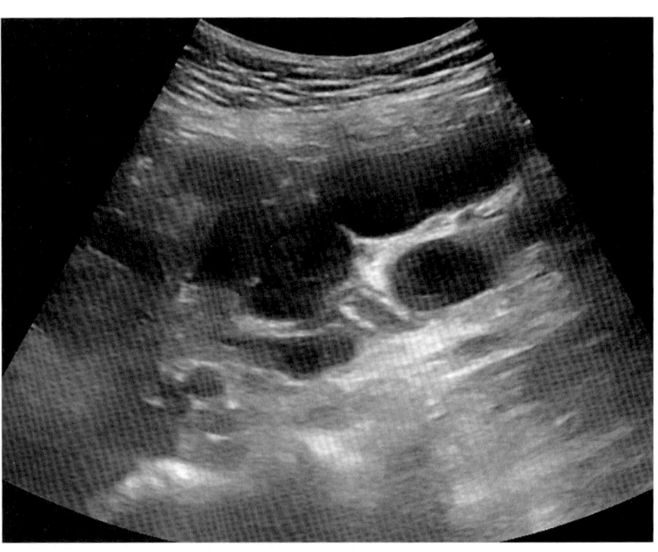

图 3-1-59　胰腺周围淋巴结二维超声图像
胰腺周围查见多个淋巴结，回声极低，皮髓质分界不清，部分呈融合状，较大约 5.6cm × 1.8cm

3. 超声造影图像　胰体弱回声团块增强超声动脉期呈不均匀等 - 稍低增强（图 3-1-60），静脉期呈显著低增强（图 3-1-61，ER3-1-15）。

4. 超声造影诊断要点

（1）胰腺淋巴瘤体积较大，边界不清，形态不规则，伴主胰管扩张，动脉期病灶呈不均匀等增强或低增强。

（2）静脉期明显低增强。

（3）胰腺周围淋巴结长大，回声很低。

5. 活检病理诊断　非霍奇金淋巴瘤，B 细胞淋巴瘤。

6. 鉴别诊断　胰腺淋巴瘤诊断较难，主要与胰腺癌进行鉴别：胰腺癌多为单发的弱回声团块，增强超声动脉期呈低增强，静脉期更低。胰腺淋巴瘤常体积较大，胰腺周围淋巴结长大更明显，且回声更低，增强超声动脉期为等增强或低增强，静脉期显著低增强居多；当其与胰腺癌难以鉴别时，需结合患者临床症状、实验室检查等结果，大多需要超声引导下穿刺活检才能明确诊断。

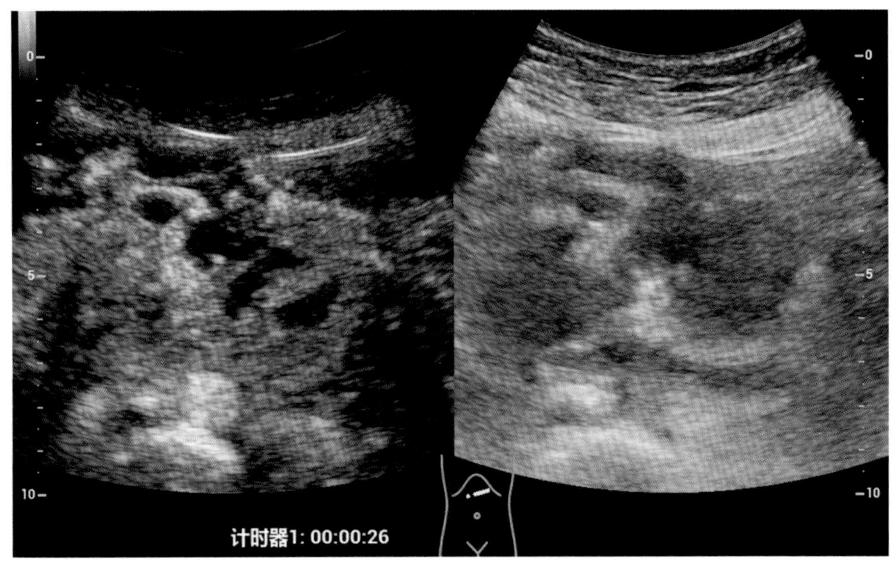

图 3-1-60　胰腺淋巴瘤增强超声动脉期图像
胰体团块增强超声动脉期呈不均匀等 - 稍低增强

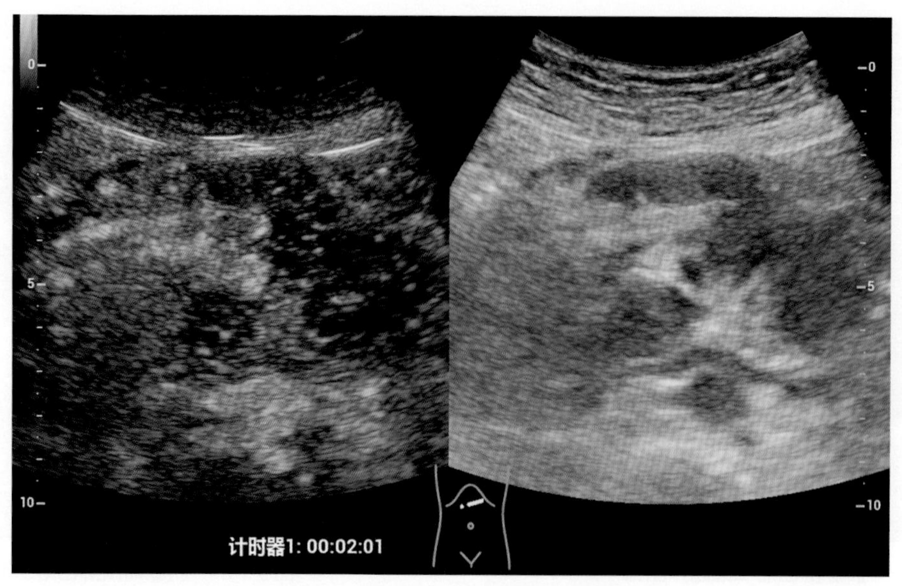

图 3-1-61　胰腺淋巴瘤增强超声静脉期图像
胰体团块增强超声静脉期呈显著低增强

ER3-1-15　胰腺淋巴瘤超声造影动态图
胰体团块增强超声动脉期呈不均匀等 - 稍低增强，静脉期呈显著低增强

第二节　胰腺炎症

一、急性胰腺炎

急性胰腺炎是临床常见的急腹症，分为急性水肿型胰腺炎和急性坏死性胰腺炎，两者临床表现、治疗方案及预后有明显差别。常规超声能够发现胰腺肿大、腹腔积液以及胆结石等病因；增强超声能够判断胰腺的坏死，胰腺周围并发症等。

【病例一】

1. 病史概要　男性 42 岁，腹痛伴腹胀 6 年，加重 10d。10d 前无明显诱因出现上腹部持续性疼痛，伴腹胀，伴背部牵涉痛，伴恶心。血常规：红细胞计数 7.27×10^{12}/L，中性分叶核粒细胞百分率 35.5%，单核细胞百分率 17.7%，单核细胞绝对值 0.92×10^{9}/L，白细胞计数 5.19×10^{9}/L。

2. 常规超声图像　胰头厚约 3.5cm，胰体厚约 1.7cm，胰尾厚约 2.5cm，实质回声欠均匀，胰头钩突区查见范围约 2.0cm × 1.6cm 的减弱回声区（图 3-2-1），边界欠清楚，形态欠规则，内未见明显血流信号（图 3-2-2）。主胰管未见增粗。

3. 超声造影图像　胰头钩突区减弱回声区增强超声动脉期及静脉期均呈等增强，胰腺实质强化均匀，未见确切无增强区（图 3-2-3、图 3-2-4）。

4. 超声造影诊断要点

（1）胰腺体积增大，回声不均匀。

（2）增强超声动脉期及静脉期均呈等增强，无异常强化区。

5. 其他检查　增强 MRI：急性胰腺炎。

6. 鉴别诊断　急性胰腺炎诊断较易，患者常有明确的症状及典型的超声表现。临床上肿块型胰腺炎需与胰腺癌进行鉴别。肿块型胰腺炎增强超声常表现为动脉期等增强，静脉期可有廓清，而胰腺癌动脉期呈低增强，结合肿瘤标志物和患者临床表现、淀粉酶等可资鉴别。

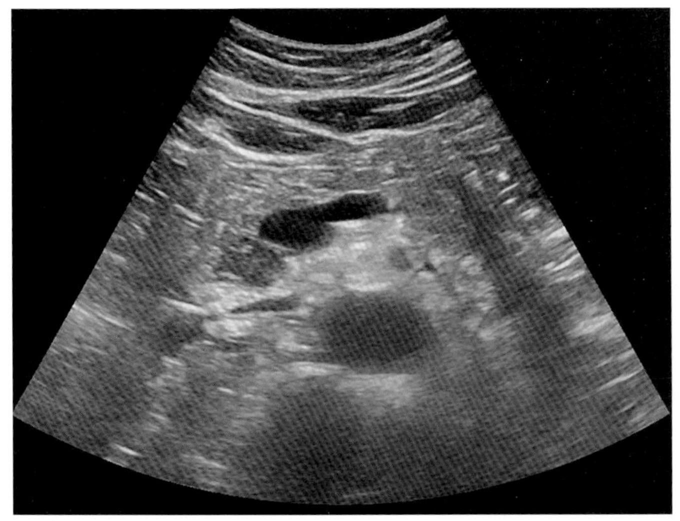

图 3-2-1　急性胰腺炎的二维超声图像
胰腺体积长大，实质回声欠均匀，胰头钩突区查见范围约 2.0cm × 1.6cm 的减弱回声区，边界欠清楚，形态欠规则

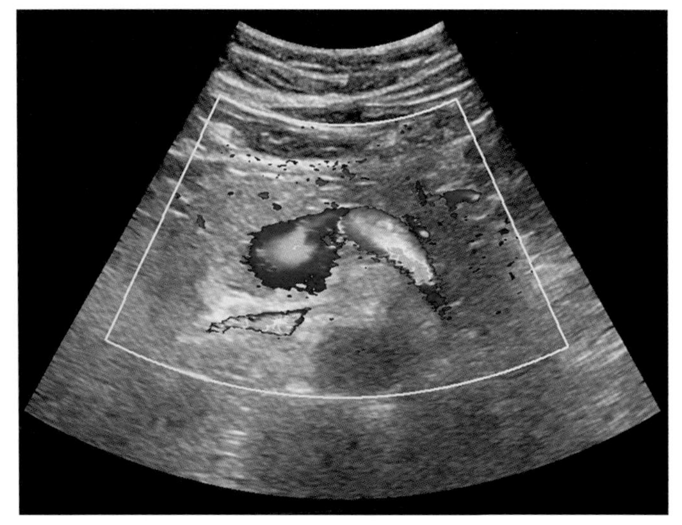

图 3-2-2　急性胰腺炎的 CDFI 图像
胰腺实质内未见明显血流信号

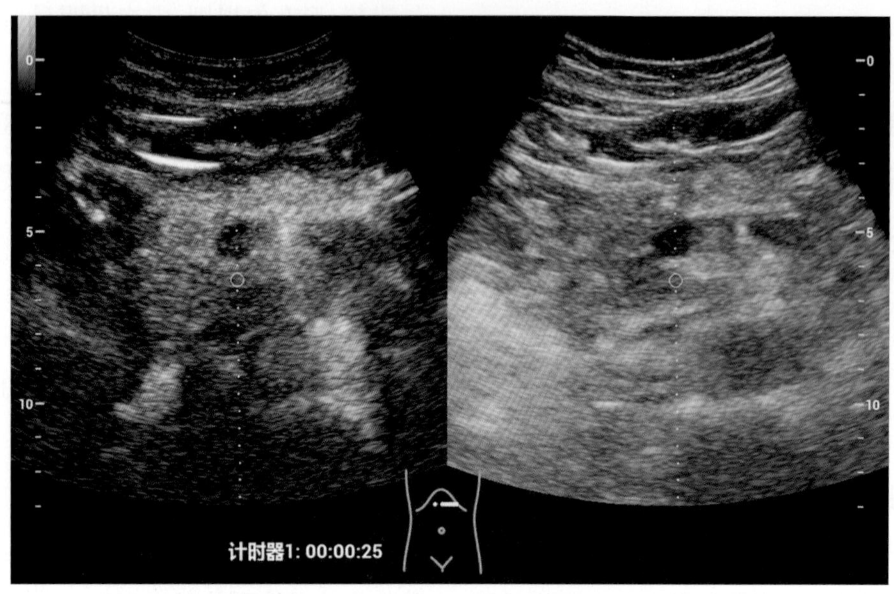

图 3-2-3　急性胰腺炎增强超声动脉期图像
胰头钩突区减弱回声区增强超声动脉期呈等增强，胰腺实质强化均匀

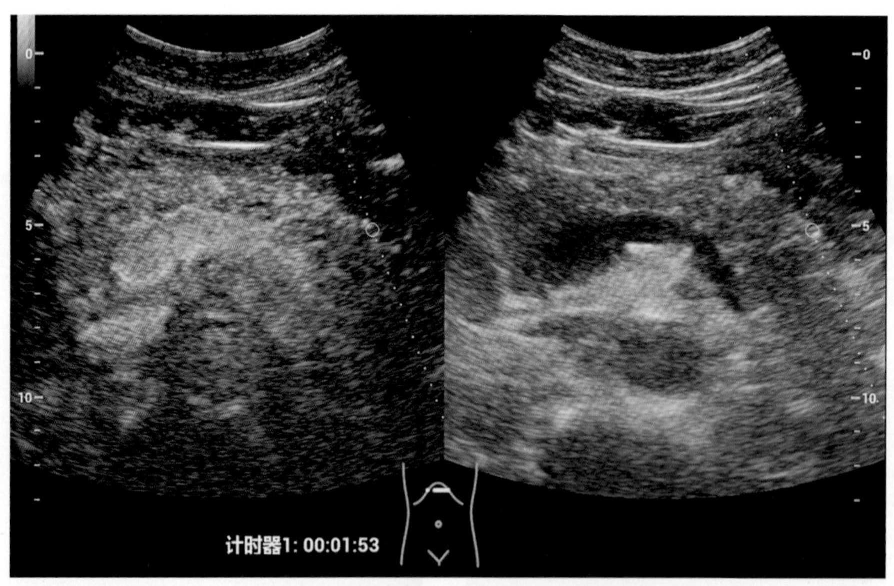

图 3-2-4　急性胰腺炎增强超声静脉期图像
胰头钩突区减弱回声区增强超声静脉期呈等增强，胰腺实质强化均匀

【病例二】

1. 病史概要　女性63岁，因进食脂餐后突发上腹部绞痛，向背心处放射，伴恶心呕吐，并逐渐加重1d，无发热、腹泻、黑便等症状。血常规：白细胞计数14.15×10^9/L，中性分叶核粒细胞百分率88.5%。生化：白蛋白23.4g/L，葡萄糖6.03mmol/L，血淀粉酶1 338IU/L，脂肪酶811IU/L，钙1.82mmol/L。

2. 常规超声图像　胰头厚约3.6cm，胰体厚约2.7cm，胰尾后约3.5cm，回声减低、不均匀、较杂乱，主胰管未见增粗（图3-2-5）。胰体尾部前方小网膜囊区查见片状无回声区，最大厚度约1.2cm（图3-2-6）。

3. 超声造影图像　增强超声显示胰腺实质小部分区域呈不均匀强化，大部分实质无明显强化（图3-2-7）；小网膜囊区未见强化（图3-2-8，ER3-2-1）。

4. 超声造影诊断要点

（1）胰腺体积弥漫性增大，回声减弱、不均匀。

（2）增强超声显示胰腺实质大部分区强化。

（3）小网膜区有积液。

5. 手术病理诊断　胰腺坏死组织伴出血、炎细胞浸润及钙盐沉积。

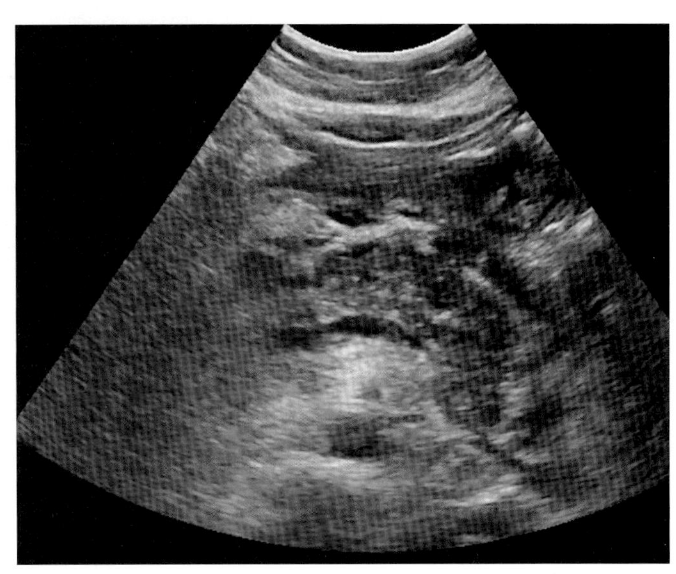

图3-2-5　急性胰腺炎二维超声图像

胰头厚约3.6cm，胰体厚约2.7cm，胰尾后约3.5cm，回声减低、不均匀、较杂乱

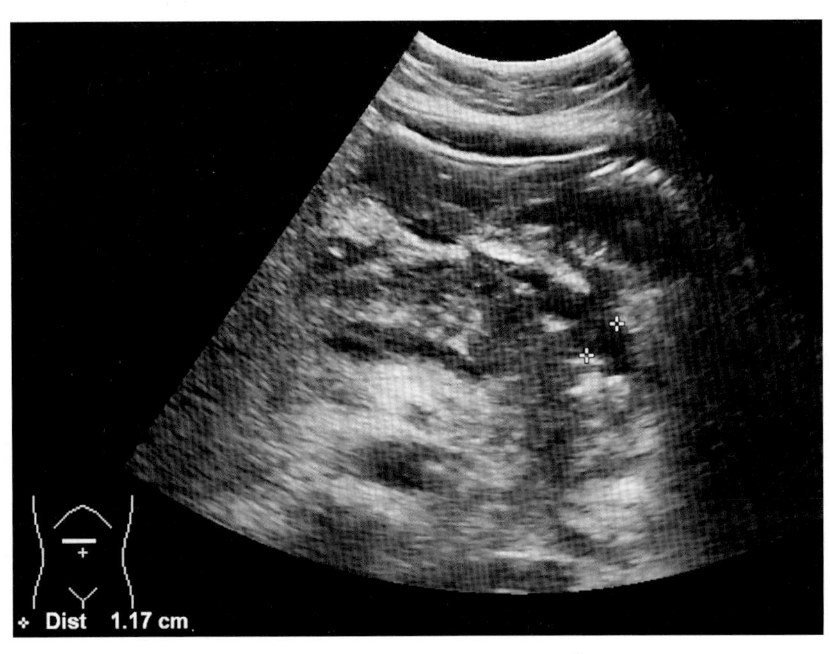

图3-2-6　小网膜囊区二维超声图像

胰体尾部前方小网膜囊区查见片状无回声区，最大厚度约1.2cm

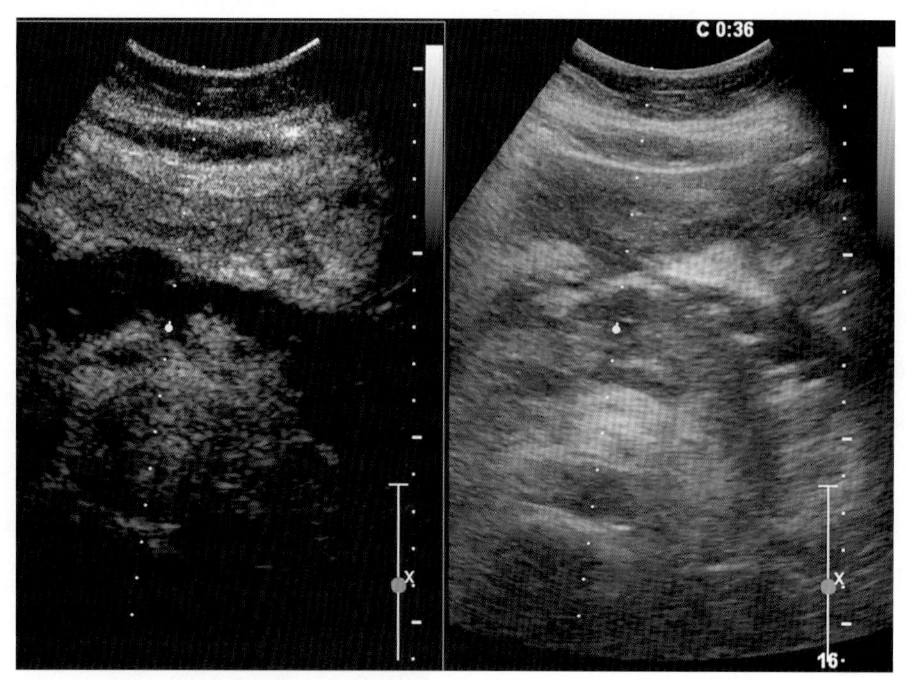

图 3-2-7　急性胰腺炎增强超声动脉期图像
增强超声显示胰腺实质小部分区域呈不均匀强化，大部分实质无明显强化

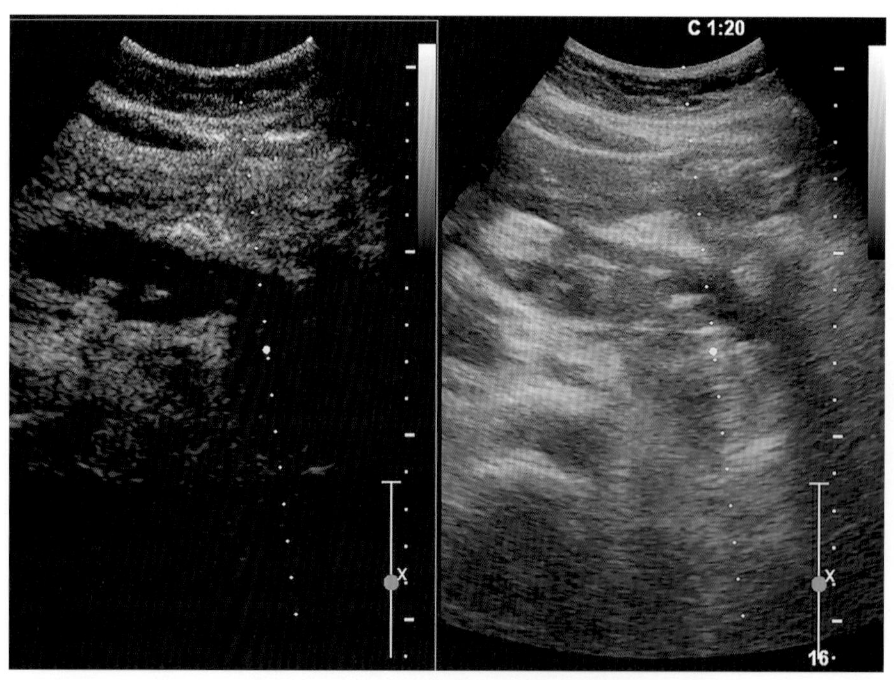

图 3-2-8　急性胰腺炎增强超声静脉期图像
增强超声显示小网膜囊区无强化

ER3-2-1　急性胰腺炎超声造影动态图
增强超声显示胰腺实质小部分区域呈不均匀强化，大部分实质无明显强化；小网膜囊区无强化

【病例三】

1. 病史概要　男性35岁，大量饮酒后全腹胀痛，伴恶心呕吐20d，出现高热1周。血常规：红细胞计数3.38×10^{12}/L，血红蛋白107g/L，白细胞计数22.25×10^{9}/L，中性分叶核粒细胞百分率89.1%。生化：白蛋白32.6g/L，葡萄糖6.92mmol/L，谷氨酰转肽酶79IU/L，淀粉酶88IU/L，脂肪酶197.2IU/L，Ca 1.42mmol/L。腹腔引流液培养提示有念珠菌、金黄色葡萄球菌。

2. 常规超声图像　胰腺形态大小未见异常，回声欠均匀，未见占位，主胰管未见增粗（图3-2-9）；小网膜囊区及右肾旁前间隙查见片状低回声区，较大范围约8.5cm×4.0cm（图3-2-10），内回声不均匀。

3. 超声造影图像　增强超声显示胰颈部查见范围约2.2cm×2.0cm的不增强区（图3-2-11、图3-2-12），余胰腺组织强化均匀。小网膜囊区及右肾旁前间隙低回声区未见强化（图3-2-13，ER3-2-2）。

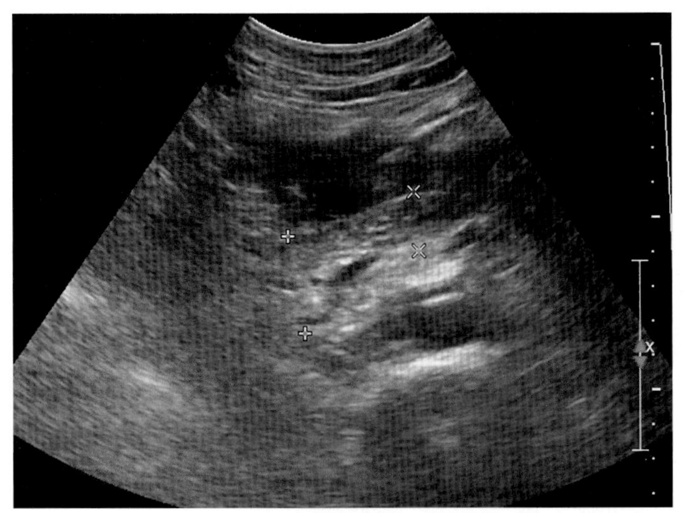

图3-2-9　急性胰腺炎二维超声图像
胰腺形态大小未见异常，回声欠均匀，未见占位

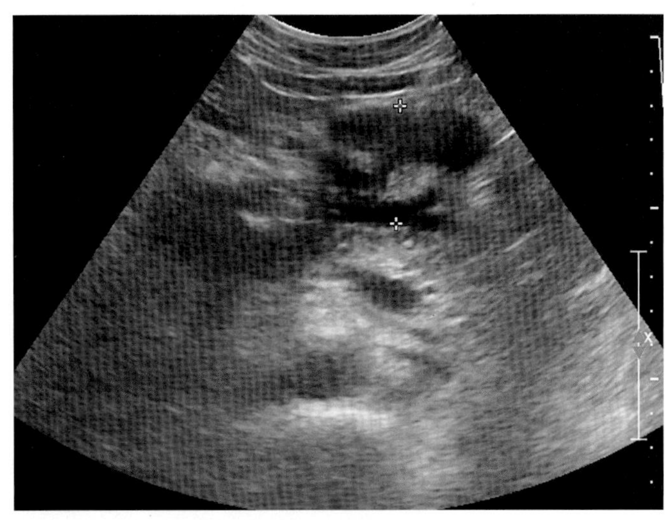

图3-2-10　小网膜囊区二维超声图像
小网膜囊区查见片状低回声区，较大范围约8.5cm×4.0cm，内部回声不均匀

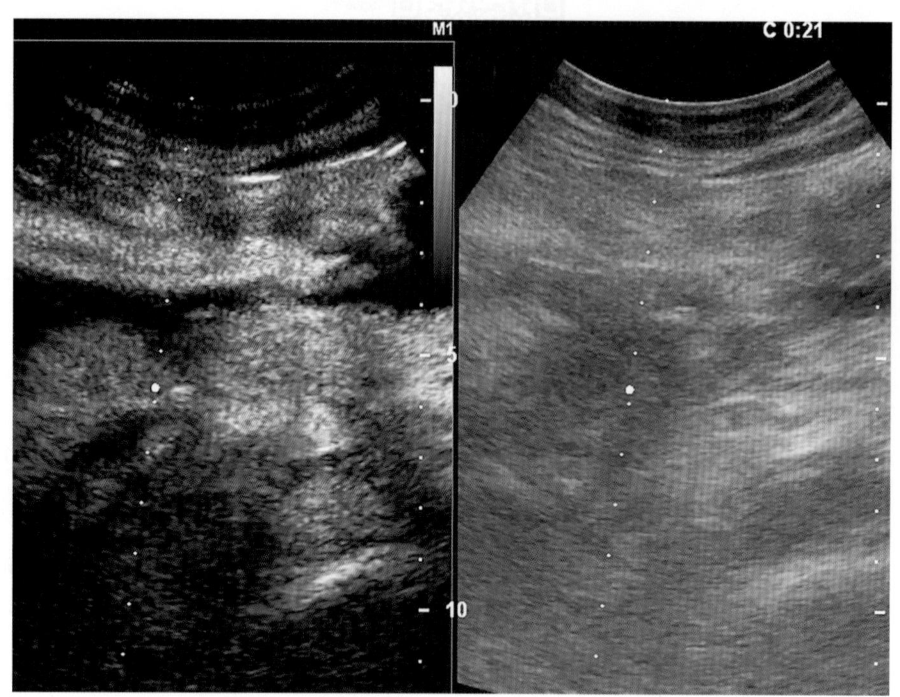

图 3-2-11　急性胰腺炎增强超声动脉期图像
增强超声动脉期显示胰颈部查见范围约 2.2cm × 2.0cm 的不增强区

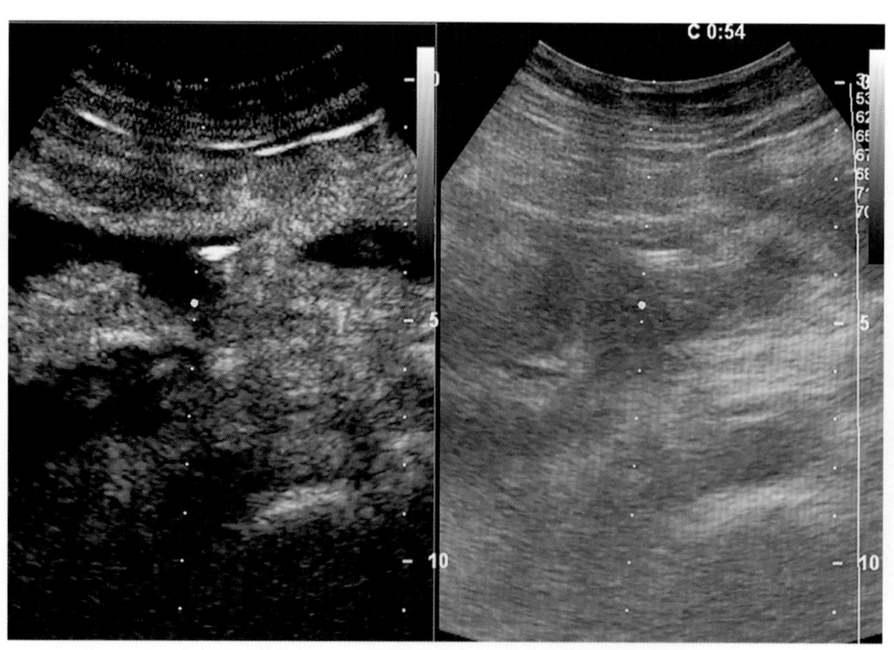

图 3-2-12　急性胰腺炎增强超声静脉期图像
增强超声静脉期显示胰颈部查见片状不增强区，余胰腺实质强化均匀

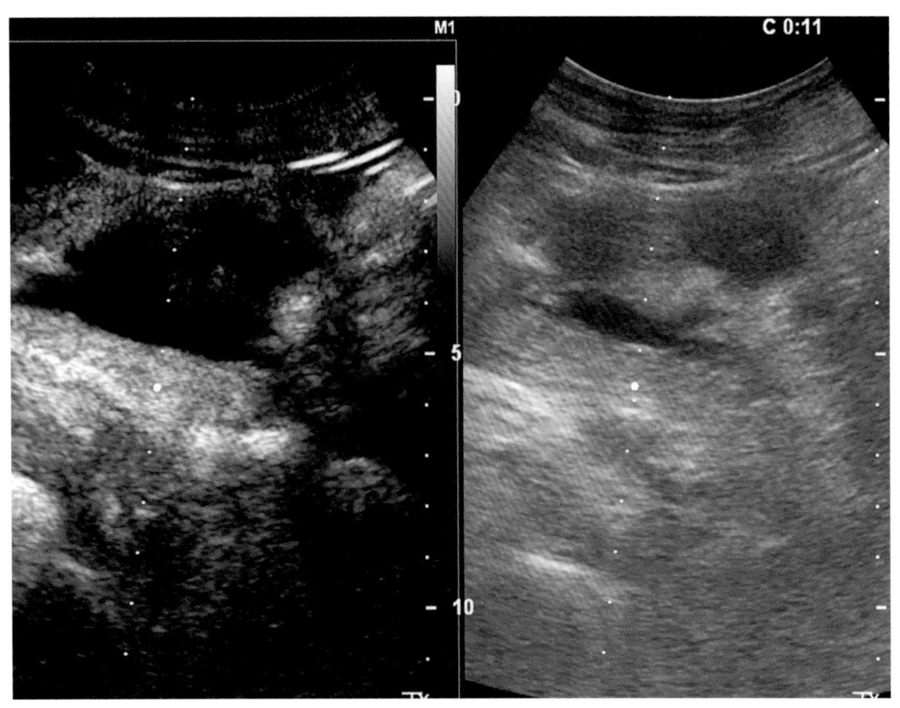

图 3-2-13　急性胰腺炎小网膜囊区增强超声动脉期图像
增强超声动脉期小网膜囊区低回声区未见强化

ER3-2-2　急性胰腺炎超声造影动态图
增强超声显示胰颈部查见范围约 2.2cm × 2.0cm 的不增强区，余胰腺组织强化均匀

4. 超声造影诊断要点

（1）胰腺回声欠均匀，增强超声显示胰腺实质内可见片状不增强区。

（2）有小网膜囊区及右肾旁前间隙积液。

5. 手术病理诊断　送检组织广泛出血、坏死伴炎性渗出，病变符合重症急性胰腺炎改变。

二、慢性胰腺炎

慢性胰腺炎是由于各种原因导致胰腺结构和功能异常的慢性炎症性疾病。二维超声表现为胰腺轻度肿大或缩小，表面不光滑，回声不均匀，主胰管可呈串珠样扩张伴胰管结石，有时可见假性囊肿形成。增强超声胰腺实质呈等增强，胰腺假性囊肿表现为无强化。

【病例一】

1. 病史概要 男性46岁，1个月前患者突感剑突下剧烈疼痛，放射至腰背部，伴腹胀、皮肤巩膜黄染等，超声检查发现胰腺尾部占位。血清CA19-9 58.25U/ml；血常规及生化检查未见明显异常。

2. 常规超声图像 胰腺大小正常，实质回声不均匀，胰体尾部查见大小约3.4cm×2.5cm的弱回声团（图3-2-14），边界不清，形态不规则，内未见明显血流信号（图3-2-15）。主胰管未见明显增粗。

3. 超声造影图像 胰体尾部团块在增强超声动脉期周边可见少许强化，呈轻度低增强（图3-2-16），静脉期呈显著低增强（图3-2-17），内可见大片状无强化区（ER3-2-3）。

4. 超声造影诊断要点

（1）慢性胰腺炎常规超声显示胰腺体积可缩小或轻度肿大，实质回声不均匀，可伴胰管结石、钙化及假性囊肿形成。

（2）增强超声胰腺实质多为等增强，当有假性囊肿形成时，则表现为局灶性无强化。

5. 手术病理诊断 肿块为慢性胰腺炎伴假性囊肿形成，囊壁糜烂伴肉芽组织增生，可见多灶异物肉芽肿形成。

【病例二】

自身免疫性胰腺炎是一种少见的特殊类型的慢性胰腺炎，多见于老年男性患者，可合并自身免疫性胆管炎、腮腺炎等疾病。二维超声可表现为弥漫性和局限性胰腺肿大，回声减低、主胰管可扩张，可伴胆总管扩张和胆总管管壁增厚、不光滑。增强超声胰腺实质强化均匀，肿块型自身免疫性胰腺炎动脉期团块多呈等增强，部分可稍高增强，强化较均匀，静脉期多呈等增强，少数可稍低增强。

1. 病史概要 男性72岁，无明显诱因上腹部灼烧样疼痛，伴背部放射痛，无恶心、呕吐、腹胀、反酸等症状5个月。上腹部增强CT发现胰腺尾部病变1周。患者有糖尿病病史，空腹葡萄糖8.73mmol/L。生化：DBIL 12.5μmol/L，ALT 210IU/L，AST 75IU/L。血清肿瘤标志物CA19-9 33.03U/ml。

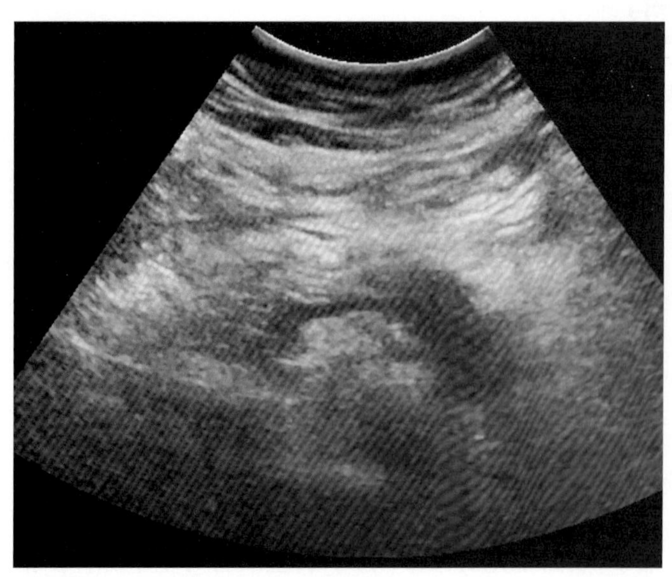

图3-2-14 慢性胰腺炎二维超声图像
胰腺实质回声不均匀，胰体尾部查见大小约3.4cm×2.5cm的弱回声团，边界不清，形态不规则

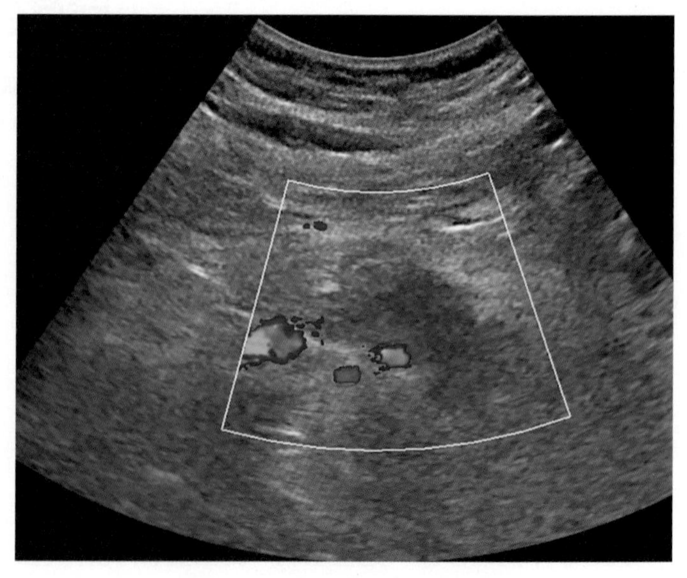

图3-2-15 慢性胰腺炎CDFI图像
胰体尾部团块内未见明显血流信号

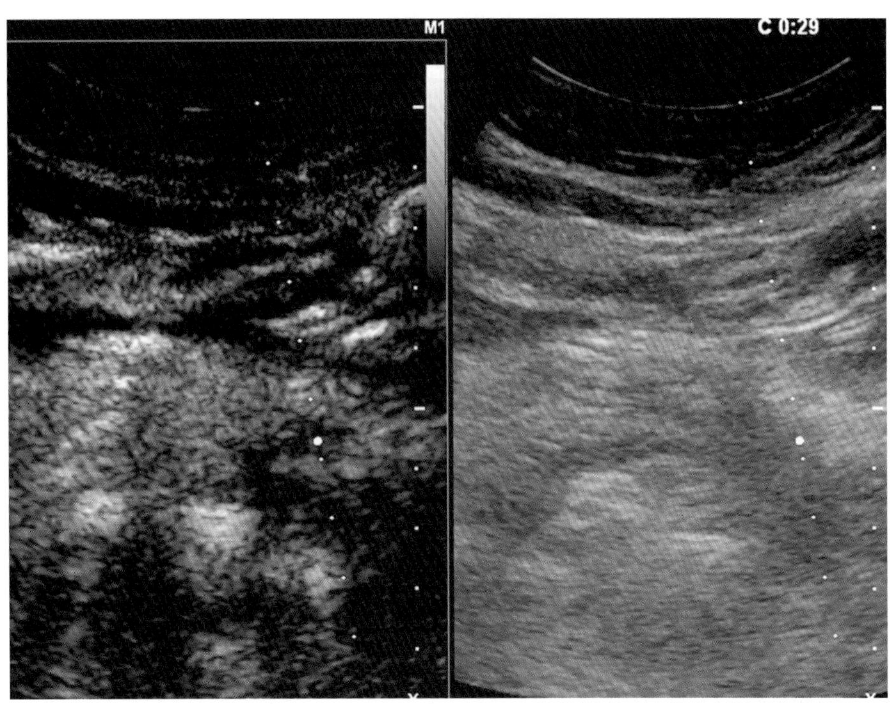

图 3-2-16 慢性胰腺炎增强超声动脉期图像
胰体尾部团块增强超声动脉期周边可见少许强化，呈轻度低增强，内可见大片状无强化区

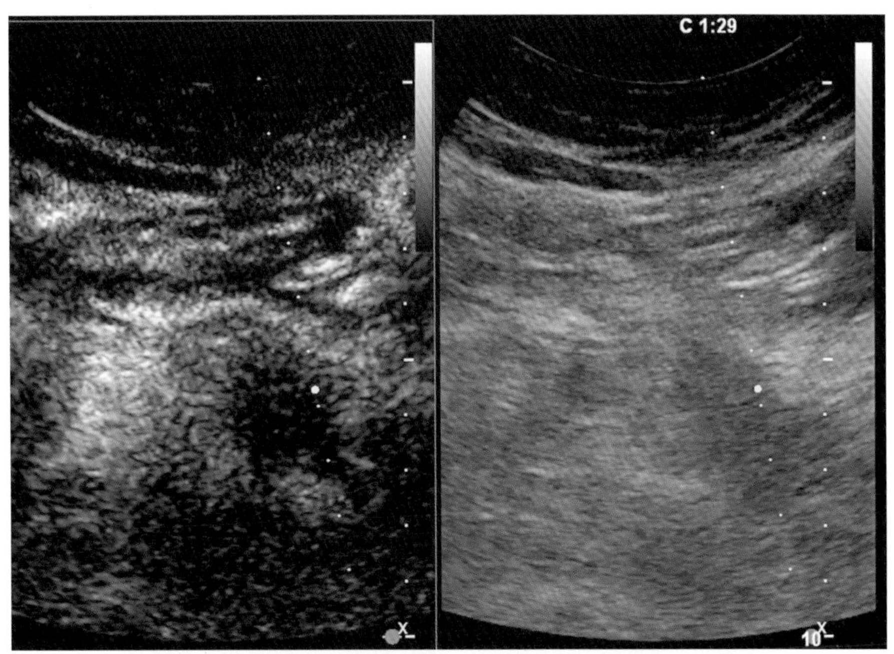

图 3-2-17 慢性胰腺炎增强超声静脉期图像
胰体尾部团块增强超声静脉期周边呈显著低增强，内可见大片状无强化区

ER3-2-3 慢性胰腺炎超声造影动态图
胰体尾部团块增强超声动脉期周边可见少许强化，呈轻度低增强，静脉期呈显著低增强，内可见大片状无强化区

2. 常规超声图像 壶腹部查见大小约3.5cm×2.8cm的弱回声团（图3-2-18），边界不清，形态不规则，团块与胆总管下段及胰头分界不清，紧贴门静脉主干起始部，内可见点线状血流信号（图3-2-19），胰体、尾实质回声均匀，主胰管未见扩张。

3. 超声造影图像 壶腹部团块增强超声动脉期呈高增强（图3-2-20），静脉期呈稍低增强（图3-2-21，ER3-2-4）。

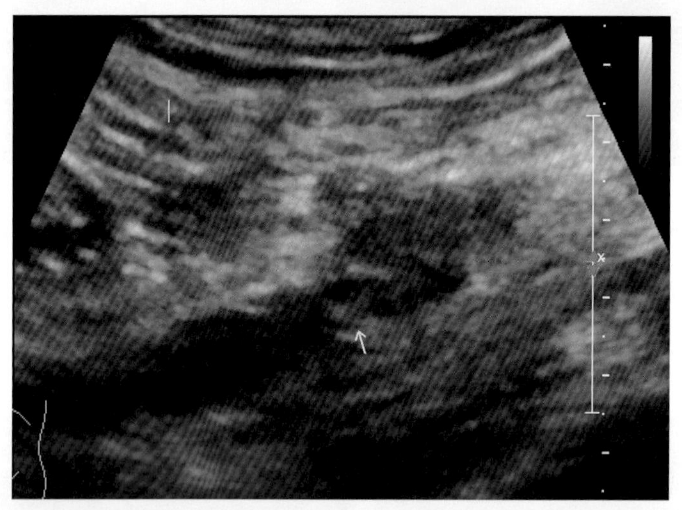

图3-2-18 自身免疫性胰腺炎（肿块型）二维超声图像
壶腹部查见大小约3.5cm×2.8cm的弱回声团，边界不清，形态不规则，团块与胆总管下段及胰头分界不清

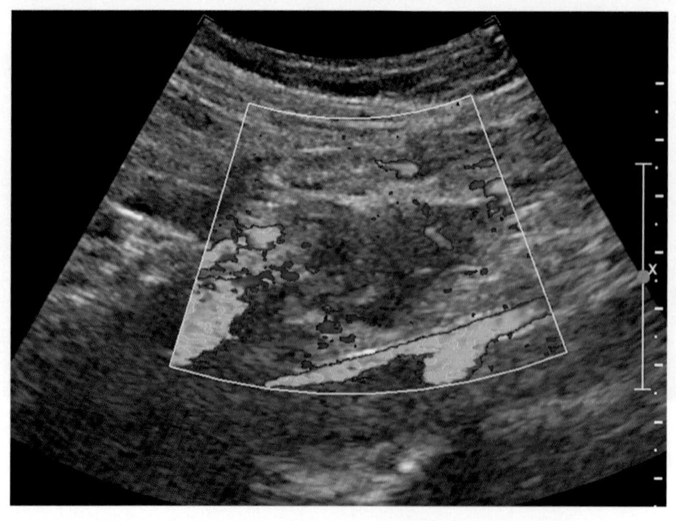

图3-2-19 自身免疫性胰腺炎（肿块型）CDFI图像
壶腹部团块内可见点线状血流信号

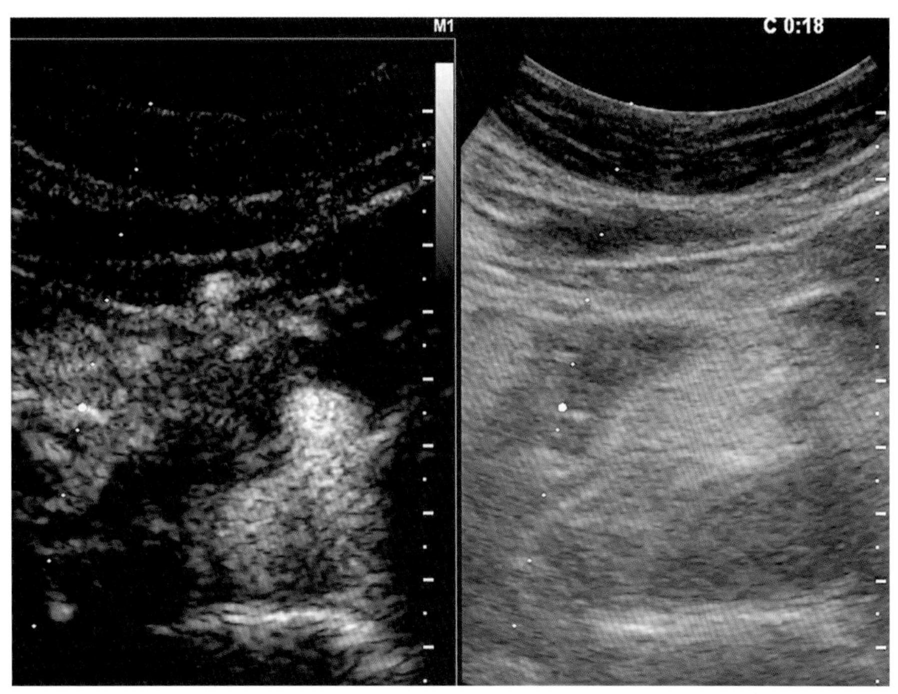

图 3-2-20　自身免疫性胰腺炎（肿块型）增强超声动脉期图像
壶腹部团块增强超声动脉期呈高增强

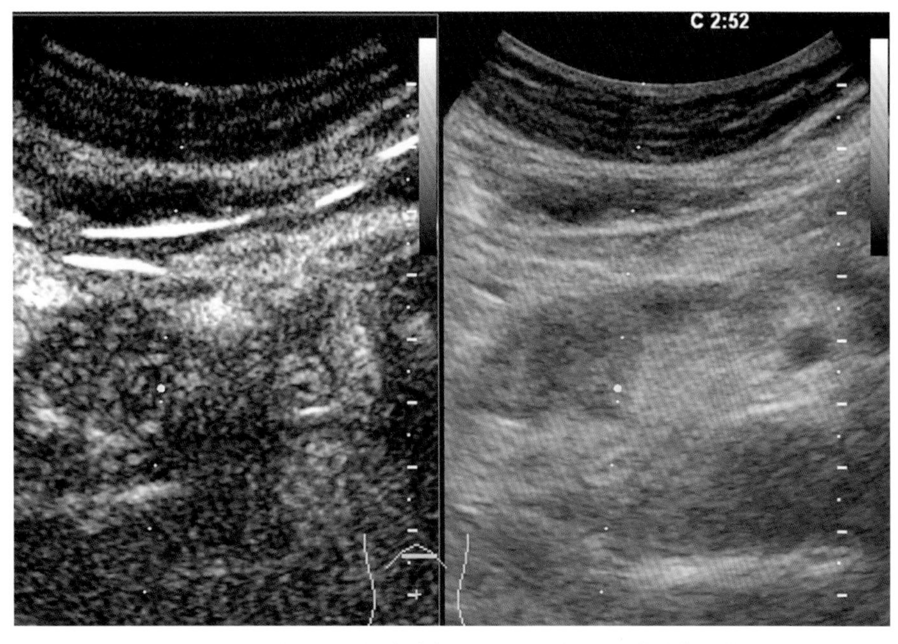

图 3-2-21　自身免疫性胰腺炎（肿块型）增强超声静脉期图像
壶腹部团块增强超声静脉期呈低增强

ER3-2-4　自身免疫性胰腺炎（肿块型）超声造影动态图
壶腹部团块增强超声动脉期呈高增强，静脉期呈低增强

4. **超声造影诊断要点**

（1）肿块型自身免疫性胰腺炎常表现为胰腺实质内低回声团块，多不合并主胰管扩张。

（2）增强超声动脉期高增强，静脉期低增强，无廓清。

5. **手术病理诊断**　IgG4 相关性胰腺炎（自身免疫性胰腺炎）。

6. **鉴别诊断**　自身免疫性胰腺炎多为胰腺局限性改变，仅凭常规超声较难诊断，在临床中需与胰腺癌及胰腺神经内分泌肿瘤进行鉴别。胰腺癌常表现为动脉期呈低增强，可伴主胰管扩张。胰腺神经内分泌肿瘤动脉期多呈高增强，但静脉期一般仍为高增强，或等增强，而自身免疫性胰腺炎多为等增强，且可伴胆管病变（如胆管壁不均匀增厚，胆管扩张等）和泪腺病变等。同时结合患者临床症状、肿瘤标志物及免疫指标（如 IgG4 等）有助于对该病的诊断。

第四章

脾脏疾病

PIZANG JIBING

第一节 脾脏良性肿瘤

脾脏脉管瘤是较常见的脾脏良性肿瘤，根据肿瘤内血管及淋巴管成分分为血管瘤、淋巴管瘤和血管淋巴管瘤。二维超声多表现为稍强回声或混合回声，内部回声可呈管网状，边界清楚，形态规则。增强超声病灶动脉期及静脉期呈不均匀增强；脾脏血管瘤可见造影剂自周边向中心增强的过程，静脉期等增强或稍高增强。

【病例一】

1. 病史概要 男性57岁，体检发现脾脏占位1个月余。

2. 常规超声图像 脾脏形态饱满，脾上极实质内可见大小约5.5cm×5.4cm的中等回声灶，界清，规整，内回声欠均匀（图4-1-1），CDFI：肿块周边可见环绕血流信号（图4-1-2）。

3. 超声造影图像 病灶动脉期（19s）自周边呈结节状增强，逐步向中心缓慢增强（图4-1-3、图4-1-4），静脉期高增强（3min12s），病灶高于周围脾实质回声（图4-1-5），造影剂（9min55s）缓慢消退（图4-1-6），病灶呈“慢进慢退”（ER4-1-1）。

4. 超声造影诊断要点

（1）病灶呈现“慢进慢退”。

（2）周边结节状向心性增强。

（3）静脉期高于或者等于脾脏回声。

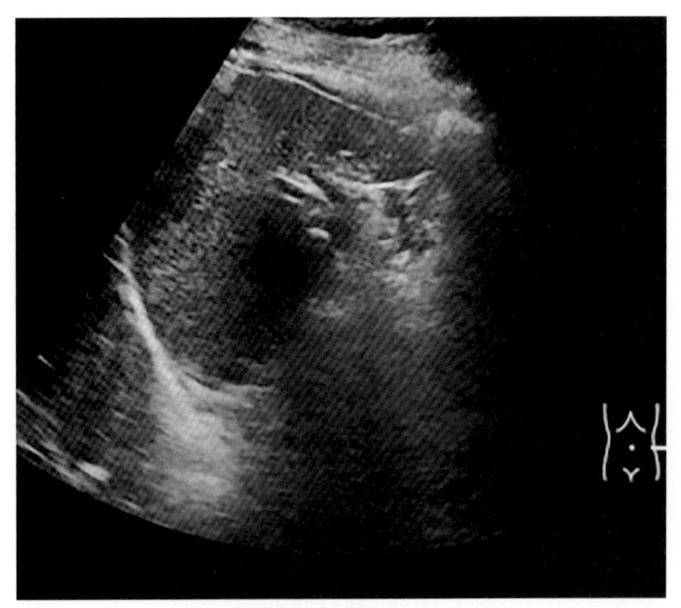

图4-1-1 脾血管瘤常规超声声像图
脾上极实质内中等回声灶

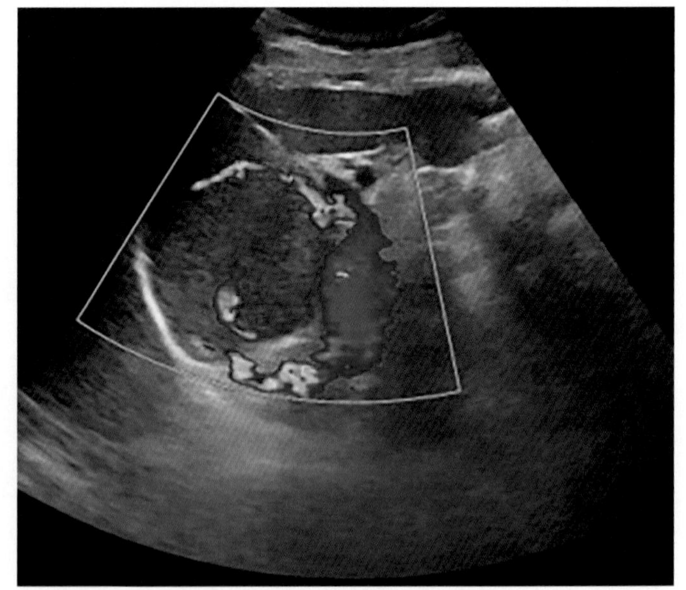

图4-1-2 脾血管瘤常规超声声像图
肿块周边可见环绕血流信号

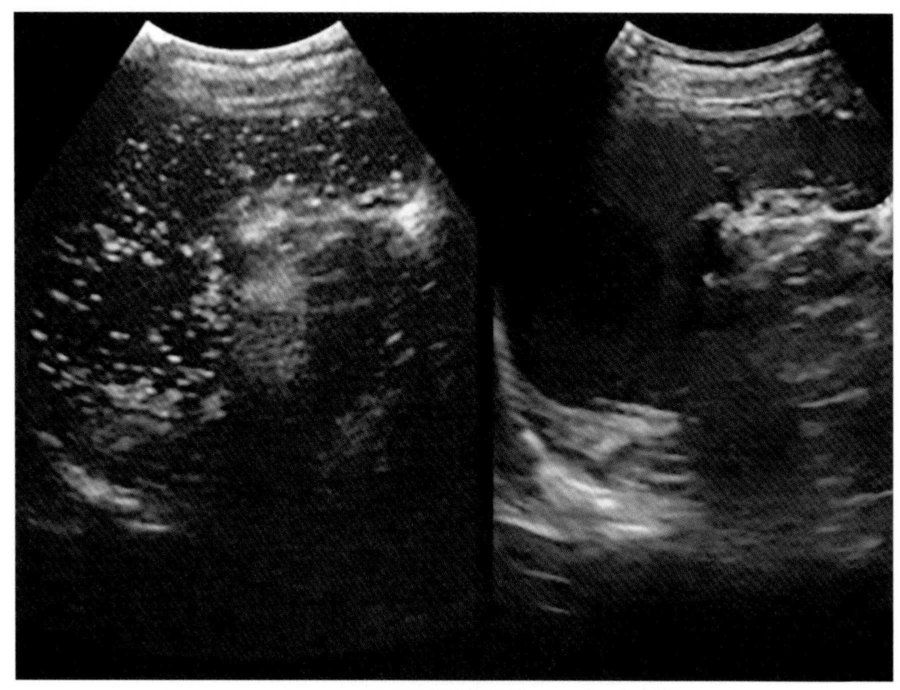

图 4-1-3　脾脏血管瘤超声造影声像图
病灶动脉期自周边呈结节状增强，逐步向中心缓慢增强

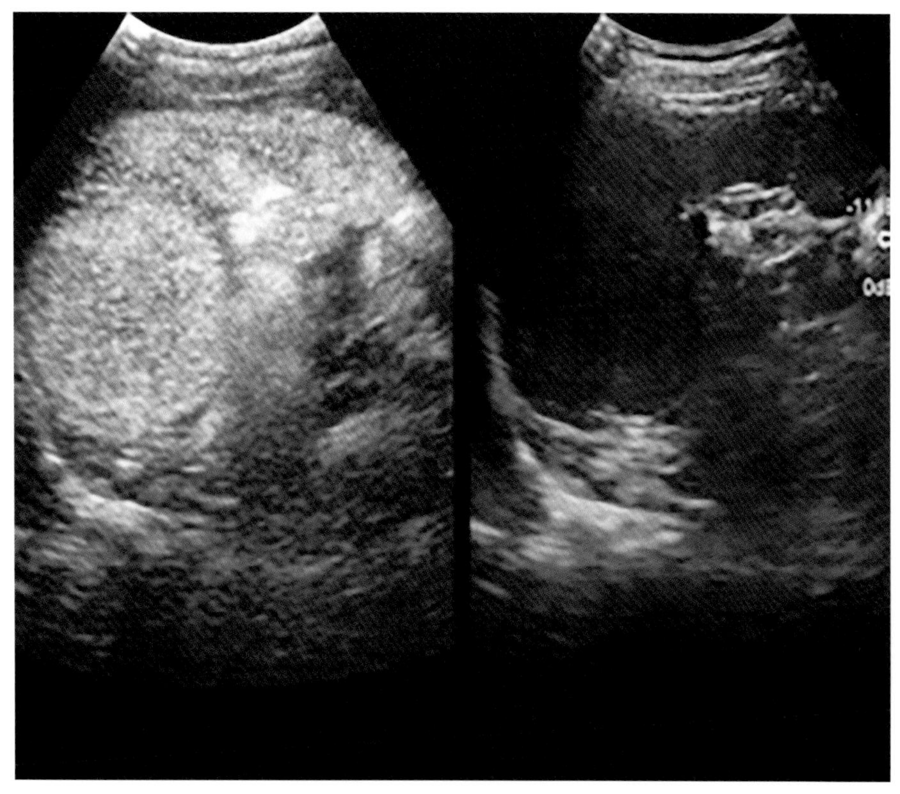

图 4-1-4　脾脏血管瘤超声造影声像图
病灶动脉期自周边呈结节状增强，逐步向中心缓慢增强

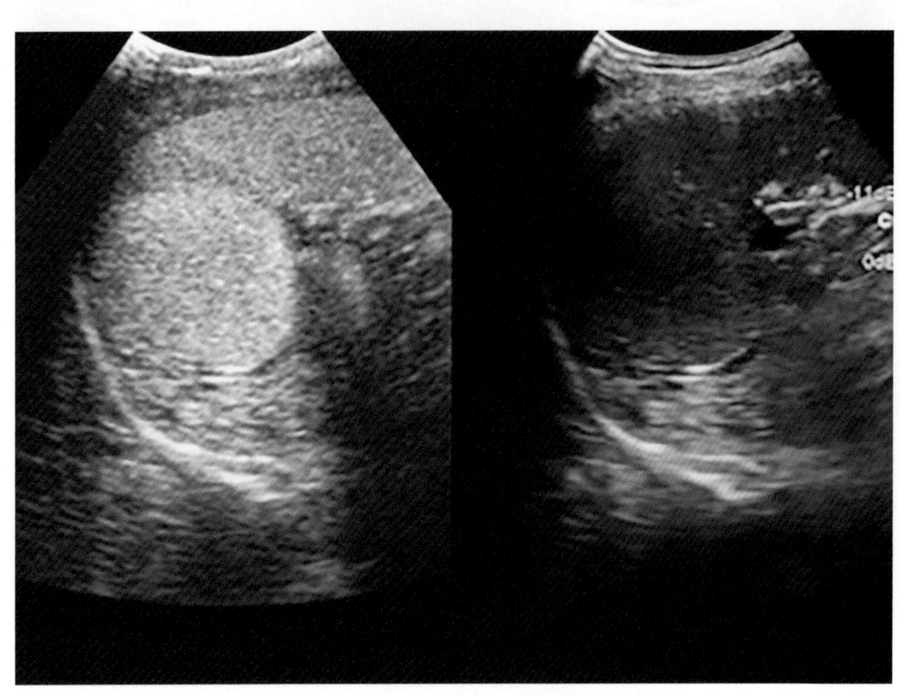

图 4-1-5　脾脏血管瘤超声造影声像图
病灶静脉期高增强病灶高于周围脾实质回声

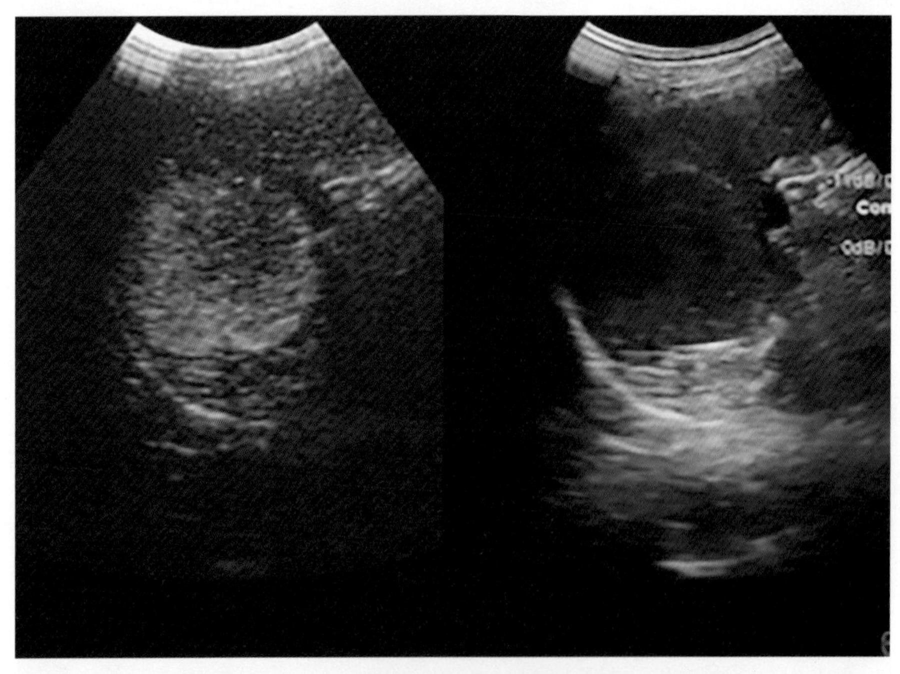

图 4-1-6　脾脏血管瘤超声造影声像图
病灶造影剂缓慢消退

ER4-1-1 脾血管瘤超声造影动态图
病灶动脉期（19s）自周边呈结节状增强，逐步向中心缓慢增强，静脉期高增强（3min12s），病灶高于周围脾实质回声，造影剂缓慢消退，病灶呈“慢进慢退”

5. 增强CT 脾脏形态饱满，脾上极可见类圆形软组织密度灶（图4-1-7），增强扫描后动脉期以边缘强化为著（图4-1-8），延迟期其内密度显示尚均匀（图4-1-9）。诊断：脾内占位，考虑肿瘤性病变可能——血管瘤可能。

6. 鉴别诊断 脾脏血管淋巴管瘤通常表现为囊实性混合回声，造影呈不均匀增强，其内扩张的淋巴管为无增强。脾脏恶性肿瘤通常表现为“快进快退”，即动脉期快速增强，静脉期快速消退，若有坏死可呈现无增强区。

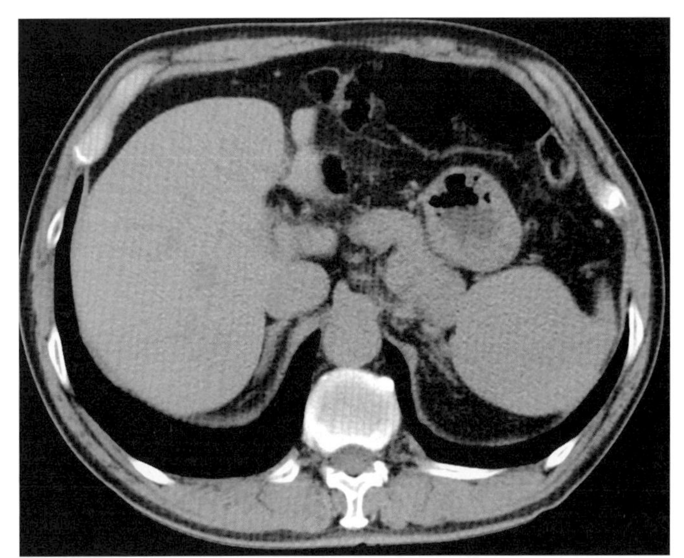

图4-1-7 脾血管瘤CT平扫
脾上极可见类圆形软组织密度灶

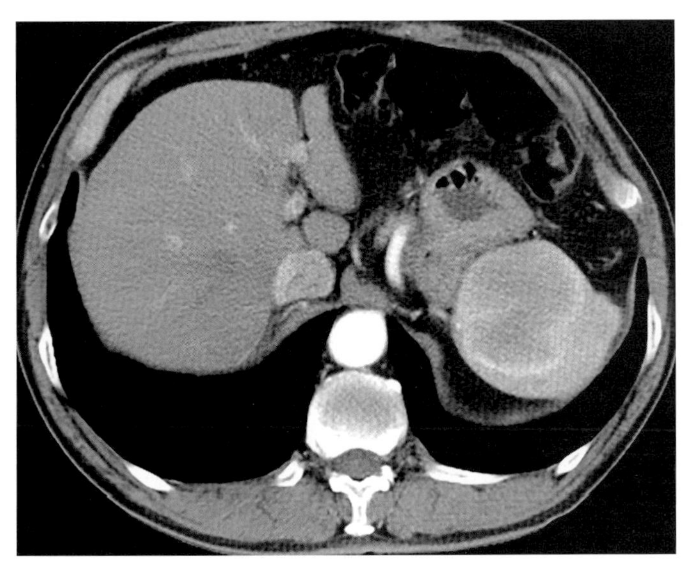

图4-1-8 脾血管瘤增强CT动脉期
病灶CT增强动脉期以边缘强化为著

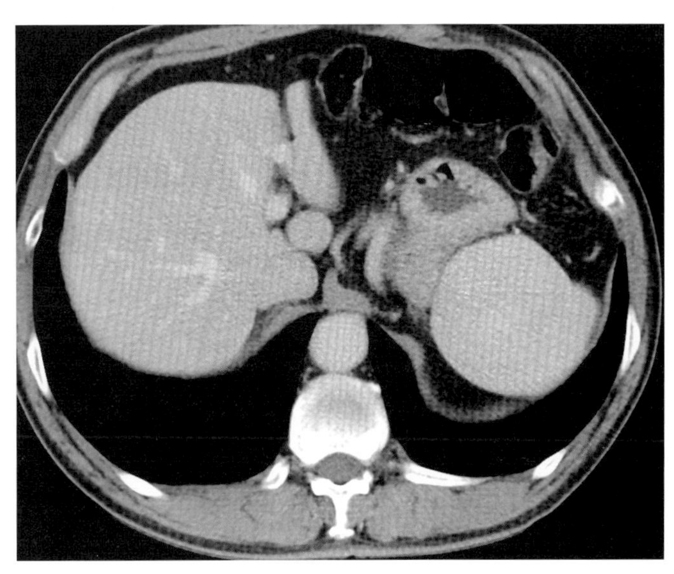

图4-1-9 脾血管瘤增强CT延迟期
病灶CT增强延迟期其内密度显示尚均匀

【病例二】

1. 病史概要　女性 40 岁，因“上腹部不适 20d”就诊，超声检查发现脾脏占位。血常规及生化检查未见异常；血清肿瘤标志物 CEA 5.62ng/ml。

2. 常规超声图像　脾脏大小未见明显异常，上份及中份实质内查见两个大小分别约 2.1cm × 1.4cm 和 3.3cm × 2.9cm 的分隔囊性团块（图 4-1-10），边界较清楚，形态较规则，内未见明显血流信号（图 4-1-11）。

3. 超声造影图像　增强超声脾脏团块周边动脉期及静脉期呈等增强（图 4-1-12），部分分隔可见强化，呈等增强，囊性成分未见强化（图 4-1-13，ER4-1-2）。

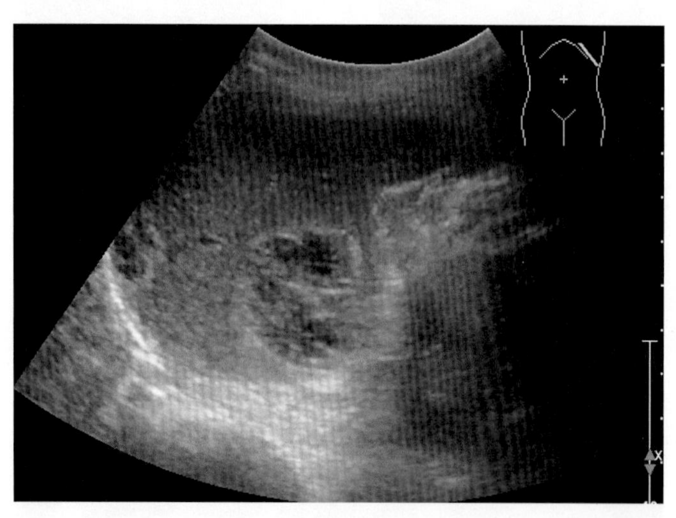

图 4-1-10　脾脏脉管瘤二维超声图像
脾脏上份及中份实质内查见两个大小分别约 2.1cm × 1.4cm 和 3.3cm × 2.9cm 的分隔囊性团块，边界较清楚，形态较规则

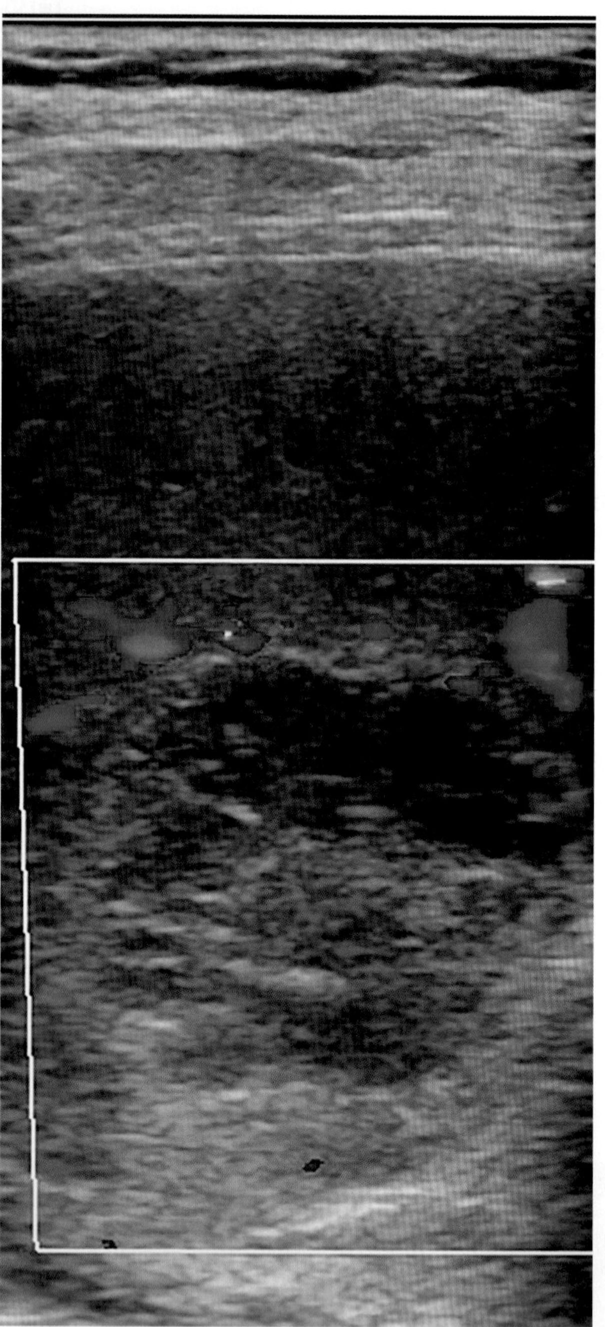

图 4-1-11　脾脏脉管瘤 CDFI 图像
脾脏团块内未见明显血流信号

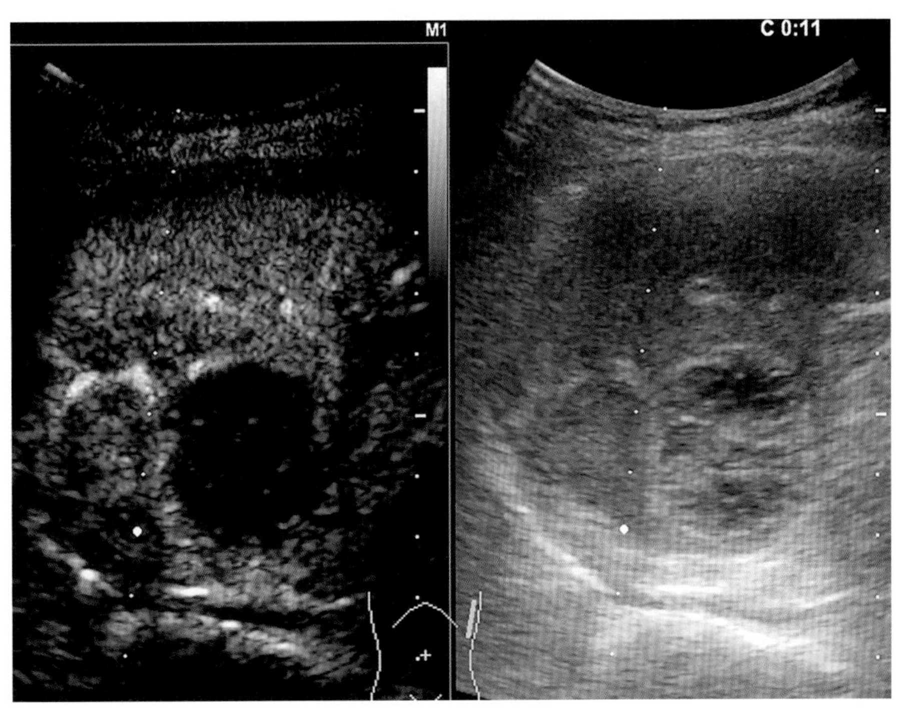

图 4-1-12　脾脏脉管瘤增强超声动脉期图像
脾脏团块增强超声动脉期周边及分隔呈等增强，囊性成分未见强化

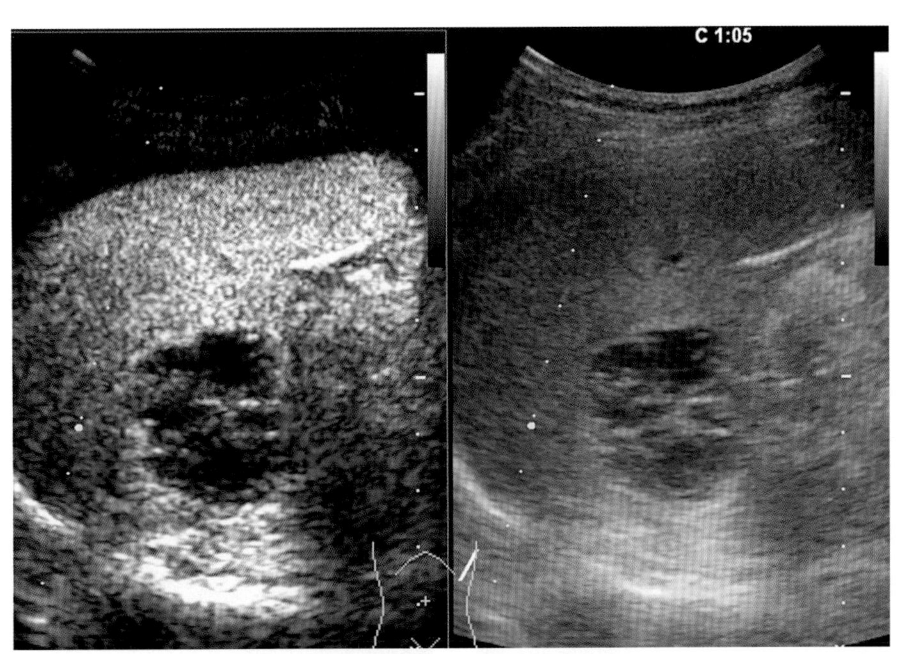

图 4-1-13　脾脏脉管瘤增强超声静脉期图像
脾脏团块增强超声静脉期周边及分隔呈等增强，囊性成分未见强化

ER4-1-2　脾脏脉管瘤超声造影动态图
脾脏团块增强超声动脉期及静脉期周边及分隔呈等增强，囊性成分未见强化

4. 超声造影诊断要点

（1）脾脏体积一般不大，脾脏脉管瘤多表现为稍强回声或混合回声，内部回声可呈管网状，边界清楚，形态规则。

（2）病灶动脉期及静脉期呈等增强。

5. 手术病理诊断　脉管瘤。

6. 鉴别诊断　脾脏脉管瘤典型者超声诊断不难，但当增强超声不典型时，仍需与脾脏淋巴瘤和脾脏转移癌相鉴别。脾脏血管瘤可表现为自周边向中心增强的过程，呈等增强或低增强，静脉期消退较慢，而脾脏淋巴瘤多为低回声，且脾脏体积常长大，增强超声动脉期常为不均匀高增强，静脉期廓清较早，内可见不增强的坏死区。脾转移癌常为多发病灶，一般表现为动脉期呈低增强，静脉期快速廓清且较彻底。

【病例三】

1. 病史概要　女性 34 岁，体检发现脾脏占位 1 年。无发热、鼻出血、皮肤紫癜等症状及体征。血常规无异常。

2. 常规超声图像　脾脏形态失常，实质回声均匀，内查见数个稍强回声团，较大位于脾门区，大小约 4.8cm×4.3cm（图 4-1-14），上述团块边界较清楚，部分形态欠规则，部分内见线状血流信号（图 4-1-15）。

3. 超声造影图像　脾脏团块在增强超声动脉期及静脉期均呈等增强（图 4-1-16、图 4-1-17，ER4-1-3）。

4. 超声造影诊断要点　脾脏脉管瘤多表现为稍强回声或混合回声，增强超声动脉期及静脉期呈等增强。

5. 手术病理诊断　脉管瘤（海绵状血管瘤＋淋巴管瘤）。

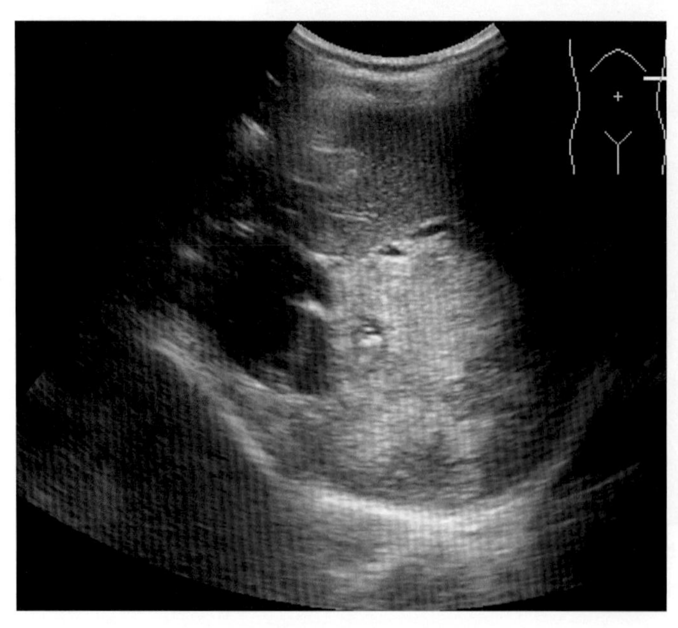

图 4-1-14　脾脏脉管瘤二维超声图像
脾脏实质内查见数个稍强回声团，较大位于脾门，大小约 4.8cm×4.3cm，边界较清楚，形态欠规则

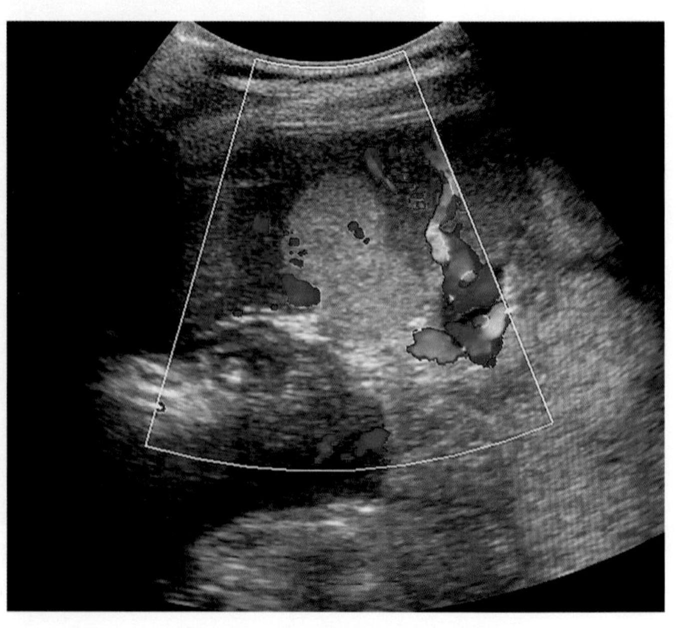

图 4-1-15　脾脏脉管瘤 CDFI 图像
脾门团块内可见线状血流信号

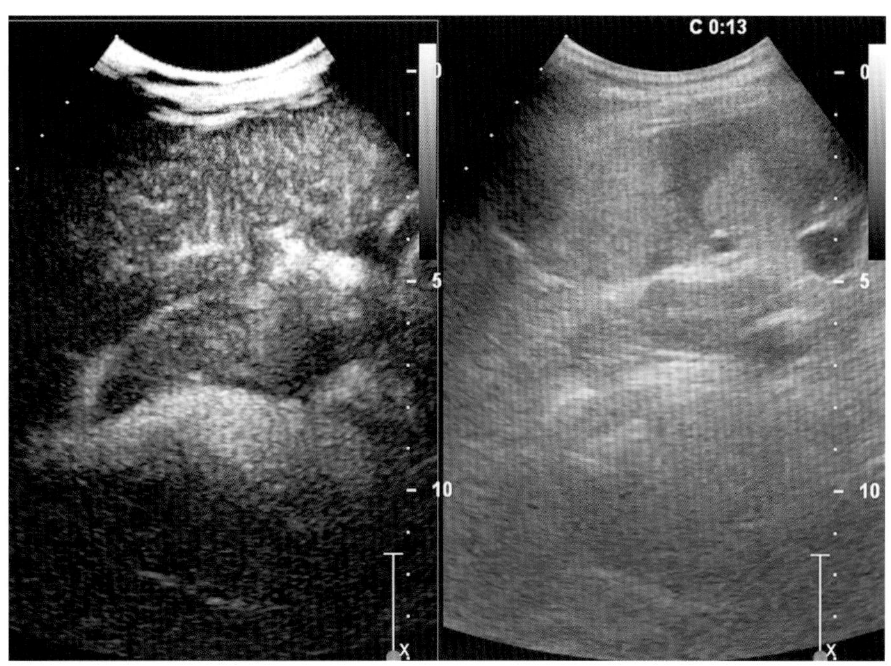

图 4-1-16　脾脏脉管瘤增强超声动脉期图像
脾脏团块增强超声动脉期呈等增强

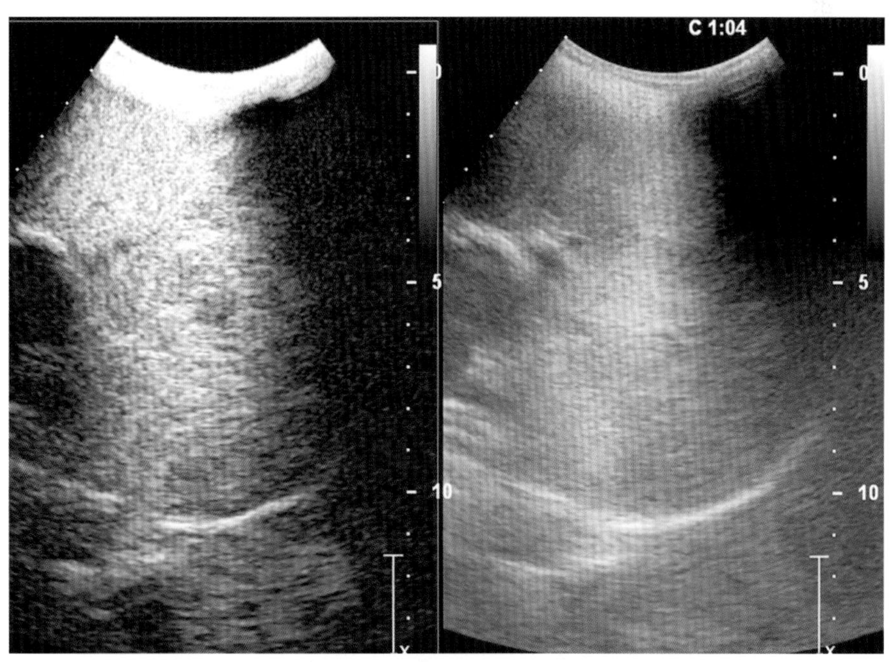

图 4-1-17　脾脏脉管瘤增强超声静脉期图像
脾脏团块增强超声静脉期呈等增强

ER4-1-3　脾脏脉管瘤超声造影动态图
脾脏团块增强超声动脉期呈等增强

第二节 脾脏恶性肿瘤

一、淋巴瘤

脾脏淋巴瘤是脾脏最常见恶性肿瘤，根据其生长方式可大体分为弥漫型和局限型两大类。二维超声表现为脾脏体积增大，肿瘤呈单发或多发极低回声团块，内血流信号丰富。肿瘤增强超声动脉期呈高增强，开始廓清时间较早，较大者内部可见片状无强化区，静脉期呈低增强，整体呈“快进快退”模式。

【病例一】

1. 病史概要 男性，55 岁，无明显不适，体检发现肝脏占位。血象异常，WBC：3.27×10^9/L，淋巴细胞百分比 62.4%。

2. 常规超声图像 脾厚约 7.7cm，脾实质回声欠均质，脾实质内可见范围约 8.9cm × 8.2cm 的低回声，边界清，形态不规则（图 4-2-1），CDFI：病灶内部可见稍丰富的点线状血流信号（图 4-2-2）。

3. 超声造影图像 动脉早期脾内低回声呈不均匀增强（图 4-2-3），增强强度略低于周边正常脾脏组织，随后呈等增强，静脉早期（47s）病灶出现廓清呈低增强（图 4-2-4，ER4-2-1）。

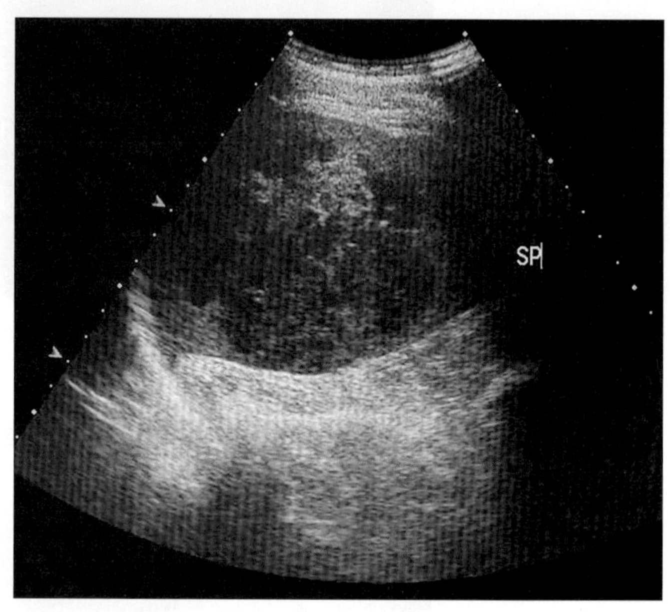

图 4-2-1 脾脏淋巴瘤的二维超声声像图
脾实质内可见范围约 8.9cm × 8.2cm 的低回声，边界清，形态不规则

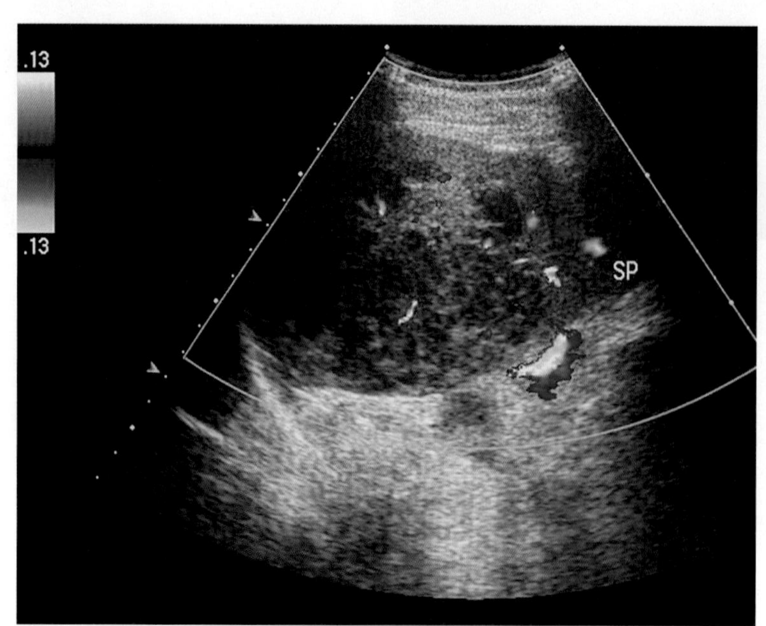

图 4-2-2 脾脏淋巴瘤的 CDFI 图像
CDFI：病灶内部可见稍丰富的点线状血流信号

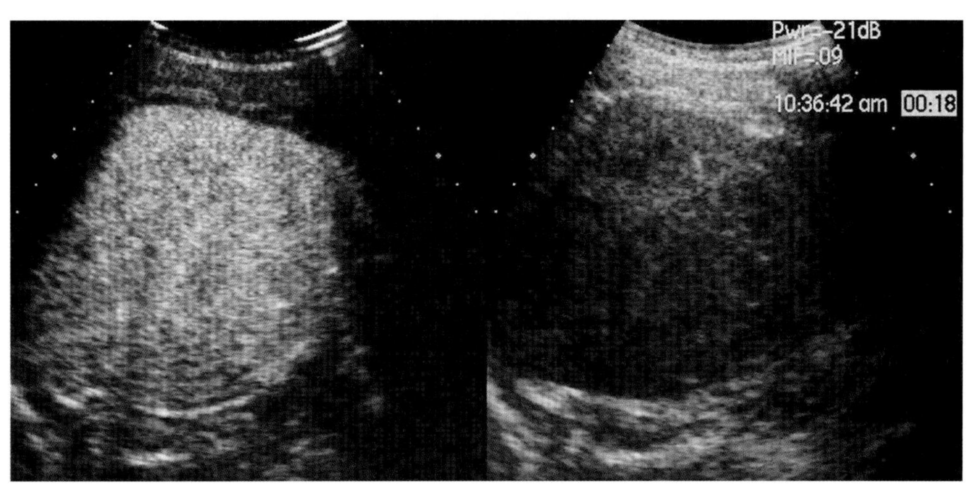

图 4-2-3　脾脏淋巴瘤增强超声动脉期图像
动脉早期脾内低回声呈不均匀稍低增强

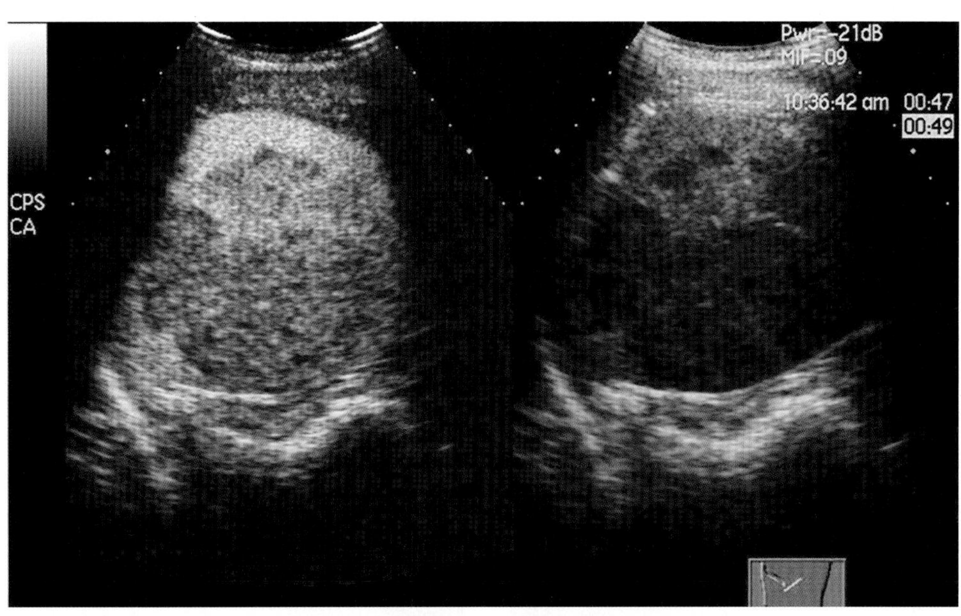

图 4-2-4　脾脏淋巴瘤增强超声静脉期图像
静脉期脾内低回声呈低增强

ER4-2-1 脾脏淋巴瘤超声造影动态图
动脉早期脾内低回声呈不均匀增强，增强强度略低于周边正常脾脏组织，随后呈等增强

4. 超声造影诊断要点

（1）动脉期快速增强（整体增强或周边环状增强），可呈高增强、等增强或低增强。

（2）静脉期快速消退为低增强。

（3）病灶内部如有坏死可呈无增强区。

（4）少数病灶也可始终无明显增强。

5. 手术病理诊断 （脾脏）弥漫大B细胞淋巴瘤。

【病例二】

1. 病史概要 男性51岁，体检发现脾脏占位4个月，确诊间变性淋巴瘤激酶阳性（ALK+）大细胞淋巴瘤1个月。血常规：单核细胞绝对值0.78×10^9/L；单核细胞百分率13.2%。

2. 常规超声图像 脾脏肋间厚约6.3cm，中份实质内查见大小约7.4cm×6.3cm的弱回声团（图4-2-5），边界不清楚，形态不规则，内部及周边可见点线状血流信号（图4-2-6）。

3. 超声造影图像 脾脏中份团块在增强超声动脉期呈不均匀高增强（图4-2-7），动脉晚期开始消退，静脉期呈低增强，内见片状不规则无强化区（图4-2-8，ER4-2-2）。

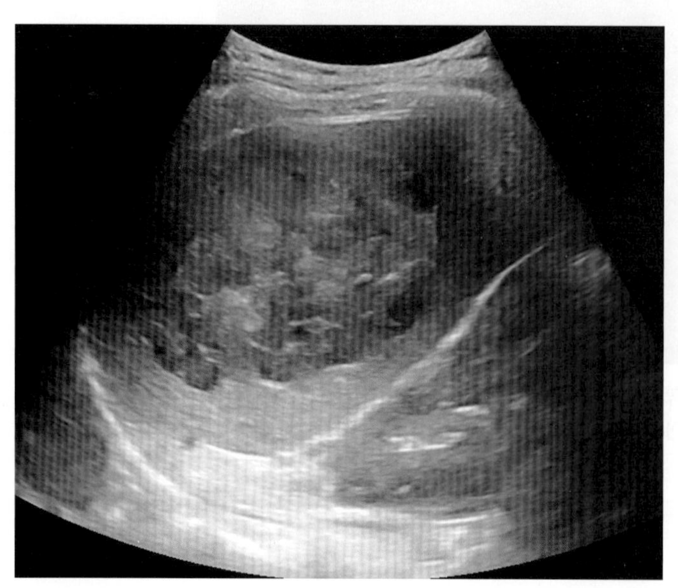

图4-2-5 脾脏淋巴瘤二维超声图像
脾脏中份实质内查见大小约7.4cm×6.3cm的弱回声团，边界不清楚，形态不规则

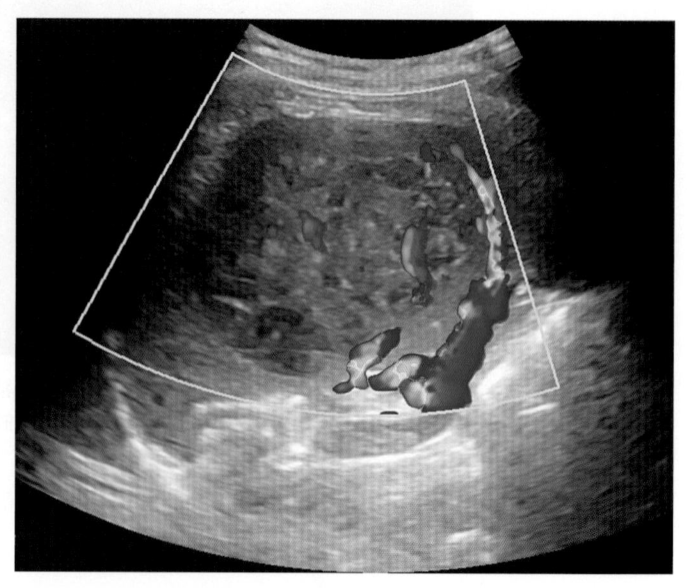

图4-2-6 脾脏淋巴瘤CDFI图像
脾脏中份团块内部及周边可见点线状血流信号

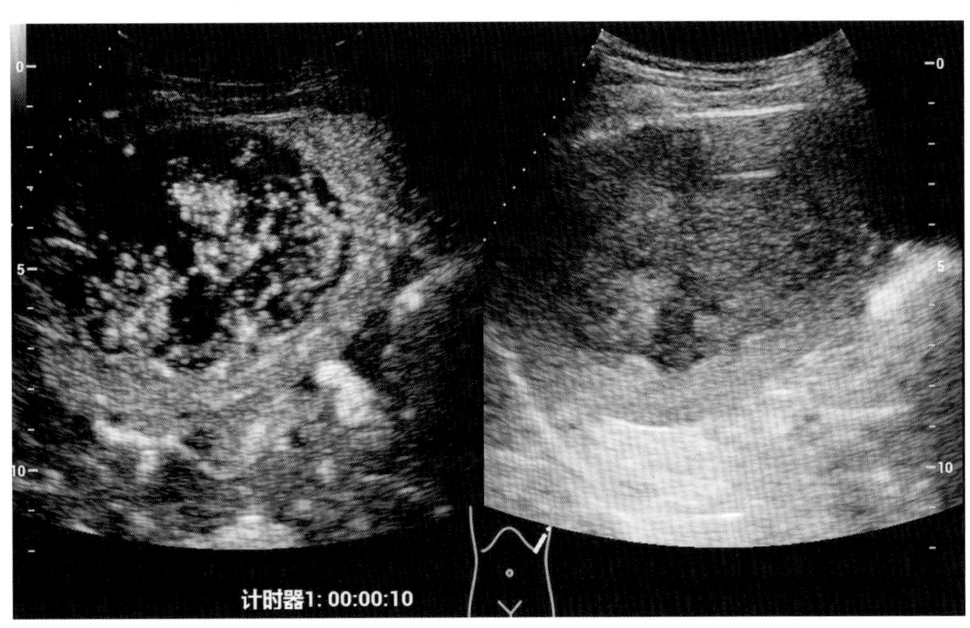

图 4-2-7　脾脏淋巴瘤增强超声动脉期图像
脾脏中份团块增强超声动脉期呈不均匀高增强，内可见片状不规则无强化区

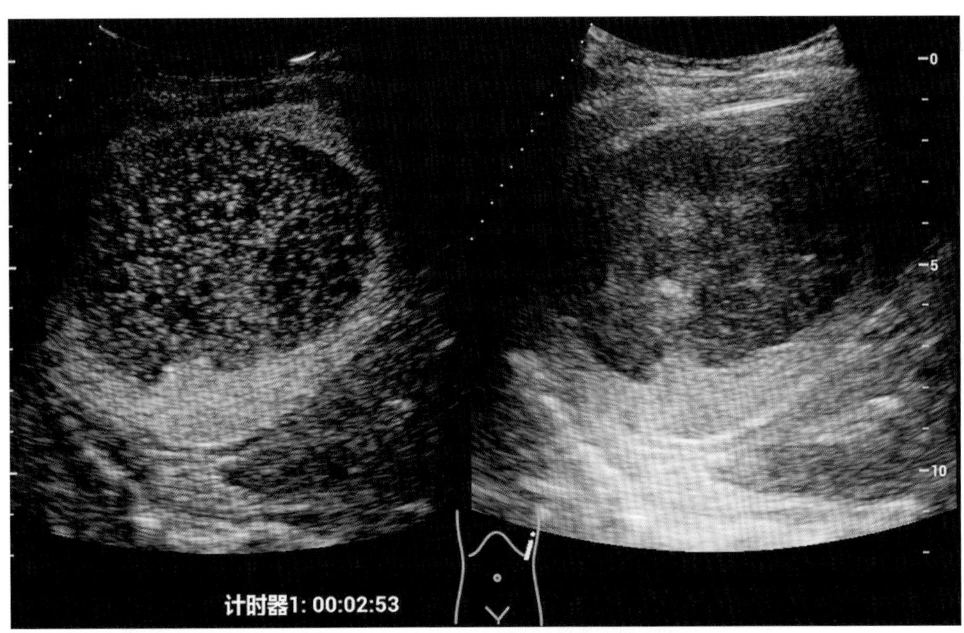

图 4-2-8　脾脏淋巴瘤增强超声静脉期图像
脾脏中份团块增强超声静脉期呈低增强

ER4-2-2　脾脏淋巴瘤超声造影动态图
脾脏团块增强超声动脉期呈不均匀高增强，动脉晚期开始消退，静脉期呈低增强，内见片状不规则无强化区

4. **超声造影诊断要点**

（1）脾脏体积长大，脾脏淋巴瘤多为低回声，部分边界不清，形态不规则，内血流信号较丰富。

（2）病灶动脉期呈不均匀高增强。

（3）病灶廓清较早，静脉期呈低增强。

5. **手术病理诊断**　非霍奇金淋巴瘤，ALK+ 大 B 细胞淋巴瘤，侵袭性。

6. **鉴别诊断**　脾脏淋巴瘤较易诊断，但当其为单发肿块时，需要与脾脏转移癌进行鉴别。主要鉴别点在于脾脏转移癌的脾脏体积正常或轻度增大，常为多发，增强超声动脉期多为整体增强或周边环状增强，静脉期明显低增强，且患者常有脾外恶性肿瘤病史。而脾脏淋巴瘤的脾脏体积常明显增大，增强超声动脉期多呈不均匀高增强。但有时两者在超声造影表现上有一定的重叠性，鉴别诊断需结合临床其他资料综合判断。

二、其他恶性肿瘤

脾转移性肿瘤指起源于上皮系统的恶性肿瘤，通常是来源于非造血系统的恶性肿瘤。原发灶可以是全身各个器官。转移灶可单发或多发，或弥漫性浸润。

【病例】

1. **病史概要**　女性，52 岁，肾癌术后 8 个月，发现脾脏占位 10d。

2. **常规超声图像**　脾下极可见一类圆形低回声，内部回声不均匀，边界尚清晰，局部凸出于脾脏脏面包膜外（图 4-2-9），CDFI：病灶内可见散在点状血流信号（图 4-2-10）。

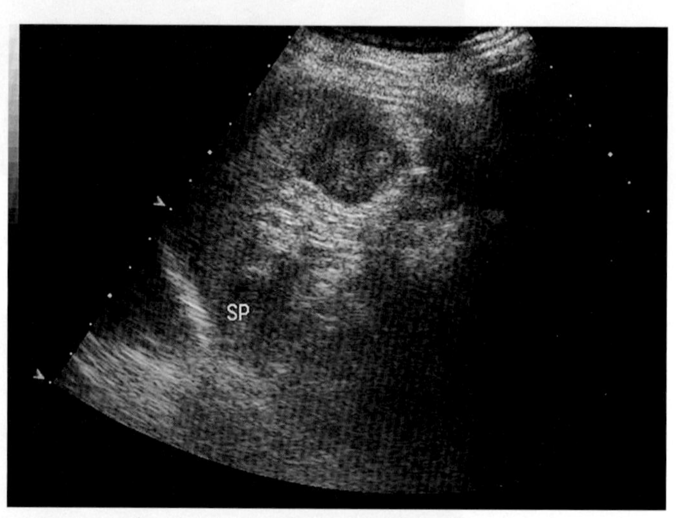

图 4-2-9　脾脏转移癌二维超声声像图
脾下极类圆形低回声，内部回声不均匀，边界尚清晰，局部凸出于脾脏脏面包膜外

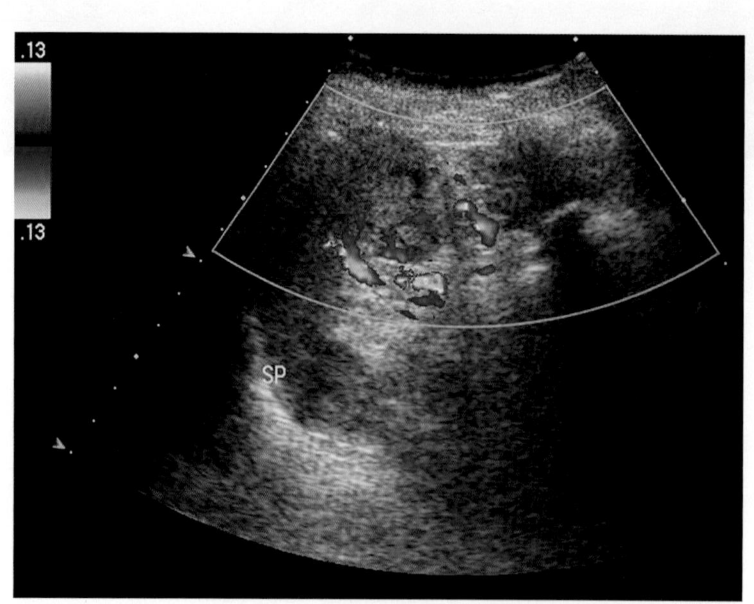

图 4-2-10　脾脏转移癌 CDFI 图像
CDFI：病灶内部可见散在点状血流信号

3. 超声造影图像 脾下极低回声动脉期呈不均匀高增强，内部可见增粗扭曲的血管，静脉期消退为低增强（图 4-2-11、图 4-2-12，ER4-2-3）。

4. 超声造影诊断要点

（1）动脉期病灶呈迅速增强（整体或环状增强）。

（2）静脉期表现为明显低增强。

5. 手术病理诊断 （脾脏）转移性癌（结合病史及免疫组化，考虑为转移性肾透明细胞癌）。

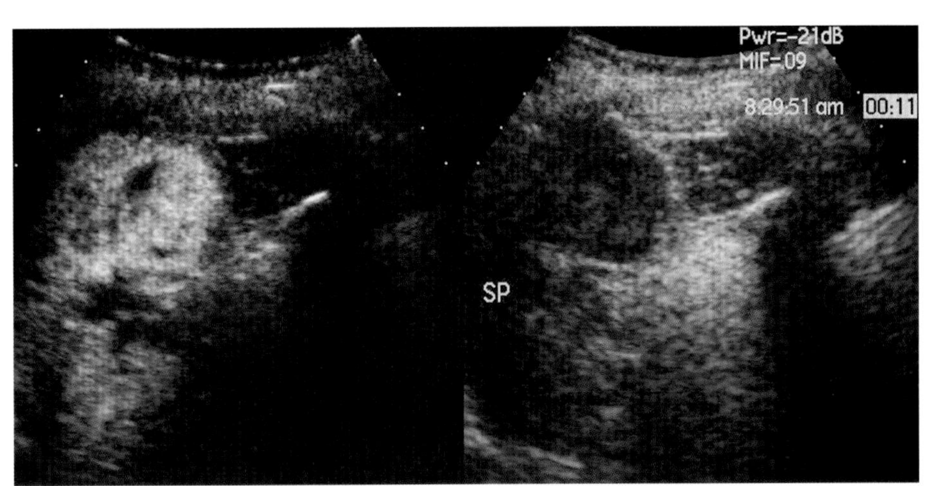

图 4-2-11 脾脏转移癌增强超声动脉期图像
脾下极低回声动脉期呈不均匀高增强

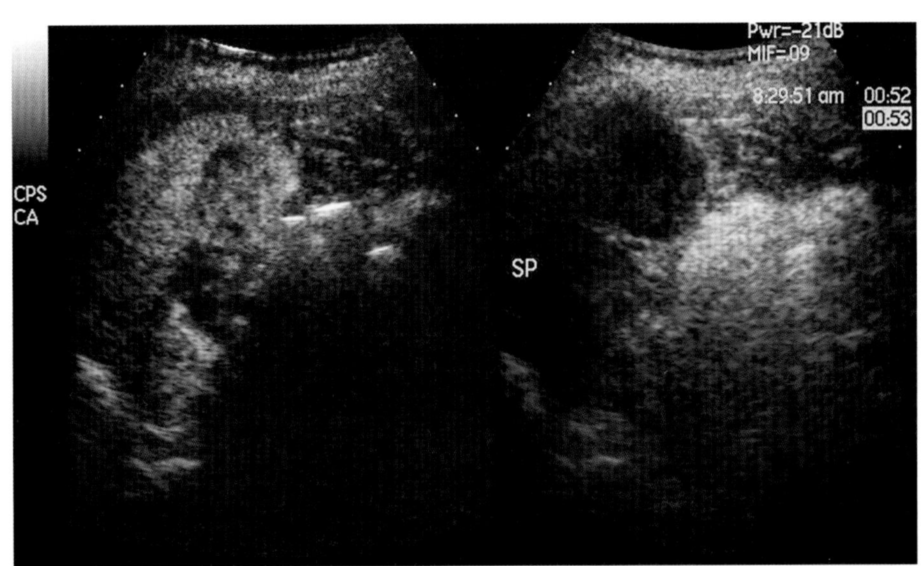

图 4-2-12 脾脏转移癌增强超声静脉期图像
脾下极低回声静脉期呈不均匀低增强

ER4-2-3 脾脏转移癌超声造影动态图
脾下极低回声动脉期呈不均匀高增强，内部可见增粗扭曲的血管

第三节　脾脏其他疾病

一、脾破裂

脾脏是腹腔脏器中最易受损的器官，脾破裂患者常有外伤病史，分为真性破裂、包膜下破裂及中央性破裂。不同类型破裂二维超声表现不同，增强后破裂区域无强化，与周围组织分界清楚；当有活动性出血时，有可能看到超声造影剂外溢。

【病例】

1. 病史概要　女性 62 岁，无明显诱因出现左侧胸背痛，伴胸闷气促 2h。血常规：红细胞计数 2.95×10^{12}/L，血红蛋白 81g/L，淋巴细胞绝对值 0.46×10^{9}/L。炎症指标：C 反应蛋白 65.00mg/L，白细胞介素 -6 21.00pg/ml。

2. 常规超声图像　脾脏中上份内侧查见大小约 12.0cm × 5.9cm 的混合回声团块（图 4-3-1），边界较清楚，形态不规则，延伸至左膈下，内可见较多分隔，脾脏下份局部包膜连续性中断，团块内未见明显血流信号（图 4-3-2）。盆腔内查见少许游离液性暗区。

3. 超声造影图像　脾脏左上份团块在增强超声动脉期及静脉期均未见强化（图 4-3-3、图 4-3-4），包膜连续性中断（ER4-3-1）。

4. 超声造影诊断要点

（1）真性脾破裂时脾脏体积不大，包膜不连续，实质回声杂乱或均匀，病灶呈不均匀弱回声，边界不清，形态不规则，增强后病灶区无强化。腹腔可见游离液性暗区。

（2）包膜下破裂和中央性破裂，可见脾脏增大，包膜连续，脾内可见不均匀弱回声区域，边界不清，形态不规则，增强后病灶区无强化。腹腔内无游离液性暗区。

（3）左侧膈下及腹腔可见积液。

5. 增强 CT　脾脏周围见大片状混杂密度影，内可见稍高密度影，脾脏包膜下积血，较大厚度约 6.8cm，增强未见强化，诊断提示脾破裂。

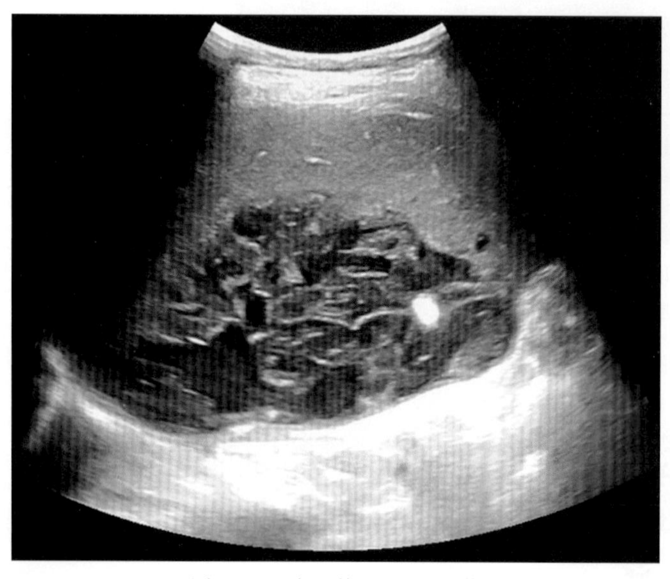

图 4-3-1　脾破裂二维超声图像

脾脏中上份内侧查见大小约 12.0cm × 5.9cm 的混合回声团块，边界较清楚，形态不规则，延伸至左膈下，内可见较多分隔，脾脏下份局部包膜连续性中断

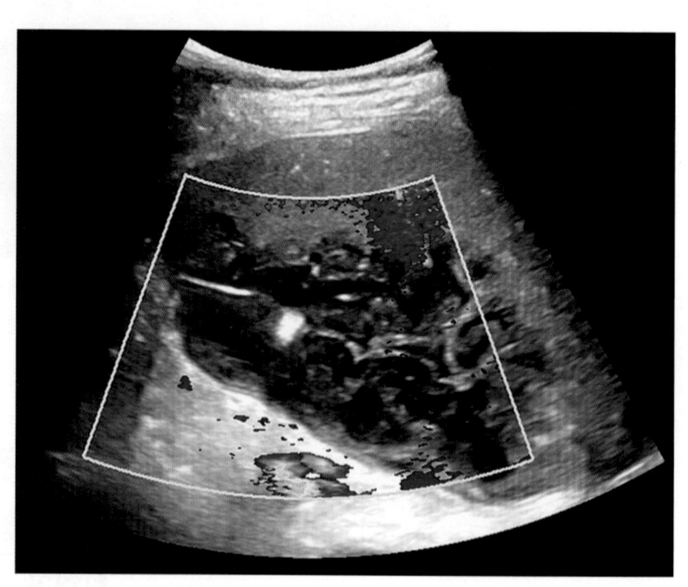

图 4-3-2　脾破裂 CDFI 图像

脾脏中上份团块内未见明显血流信号

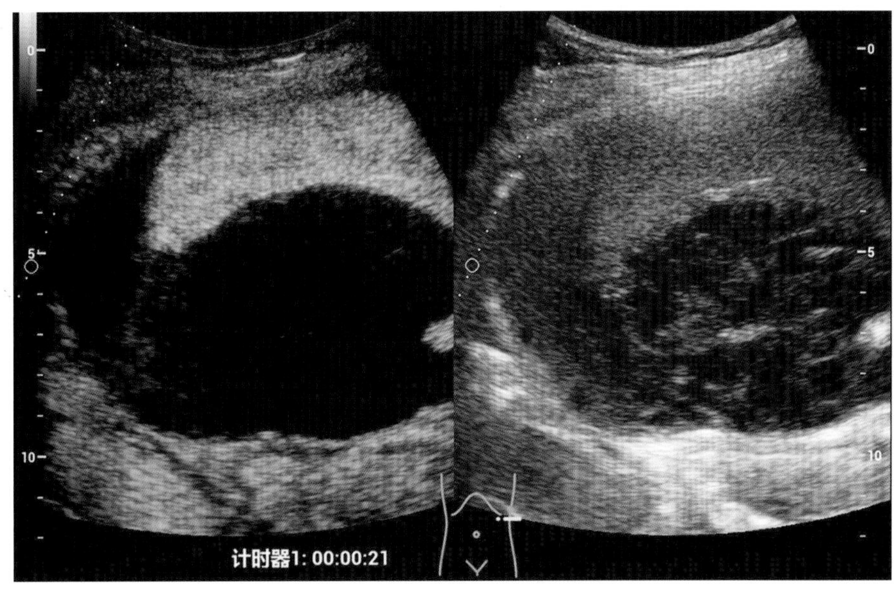

图 4-3-3 脾破裂增强超声动脉期图像
脾脏中上份团块增强超声动脉期未见明显强化

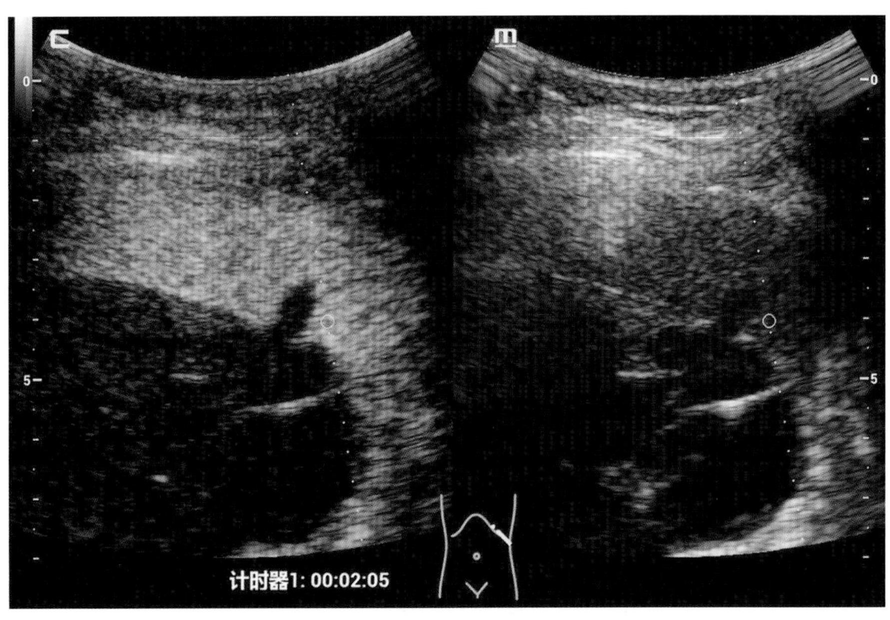

图 4-3-4 脾破裂增强超声静脉期图像
脾脏中上份团块增强超声静脉期未见明显强化

ER4-3-1 脾破裂超声造影动态图
脾脏中上份团块增强超声动脉期及静脉期均未见明显强化

6. 鉴别诊断 脾破裂常有外伤病史，但也有自发性脾破裂的发生，尤其是对于自发性脾破裂患者，需与以下疾病鉴别：脾脏淋巴管瘤和脾棘球蚴病。脾脏淋巴管瘤多为分隔囊性占位，边界清楚，形态规则，增强超声动脉期及静脉期呈不均匀增强；脾脏棘球蚴病可呈分隔囊性表现，但囊壁较厚，内可见斑片状强回声，包虫内皮实验多为阳性，增强后无强化。

二、脾梗死

脾梗死是由于脾动脉及其分支动脉阻塞引起的脾脏局限性缺血坏死。典型的二维超声表现为脾脏增大，脾实质内见楔形或不规则的弱回声区，尖端指向脾门；CDFI 内未见血流信号；增强超声显示梗死区域无强化，与周围实质分界清楚。

【病例一】

1. 病史概要 男性 32 岁，肝硬化失代偿期 3 年，TIPS 术后 2 年，1 年前行脾动脉栓塞术。反复贫血 2 年。脾脏可触及至脐部水平，质稍硬，边缘光滑。血常规：红细胞计数 4.12×10^{12}/L，血红蛋白 95g/L，白细胞 8.58×10^{12}/L。凝血常规：活化部分凝血活酶时间 49.3s，凝血酶原时间 16.8s。

2. 常规超声图像 "脾动脉栓塞术后"：脾脏肋间厚约 8.8cm，上份查见范围约 11.6cm×7.0cm 的减弱回声区，下份查见范围约 11.9cm×6.7cm 的减弱回声区（图 4-3-5），边界不清楚，形态不规则。

3. 超声造影图像 脾脏减弱回声区在增强超声动脉期及静脉期均未见明显强化（图 4-3-6、图 4-3-7，ER4-3-2）。

4. 超声造影诊断要点 脾脏体积长大，脾梗死灶在二维超声上显示为楔形或不规则的弱回声区，增强超声显示梗死区域无强化，与周围实质分界清楚。

5. 其他检查 增强 CT：脾脏实质密度不均匀，实质内片状低密度影，增强后无强化。

6. 鉴别诊断 脾梗死常发生于栓塞术后或胰腺疾病所致脾动脉血栓形成等，诊断时需要与脾脓肿进行鉴别。脾梗死超声表现为尖端指向脾门，底部朝向脾包膜的楔形弱回声区，增强后病灶无强化，栓塞所致的脾梗死形态可不规则。脾脓肿患者一般有高热，寒战等症状，二维超声多为混合回声，边界不清，形态不规则，动脉期多为不均匀高增强，静脉期呈低增强，但完全液化时可无强化，诊断时需紧密结合临床。

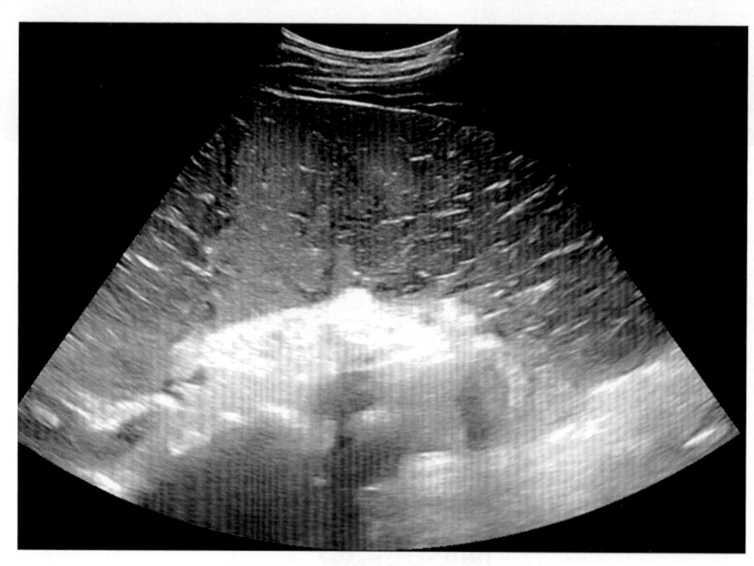

图 4-3-5 脾梗死二维超声图像

脾脏肋间厚约 8.8cm，上份查见范围约 11.6cm×7.0cm 的减弱回声区，下份查见范围约 11.9cm×6.7cm 的减弱回声区，边界不清楚，形态不规则

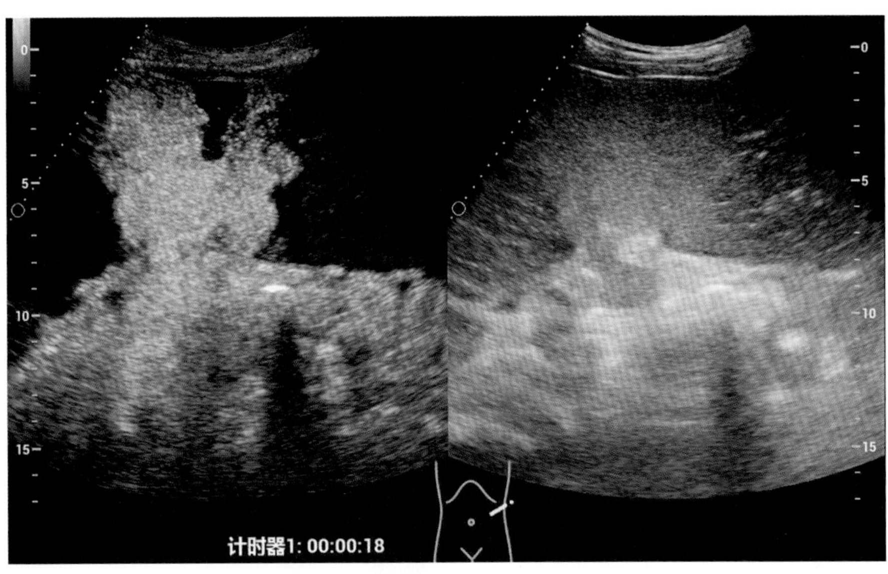

图 4-3-6　脾梗死增强超声动脉期图像
脾脏减弱回声区增强超声动脉期未见明显强化

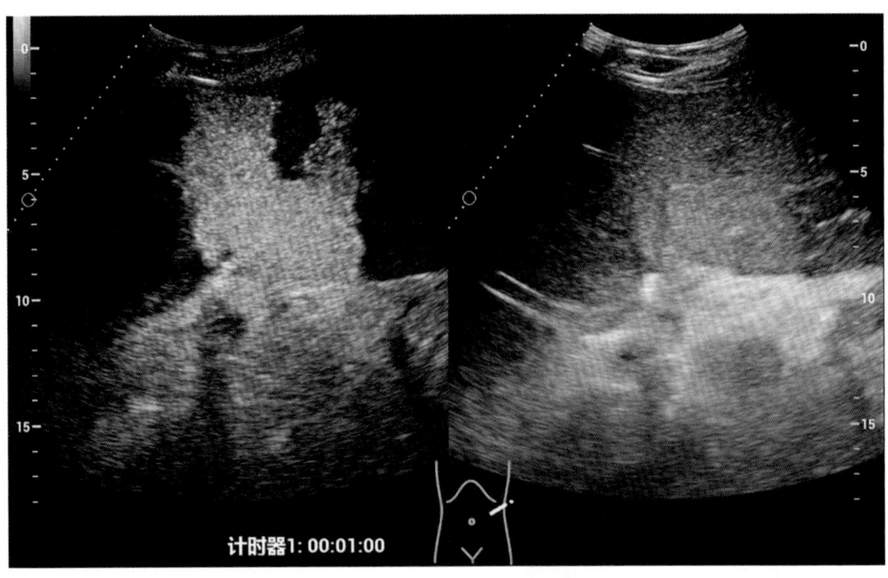

图 4-3-7　脾梗死增强超声静脉期图像
脾脏减弱回声区增强超声静脉期未见明显强化

ER4-3-2　脾梗死超声造影动态图
脾脏减弱回声区增强超声动脉期及静脉期均未见明显强化

【病例二】

1. 病史概要　男性 34 岁，患者有肝硬化伴原发性肝癌病史，因门静脉高压行脾动脉反复栓塞术后半年。现患者自觉左上腹疼痛，无发热症状。血常规：白细胞计数 9.75×10^9/L。

2. 常规超声图像　"脾动脉栓塞术后"：脾脏实质回声弥漫增高，近膈下脾左外侧可见一低回声区，边界清楚，形态不规则，内部回声欠均匀，内无明显血流信号，周边部可见少许血流信号（图 4-3-8、图 4-3-9）。

3. 超声造影图像　近膈下脾左外侧低回声区动脉期及静脉期均未见增强（图 4-3-10、4-3-11，ER4-3-3）。

4. 超声造影诊断要点　增强超声显示梗死区域无强化，与周围实质分界清楚。

5. 其他检查　增强 CT：脾脏实质内片状低密度影，增强后无强化。

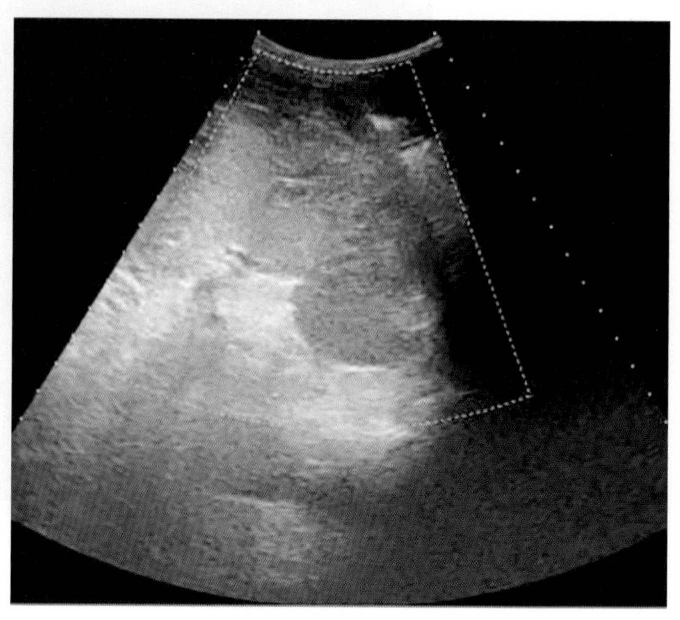

图 4-3-8　脾梗死 CDFI 图像

脾脏实质回声弥漫增高，近膈下脾左外侧可见一低回声区，边界清楚，形态不规则，内部回声欠均匀

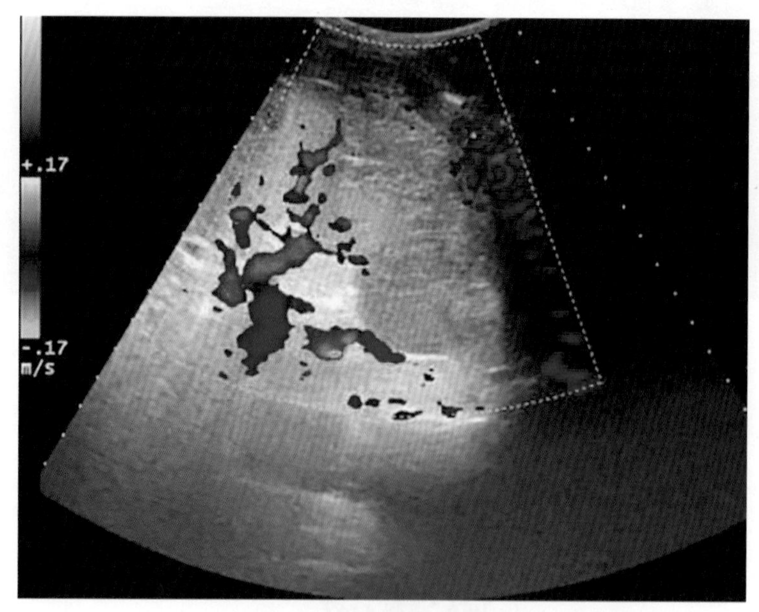

图 4-3-9　脾梗死 CDFI 图像

脾脏低回声区内未见明显血流信号，周边部可见少许血流信号

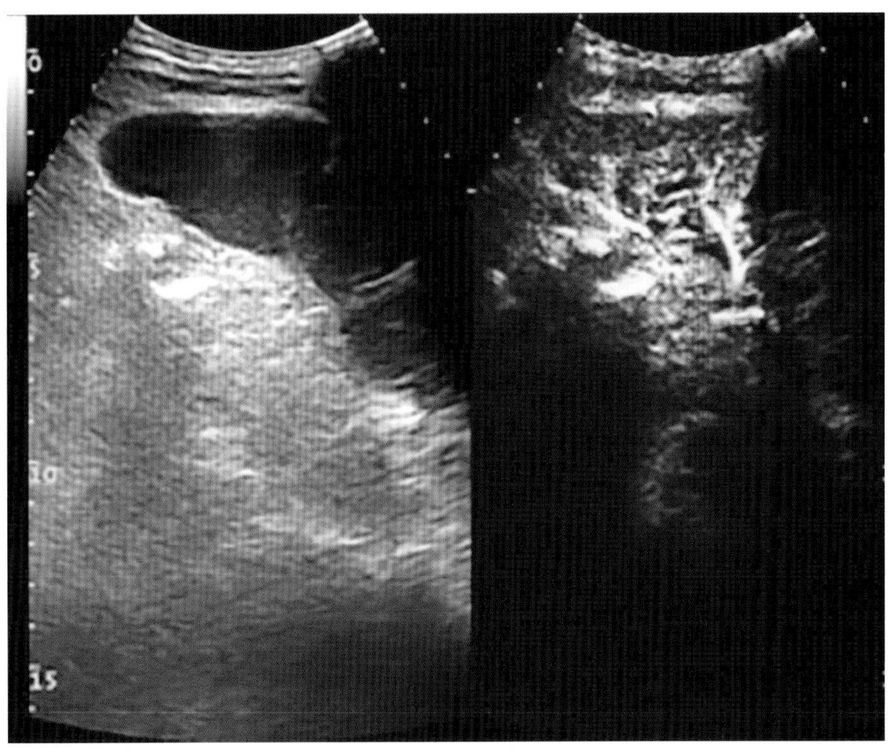

图 4-3-10　脾梗死增强超声动脉期图像
脾脏低回声区增强超声动脉期未见明显强化

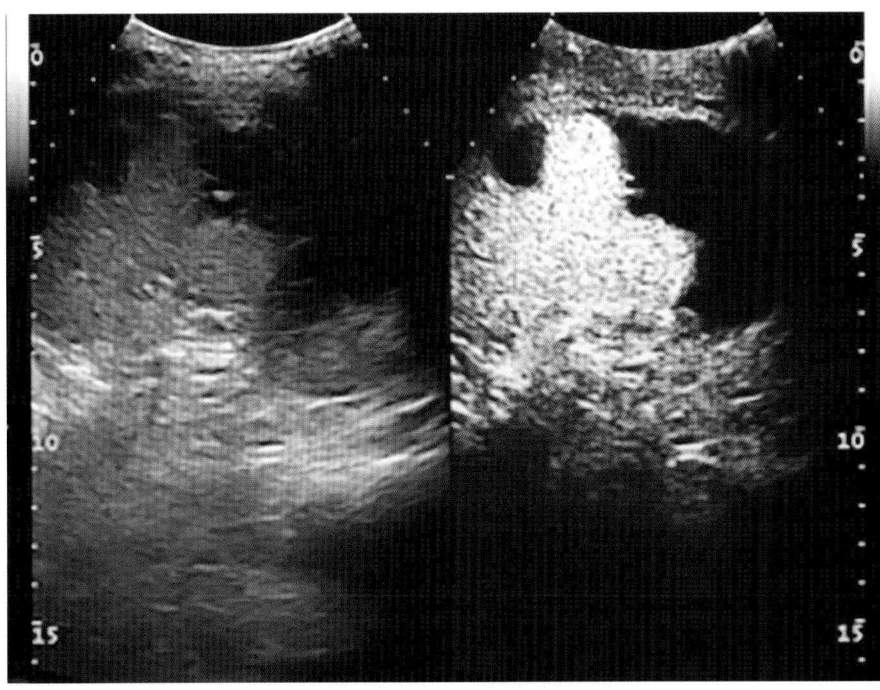

图 4-3-11　脾梗死增强超声静脉期图像
脾脏低回声区增强超声静脉期未见明显强化

ER4-3-3　脾梗死超声造影动态图
脾脏低回声区增强超声动脉期及静脉期均未见明显强化

三、脾脓肿

脾脓肿是指由多种细菌引起的脾脏感染性疾病，常继发于身体其他部位感染，临床较少见。二维超声表现为脾脏肿大，脓肿呈低回声或混合回声，当病灶液化明显时，脓肿壁较厚，内部可见细小点状回声。增强超声动脉期脓肿周边可呈高增强，静脉期呈低增强，脓肿内部坏死区域无强化。

【病例一】

1. 病史概要　女性46岁，受凉后左上腹疼痛伴发热1个月。CT发现脾脏占位1周。血常规：红细胞计数 2.43×10^{12}/L，血红蛋白68g/L，白细胞计数 7.18×10^{9}/L，血小板计数 160×10^{9}/L。中性分叶核粒细胞百分率86.2%。炎症指标：降钙素原0.22ng/ml。

2. 常规超声图像　脾脏肋间厚约6.0cm，实质回声不均匀，中上份实质内查见大小约2.5cm×1.5cm的弱回声团（图4-3-12），周边回声增强，边界较清楚，形态欠规则，左侧膈下查见条状低回声区（图4-3-13），与脾脏中上份团块似可见相连。

3. 超声造影图像　增强超声显示脾脏团块动脉期及静脉期均未见强化（图4-3-14、图4-3-15），静脉期脾内另见数个小片状不规则不增强区，较大范围约1.2cm×0.6cm，常规超声显示不清（ER4-3-4）。

4. 超声造影诊断要点　脾脏长大，患者有发热病史，脾脏病灶在动脉期及静脉期均无强化，且在脾内另可见多个不增强区（这些病灶灰阶超声显示不清）。

5. 脾脏团块穿刺病理诊断　脾脏团块内查见较多中性粒细胞。

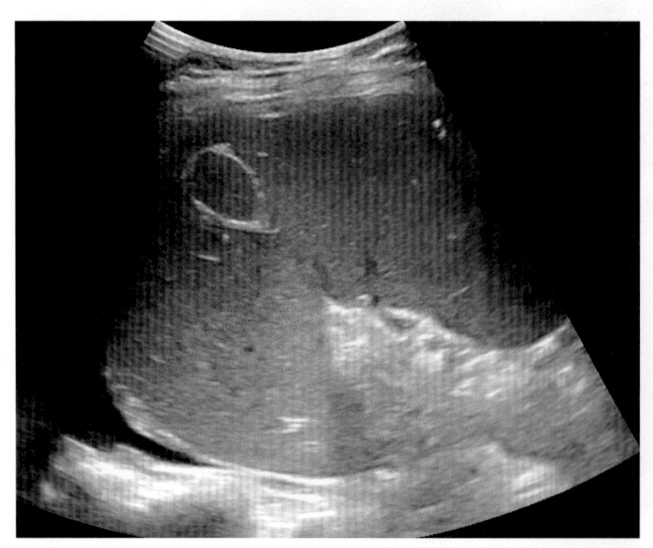

图4-3-12　脾脓肿二维超声图像
脾脏肋间厚约6.0cm，中上份实质内查见大小约2.5cm×1.5cm的弱回声团，周边回声增强，边界较清楚，形态欠规则

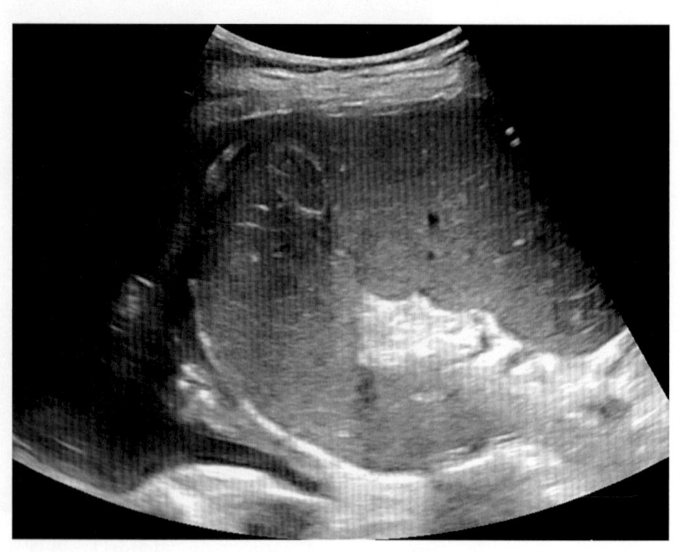

图4-3-13　左侧膈下二维超声图像
左侧膈下查见条状低回声区

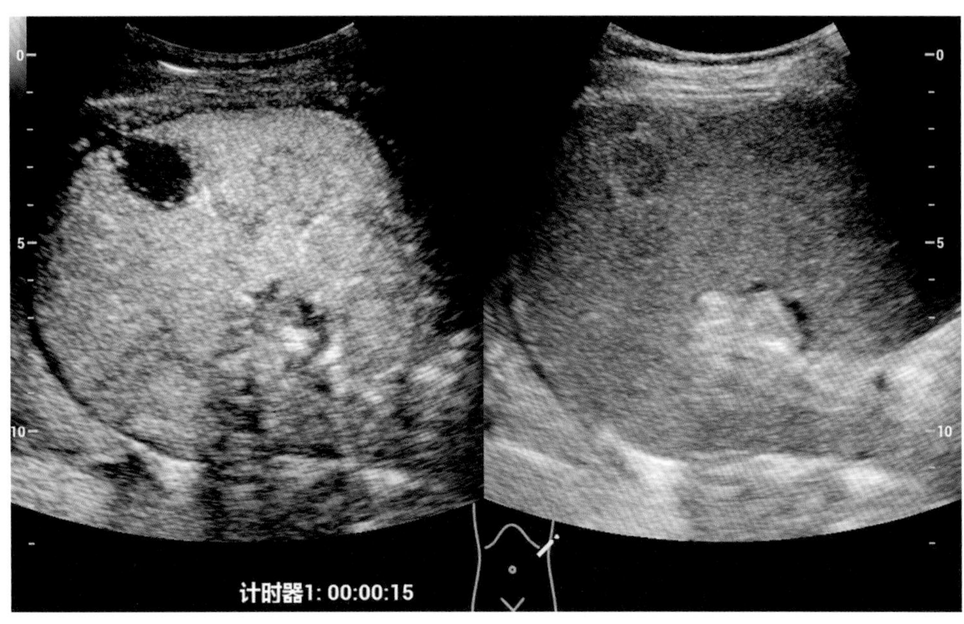

图 4-3-14　脾脓肿增强超声动脉期图像
脾脏团块增强超声动脉期未见强化

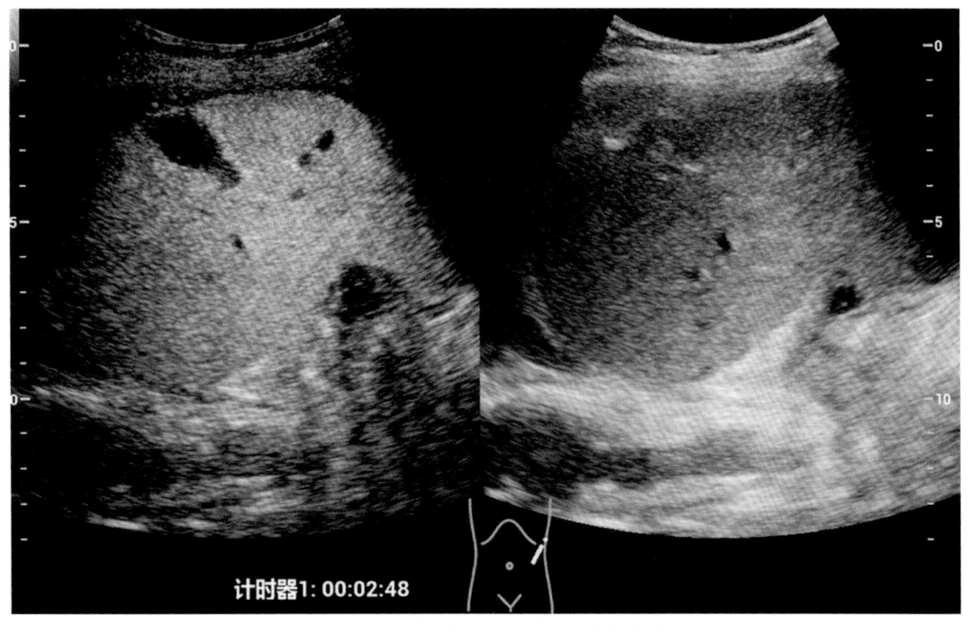

图 4-3-15　脾脓肿增强超声静脉期图像
脾脏团块增强超声静脉期未见强化

ER4-3-4 脾脓肿超声造影动态图
脾脏团块增强超声动脉期及静脉期均未见强化，脾内另查见数个不增强区，较大范围约 1.2cm × 0.6cm

【病例二】

1. 病史概要 男性 48 岁，左上腹痛 20d，寒战、高热 10d。脾脏肋下未触及。CT 发现脾脏占位。血常规：白细胞计数 9.73 × 10^9/L，中性分叶核粒细胞百分率 85.4%，中性分叶核粒细胞绝对值 8.31 × 10^9/L。凝血酶原时间 13.3s，国际标准化比值 1.22，活化部分凝血活酶时间 35.6s。

2. 常规超声图像 脾脏肋间厚约 6.5cm，实质回声均匀，内查见大小约 11.0cm × 7.2cm 的混合回声团（图 4-3-16），边界欠清楚，形态欠规则，内可见气体样强回声及细弱点状回声，有流动感，内未见明显血流信号（图 4-3-17）。

3. 超声造影图像 增强超声团块内可见分隔样强化，呈等增强，团块大部分区域动脉期及静脉期未见明显强化（图 4-3-18、图 4-3-19，ER4-3-5）。

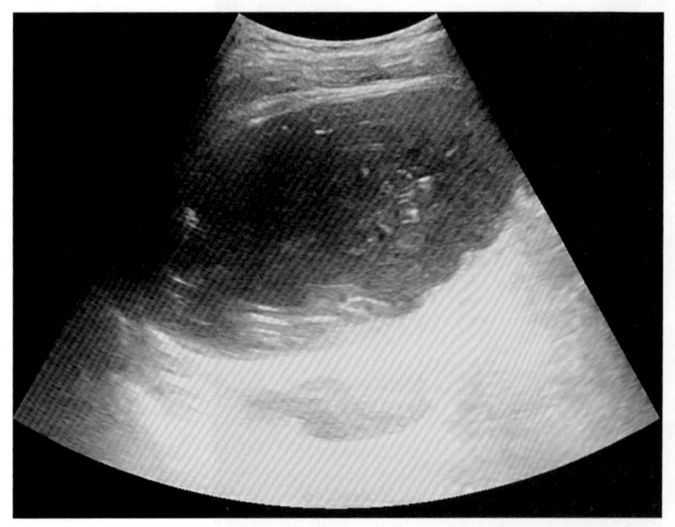

图 4-3-16 脾脓肿二维超声图像
脾脏肋间厚约 6.5cm，实质内查见大小约 11.0cm × 7.2cm 的混合回声团，边界欠清楚，形态欠规则，内可见气体样强回声及细弱点状回声

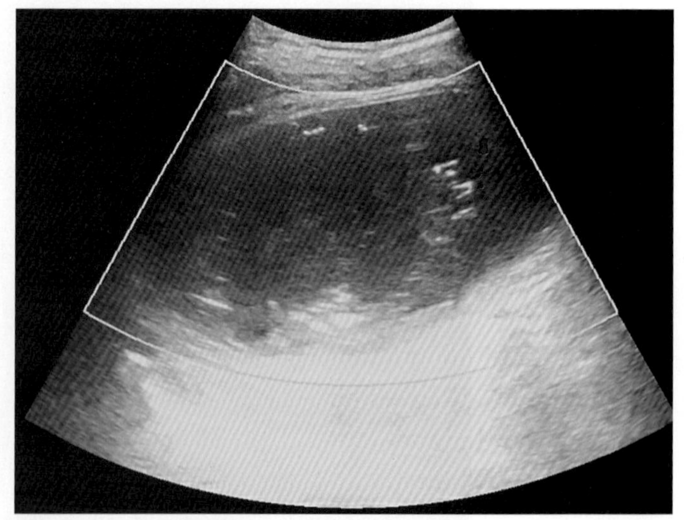

图 4-3-17 脾脓肿 CDFI 图像
脾脏团块内未见明显血流信号

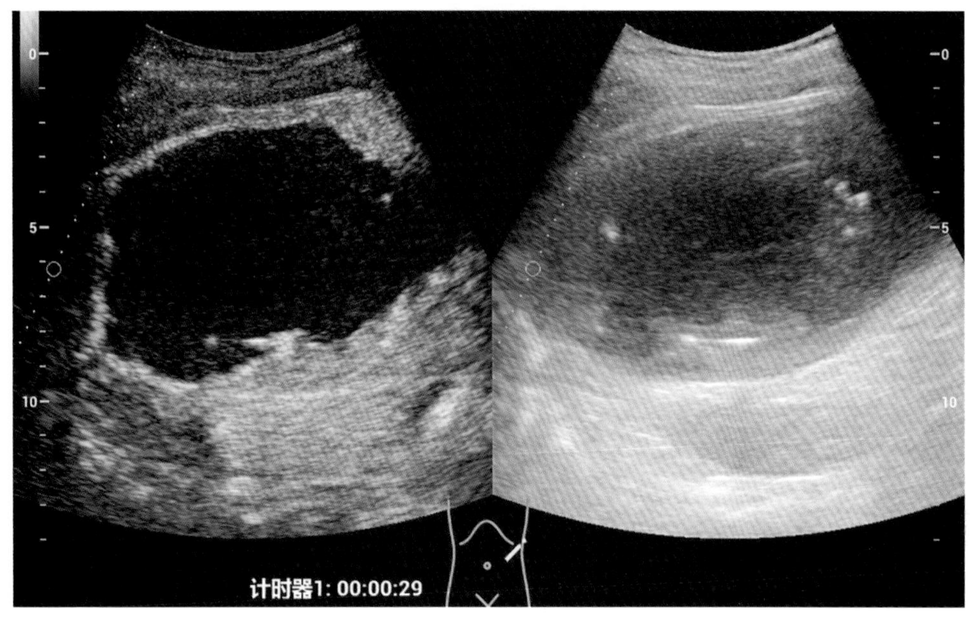

图 4-3-18　脾脓肿增强超声动脉期图像
脾脏团块增强超声动脉期内可见分隔样强化，呈等增强，大部分区域未见明显强化

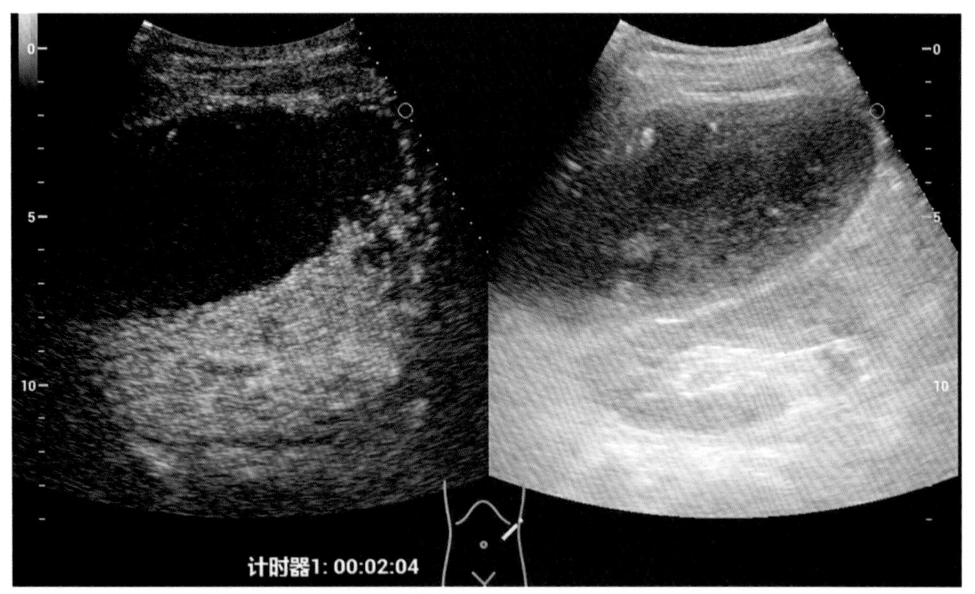

图 4-3-19　脾脓肿增强超声静脉期图像
脾脏团块增强超声静脉期周边呈低增强，大部分区域未见明显强化

ER4-3-5　脾脓肿超声造影动态图

脾脏团块增强超声动脉期内可见分隔样强化，呈等增强，大部分区域动脉期及静脉期未见明显强化

4. 超声造影诊断要点

（1）病灶为单发混合回声，边界不清，形态不规则，内可见气体样强回声，且有流动感。

（2）病灶增强超声呈分隔样强化，病灶大部分区域动脉期及静脉期未见明显增强。

5. 增强 CT　脾脏内见大片状低密度影，较大截面约 10cm×5cm，其内见气体密度影，周围见少许积液、积气。诊断提示脾脏脓肿。

6. 鉴别诊断　脾脓肿患者常有感染病史，尤其是血液系统感染，但当病灶为单发时，仍需与以下疾病鉴别：脾脏淋巴瘤、脾脏转移癌和脾梗死。脾脏淋巴瘤动脉期为不均匀高增强，但其开始廓清时间相对于脾脓肿更早。脾脏转移癌常为多发病灶，有脾外恶性肿瘤病史，增强超声动脉期为不均匀增强，且廓清早，廓清程度低。完全液化的脾脓肿需要与脾梗死进行鉴别，脾梗死患者常有栓塞病史，常规超声表现为尖端指向脾门，底部朝向脾包膜的楔形弱回声区，增强后病灶无强化。

四、脾脏其他疾病

副脾

副脾是指在正常脾脏位置以外的脾脏样组织，一个或多个、结构和功能都与脾脏相似，发生率可达 10%~30%。最常见于脾门，另外可见于腹膜后、大网膜、肠系膜甚至女性的左侧阔韧带内。二维超声的表现与增强超声的表现与脾脏相似，脾门处容易诊断，少见部位的异位脾脏容易误诊。

【病例】

1. 病史概要　男性 33 岁，左腹不适就诊。

2. 常规超声图像　胰尾前上方、脾脏下极内侧查见大小约 1.0cm×1.0cm 的弱回声结节（图 4-3-20），边界欠清楚，形态较规则，内未见明显血流信号（图 4-3-21）。

3. 超声造影图像　胰尾前上方、脾脏下极内侧结节增强超声动脉期及静脉期强化均匀，强化表现类似脾脏（图 4-3-22、图 4-3-23）。

4. 超声造影诊断要点　结节位于脾门附近；增强超声强化表现与脾脏类似，且强化均匀。

5. 其他检查　增强 MRI：脾下缘内侧小结节，多系副脾。

6. 鉴别诊断　对于常见部位的异位脾脏，二维超声容易诊断。少见部位的异位脾脏容易与其他占位混淆误诊，诊断要点是异位脾脏的二维超声表现与脾脏一致，增强超声的动脉期及静脉期也与脾脏强化程度相似，特别是静脉期廓清非常缓慢，这点与绝大多数肿瘤都不同。

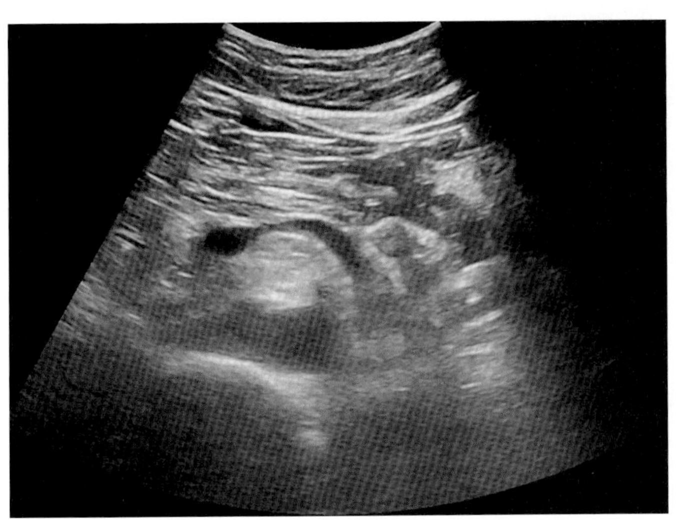

图 4-3-20　副脾二维超声声像图
胰尾前上方、脾脏下极内侧查见大小约 1.0cm × 1.0cm 的弱回声结节

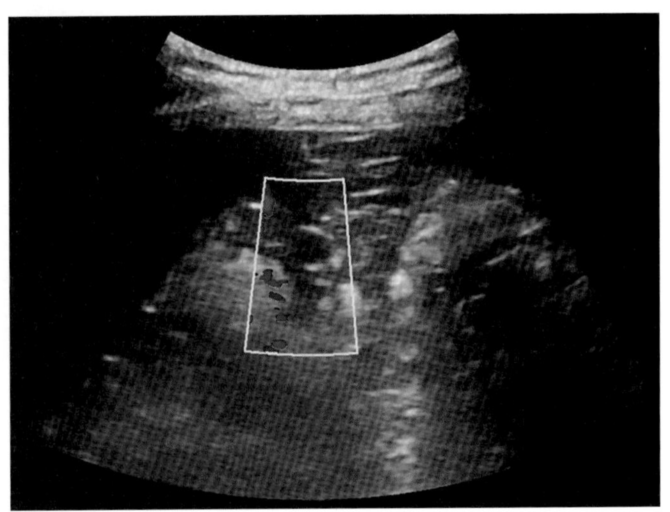

图 4-3-21　副脾 CDFI 图像
结节内未见明显血流信号

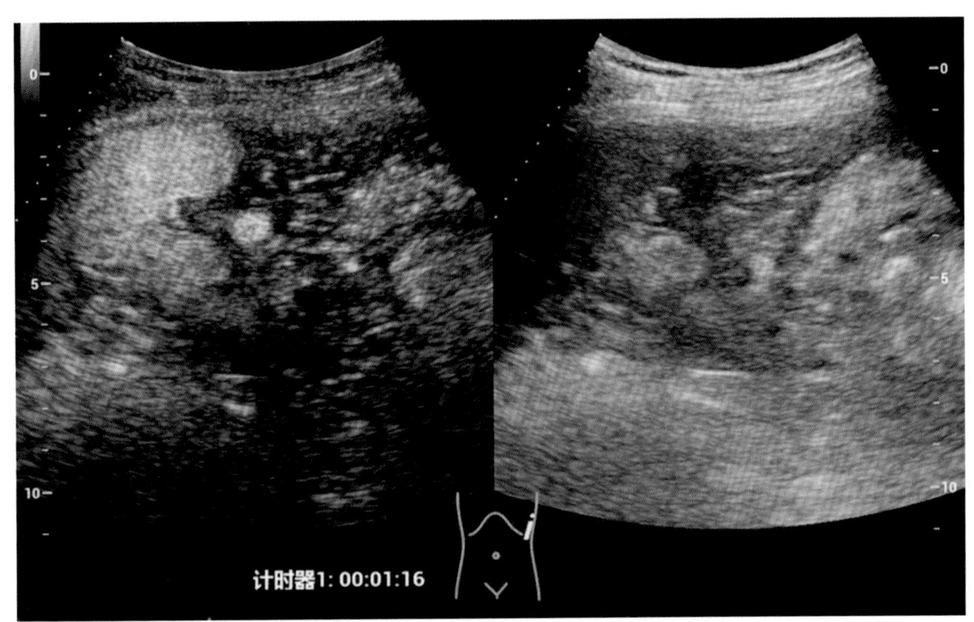

图 4-3-22　副脾增强超声动脉期图像
脾门结节增强超声动脉期强化均匀，增强程度与脾脏实质类似

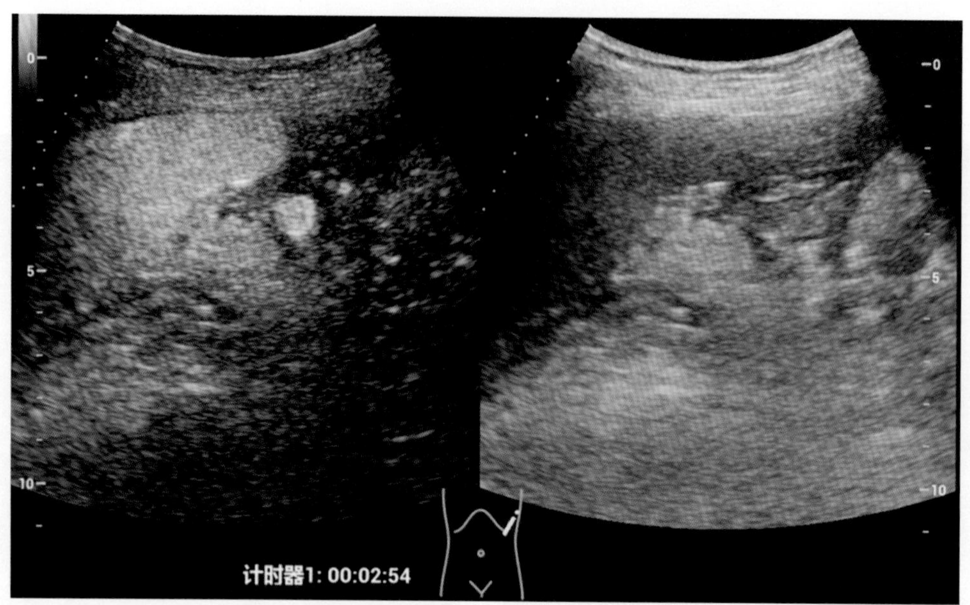

图 4-3-23 副脾增强超声静脉期图像
脾门结节增强超声静脉期与脾脏实质强化程度类似

第五章

胃肠道疾病

WEICHANGDAO JIBING

第一节　胃　疾　病

（一）胃癌

胃癌是一种常见的消化系统肿瘤，发生率及死亡率均较高，占肿瘤第二位。研究发现，胃癌发病早期进行有效治疗可改善患者预后，且其预后状况与确诊时的病理分期密切相关。因此，对胃癌患者进行早期诊断并准确分期对于指导临床治疗改善预后均有重要意义。

【病例一】

1. 病史概要　男性 72 岁，发现胃病灶 2 周。1 年前无诱因下出现上腹部绞痛，持续数十分钟后缓解。患者大便颜色偏黑，无恶心呕吐腹泻。2 周前当地胃镜提示：胃底胃体小弯侧至胃角前壁见一巨大肿块，边缘隆起，表面污秽，边界不清。

2. 常规超声图像　服胃窗造影剂，胃腔充盈佳，贲门处胃壁正常结构消失、胃壁呈不均匀增厚，范围约 1.79cm × 4.72cm，部分呈团块样，回声欠均匀（图 5-1-1）；左肝内见一偏高回声团块，周边伴声晕（图 5-1-2）。

3. 超声造影图像　超声造影提示增厚胃壁增强与廓清时间均早于周边胃壁，整体呈不均匀高增强，快进快出表现，局部累及肌层，浆膜层不连续（图 5-1-3~图 5-1-5，ER5-1-1）。

4. 超声造影诊断要点　双重超声造影显示正常胃壁为内、中、外三层，病变处胃壁层次结构消失，肿块形态不规则，动脉期呈快速增强，延迟期呈低增强，造影呈"快进快出"的增强模式。

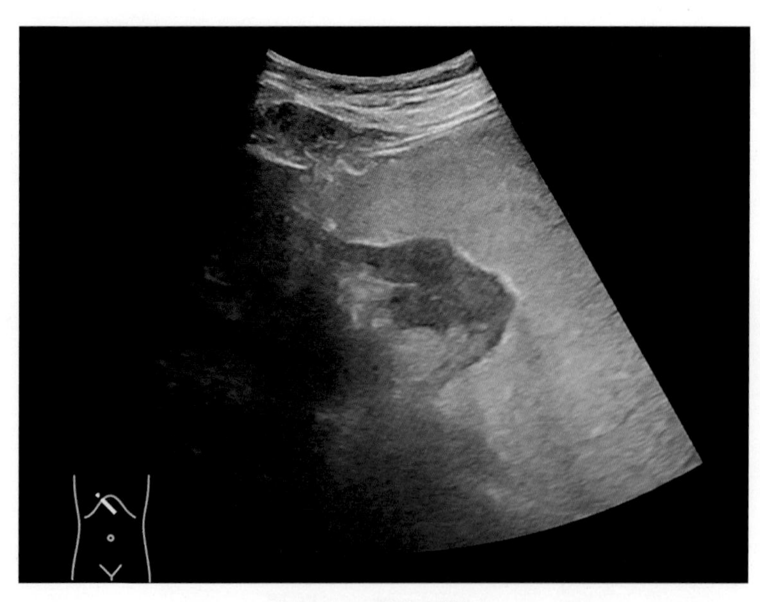

图 5-1-1　胃癌声像图
胃壁呈不均匀增厚，部分呈团块样，回声欠均匀

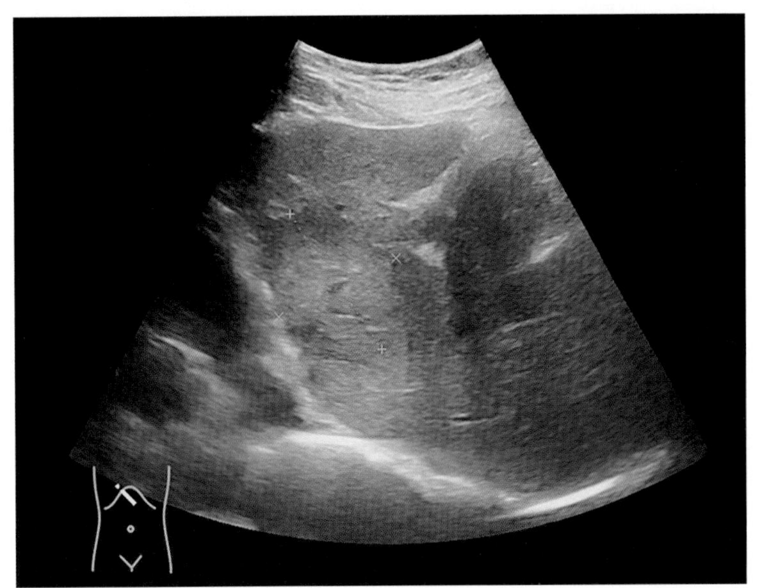

图 5-1-2　左肝转移灶声像图
左肝内偏高回声团块，周边伴声晕

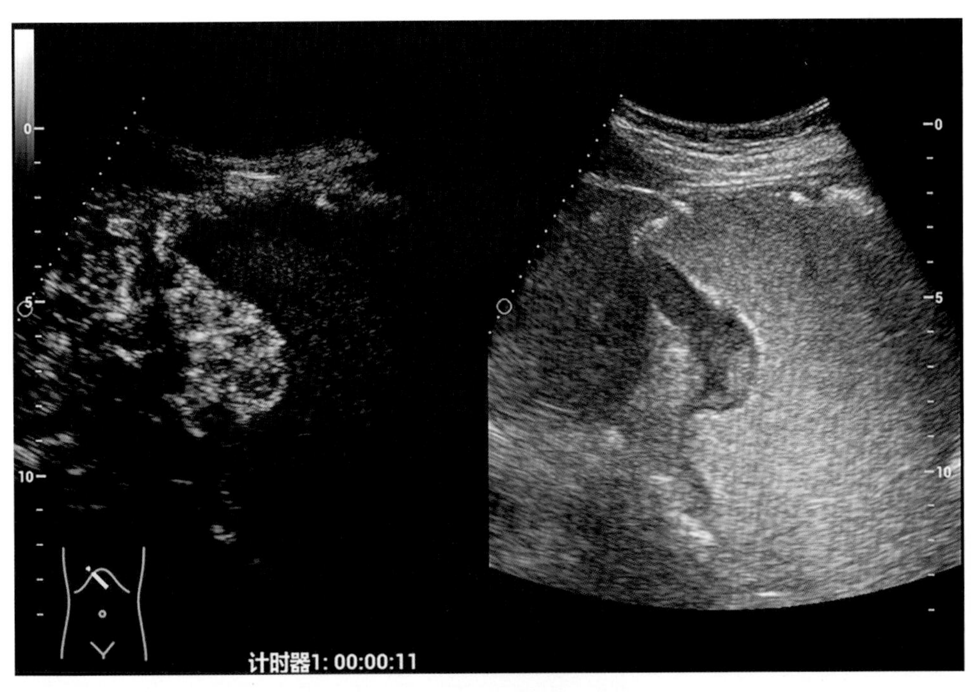

图 5-1-3　胃癌超声造影声像图
动脉期 11s 增厚胃壁增强早于周边胃壁，整体呈不均匀高增强

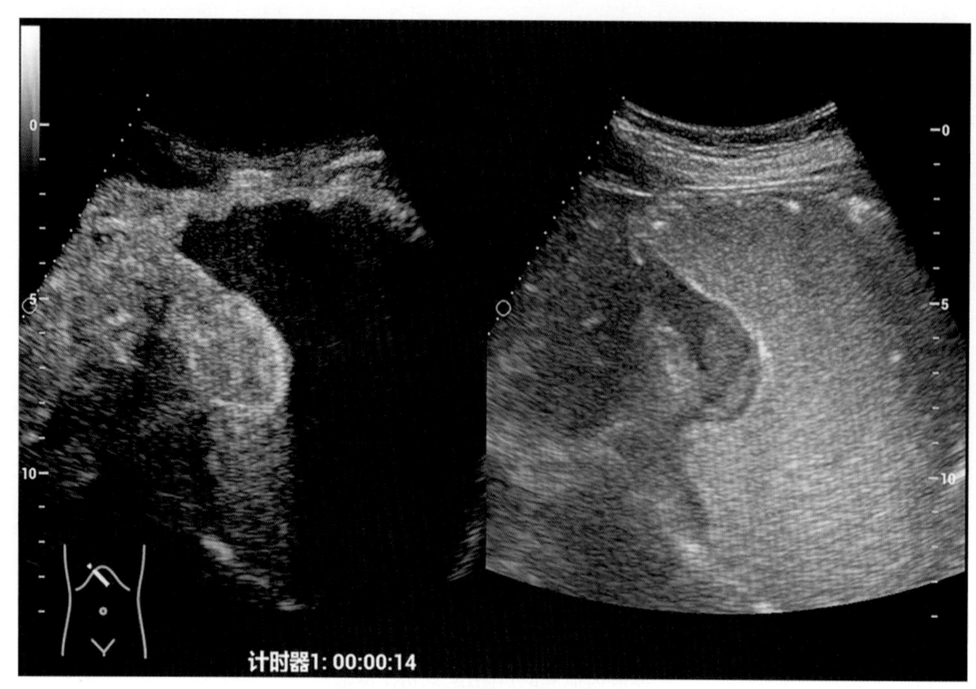

图 5-1-4　胃癌超声造影声像图
14s 达到峰值，增厚胃壁呈整体不均匀高增强，局部累及肌层，浆膜层不连续

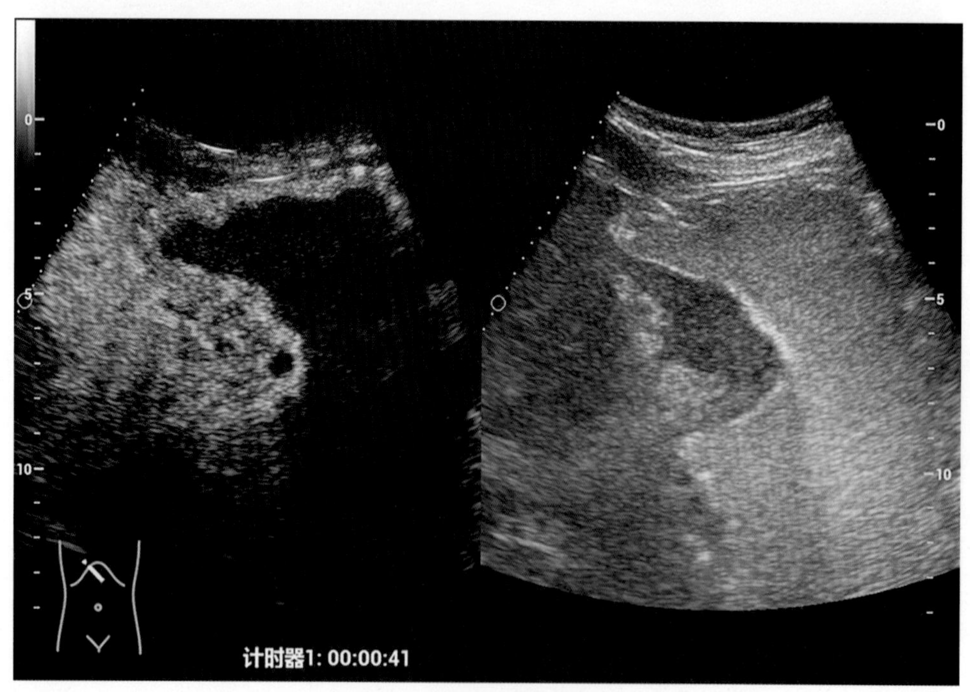

图 5-1-5　胃癌超声造影声像图
静脉期 41s 增厚胃壁廓清时间早于周边胃壁

ER5-1-1　胃癌超声造影动态图

双重超声造影表现：增厚胃壁增强与廓清时间均早于周边胃壁，整体呈不均匀高增强，快进快出表现，局部累及肌层，浆膜层不连续

5. 其他检查　胃癌最重要的CT表现是病变区胃壁的局限性增厚。多层螺旋CT增强扫描能够对癌组织的浸润深度、周围淋巴结转移提供可靠的诊断依据。胃镜是诊断早期胃癌的最好方法，并能活检组织病理确诊。病理诊断：胃体腺癌。

6. 鉴别诊断

（1）胃息肉：多起源于黏膜层，形成水滴状肿块，若病灶有蒂与胃壁相连，则呈豆芽状，息肉样腺瘤表现出均匀或不均匀高增强。

（2）胃间质瘤：胃壁内局限性肿块，起始于肌层，可呈圆状、哑铃状、分叶状和不规则状。造影后病灶呈周边环形高增强，中央呈均匀或不均匀低或高增强，边界清晰。

【病例二】

1. 病史概要　女，53岁，反复上腹部不适2年，确诊胃癌3d，无恶心呕吐，无腹痛腹胀腹泻。

2. 常规超声图像　口服胃窗造影剂后，胃大弯处胃壁增厚，范围约3.8cm×1.7cm×4.7cm，呈低回声，表面凹凸不平（图5-1-6）。CDFI示其内点状血流信号（图5-1-7）。

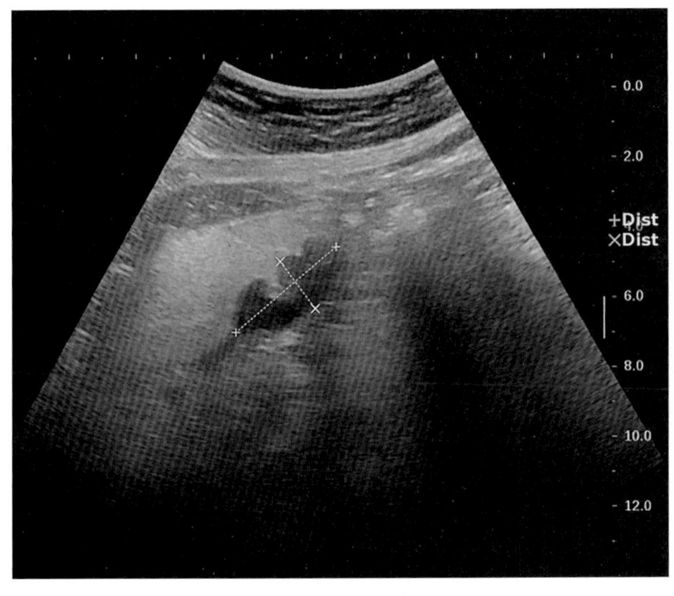

图5-1-6　胃癌声像图

胃大弯处胃壁呈不均匀增厚，呈低回声，表面凹凸不平

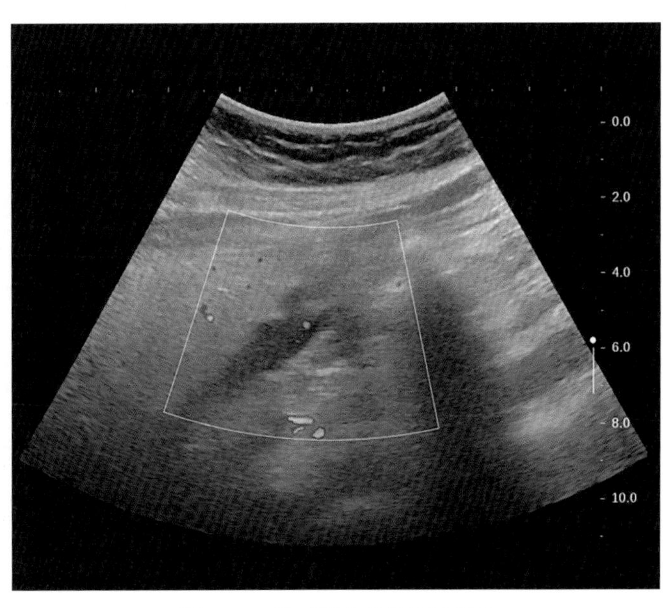

图5-1-7　胃癌彩色多普勒超声图

胃大弯处胃壁呈不均匀增厚处点状血流信号

3. 超声造影图像　注射造影剂后，胃大弯处增厚胃壁开始增强时间及廓清时间均早于正常胃壁，整体呈高增强，"快进快出"表现，局部累及肌层。实质期肝内未见明显异常强化灶。腹腔内未见明显肿大淋巴结回声。腹腔内未见明显游离液性暗区（图 5-1-8~图 5-1-10，ER5-1-2）。

4. 超声造影诊断要点　双重超声造影显示正常胃壁为内、中、外三层，病变处胃壁层次结构消失，肿块形态不规则，动脉期呈快速增强，延迟期呈低增强，造影呈"快进快出"的增强模式。

5. 病理诊断　胃腺癌。

6. 鉴别诊断　胃溃疡：注射造影剂后良性溃疡病灶部位与周边正常胃壁几乎同时增强，多表现为均匀性等增强或稍高增强，消退时间亦与正常胃壁同步，而病灶内胃黏膜面的凹陷区呈无增强区，与周边增强胃壁形成较大声强差异，凹陷的形态及深度凸显得更为清晰。

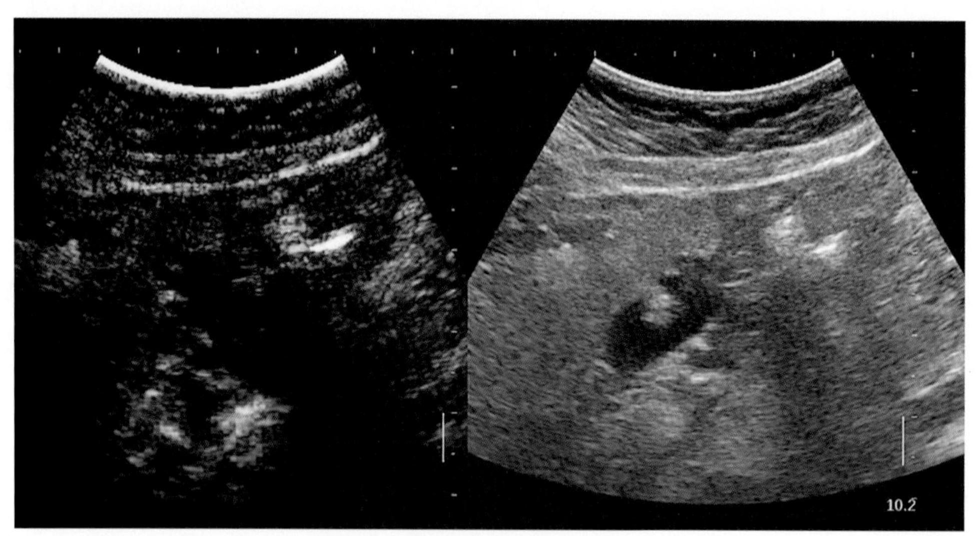

图 5-1-8　胃癌超声造影声像图
动脉期 7s 增厚胃壁增强早于周边胃壁，呈不均匀高增强

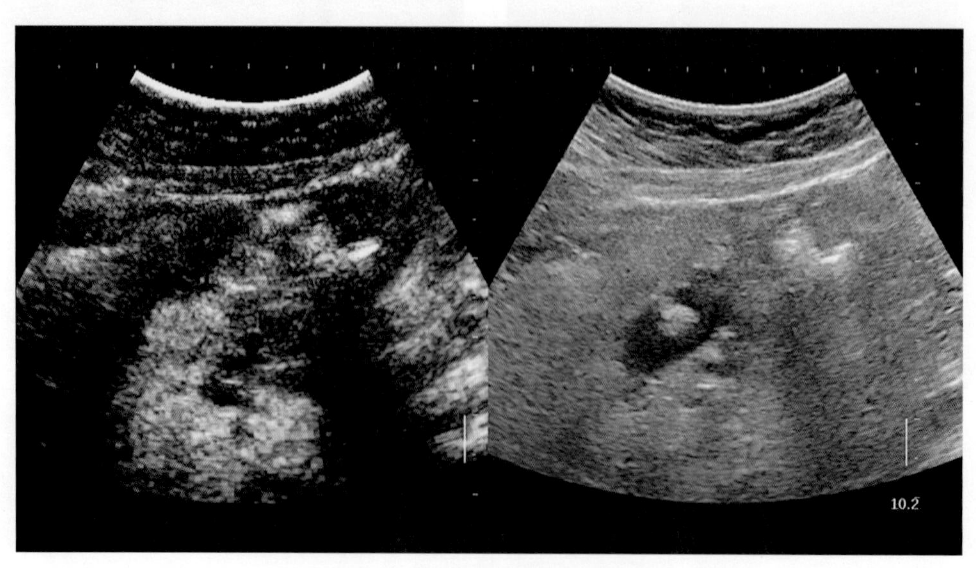

图 5-1-9　胃癌超声造影声像图
15s 达到峰值，增厚胃壁呈整体均匀高增强，局部累及肌层

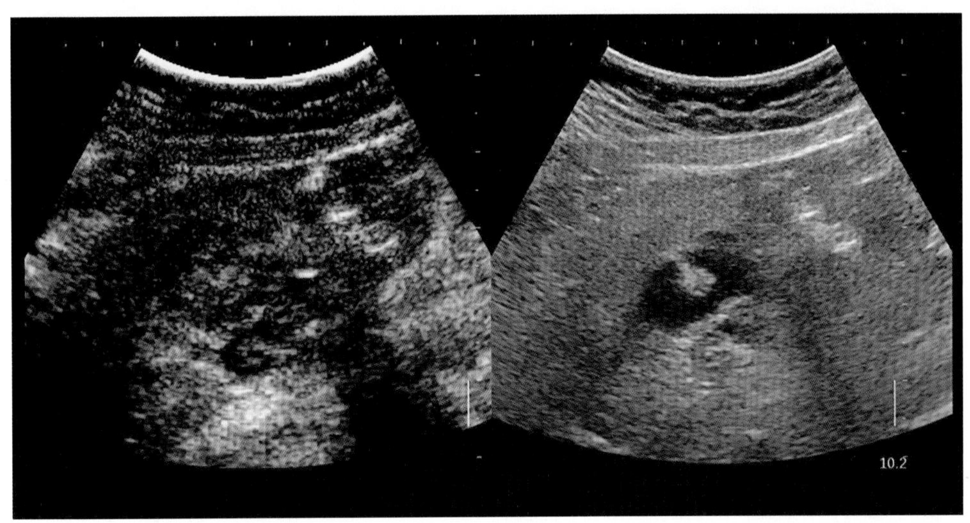

图 5-1-10　胃癌超声造影声像图
静脉期 40s 增厚胃壁廓清时间早于周边胃壁

ER5-1-2　胃癌超声造影动态图
双重超声造影表现：胃大弯处增厚的胃壁增强与廓清时间均早于周边胃壁，整体呈均匀高增强，快进快出表现，局部累及肌层

（二）胃间质瘤

胃间叶源性肿瘤指发生于胃壁的一种以消化道非上皮淋巴造血组织呈现梭形细胞分化为主的肿瘤，具有非定向动态分化、潜在恶性等特点，临床危害较大，对其进行准确诊断对于胃间质瘤患者预后具有积极意义。

【病例一】

1. 病史概要　女性，66 岁，上腹饱胀不适伴反酸嗳气 1 个月余，无食欲缺乏、乏力，无腹痛腹泻等不适。

2. 常规超声图像　胃底部见一囊实性团块，大小约 7.5cm × 6.2cm，边界清，内回声不均，伴不规则的液性暗区（图 5-1-11），CDFI 示其周边血流较丰富（图 5-1-12）。

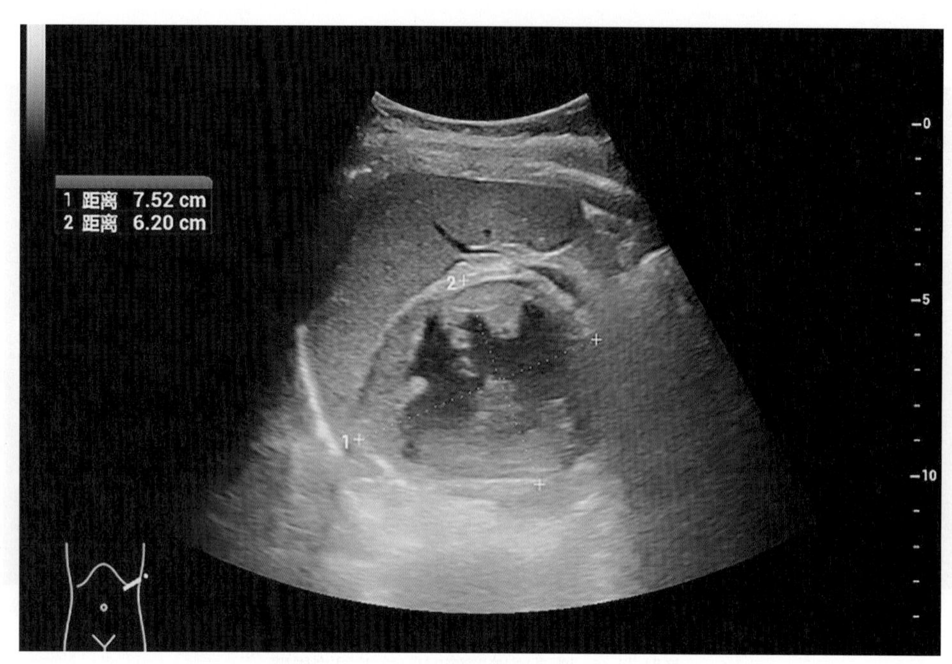

图 5-1-11　胃间质瘤声像图
胃底部囊实性团块，边界清，内回声不均，伴不规则的液性暗区

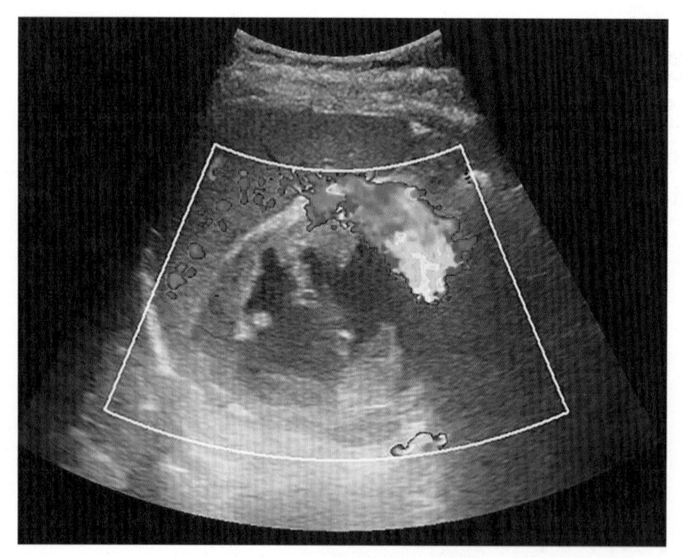

图 5-1-12　胃间质瘤声像图
胃底部囊实性团块周边显示血流信号

3. 超声造影图像　超声造影显示胃底部团块周边呈环形增强，内部动脉期呈不均匀高增强，中心呈不规则无增强区（图 5-1-13、图 5-1-14，ER5-1-3）。

4. 超声造影诊断要点　胃壁内局限性肿块，起始于肌层，可呈圆状、哑铃状、分叶状和不规则状。造影后病灶呈周边环形高增强，中央呈不均匀高增强，内伴无增强区，边界清晰。

5. 其他检查　典型 CT 表现为起源于胃壁的均匀或不均匀性强化的肿块，大多数边界清楚光整，多表现出坏死囊变，出血，点状钙化。MRI 多表现为高信号、低信号及混杂高信号，增强后扫描良性肿瘤患者强化均匀，而恶性肿瘤患者强化不均匀，可见肿瘤侵犯周围结构。

6. 鉴别诊断

（1）胃恶性淋巴瘤：超声造影显示肿块呈弥漫分布的亮点样增强（“雪花样”外观），增强晚期造影剂缓慢消退。

（2）胃癌：超声造影显示胃壁呈现层次性破坏，并且胃壁厚度增加、隆起、有肿块形成，同时患者病灶周围黏膜表面不规则，胃蠕动性较差。

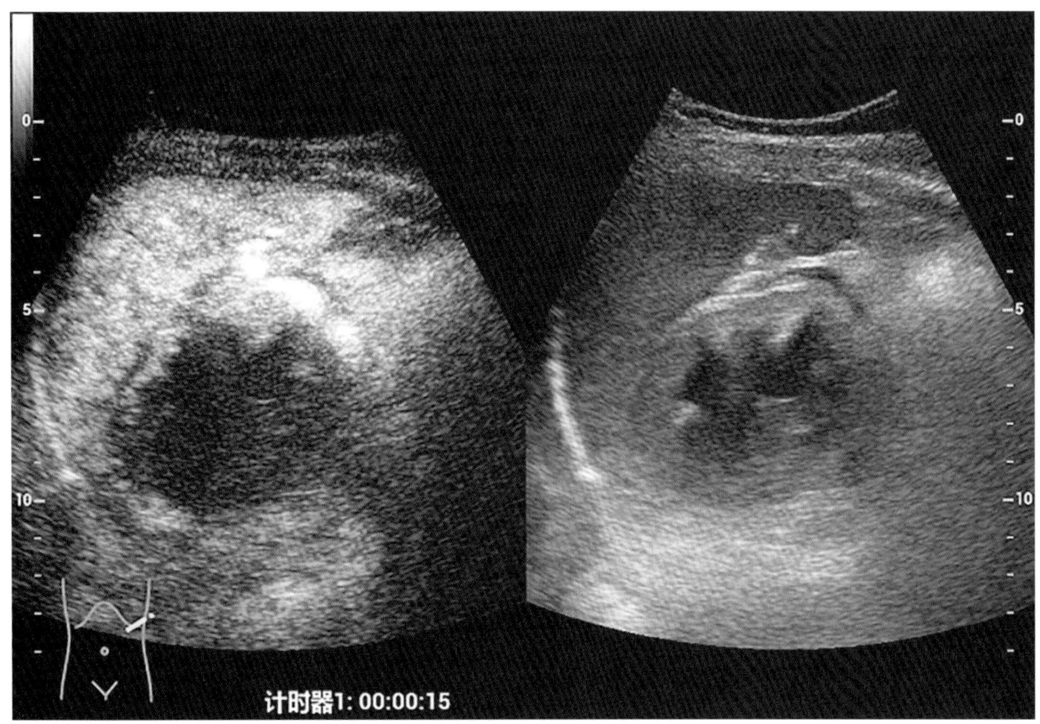

图 5-1-13　胃间质瘤超声造影声像图
动脉期 15s 胃底部团块周边呈环形增强，内部呈不均匀高增强，中央伴不规则无增强

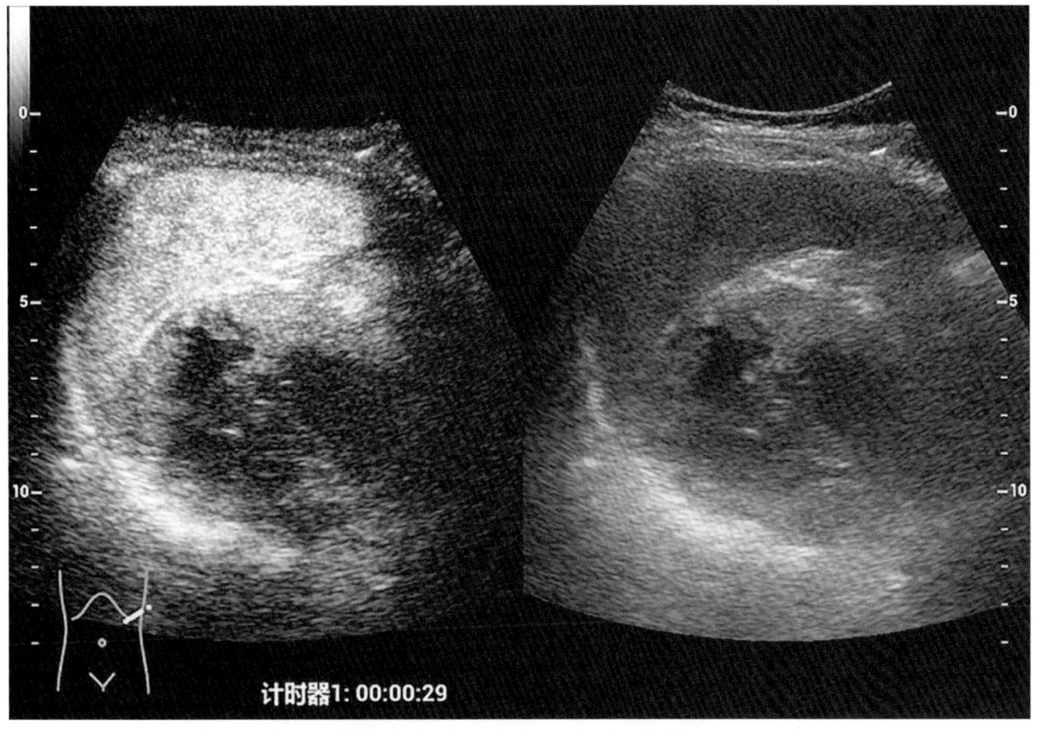

图 5-1-14　胃间质瘤超声造影声像图
动脉期 20s 胃底部团块呈整体不均匀高增强中央伴不规则无增强

ER5-1-3　胃间质瘤超声造影动态图

超声造影显示动脉期胃底部团块周边呈环形增强，中央呈不均匀高增强，内部伴不规则无增强区

【病例二】

1. 病史概要　患者1个月前于当地医院体检期间行腹部彩超发现腹腔肿物。病程中无明显腹痛腹胀、反酸、胃灼热、黑便呕血、恶心呕吐等伴随症状。

2. 常规超声图像　胃窦部形态结构失常，胃壁内可见一大小约8.8cm×9.5cm肿块图像，形状呈类圆球形，周缘境界清晰，内部为低回声（图5-1-15），分布均质，黏膜层完整，肿块向腔内突出，肿块内可见小片状无回声区。CDFI：肿物内部及周边可见点状血流信号（图5-1-16）。

3. 超声造影图像　团块动脉期表现为光滑、连续完整的环状增强，形似蛋壳，为“蛋壳征”，并逐渐向中心部充填（图5-1-17），静脉期呈低增强（图5-1-18），内可见小片状不增强区（ER5-1-4）。

4. 超声造影诊断要点　团块动脉期表现为光滑、连续完整的环状增强，形似蛋壳，为“蛋壳征”，并逐渐向中心部充填；静脉期呈低增强。

5. 其他检查　CT平扫+增强：胃窦部近小弯侧胃壁可见团块状软组织密度影，增强扫描实性成分明显强化（图5-1-19）。诊断意见：考虑胃间质瘤可能性大。

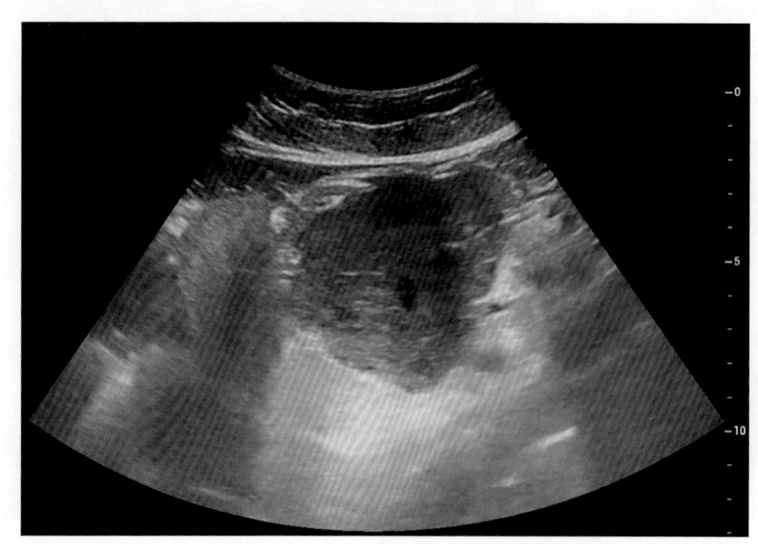

图5-1-15　胃间质瘤常规超声声像图

胃壁内可见一大小约8.8cm×9.5cm肿块图像，形状呈类圆球形，周缘境界清晰，内部为低回声

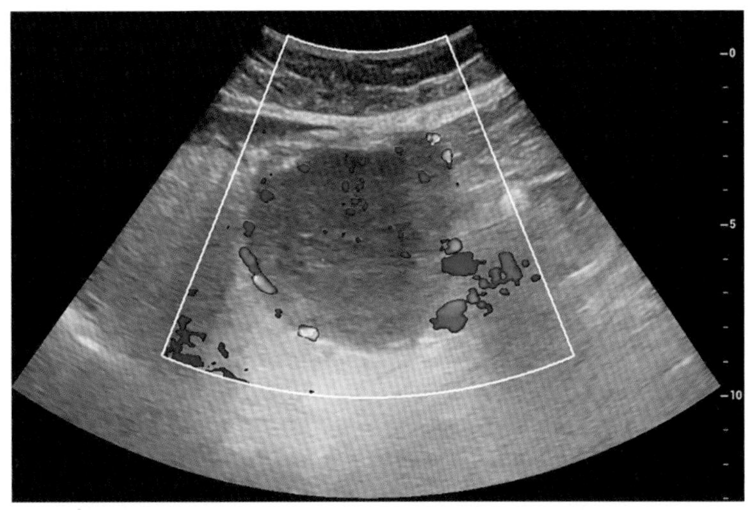

图 5-1-16　胃间质瘤彩色多普勒超声声像图
CDFI：肿物内部及周边可见点状血流信号

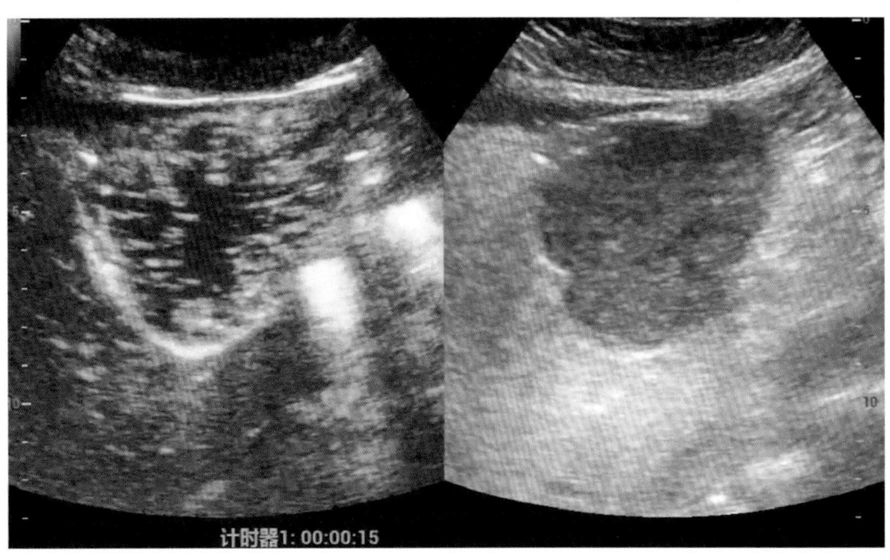

图 5-1-17　胃间质瘤增强超声动脉期图像
团块动脉期表现为光滑、连续完整的环状增强，形似蛋壳，为“蛋壳征”，内可见小片状不增强区

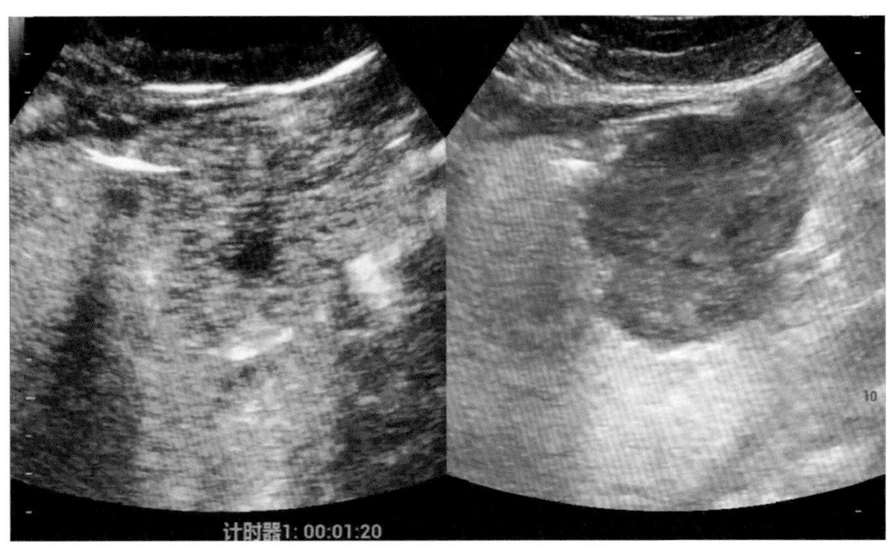

图 5-1-18　胃间质瘤增强超声静脉期图像
团块静脉期呈低增强

ER5-1-4　胃间质瘤超声造影动态图

经肘正中静脉团注入超声造影剂 2.4ml，动脉期表现为光滑、连续完整的环状增强，形似蛋壳，为"蛋壳征"，并逐渐向中心部充填，静脉期呈低增强，内可见小片状不增强区

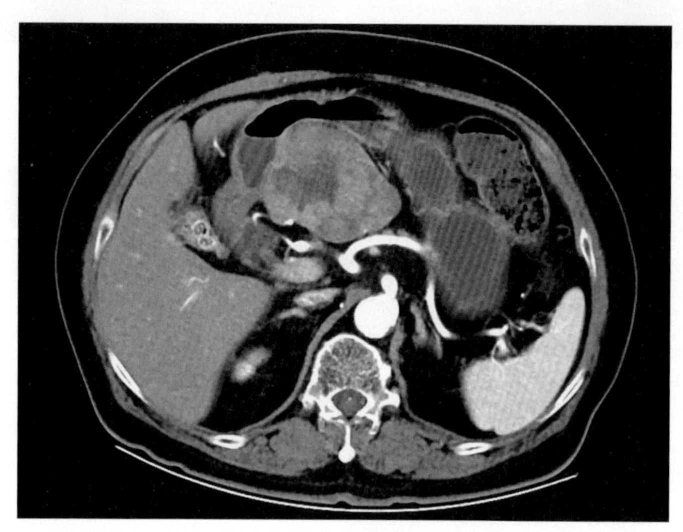

图 5-1-19　胃间质瘤 CT 增强图像

胃窦部近小弯侧胃壁可见团块状软组织密度影，增强扫描实性成分明显强化

（三）胃血管球瘤

血管球瘤（glomus tumor，GT）为发生于正常血管球变异的平滑肌细胞的间叶性肿瘤。胃血管球瘤少见，患病率约占胃间质肿瘤的 1%，发病年龄 18~90 岁。多位于胃窦或大弯侧，可突出于黏膜或浆膜表面。

【病例】

1. 病史概要　女性，36 岁，上腹胀痛 10 余天。患者上腹呈持续性胀痛，阵发性加重，疼痛无反射伴头晕，自行服用胃药后症状无好转。

2. 常规超声图像　超声内镜显示胃体部一稍低回声团，边界清，内回声不均匀（图 5-1-20），CDFI 未探及明显血流信号（图 5-1-21）。

3. 超声造影图像　超声造影显示胃体部团块周边呈环形增强，内部动脉期呈不均匀高增强（图 5-1-22，ER5-1-5）。

4. 超声造影诊断要点　超声造影显示该团块呈整体不均匀高增强，周边呈环形增强，边缘光整。

5. 其他检查　CT 表现为边缘光整的明显强化结节影，但难以与间质瘤、平滑肌瘤鉴别。胃血管球瘤确诊有赖于组织病理学检查和免疫组化检测。瘤细胞表达平滑肌肌动蛋白、高分子量钙结合蛋白、波形蛋白和Ⅳ胶原，其中Ⅳ胶原的表达呈鸡爪样，偶可表达分化簇 34（20%~30%）、神经生长因子受体和髓鞘相关蛋白。

6. 鉴别诊断　胃间质瘤：胃壁内局限性肿块，起始于肌层，可呈圆状、哑铃状、分叶状和不规则状。造影后病灶呈周边环形高增强，中央呈均匀或不均匀低或高增强，边界清晰。

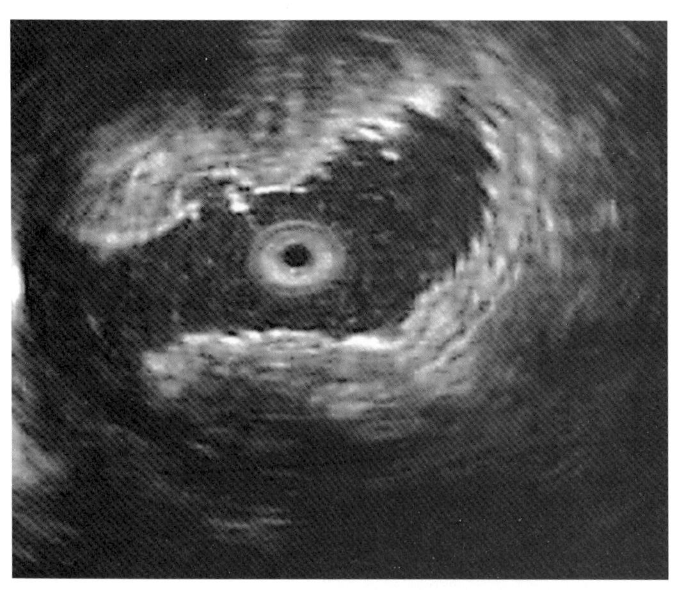

图 5-1-20　胃血管球瘤二维超声声像图
胃体部稍低回声团块，边界清，内回声不均

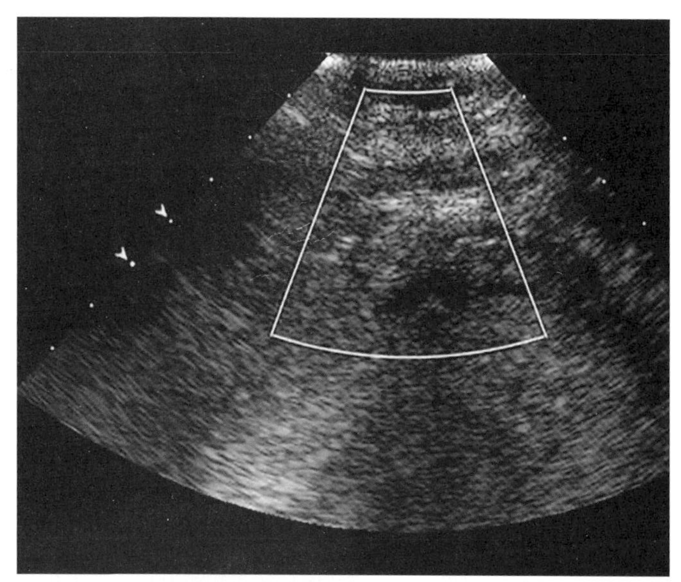

图 5-1-21　胃血管球瘤彩色多普勒声像图
胃窦部低回声团块内及周边未显示血流信号

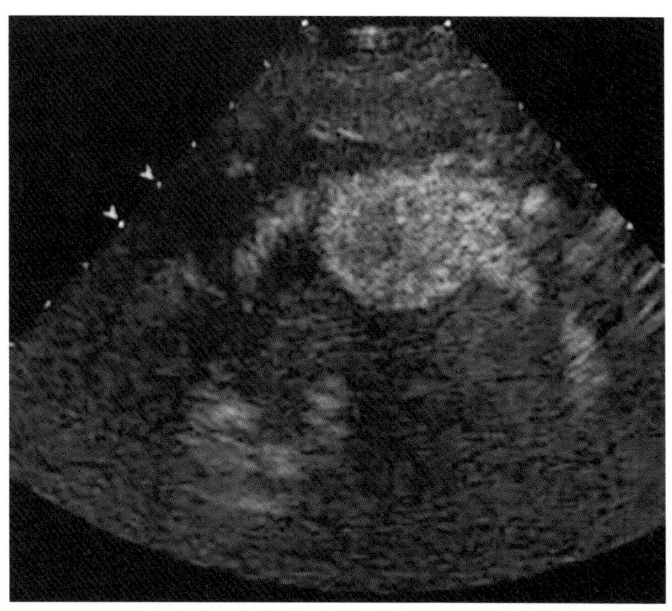

图 5-1-22　胃血管球瘤超声造影声像图
动脉期胃体部团块呈整体不均匀高增强，周边呈环形增强

ER5-1-5　胃血管球瘤超声造影动态图
动脉期胃体部团块呈整体不均匀高增强，周边呈环形增强

第二节 肠道疾病

一、炎性肠病

【病例一】

1. 病史概要 女性 45 岁，反复腹部疼痛 8 个月，呈隐痛，无放射痛，伴有恶心、呕吐，呕吐后上述症状未见明显好转。

2. 常规超声图像 左下腹腔可见一段肠管套叠，呈“直角”形走行，横断面 3.7cm × 2.8cm，长径约 17.4cm（图 5-2-1、图 5-2-2），于套入肠管头端处可见稍低回声灶，范围约 3.0cm × 2.1cm × 2.8cm，边界欠清，形态尚规整（图 5-2-3），内未见明显血流信号（图 5-2-4）。

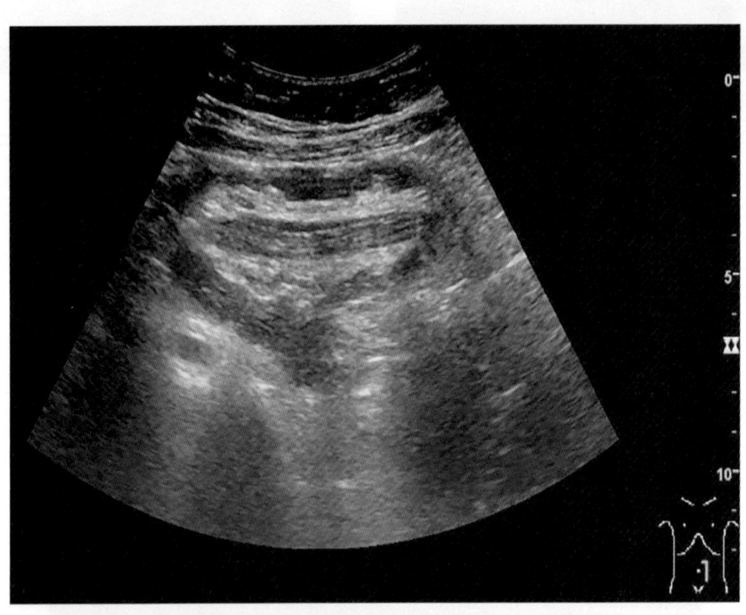

图 5-2-1 炎性纤维性息肉常规超声声像图
左下腹腔可见一段肠管套叠，呈“直角”形走行

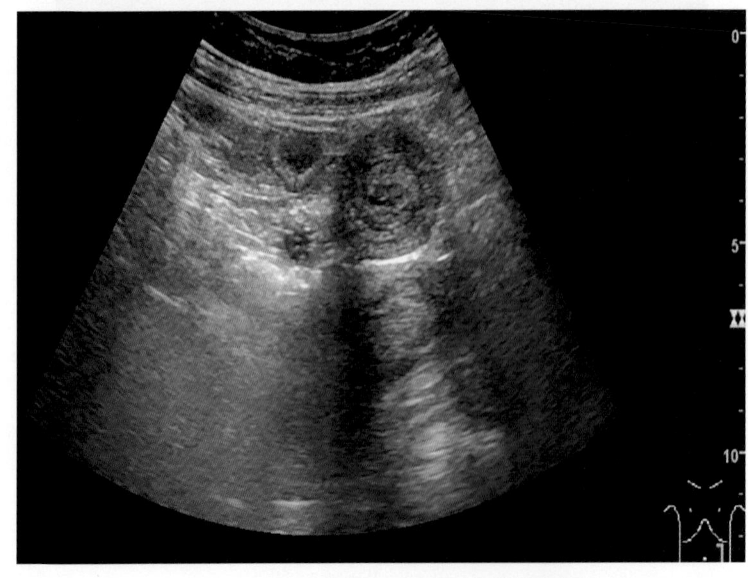

图 5-2-2 炎性纤维性息肉常规超声声像图
左下腹腔可见一段肠管套叠，呈“直角”形走行

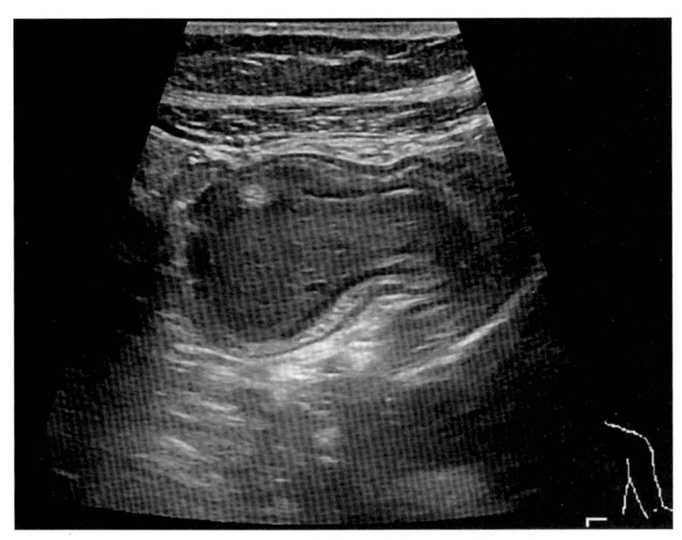

图 5-2-3　炎性纤维性息肉常规超声声像图
于套入肠管头端处可见稍低回声灶

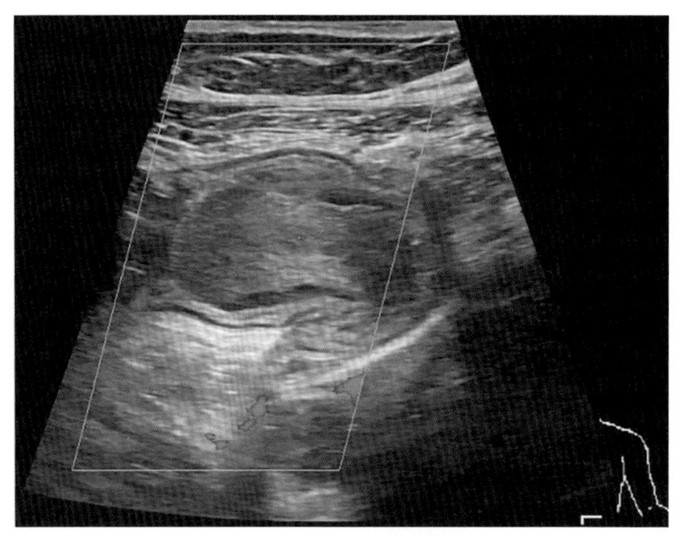

图 5-2-4　炎性纤维性息肉常规超声声像图
稍低回声灶内未见明显血流信号

3. 超声造影图像　肠套叠段鞘部肠管壁先增强，套入部肠管壁后增强，均呈较均匀增强（图 5-2-5、图 5-2-6）。于套入肠管头端处稍低回声灶与套入的肠管呈同步欠均匀等增强，同步消退（图 5-2-7、图 5-2-8，ER5-2-1）。

4. 超声造影诊断要点　套入肠管头端处稍低回声灶（小肠息肉）与套入的肠管呈同步欠均匀等增强，同步消退。

5. 手术病理诊断　（小肠肿物）结合 HE 形态学及免疫表型结果诊断炎性纤维性息肉，肿物大小 3.3cm×2.9cm×2.3cm，肿物表面伴溃疡形成，肿物位于黏膜下至肌层，5 枚，肠周淋巴结呈反应增生，上下两切缘及环周切缘未见病变累及。

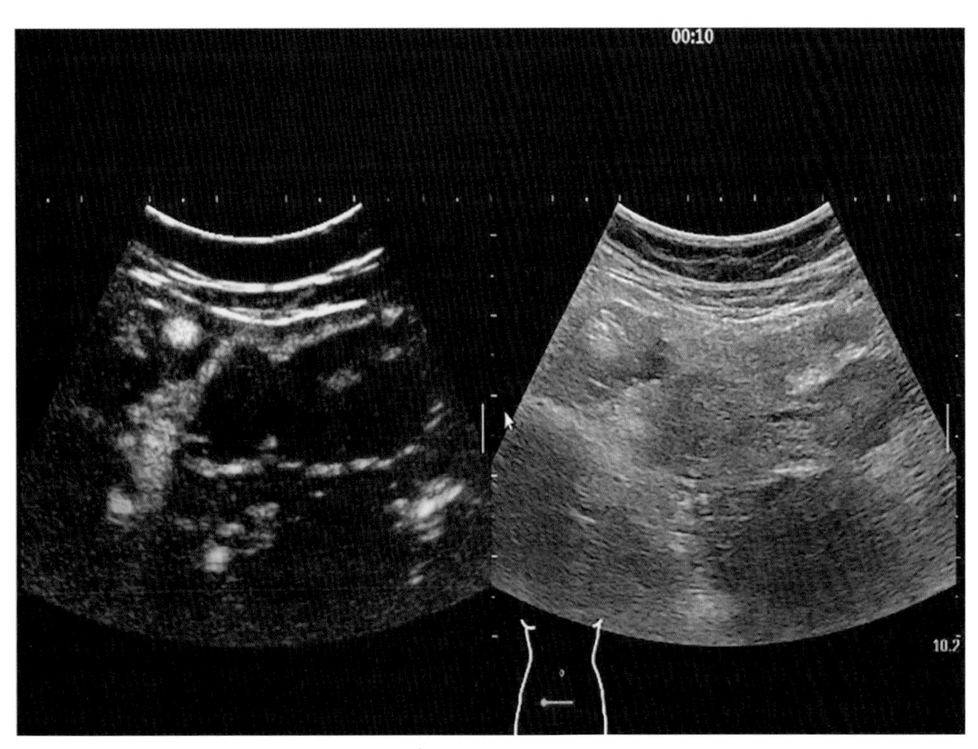

图 5-2-5　炎性纤维性息肉增强超声动脉期图像（1）
肠套叠段鞘部肠管壁先增强，套入部肠管壁后增强，均呈较均匀增强

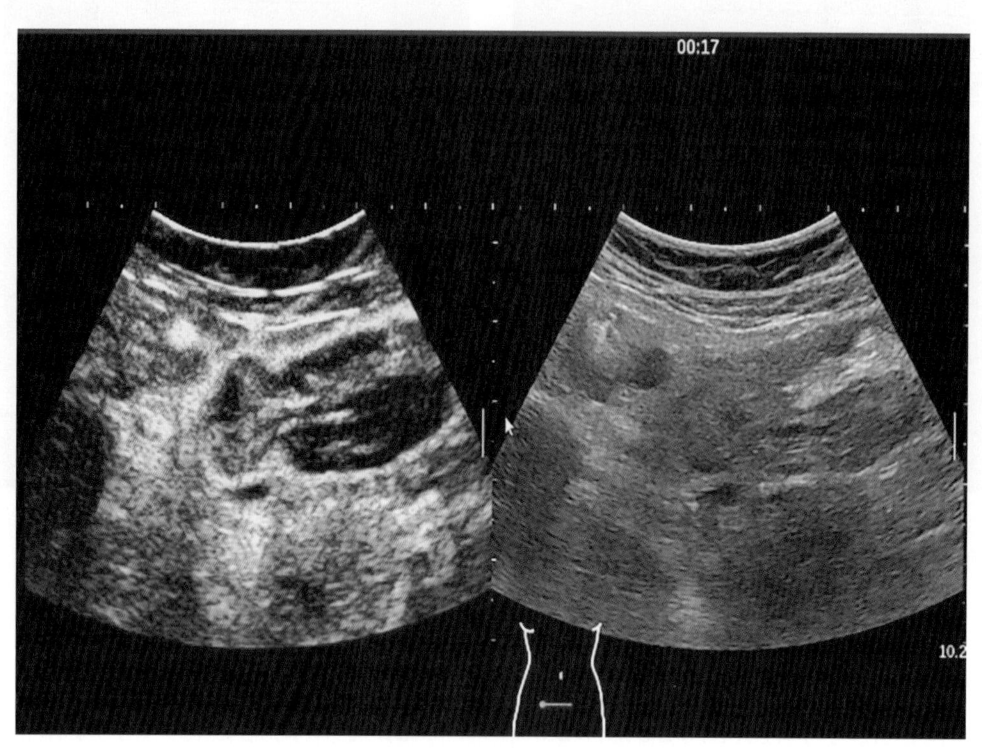

图 5-2-6　炎性纤维性息肉增强超声动脉期图像（2）
肠套叠段鞘部肠管壁先增强，套入部肠管壁后增强，均呈较均匀增强

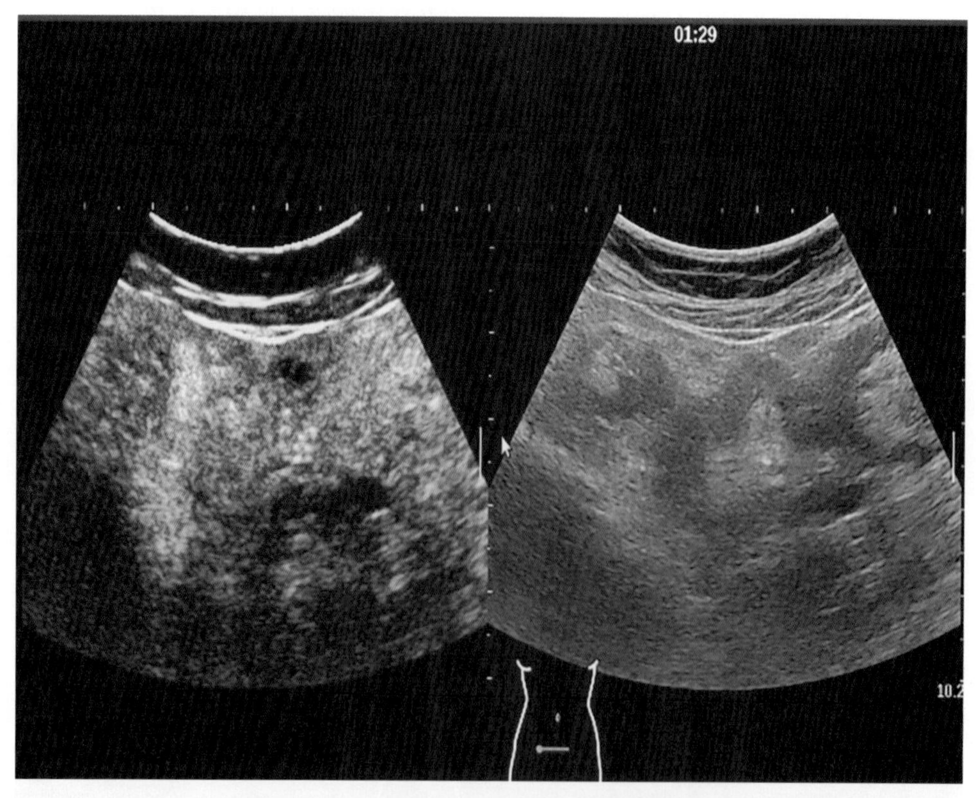

图 5-2-7　炎性纤维性息肉增强超声静脉期图像（1）
套入肠管头端处稍低回声灶与套入的肠管呈同步欠均匀等增强，同步消退

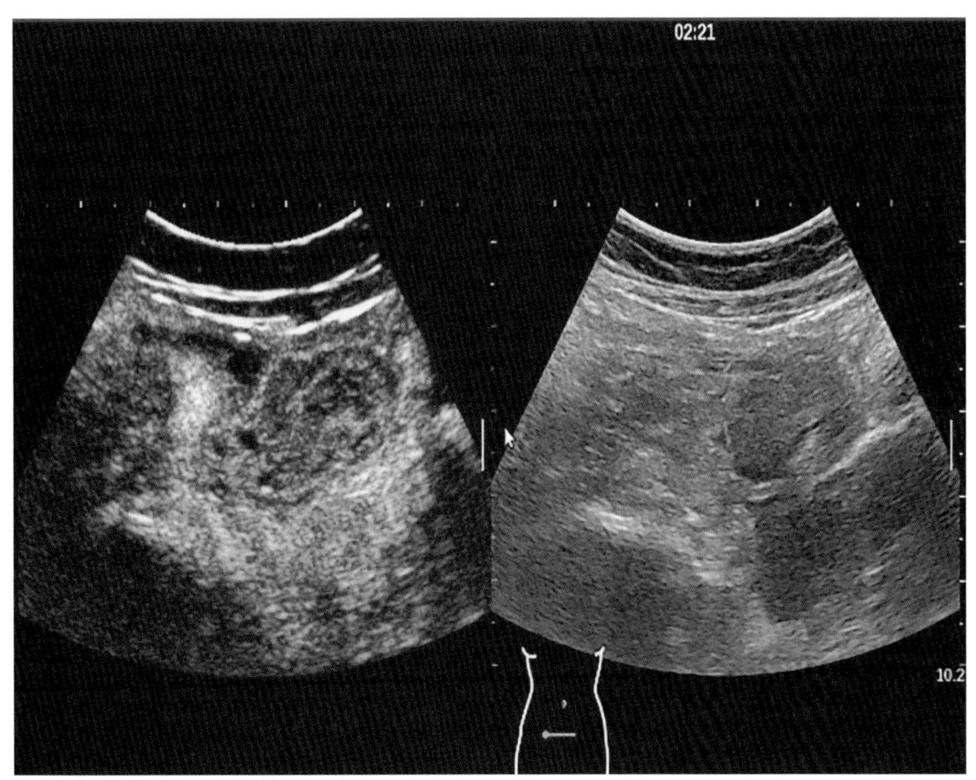

图 5-2-8　炎性纤维性息肉增强超声静脉期图像（2）
套入肠管头端处稍低回声灶与套入的肠管呈同步欠均匀等增强，同步消退

ER5-2-1　炎性纤维性息肉超声造影动态图
肠套叠段鞘部肠管壁先增强，套入部肠管壁后增强，均呈较均匀增强。于套入肠管头端处稍低回声灶与套入的肠管呈同步欠均匀等增强，同步消退

6. 鉴别诊断　小肠炎性纤维性息肉为良性非肿瘤性病变，70% 发生在回肠，大体形态呈有蒂状及亚蒂状，基底为黏膜下肿瘤样改变，顶端多伴有糜烂及黏膜缺损。需与其他非上皮性肿瘤鉴别，如脂肪瘤，脂肪瘤病变的主体位于黏膜下层，好发部位为回肠，为乏血供病变。还需要与来源于上皮的肿瘤性病变鉴别，如腺瘤、小肠癌等。腺瘤常呈同步高增强或等增强，并同步消退。进展期小肠癌呈"假肾征"或"靶环征"，常呈快速高增强，并快速消退。肠道息肉样病变可伴发肠套叠，明确诊断后需及时手术治疗。

【病例二】

1. 病史概要　男性 30 岁，腹痛 1 个月，偶伴发热，无恶心、呕吐、腹泻、便血等。发现有克罗恩病 3 个月，CRP 76.4mg/L，IL-6 162pg/ml，PCT 0.13ng/ml，ESR 49mm/h，大便隐血阴性。

2. 常规超声图像　下腹部肠系膜肿胀，内见局限性低回声区，回声不均匀，含气体影，内可见点线状血流信号（图 5-2-9、图 5-2-10）。

3. 超声造影图像　增强超声显示肠系膜低回声区内部均匀强化（图 5-2-11、图 5-2-12），无明显无增强区，考虑多为肠穿孔伴肠系膜内软组织炎（ER5-2-2）。

4. 超声造影诊断要点

（1）肠系膜肿胀，内见局限性低回声区及气体影。

（2）增强超声显示肠系膜低回声区呈均匀强化，未见明显液化坏死区。

5. 增强 CT　肠穿孔伴肠系膜脂膜炎。

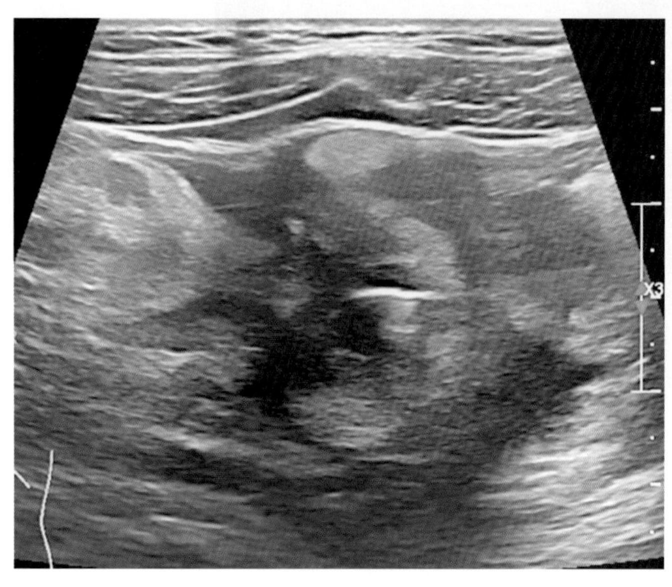

图 5-2-9　肠系膜脂膜炎常规超声声像图
下腹部肠系膜内见局限性低回声区，回声不均匀，含气体影

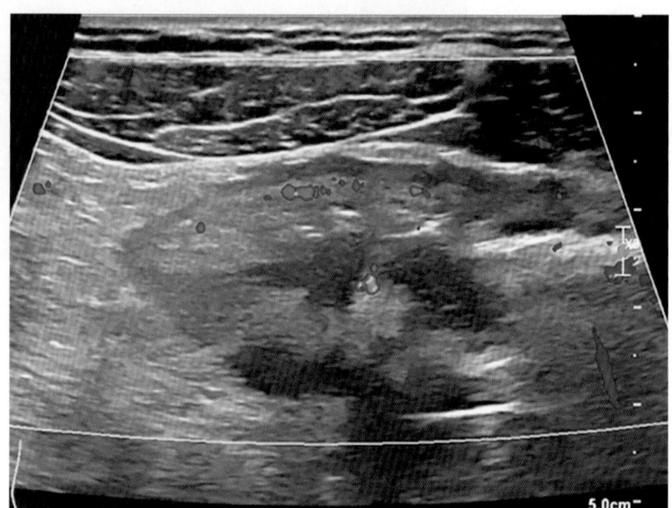

图 5-2-10　肠系膜脂膜炎 CDFI 图像
下腹部肠系膜内见局限性低回声区，回声不均匀，含气体影，内可见点线状血流信号

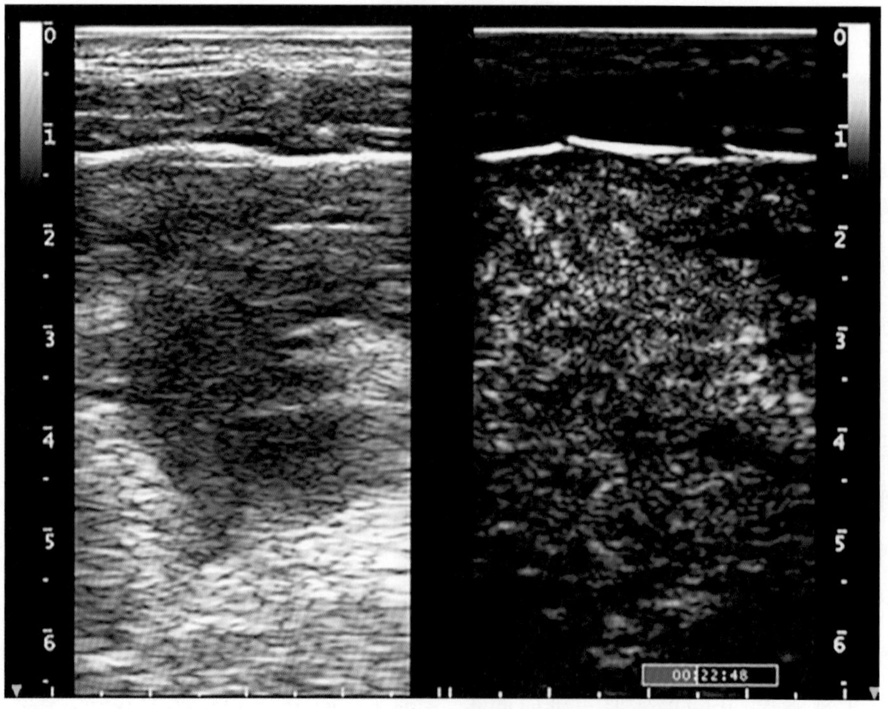

图 5-2-11　肠穿孔伴肠系膜脂膜炎增强超声动脉期图像
下腹部肠系膜内局限性低回声区增强超声动脉期呈均匀强化，内未见确切坏死液化区

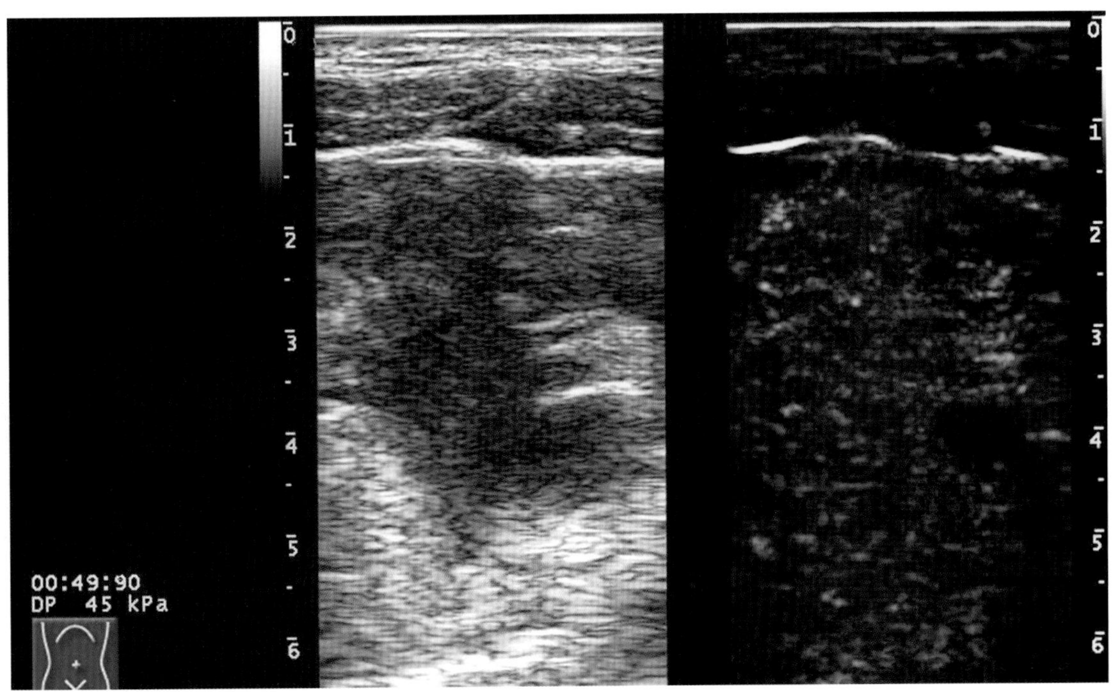

图 5-2-12 肠穿孔伴肠系膜脂膜炎增强超声静脉期图像
下腹部肠系膜内局限性低回声区增强超声静脉期呈均匀低强化

ER5-2-2 肠穿孔伴肠系膜脂膜炎超声造影动态图
增强超声显示肠系膜低回声区内部均匀强化，无明显不增强区

二、急性阑尾炎

急性阑尾炎是常见的急腹症，急性阑尾炎时，阑尾管径≥ 7mm、管壁增厚、管壁层次结构不清、周围回声增强、周围脓肿、腔内有气体或粪石、阑尾血流信号增多、管腔不能被压瘪；增强超声病变肠壁回声多高于周围肠壁，病变肠壁的连续性中断有助于判断阑尾穿孔。目前还没有大规模的研究对其特征进一步分析。

【病例】

1. 病史概要 男性 34 岁，右下腹疼痛 2d，无恶心、呕吐、腹泻等症状。白细胞、中性粒细胞升高。

2. 常规超声图像 盲肠末端可见一增粗（直径约 9mm）的管状回声，即增粗的阑尾（图 5-2-13），阑尾横断面呈“句号”征，阑尾纵断面呈“鼠尾”征（图 5-2-14），管壁层次结构不清（即较强 - 较弱 - 较强结构消失），CDFI 阑尾壁可见点状少许血流信号，并探及低速动脉频谱（图 5-2-15）。

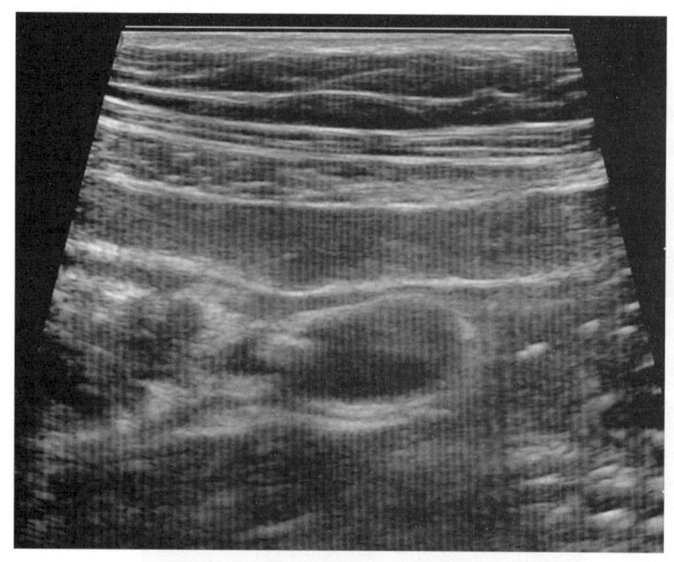

图 5-2-13　阑尾炎灰阶超声图像（1）
盲肠末端可见一增粗（直径约 9mm）的管状回声

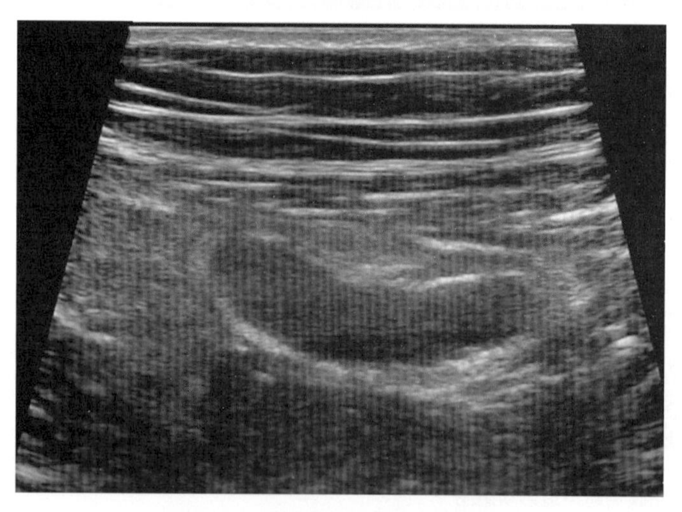

图 5-2-14　阑尾炎灰阶超声图像（2）
阑尾纵断面呈"鼠尾"征

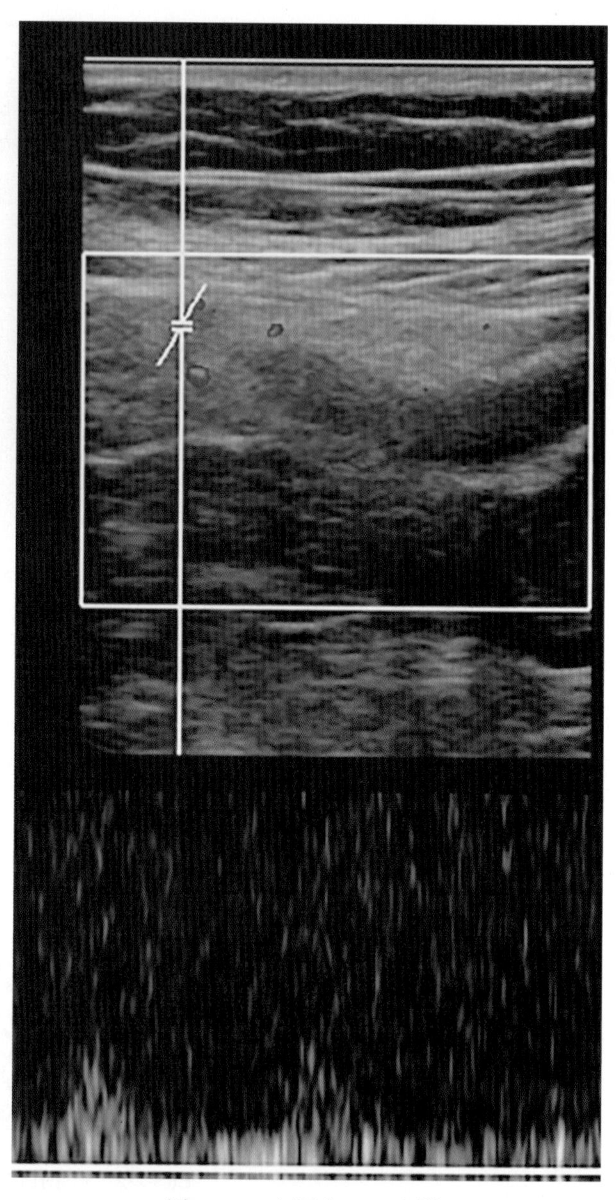

图 5-2-15　阑尾炎 CDFI 图像
阑尾壁可见点状少许血流信号，并探及动脉频谱

3. 超声造影图像　急性阑尾炎时，注入六氟化硫微泡造影剂后，阑尾壁在早期（0~30s 内）造影剂快速充填呈高增强，周围系膜也出现少量欠均匀增强，阑尾腔内没有造影剂（图 5-2-16）。中期（大于 30s）阑尾壁和系膜继续出现更高增强的造影回声（图 5-2-17）。延迟期（大于 120s）阑尾壁和系膜的造影剂慢慢褪去，呈现低增强（图 5-2-18）。

4. 超声造影诊断要点　在造影早期及中期出现阑尾壁及周围系膜的高增强是诊断急性阑尾炎的关键，静脉期后造影剂慢慢消退。

5. 其他检查　增强 CT：CT 可见增粗的阑尾，腹腔未见明显积液。诊断：符合急性阑尾炎表现。

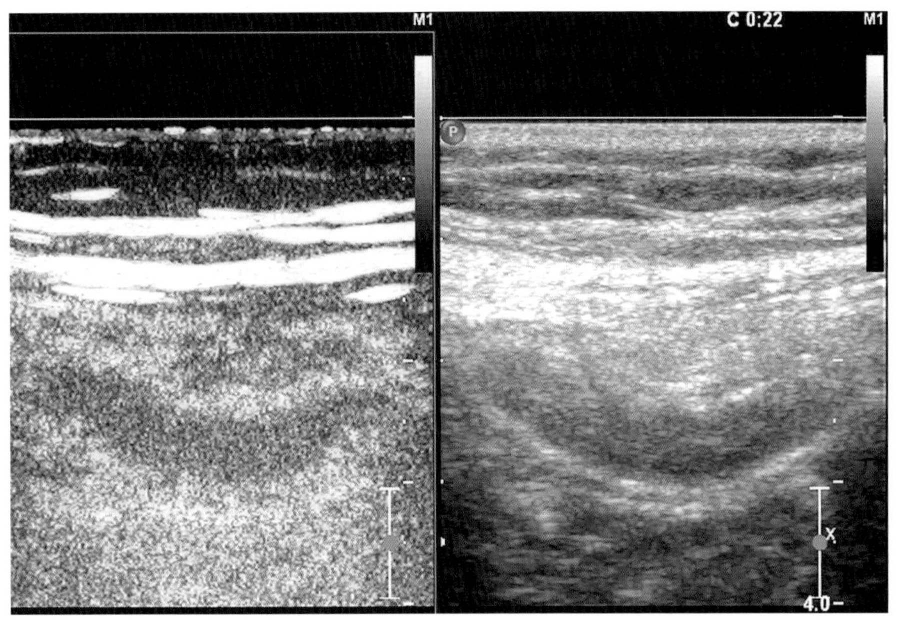

图 5-2-16　阑尾炎增强早期图像
超声增强早期阑尾壁及周围系膜造影剂快速充填

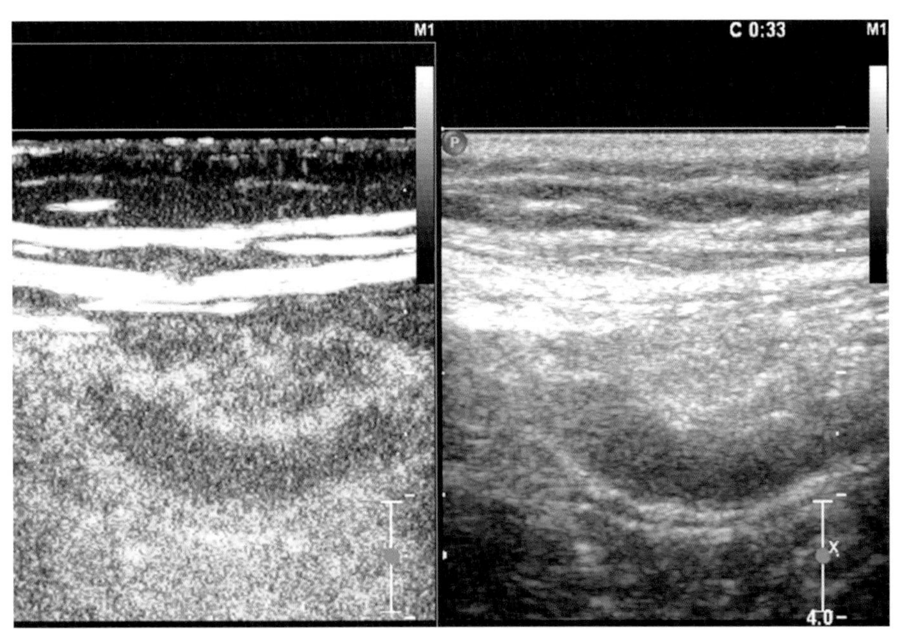

图 5-2-17　阑尾炎增强中期图像
超声增强中期阑尾壁和系膜造影剂加速充填

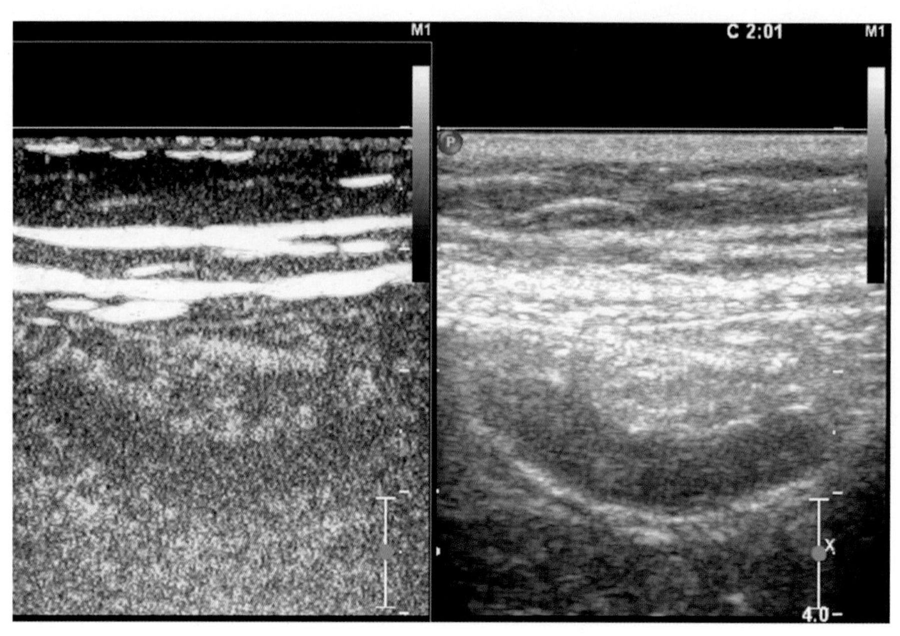

图 5-2-18　阑尾炎增强延迟期图像
延迟期阑尾壁和系膜呈现低增强

6. 鉴别诊断

右侧输尿管结石：腹痛多在右下腹，但多呈绞痛，并向腰部及会阴部外生殖器放射。尿中查到大量红细胞。X 线摄片在输尿管走行区可见结石阴影。超声检查可见结石影、输尿管扩张和肾盂积水。

急性肠系膜淋巴结炎：儿童急性阑尾炎常需与之鉴别。患儿多有上呼吸道感染史，腹部压痛部位偏内侧，且不太固定，可随体位改变。

急性妇产科疾病：在育龄妇女中，特别要注意与急性妇产科疾病进行鉴别。宫外孕的腹痛从下腹部开始，常有腹腔内出血和急性失血症状的体征，并有停经史；体检时有附件肿块、宫颈举痛，阴道后穹隆穿刺有血性液体等。卵巢黄体囊肿破裂的临床表现与宫外孕相似，但病情较轻。卵巢囊肿蒂扭转有明显腹部肿块和腹痛。急性盆腔炎和急性输卵管炎，常有盆腔的双侧对称性压痛和脓性白带，经阴道后穹隆穿刺可获脓液。

三、肠道肿瘤

肠道肿瘤多表现为腹腔内低回声肿块，边界清楚，形态规则，若肿块较大可出现压迫症状。肠道肿瘤较常见为胃肠间质瘤、平滑肌瘤以及淋巴瘤等，但不同病变造影表现仍需进一步总结归纳。

【病例一】

1. 病史概要　患者 52 岁女性，1 年前因腹部肿物行手术治疗，术后病理提示：平滑肌肉瘤。3 个月前患者再发腹痛、腹胀，为腹部阵发性隐痛不适，进食后腹胀加重，伴嗳气、食欲减退、乏力等不适。

2. 常规超声图像　中上腹腔见低回声块影，形态欠规则，边界部分不清，内见片状低回声区及带状稍高回声呈网状分隔（图 5-2-19），多普勒超声检查：内见较丰富点条状血流信号（图 5-2-20~ 图 5-2-22）。

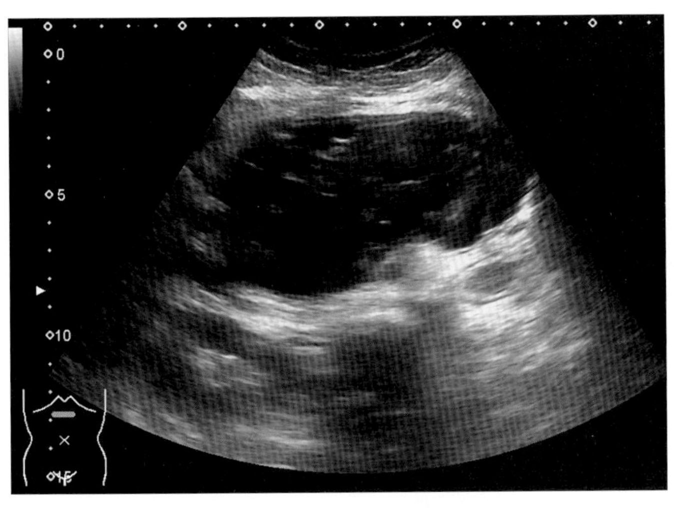

图 5-2-19　胃肠道平滑肌肉瘤常规超声图
中上腹腔见低回声块影，形态欠规则，边界部分不清，内见片状低回声区及带状稍高回声呈网状分隔

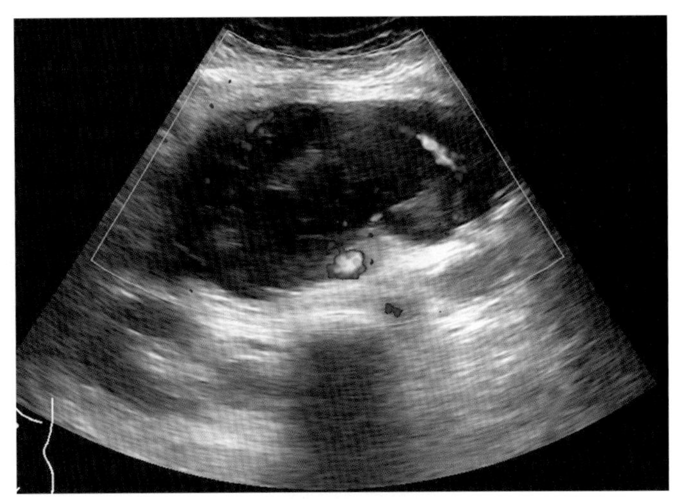

图 5-2-20　胃肠道平滑肌肉瘤彩色多普勒血流成像图
肿块内见较丰富点条状血流信号

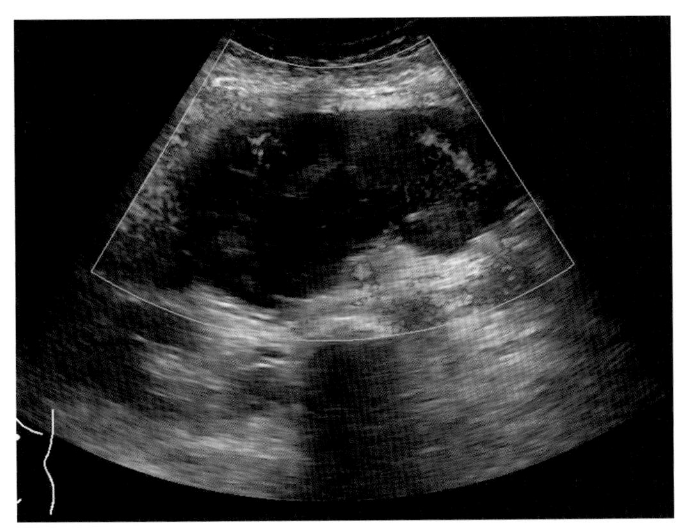

图 5-2-21　胃肠道平滑肌肉瘤能量多普勒成像图
肿块内见较丰富点条状血流信号

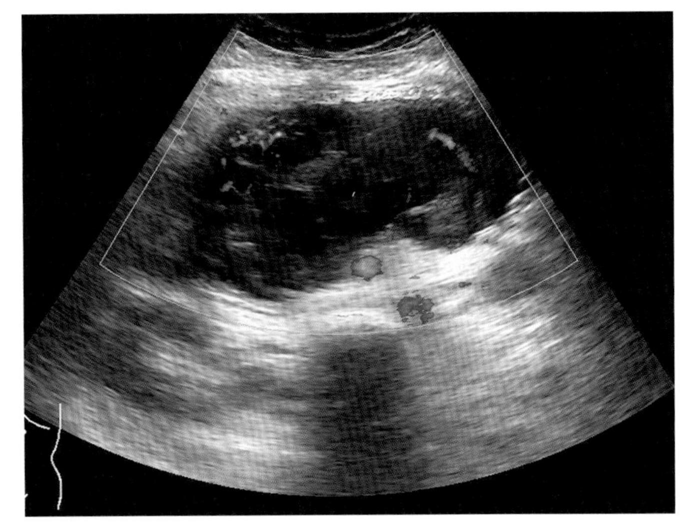

图 5-2-22　胃肠道平滑肌肉瘤超微血流成像图
肿块内见较丰富点条状血流信号

3. 超声造影图像　病灶动脉期早于周围组织增强（图 5-2-23），达峰后病灶呈不均匀高增强，中央见不规则无增强区（图 5-2-24），至静脉期 1min30s 病灶基本廓清彻底（图 5-2-25，ER5-2-3）。

4. 超声造影诊断要点　对于胃肠道平滑肌肉瘤的超声造影表现目前鲜有报道，本例患者表现为早于周围组织、从周边向内增强，较周围组织早消退。该表现可能与肿瘤血供相关，对于其特征性表现尚需更多病例进行总结。

5. 手术病理诊断　胃肠道平滑肌肉瘤。

6. 鉴别诊断　胃肠道间质瘤：可表现为腹腔内哑铃状或分叶状的低回声块影，超声造影多表现为“快进慢退”，早于周围组织增强，早于周围组织消退。

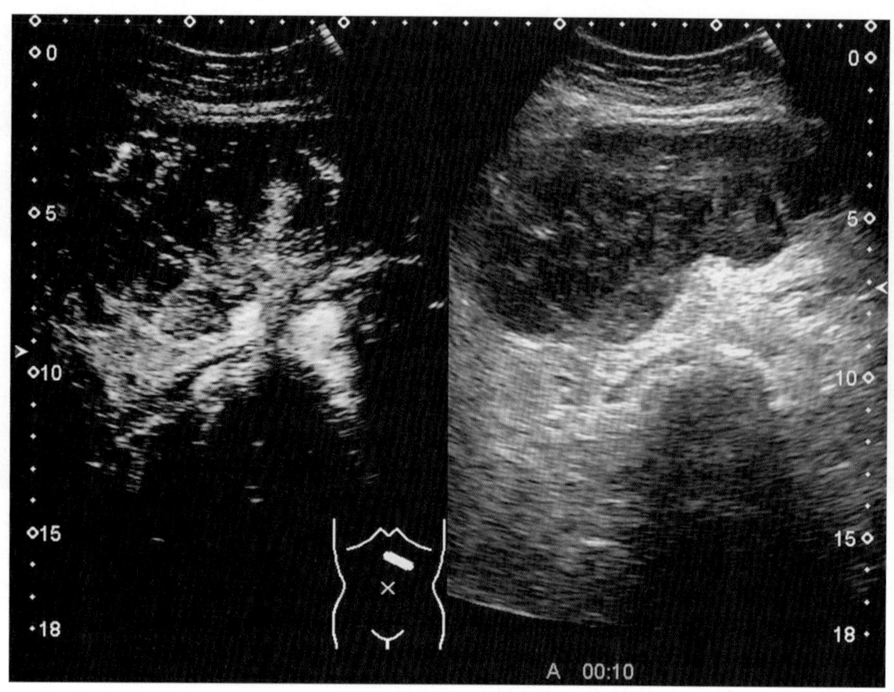

图 5-2-23　胃肠道平滑肌肉瘤超声造影图（10s）
病灶动脉期早于周围组织增强

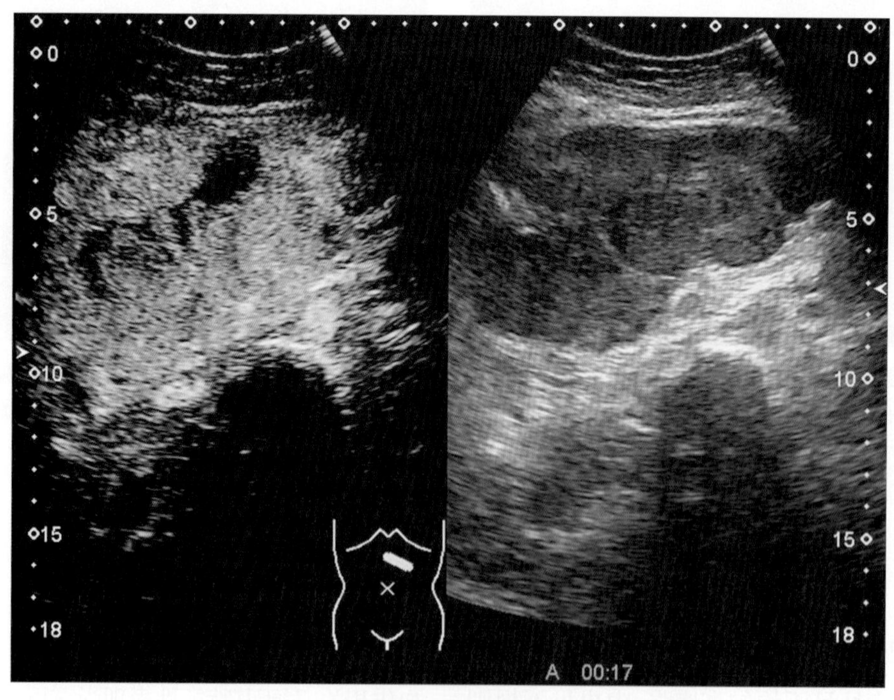

图 5-2-24　胃肠道平滑肌肉瘤超声造影图（17s）
增强达峰后病灶呈不均匀高增强，中央见不规则无增强区

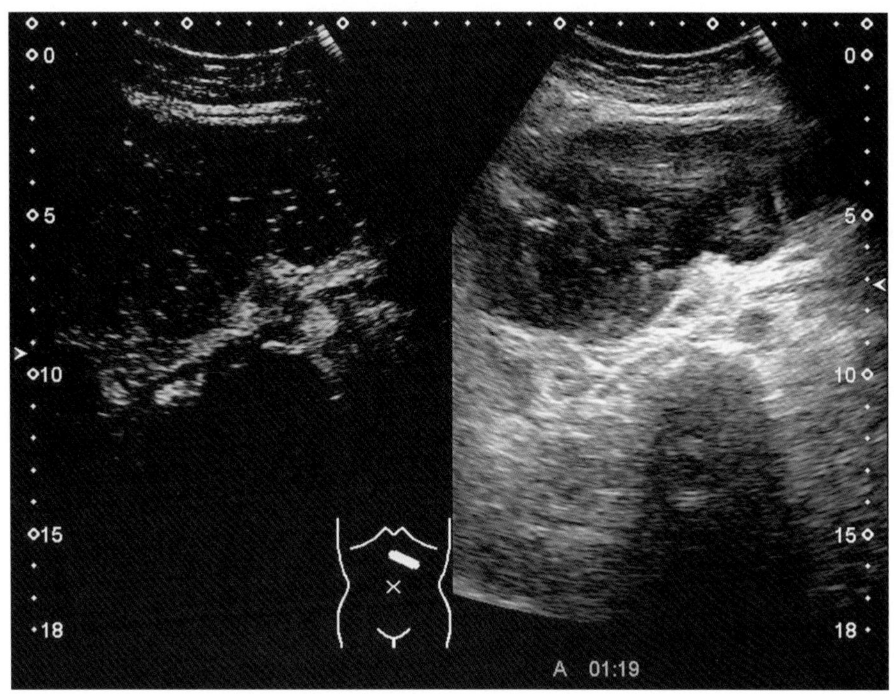

图 5-2-25　胃肠道平滑肌肉瘤超声造影图（1min19s）
病灶静脉期呈低增强

ER5-2-3　胃肠道平滑肌肉瘤超声造影动态图
中上腹腔肿物动脉期早于周围组织增强，由周边向内呈不均匀高增强，达峰后病灶呈不均匀高增强，内部增强不均，中央见不规则无增强区，至静脉期 1min30s 病灶基本消退彻底

【病例二】

1. 病史概要　女性 55 岁，间断性黑便 3 个月余，无恶心，反酸，无发热，黄疸，无呕血等不适。实验室检查均正常。

2. 常规超声图像　十二指肠球部可见范围约 3.0cm×3.6cm 低回声结节，内回声均匀，向外突出，此处黏膜层及黏膜下层完整，右前紧邻胆囊（图 5-2-26），左后紧邻胰腺头部（图 5-2-27），CDFI 检测结节内呈短枝状血流信号（图 5-2-28、图 5-2-29）。

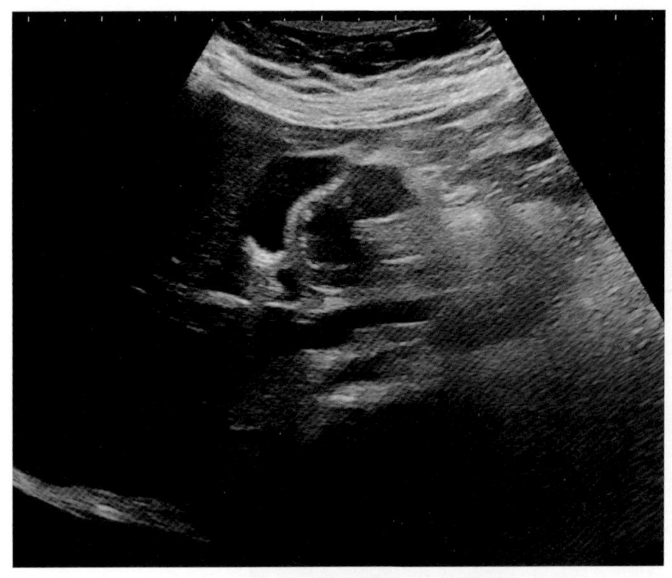
图 5-2-26 胃肠道间质瘤二维超声声像图
病灶斜切图，十二指肠球部肠壁低回声结节

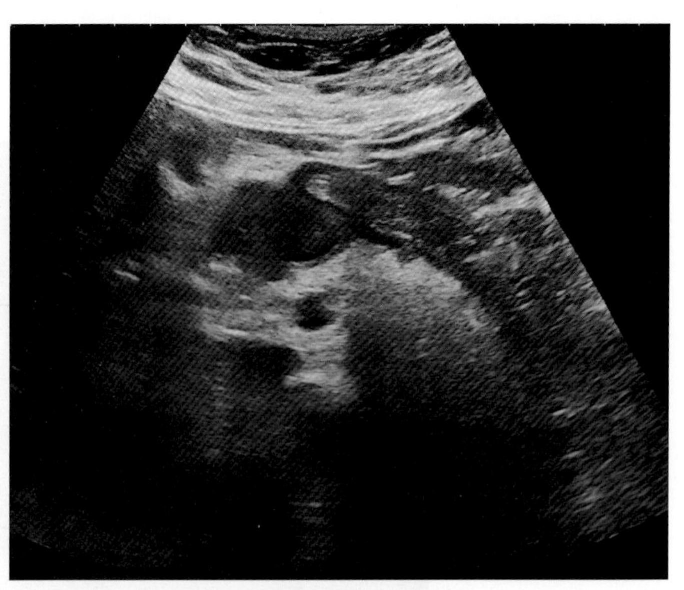
图 5-2-27 胃肠道间质瘤二维超声声像图
病灶横切图，结节紧邻胰腺

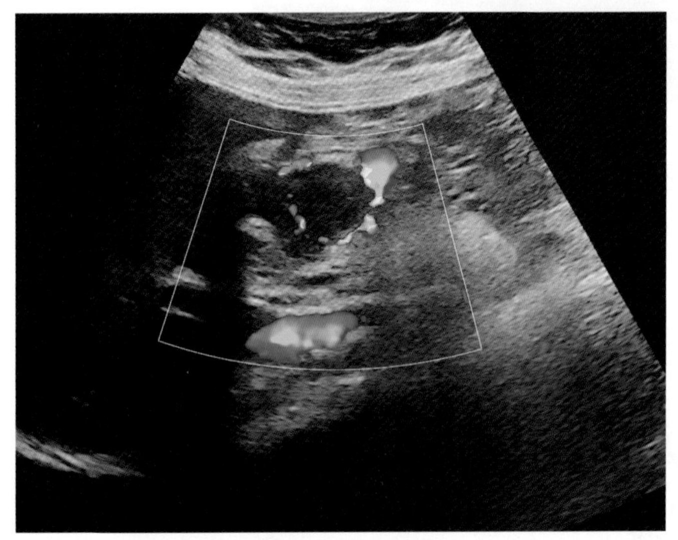
图 5-2-28 胃肠道间质瘤彩色多普勒血流图
结节内呈环状血流信号

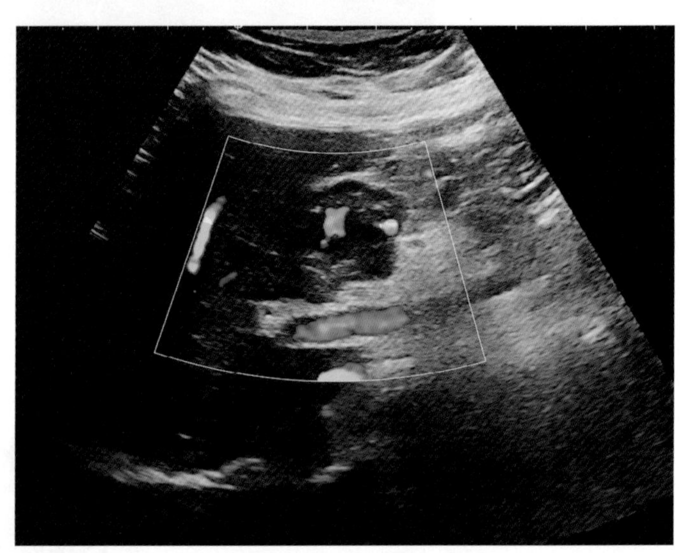
图 5-2-29 胃肠道间质瘤彩色多普勒血流图
结节内有短枝状血流信号

3. 超声造影图像 增强超声动脉期病灶边缘呈快速亮环样高增强，随后向内多点逐步弥漫增强，中央始终不增强，静脉期呈低增强（图 5-2-30~ 图 5-2-34，ER5-2-4）。

4. 超声造影诊断要点 动脉期病灶增强模式呈内部多点样弥漫增强（多为镜下核分裂象少即低危性的间质瘤）或者多枝样抱球样向心性增强（多为镜下核分裂象多即高危性的间质瘤）。增强时相快于周围胃肠组织。病灶呈持续增强，增强程度高于周围组织。静脉期病灶消退缓慢，消退程度与周围组织同步。病灶较大时常有大片坏死，即内有持续无增强区域。因病灶有假包膜，包膜通常呈亮环样高增强。

5. 手术病理诊断 十二指肠黏膜下梭形细胞肿瘤，结合免疫组化符合胃肠道间质瘤，核分裂象 <5/50HPF。

6. 鉴别诊断 与胃肠癌鉴别，间质瘤有包膜完整（或者大部完整）呈亮环样高增强，与周围分界尚清。癌没有亮环样增强，与周围分界不清。间质瘤稍大时，常有大片液化无增强区。癌有坏死时是不规则小范围无增强。

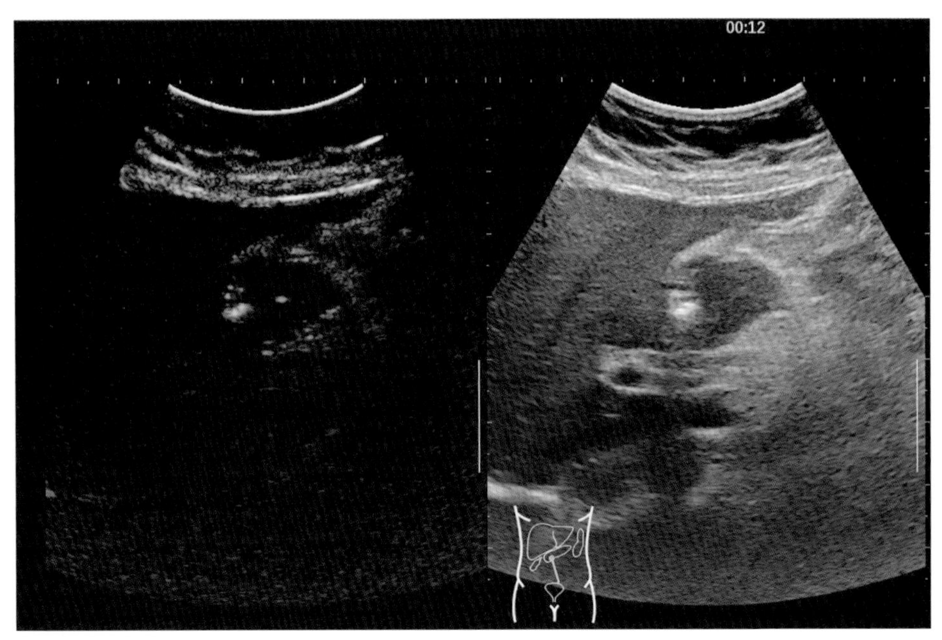

图 5-2-30　胃肠道间质瘤造影剂进入病灶前图像
结节边缘可见高回声气体，说明此处为肠腔

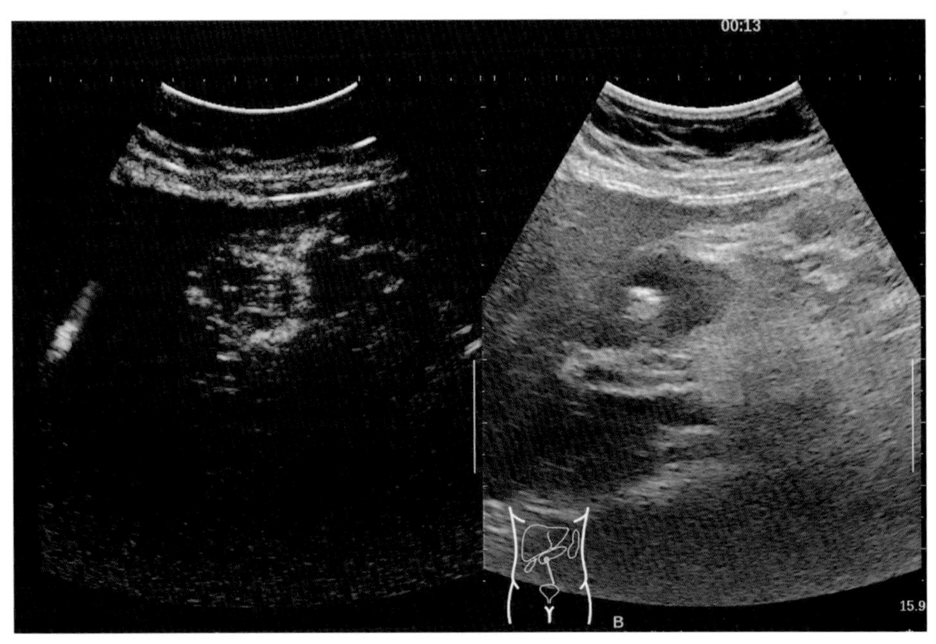

图 5-2-31　胃肠道间质瘤增强超声动脉期（13s）
病灶边缘呈快速亮环样高增强

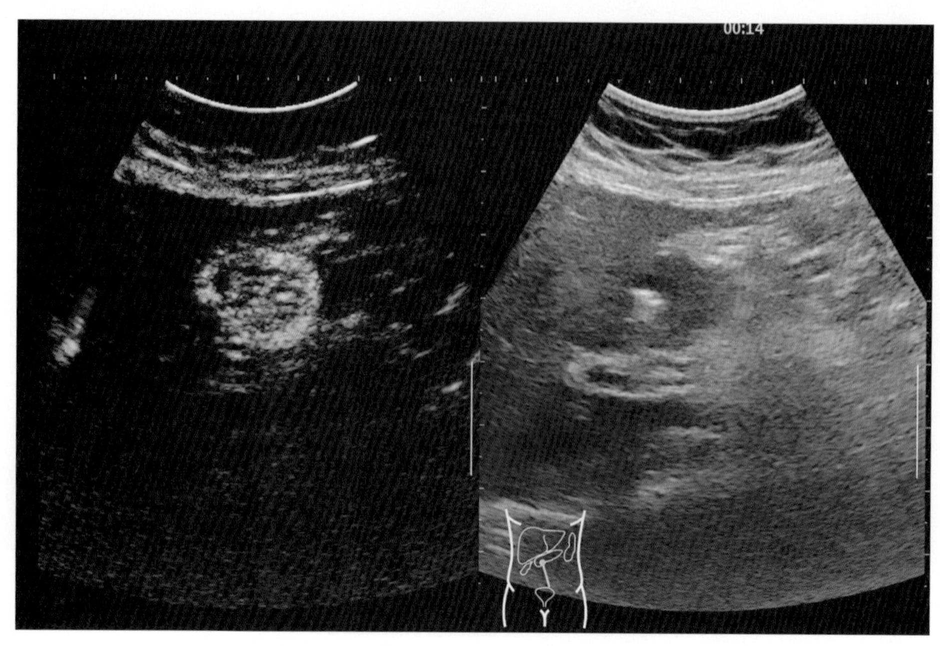

图 5-2-32　胃肠道间质瘤增强超声动脉期（14s）
病灶随后向内多点逐步弥漫增强

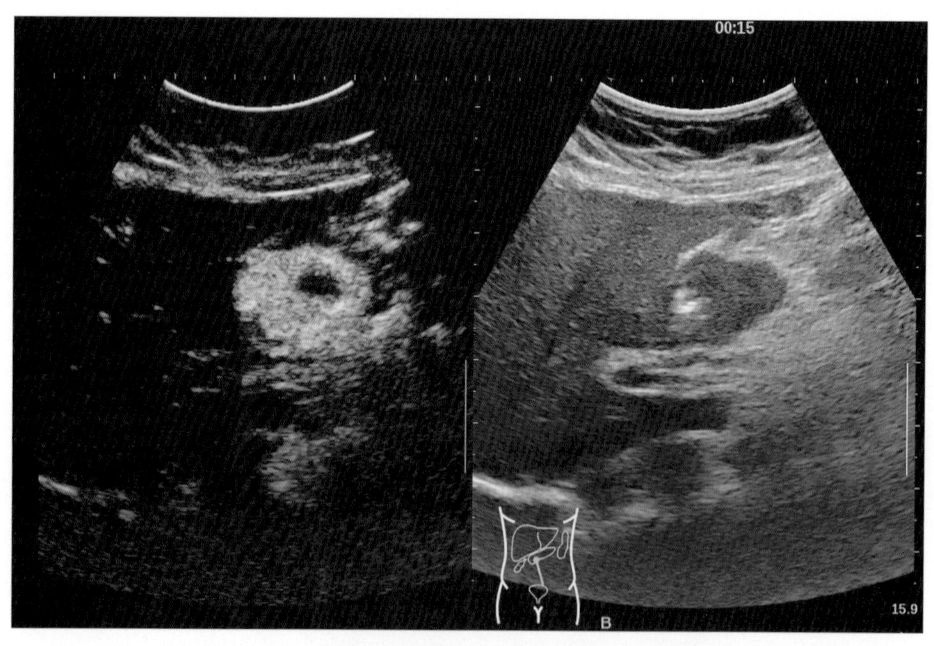

图 5-2-33　胃肠道间质瘤增强超声动脉期（15s，达高峰）
病灶中央始终不增强

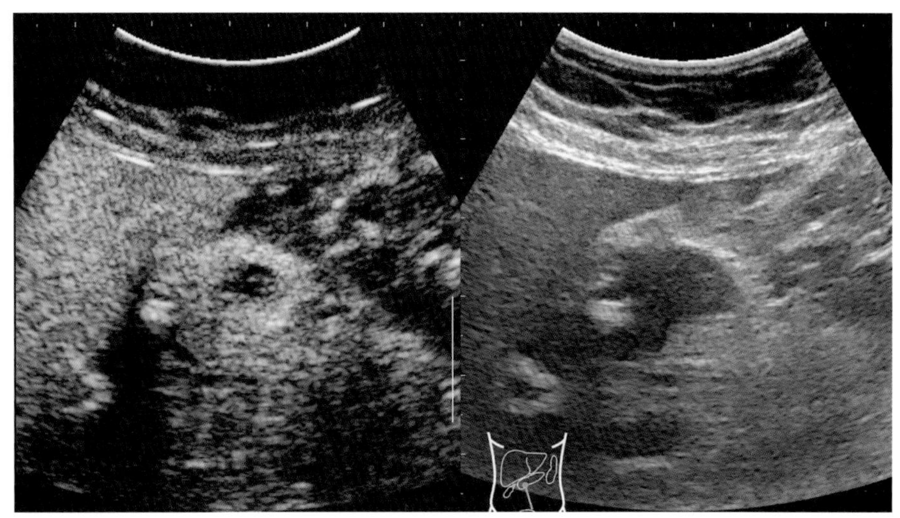

图 5-2-34　胃肠道间质瘤增强超声静脉期（68s）
病灶造影剂廓清

ER5-2-4　胃肠道间质瘤超声造影动态图

十二指肠球部结节在造影条件下且未进入造影剂时，结节边缘可见高回声气体反射，说明此处为肠腔。12s 结节开始增强，14s 正常区域的肠壁和胰腺开始增强。病灶表现边缘呈亮环样高增强，后向内多点逐步弥漫增强。15s 病灶增强达高峰，呈欠均匀高增强，中央显示始终不增强，增强的范围比常规二维低回声区稍微变大。28s 开始消退。病灶快速增强，明显快于周围胃肠组织和胰腺组织，此时与胰腺分界尚清。病灶与周围胃肠和胰腺同步消退

四、肠道其他疾病

梅克尔憩室（Meckel diverticulum）是由于胚胎发育过程中卵黄管退化不全所形成的回肠远端憩室。临床上常常无症状，多因憩室出现并发症而就诊。超声检查通常可以显示肠管旁囊性肿物，边界清楚，包膜光滑，内可以有液性回声，多与肠管相通。增强超声有一定的价值。

【病例】

1. 病史概要　男性 3 岁，无明显诱因出现便血症状，大便为鲜血便，量多 1 年，无其他阳性体征。

2. 常规超声图像　未洗肠检查：右下腹查见异常肠管样结构（图 5-2-35、图 5-2-36），大小约 12mm×8mm，边界较清楚，形态较规则，一端呈盲端，周边血流信号较丰富（图 5-2-37）。余腹腔内肠管未见明显扩张，肠壁未见明显增厚，肠周未见确切异常回声，肠系膜上下血管周围及腹主动脉周围未见明显长大淋巴结。腹腔内未见游离无回声区。

3. 超声造影图像　右下腹异常肠管样结构增强超声动脉期呈稍高增强，较均匀，静脉期逐渐呈低增强（图 5-2-38、图 5-2-39）。

4. 超声造影诊断要点　右下腹异常肠管样结构动脉期呈稍高增强，较均匀，静脉期逐渐呈低增强，与肠管增强模式相似，且多数能发现与肠管相通。

5. 手术病理诊断　小肠梅克尔憩室，黏膜样组织一块 4.3cm×2.8cm×1.0cm，部分区域黏膜增厚，面积 2.5cm×2cm。增厚区黏膜＋周围黏膜，部分区黏膜内胃黏膜异位。

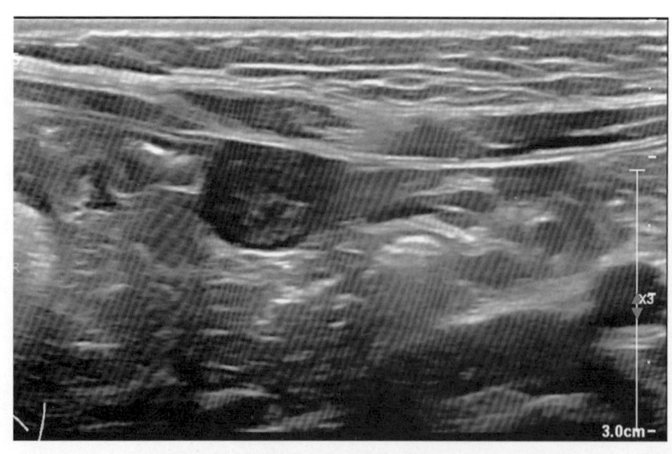

图 5-2-35　梅克尔憩室二维超声声像图
十二指肠球部肠壁低回声结节

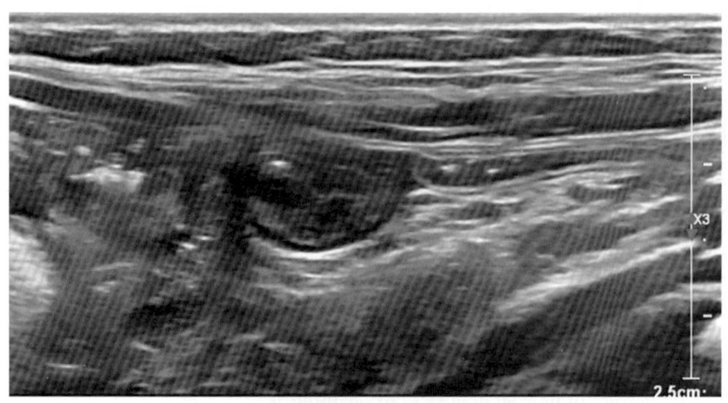

图 5-2-36　梅克尔憩室二维超声声像图
结节紧邻胰腺

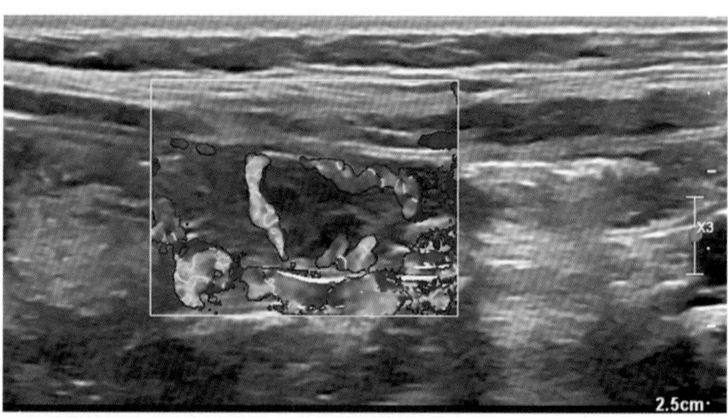

图 5-2-37　梅克尔憩室 CDFI 图像
结节内呈环状血流信号

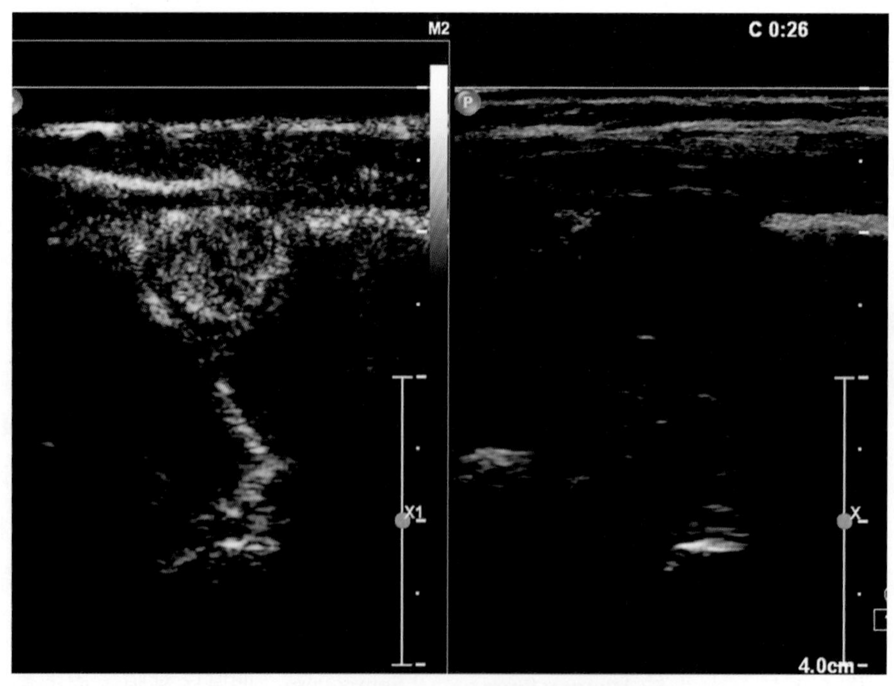

图 5-2-38　梅克尔憩室增强超声动脉期图像
右下腹异常肠管样结构增强超声动脉期呈稍高增强，较均匀

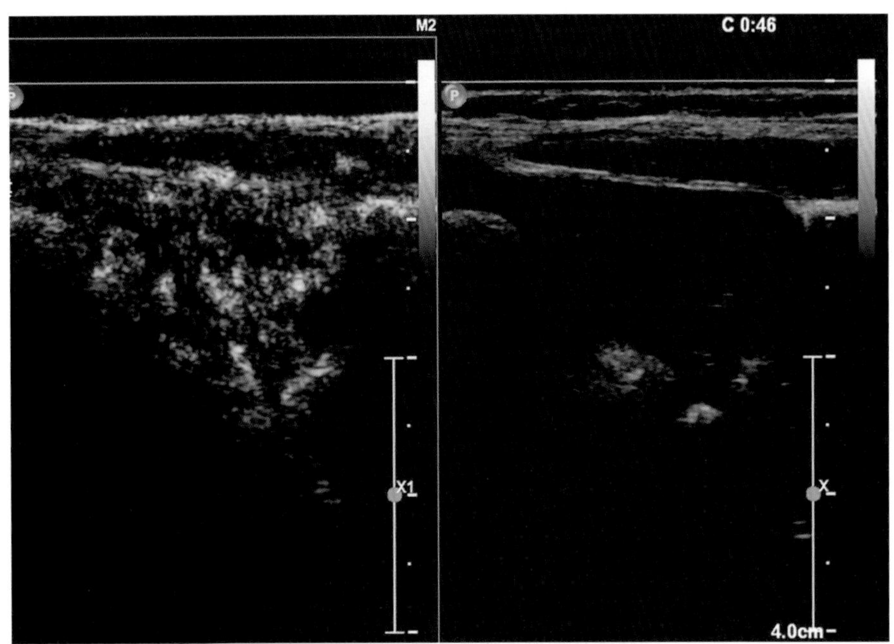

图 5-2-39　梅克尔憩室增强超声静脉期图像
右下腹异常肠管样结构增强超声静脉期呈低增强

第三节　直肠及肛管疾病

一、肛周脓肿

急性期患者可伴有红肿热痛，超声表现为肛周皮下软组织内低回声区，边界不清，形态欠规则，部分病灶向上追踪可见瘘管，周围软组织回声增强。经肘静脉团注造影剂后，病灶可表现为早于周围软组织的高增强，以炎性病变表现为主。

【病例一】

1. 病史概要　患者50岁男性，1年前发现肛门左前方皮下米粒样大小肿物，逐渐长大。自觉不适感，无明显疼痛，流脓流液。

2. 常规超声图像　肛周皮下软组织内见条形低回声区向皮下软组织深面走行，边界清，形态欠规则，内见密集点状弱回声，加压可见涌动，其深面与肛管相连（图5-3-1），多普勒超声：内部及周边见较丰富血流信号（图5-3-2~图5-3-4）。

3. 超声造影图像　造影病灶动脉期早于周围软组织增强（图5-3-5），达峰后呈均匀高增强（图5-3-6），静脉期病灶廓清不彻底（图5-3-7，ER5-3-1）。

4. 超声造影诊断要点　经肘静脉超声造影表现为炎性病灶改变，病灶早于周围软组织增强，达峰时可呈不均匀高增强，若脓肿内存在液化坏死，则表现为无增强区，消退与周围组织同步。尚需要对病例进行进一步总结。

5. 穿刺病理诊断　（超声引导下肛门左侧肿物针吸物液基制片）肉芽肿性炎伴异物巨细胞反应。

6. 鉴别诊断　藏毛窦：患者多表现为无痛性包块，当合并感染时可出现疼痛，超声表现为皮下软组织内以低至无回声结节，边界清楚，其内部可见数条线样回声。

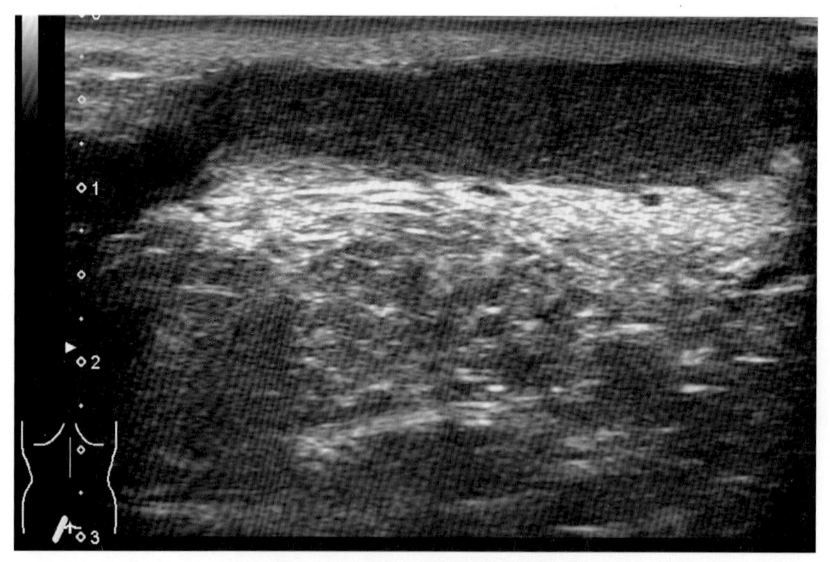

图5-3-1　肛周脓肿常规超声图

肛周皮下软组织内见条形低回声区向皮下软组织深面走行，边界清，形态欠规则，内见密集点状弱回声，其深面与肛管相连

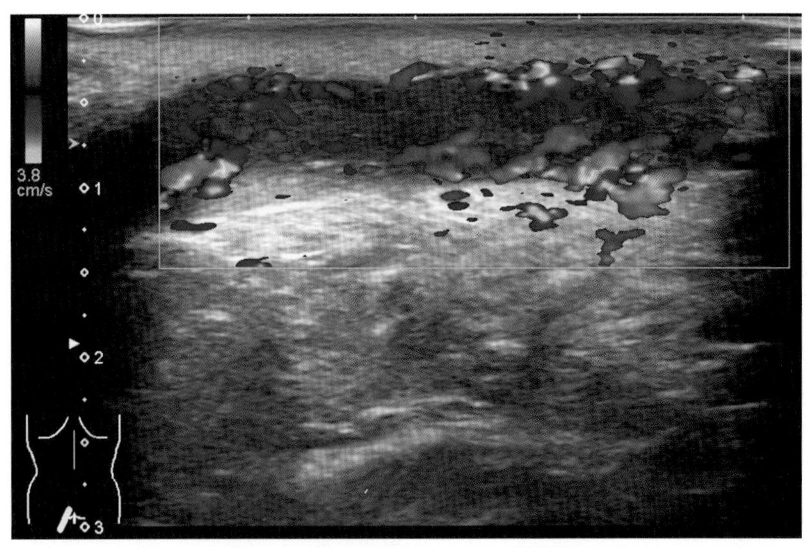

图 5-3-2　肛周脓肿彩色多普勒血流成像图
病灶内部及周边见较丰富血流信号

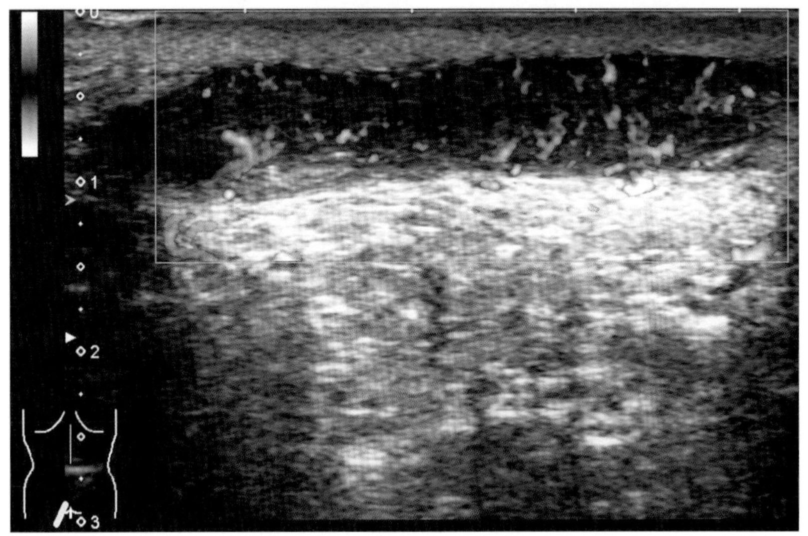

图 5-3-3　肛周脓肿能量多普勒血流图
病灶内部及周边见较丰富血流信号

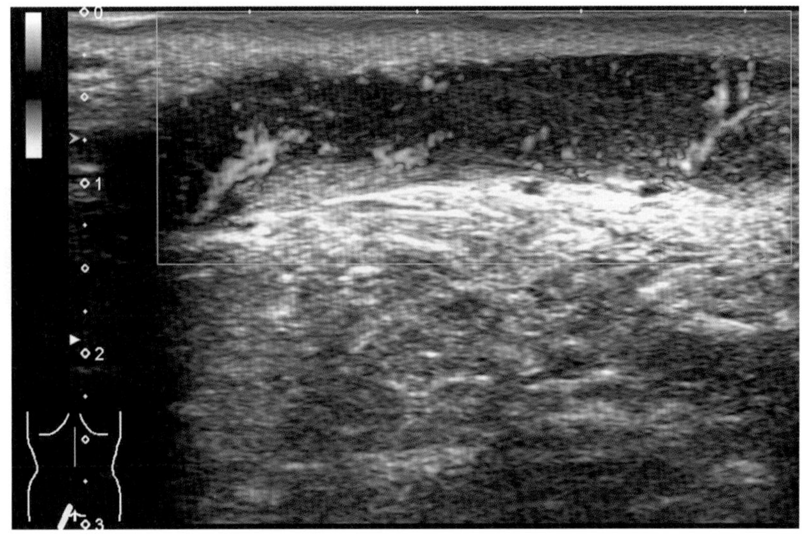

图 5-3-4　肛周脓肿超微血流成像图
病灶内部及周边见较丰富血流信号

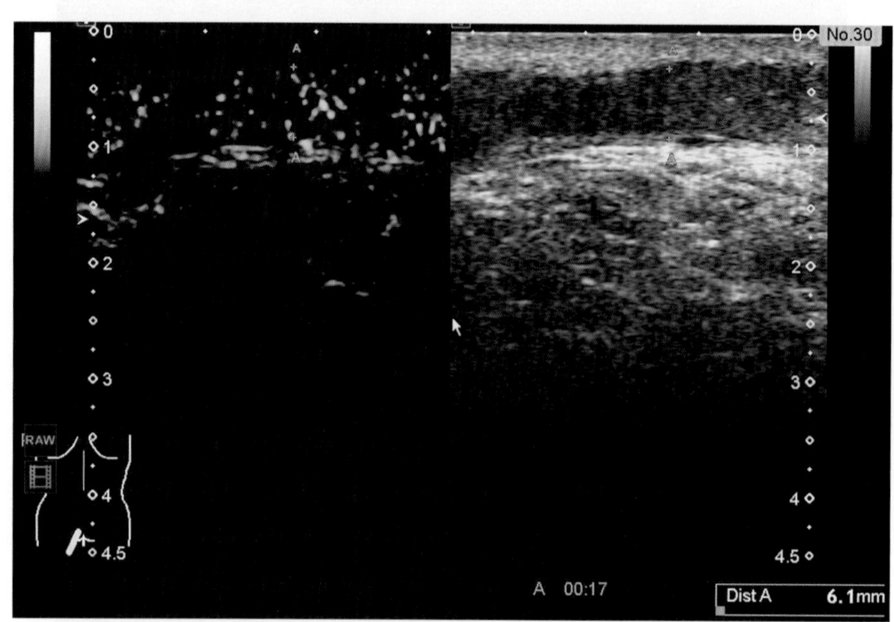

图 5-3-5　肛周脓肿增强超声动脉期（17s）
造影病灶动脉期早于周围软组织增强

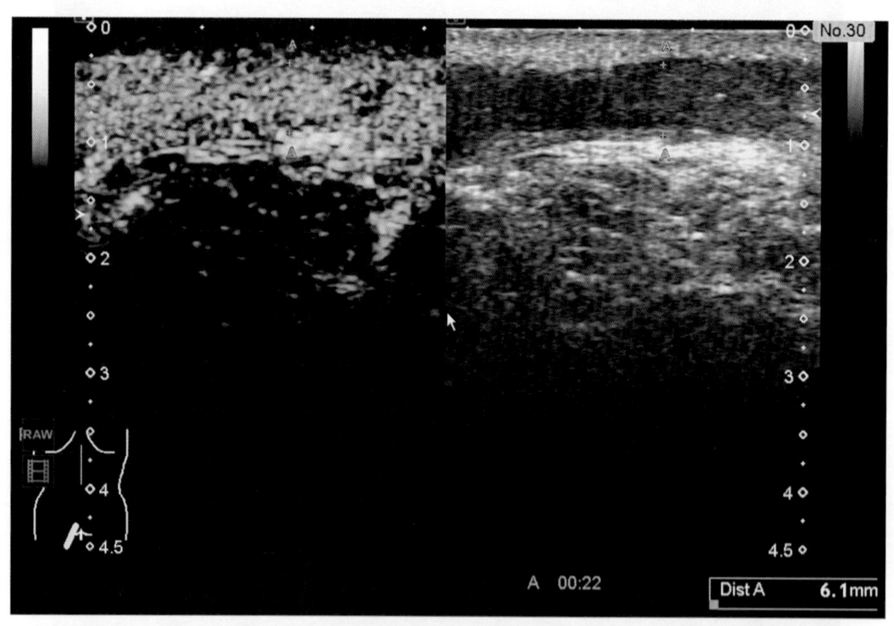

图 5-3-6　肛周脓肿增强超声动脉期（22s）
病灶增强达峰后呈均匀高增强

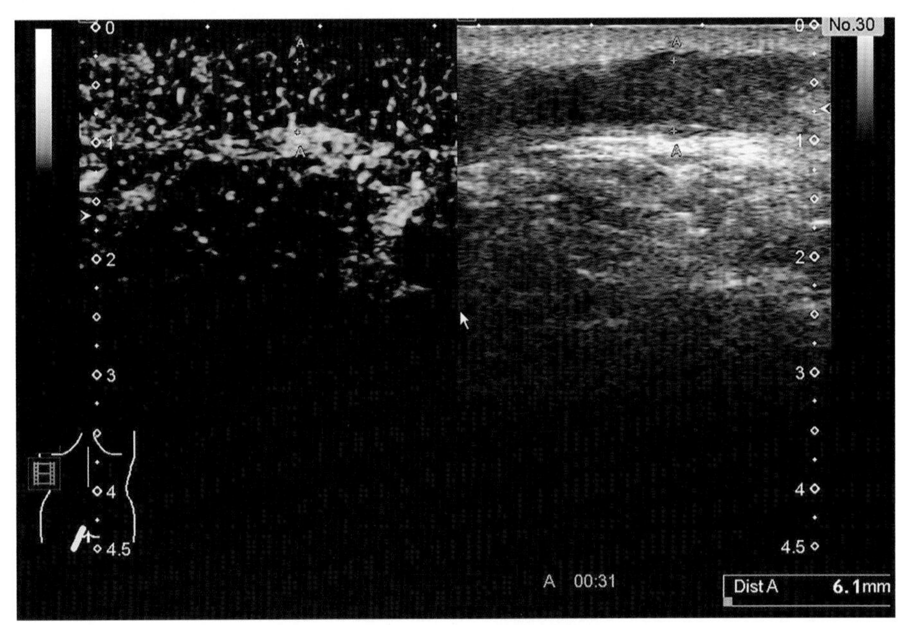

图 5-3-7　肛周脓肿增强超声静脉期（31s）
静脉期病灶廓清不彻底

ER5-3-1　肛周脓肿超声造影动态图
肛周皮下软组织低回声区动脉期早于周围软组织、自病灶中央向周边呈不均匀高灌注，达峰后病灶呈均匀高增强，达峰后快速不均匀消退，至静脉期病灶廓清不彻底

【病例二】

1. 病史概要　患者 55 岁男性，“发现肛门口包块 1 个月”就诊，于 1 个月前无明显诱因后自觉肛门口肿物，无其他伴随症状。

2. 常规超声图像　肛周上缘皮下见低回声区，形态欠规则，边界不清，未见包膜（图 5-3-8），多普勒超声：块影边缘见较丰富血流信号（图 5-3-9~ 图 5-3-11）。

3. 超声造影图像　肛周病灶早于周围软组织增强（图 5-3-12），达峰后呈不均匀高增强，较二维声像图增大，内见小片状低 - 无增强区（图 5-3-13），至 1min8s 病灶廓清不彻底（图 5-3-14，ER5-3-2）。

4. 超声造影诊断要点　肛周病灶动脉期呈不均匀高增强，范围较灰阶所见增大，内可见液化坏死区。

5. 穿刺病理诊断　（超声引导下肛周低回声区针吸物液基制片）表皮样囊肿伴感染。

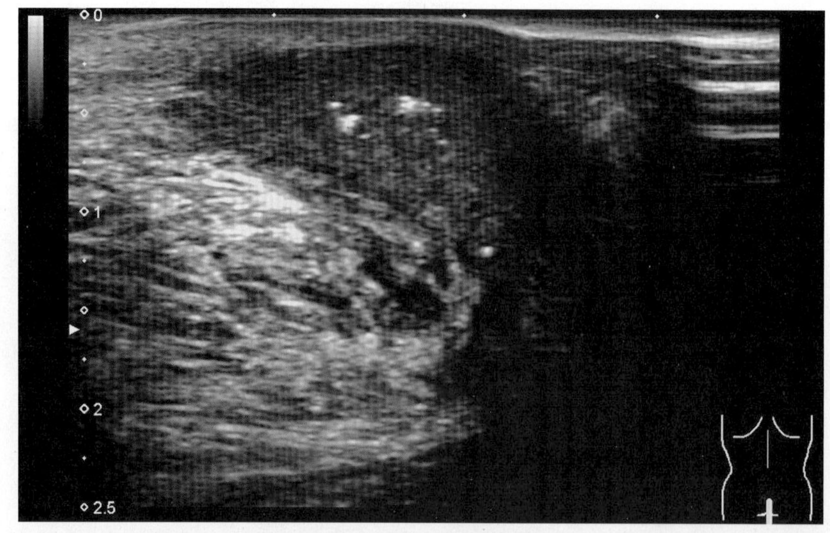

图 5-3-8　肛周脓肿常规超声图
肛周上缘皮下见低回声区，形态欠规则，边界不清，未见包膜

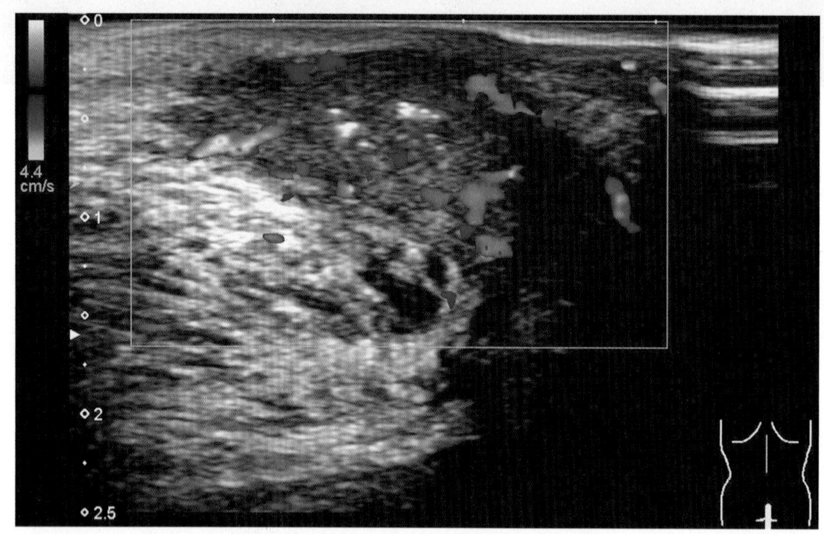

图 5-3-9　肛周脓肿彩色多普勒血流成像图
病灶边缘见较丰富血流信号

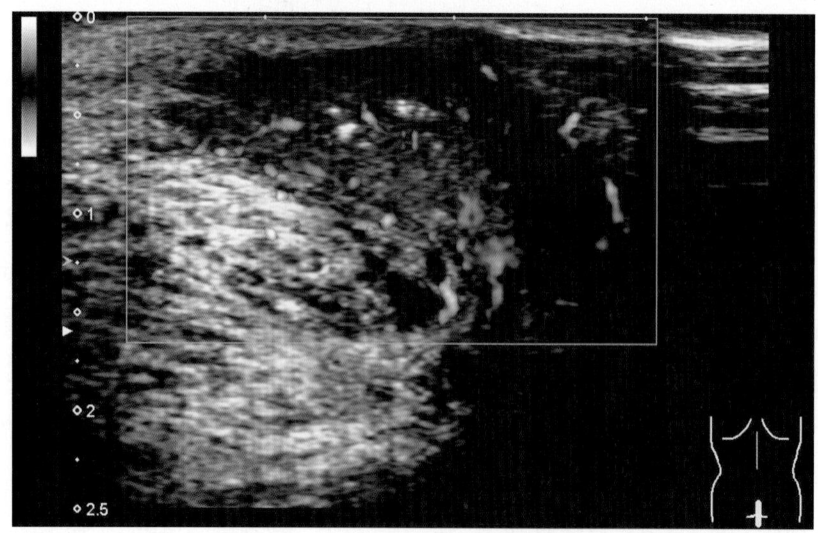

图 5-3-10　肛周脓肿能量多普勒血流图
病灶边缘见较丰富血流信号

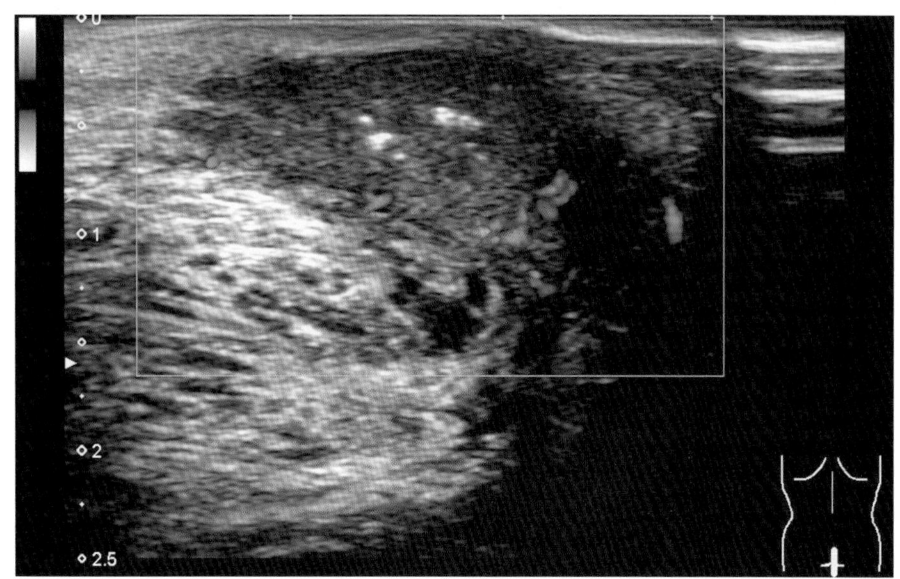

图 5-3-11 肛周脓肿超微血流成像图
病灶边缘见较丰富血流信号

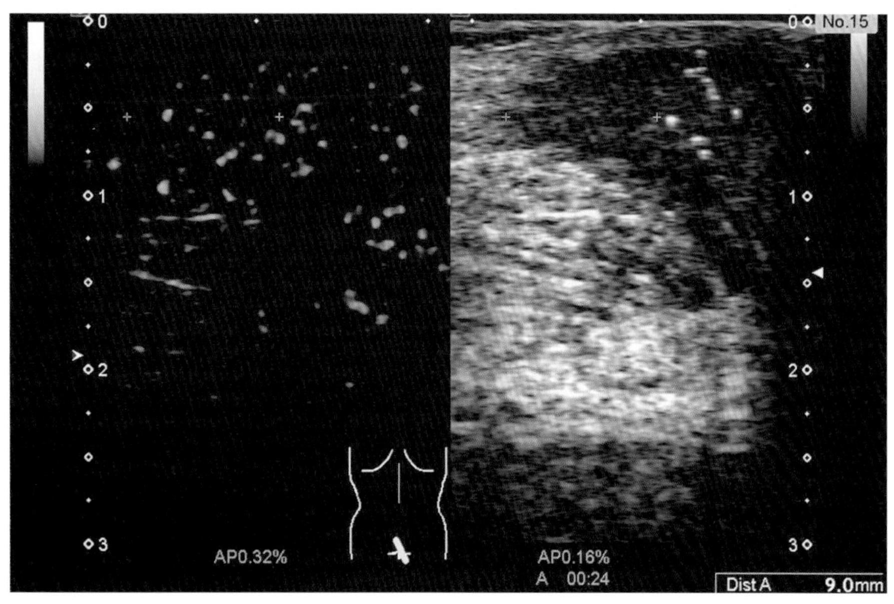

图 5-3-12 肛周脓肿增强超声动脉期图像（24s）
肛周病灶早于周围软组织增强

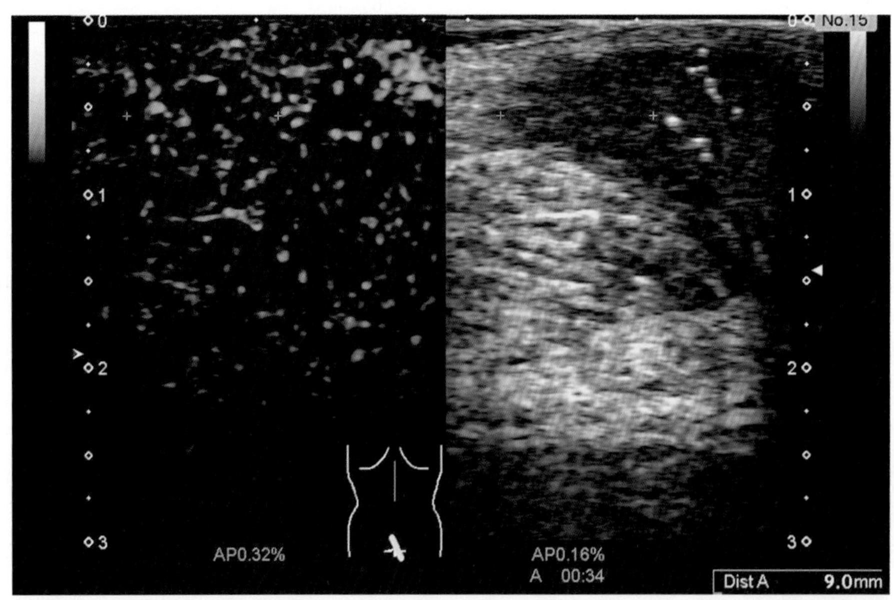

图 5-3-13　肛周脓肿增强超声静脉期图像（34s）
病灶达峰后呈不均匀高增强，较二维声像图增大，内见小片状低 - 无增强区

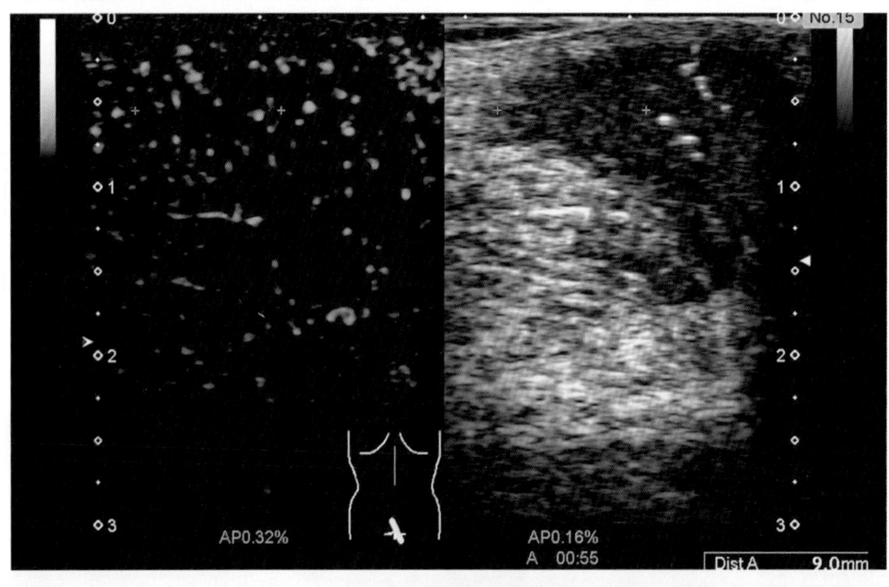

图 5-3-14　肛周脓肿增强超声静脉期图像（55s）
病灶静脉期呈低增强

ER5-3-2　肛周脓肿超声造影动态图
肛周病灶早于周围软组织增强，达峰后呈不均匀高增强，较二维声像图增大，内见小片状低 - 无增强区，至 1min8s 病灶廓清不彻底

二、直肠肛管癌

【病例一】

1. 病史概要　女性 65 岁，便秘 2 年余，腹痛 20d。

2. 常规超声图像　直肠中段后壁黏膜层可见局限性增厚，呈扁平状稍低回声隆起，基底部达黏膜下层，较厚处约 0.4cm，内回声均匀（图 5-3-15），CDFI：病灶内可见较丰富点状及短线样血流信号（图 5-3-16）。

3. 超声造影图像　直肠后壁黏膜层内局限性增厚的低回声病灶呈快速（14s 时病灶内出现造影剂，且比周边正常直肠壁黏膜层增强早）均匀性高增强（图 5-3-17、图 5-3-18），退出较缓慢（25s 时造影剂开始退出），但较周边直肠壁的黏膜层退出缓慢（图 5-3-19、图 5-3-20，ER5-3-3）。

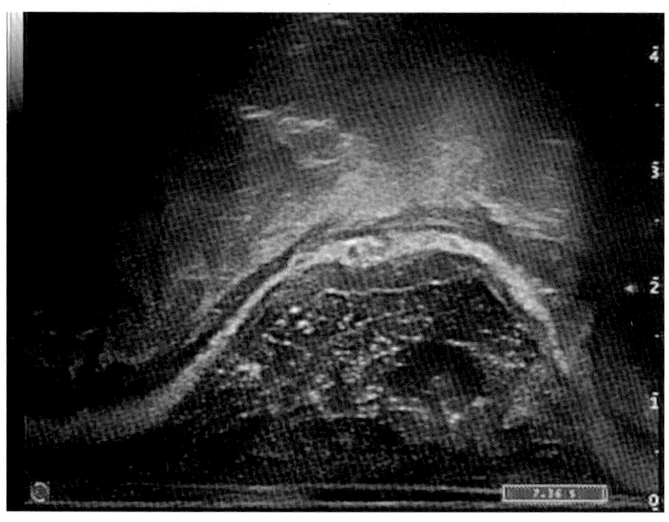

图 5-3-15　直肠腺癌常规超声声像图
直肠中段后壁黏膜层可见局限性增厚

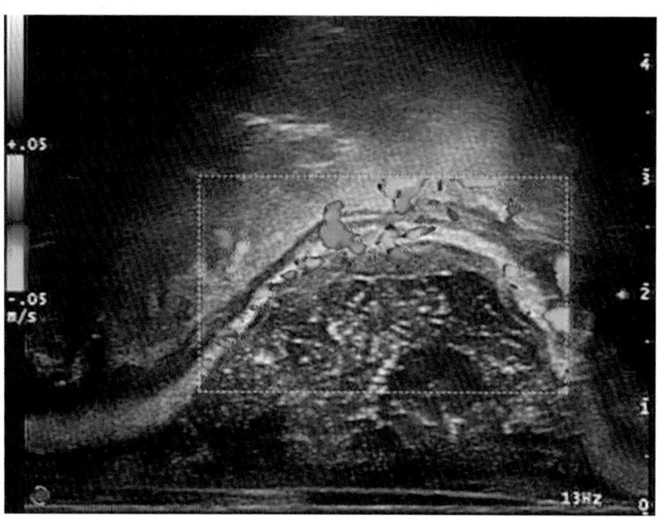

图 5-3-16　直肠腺癌 CDFI 图像
病灶内可见较丰富点状及短线样血流信号

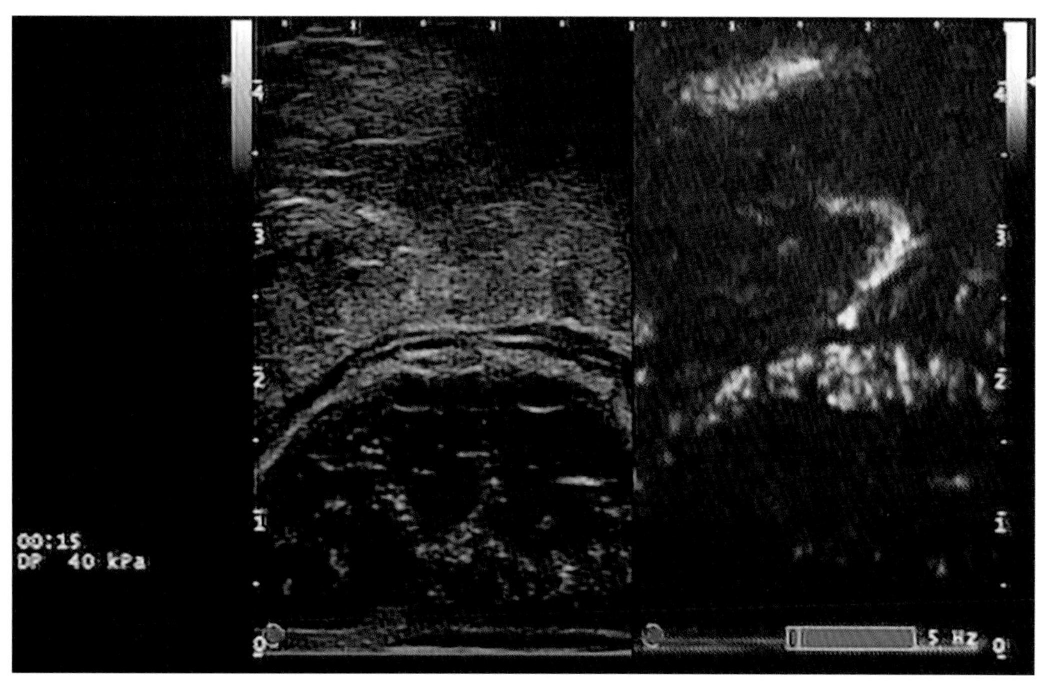

图 5-3-17　直肠腺癌增强超声动脉期图像（14s）
病灶造影呈快速高增强（比周边正常直肠壁黏膜层增强早，增强强度高）

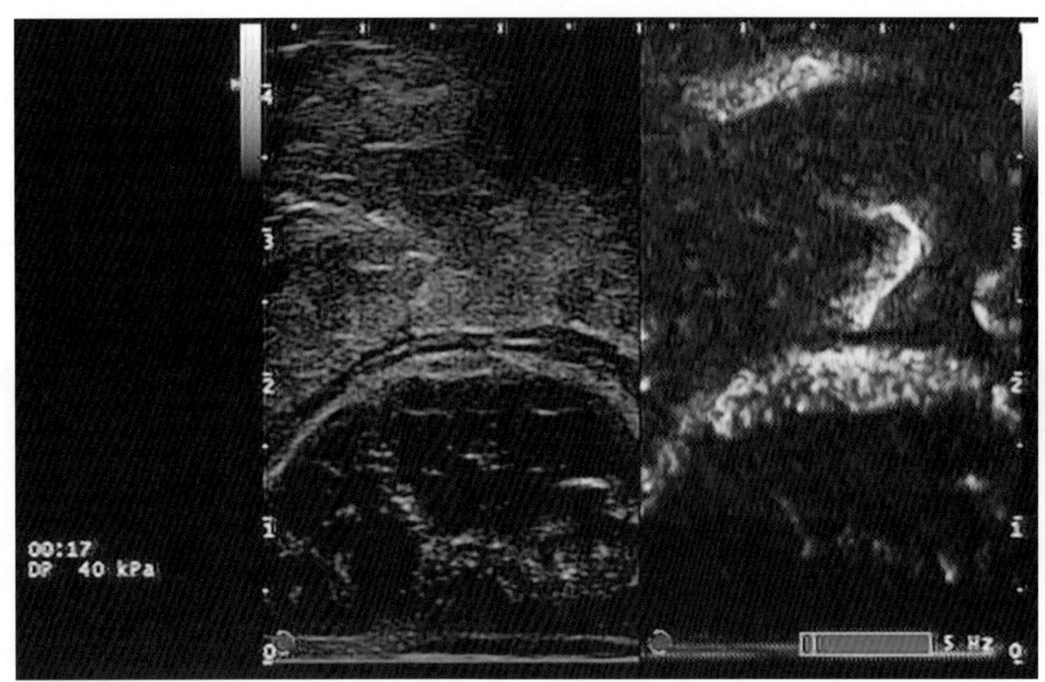

图 5-3-18　直肠腺癌增强超声动脉期图像（17s）
病灶造影呈快速高增强

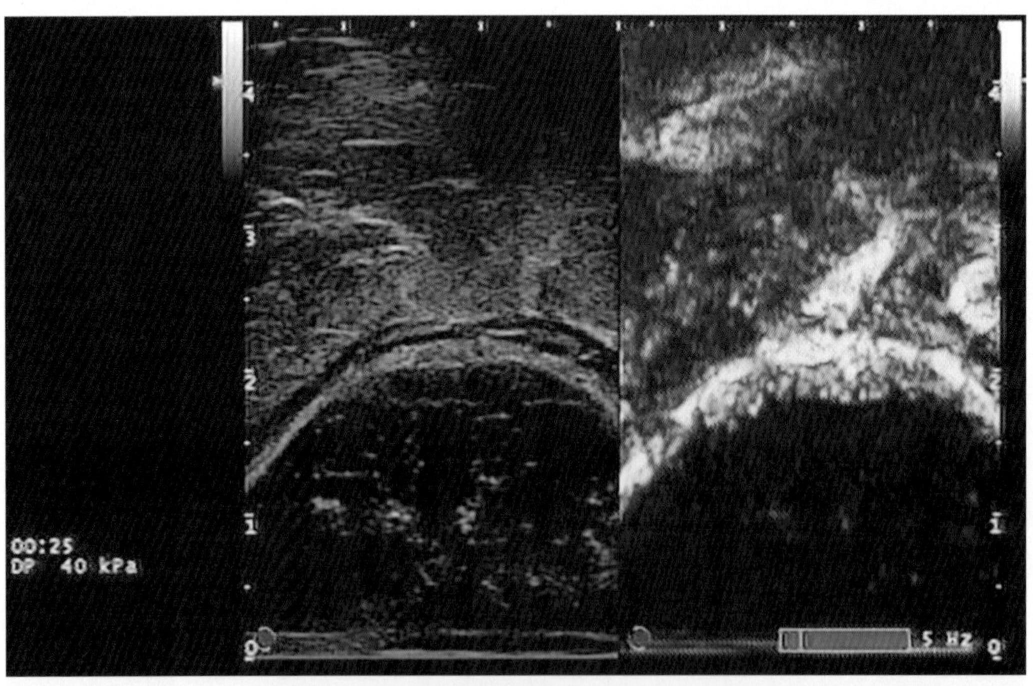

图 5-3-19　直肠腺癌增强超声动脉期图像（25s）
病灶造影剂消退较缓慢（较周边直肠壁的黏膜层退出缓慢）

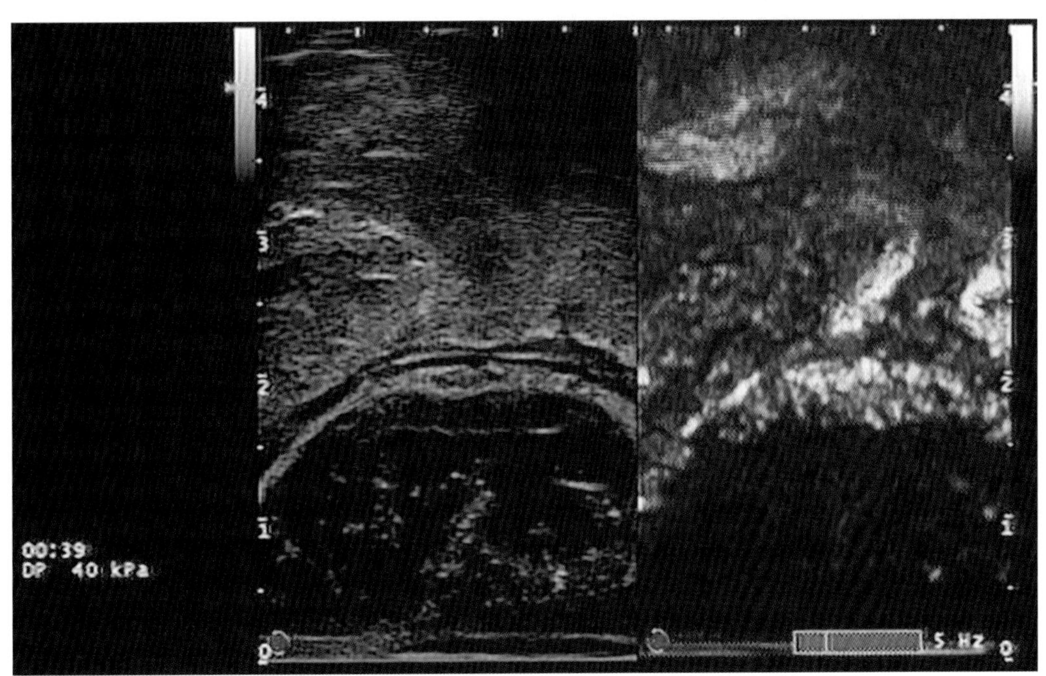

图 5-3-20　直肠腺癌增强超声静脉期图像（39s）
病灶造影剂消退较缓慢（较周边直肠壁的黏膜层退出缓慢）

ER5-3-3　直肠腺癌超声造影动态图
直肠后壁黏膜层内局限性增厚的低回声病灶呈快速（14s 时病灶内出现造影剂，且比周边正常直肠壁黏膜层增强早）均匀性高增强，退出较缓慢（25s 时造影剂开始退出），但较周边直肠壁的黏膜层退出缓慢

4. 超声造影诊断要点

（1）病灶比周边正常直肠壁黏膜层增强早。

（2）病灶比周边正常直肠壁黏膜层增强强度高。

（3）病灶内造影剂退出比周边直肠壁的黏膜层退出缓慢。

5. 手术病理诊断　（直肠肿物）中分化腺癌，肿瘤侵及肌层，未见明确神经、脉管侵犯。

6. 鉴别诊断　直肠 T_1 期良性肿瘤（如增生性息肉、管状腺瘤、管状绒毛状腺瘤、绒毛状管状腺瘤等，均为上皮性肿瘤），大体形态呈有蒂状及亚蒂状，基底部位于黏膜层，不累及黏膜下层，造影多表现为同步或晚于周边正常直肠黏膜层的增强，多表现为等增强。此外还要结合患者症状、体征等表现以及实验室检查结果进行综合判断。

【病例二】

1. 病史概要　男性 78 岁，患者间断便秘 20 年，间断口服泻药。近 1 个月自感大便困难，每两天口服泻药一次。

2. 常规超声图像　直肠清洁灌肠后并灌生理盐水 300ml。经直肠检查：距肛门约 6cm 处直肠左前壁显示大小约 4.48cm × 3.30cm 分叶状实性肿物，突向直肠腔，蒂宽 1.36cm，蒂所在的肠壁位置固有肌层显示欠清（图 5-3-21）。CDFI 检测肿物显示有规则的中央性树枝状血流信号（图 5-3-22、图 5-3-23）。超声提示：直肠左前壁实性肿物，局部与肠壁固有肌层分界欠清。

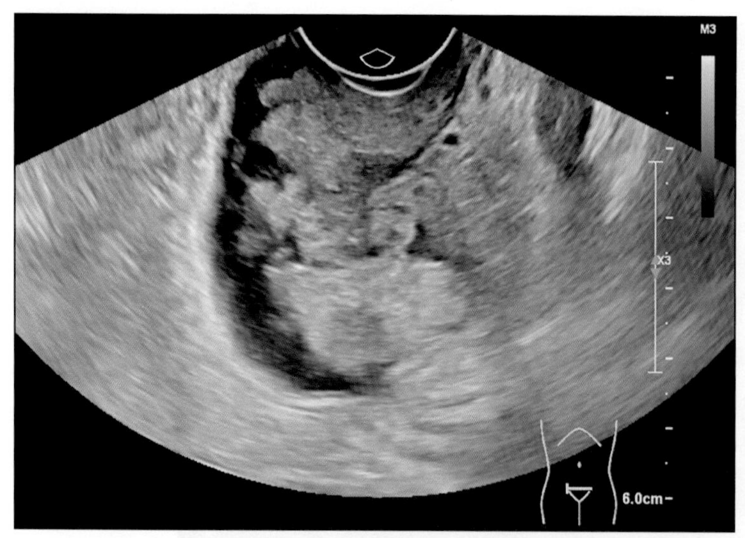

图 5-3-21　直肠绒毛状腺瘤二维超声声像图
直肠左前壁分叶状实性肿物，突向直肠腔，细蒂与固有肌层分界欠清

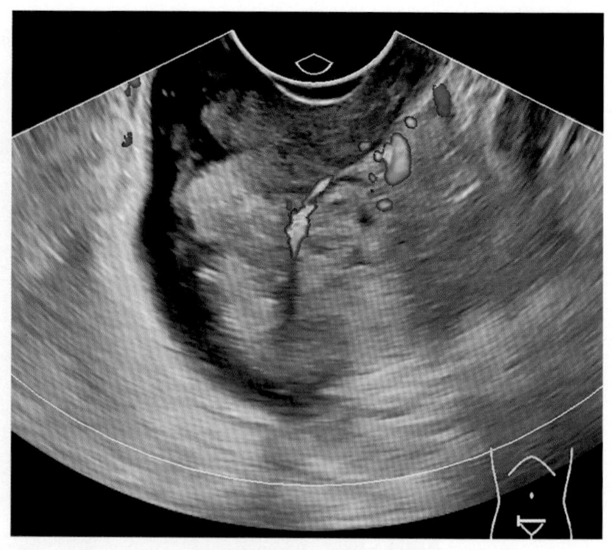

图 5-3-22　直肠绒毛状腺瘤彩色多普勒血流图
CDFI 结节中央一支血流信号

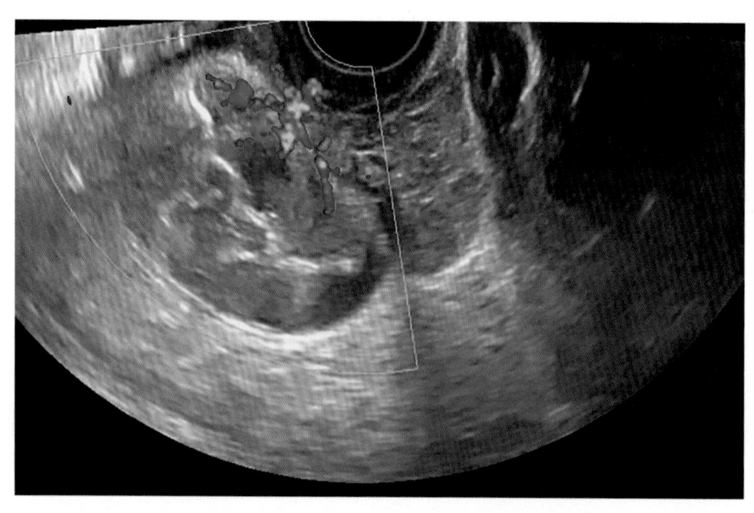

图 5-3-23　直肠绒毛状腺瘤彩色多普勒血流图
CDFI 结节中央树枝状血流信号

3. 超声造影图像　增强超声约 21s 肿物开始显影（图 5-3-24），造影剂缓慢进入，27s 达高峰（图 5-3-25、图 5-3-26），31s 开始廓清（图 5-3-27）。肿物显影从中央（细蒂处）向周边规则的树枝状逐步增强，达高峰时呈均匀高增强，肿物轮廓清晰（优于二维图像），与固有肌层分界清；廓清是从周边向中央逐步消退（ER5-3-4、ER5-3-5）。

4. 超声造影诊断要点　早期病变增强模式为肿物显影从中央（细蒂处）向周边规则的树枝状逐步增强；高峰时呈均匀高增强；廓清是从周边向中央逐步消退，肿物轮廓清晰，与固有肌层分界清。

5. 手术病理诊断　肉眼大体标本：直肠息肉样物一枚，大小 6cm × 2cm × 1.2cm，切面灰红质脆。镜下：直肠肿锯齿状腺瘤，部分区域伴高级别上皮内瘤变，局部突破黏膜肌层，呈腺癌Ⅱ级，浸润深度达黏膜下约 0.1cm，未见明确神经及脉管累犯。

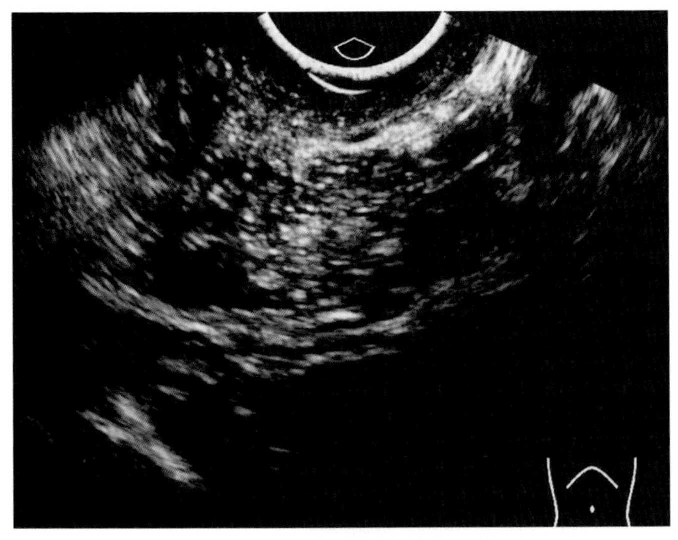

图 5-3-24　直肠绒毛状腺瘤超声造影动脉期 22s
动脉期结节从中央细蒂处向周边规则的树枝状逐步增强

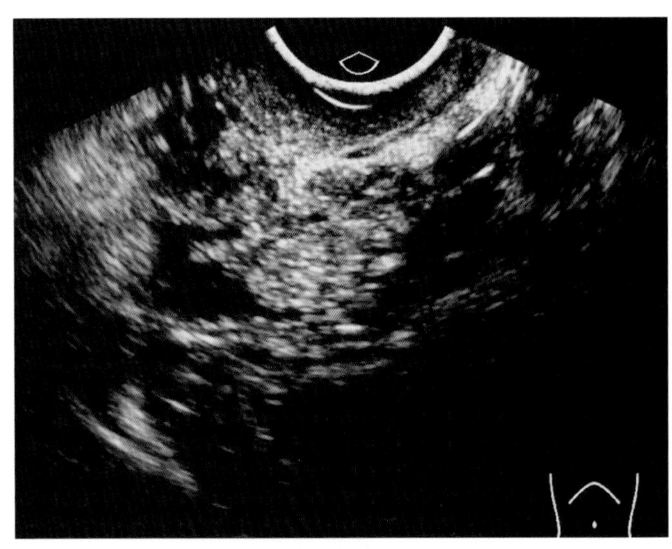

图 5-3-25　直肠绒毛状腺瘤超声造影动脉期 23s
动脉期结节从中央向周边继续增强

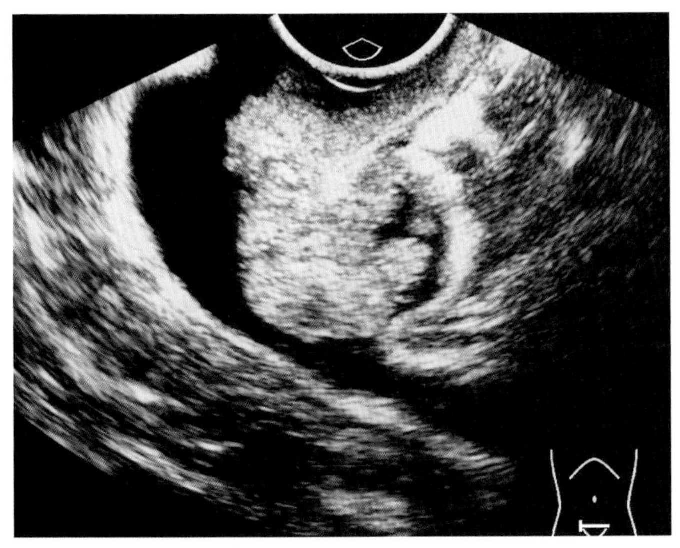

图 5-3-26　直肠绒毛状腺瘤超声造影高峰期 27s
结节呈均匀高增强，轮廓清晰，与固有肌层分界清

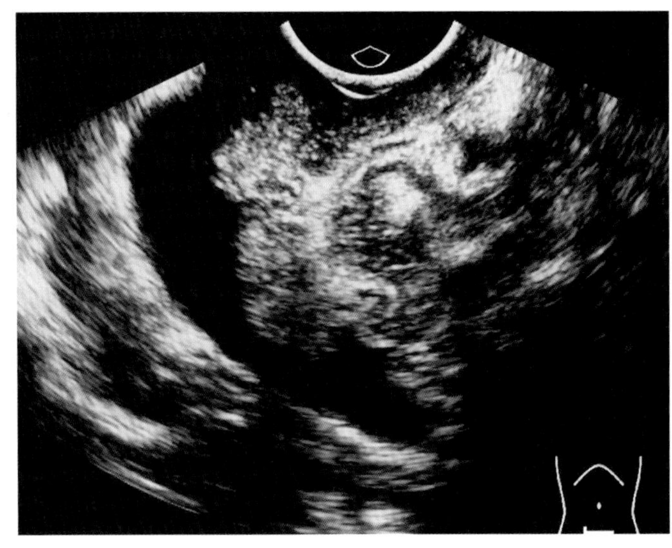

图 5-3-27　直肠绒毛状腺瘤超声造影消退期 31s
结节廓清是从周边向中央逐步消退

ER5-3-4　直肠绒毛状腺瘤超声造影动态图
约 21s 肿物开始显影，造影剂缓慢进入，27s 达高峰，31s 开始廓清

ER5-3-5　直肠绒毛状腺瘤超声造影动态图
约 21s 肿物开始显影，造影剂缓慢进入，27s 达高峰，31s 开始廓清。肿物显影从中央（细蒂处）向周边规则的树枝状逐步增强，达高峰时呈均匀高增强，肿物轮廓清晰（优于二维图像），与固有肌层分界清；廓清是从周边向中央逐步消退。造影提示：距离肛门 6cm 处直肠左前壁实性结节增强模式是从中央（细蒂处）向周边规则的树枝状均匀高增强、从周边向中央逐步消退——倾向腺瘤

【病例三】

直肠黏液腺癌是黏液成分大于 50% 的腺癌，较少见，预后差。二维超声可表现为直肠内外低回声肿块，也可表现为局部肠管壁增厚，体积较小时需经直肠超声检查，超声造影通常呈轻度强化，内可见无增强区。

1. 病史概要 女性，35 岁，间断大便疼痛不适 1 年余，无血便、脓便、大便变细、腹胀、消瘦、乏力等不适，既往无其他特殊病史。检验结果：粪便隐血阳性，癌胚抗原 8.96ng/ml（参考值 0.00~5.00ng/ml）。

2. 常规超声图像 子宫后方可见一低回声包块，大小约 7.8cm × 5.5cm，边界尚清晰，形态不规则，内回声不均匀，未查见子宫后方正常直肠的线状管壁回声（图 5-3-28）。CDFI 显示其内可见少许血流信号（图 5-3-29）。

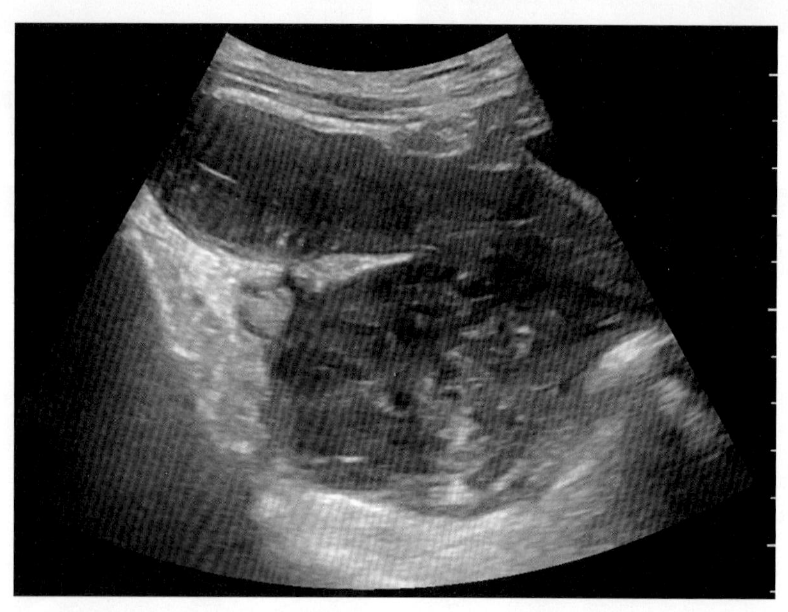

图 5-3-28 直肠黏液腺癌二维超声图像

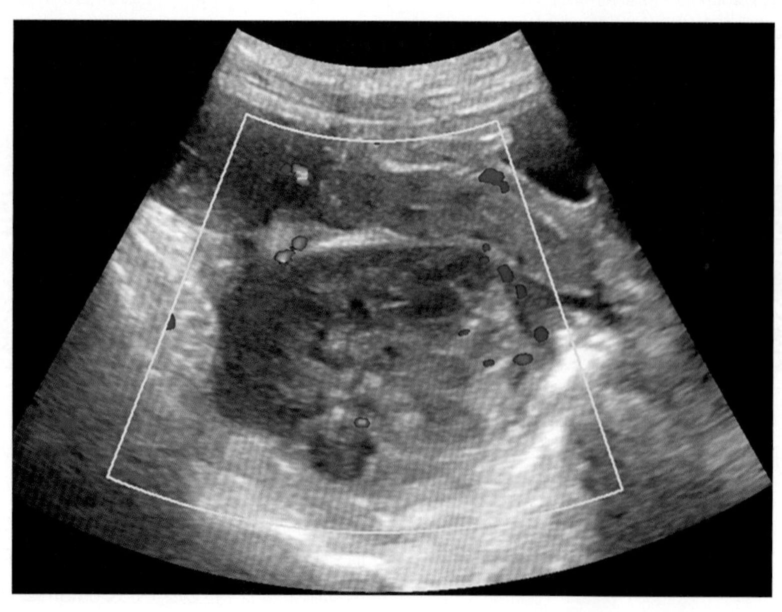

图 5-3-29 直肠黏液腺癌彩色多普勒超声图像

3. **超声造影图像** 子宫后方低回声包块增强超声动脉期呈不均匀高增强，内可见片状不增强区，静脉期呈不均匀低增强（图 5-3-30、5-3-31，ER5-3-6）。

4. **超声造影诊断要点** 直肠黏液腺癌超声造影动脉期病灶较周围组织呈不均匀性高增强，静脉期病变呈不均匀性低增强。

5. **手术病理诊断** 直肠黏液腺癌。

6. **鉴别诊断**

直肠腺癌：动脉期明显强化，增强强度高于直肠黏液腺癌，液性成分少于直肠黏液腺癌。

子宫、附件来源等其他盆腔肿瘤：需详细问病史和症状，反复探查包块与毗邻组织器官的关系以明确来源。

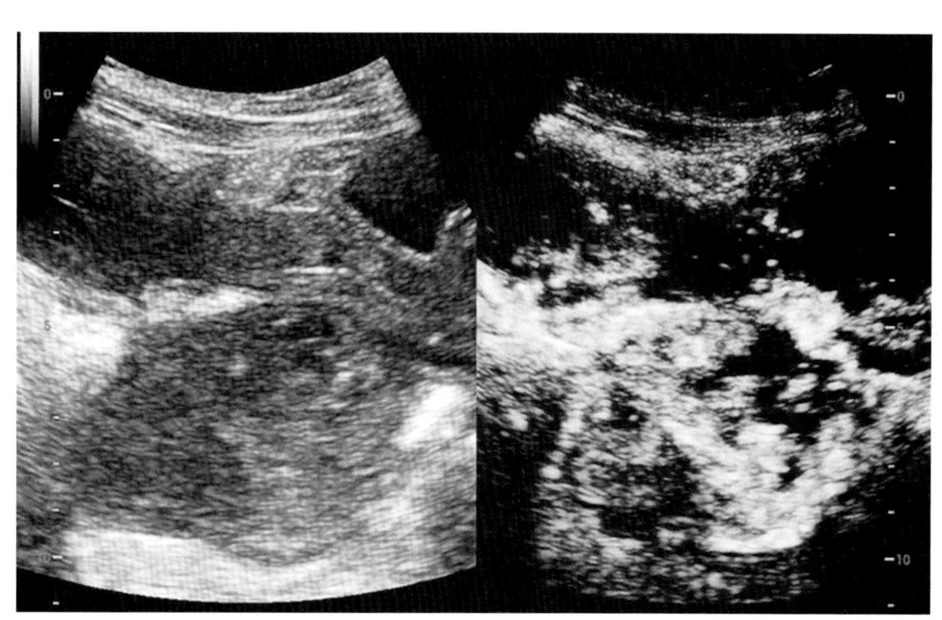

图 5-3-30 直肠黏液腺癌增强超声动脉期

子宫后方低回声包块增强超声动脉期呈不均匀高增强，内可见片状不增强区

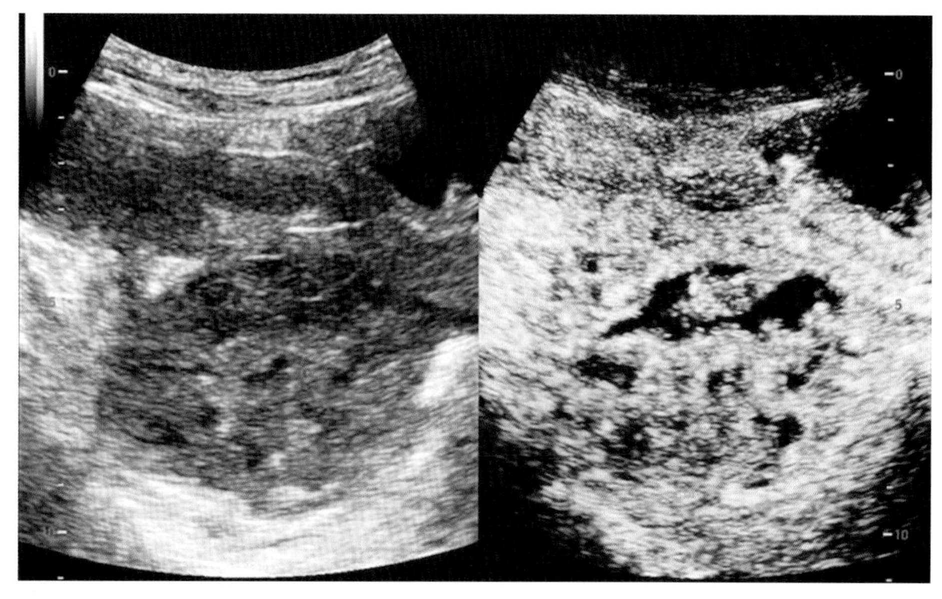

图 5-3-31 直肠黏液腺癌增强超声静脉期

子宫后方低回声包块增强超声静脉期呈不均匀低增强

ER5-3-6　直肠黏液腺癌超声造影动态图

子宫后方低回声包块超声造影动脉期（10s）开始增强，呈不均匀性高增强，内部可见少许无造影剂灌注区；静脉期（39s）包块造影剂开始消退，呈低增强

第六章

泌尿系统疾病

MINIAOXITONG JIBING

第一节　泌尿系先天性畸形

一、肾脏先天性畸形

【病例】

1. 病史概要　女性21岁，因尿路感染，发热待诊，怀疑肾周感染就诊。

2. 常规超声图像　左肾大小约12.8cm×5.7cm，呈上肾及下肾融合状，实质回声增强（图6-1-1），内似可见两套血管系统（图6-1-2）。

3. 超声造影图像　增强超声显示左肾实质强化较均匀，皮质期、髓质期及延迟期未见确切异常强化灶（图6-1-3~图6-1-5）。

4. 超声造影诊断要点　肾脏体积长大，可见两套集合系统；增强超声肾实质强化均匀，无异常强化区。

5. 其他检查　增强CT诊断：左肾及左侧输尿管重复畸形。

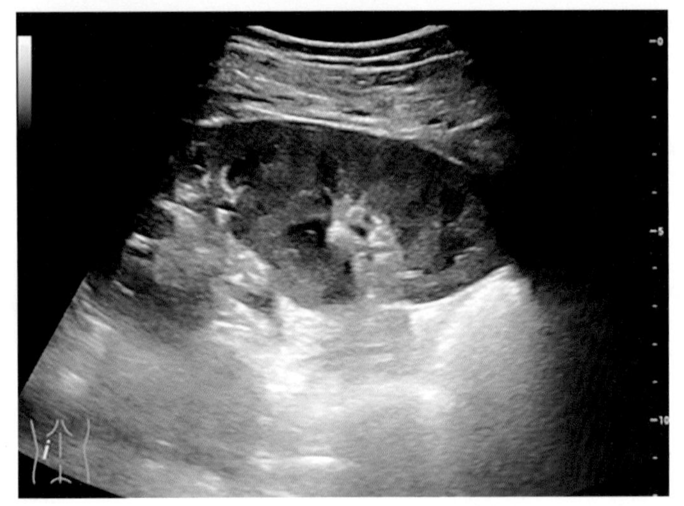

图6-1-1　融合肾二维超声声像图
左肾体积长大，可见两套集合系统，呈上肾及下肾融合状

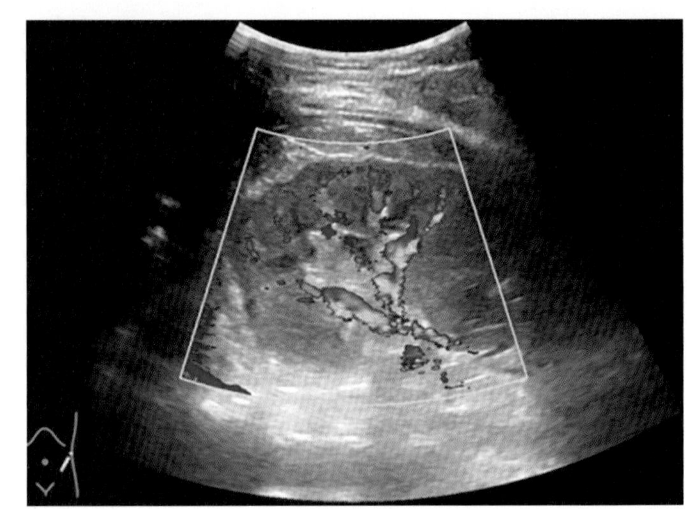

图6-1-2　融合肾CDFI图像
CDFI显示肾内似可见两套血管系统

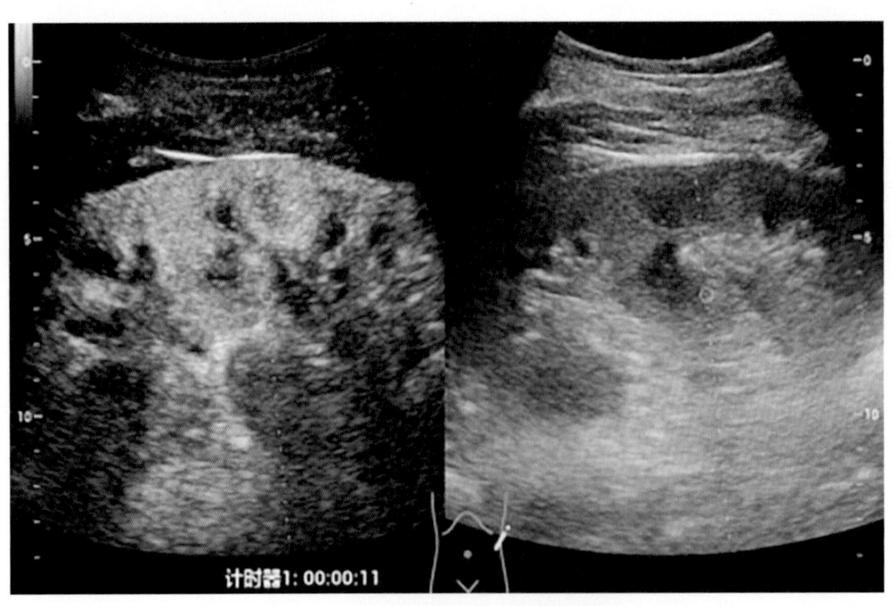

图6-1-3　融合肾增强超声皮质期图像
左肾实质强化均匀，皮质期呈等增强

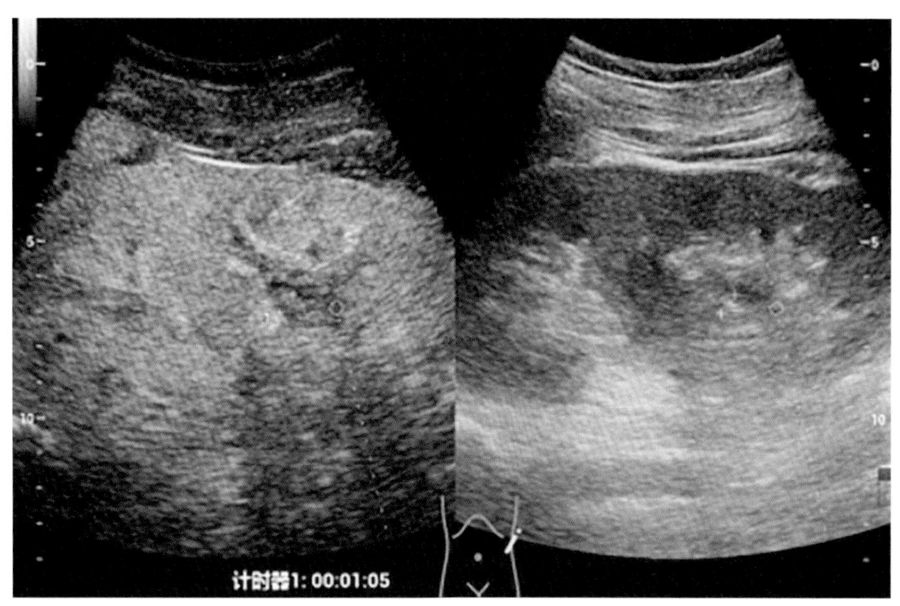

图 6-1-4　融合肾增强超声髓质期图像
左肾髓质期呈等增强

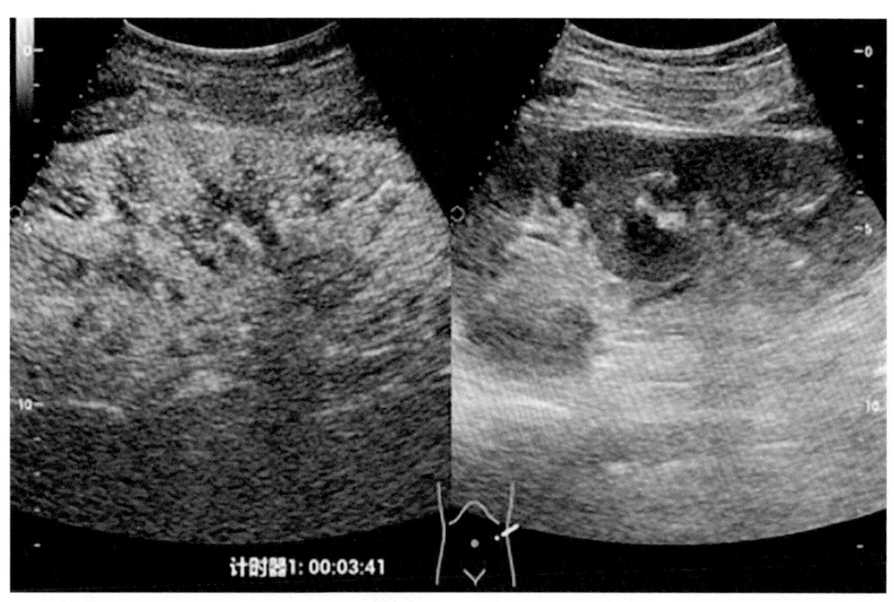

图 6-1-5　融合肾增强超声延迟期图像
左肾延迟期呈等增强

二、小儿膀胱输尿管反流

膀胱尿液反流（vesicoureteral reflux，VUR）是指膀胱尿液反流至输尿管、肾脏的非正常生理现象，常见于婴幼儿期伴反复发热性尿路感染或肾积水的小儿。泌尿系统普通灰阶超声表现正常，或不同程度肾积水、输尿管扩张，彩色血流显像泌尿系统一般无特殊表现。经尿道向膀胱内滴注含有超声造影剂的生理盐水，当存在VUR时，根据输尿管、肾盂、肾盏、肾实质不同程度增强及形态的改变，VUR分为5级及肾实质内反流6种情况。VUR分级如下：

Ⅰ级：输尿管增强，但无明显扩张。

Ⅱ级：输尿管、肾盂、肾盏增强，但无明显扩张。

Ⅲ级：输尿管、肾盂、肾盏增强，伴轻度或中度输尿管、肾盂扩张，无或轻度肾盏变钝。

Ⅳ级：输尿管、肾盂、肾盏增强，伴中度输尿管、肾盂、肾盏扩张和/或输尿管迂曲，肾盏弧度完全变钝，但多数肾盏维持乳头形态。

Ⅴ级：输尿管、肾盂、肾盏增强，伴重度输尿管、肾盂、肾盏扩张，输尿管迂曲，多数肾盏的乳头形态消失。

肾内反流：分级之外附加现象，肾实质内肾小管内出现增强。

【病例一】（Ⅰ级膀胱输尿管反流）

1. 病史概要　男，6月龄，不明原因反复尿路感染。

2. 常规超声图像　灰阶超声：显示左肾未见异常（图6-1-6）；左侧输尿管未见扩张；CDFI：左侧肾脏未见异常表现（图6-1-7）。

3. 增强超声图像　Ⅰ级膀胱输尿管反流。增强超声：显示左侧输尿管增强，左肾肾盂、肾盏未明显增强（图6-1-8、图6-1-9）。

4. 超声造影诊断要点　膀胱注入含有超声造影剂的生理盐水后，膀胱内的液体多次反流到左侧输尿管，向上未见明显到达左肾肾盂肾盏区，左侧输尿管间断性增强。超声造影增强表现符合膀胱输尿管反流Ⅰ级标准，因此诊断提示该患儿：左侧尿路存在膀胱输尿管反流，Ⅰ级。

5. 鉴别诊断　如果没有膀胱输尿管反流存在，输尿管、肾盂、肾盏不会增强。

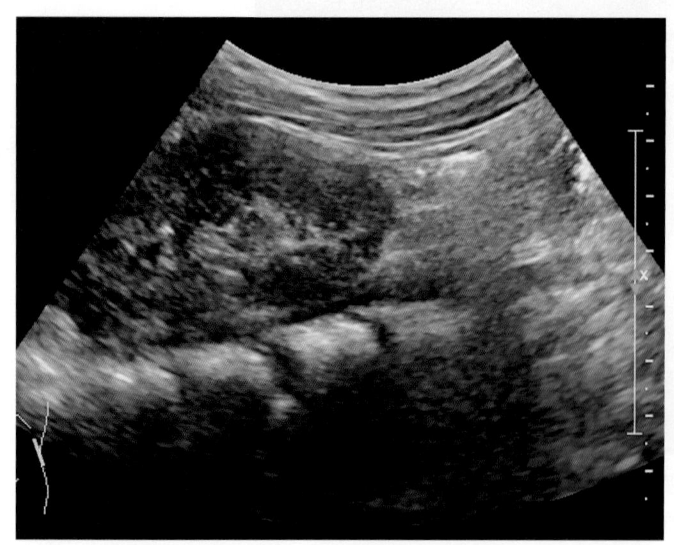

图6-1-6　左肾二维超声声像图
左肾灰阶超声表现未见明显异常，未见肾积水表现

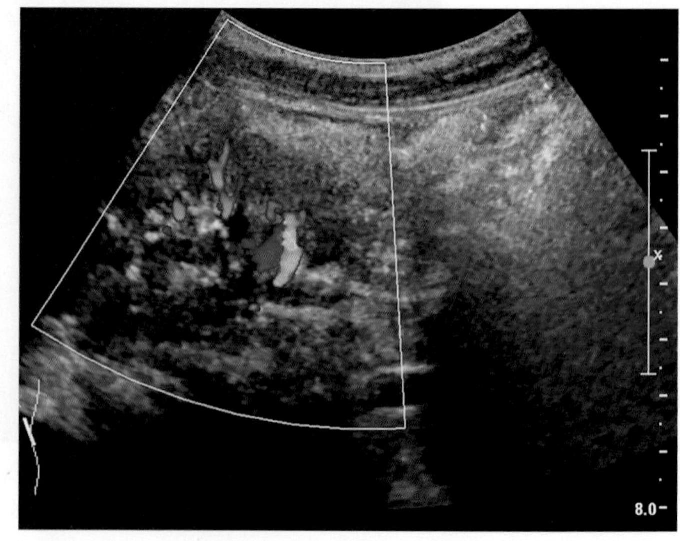

图6-1-7　左肾CDFI图像
CDFI显示左肾血流信号未见明显异常

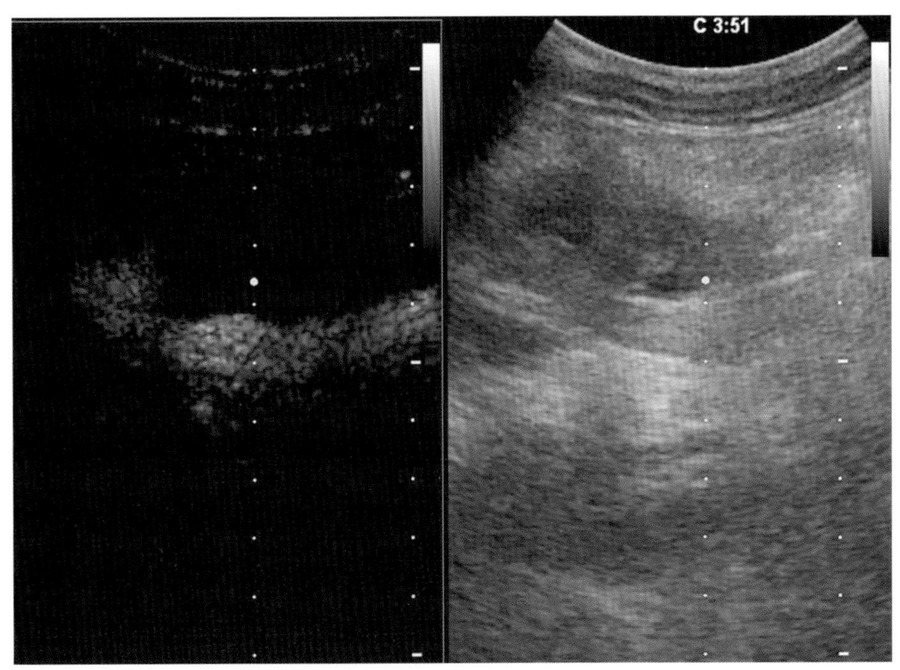

图 6-1-8　左侧输尿管上段 超声造影
超声造影后显示左侧输尿管增强

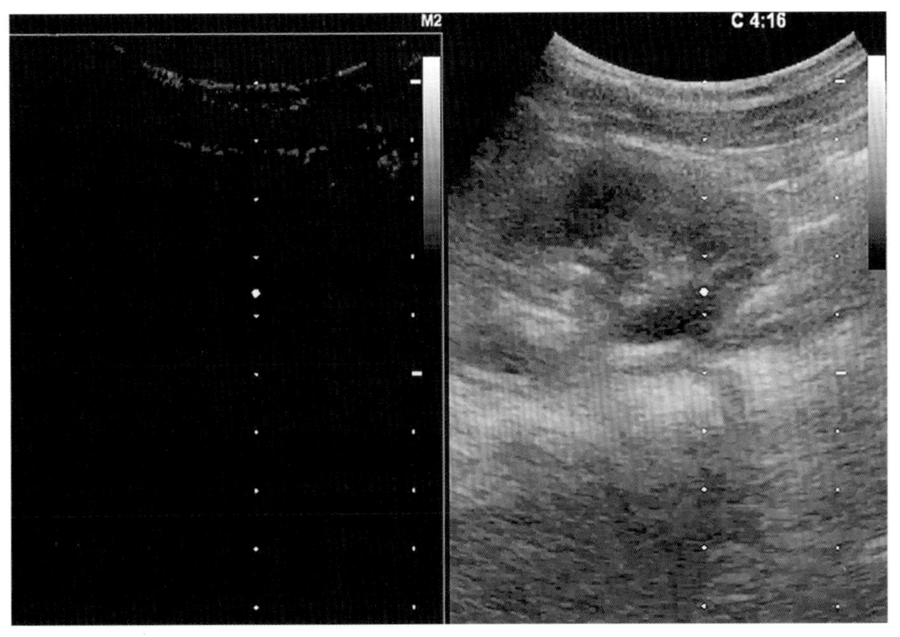

图 6-1-9　左肾超声造影
肾盂、肾盏未见明显增强

【病例二】

1. 病史概要　男，8 月龄，不明原因反复尿路感染。

2. 常规超声图像　灰阶超声：显示右肾未见异常（图 6-1-10）；右侧输尿管未见扩张；CDFI：右侧肾脏未见异常表现（图 6-1-11）。

3. 增强超声图像　Ⅲ级膀胱输尿管反流。增强超声显示右侧输尿管、肾盂、肾盏增强，输尿管、肾盂轻度扩张，无肾盏变钝（图 6-1-12、图 6-1-13）。

4. 超声造影诊断要点　膀胱注入含有超声造影剂的生理盐水后，膀胱内的液体反流到右侧输尿管，向上达右肾肾盂肾盏区，右侧输尿管、肾盂、肾盏增强，动态观察显示轻度输尿管、肾盂扩张，无肾盏变钝；超声造影增强表现符合膀胱输尿管反流Ⅲ级标准，因此超声造影提示该患儿：右侧尿路存在膀胱输尿管反流，Ⅲ级。

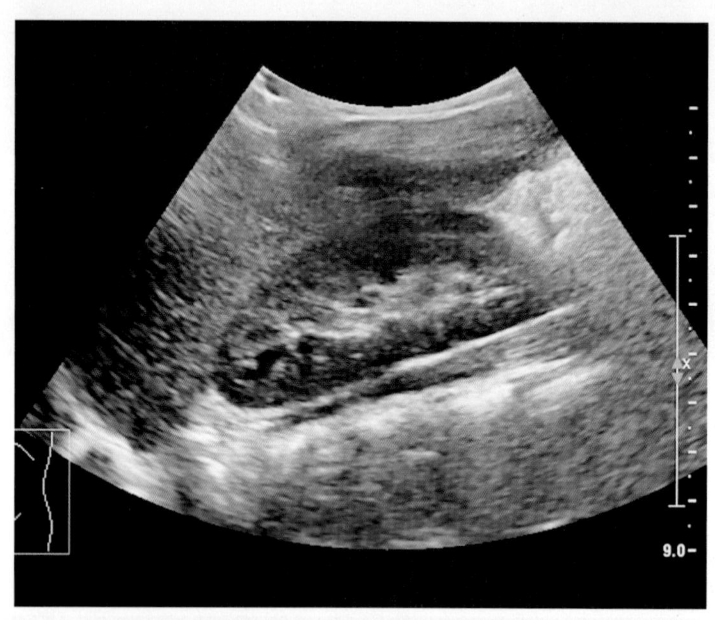

图 6-1-10　右肾二维超声声像图
右肾灰阶超声表现未见明显异常

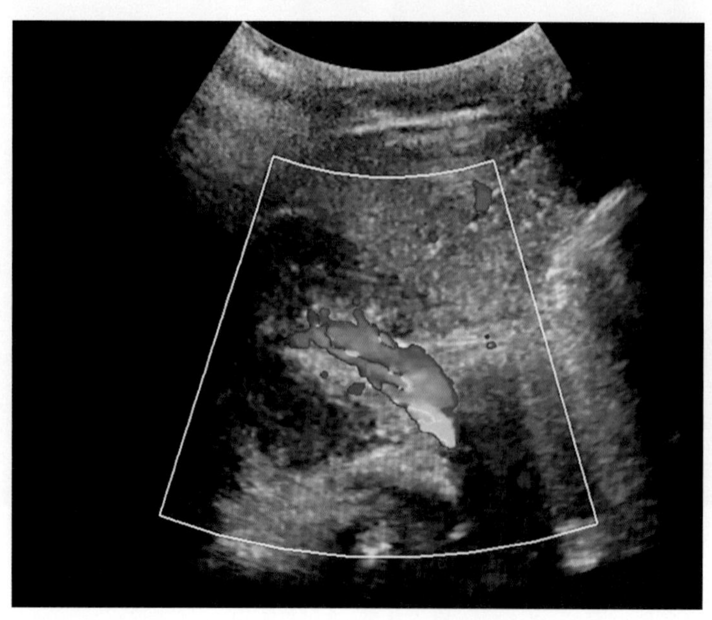

图 6-1-11　右肾 CDFI 图像
CDFI 显示右肾肾门处肾动、静脉，未见异常扩张输尿管

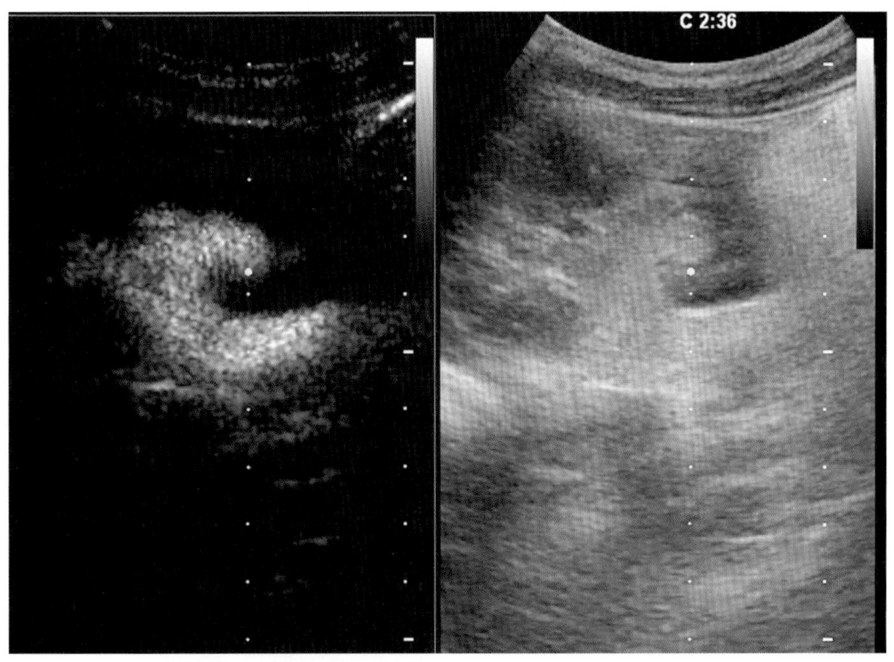

图 6-1-12　右肾超声造影

超声造影后显示右肾肾盂、肾盏增强，肾盂轻度扩张，无肾盏变钝

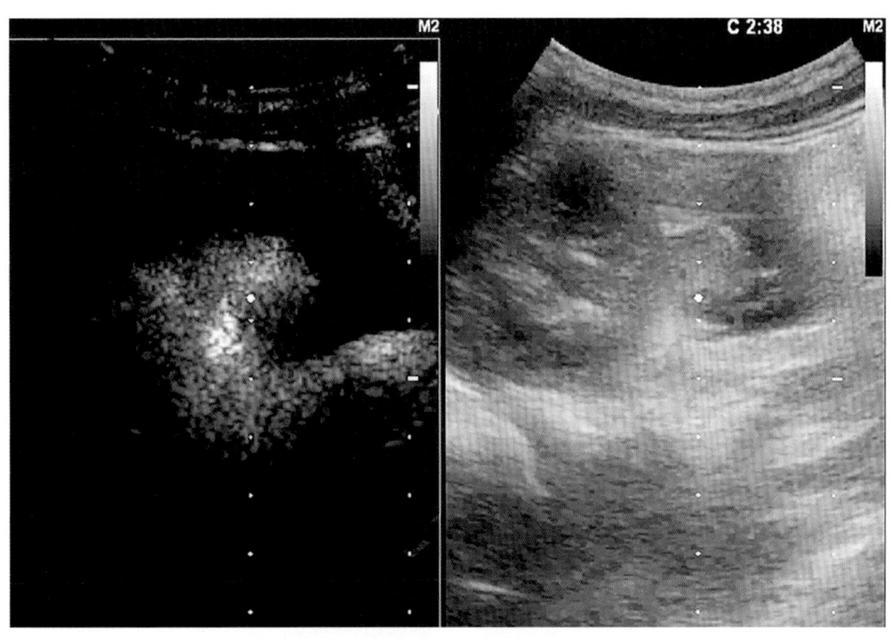

图 6-1-13　右侧输尿管超声造影

超声造影后显示右侧输尿管上段增强，轻度扩张

5. 鉴别诊断 多次尿路感染患儿，如果仅进行常规的二维超声、CDFI 超声检查可能没有阳性发现，但进行造影检查后可发现患儿可能存在膀胱输尿管反流，这与反复尿路感染有一定关系，临床可据此发现可能存在的隐匿病因。如果没有膀胱输尿管反流存在，输尿管、肾盂、肾盏不会增强。

【病例三】

1. 病史概要 女，1 岁，不明原因发热性尿路感染 1 次，双肾积水 1 年。

2. 常规超声图像 灰阶超声：显示双肾积水，右肾集合部分离约 16mm，左肾集合部分离约 13mm（图 6-1-14），未见肾结石；右侧输尿管扩张，上段最粗约 4mm，盆段未见明显扩张，左侧输尿管未见扩张。CDFI：双侧肾脏未见异常血流表现，显示肾积水（图 6-1-15、图 6-1-16）。

3. 增强超声图像 膀胱输尿管反流，右侧尿路反流Ⅴ级，左侧尿路反流Ⅳ级；双肾部分实质内反流。

增强超声显示：右输尿管、肾盂、肾盏增强，伴重度输尿管、肾盂、肾盏扩张，输尿管迂曲，多数肾盏的乳头形态消失；左输尿管、肾盂、肾盏增强，伴中度的输尿管、肾盂、肾盏扩张、输尿管迂曲，肾盏弧度完全变钝，但多数肾盏维持乳头形态；双肾下份实质部分区域增强（图 6-1-17~ 图 6-1-19）。

4. 超声造影诊断要点 膀胱注入含有超声造影剂的生理盐水后，膀胱内的液体多次反流到双侧输尿管，向上到达双肾肾盂、肾盏区；右输尿管、肾盂、肾盏增强，伴重度输尿管、肾盂、肾盏扩张，输尿管迂曲，多数肾盏的乳头形态消失；左输尿管、肾盂、肾盏增强，伴中度的输尿管、肾盂、肾盏扩张、输尿管迂曲，肾盏弧度完全变钝，但多数肾盏维持乳头形态；双肾下份实质部分区域增强。超声造影增强提示：双侧尿路存在膀胱输尿管反流，右侧反流Ⅴ级，左侧反流Ⅳ级；双肾下份存在肾实质内反流。

5. 鉴别诊断 双肾常规二维超声、CDFI 检查仅能发现存在肾积水，行超声增强检查后提示双侧尿路存在较重的反流。

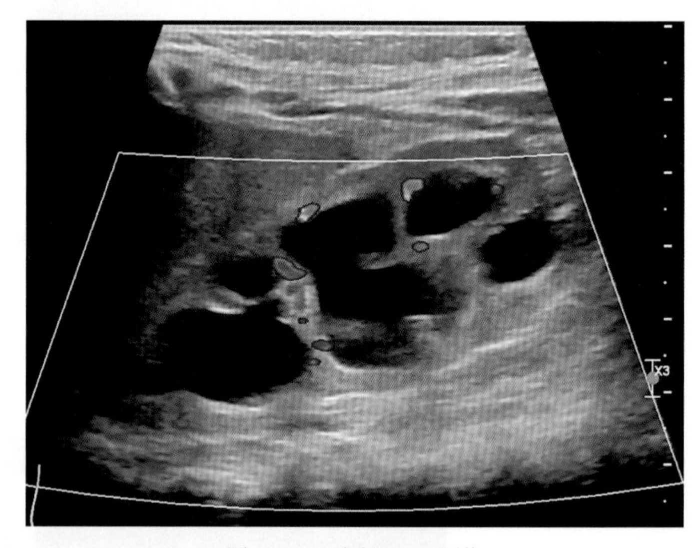

图 6-1-15 右肾 CDFI 图像
CDFI 显示右肾积水

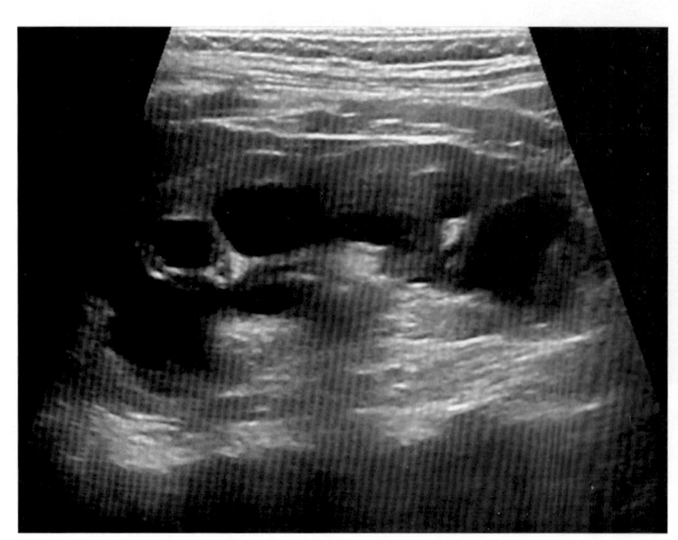

图 6-1-14 右肾二维超声声像图
灰阶超声显示右肾积水

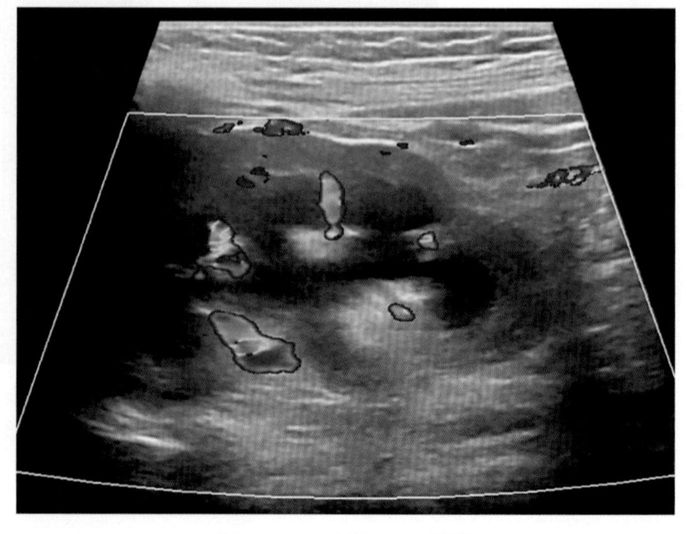

图 6-1-16 左肾 CDFI 图像
CDFI 显示左肾积水

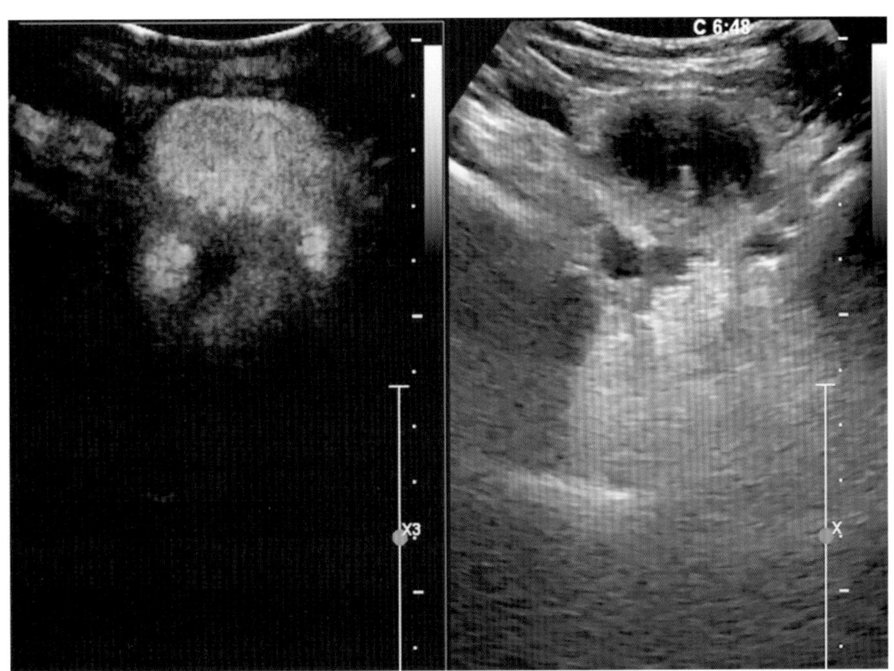

图 6-1-17　膀胱造影后
增强超声显示膀胱及双侧输尿管盆段增强

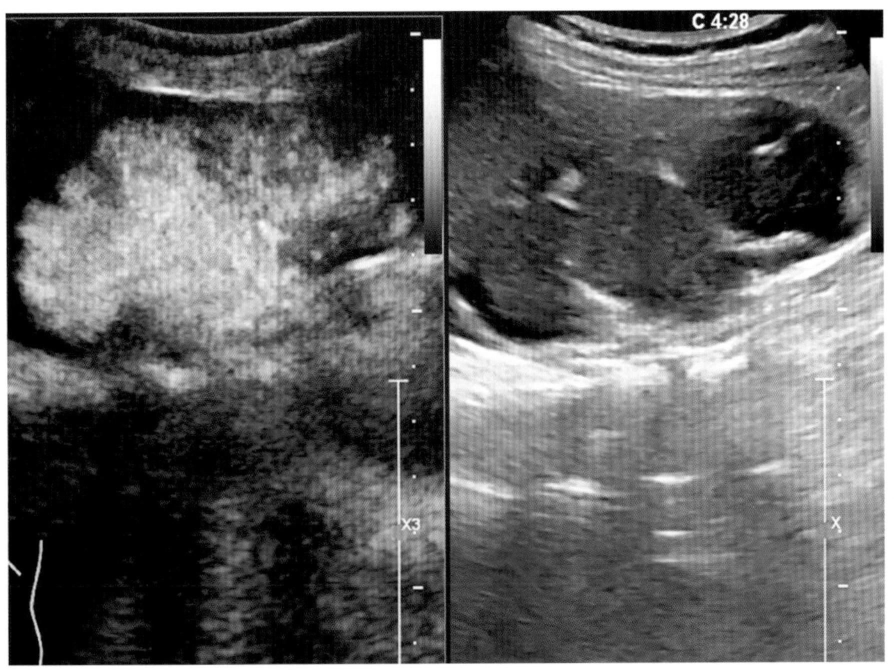

图 6-1-18　右肾造影后
增强超声显示：右肾盂、肾盏增强，肾盂、肾盏扩张，多数肾盏的乳头形态消失；肾下份实质部分区域增强

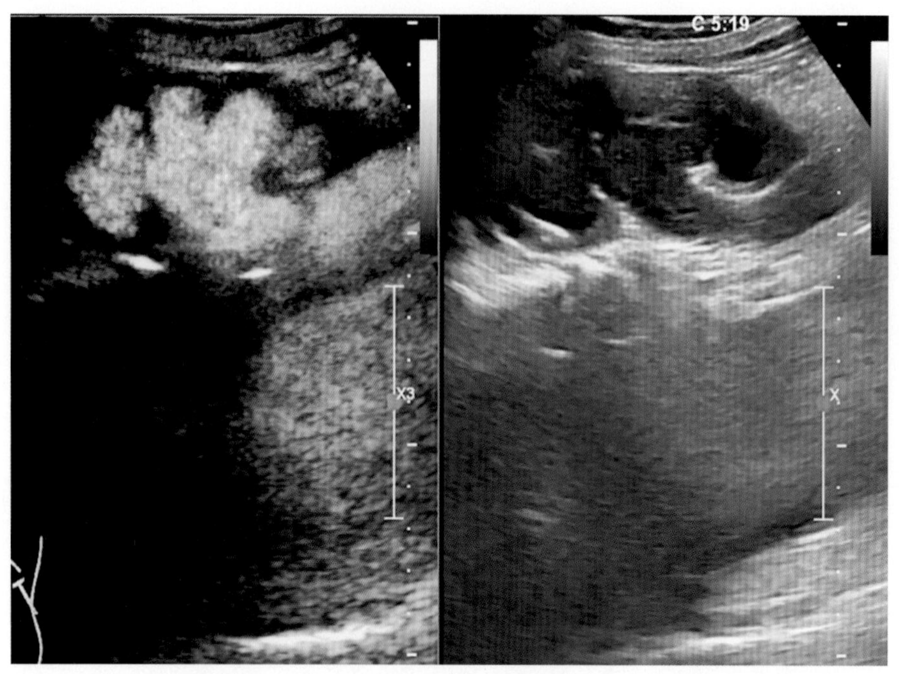

图 6-1-19　左肾造影后

增强超声显示：左输尿管、肾盂、肾盏增强，伴中度的输尿管、肾盂、肾盏扩张，肾盏弧度完全变钝，但多数肾盏维持乳头形态；肾下份实质部分区域增强

第二节　泌尿系肿瘤

一、肾脏囊性病变

肾脏囊性病变临床较常见，多数为良性的肾囊肿，但当囊肿内分隔较多，且厚薄不均时，需要警惕囊性肾癌的可能。二维超声表现为肾内单发或多发无回声团，内可见分隔，良性囊肿分隔少而纤细，囊壁可见钙化，囊性肾癌则分隔多且厚，可伴壁结节。良性囊肿增强后囊壁及其内分隔呈等增强；囊性肾癌增强超声动脉期囊壁及其内分隔呈明显高增强，囊壁可见结节样强化，髓质期及延迟期呈低增强，囊内无回声区不增强，呈多房性。

【病例一】

1. 病史概要　患者于1个月前检查发现右肾肿物，无恶心呕吐，无腰痛，无血尿，无尿频尿急尿痛，无发热。病程中，患者一般精神状态可，无心悸气短，无胸闷胸痛，无咳嗽咳痰，饮食睡眠可，大便欠佳，近期体重未见变化。

2. 常规超声图像　右肾大小正常，皮髓质界限清晰，未见明显结石、积水回声，右肾中部可见一个无回声团，大小约3.6cm×2.9cm，形状呈类椭圆形，壁薄、光滑，边界清晰，无分隔，向肾外凸出（图6-2-1）。CDFI：无回声区内未见明显血流信号（图6-2-2）。

3. 超声造影图像　右肾无回声团增强超声皮质期、髓质期及延迟期均未见强化，考虑：右肾囊性病变，Bosniak Ⅰ级（图6-2-3、图6-2-4，ER6-2-1）。

4. 超声造影诊断要点　病变呈无回声，且于增强超声各期始终未见造影剂充填。

5. 其他检查　CT平扫+增强：右肾上份可见小类圆形低密度无强化影，边界清楚（图6-2-5）。诊断意见：右肾上极囊肿（Bosniak Ⅰ级）。

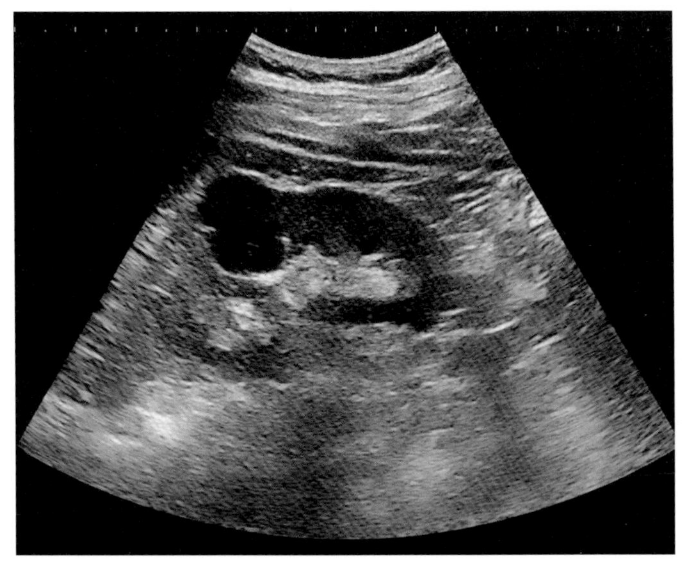

图6-2-1　右肾常规超声声像图
右肾中部可见一个无回声团，大小约3.6cm×2.9cm，形状呈类椭圆形，壁薄、光滑，边界清晰，无分隔

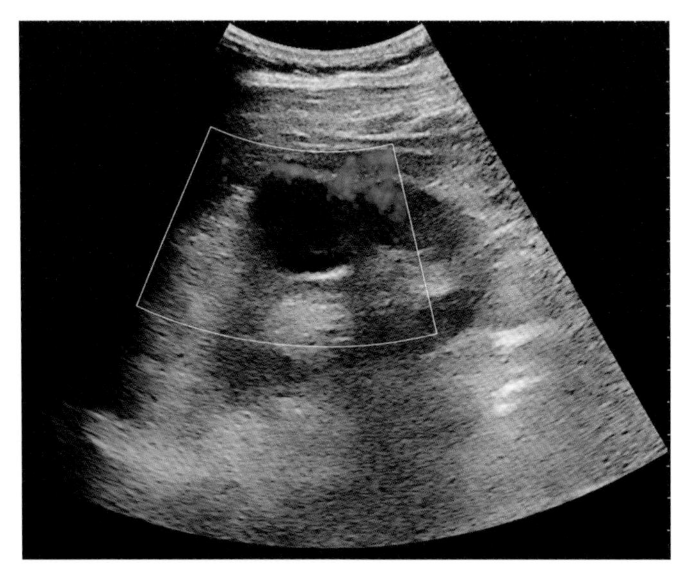

图6-2-2　右肾彩色多普勒超声声像图
右肾团块内未见明显血流信号

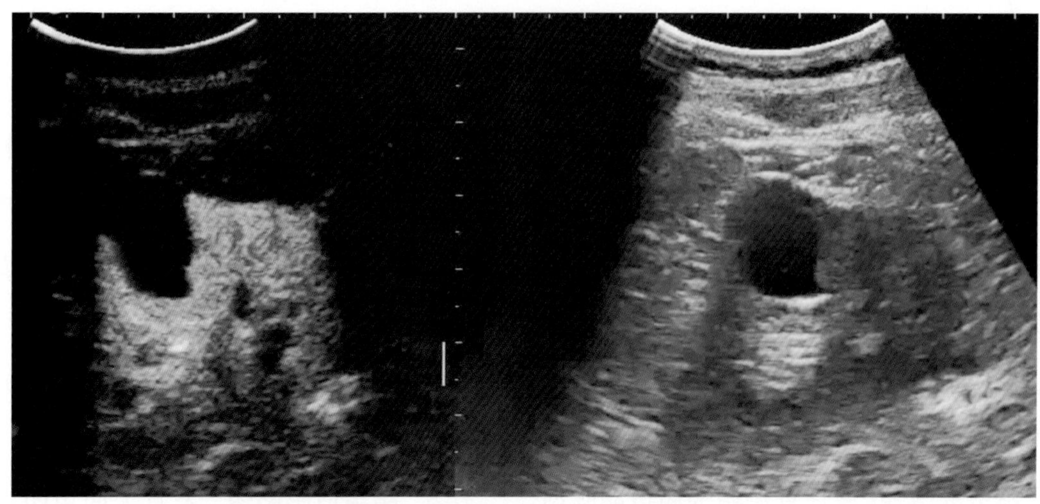

图 6-2-3　肾囊肿增强超声皮质期图像
右肾团块增强超声皮质期部分分隔可见强化，强化较均匀，囊壁未见确切异常结节样强化灶，无回声区域未见强化

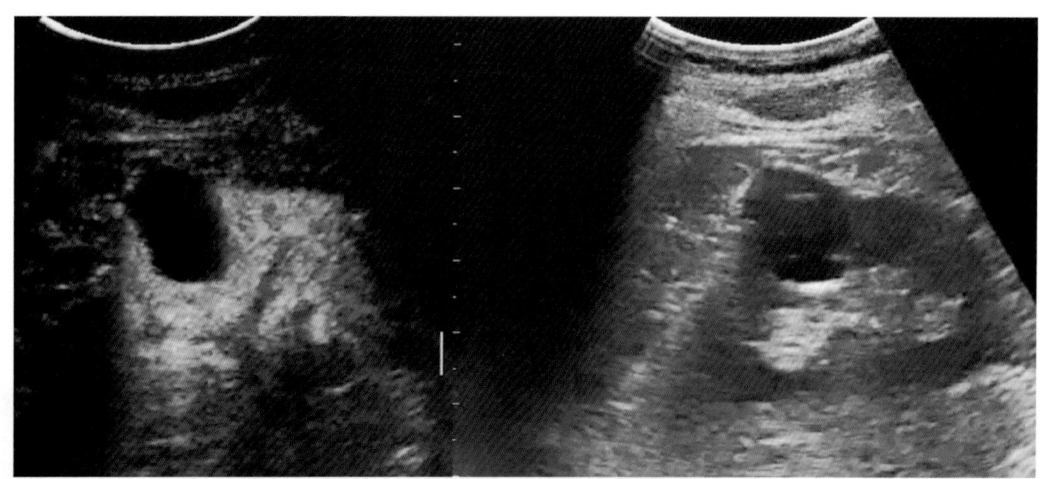

图 6-2-4　肾囊肿增强超声髓质期图像
右肾团块增强超声髓质期分隔呈等增强，无回声区域未见强化

ER6-2-1　右肾囊肿超声造影动态图
右肾无回声团增强超声皮质期及髓质期均未见强化

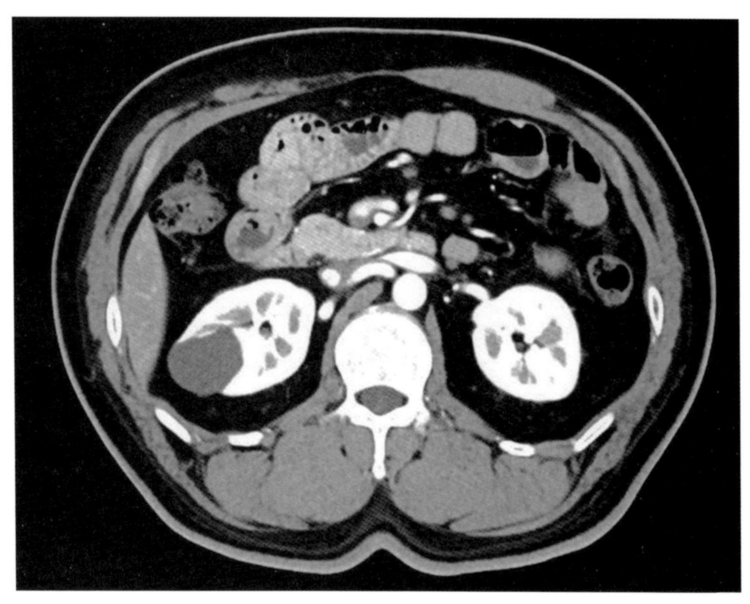

图 6-2-5　右肾囊肿增强 CT 动脉期图像
右肾上份团块增强 CT 动脉期无强化

6. 鉴别诊断

肾脏囊性病变（Bosniak Ⅱ级）：边界清，有少量纤薄分隔（数目≤4 条，厚度≤1mm），囊壁或分隔处可有少量钙化灶，超声增强后囊壁或分隔无或仅可见少许造影剂。

肾脏囊性病变（Bosniak ⅡF 级）：较Ⅱ级可有更多的细小分隔，囊壁或分隔处可有少量钙化，超声增强后囊壁或分隔可见少量造影剂。

肾脏囊性病变（Bosniak Ⅲ级）：囊壁厚，内见多条分隔，厚且不规则（数目 >4 条，厚度 >1mm），超声增强显示囊壁、分隔增强。

肾脏囊性病变（Bosniak Ⅳ级）：常规超声显示囊壁和 / 或分隔增厚或不规则，不规则钙化，有软组织成分，超声增强后显示囊壁、分隔增强，囊壁或分隔内见明显增强的实性结节。

【病例二】

1. 病史概要　男性 43 岁，体检发现左肾包块 3 年。无腰痛、腹痛、血尿等阳性症状及体征。血常规及尿常规无异常。

2. 常规超声图像　左肾下份查见大小约 3.1cm × 1.9cm 无回声团（图 6-2-6），边界较清楚，形态较规则，内可见少许细线状分隔，囊壁及分隔可见斑片状强回声。左肾集合系统未见分离及强回声团。

3. 超声造影图像　增强超声显示左肾团块囊壁及分隔呈均匀轻度强化（图 6-2-7），分隔最厚约 2mm，髓质期及延迟期强化未见明显消退，呈等增强（图 6-2-8、图 6-2-9，ER6-2-2）。考虑：左肾分隔囊性病变，Bosniak Ⅱ级。

4. 超声造影诊断要点

（1）肾囊肿常为多发，部分内可见分隔，边界清楚，部分囊壁可见钙化灶。

（2）增强超声显示肾囊肿常无增强，其内分隔一般较细小，且数量较少，分隔有时可见增强，但囊壁无结节样增强。

5. 手术病理诊断　左肾病灶符合单纯性囊肿。

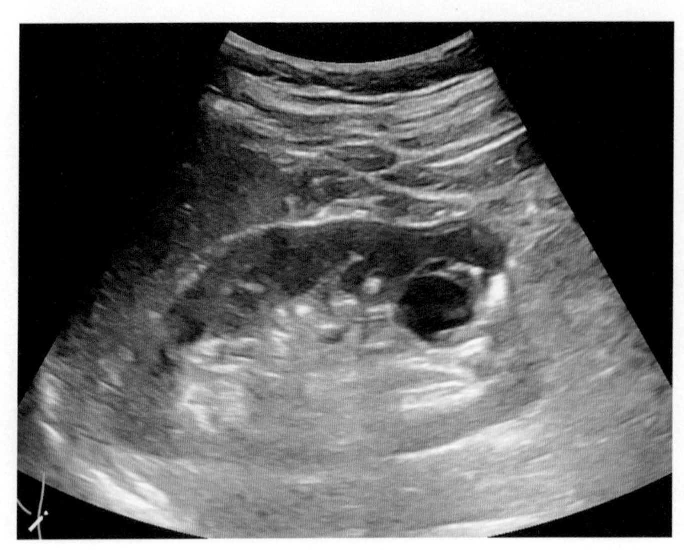

图 6-2-6　肾囊肿二维超声图像

左肾下份查见大小约 3.1cm×1.9cm 无回声团，边界较清楚，形态较规则，内可见少许细线状分隔，囊壁及分隔可见斑片状强回声

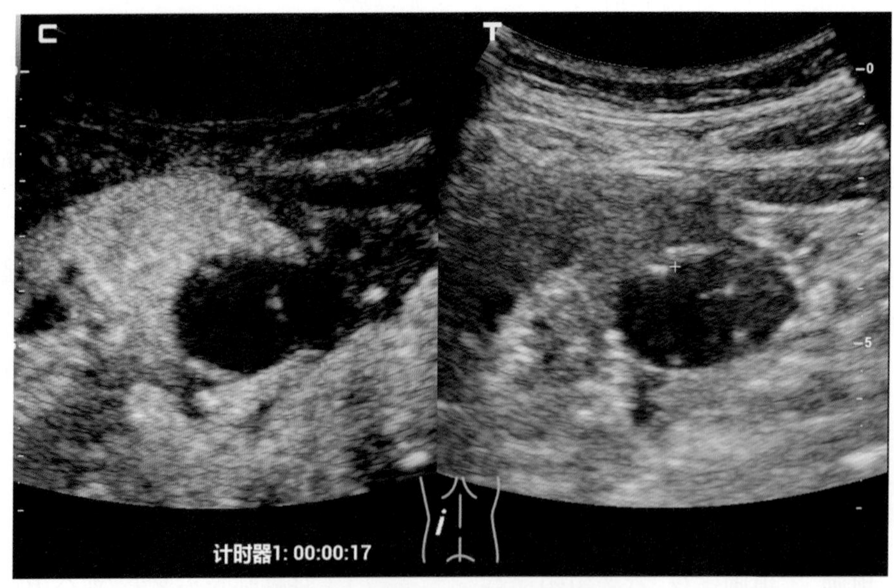

图 6-2-7　肾囊肿增强超声皮质期图像

左肾团块增强超声皮质期囊壁及分隔呈均匀轻度强化，分隔最厚约 2mm

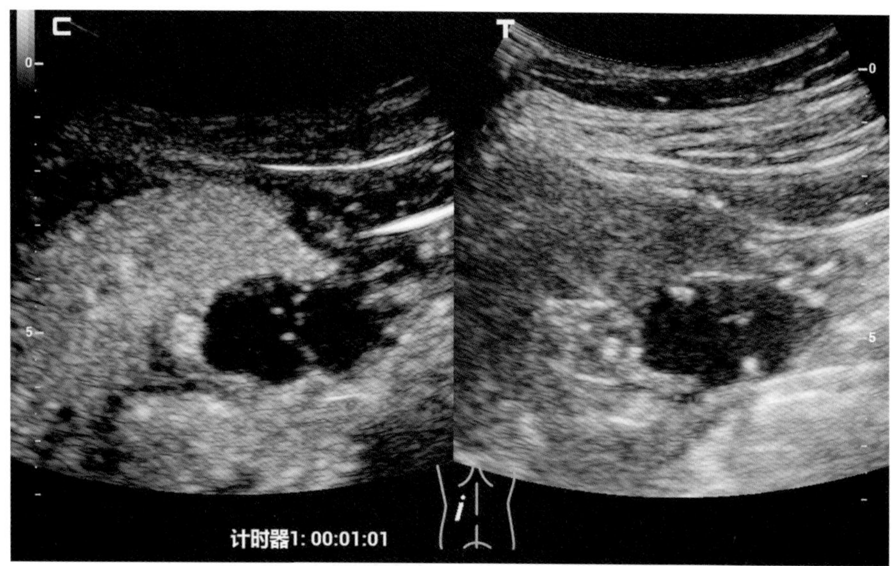

图 6-2-8　肾囊肿增强超声髓质期图像
左肾团块增强超声髓质期囊壁及分隔呈等增强

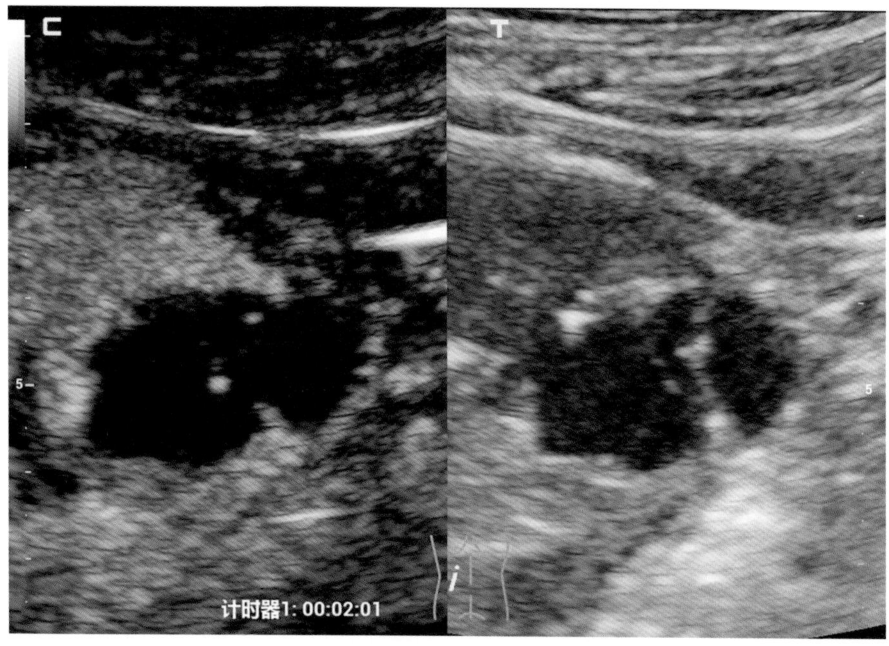

图 6-2-9　肾囊肿增强超声延迟期图像
左肾团块增强超声延迟期囊壁及分隔呈等增强

ER6-2-2　肾囊肿超声造影动态图
左肾团块囊壁及分隔增强后呈均匀轻度强化，分隔最厚约 2mm，髓质期强化未见明显消退，呈等增强

【病例三】

1. 病史概要　女性 60 岁，体检发现右肾囊性占位 1 年，患者自觉腰背部轻度酸胀，活动后加重 1 周，无肉眼血尿，再次复查超声发现右肾占位长大。尿沉渣：白细胞 29/μl；细菌 378/μl；隐血（+）。

2. 常规超声图像　右肾大小未见异常，右肾上份查见大小约 8.7cm×7.2cm 的无回声团（图 6-2-10），边界清楚，形态较规则，内可见纤细分隔（分隔数 >3），隔上可见斑片状强回声，内未见明显血流信号（图 6-2-11）。

3. 超声造影图像　右肾团块在增强超声皮质期部分分隔可见强化，强化较均匀（图 6-2-12），囊壁未见确切异常结节样强化灶，分隔髓质期及延迟期呈等增强；无回声区域皮质期、髓质期及延迟期未见强化（图 6-2-13、图 6-2-14，ER6-2-3）。考虑：右肾分隔囊性病变，Bosniak Ⅲ级。

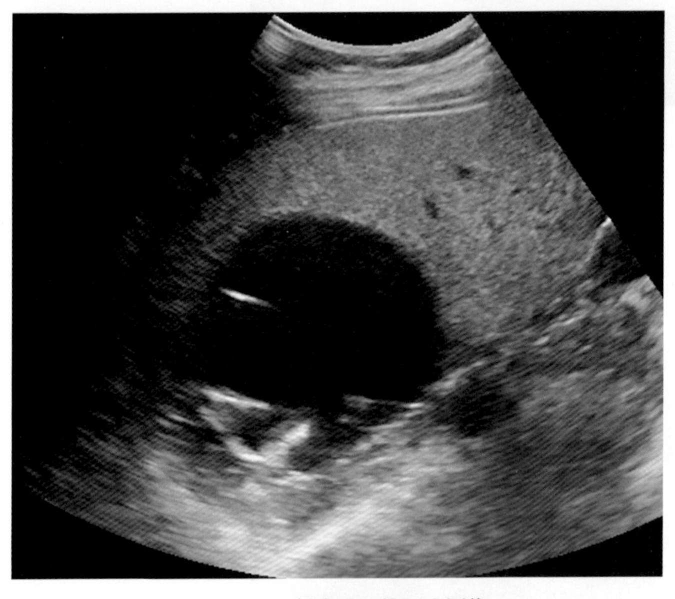

图 6-2-10　肾囊肿二维超声图像
右肾上份查见大小约 8.7cm×7.2cm 的无回声团，边界清楚，形态较规则，内可见纤细分隔（分隔数 >3），隔上可见斑片状强回声

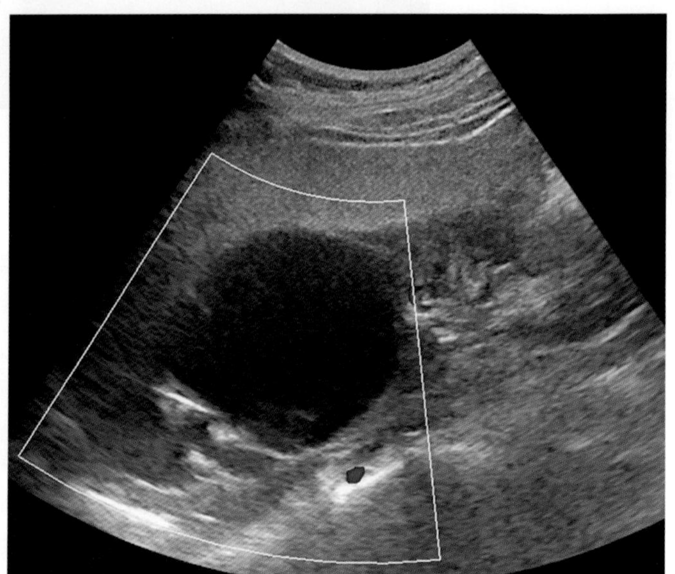

图 6-2-11　肾囊肿 CDFI 图像
右肾团块内未见明显血流信号

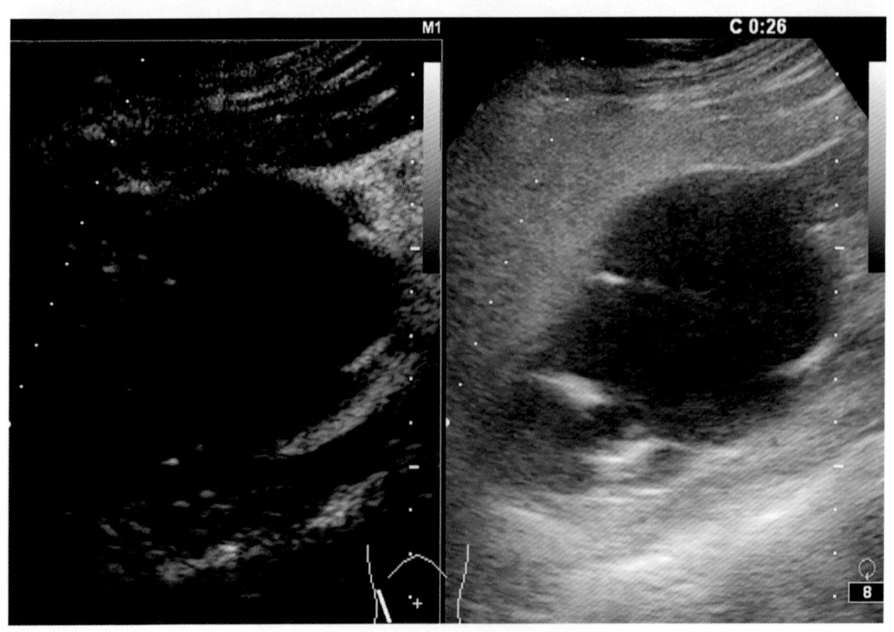

图 6-2-12　肾囊肿增强超声皮质期图像
右肾团块增强超声皮质期部分分隔可见强化，强化较均匀，囊壁未见确切异常结节样强化灶，无回声区域未见强化

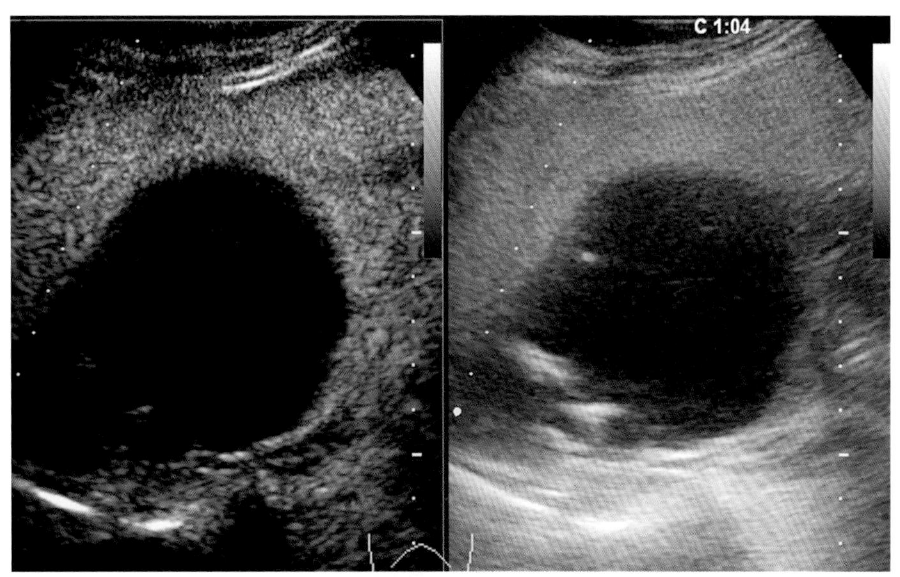

图 6-2-13　肾囊肿增强超声髓质期图像
右肾团块增强超声髓质期分隔呈等增强，无回声区域未见强化

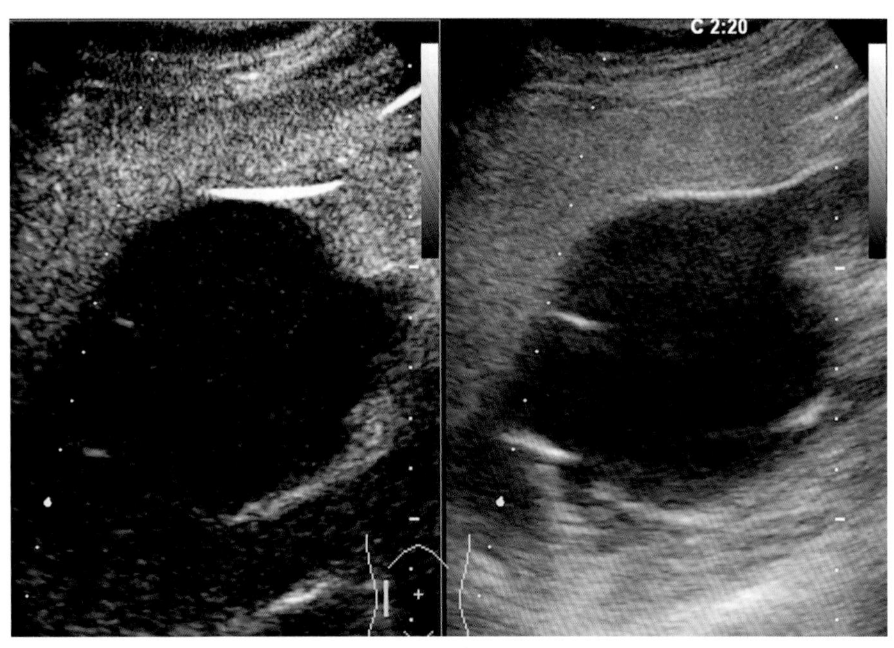

图 6-2-14　肾囊肿增强超声延迟期图像
右肾团块增强超声延迟期分隔呈等增强，无回声区域未见强化

ER6-2-3　肾囊肿超声造影动态图
右肾团块增强超声皮质期部分分隔可见强化，强化较均匀，囊壁未见确切异常结节样强化灶，髓质期分隔呈低增强，无回声区域未见强化

4. 超声造影诊断要点

（1）肾囊肿常为多发，部分内可见分隔，边界清楚，部分囊壁可见钙化灶。

（2）增强超声显示肾囊肿常无增强，其内分隔一般较细小，且数量较少，分隔有时可见增强，但囊壁无结节样增强。

5. 手术病理诊断

右肾病变符合单纯性囊肿改变。

【病例四】

1. 病史概要　男性 39 岁，无明显诱因出现右腰部胀痛，无血尿、尿频、尿痛 2 个月，CT 检查发现右肾实性占位。血常规及尿常规无异常。

2. 常规超声图像　右肾形态失常，右肾下份查见大小约 6.0cm × 5.2cm 的混合回声团（图 6-2-15），内可见较多分隔，部分分隔较厚，最厚约 0.8cm，实性成分内可见点线状血流信号（图 6-2-16）。右肾集合系统未见分离及强回声团。

3. 超声造影图像　右肾下份团块在增强超声皮质期实性成分呈高增强（图 6-2-17），髓质期及延迟期呈低增强（图 6-2-18、图 6-2-19），团块内分隔可见增强，增强分隔最厚约 0.8cm（ER6-2-4）。考虑：右肾分隔囊性病变，Bosniak Ⅳ级。

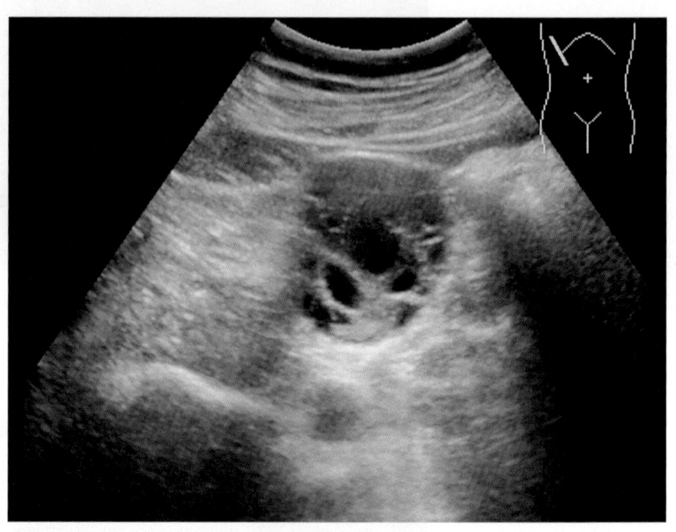

图 6-2-15　多房囊性肾细胞癌二维超声图像
右肾下份查见大小约 6.0cm × 5.2cm 的混合回声团，内可见较多分隔，部分分隔较厚，最厚约 0.8cm

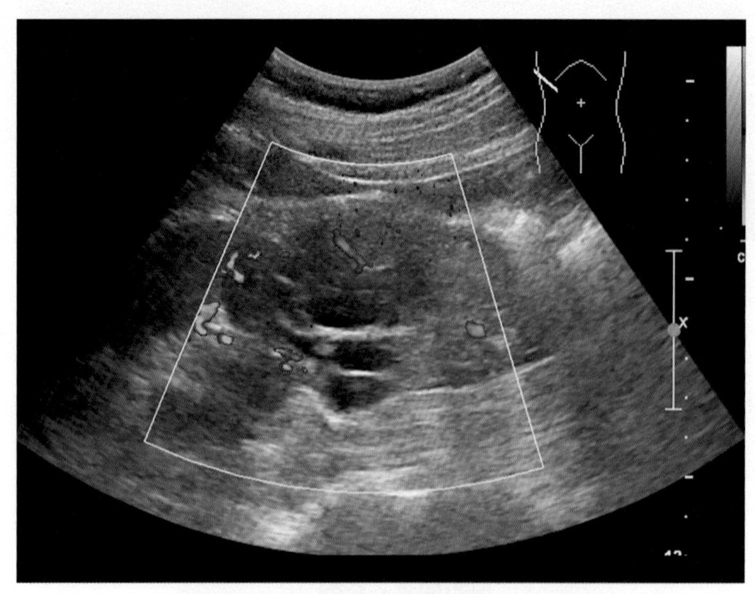

图 6-2-16　多房囊性肾细胞癌 CDFI 图像
右肾团块实性成分内可见点线状血流信号

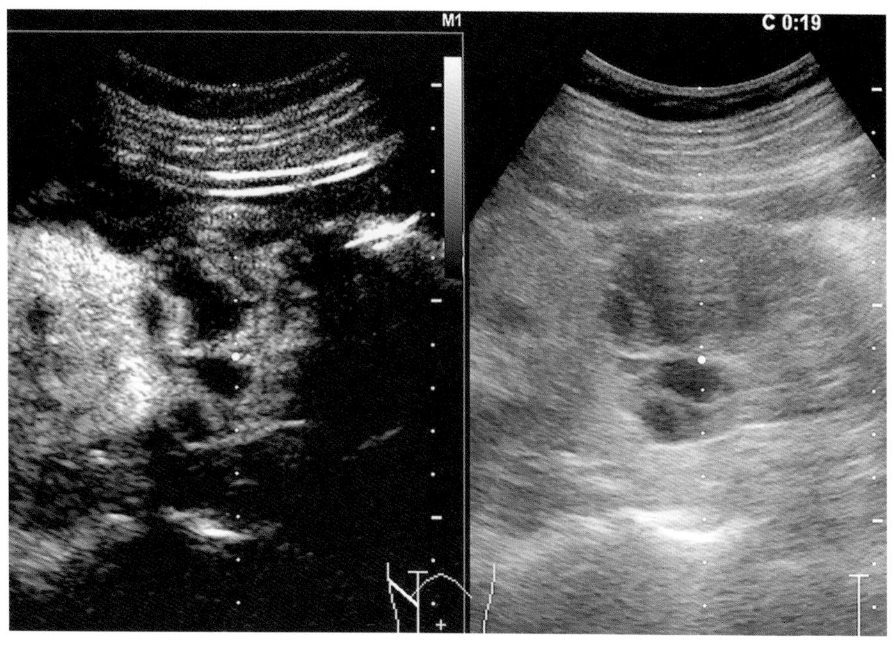

图 6-2-17　多房囊性肾细胞癌增强超声皮质期图像
右肾团块增强超声皮质期实性成分呈高增强，团块内分隔可见增强，增强分隔最厚约 0.8cm

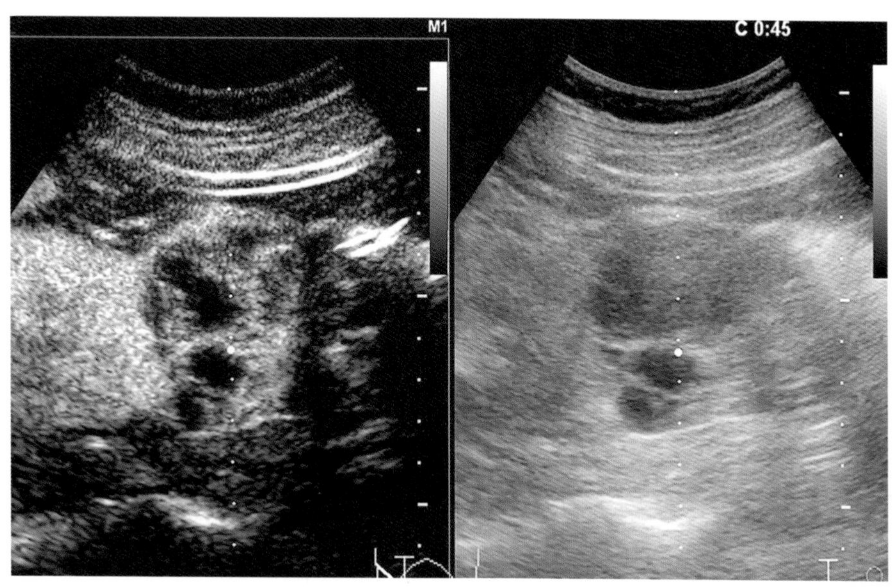

图 6-2-18　多房囊性肾细胞癌增强超声髓质期图像
右肾团块增强超声髓质期实性成分呈低增强

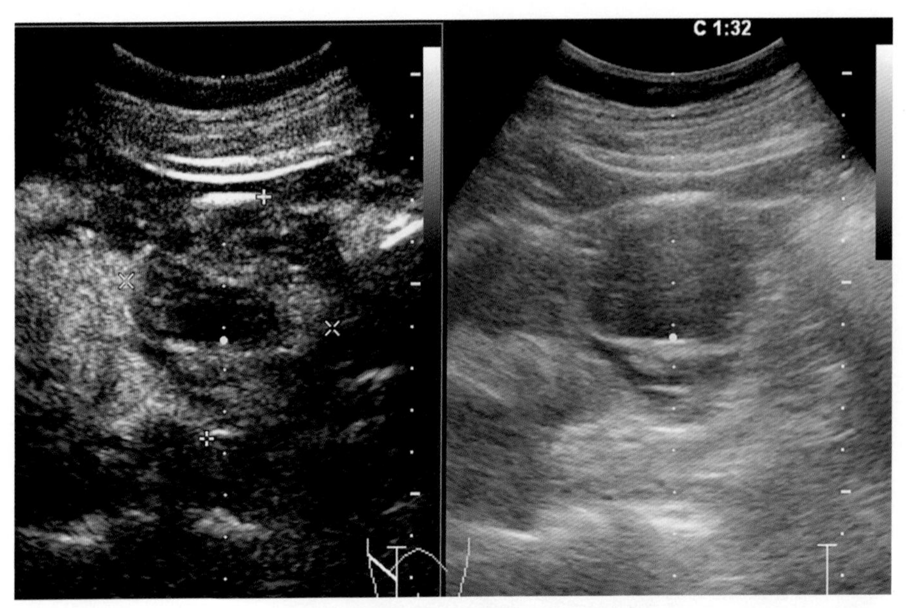

图 6-2-19　多房囊性肾细胞癌增强超声延迟期图像
右肾团块增强超声延迟期实性成分呈低增强

ER6-2-4　多房囊性肾细胞癌超声造影动态图
右肾团块增强超声皮质期实性成分呈高增强，团块内分隔可见增强，增强分隔最厚约 0.8cm，髓质期实性成分呈低增强

4. 超声造影诊断要点

（1）肾囊肿常为多发，部分内可见分隔，边界清楚，部分囊壁可见钙化灶。

（2）增强超声显示单纯肾囊肿常无增强，其内分隔一般较细小，且数量较少，分隔有时可见增强，但囊壁无结节样增强。

（3）囊性肾癌内分隔厚薄不均，增强后囊壁动脉期高增强，囊壁有壁结节，延迟期呈低增强。

5. 手术病理诊断　多房性囊性肾细胞癌。

二、肾脏恶性肿瘤

肾细胞癌超声表现多为等回声或低回声块影，边界清楚，形态规则，多向肾外突出。超声造影多表现为早于周围组织增强，达峰时呈高增强，部分病灶可见周边环状高增强，静脉期稍早于周围组织消退。肾盂癌超声表现为肾盂或肾盏内低回声肿块，可呈乳头形、平坦型、椭圆形等，肾盂内肿瘤彩色血流一般比较稀少，当肿瘤较大出现肾盂积水时易被发现。超声造影呈“稍低增强”表现，需与肾盂内凝血块相鉴别。

【病例一】

1. 病史概要　39 岁男性，2 个月前因“左侧输尿管结石”行彩超检查发现右肾分隔囊性占位，无右侧腰腹部疼痛，无畏寒、发热、恶心、呕吐，无尿频、尿急、尿痛及血尿等。

2. 常规超声图像　右肾大小未见异常，右肾中份查见大小约 2.9cm × 2.4cm 的囊实混合回声团，边界欠清楚，形态较规则，向外突出包膜（图 6-2-20）。

3. 超声造影图像　右肾团块增强超声皮质期呈不均匀低强化，动脉晚期开始廓清，髓质期及延迟期呈低增强（图 6-2-21~ 图 6-2-23，ER6-2-5）。

4. 超声造影诊断要点　肾脏团块呈囊实性，增强超声皮质期呈不均匀强化，且廓清较快。

5. 手术病理结果　肾细胞癌（透明细胞型；WHO 2016/ISUP 核分级：2 级），肾组织切缘未见癌累及。

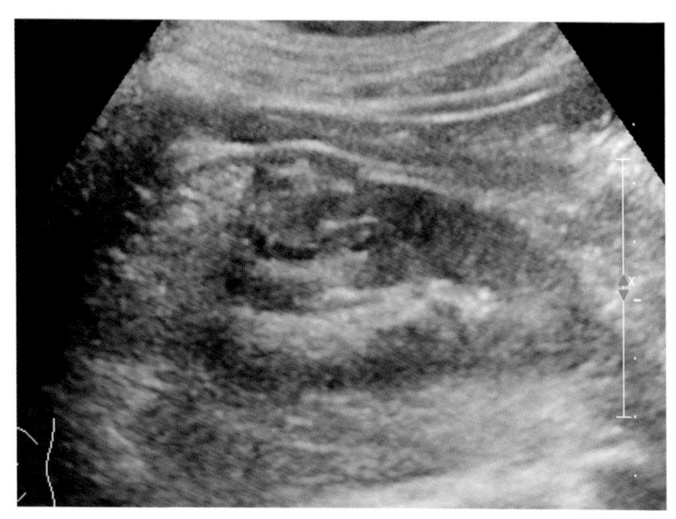

图 6-2-20　肾透明细胞癌二维超声声像图

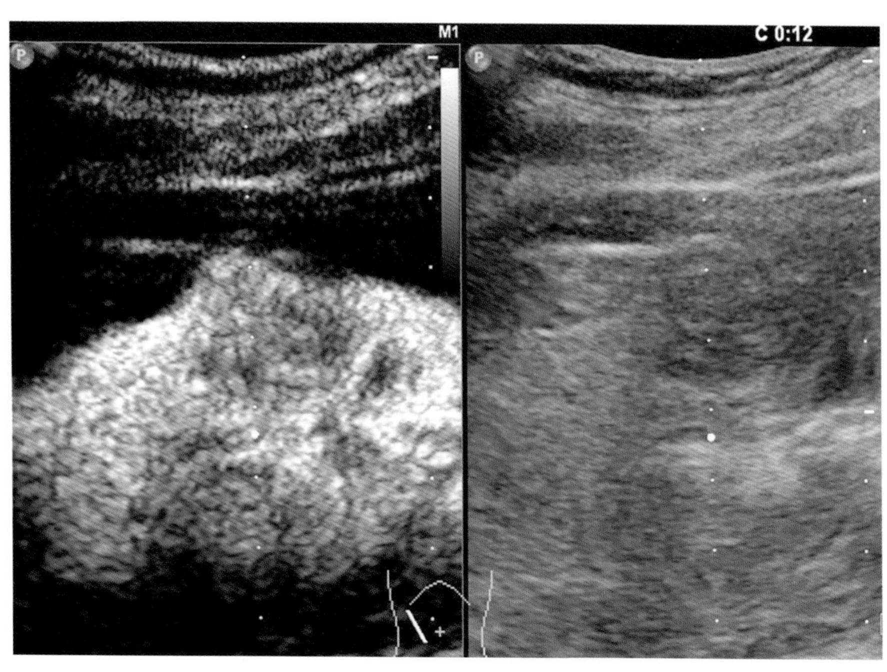

图 6-2-21　肾透明细胞癌增强超声皮质期图像
右肾团块增强超声皮质期呈不均匀低增强

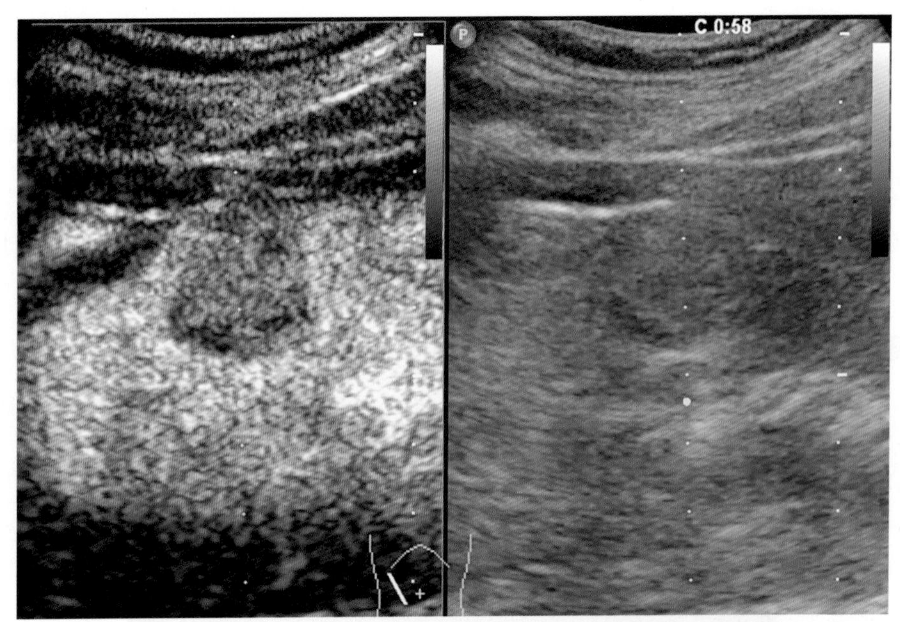

图 6-2-22　肾透明细胞癌增强超声髓质期图像
右肾团块增强超声髓质期廓清，呈低增强

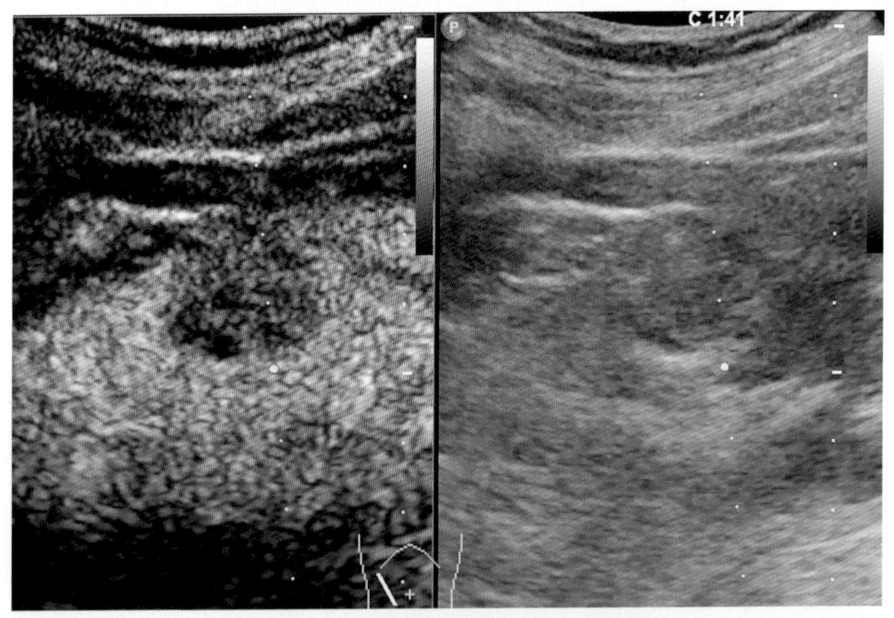

图 6-2-23　肾透明细胞癌增强超声延迟期图像
右肾团块增强超声延迟期廓清，呈低增强

ER6-2-5　肾透明细胞癌超声造影动态图
右肾团块增强超声皮质期呈不均匀低强化，动脉晚期开始廓清

【病例二】

1. 病史概要　62岁男性，冠状动脉支架植入术后检查发现左肾占位3个月余。

2. 常规超声图像　左肾形态失常，左肾中上部可见一不规则低回声肿块，大小约8.8cm×6.3cm，边界清楚，CDFI示其内可见血流信号，肾门处左肾静脉走行处可见一实性低回声结节，长约2.8cm，宽约1.6cm（图6-2-24），结节内未见明显血流信号，左肾静脉内血流信号充盈缺损（图6-2-25）。

3. 超声造影图像　左肾静脉走行区内低回声结节动脉期呈稍低增强（图6-2-26），静脉期可见廓清，呈低增强（图6-2-27，ER6-2-6）。

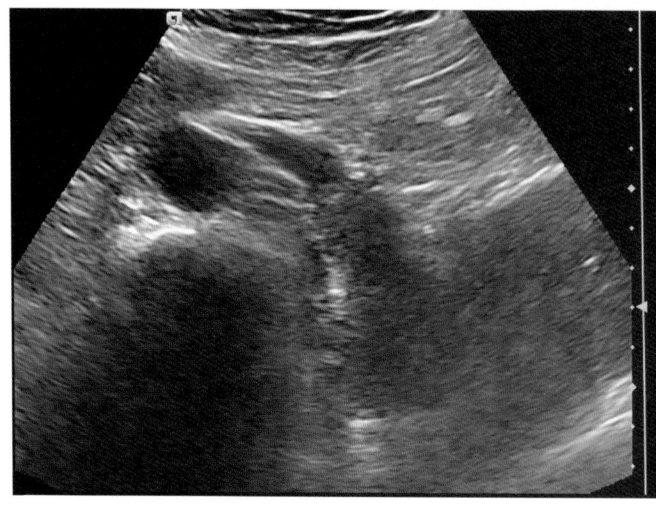

图6-2-24　左肾静脉癌栓常规超声图
肾门处左肾静脉走行处可见一实性低回声结节，长约2.8cm，宽约1.6cm

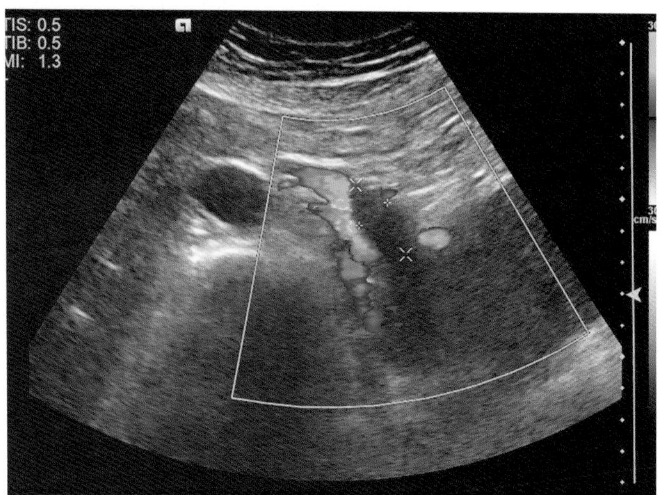

图6-2-25　左肾静脉癌栓CDFI图像
肾门处左肾静脉走行处低回声结节内未见明显血流信号，左肾静脉内血流信号充盈缺损

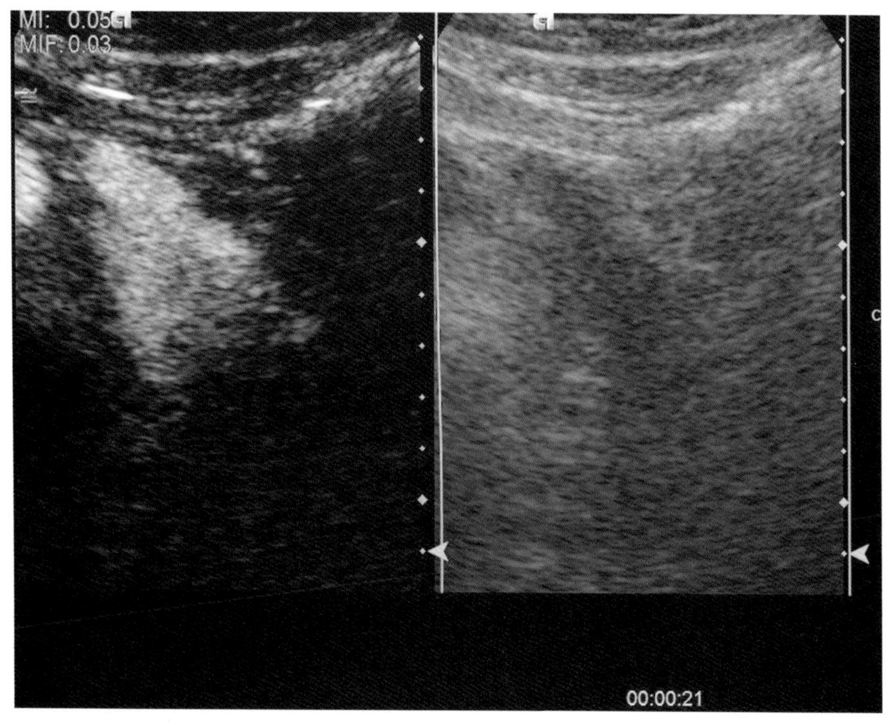

图6-2-26　左肾静脉癌栓增强超声动脉期图像
左肾静脉走行区内低回声结节动脉期呈稍低增强

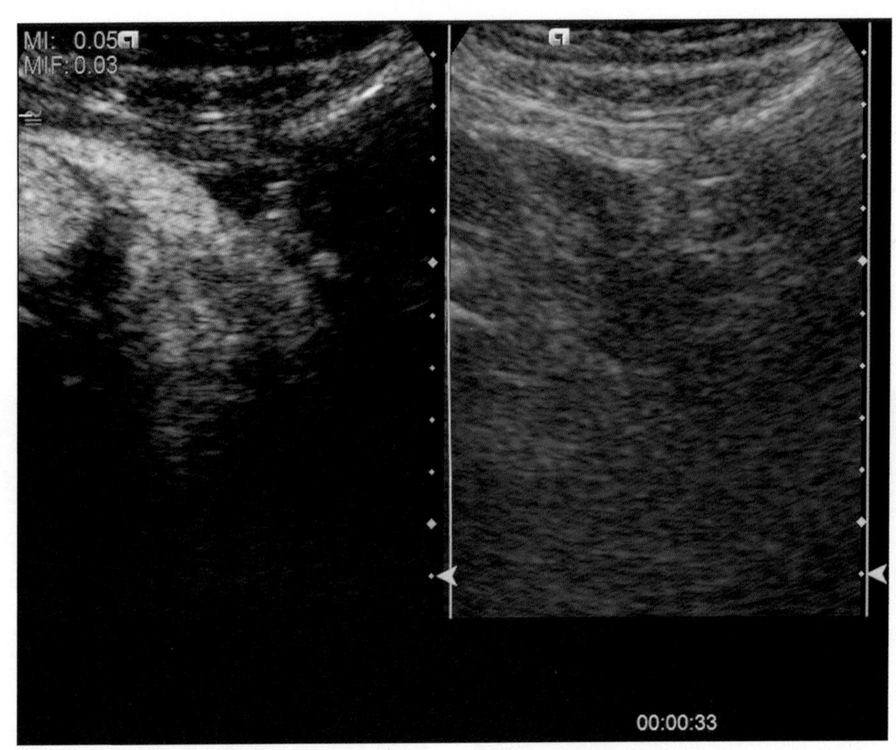

图 6-2-27　左肾静脉癌栓增强超声静脉期图像
左肾静脉走行区内低回声结节静脉期可见廓清，呈低增强

ER6-2-6　左肾静脉癌栓超声造影动态图
左肾静脉走行区内低回声结节动脉期呈稍低增强，静脉期可见廓清，呈低增强

4. 超声造影诊断要点

（1）左肾有占位，左肾静脉有栓塞。

（2）左肾静脉栓子增强超声显示有强化。

5. 手术病理诊断　肾细胞癌。

【病例三】

1. 病史概要　55 岁女性，1 年前无明显诱因出现间歇性全程肉眼血尿，偶伴血凝块，无尿频尿急尿痛，无排尿困难、排尿等待等。患者未予重视，1 周前症状再发。尿常规：红细胞 12 531 个 /μl，白细胞 1 542 个 /μl。

2. 常规超声图像　右肾肾窦内见等回声结节，边界清，形态欠规则，内回声不均（图 6-2-28），多普勒血流成像：内血流信号不丰富（图 6-2-29、图 6-2-30）。

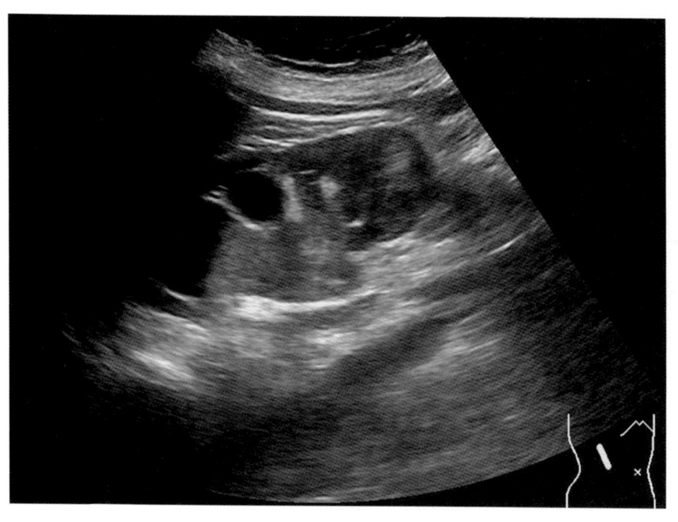

图 6-2-28　肾盂癌常规超声图
右肾肾窦内见等回声结节，边界清，形态欠规则，内回声不均

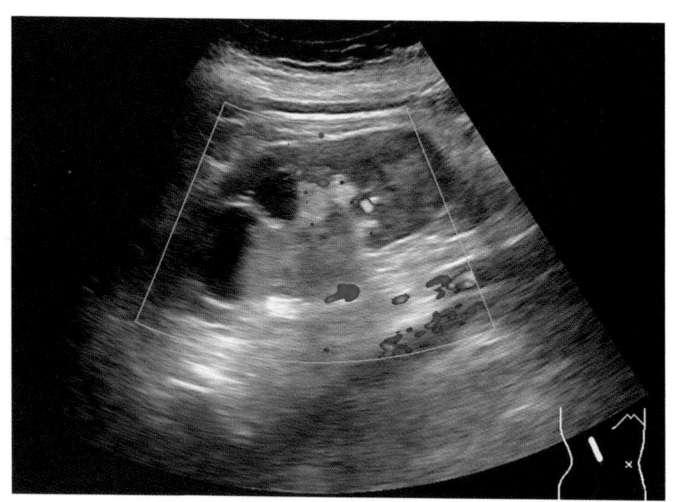

图 6-2-29　肾盂癌彩色多普勒血流成像图
右肾肾窦内等回声结节内血流信号不丰富

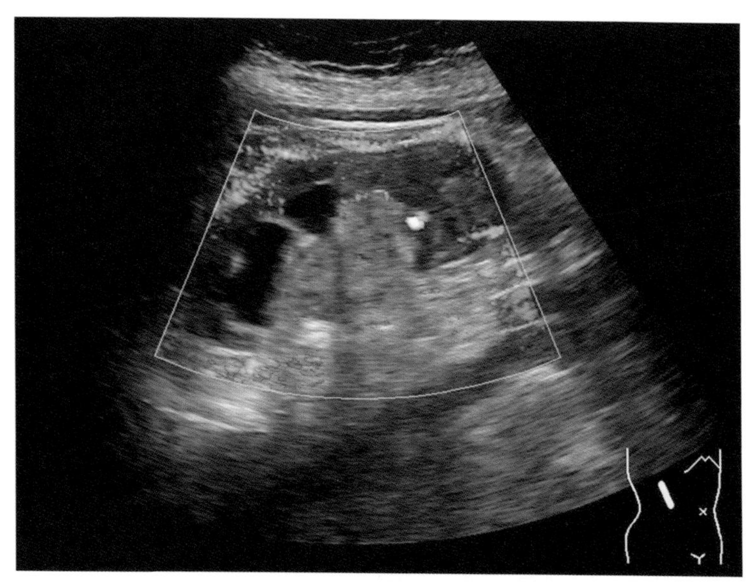

图 6-2-30　肾盂癌超微血流成像图
右肾肾窦内等回声结节内血流信号不丰富

3. 超声造影图像　右肾病灶皮质期稍晚于皮质增强，达峰后呈不均匀高增强（图 6-2-31），消退早于肾实质，延迟期病灶廓清彻底（图 6-2-32，ER6-2-7）。

4. 超声造影诊断要点　造影表现为肿瘤晚于周围肾皮质增强，达峰可呈低增强，也可呈等增强或高增强模式，较大肿瘤内若发生出血坏死，呈不均匀增强，无瘤周环状高增强征象，肿瘤边界显示清晰。

5. 手术病理诊断　肾盂浸润性尿路上皮癌，高级别。

6. 鉴别诊断　肾细胞癌：当直径大于 3cm 的肾盂肿瘤侵入肾实质时，声像图表现与肾细胞癌类似。肾癌超声造影表现为非均匀性高密度增强，富血供的透明细胞型肾细胞癌表现为“快进慢退高增强”模式，多数肾细胞癌造影可见瘤周环状高增强现象。

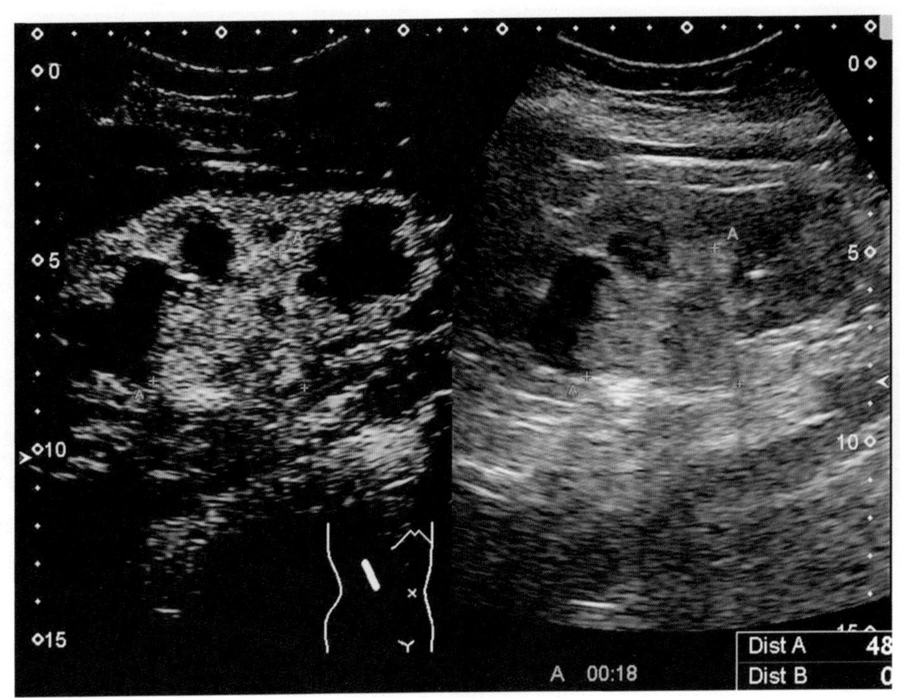

图 6-2-31　肾盂癌增强超声皮质期图像
右肾结节增强超声皮质期呈不均匀高增强

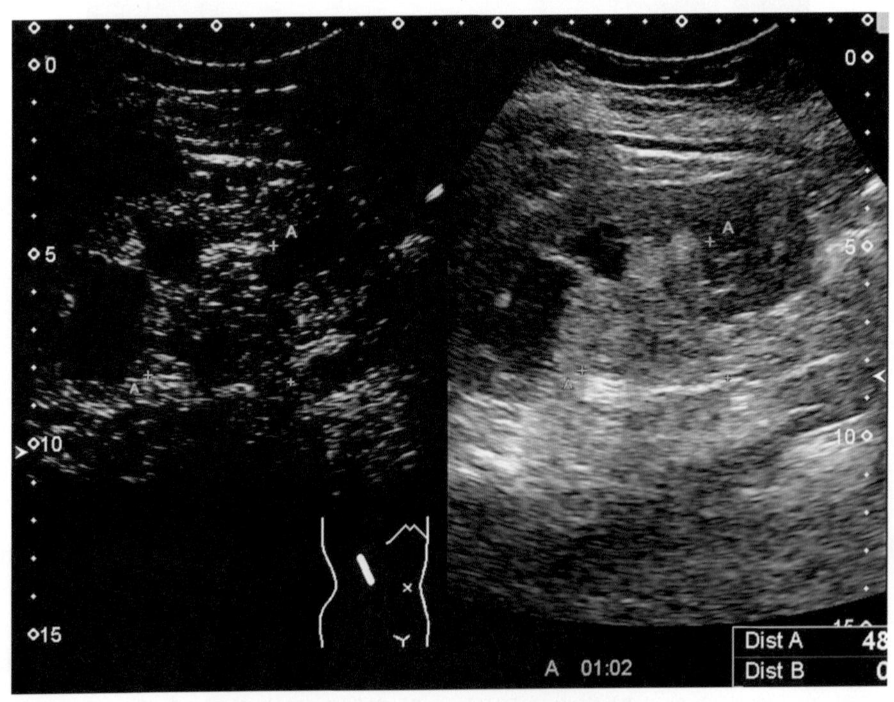

图 6-2-32　肾盂癌增强超声延迟期图像
右肾结节增强超声延迟期呈低增强

ER6-2-7 肾盂癌超声造影动态图
右肾病灶动脉期稍晚于皮质增强，达峰后病灶呈不均匀稍高增强，回声稍高于皮质，内间杂少许略低回声区，消退早于肾实质

【病例四】

1. 病史概要 男性，70 岁，患者于 20d 前无明显诱因出现间断肉眼血尿 2 次，就诊于当地医院行 CT 检查发现左肾盂占位 1 周。

2. 常规超声图像 肾脏回声正常，左肾盂内见低回声实性占位，形态欠规则，边界不清，内部欠均匀（图 6-2-33）；CDFI 示其内部可见少量血流信号（图 6-2-34）。

3. 超声造影图像 左肾盂病变增强超声动脉早期（22s）开始呈欠均匀低增强（图 6-2-35）；动脉期病变增强达到高峰，与周围肾实质相比呈较均匀稍低增强，边界欠清，占位效应明显（图 6-2-36）；静脉期造影剂消退，与周围肾实质相比仍为低增强表现（图 6-2-37，ER6-2-8）。

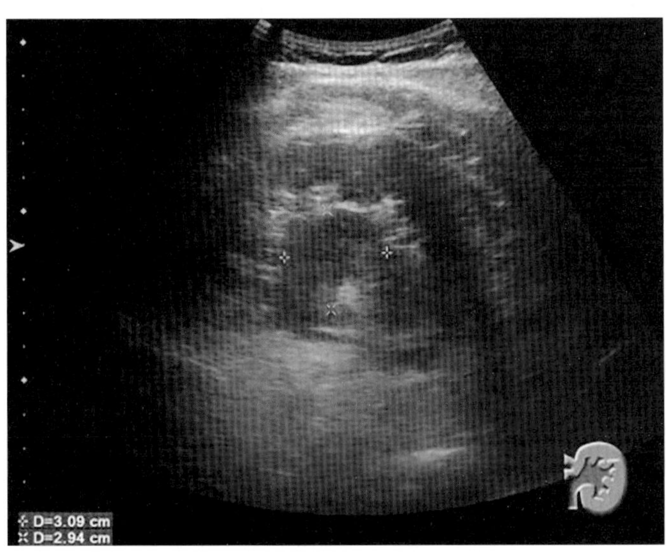

图 6-2-33 肾盂癌二维超声声像图
二维超声示左肾盂内见低回声实性占位，形态欠规则，边界不清，内部欠均匀（测量区域）

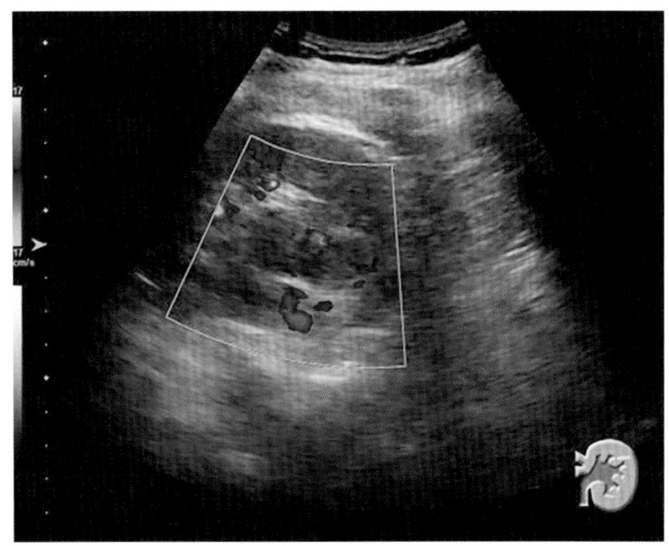

图 6-2-34 肾盂癌彩色多普勒血流图
CDFI 示病变内部可见少量血流信号

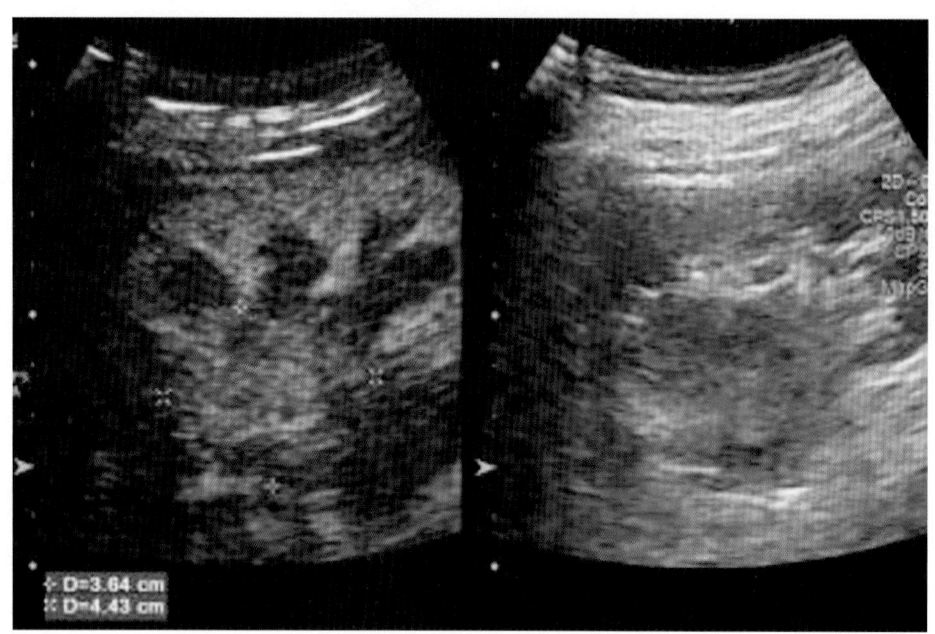

图 6-2-35　肾盂癌超声造影动脉早期
超声造影约 22s 病变开始增强，呈整体欠均匀低增强显示（测量区域）

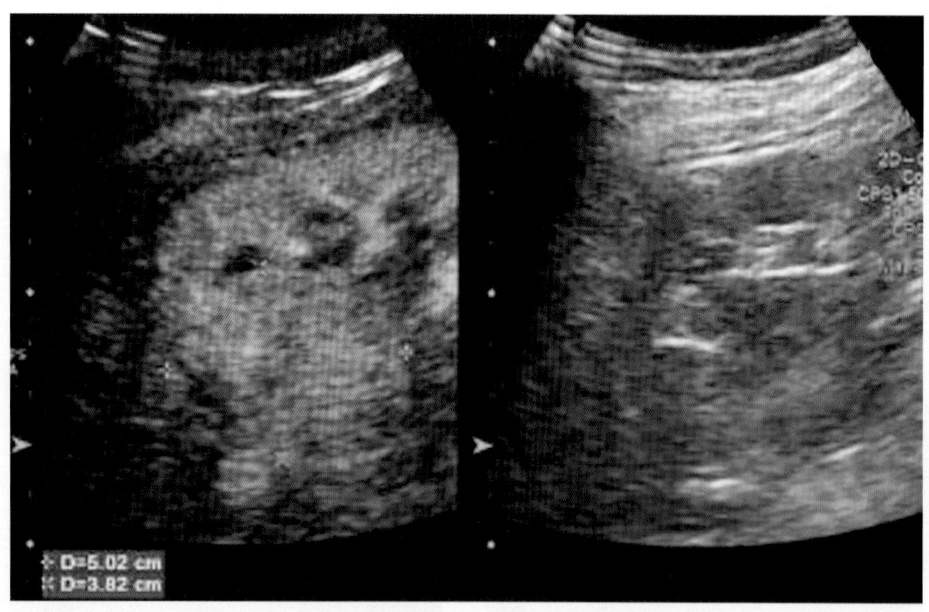

图 6-2-36　肾盂癌超声造影动脉期
超声造影约 35s 病变与周围肾实质相比呈较均匀稍低增强，边界欠清，占位效应明显（测量区域）

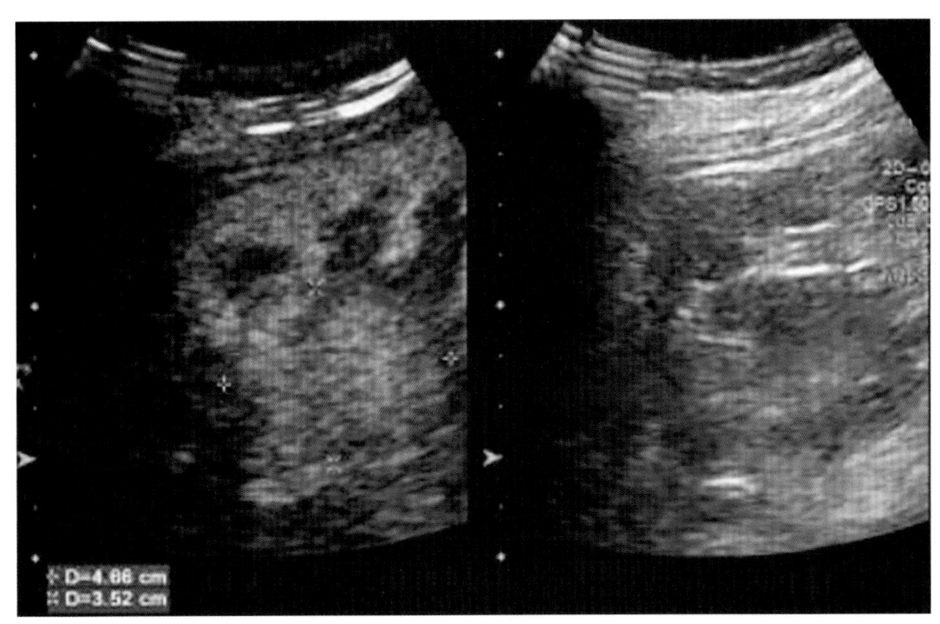

图 6-2-37 肾盂癌超声造影静脉期

超声造影约 55s 造影剂消退，病变与周围肾组织相比仍为均匀低增强

ER6-2-8 肾盂癌超声造影动态图

约 22s 左肾盂低回声实性占位开始增强，呈整体欠均匀低增强表现；约 35s 时结节增强达到高峰，与周围肾实质相比呈较均匀稍低增强表现，边界欠清，占位效应明显；约 55s 时造影剂开始消退，与周围肾实质相比仍为欠均匀低增强

4. 超声造影诊断要点 肾盂内病灶增强时相为快进型；病灶增强模式为整体弥漫型低增强；病灶增强顺序为同时性增强；病灶动脉早期增强，增强程度通常低于周围肾组织。

5. 手术病理诊断 左肾切除病理符合浸润性高级别尿路上皮癌，肿物大小 5cm×3cm×3cm，肿物累及肾脏实质，脉管内可见癌栓，未见明确神经受侵。

6. 鉴别诊断 肾盂癌与肾盂内凝血块的回声十分相似，但凝血块一般会随体位改变移动或排出后消失，而肾盂肿瘤无此现象，动态观察可鉴别。常规彩色多普勒超声较难显示肾盂肿瘤内的小血管，超声造影可发现肾盂肿瘤内的灌注增强表现，而肾盂内血凝块无增强表现。

【病例五】

1. 病史概要 55岁女性，1周前出现左腰部阵发性胀痛不适，无明显血尿，当地医院完善相关检查后提示左肾占位，考虑恶性肿瘤。

2. 常规超声图像 左肾形态失常，中部被膜局限性向外突起，被膜下见混合回声块影，边界尚清，形态规则，包膜回声不明显（图6-2-38），多普勒血流成像：周边见丰富环状血流信号，内部见点条状血流信号（图6-2-39~图6-2-41）。

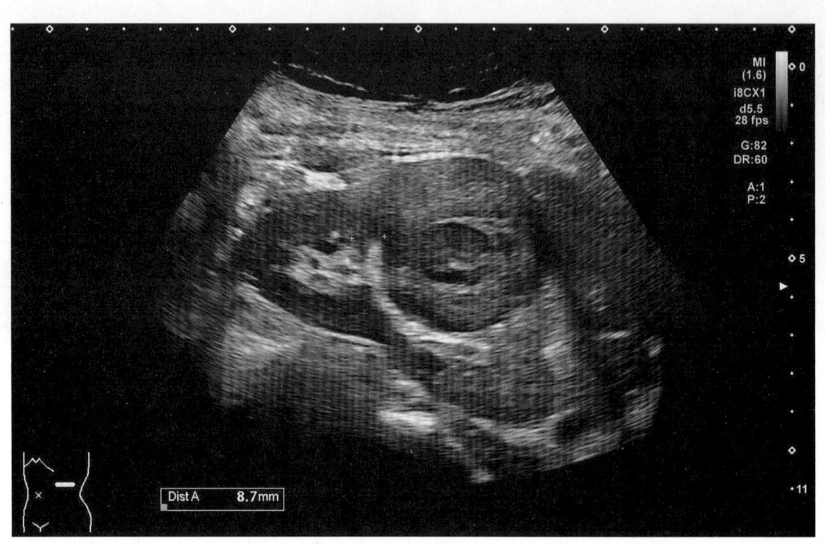

图6-2-38 肾嫌色细胞癌常规超声图
左肾中份被膜下见混合回声块影，边界尚清，形态规则

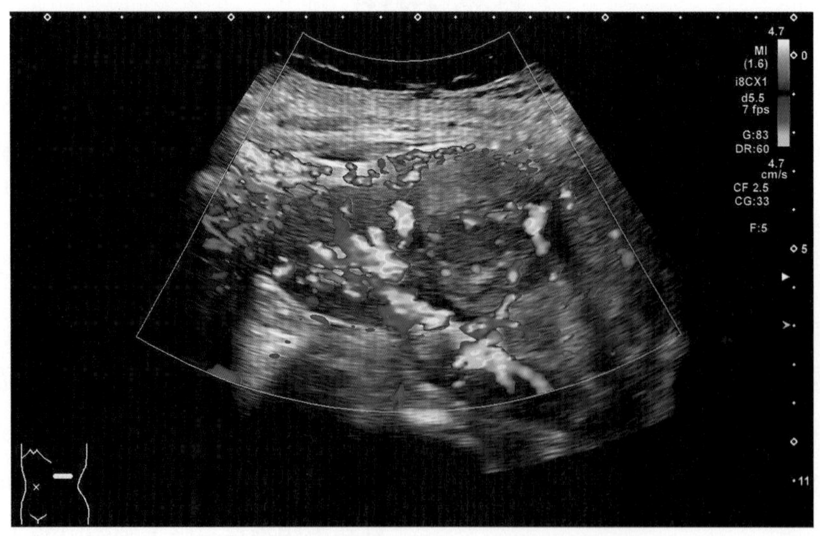

图6-2-39 肾嫌色细胞癌彩色多普勒血流成像图
左肾中份团块周边见丰富环状血流信号，内部见点条状血流信号

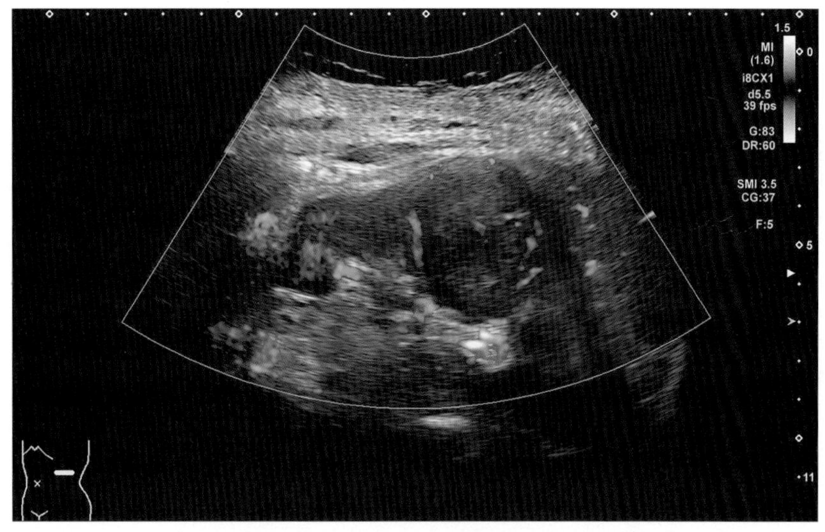

图 6-2-40　肾嫌色细胞癌能量多普勒血流图
左肾中份团块周边见丰富环状血流信号，内部见点条状血流信号

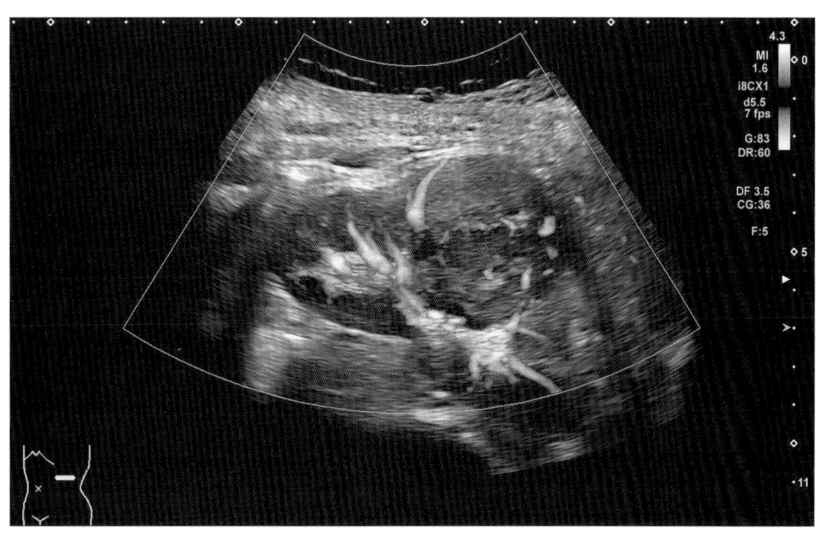

图 6-2-41　肾嫌色细胞癌超微血流成像图
左肾中份团块周边见丰富环状血流信号，内部见点条状血流信号

3. 超声造影图像　左肾病灶皮质期早于周围肾实质增强，病灶周边见不完整高增强环（图 6-2-42），髓质期及延迟期病灶廓清呈低增强（图 6-2-43，ER6-2-9、ER6-2-10）。

4. 超声造影诊断要点　超声造影多表现为快进快退的弥漫性增强，部分可表现为周边环状高增强，部分可见内部无灌注区，病灶内造影剂略早于周围正常组织消退，呈不均匀消退。

5. 手术病理诊断　嫌色性肾细胞癌。

6. 鉴别诊断　肾血管平滑肌脂肪瘤：较小的肿瘤内部多表现为均匀性增强与消退。较大的肿瘤动脉期为均匀性低增强或等增强，静脉期消退时间不一，呈现非均匀性消退。

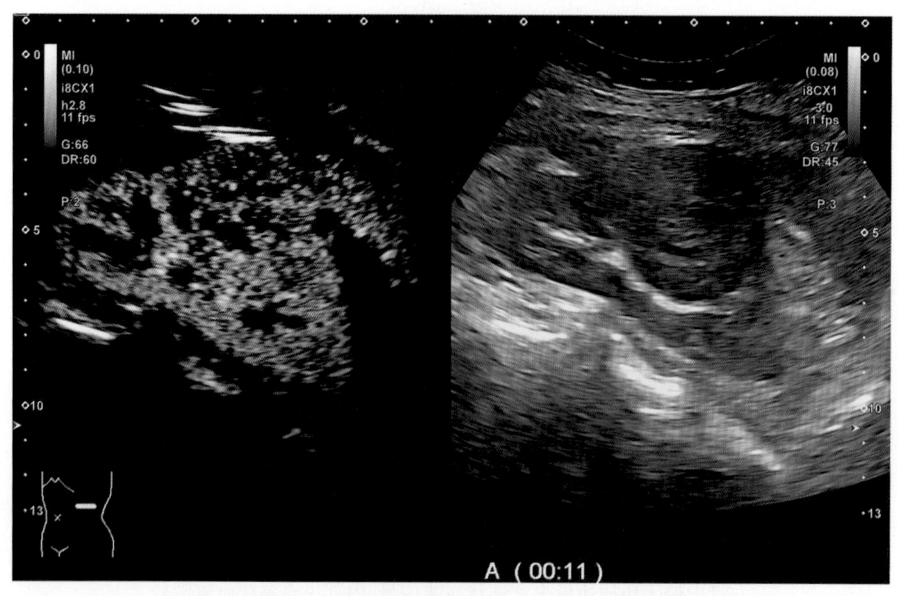

图 6-2-42　肾嫌色细胞癌增强超声皮质期图像
左肾病灶皮质期早于周围肾实质增强，病灶周边见不完整高增强环，呈高增强

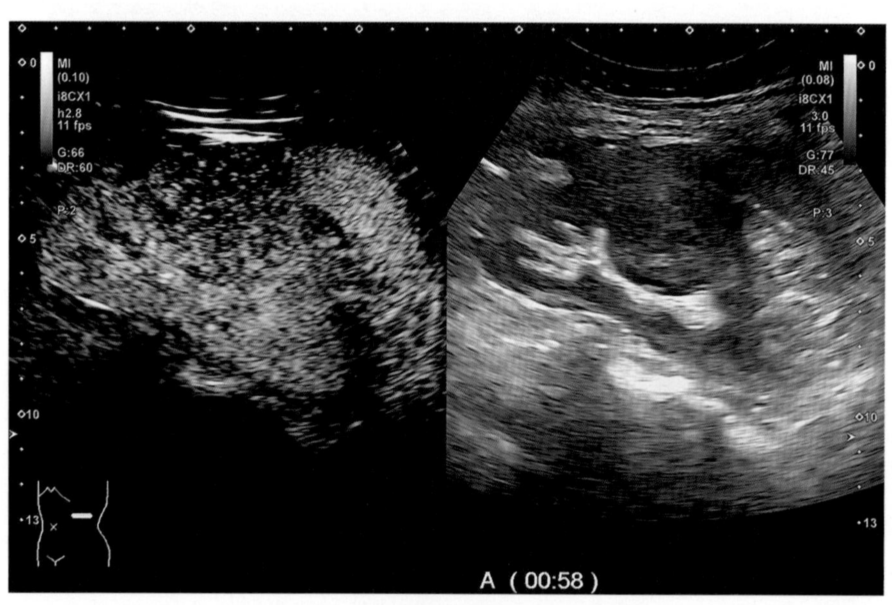

图 6-2-43　肾嫌色细胞癌增强超声髓质期图像
左肾病灶髓质期呈低增强

ER6-2-9　肾嫌色细胞癌超声造影动态图
左肾病灶动脉期早于周围肾实质、从周边向病灶内呈不均匀稍高增强，约17s 达峰，病灶周边见不完整高增强环，稍早于周围肾实质呈不均匀消退

ER6-2-10　肾嫌色细胞癌超声造影动态图
延迟期病灶呈明显低增强

（一）肾淋巴瘤

肾淋巴瘤是一种发生于结外的淋巴瘤，分为原发性和继发性肾淋巴瘤，其声像图特征无特异性。二维超声多表现为肿瘤体积较大，回声较低，当其为弥漫浸润肾脏时，肿瘤对肾内血管无推挤效应，可表现为肾脏体积长大，回声减低。增强超声肿瘤皮质期呈等增强或低增强，延迟期呈低增强，内可见片状无强化坏死区。

【病例】

1. 病史概要　男性41岁，因“大便性状改变4年，发热2个月”就诊，增强CT发现左肾占位。无血尿、腹痛、腰痛等症状。血常规：单核细胞绝对值0.09×10^9/L，单核细胞百分率2.3%，淋巴细胞绝对值0.26×10^9/L，淋巴细胞百分率6.8%，红细胞计数2.31×10^{12}/L，血红蛋白66g/L，中性分叶核粒细胞82.5%。EB病毒IgM弱阳，EB病毒DNA阳性。超敏C反应蛋白13.99mg/L，血肌酐134μmol/L。CA-125 1 293.00U/ml。

2. 常规超声图像　左肾中上份查见大小约6.1cm×5.8cm的等回声团（图6-2-44），边界不清楚，形态不规则，与肾包膜分界不清，内可见点线状血流信号（图6-2-45）。左肾集合部查见范围约1.0cm的分离暗区，盏区未见强回声团。

3. 超声造影图像　左肾团块在增强超声皮质期呈等增强（图6-2-46），髓质期及延迟期呈低增强（图6-2-47），团块内见范围约3.8cm×3.0cm的三期无强化区（ER6-2-11）。

4. 超声造影诊断要点

（1）肾淋巴瘤体积较大，回声较低，肿瘤对肾内血管无推挤效应，也可表现为肾脏整体长大，回声减低；增强超声皮质期呈等增强或低增强。

（2）病灶髓质期及延迟期呈低增强，内可见片状无强化的坏死区。

5. 左肾穿刺病理诊断　结外NK/T细胞淋巴瘤，鼻型（侵袭性）。

6. 鉴别诊断　肾淋巴瘤较少见，诊断较难，需与以下疾病鉴别：肾脓肿和肾细胞癌。肾脓肿常有高热、寒战病史，肾脏体积增大，多为混合回声团块，在短期内声像图表现具有较大差异，增强超声皮质期呈不均匀高增强，内可见分隔，可见数个片状无强化区。肾细胞癌常无发热病史，肿瘤皮质期多为高增强，可见“假包膜”，增强后髓质期或延迟期呈低增强，内可见小片状的坏死区。在临床诊断中，需要结合患者病史、临床症状及影像学特征综合分析。

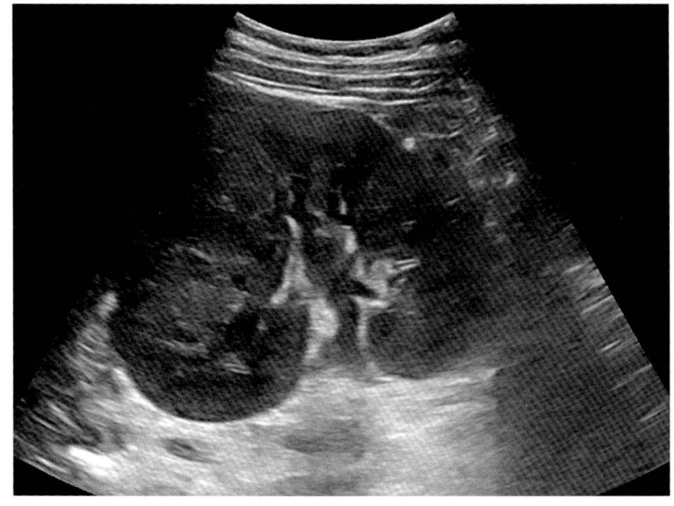

图6-2-44　左肾淋巴瘤二维超声图像
左肾中上份查见大小约6.1cm×5.8cm的等回声团，边界不清楚，形态不规则，与肾包膜分界不清

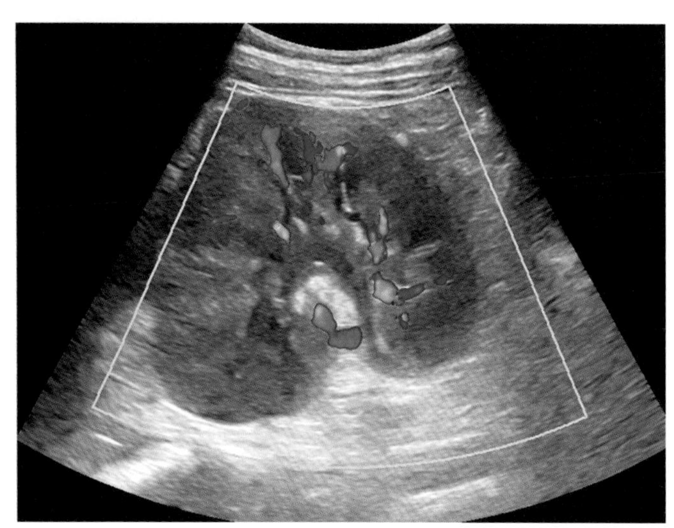

图6-2-45　左肾淋巴瘤CDFI图像
左肾团块内可见点线状血流信号

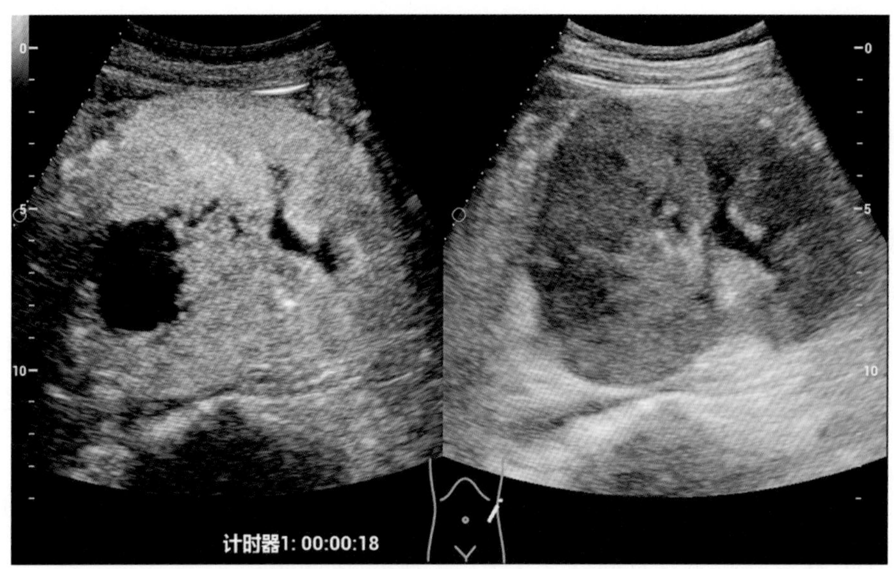

图 6-2-46　左肾淋巴瘤增强超声皮质期图像
左肾团块增强超声皮质期呈等增强，团块内见范围约 3.8cm × 3.0cm 的无强化区

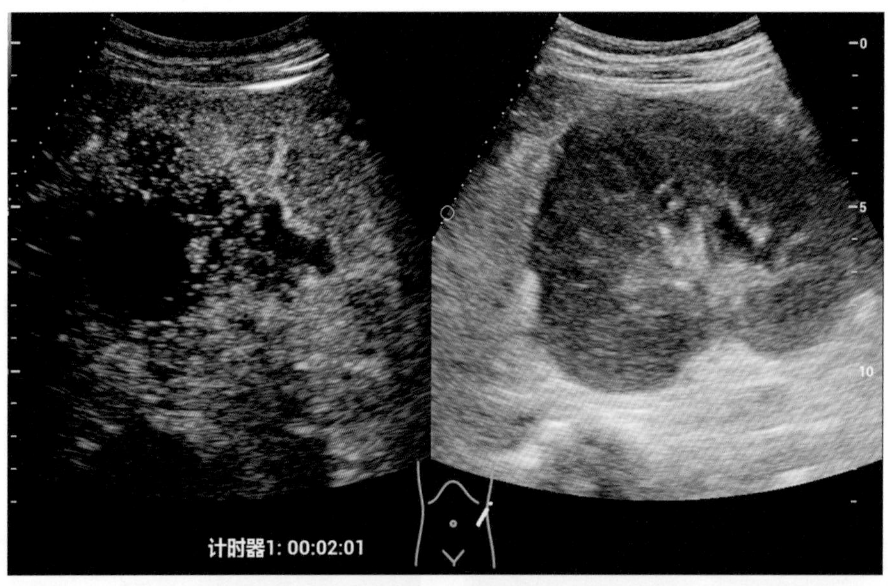

图 6-2-47　左肾淋巴瘤增强超声延迟期图像
左肾团块增强超声延迟期呈低增强

ER6-2-11　左肾淋巴瘤超声造影动态图
左肾团块增强超声皮质期呈等增强，髓质期呈低增强，团块内见范围约 3.8cm × 3.0cm 的三期无强化区

（二）肾肉瘤样癌

肾肉瘤样癌是一种兼具间叶和上皮双重分化表型的肿瘤，恶性程度高，临床罕见，术前诊断困难。文献报道二维超声多为弱回声团块，边界欠清，形态欠规则，内可见片状无回声区；增强超声皮质期呈快速高增强，髓质期和延迟期呈低增强，内可见片状无强化区。

【病例】

1. 病史概要　男性 39 岁，间断性肉眼血尿 2 年，加重 2 个月。CT 检查提示左肾实性占位。患者大小便正常，无腰痛、尿频、尿急等症状。尿常规：隐血（+），血常规无异常。

2. 常规超声图像　左肾形态欠规则，上份实质增厚，可见大小约 5.2cm×3.0cm 弱回声团（图 6-2-48），边界不清，形态欠规则，内部回声不均匀。左肾集合系统未见分离及强回声团。

3. 超声造影图像　左肾团块在增强超声皮质期强化不均匀，皮质早期呈等 - 稍低增强，内可见小片状无强化区（图 6-2-49），皮质晚期开始廓清，髓质期呈低增强（图 6-2-50），延迟期呈显著低增强（图 6-2-51，ER6-2-12）。

4. 超声造影诊断要点

（1）肾肉瘤体积较大，多为边界不清，形态不规则的弱回声团块，增强超声皮质期呈不均匀高增强。

（2）肾肉瘤增强后造影剂廓清较快，且较彻底。

（3）病灶内多可见不规则坏死区。

5. 手术病理诊断　肉瘤样癌。免疫组化：肿瘤细胞 CK7（+）、CK20（-）、P63（+）、Syn（-）、desmin（-）、SMA（-）、CD34（-）、CD31（-）、S-100（-）、Ki-67 阳性率约 50%。

6. 鉴别诊断　肾肉瘤样癌恶性程度高，临床少见，诊断较难，主要需与肾细胞癌进行鉴别。肾细胞癌常为弱回声团，增强超声皮质期呈高增强，可见“假包膜”，髓质期和延迟期呈低增强，但廓清时间没有肾肉瘤早，且廓清程度较轻，当肿瘤内部有坏死时，可见小片状三期无强化区。但最终确诊仍需穿刺活检来明确诊断。

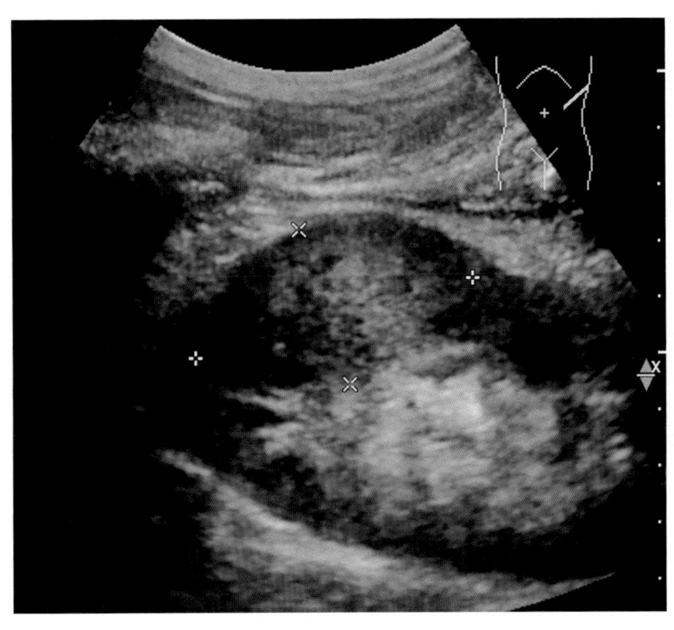

图 6-2-48　肾肉瘤样癌二维超声图像

左肾上份查见大小约 5.2cm×3.0cm 弱回声团，边界不清，形态欠规则，内部回声不均匀

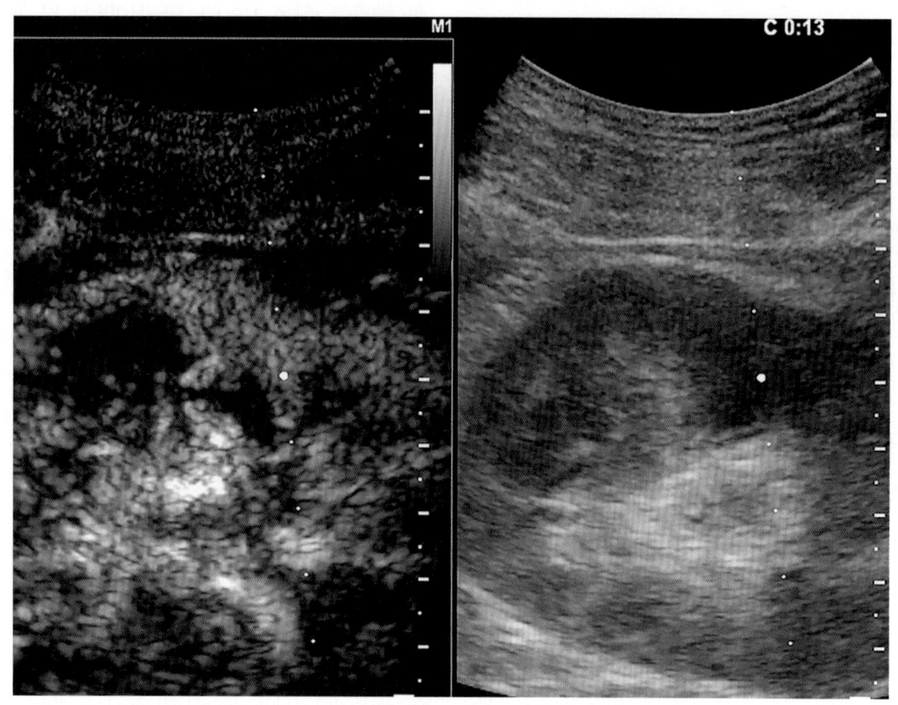

图 6-2-49 肾肉瘤样癌增强超声皮质期图像
左肾团块增强超声皮质期强化不均匀,皮质期呈等 - 稍低增强,内可见小片状无强化区

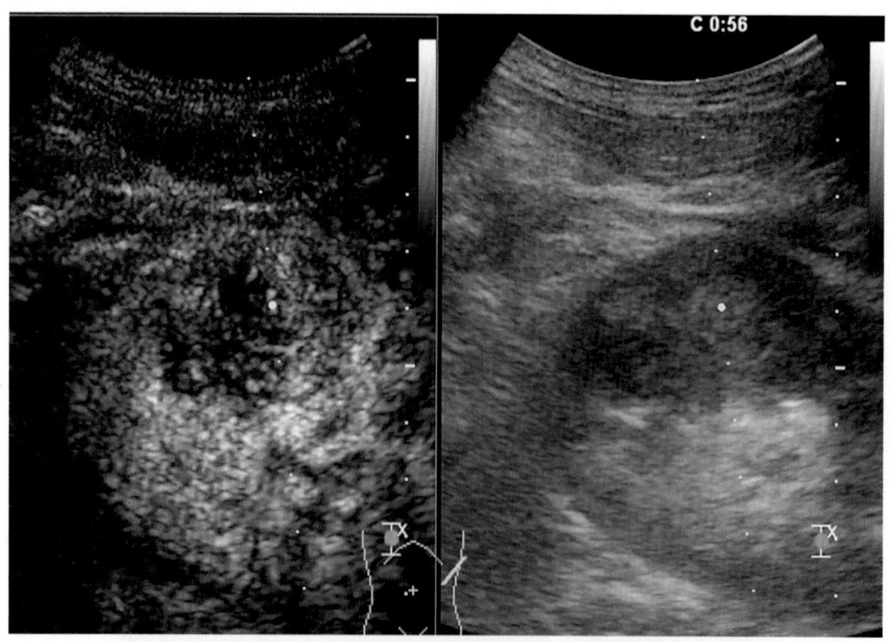

图 6-2-50 肾肉瘤样癌增强超声髓质期图像
左肾团块增强超声髓质期呈低增强

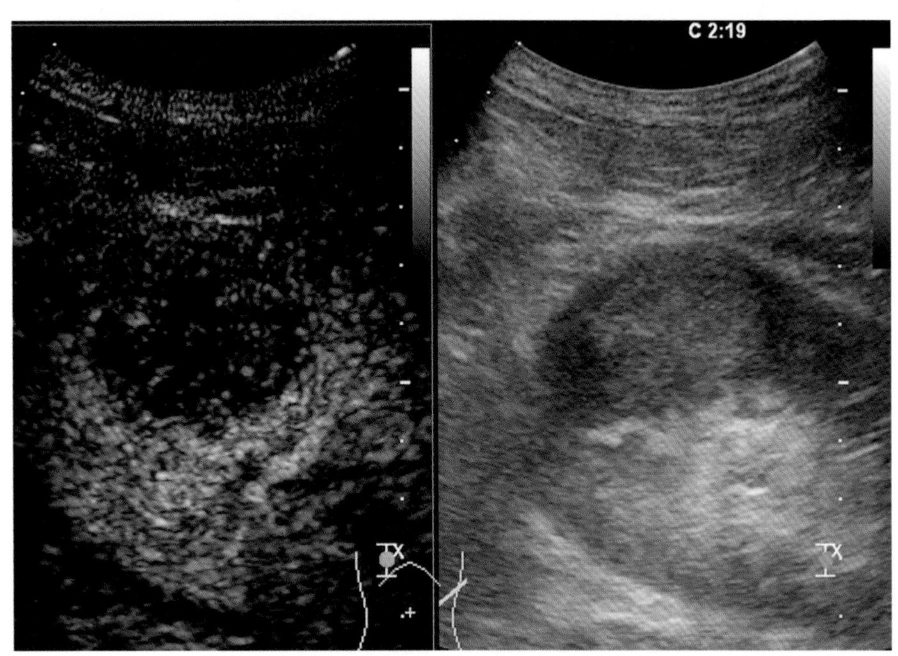

图 6-2-51 肾肉瘤样癌增强超声延迟期图像
左肾团块增强超声延迟期呈显著低增强

ER6-2-12 肾肉瘤样癌超声造影动态图
左肾团块增强超声皮质期强化不均匀，皮质早期呈等 - 稍低增强，内可见小片状无强化区，皮质晚期开始廓清，髓质期呈低增强

三、泌尿系良性肿瘤

（一）肾血管平滑肌脂肪瘤

肾血管平滑肌脂肪瘤是最常见的肾脏良性肿瘤。肿瘤常为多发，以高回声多见，边界清楚，形态规则，较大者内部回声不均匀，内血流信号不丰富。增强超声动脉期呈向心性强化，可为等增强或低增强，也可为高增强，无“假包膜”，延迟期多无廓清或不均匀廓清。

【病例一】

1. 病史概要 57 岁女性，1 周前体检发现右肾占位，无自觉症状。

2. 常规超声图像 右肾大小形态正常，上极实质内稍高回声结节，边界清，形态规则，未见包膜，内见小片状无回声区（图 6-2-52），多普勒血流成像：内血流信号不丰富（图 6-2-53~ 图 6-2-55）。

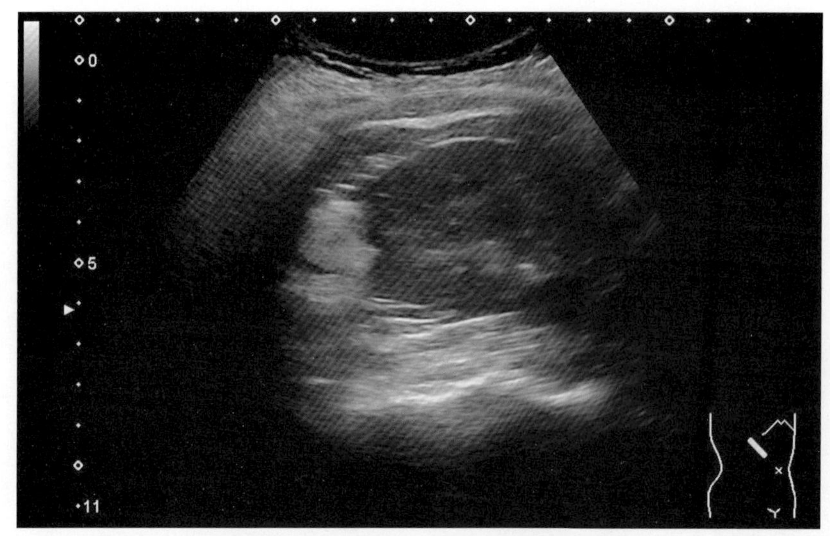

图 6-2-52　肾血管平滑肌脂肪瘤常规超声图
右肾上极实质内稍高回声结节，边界清，形态规则，未见包膜，内见小片状无回声区

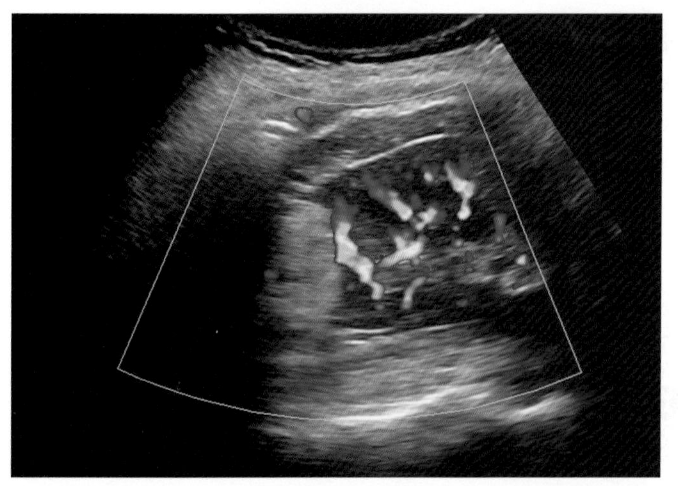

图 6-2-53　肾血管平滑肌脂肪瘤彩色多普勒血流成像图
右肾结节内血流信号不丰富

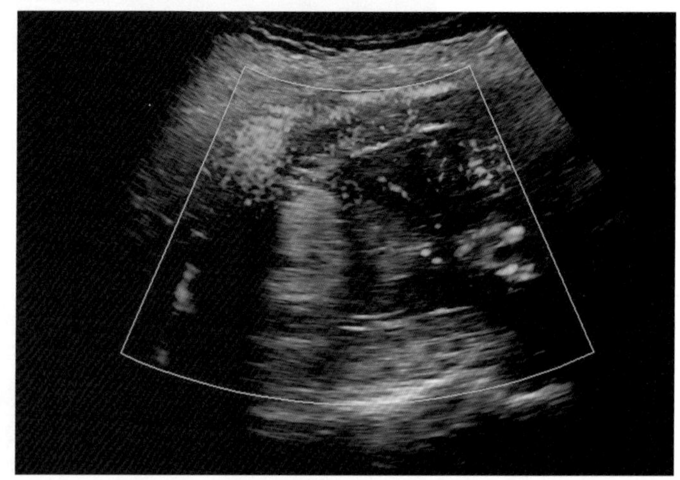

图 6-2-54　肾血管平滑肌脂肪瘤能量多普勒血流图
右肾结节内血流信号不丰富

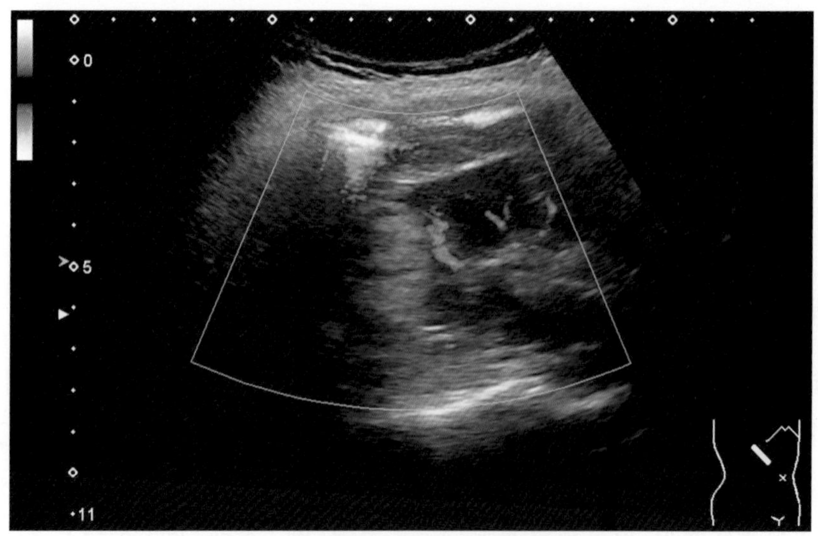

图 6-2-55　肾血管平滑肌脂肪瘤超微血流成像图
右肾结节内血流信号不丰富

3. 超声造影图像　右肾上极肿物与肾实质同步增强，达峰呈稍高增强，病灶周边未见高增强环（图 6-2-56），消退与肾实质同步（图 6-2-57，ER6-2-13）。

4. 超声造影诊断要点　轮廓较小的肿瘤内部多表现为均匀性增强与消退。较大的肿瘤动脉期为均匀性增强，多数为低增强或等增强，静脉期消退时间不一，呈现非均匀性消退。

5. 手术病理诊断　血管平滑肌脂肪瘤。

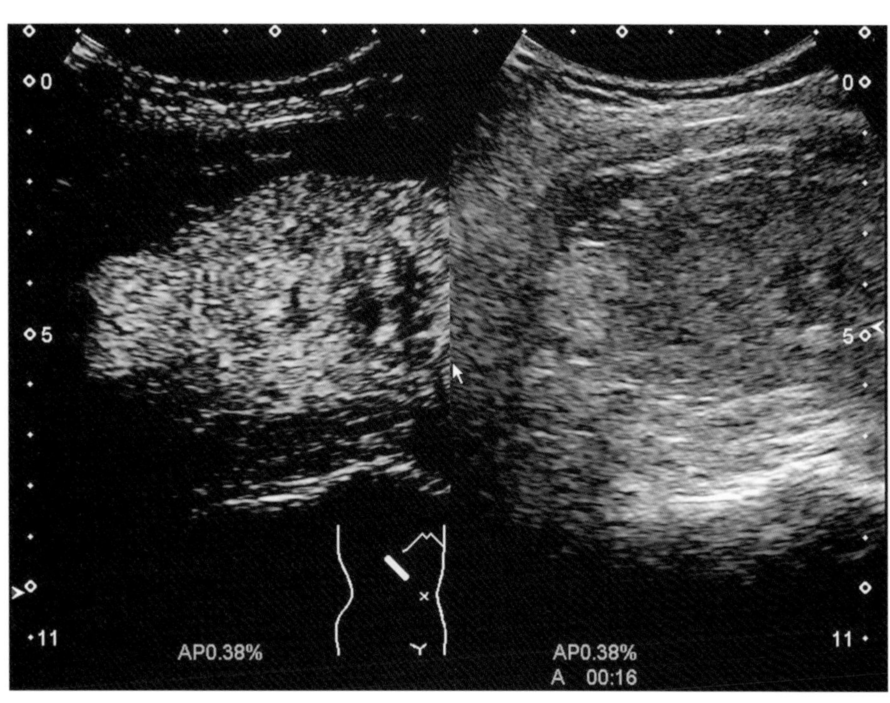

图 6-2-56　肾血管平滑肌脂肪瘤增强超声皮质期图像
右肾结节增强超声皮质期呈高增强

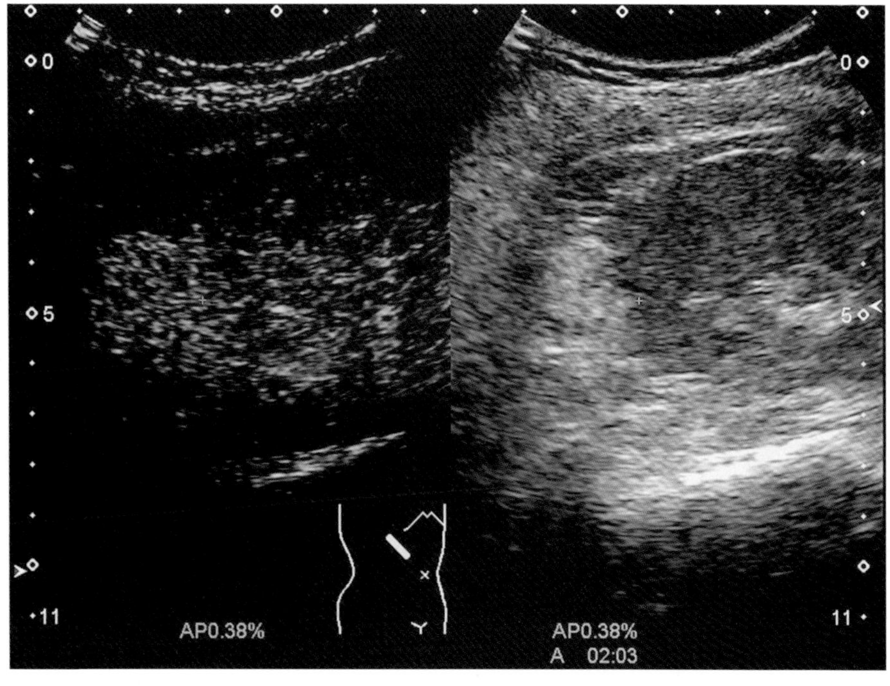

图 6-2-57　肾血管平滑肌脂肪瘤增强超声延迟期图像
右肾结节增强超声延迟期呈稍高增强

ER6-2-13 肾血管平滑肌脂肪瘤超声造影动态图
右肾上极肿物皮质期基本与肾实质同步增强，达峰呈高增强，回声稍高于周围肾实质，病灶周边未见明确高增强环，消退基本与肾实质同步，至 2min12s 病灶回声稍高于肾实质

6. 鉴别诊断 肾细胞癌：回声较低的肾血管平滑肌脂肪瘤需要与分化较好的肾细胞癌鉴别。后者表现为肿块内回声高低不均匀，肿瘤可有声晕，较小的包膜下肿瘤也可导致肾外形发生改变，声学造影特征多为快速、高增强、不均匀增强、伴或不伴环状增强。

【病例二】

1. 病史概要 男性 50 岁，无明显诱因出现左腰部持续性隐痛，活动加重半个月。无恶心、呕吐、畏寒、发热、尿频、尿急、尿痛及肉眼血尿等症状。超声检查发现左肾占位。血常规及尿常规均正常。

2. 常规超声图像 左肾形态失常，左肾下份查见大小约 2.5cm × 2.1cm 的弱回声团块（图 6-2-58），向包膜外突起，边界较清楚，形态较规则，内可见点线状血流信号（图 6-2-59）。左肾集合系统未见分离及强回声团。

3. 超声造影图像 左肾团块在增强超声皮质期、髓质期及延迟期均呈等增强（图 6-2-60~ 图 6-2-62，ER6-2-14）。

4. 超声造影诊断要点

（1）肾血管平滑肌脂肪瘤根据血管含量及各组成成分占比不同而表现各异，当血管含量多时，皮质期表现为高增强，多从周边向中心强化，反之则表现为低增强或等增强。

（2）病灶无廓清或缓慢廓清。

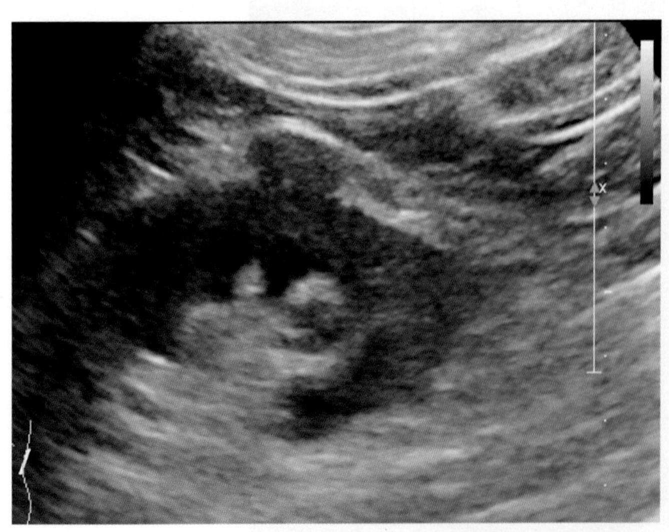

图 6-2-58 左肾血管平滑肌脂肪瘤二维超声图像
左肾下份查见大小约 2.5cm × 2.1cm 的弱回声团块，向包膜外突起，边界较清楚，形态较规则

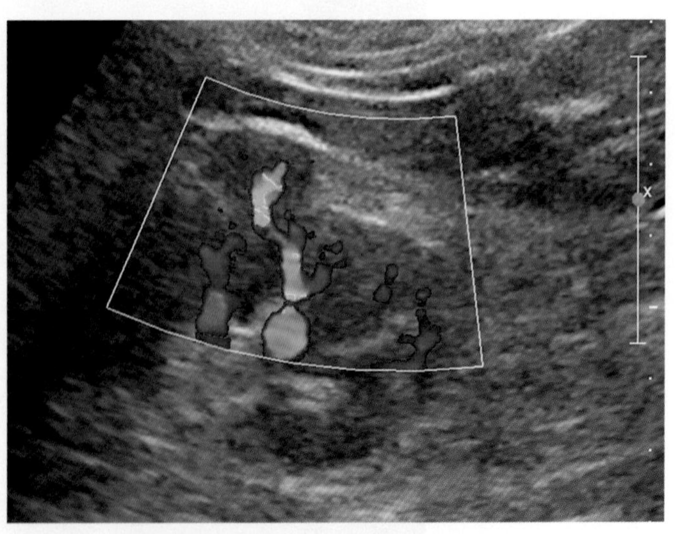

图 6-2-59 左肾血管平滑肌脂肪瘤 CDFI 图像
左肾团块内可见点线状血流信号

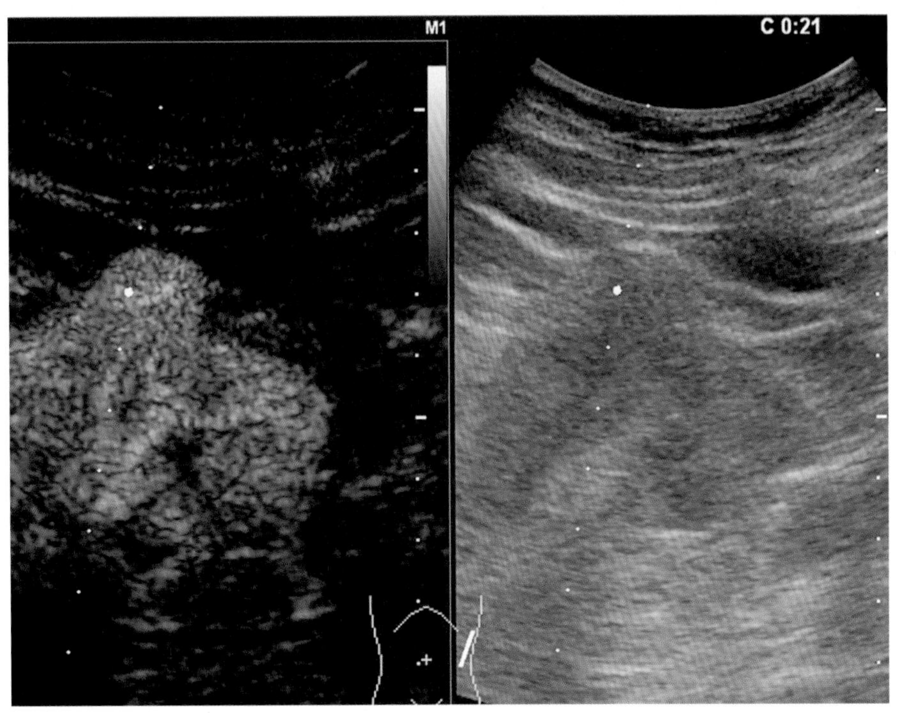

图 6-2-60　左肾血管平滑肌脂肪瘤增强超声皮质期图像
左肾团块增强超声皮质期呈等增强

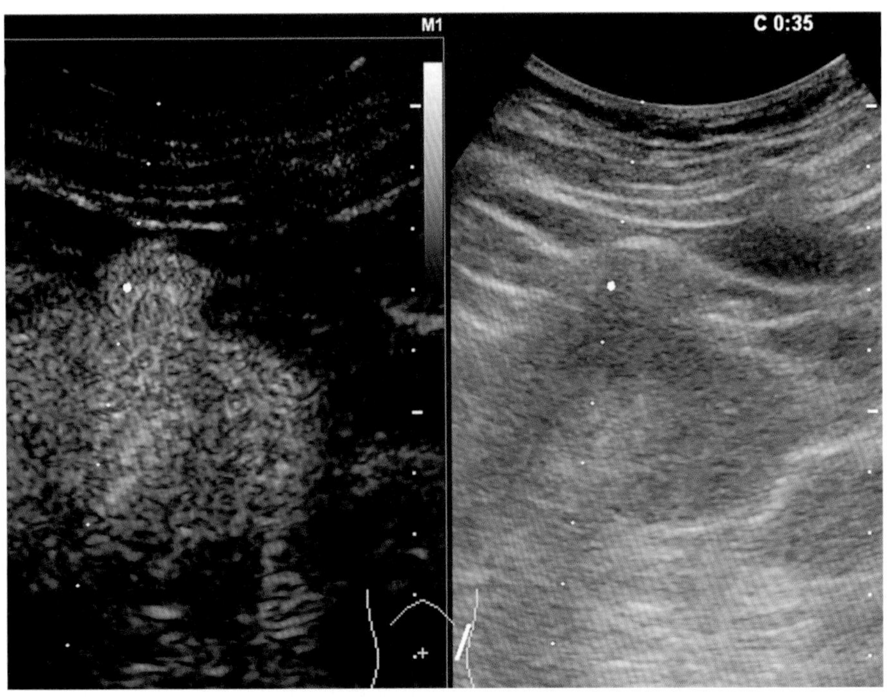

图 6-2-61　左肾血管平滑肌脂肪瘤增强超声髓质期图像
左肾团块增强超声髓质期呈等增强

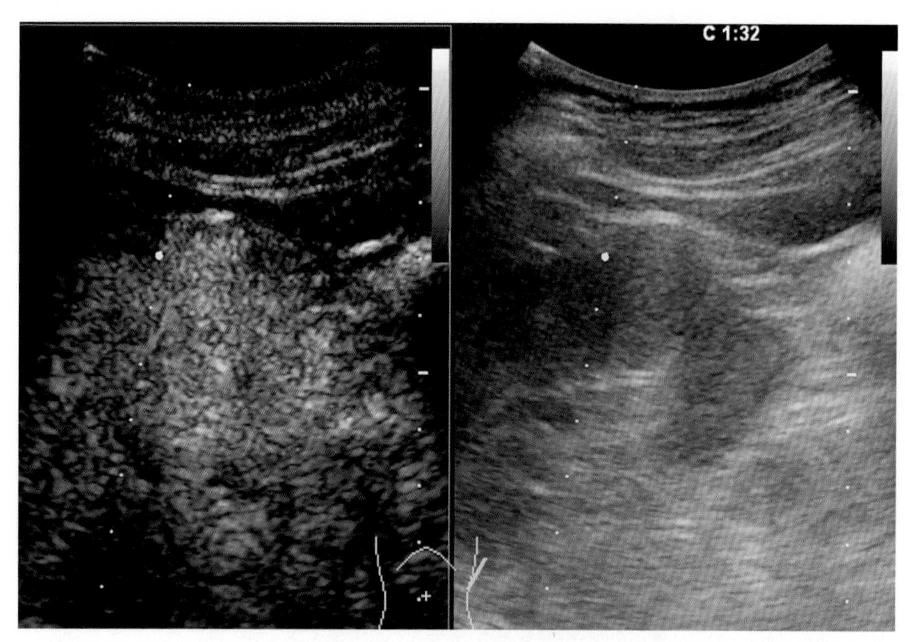

图 6-2-62　左肾血管平滑肌脂肪瘤增强超声延迟期图像
左肾团块增强超声延迟期呈等增强

ER6-2-14　左肾血管平滑肌脂肪瘤超声造影动态图
左肾团块增强超声皮质期、髓质期及延迟期均呈等增强

5. 手术病理诊断　血管平滑肌脂肪瘤。免疫组化：肿瘤细胞呈平滑肌肌动蛋白（+）、上皮性肿瘤标志物（个别+）、结蛋白（部分+）、上皮膜抗原（-）、转录因子 E3（个别+）、Ki-67 阳性率 2%。

（二）后肾腺瘤

后肾腺瘤是一种罕见的肾脏良性肿瘤，以中年女性多见，肿瘤体积较大。二维超声多表现为肾内单发弱回声团块，边界较清，内部回声因出血或坏死而不均匀，部分肿瘤内可见钙化。关于后肾腺瘤的增强超声表现报道较少，仍需进一步积累更多的经验，但均提示团块皮质期呈低增强，内可见小片状无回声区，延迟期可见廓清。

【病例】

1. 病史概要　女性 36 岁，左侧腰部不适 1 个月，体检发现左肾占位。无明显疼痛、放射痛、畏寒、发热、尿频、尿急、尿痛及肉眼血尿等症状。血常规：白细胞计数 15.66×10^9/L。尿沉渣：细菌 5 214/μl，白细胞 25/μl，隐血 20/μl。

2. **常规超声图像**　左肾大小未见异常，上份查见大小约 5.0cm × 3.9cm 的弱回声团（图 6-2-63），边界较清楚，形态较规则，内部回声不均匀，内未见明显血流信号，周边可见点状血流信号（图 6-2-64）。左肾集合系统未见分离及强回声团。

3. **超声造影图像**　左肾团块在增强超声皮质期呈轻度低增强（图 6-2-65），髓质期未见明显消退（图 6-2-66），延迟期可见缓慢廓清（图 6-2-67），周边可见小片状无回声区（ER6-2-15）。

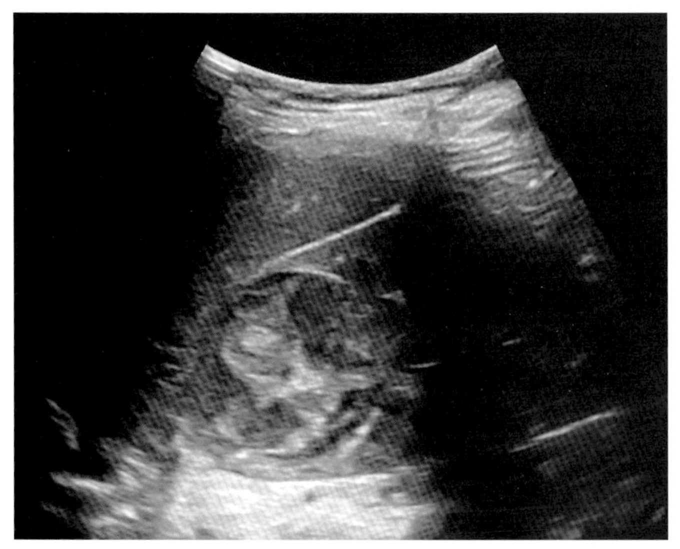

图 6-2-63　后肾腺瘤二维超声图像
左肾上份查见大小约 5.0cm × 3.9cm 的弱回声团，边界较清楚，形态较规则，内部回声不均匀

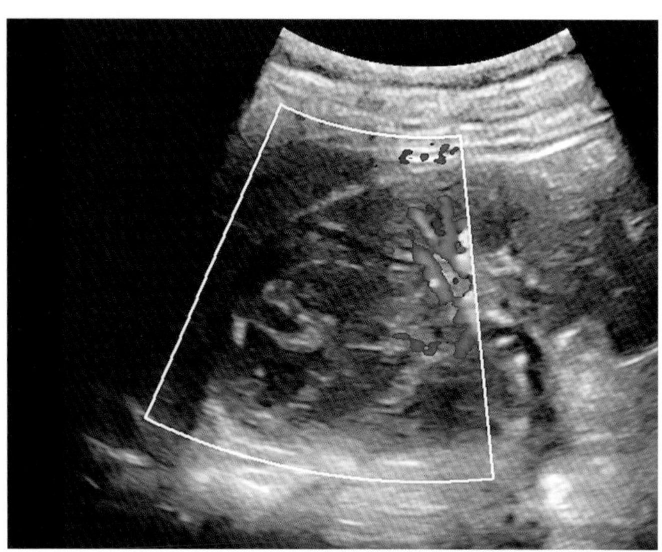

图 6-2-64　后肾腺瘤 CDFI 图像
左肾团块内未见明显血流信号，周边可见点状血流信号

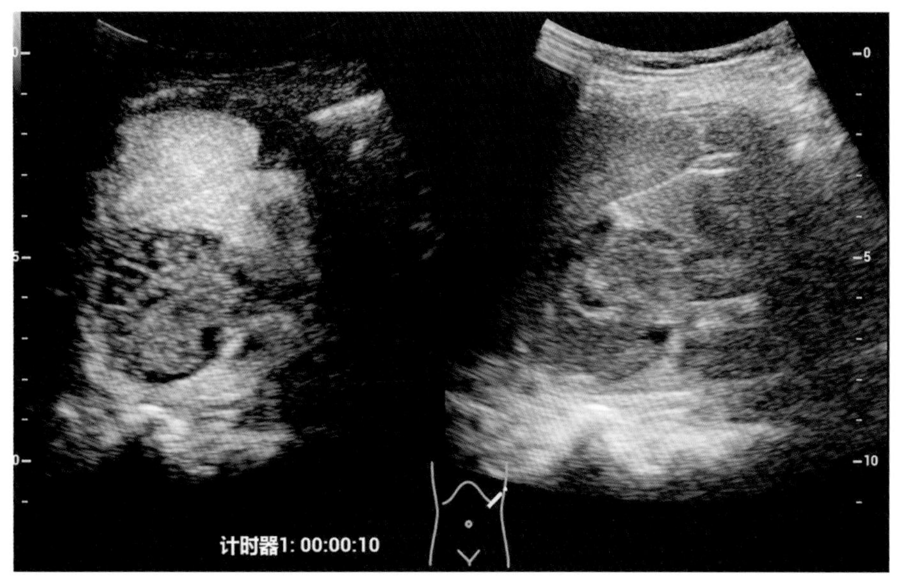

图 6-2-65　后肾腺瘤增强超声皮质期图像
左肾团块增强超声皮质期呈轻度低增强

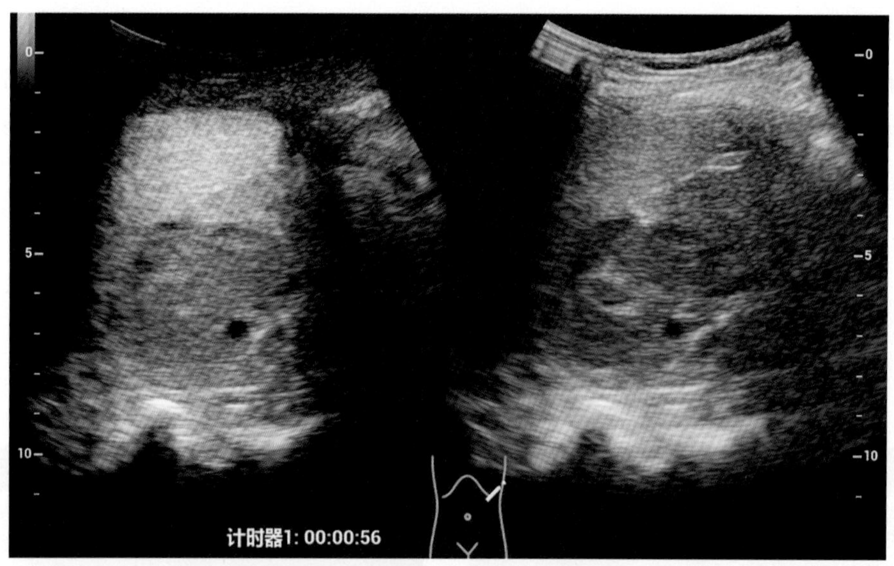

图 6-2-66　后肾腺瘤增强超声髓质期图像
左肾团块增强超声髓质期未见明显廓清，仍呈轻度低增强

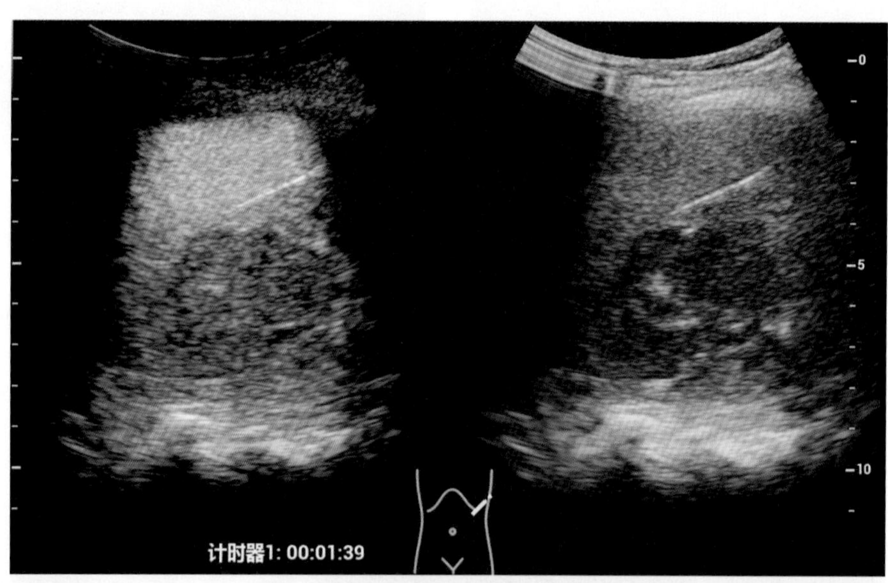

图 6-2-67　后肾腺瘤增强超声延迟期图像
左肾团块增强超声延迟期可见廓清，呈更低增强

ER6-2-15　后肾腺瘤超声造影动态图
左肾团块增强超声皮质期及髓质期呈轻度低增强

4. **超声造影诊断要点**

（1）后肾腺瘤多为边界清楚，形态规则的弱回声团块，部分内可伴钙化及液化；皮质期一般表现为低增强，内可见小片状无增强区。

（2）延迟期团块内造影剂廓清。

5. **手术病理诊断**　后肾腺瘤。免疫组化示肿瘤：Wilms 肿瘤蛋白（+），分化簇 57（+），光谱角蛋白（-），细胞角蛋白 7（-），上皮膜抗原（-）。

6. **鉴别诊断**　后肾腺瘤极其罕见，超声诊断困难，主要需与肾细胞癌和肾血管平滑肌脂肪瘤进行鉴别。肾细胞癌皮质期多为高增强，可见环状强化的“假包膜”，增强后髓质期或延迟期呈低增强，内可见小片状的坏死区。肾血管平滑肌瘤皮质期多表现为等增强或低增强，一般从周边向中心强化，延迟期无廓清或缓慢廓清。后肾腺瘤的最终确诊仍需穿刺活检或手术病理进行诊断。

（三）嗜酸细胞腺瘤（renal oncocytoma，RO）

RO 起源于肾皮质集合管，多位于肾皮质内向肾外突出。超声表现一般呈类圆形，边界清楚，回声均匀，呈等或稍高回声，血流较丰富，多数可见从周边向中心呈放射状穿入的血流信号。超声造影典型表现为同步均匀增强快速减退，达峰时呈等或低增强，可出现“假包膜”，内部可见放射状无增强区。中央少血管区，即“中央瘢痕”对 RO 的诊断特异性较高，且临床表现多无血尿史有助于与肾癌相鉴别。

【病例】

1. **病史概要**　男性 48 岁，查体发现左肾肿瘤 11d，无腰痛、乏力、发热、血尿等症状。

2. **常规超声图像**　左肾上部可见一中等回声肿块，边界清楚，形态规则，内部回声均匀（图 6-2-68）；CDFI 肿块周边部血流信号（图 6-2-69）。

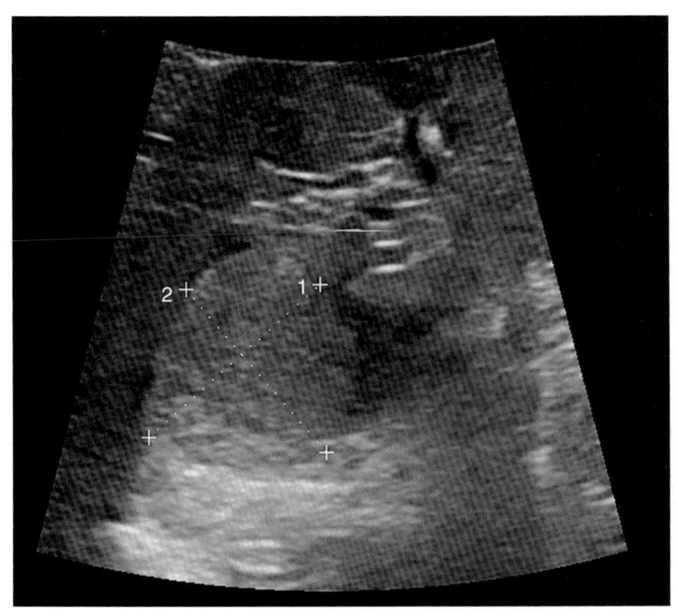

图 6-2-68　肾嗜酸细胞腺瘤二维超声声像图
左肾上部可见一中等回声肿块，边界清楚，形态规则，内部回声均匀

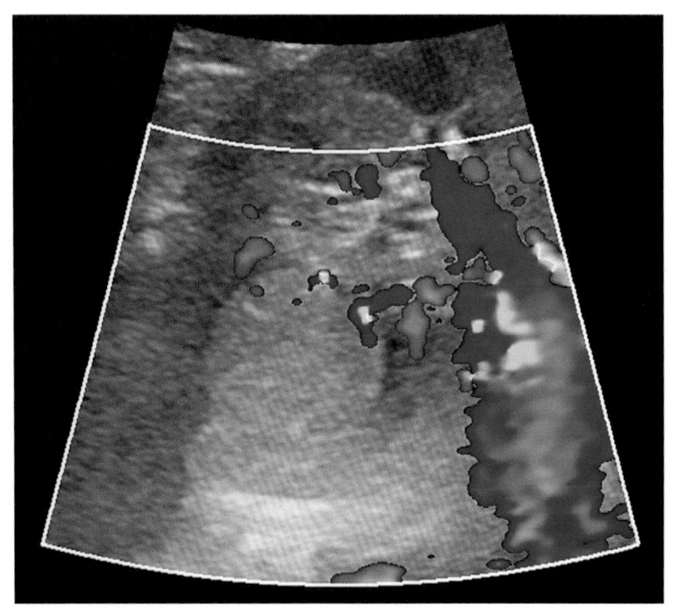

图 6-2-69　肾嗜酸细胞腺瘤 CDFI 图像
CDFI 肿块周边部血流信号

3. 超声造影图像 超声造影显示该肿块皮质期早于周围实质开始增强（图 6-2-70），呈高增强，周边可见环带样高增强（图 6-2-71），肿块内部增强尚均匀，可见小片状无灌注区，延迟期逐渐减退（图 6-2-72），与周围肾实质相比仍呈稍低增强（ER6-2-16）。

4. 超声造影诊断要点 RO 一般与周围肾皮质同步增强，部分表现为早于周边肾皮质增强；达峰时，呈高增强或等增强，肿瘤中央可见无造影剂填充区或延迟低增强区；部分可见边缘环状高增强；实质期肿瘤常晚于周围肾皮质消退，呈等或稍低增强。

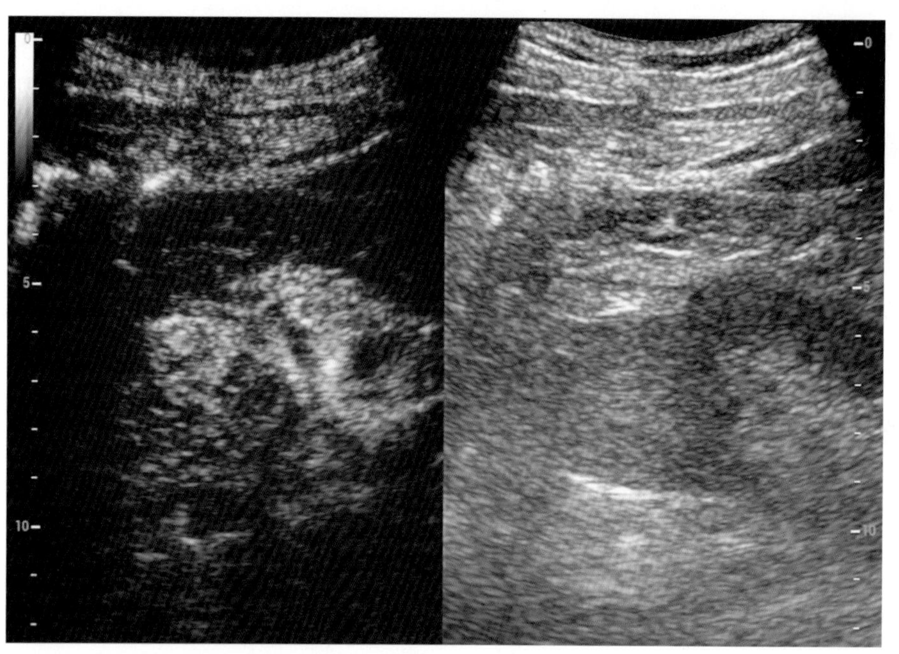

图 6-2-70 增强早期，13s 超声造影图像
皮质期早于周围实质开始增强，呈高增强

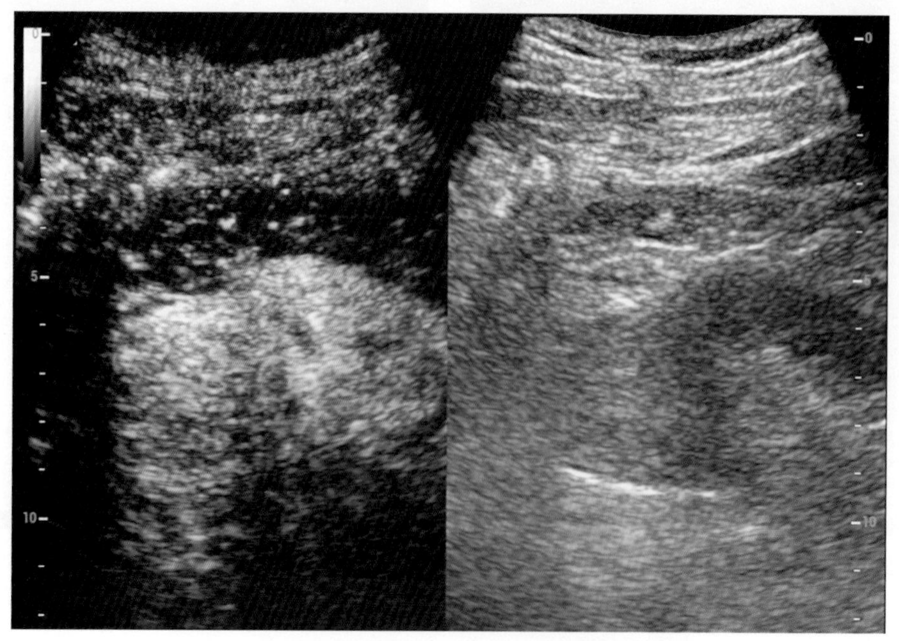

图 6-2-71 增强中期，20s 超声造影图像
肿块内部增强尚均匀，可见小片状无灌注区

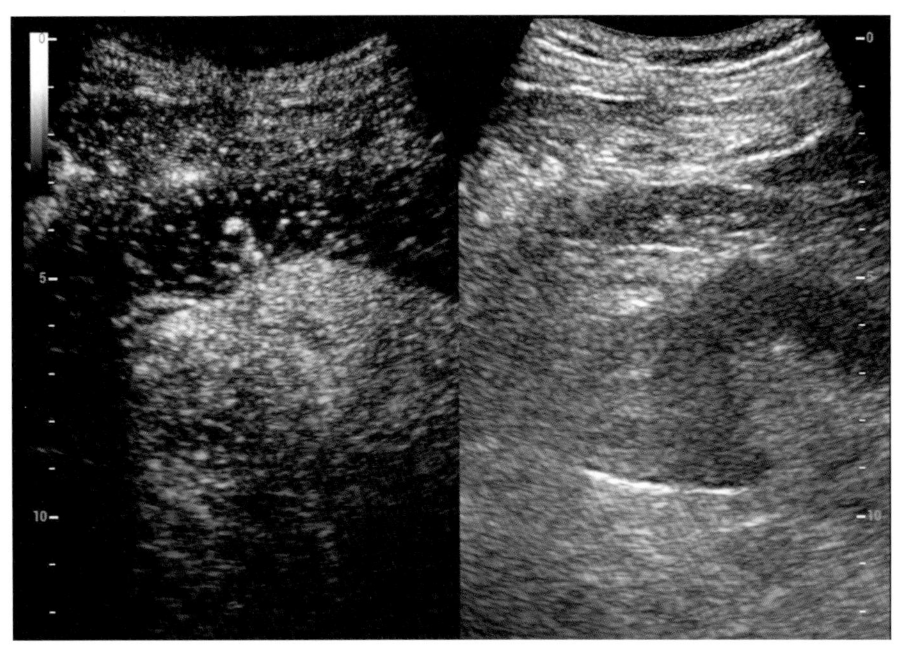

图 6-2-72　增强晚期，30s 超声造影图像
肿块内部增强尚均匀，可见小片状无灌注区

ER6-2-16　肾嗜酸细胞腺瘤超声造影动态图
肿块皮质期早于周围实质开始增强，呈高增强，周边可见环带样高增强，肿块内部增强尚均匀，可见小片状无灌注区

5. 其他检查　符合嗜酸细胞腺瘤表现。病灶位于左肾上部，呈稍长 T_1、长和短 T_2 异常信号，似见“假包膜”，DWI 呈稍高信号，反相位图像病变局部信号轻度减低；皮质期病变中度不均匀异常强化，髓质期及延迟期持续强化；病灶内小部分区域未见强化。

6. 鉴别诊断

肾血管平滑肌脂肪瘤：又称肾错构瘤，超声表现呈圆形或类圆形，高回声多见。大肿瘤常有内部出血，多次出血可呈“洋葱片状”；小肿瘤内部常无血流，大肿瘤内部也仅可见少量血流。超声造影主要表现为与肾皮质同步均匀增强，皮质期与髓质期病灶增强水平一致，迅速向心性增强，无包膜。

透明细胞型肾癌：超声多表现为低回声，边界清楚，有囊性变者形态多不规则，超声造影多表现为不均匀增强，消退期低增强，肿瘤周边可见环状高增强，内部常可见无增强区，常需结合有血尿史或其他临床资料与 RO 相鉴别。

第三节 泌尿系感染性疾病

一、急性感染

肾脏急性感染性疾病在二维超声常表现为肾脏体积增大,回声减弱、不均匀,可呈局灶性或弥漫性,当肾脏液化坏死明显时,肾实质内可见无回声区。增强超声皮质期病变区域呈不均匀高增强,坏死严重时,肾内可见大片状无强化区,仅剩下少许正常肾实质,若形成脓肿,则脓肿壁较厚,脓肿周边延迟期呈低增强,内部无强化。

【病例】

1. 病史概要 女性 51 岁,无明显诱因持续性右腹部疼痛 1 周,进食后加重伴呕吐,高热伴寒战、出汗,无尿频、尿急、尿痛等症状。血常规:红细胞计数 3.11×10^{12}/L,血红蛋白 87g/L,淋巴细胞百分率 11.1%,中性分叶核粒细胞绝对值 9.12×10^9/L,白细胞计数 11.59×10^9/L,单核细胞绝对值 0.92×10^9/L。尿沉渣:隐血(+),白细胞 706/μl,细菌 326/μl。

2. 常规超声图像 右肾大小约 12.6cm × 5.4cm × 7.2cm,回声减弱、不均匀,内见数个片状无回声区及气体样强回声(图 6-3-1),右肾中份实质内可见置管回声,右肾集合部未见分离暗区。

3. 超声造影图像 增强超声显示右肾强化稀疏,大部分肾实质皮质期、髓质期及延迟期均未见明显强化,以周边肾实质明显(图 6-3-2~ 图 6-3-4,ER6-3-1)。

4. 超声造影诊断要点

(1)肾脏急性感染性疾病根据疾病进展不同,超声造影表现多样,一般病灶皮质期呈不均匀高增强,当液化较多时可呈“蜂窝状”,甚至为肾实质大片状坏死。

(2)病灶髓质期和 / 或延迟期呈低增强。

(3)脓肿壁较厚。

5. 手术病理诊断 急性化脓性炎伴纤维组织增生。

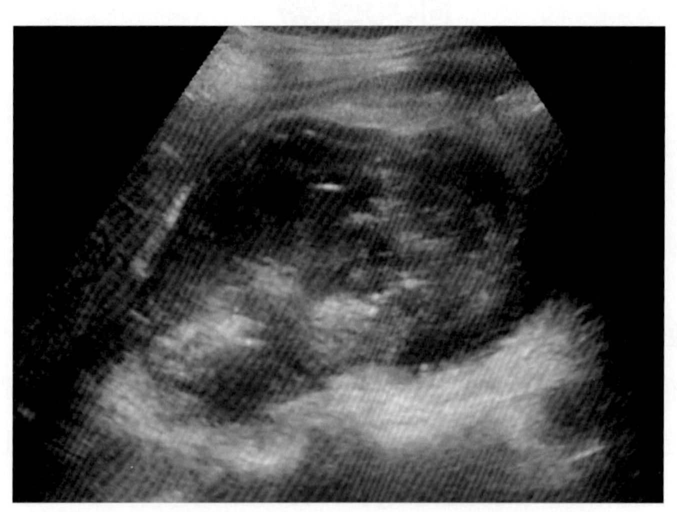

图 6-3-1 肾脏急性感染二维超声图像

右肾大小约 12.6cm × 5.4cm × 7.2cm,回声减弱、不均匀,内见数个片状无回声区及气体样强回声

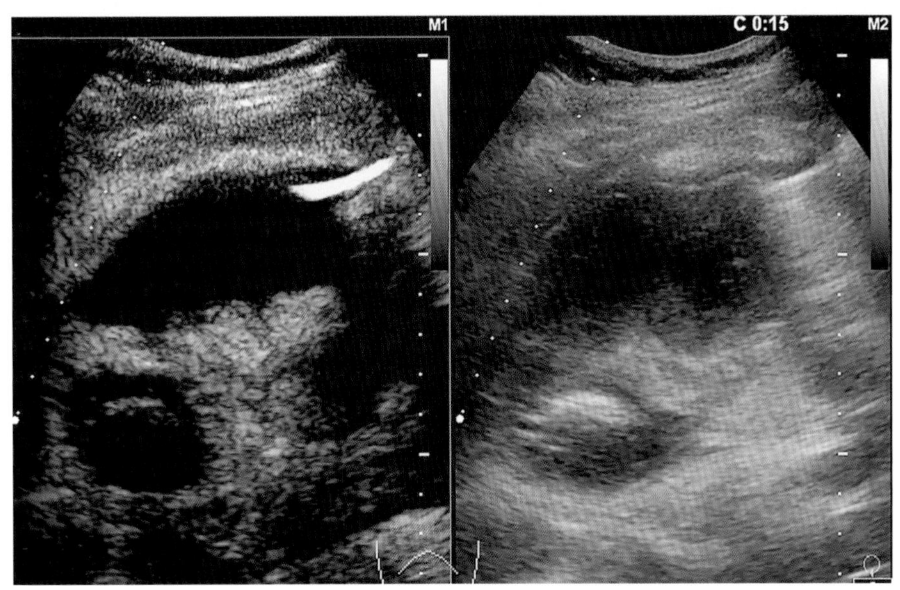

图 6-3-2　肾脏急性感染增强超声皮质期图像
增强超声显示右肾强化稀疏，大部分肾实质皮质期未见明显强化，以周边肾实质明显

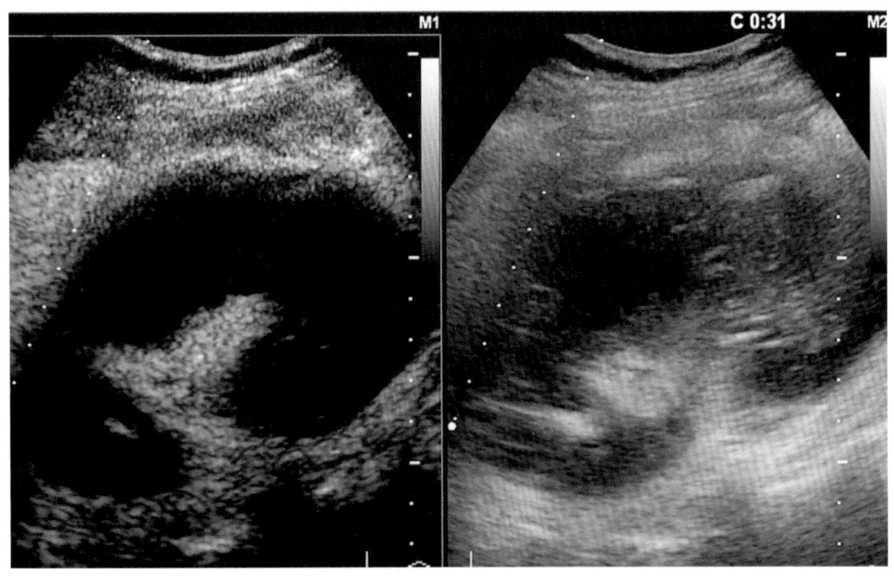

图 6-3-3　肾脏急性感染增强超声髓质期图像
增强超声显示右肾强化稀疏，大部分肾实质髓质期未见明显强化

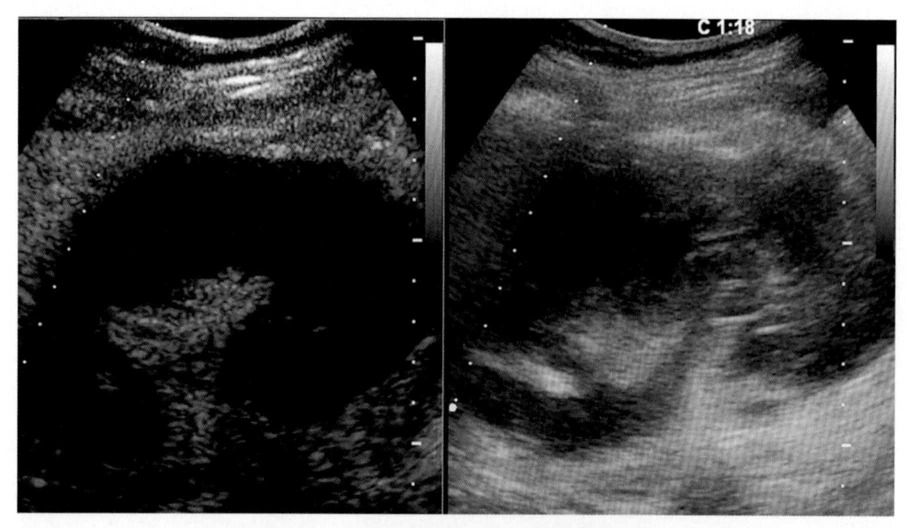

图 6-3-4　肾脏急性感染增强超声延迟期图像
增强超声显示右肾强化稀疏，大部分肾实质延迟期未见明显强化

ER6-3-1　肾脏急性感染超声造影动态图
增强超声显示右肾强化稀疏，大部分肾实质皮质期、髓质期未见明显强化，以周边肾实质明显

6. 鉴别诊断　肾脏急性感染性疾病患者常无特异性临床表现，诊断有时较困难，尤其对于部分增强超声表现不典型患者，需要与肾癌进行鉴别。主要鉴别点在于肾癌常为弱回声团，增强超声皮质期呈高增强，可见“假包膜”，髓质期和延迟期呈低增强，当肿瘤内部有坏死时，可见小片状三期无强化区。而肾脏急性感染性疾病的超声表现在短期内可有较大变化，病变与肾脏实质分界不清楚，增强超声皮质期为不均匀高增强，可呈“蜂窝状”，当炎症严重时，肾脏实质可呈大片状坏死改变。

二、肾脓肿

肾脓肿是指身体其他部位的化脓性病灶或细菌通过血运到达肾皮质，引起局部肾脏感染的一种化脓性炎。二维超声表现为无回声或混合回声团，边界不清，脓肿壁较厚，内可见细密点状回声。增强超声显示病灶皮质期呈高增强，以周边为主，髓质期和 / 或延迟期呈低增强，内可见片状不增强区。

【病例一】

1. 病史概要　女性，60 岁，体检发现右肾肿瘤 20d，无任何不适症状。既往有“糖尿病”病史 7 年余，有“高血压”病史 10 年余。化验检查：血糖 11.45mmol/L，尿蛋白 3+，肝功能其他值、肾功能、血常规均正常。

2. 常规超声图像　右肾下部可见一等回声团块，范围约 6.02cm × 3.34cm × 4.20cm，边界不清，可见不完整的高回声带，结节内部呈稍低欠均回声（图 6-3-5、图 6-3-6）。结节内另见高回声点伴彗星尾征，CDFI 结节内无明显血流信号。

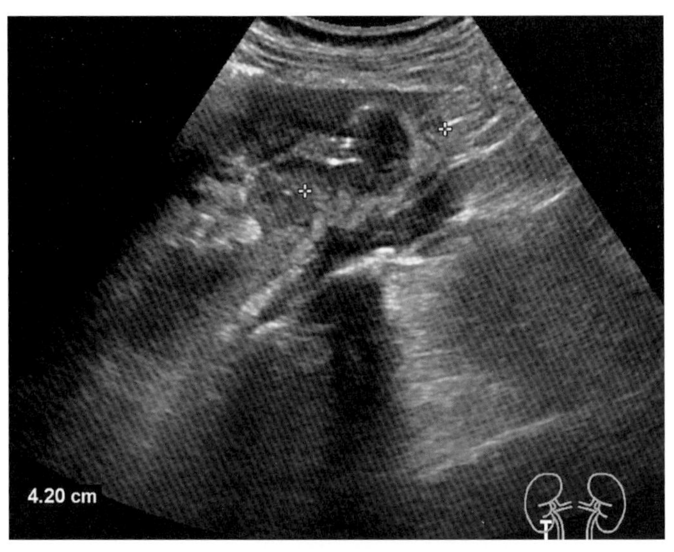

图 6-3-5　二维超声声像图
右肾病灶纵切，右肾下部一等回声结节，边界不清

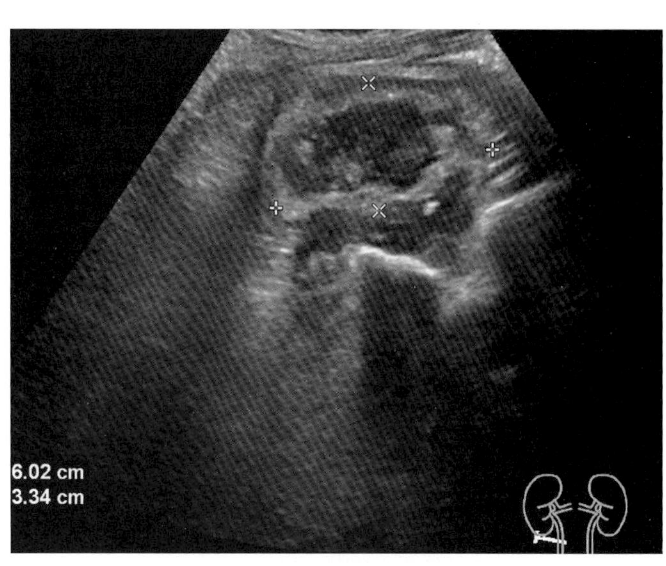

图 6-3-6　二维超声声像图
右肾病灶横切，病灶周缘可见高回声带

3. 超声造影图像　右肾团块增强超声皮质期周边可见稀疏强化，内可见大片状三期不增强区（图 6-3-7~图 6-3-11，ER6-3-2）。

4. 超声造影诊断要点　在肾皮质期，病灶微血管灌注呈慢进，稍慢于正常肾皮质。增强程度通常低于肾皮质。有时在病灶液化区边缘可出现稍高增强带。在肾皮髓质期（尤其是皮髓质晚期 1min 后），肾实质呈持续高增强，病灶微血管呈持续低灌注，此时炎症区的低增强更加明显，甚至显示出低增强的范围进一步扩大。脓肿液化区域在整个造影过程中始终呈无增强。如果感染是产气菌（多为大肠埃希菌），在仪器造影条件下（谐波状态）病灶未行造影剂灌注就可以十分清晰地显示气体强光点。在整个造影过程中病灶显示的范围比二维图像的范围明显增大。

5. 其他检查　CT：右肾体积弥漫性肿大，下极见大片状低密度影，边缘模糊欠清，与右侧腰大肌分界欠清，右侧腰大肌亦弥漫性肿大，范围约 6.4cm×4.8cm，内可见多发小气泡，邻近腹膜增厚，增强后呈明显环形强化，右肾实质灌注减低；无腹水，腹膜后未见明显肿大淋巴结影。结论：右肾下极混杂密度影，考虑感染性病变，脓肿形成；累及邻近腹膜、腰大肌。右肾超声造影下无回声区域穿刺抽吸出黄色有臭味的脓液，细菌培养为大肠埃希菌。

6. 鉴别诊断　肾脓肿超声造影多为低增强且内有不增强液化坏死区，与肾肿瘤多为高增强易于鉴别。肾脓肿在病情早期液化不明显时，病灶在皮质期表现稍低增强或者等增强，使病灶在皮质期显示不清，但在肾皮髓质后期（多为造影剂注射 1min 以后），正常肾组织皮髓质全部高增强，而病灶呈持续低增强表现，从而使病灶得以清晰显示，此时病灶显示的低增强范围明显增大，从而与乏血供的肾肿瘤（肾乳头状瘤、嫌色细胞瘤等始终低增强且增强范围未见改变）进行鉴别。

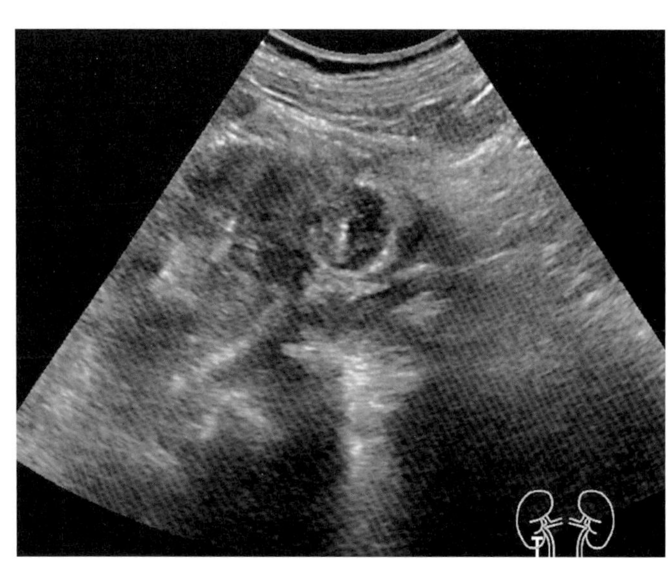

图 6-3-7　超声造影前的相应的二维声像图
结节内高回声点伴彗星尾征——钙化点还是气泡？

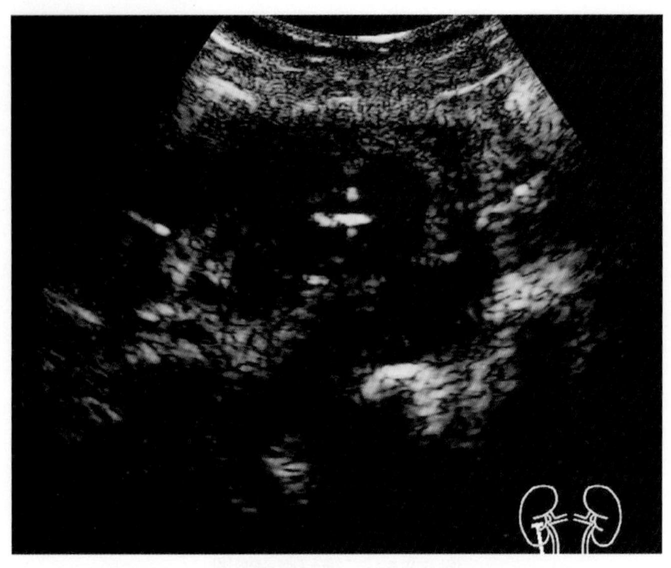

图 6-3-8　仪器在造影条件下未行造影剂的病灶图像
在造影条件下清晰提示高回声点为气泡

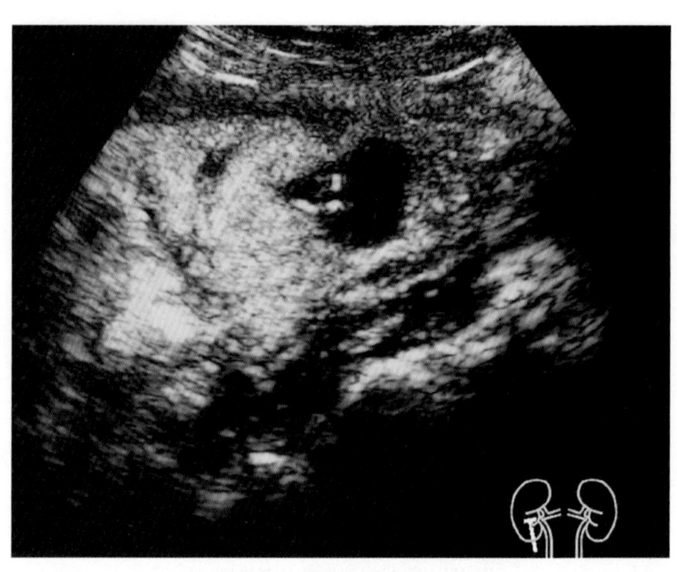

图 6-3-10　超声造影皮质期 21s
无增强脓肿区域内点状高增强气泡

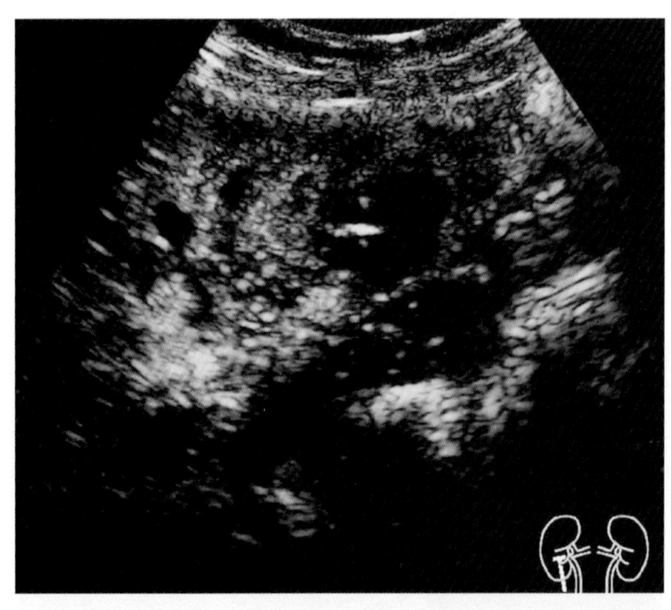

图 6-3-9　超声造影皮质期 16s
病灶区增强时相明显慢于正常肾皮质

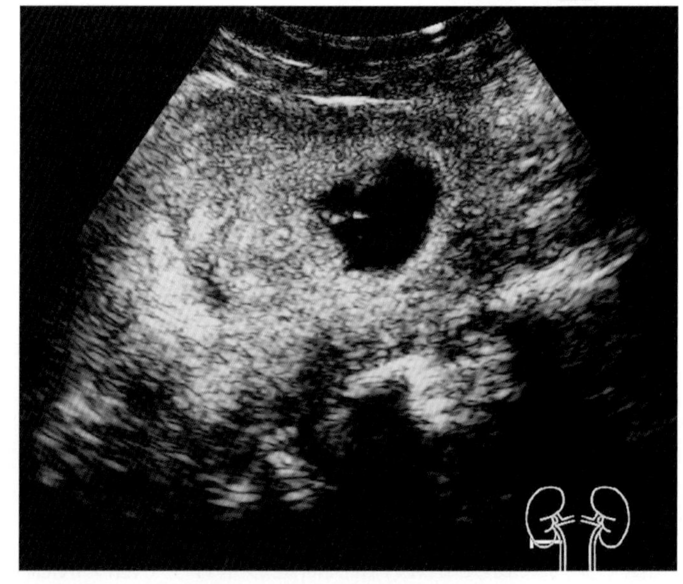

图 6-3-11　超声造影皮髓质晚期 57s
病灶的稍低增强范围明显增大，脓肿始终无增强

ER6-3-2　肾脓肿超声造影动态图

右肾下部结节内在常规二维条件下表现为高回声点伴彗星尾征，而在造影条件下清晰提示为气泡。右肾下部结节超声造影，15s 正常肾皮质开始显影，16s 二维所示的病变区开始显影，32s 二维图像肾的正常区域髓质（达实质早期）显影，51s 近皮髓质晚期病灶的稍低增强范围明显增大。在整个过程中，二维所见的病变区可见始终无增强区域

【病例二】

1. 病史概要　男性 70 岁，因“咳嗽、咳痰半个月”就诊。无尿频、尿急、尿痛等症状。超声检查发现左肾占位。

2. 常规超声图像　左肾大小 13.0cm × 5.5cm × 5.1cm，左肾上份偏内侧查见大小约 5.9cm × 4.2cm 的弱回声团（图 6-3-12），边界不清楚，形态较规则，内部回声不均匀，可见小片状无回声区及点片状强回声，内未见明显血流信号，周边可见点状血流信号（图 6-3-13）。左肾集合系统未见分离及强回声团。

3. 超声造影图像　左肾团块在增强超声皮质期呈不均匀稍高增强，内部强化略呈“蜂窝状”（图 6-3-14），髓质期及延迟期呈稍低增强（图 6-3-15、图 6-3-16），团块内可见数个片状不规则三期无强化区（ER6-3-3）。

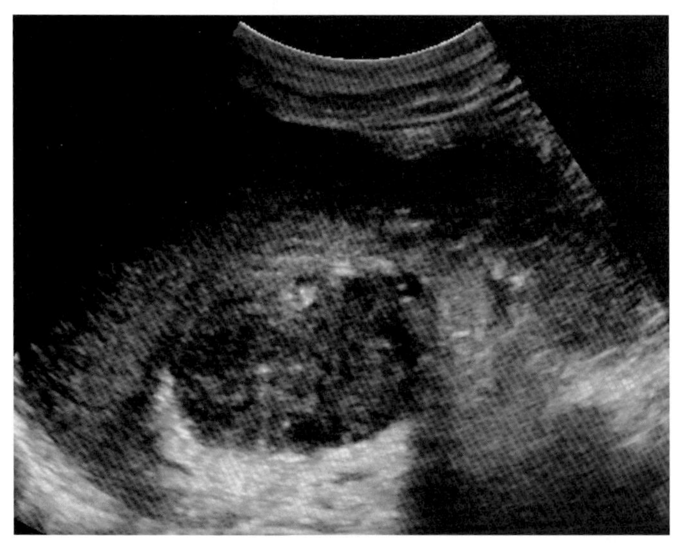

图 6-3-12　左肾脓肿二维超声图像

左肾大小 13.0cm × 5.5cm × 5.1cm，左肾上份偏内侧查见大小约 5.9cm × 4.2cm 的弱回声团，边界不清楚，形态较规则，内部回声不均匀，可见小片状无回声区及点片状强回声

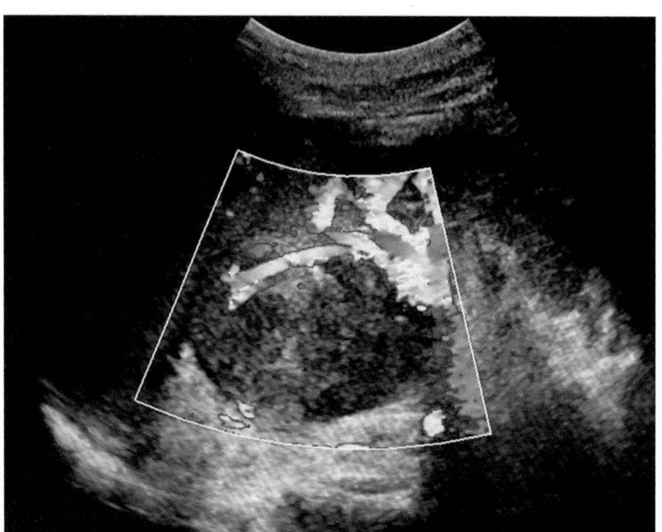

图 6-3-13　左肾脓肿 CDFI 图像

左肾团块内未见明显血流信号，周边可见点状血流信号

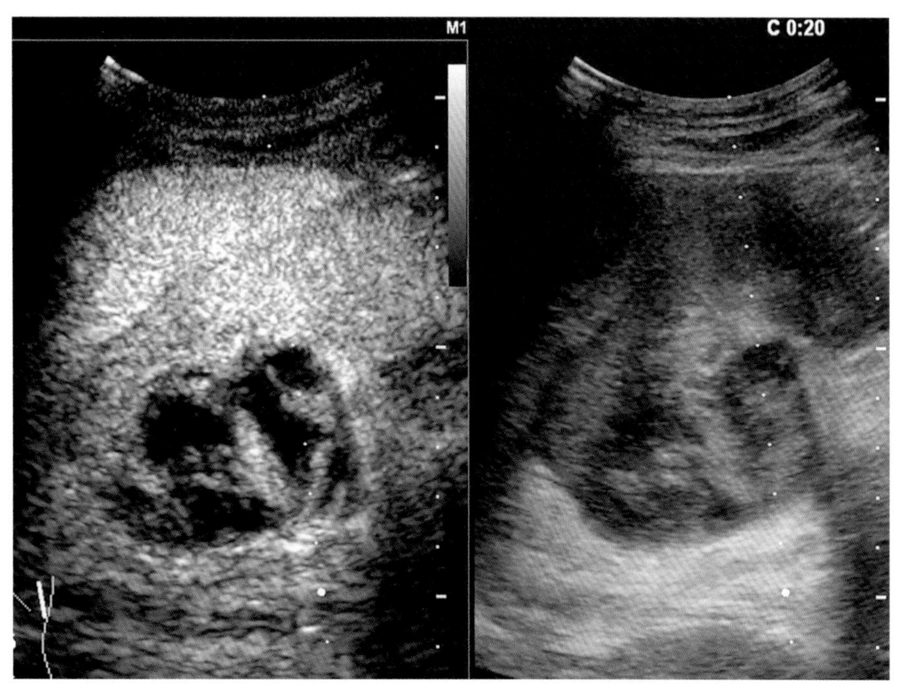

图 6-3-14　左肾脓肿增强超声皮质期图像

左肾团块增强超声皮质期呈不均匀稍高增强，内部强化略呈“蜂窝状”，内可见数个片状不规则无强化区

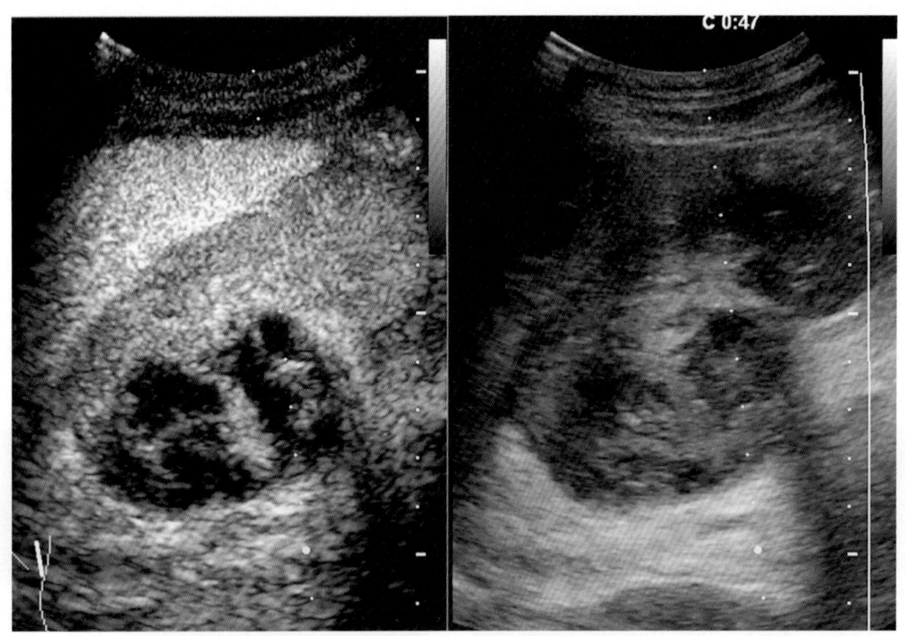

图 6-3-15　左肾脓肿增强超声髓质期图像
左肾团块增强超声髓质期呈稍低增强

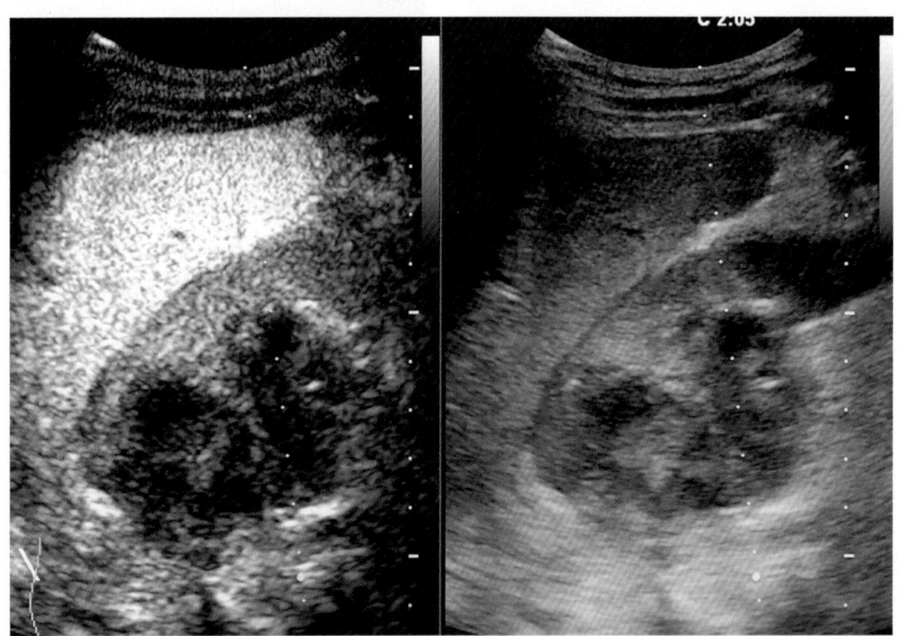

图 6-3-16　左肾脓肿增强超声延迟期图像
左肾团块增强超声延迟期呈稍低增强

ER6-3-3　左肾脓肿超声造影动态图
左肾团块增强超声皮质期呈不均匀稍高增强，内部强化略呈“蜂窝状”，髓质期呈稍低增强，内可见数个片状不规则无强化区

4. **超声造影诊断要点**

（1）肾脓肿皮质期呈高增强，以周边为主，当完全液化坏死时可无强化。

（2）病灶髓质期和/或延迟期呈低增强。

5. **手术病理诊断** 肾实质慢性化脓性炎伴肉芽肿形成，局灶可见真菌样结构。

6. **鉴别诊断** 肾脓肿诊断相对较易，患者常有高热病史，但对于部分增强超声表现不典型患者，需要与肾癌进行鉴别。主要鉴别点在于肾癌常为弱回声团，增强超声皮质期呈高增强，可见“假包膜”，髓质期和延迟期呈低增强，当肿瘤内部有坏死时，可见小片状三期无强化区。而肾脓肿的超声表现在短期内可有较大变化，与肾脏实质分界不清楚，增强超声皮质期为不均匀高增强，可呈“蜂窝状”，当炎症严重时，肾脏实质可呈大片状坏死改变。

三、肾结核

肾结核是由结核分枝杆菌经血行感染进入肾脏引起的一种特殊类型感染，多见于青壮年男性患者。常规超声表现多样，一般病变部位回声杂乱，为实性或分隔囊性团块，可伴钙化，集合系统可有中-重度积水。增强超声病灶皮质期大部分无强化，其内分隔和周边可见少许强化，延迟期呈低增强。

【病例一】

1. **病史概要** 患者于体检时发现肾脏改变，既往腰痛，偶有低热，无血尿，无尿频尿急尿痛，病程中，患者一般精神状态可，无心悸气短，无胸闷胸痛，无咳嗽咳痰，饮食睡眠可，大便欠佳，近期体重未见变化。

2. **常规超声图像** 双肾位置正常，右肾大小形态失常，呈不规则表现，肾包膜不光滑，局部膨隆，肾内部回声杂乱，肾实质及肾盏内可见多个透声较差的无回声区，同时肾内显示多个斑点状及斑片状强回声（图6-3-17），CDFI：其内未见明显血流信号；左肾大小形态正常，皮髓质界限清晰，集合系统未见分离，其内可见多个类圆形无回声区（图6-3-18），壁厚、透声差、周边可见斑点状或斑片状强回声，形态规则，CDFI：其内未见血流信号。

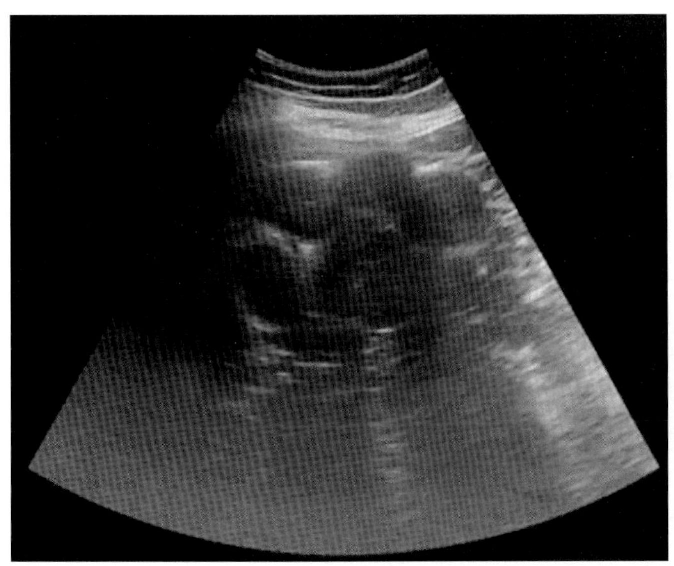

图6-3-17 右肾结核常规超声声像图

右肾大小形态失常，呈不规则表现，肾包膜不光滑，局部膨隆，肾内部回声杂乱，肾实质及肾盏内可见多个透声较差的无回声区，同时肾内显示多个斑点状及斑片状强回声

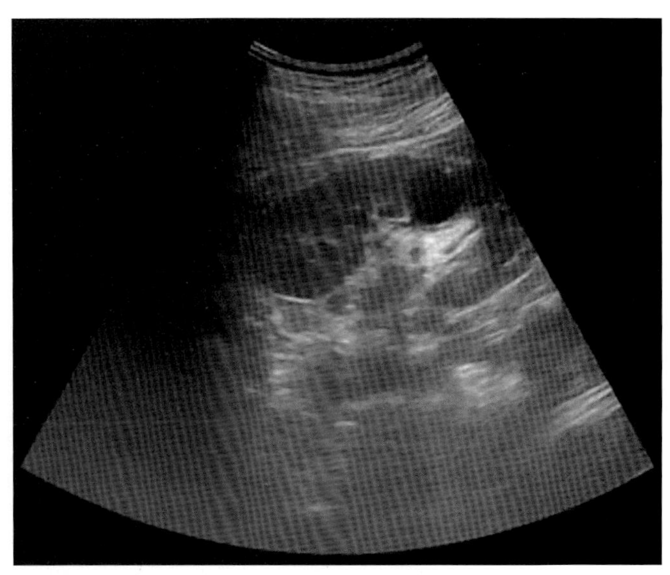

图6-3-18 左肾结核常规超声声像图

左肾大小形态正常，皮髓质界限清晰，集合系统未见分离，其内可见多个类圆形无回声区，壁厚、透声差、周边可见斑点状或斑片状强回声，形态规则

3. 超声造影图像　增强超声显示右肾实质强化不均匀，呈“蜂窝状”、“分隔样”增强(图 6-3-19、图 6-3-20)；左肾病变始终未见造影剂充填(图 6-3-21、图 6-3-22，ER6-3-4、ER6-3-5)。

4. 超声造影诊断要点　经肘正中静脉团注超声造影剂 2.4ml，右肾内部不均匀性增强，呈“蜂窝状”“分隔样”增强；左肾病变于灌注相及消退相始终未见造影剂充填，其余肾脏均匀性增强。

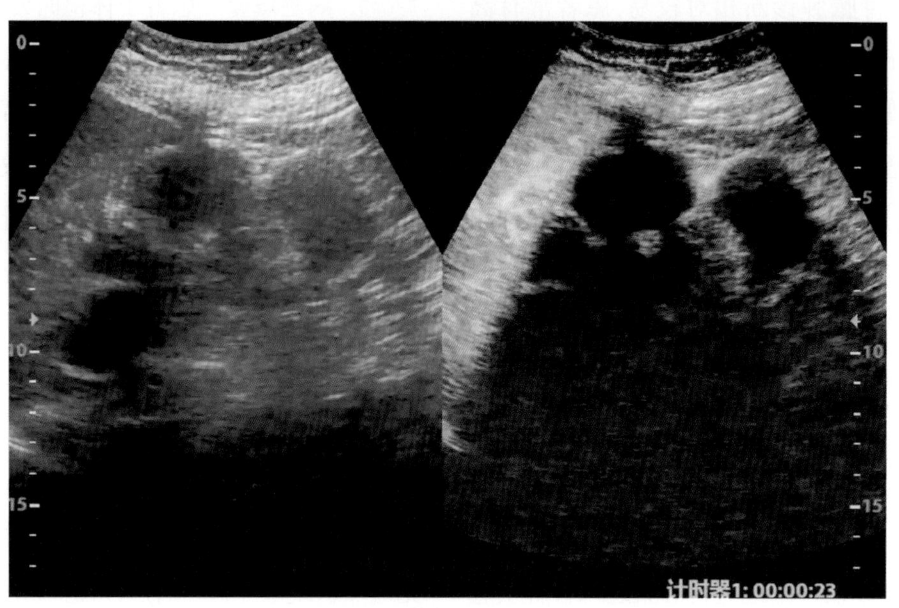

图 6-3-19　右肾结核增强超声皮质期图像
右肾实质强化不均匀，呈“蜂窝状”“分隔样”增强

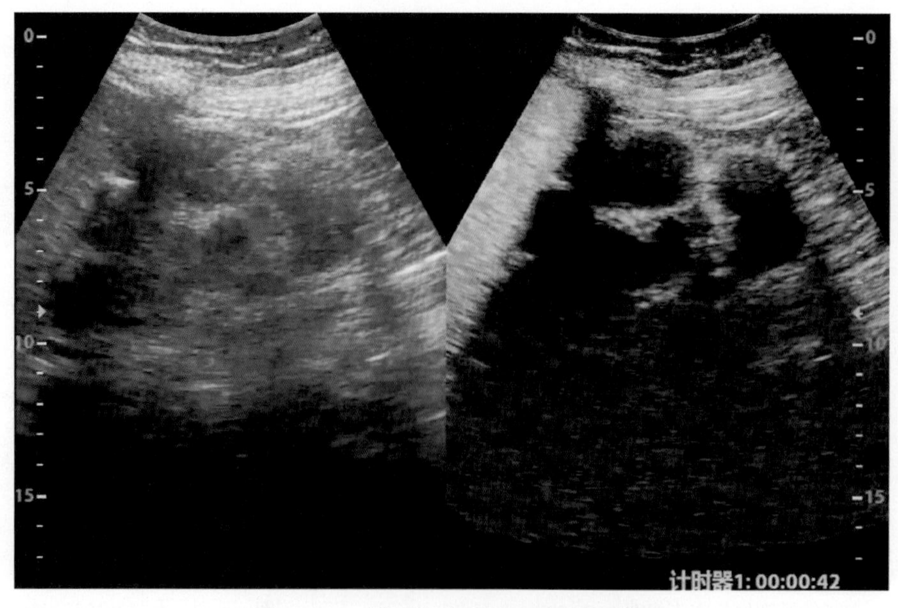

图 6-3-20　右肾结核增强超声髓质期图像
右肾实质强化不均匀，呈“蜂窝状”“分隔样”增强

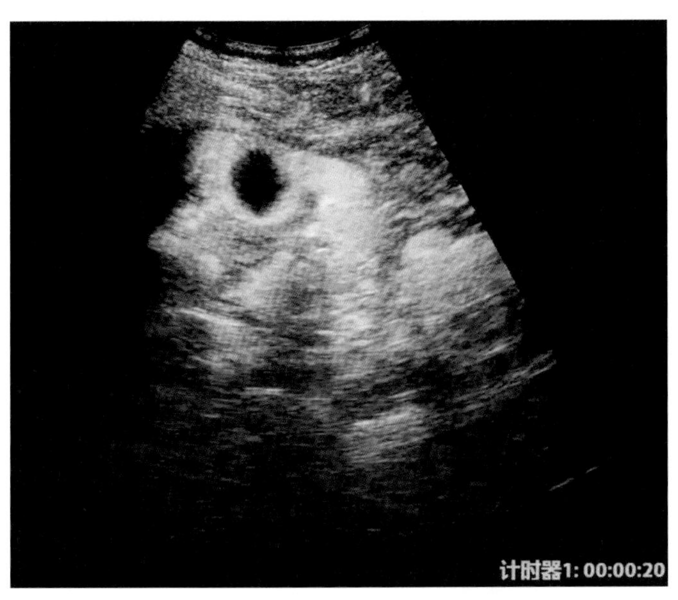

图 6-3-21　左肾结核增强超声皮质期图像
左肾病变增强超声皮质期未见明显强化

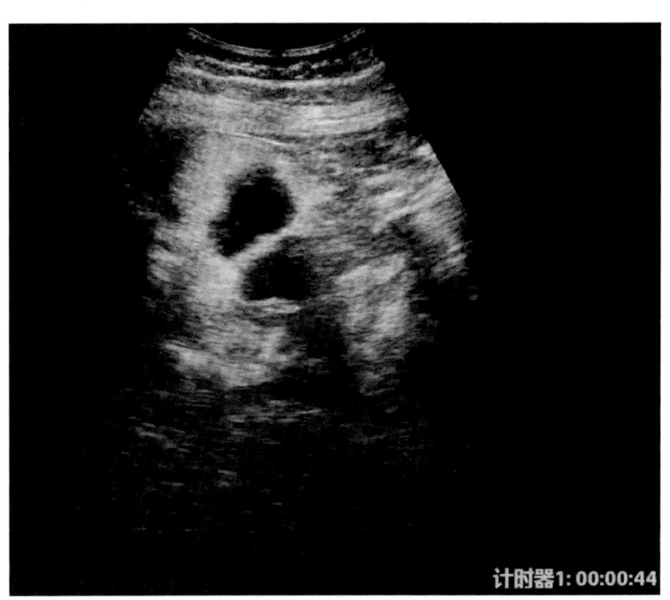

图 6-3-22　左肾结核增强超声髓质期图像
左肾病变增强超声髓质期未见明显强化

ER6-3-4　右肾结核超声造影动态图
增强超声显示右肾实质强化不均匀，呈“蜂窝状”“分隔样”增强

ER6-3-5　左肾结核超声造影动态图
左肾病变始终未见造影剂充填

5. 其他检查　CT 平扫：右肾实质内可见多发斑片状及环形高密度影，边缘模糊；左肾实质内多发类圆形低密度影及高密度影，边缘清楚（图 6-3-23）。提示：右肾改变考虑灰泥肾，并右肾盂积脓；左肾结核可能性大。

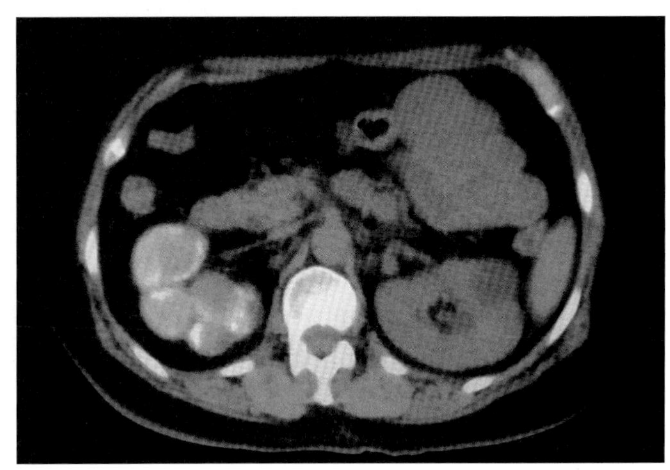

图 6-3-23　CT 图像
右肾实质内可见多发斑片状及环形高密度影，边缘模糊；左肾实质内多发类圆形低密度影及高密度影，边缘清楚

6. 鉴别诊断　肾结核根据超声造影表现可分为三型，Ⅰ型：肾实质内见单个无增强区；Ⅱ型：肾盏和/或肾盂无增强；Ⅲ型：肾内部呈“蜂窝状”“分隔样”增强。Ⅰ型肾结核需与肾囊肿相鉴别：前者常规超声表现为壁厚、透声差、周边可见斑点状或斑片状强回声，超声造影无增强边缘可见少量增强；后者常规超声表现为壁薄、光滑、界清，无分隔、钙化或实性结节，超声造影囊壁无增强。

【病例二】

1. 病史概要　女性 41 岁，体检发现左肾占位。无明显阳性症状及体征。尿沉渣：隐血（+），红细胞 349/μl，白细胞 25（1+）Cell/μl，细菌 769/μl，上皮细胞 35/μl。降钙素原 0.53ng/ml，C 反应蛋白 104.00mg/L，白细胞介素 -6 19.53pg/ml。

2. 常规超声图像　左肾大小未见异常，左肾中份查见大小约 3.8cm × 3.6cm 的囊实混合回声团（图 6-3-24），边界不清楚，形态较规则，略突向包膜外，内未见明显血流信号，周边可见点状血流信号（图 6-3-25）。

3. 超声造影图像　左肾集合系统未见分离及强回声团。增强超声皮质期团块内可见分隔样强化，隔最厚约 4.7mm，团块壁可见大小约 0.8cm × 0.8cm 的高增强结节（图 6-3-26），髓质期及延迟期周边呈低增强（图 6-3-27），团块内大部分区域三期未见明显强化（ER6-3-6）。

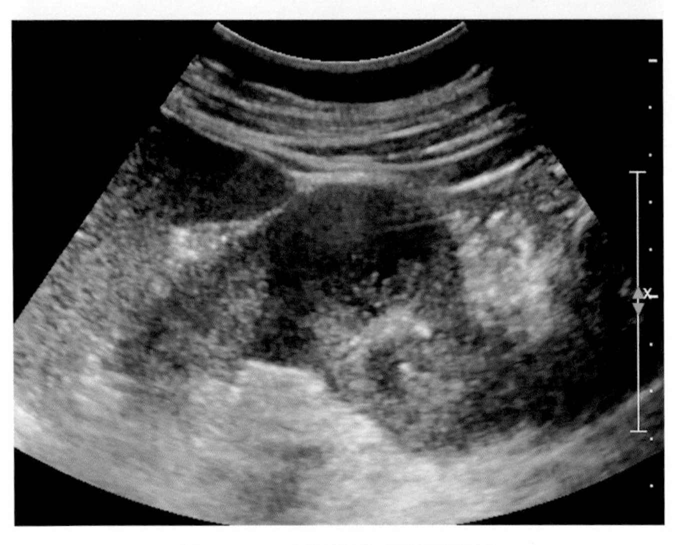

图 6-3-24　左肾结核二维超声图像
左肾中份查见大小约 3.8cm × 3.6cm 的囊实混合回声团，边界不清楚，形态较规则，略突向包膜外

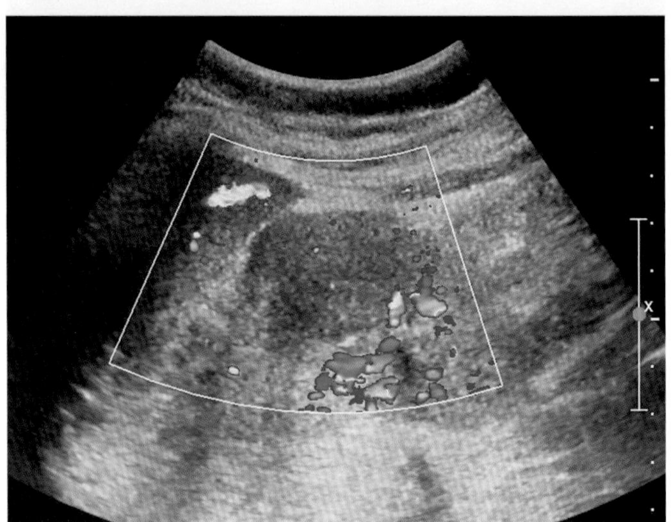

图 6-3-25　左肾结核 CDFI 图像
左肾团块内未见明显血流信号，周边可见点状血流信号

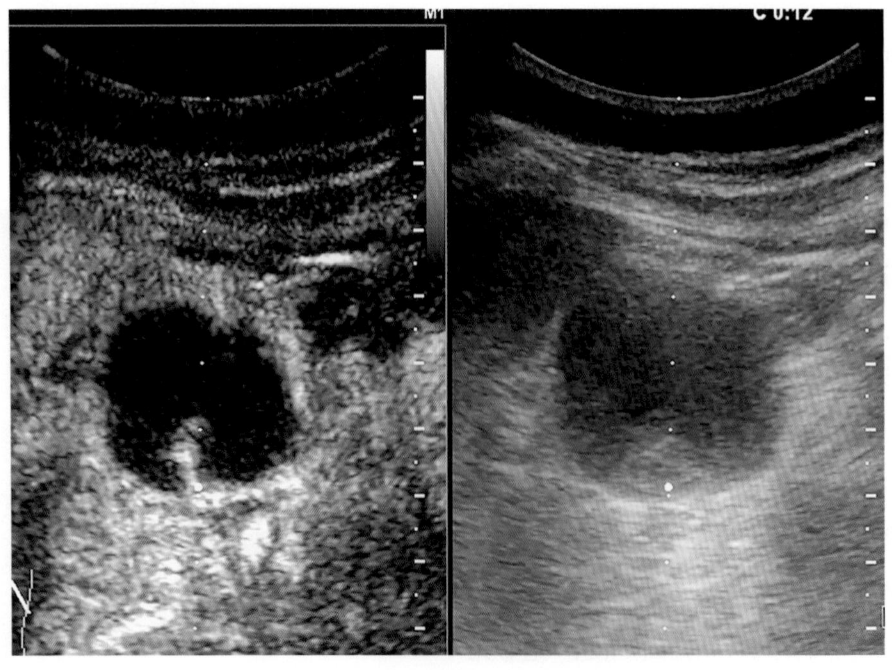

图 6-3-26　左肾结核增强超声皮质期图像
左肾团块增强超声皮质期内可见分隔样强化，隔最厚约 4.7mm，团块壁可见大小约 0.8cm × 0.8cm 的高增强结节，团块内大部分区域三期未见明显强化

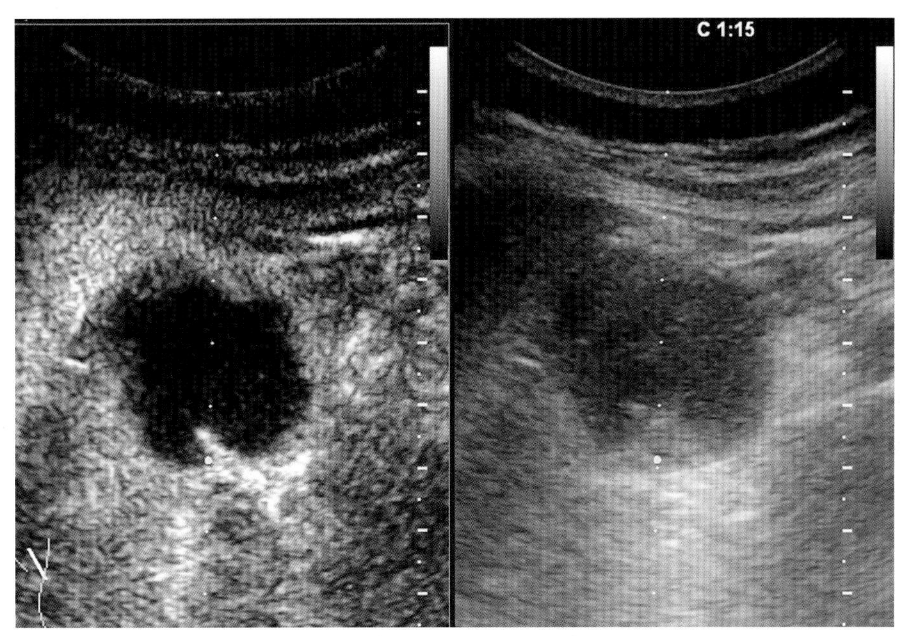

图 6-3-27　左肾结核增强超声延迟期图像
左肾团块增强超声延迟期周边呈低增强，内大部分区域三期未见明显强化

ER6-3-6　左肾结核超声造影动态图
左肾团块增强超声皮质期内可见分隔样强化，隔最厚约 4.7mm，团块壁可见大小约 0.8cm × 0.8cm 的高增强结节，髓质期周边呈低增强，团块内大部分区域未见明显强化

4. 超声造影诊断要点

（1）肾结核常为肾实质多发病灶，二维超声表现多样，一般回声杂乱，为实性或分隔囊性团块，集合系统可有中 - 重度积水，病灶可伴斑片状钙化。

（2）病灶皮质期大部分无强化，其内分隔和周边可见少许结节状高增强区。

（3）延迟期呈低增强。

5. 手术病理诊断　肉芽肿性炎伴坏死。抗酸染色（+），qPCR 检测查见少量结核分枝杆菌 DNA 片段，上述结果考虑为结核。

6. 鉴别诊断　肾结核诊断较易，患者常有结核病史，但对于超声特征不典型者，仍需与肾细胞癌和肾脓肿进行鉴别。肾细胞癌常为实性单发病灶，以弱回声居多，增强超声皮质期呈高增强，多有“假包膜”，延迟期呈低增强，病灶内可见小片状无强化区。肾结核患者常有低热、盗汗，尿频、尿急、尿痛等膀胱刺激征，病灶回声杂乱，增强超声显示病灶大部分区域无强化。肾脓肿患者起病急，伴高热，其二维超声表现在短期内可有较大变化，与肾脏实质分界不清楚，增强超声皮质期为不均匀高增强，可呈“蜂窝状”，脓肿壁较厚，当炎症严重时，肾脏实质可呈大片状坏死改变。

四、其他炎性病变

（一）肾棘球蚴病

【病例】

1. 病史概要　男性 55 岁，体检发现右肾占位性病变半个月。

2. 常规超声图像　右肾形态失常，肾上极内可见一类圆形中高回声灶，大小约 9.5cm×8.3cm，界清，内呈不均质改变，并可见膜状中高回声堆积，部分边壁呈蛋壳样强回声（图 6-3-28）。

3. 超声造影图像　右肾病灶皮质期（图 6-3-29）、髓质期（图 6-3-30）及延迟期（图 6-3-31）均未见增强（ER6-3-7）。

4. 超声造影诊断要点　病灶皮质期、髓质期及延迟期均未见增强。

5. 其他检查　增强 CT：右肾中上极可见一类圆形低密度灶，其内密度不均，可见结节样稍高密度，边缘可见弧线样钙化灶，其与肝右叶肝缘分界不清（图 6-3-32），测其大小约 9cm×8cm，增强扫描未见明显异常强化（图 6-3-33~图 6-3-35）。诊断：右肾混杂密度占位，考虑棘球蚴病可能。

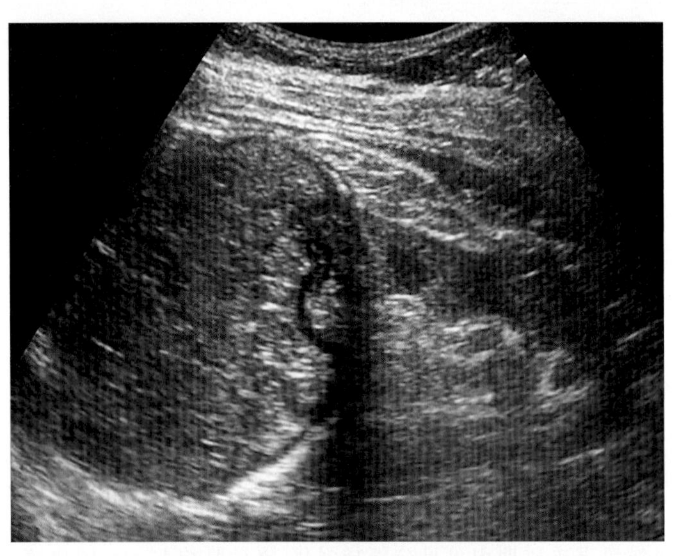

图 6-3-28　肾棘球蚴病常规超声声像图
病灶内部分边壁呈蛋壳样强回声

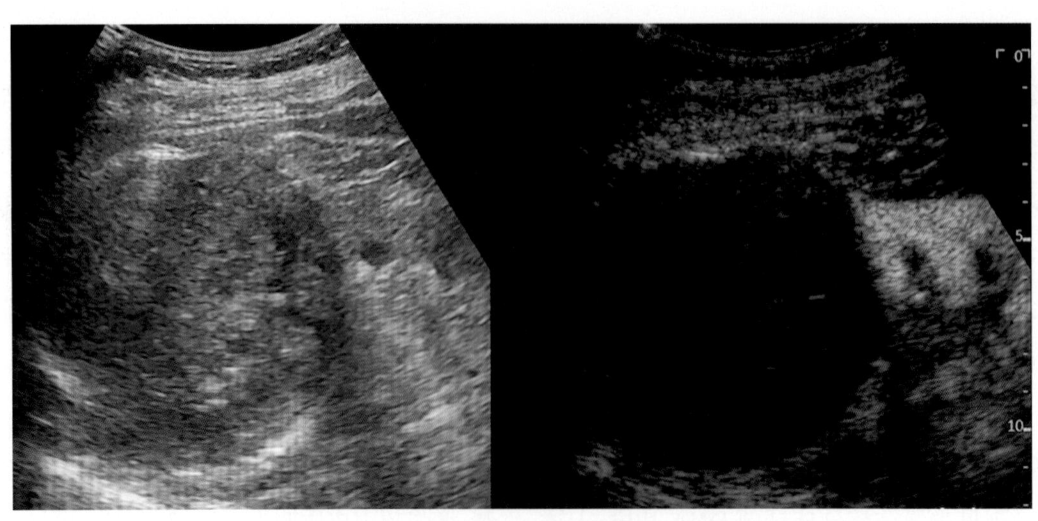

图 6-3-29　肾棘球蚴病超声造影皮质期图像
右肾病灶皮质期未见增强

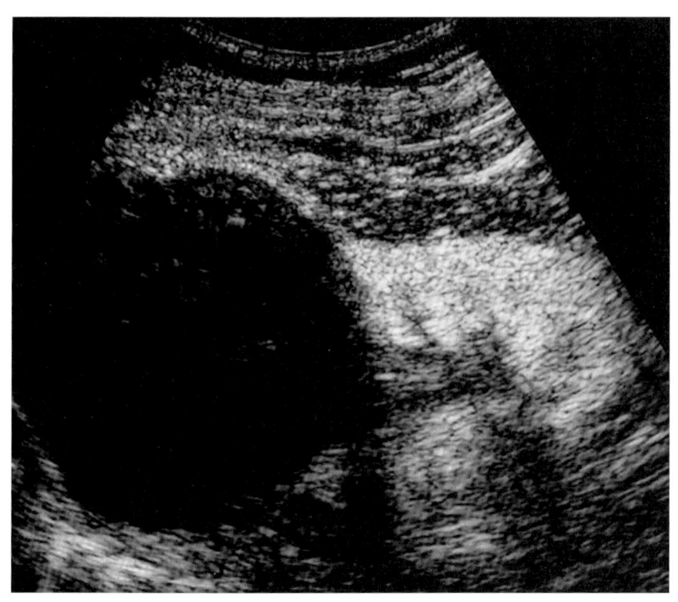

图 6-3-30　肾棘球蚴病超声造影髓质期图像（55s）
右肾病灶髓质期未见增强

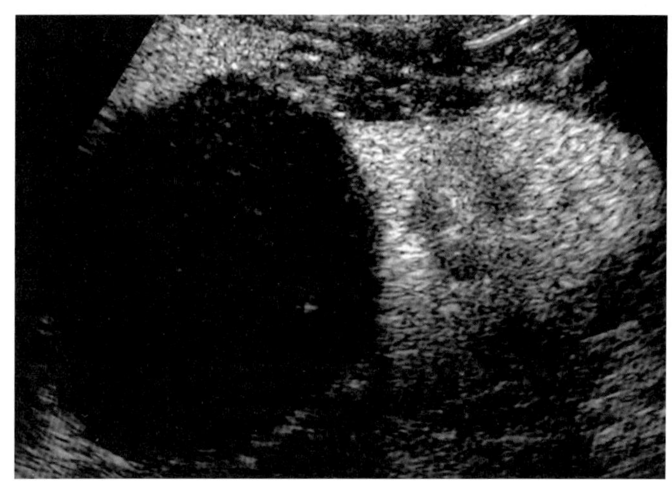

图 6-3-31　肾棘球蚴病超声造影延迟期图像（150s）
右肾病灶延迟期未见增强

ER6-3-7　肾棘球蚴病超声造影动态图
右肾病灶皮质期和髓质期均未见增强

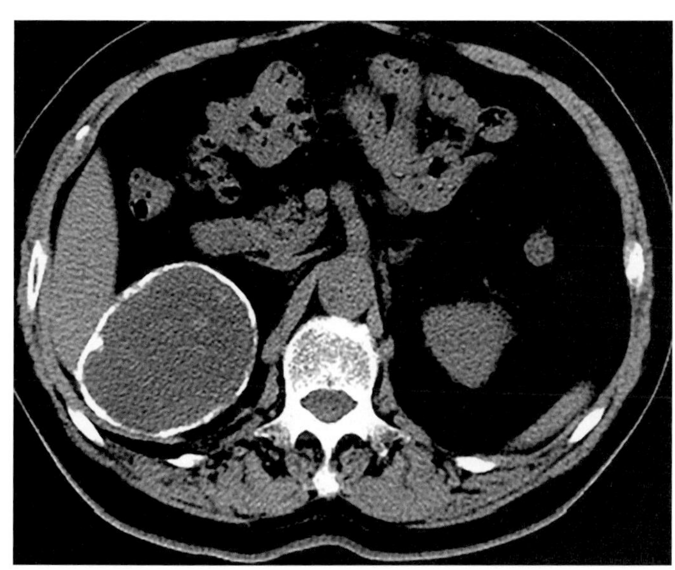

图 6-3-32　肾棘球蚴病 CT 平扫图像
右肾中上极可见一类圆形低密度灶，其内密度不均，可见结节样稍高密度，边缘可见弧线样钙化灶

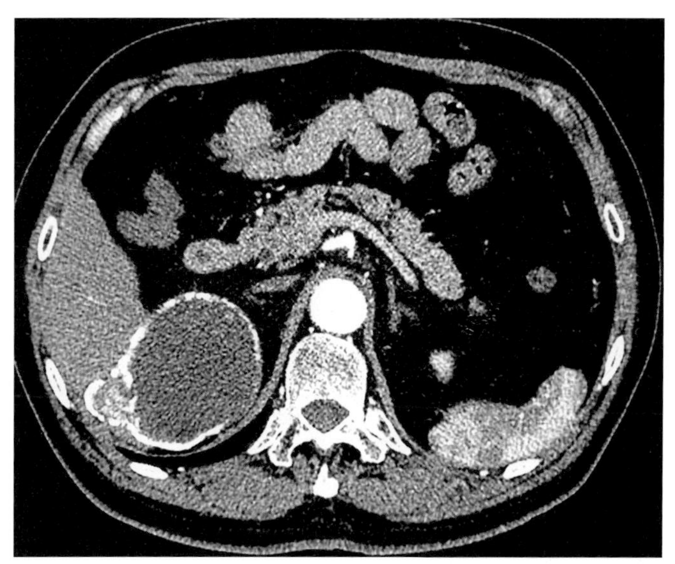

图 6-3-33　肾棘球蚴病 CT 增强动脉期图像
右肾病灶动脉期未见明显异常强化

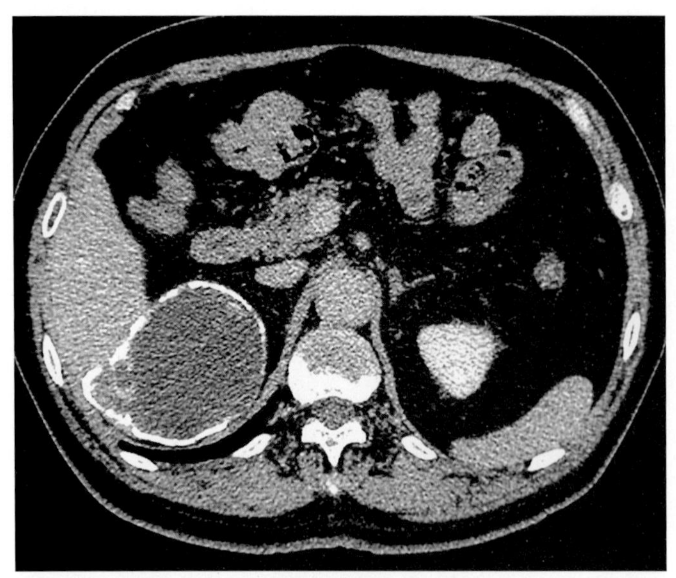

图 6-3-34　肾棘球蚴病 CT 增强髓质期图像
右肾病灶髓质期未见明显异常强化

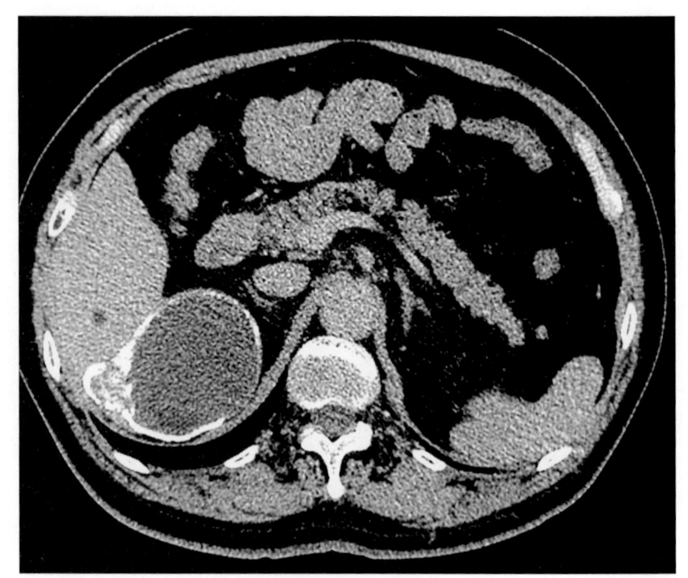

图 6-3-35　肾棘球蚴病 CT 增强延迟期图像
右肾病灶延迟期未见明显异常强化

（二）肾盂炎性息肉

【病例】

1. 病史概要　男性 49 岁，右侧腰部阵发性绞痛半个月，伴恶心呕吐及肉眼血尿，无腹痛、腹泻、尿频、尿急、尿痛等症状。超声检查发现右肾占位。血常规：白细胞计数 9.64×10^9/L，淋巴细胞绝对值 3.26×10^9/L。尿沉渣：隐血（+），白细胞 25（1+）Cell/μl，红细胞 1 950/μl。

2. 常规超声图像　右肾大小未见异常，下份查见大小约 2.7cm × 2.4cm 的弱回声团（图 6-3-36），边界不清楚，形态欠规则，内可见点状强回声，内未见明显血流信号（图 6-3-37）。右肾上盏查见点片状强回声，集合部未见明显分离。

3. 超声造影图像　右肾团块在增强超声周边可见点状强化，团块大部分区域皮质期、髓质期及延迟期均未见明显强化（图 6-3-38、图 6-3-39，ER6-3-8）。

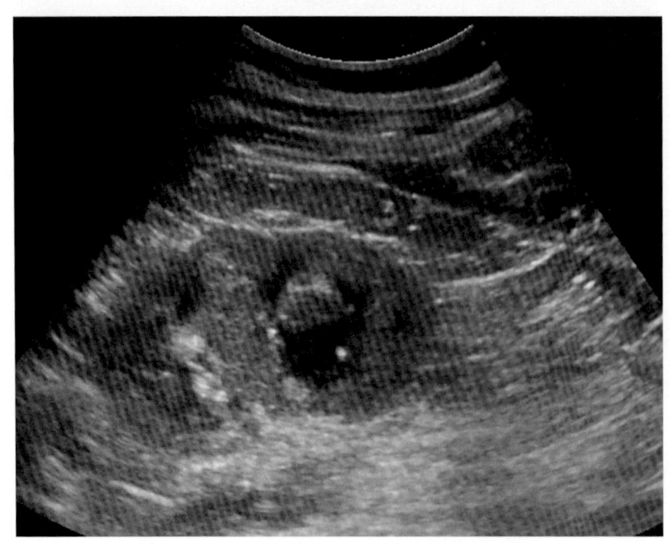

图 6-3-36　肾盂炎性息肉二维超声图像
右肾下份查见大小约 2.7cm × 2.4cm 的弱回声团，边界不清楚，形态欠规则，内可见点状强回声

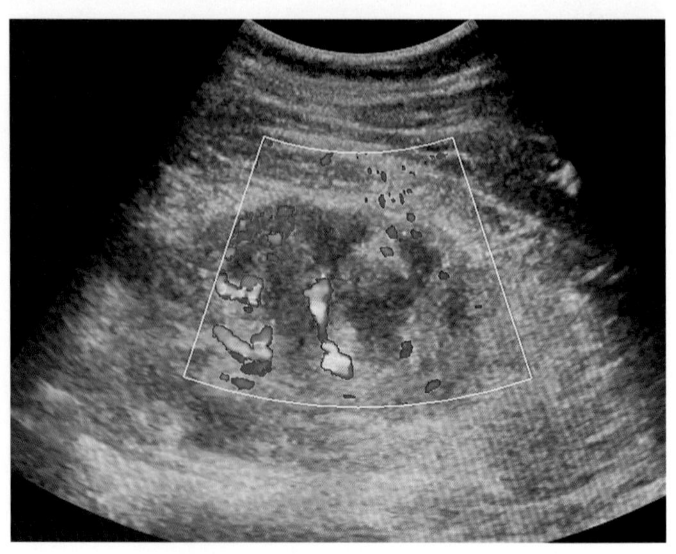

图 6-3-37　肾盂炎性息肉 CDFI 图像
右肾团块内未见明显血流信号

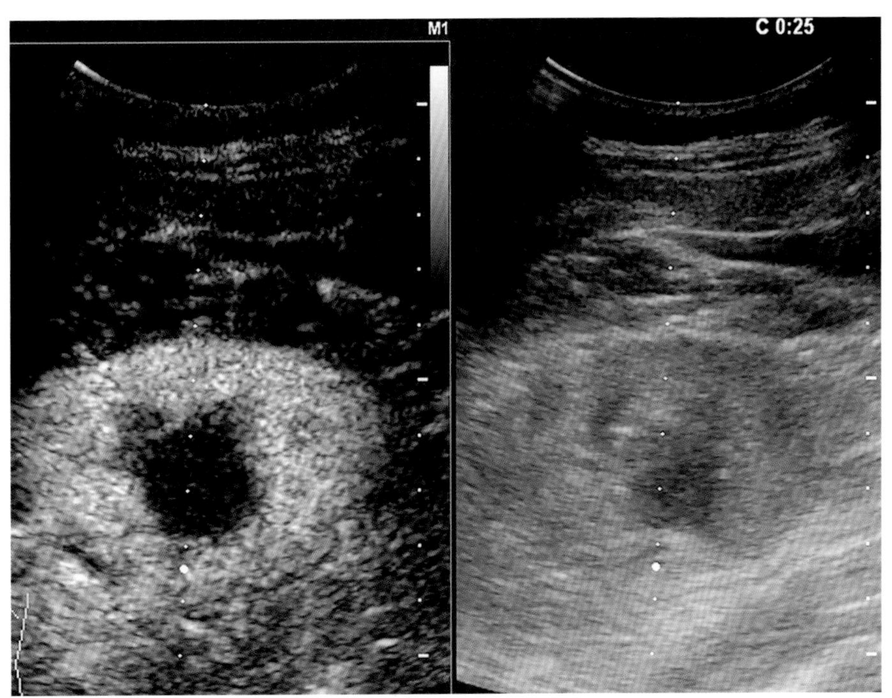

图 6-3-38　肾盂炎性息肉增强超声皮质期图像
右肾团块增强超声周边可见点状强化，大部分区域未见明显强化

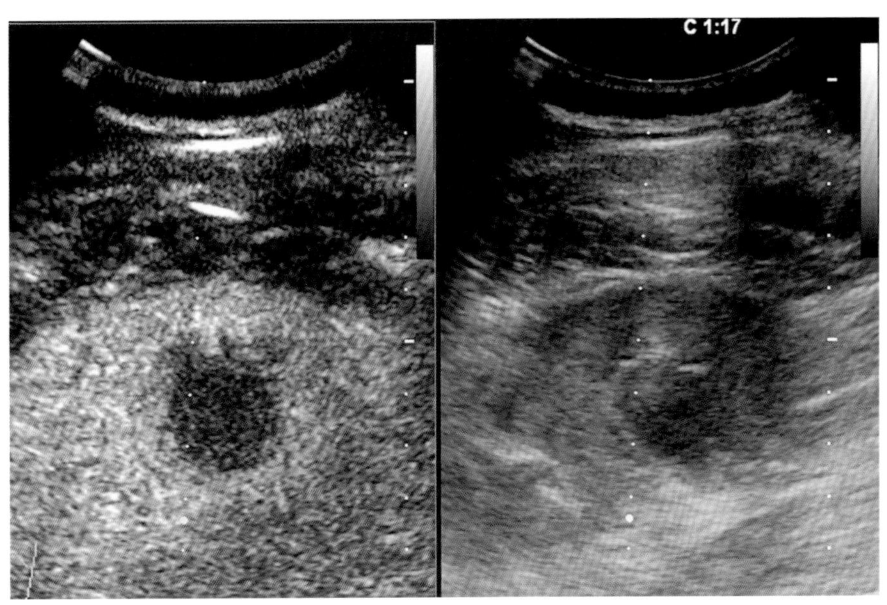

图 6-3-39　肾盂炎性息肉增强超声延迟期图像
右肾团块增强超声延迟期周边呈等增强，大部分区域未见明显强化

ER6-3-8　肾盂炎性息肉超声造影动态图
右肾团块增强超声周边可见点状强化，团块大部分区域皮质期及髓质期均未见明显强化

4. 超声造影诊断要点

（1）肾盂炎性息肉皮质期周边可见强化，一般为等增强。

（2）延迟期周边呈低增强，病灶内部大部分区域无强化。

5. 左肾穿刺活检诊断　黏膜慢性炎伴尿路上皮增生，倾向炎性息肉。

6. 鉴别诊断　肾盂炎性息肉诊断较难，主要需与肾盂癌和肾盂内血凝块进行鉴别。肾盂癌常伴肾盂不同程度积水，增强超声后皮质期多表现为不均匀高增强，部分为等或低增强，髓质期或延迟期呈低增强。肾盂内血凝块增强后无强化，当肾积水严重时，改变体位可见血凝块移动。

第四节　肾脏血管性疾病

一、肾动脉狭窄

不同的病因导致的肾动脉狭窄的部位不同。通常肾动脉狭窄处流速增快，可见花色湍流信号；狭窄处PSV>180cm/s，与腹主动脉PSV的比值>3.5，考虑直径狭窄>60%；肾内动脉加速时间延长>70ms，频谱呈"小慢波"，则考虑直径狭窄>70%或80%。增强超声对肾动脉狭窄的诊断有一定的帮助。

【病例】

1. 病史概要　男性38岁，体检发现高血压，血压（BP）：170/95mmHg。无头晕、头痛等。

2. 常规超声图像　右肾大小正常（长度10.4cm）（图6-4-1）；CDFI：右肾动脉远段可见花色湍流信号（图6-4-2）；PW：狭窄处PSV 443cm/s（图6-4-3）；段动脉PSV 34.3cm/s，加速时间延长，为92ms（图6-4-4）。

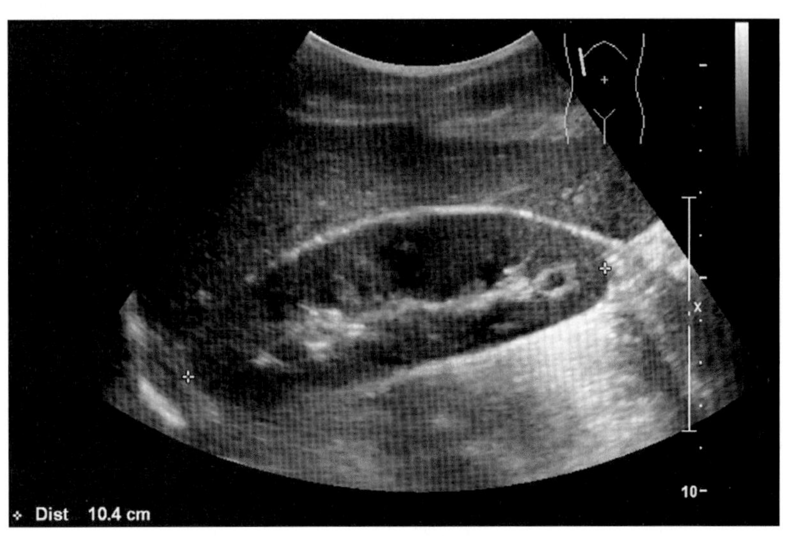

图6-4-1　右肾长轴切面二维超声声像图
右肾大小正常（长度10.4cm）

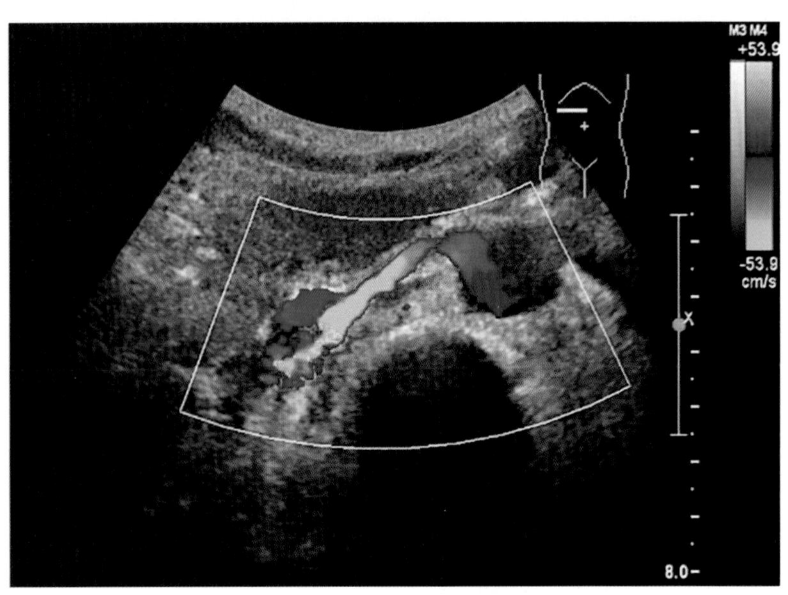

图6-4-2　右肾动脉CDFI图像
彩色多普勒超声显示右肾动脉远段狭窄，狭窄处可见花色湍流信号

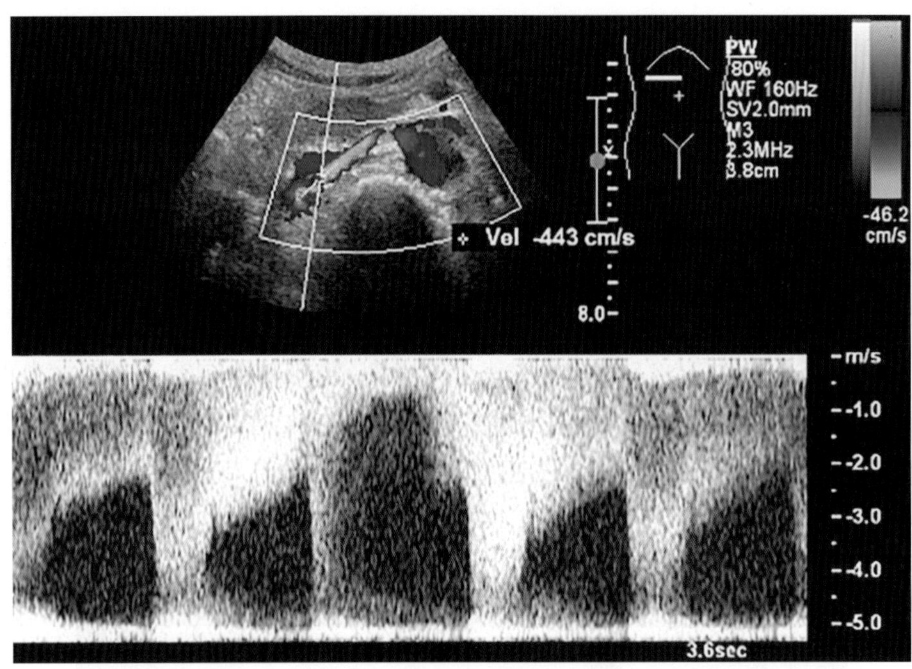

图 6-4-3　右肾动脉狭窄处 PW 频谱
PW 显示狭窄处 PSV：443cm/s

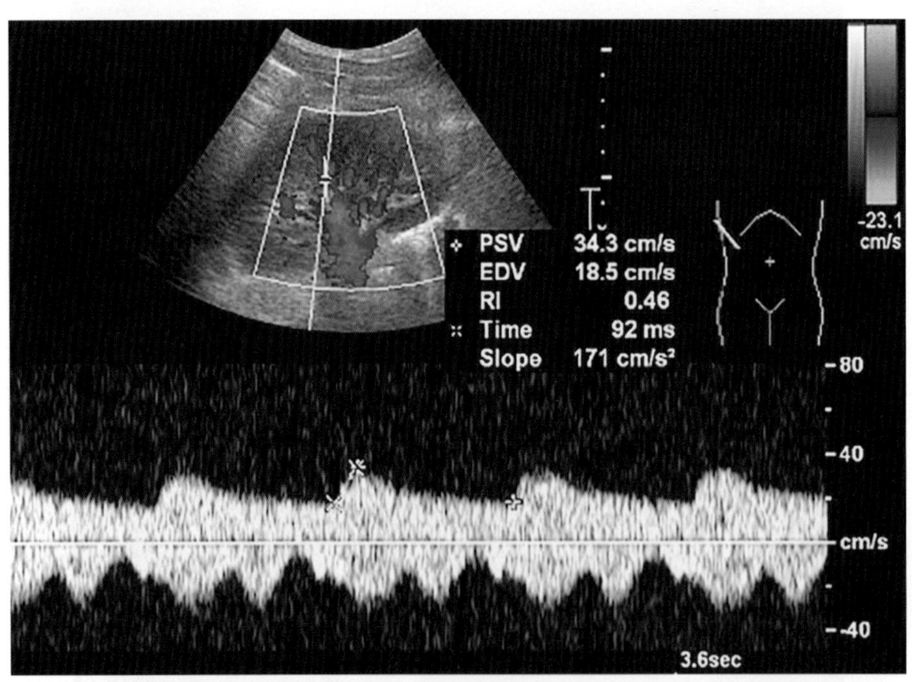

图 6-4-4　右肾内动脉 PW 频谱
PW 测得右肾段动脉 PSV：34.3cm/s，加速时间 92ms

3. 超声造影图像　增强超声显示右肾动脉远端重度狭窄（图 6-4-5）。诊断提示符合右肾动脉重度狭窄表现，考虑纤维肌发育不良所致。

4. 超声造影诊断要点　增强超声显示动脉期右肾动脉远端重度狭窄。

5. 其他检查　CTA 显示右肾动脉远端重度狭窄。

6. 鉴别诊断　需要与动静脉瘘鉴别。肾动静脉瘘时瘘口近端的肾动、静脉均增粗，瘘口可见花色湍流信号，静脉内可见动脉样频谱，超声造影可见肾静脉在动脉期提前显影。

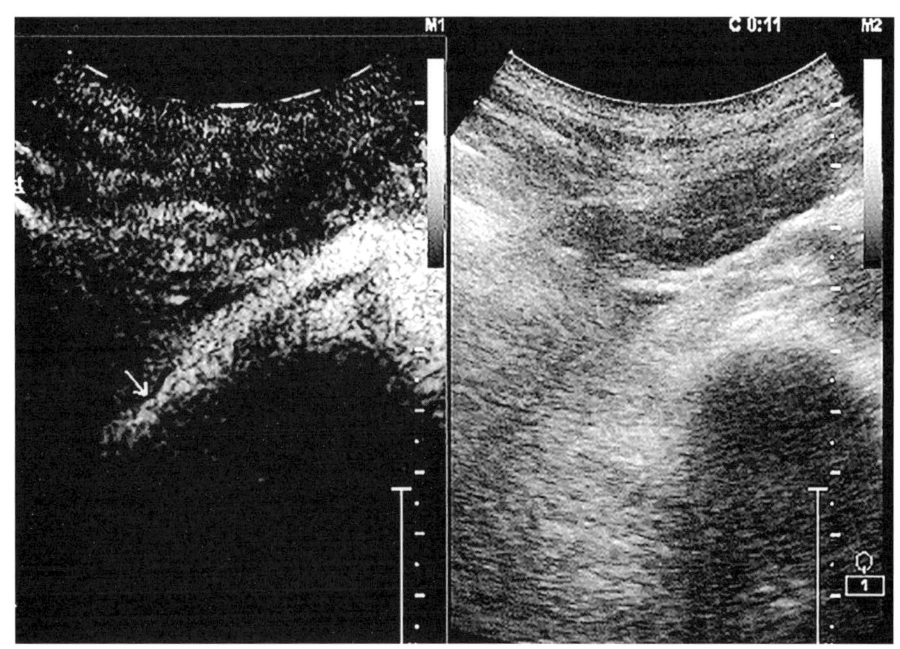

图 6-4-5　超声造影显示右肾动脉远端重度狭窄

二、胡桃夹综合征

又名左肾静脉受压综合征，体型瘦长者腹主动脉及肠系膜上动脉夹角内脂肪组织少，夹角小，左肾静脉受到压迫，致左肾静脉淤血，引起的一系列的临床表现。灰阶超声显示左肾静脉扩张部位管径大于受压处 3 倍以上，脊柱背伸位（或者站立位）20min 后宽 4 倍以上。CDFI：左肾静脉受压处变细，可见五彩的混迭信号；受压远端血流速度减慢，色彩暗淡。

【病例】

1. 病史概要　女性 19 岁，运动后出现肉眼血尿。无腰部疼痛。

2. 常规超声图像　灰阶超声显示肠系膜上动脉与腹主动脉夹角变小（17.7°）（图 6-4-6），左肾静脉受压处变窄直径 1mm，远端 12mm（图 6-4-7）。CDFI：左肾

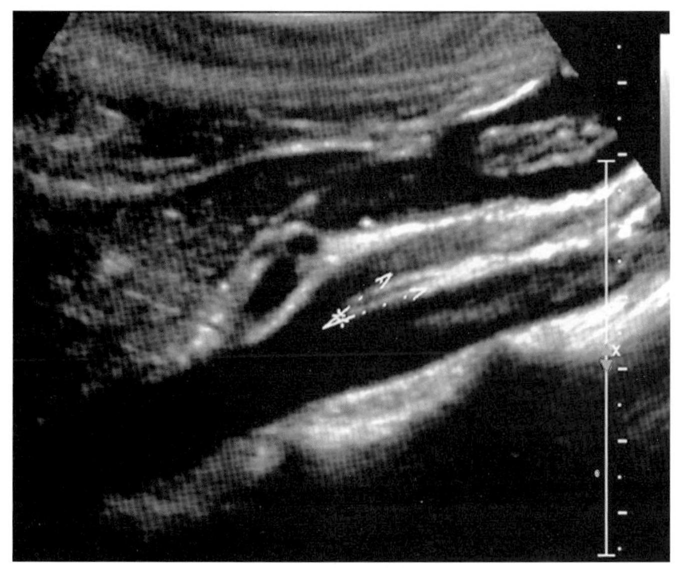

图 6-4-6　腹主动脉与肠系膜上动脉之间夹角图
灰阶超声显示夹角变小，为 17.7°

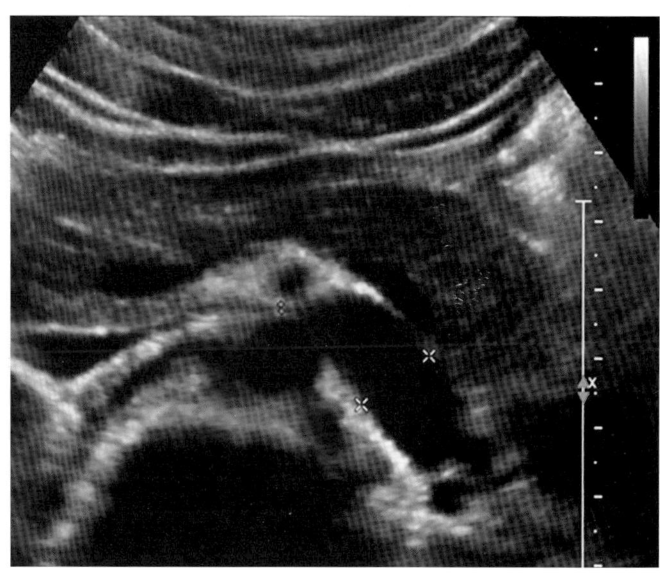

图 6-4-7　左肾静脉灰阶超声图像
灰阶超声显示受压处变窄直径 1mm，远端 12mm

静脉受压处流速增快，呈五彩湍流信号，远端流速较慢（图 6-4-8）；PW：左肾静脉受压处流速增快，最大流速 277cm/s（图 6-4-9），远端流速减慢，最大流速 9.88cm/s（图 6-4-10）。

3. 超声造影图像　增强超声显示左肾静脉受压处明显变细，远端管径明显增粗（图 6-4-11）。

4. 超声诊断要点　胡桃夹综合征主要诊断依据：灰阶超声显示左肾静脉扩张部位管径大于受压处 3 倍以上，脊柱背伸位（或者站立位）20min 后宽 4 倍以上。夹角、流速等供参考。检查时注意手法，避免加压造成假阳性。

5. 鉴别诊断　需要与其他可导致左肾静脉增粗的疾病鉴别，如左肾动静脉瘘，此时左肾静脉内可探测到动脉频谱。

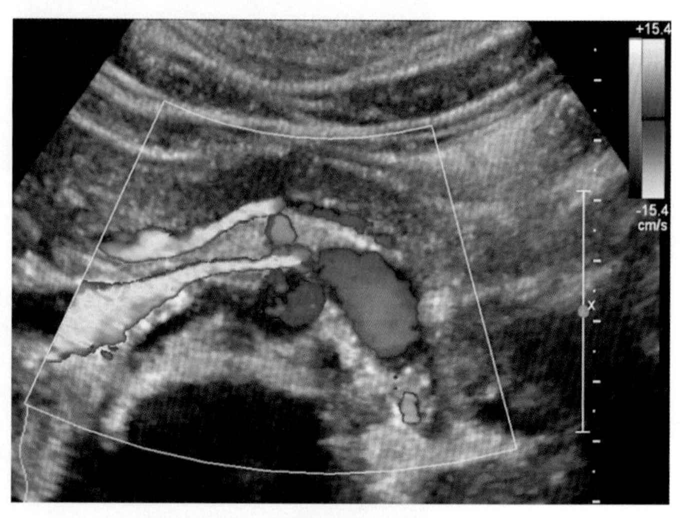

图 6-4-8　左肾静脉彩色血流成像图
CDFI：左肾静脉受压处流速增快，呈五彩湍流信号，远端流速较慢

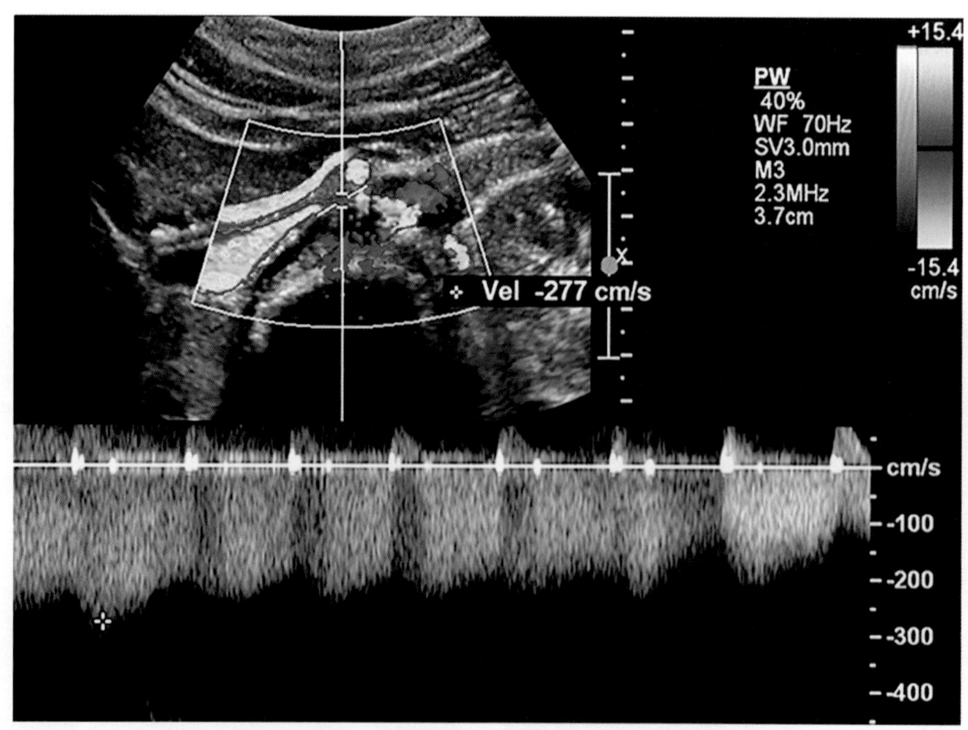

图 6-4-9　左肾静脉受压处频谱图
PW：左肾静脉受压处流速增快，最大流速 277cm/s

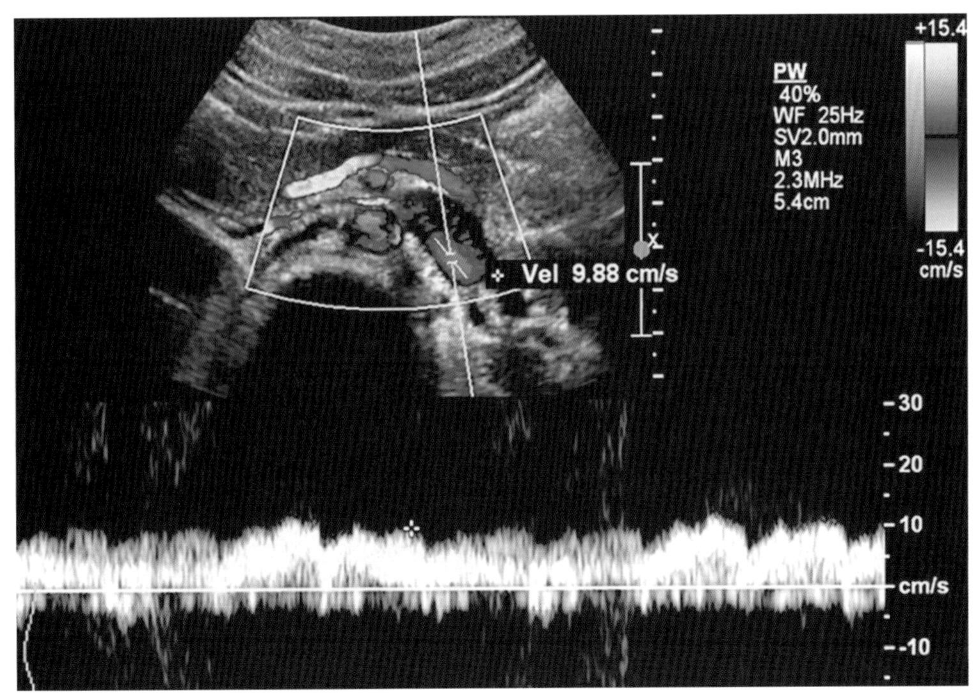

图 6-4-10　左肾静脉远段频谱图

PW：左肾静脉受压远段流速减慢，最大流速 9.88cm/s

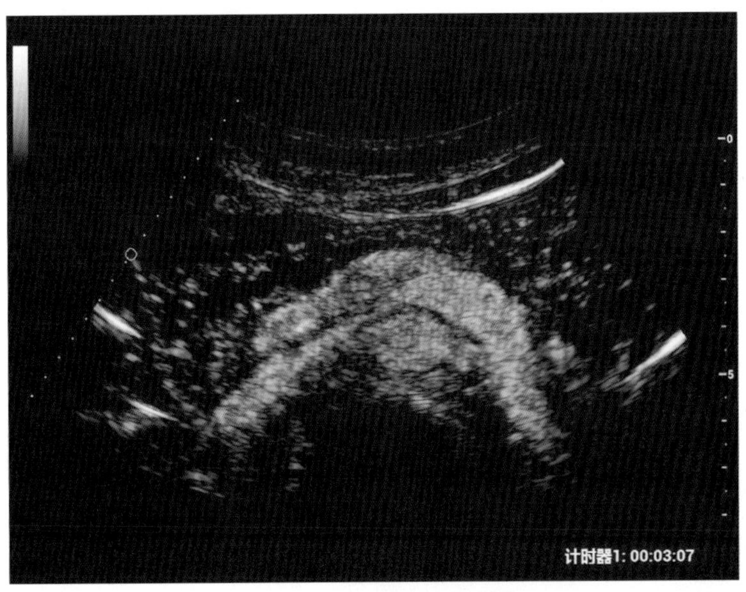

图 6-4-11　左肾静脉超声造影

左肾静脉受压处明显变细，远端管径明显增粗

第五节　肾脏其他疾病

一、肾脏外伤

【病例】

1. 病史概要　男性 59 岁，左肾外伤就诊。

2. 常规超声图像　左肾大小约 11.0cm × 5.0cm × 5.0cm，实质回声减弱、不均匀，左肾中份包膜下查见范围约 4.2cm × 2.1cm 的低回声区，边界不清楚，形态较规则（图 6-5-1）。

3. 超声造影图像　左肾中份包膜下低增强区皮质期、髓质期及延迟期均未见强化，范围约 6.4cm × 2.1cm（图 6-5-2~ 图 6-5-4）。诊断提示肾挫裂伤伴包膜下血肿。

4. 超声造影诊断要点　患者有外伤病史，肾脏低回声区增强超声无强化。

5. 增强 CT　左肾挫裂伤伴包膜下血肿。

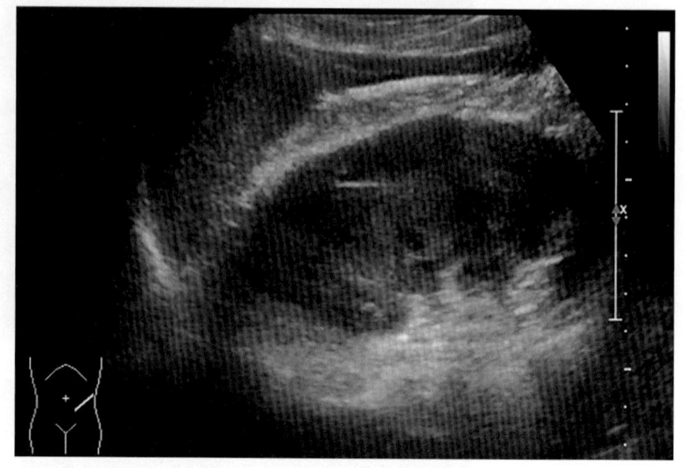

图 6-5-1　左肾二维超声声像图

左肾实质回声减弱、不均匀，左肾中份包膜下查见范围约 4.2cm × 2.1cm 的低回声区，边界不清楚，形态较规则

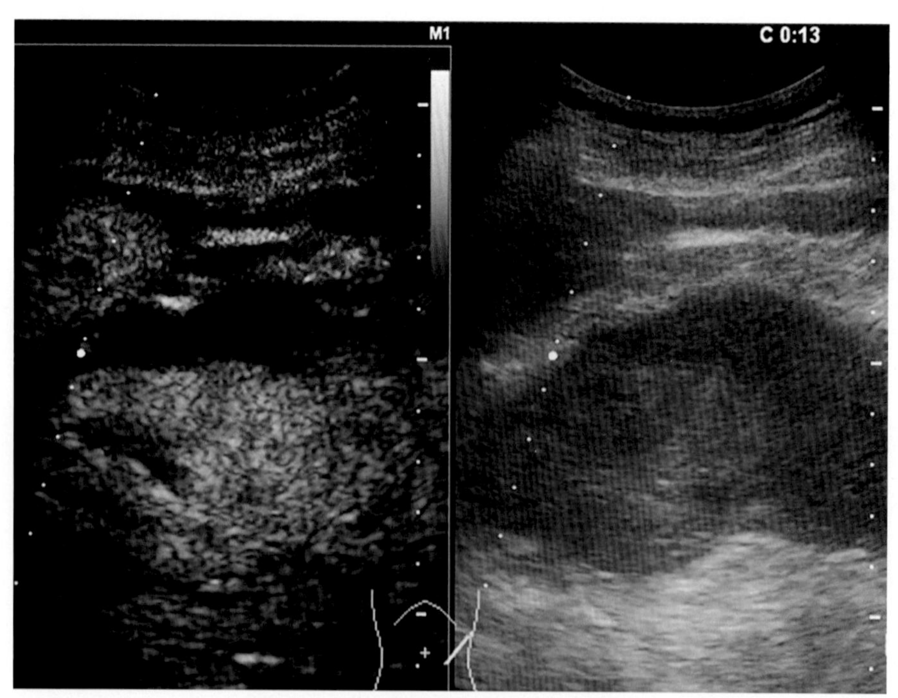

图 6-5-2　左肾外伤增强超声皮质期图像

右肾团块增强超声周边可见点状强化，大部分区域未见明显强化

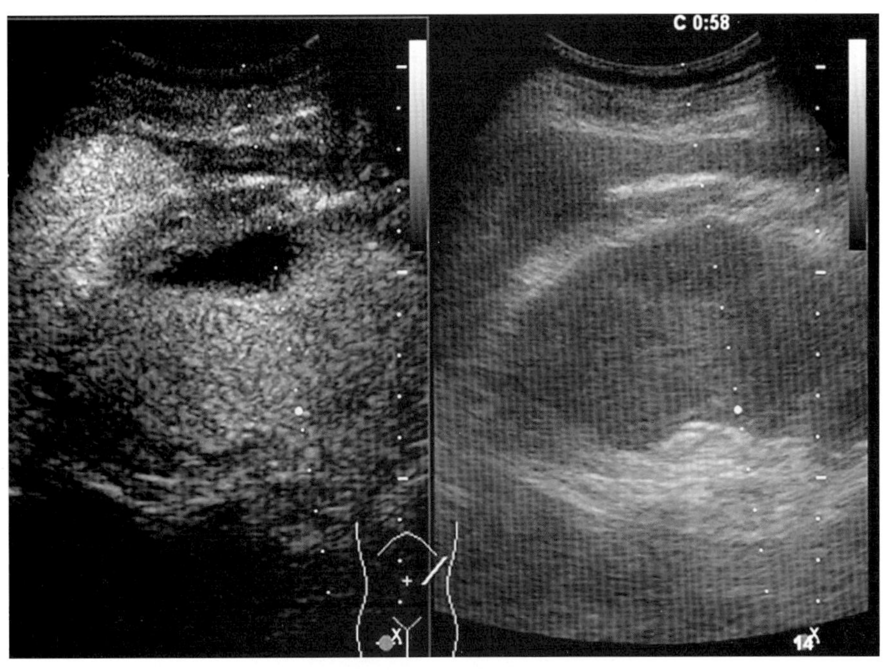

图 6-5-3　左肾外伤增强超声髓质期图像
右肾团块增强超声髓质期周边呈等增强，大部分区域未见明显强化

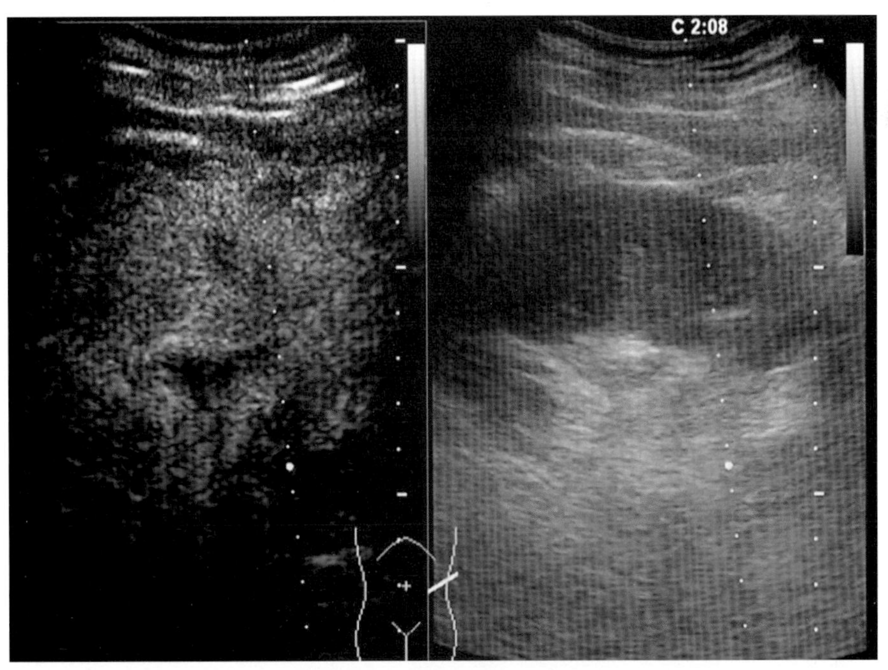

图 6-5-4　左肾外伤增强超声延迟期图像
右肾团块增强超声延迟期周边呈等增强，大部分区域未见明显强化

二、肾梗死

【病例】

1. 病史概要　男性37岁，右下腹疼痛，左侧腰痛就诊。

2. 常规超声图像　左肾大小约13.1cm×6.6cm×6.0cm，形态稍失常，左肾中份查见片状减弱回声区（图6-5-5），边界不清楚，形态不规则，内未见明显血流信号，周边可见点线状血流信号（图6-5-6）。

3. 超声造影图像　左肾中份减弱回声区增强超声内见不规则的三期无增强区，范围约4.5cm×3.1cm（图6-5-7~图6-5-9）。

4. 超声造影诊断要点　患者急性发病，增强超声显示肾脏病变无增强且不规则。

5. 其他检查　增强CT：左肾多发梗死灶。

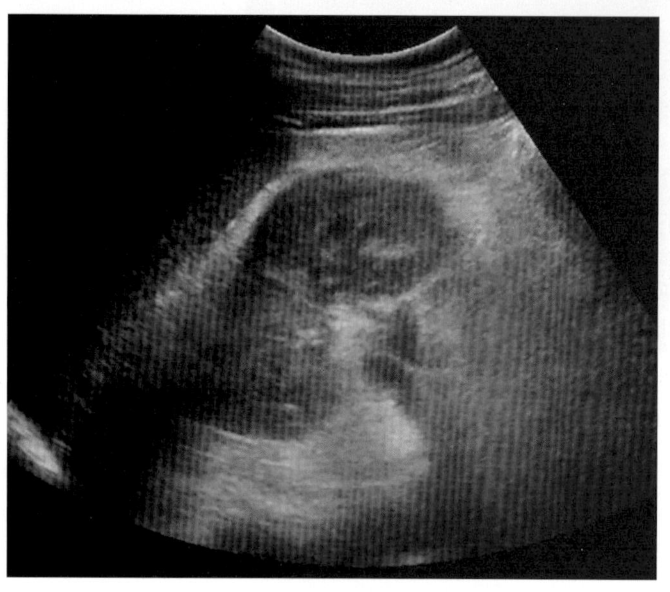

图6-5-5　左肾梗死二维超声声像图
左肾中份查见片状减弱回声区，边界不清楚，形态不规则

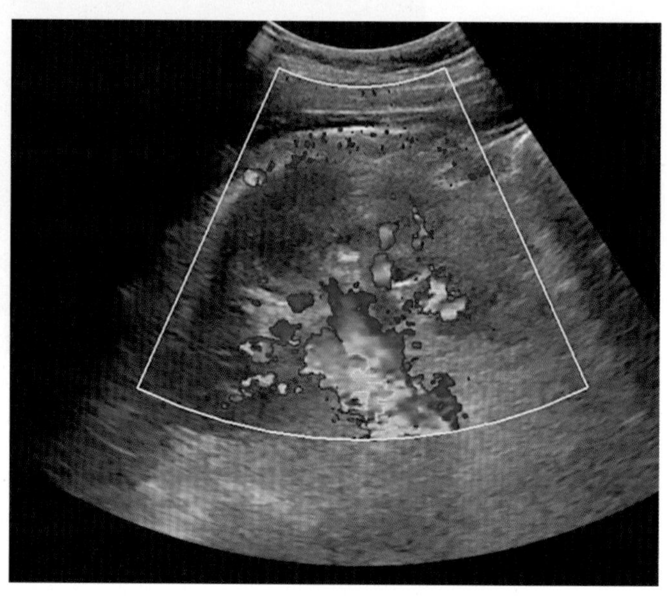

图6-5-6　左肾梗死CDFI图像
左肾中份减弱回声区内未见明显血流信号，周边可见点线状血流信号

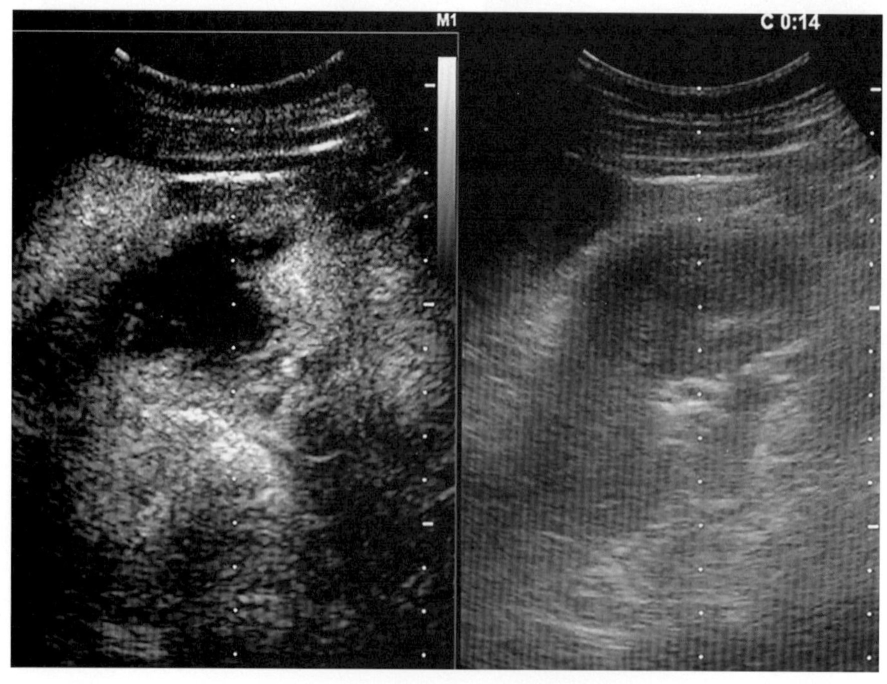

图6-5-7　左肾梗死增强超声皮质期图像
左肾中份减弱回声区增强超声皮质期未见明显强化

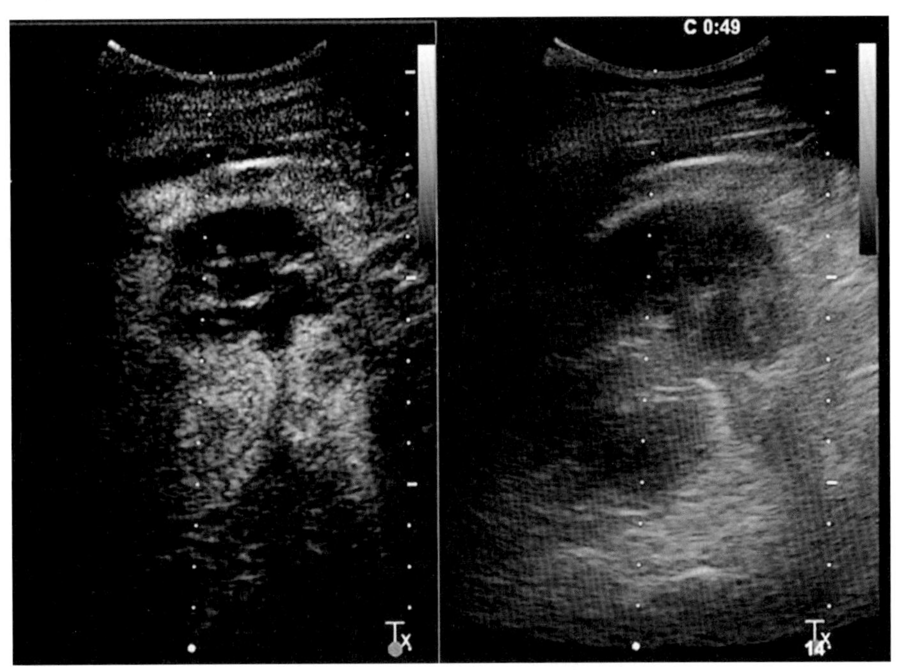

图 6-5-8　左肾梗死增强超声髓质期图像
左肾中份减弱回声区增强超声髓质期未见明显强化

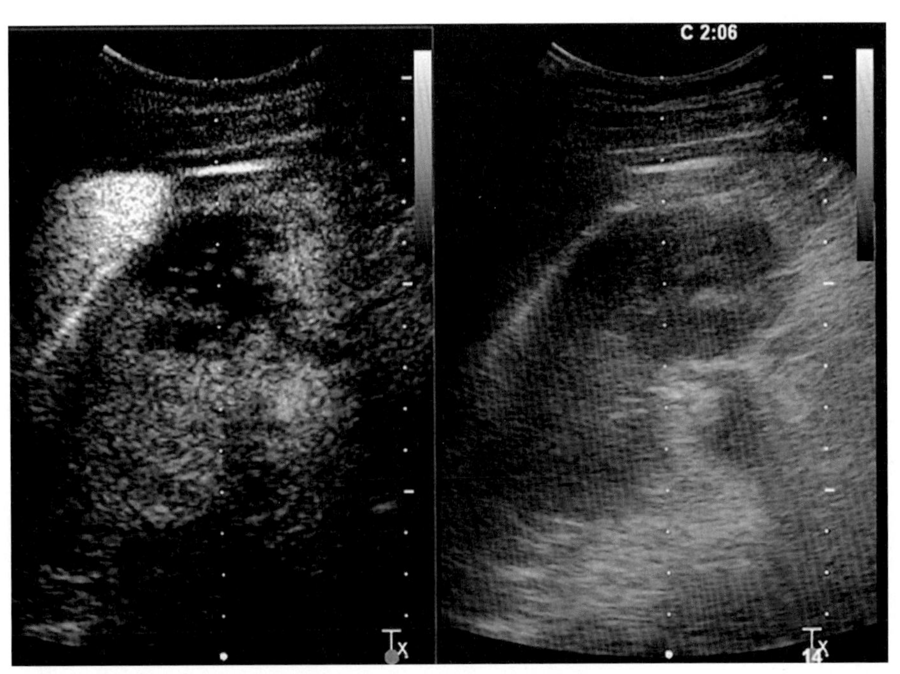

图 6-5-9　左肾梗死增强超声延迟期图像
左肾中份减弱回声区增强超声延迟期未见明显强化

第六节　移　植　肾

正常移植肾边界清晰，包膜光滑完整，皮髓质分界清晰，集合系统无扩张，肾柱、椎体宽度 0.6~1.0cm，皮质厚度 0.6~0.8cm。移植肾的血流分布呈现从肾门部放射的"树枝状"分布，动脉与伴行静脉显示为红蓝不同色彩，如果移植肾的血供异常，缺血的部分血流呈灌注彩色血流图像稀少的声像。

【病例一】

1. 病史概要　男性 35 岁，慢性肾功能衰竭，尿毒症透析后供体肾移植后 1 周，体温恢复正常，手术切口愈合良好，患者的血电解质检测、肝和肾功能检测值在正常范围，未见腹水等其他明显异常，但是血肌酐下降至正常水平后又突然上升，伴有尿量逐渐减少。尿常规未见明显异常。

2. 常规超声图像　肾脏回声弥漫性增高，肾下段见低回声结节，形态不规则，二维显示肾脏不对称，上部大，下部小，边界清楚，内部欠均匀，弹性成像以非均质蓝色为主（图 6-6-1）；CDFI 移植肾上极血流丰富，肾动脉及伴行静脉呈从肾门部放射的"树枝状"分布，动脉与伴行静脉显示为红蓝不同色彩，而下极前上部为低回声区和周边部见血流稀少（图 6-6-2，ER6-6-1）。

3. 超声造影图像　超声造影显示移植肾下部段动脉血栓，下份肾实质未见确切强化（图 6-6-3、图 6-6-4，ER6-6-2）。

4. 超声造影诊断要点

（1）移植肾彩色多普勒超声检查发现移植肾内有血流信号区分布异常。

（2）超声造影检查于移植肾下极发现造影剂无增强区，即造影剂的低灌注或无灌注区。

（3）超声造影检查可明确移植肾梗死的位置及范围，较彩色多普勒超声具有更强的对比分辨率，能发现彩超无法发现的移植肾缺血病灶，进一步明确移植肾缺血的病因如动脉闭塞或血栓形成等。

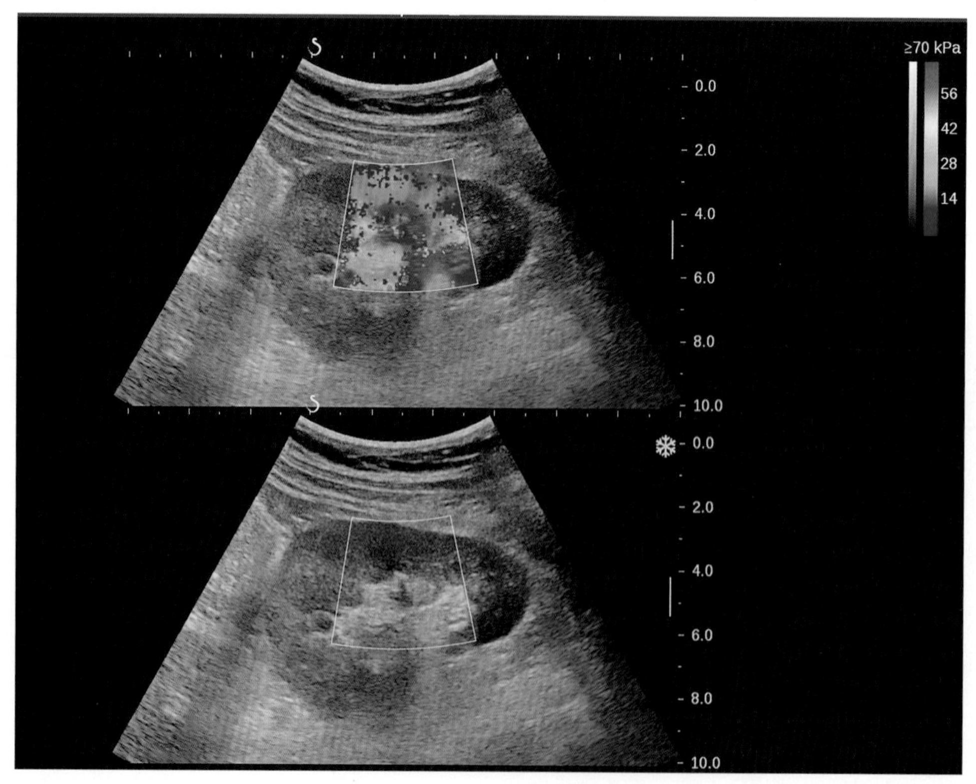

图 6-6-1　移植肾二维和弹性图

右侧髂窝内移植肾二维不对称，上部大，下部小，边界清楚，内部欠均匀，弹性成像以非均质蓝色为主

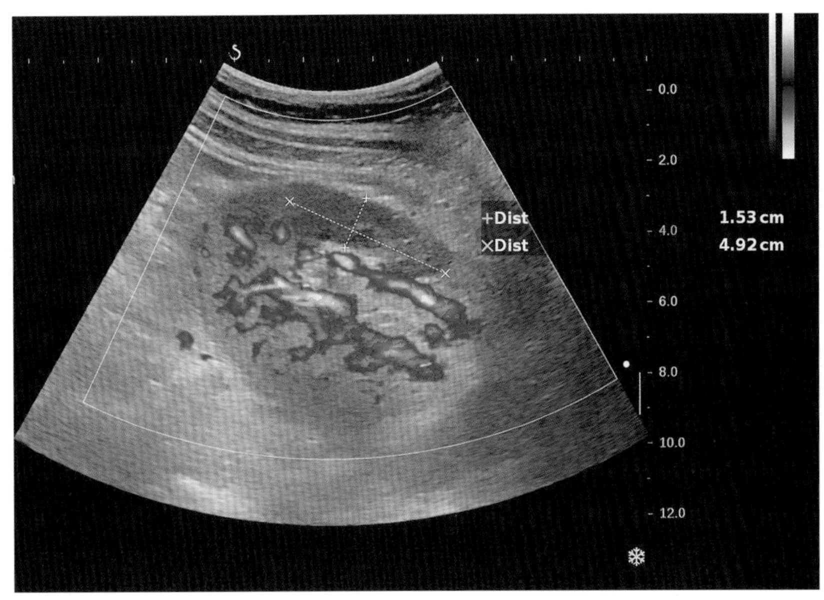

图 6-6-2　移植肾二维和彩色多普勒血流图
移植动脉与伴行静脉显示为红蓝不同色彩，而下极前部低回声区和周边部见血流稀少

ER6-6-1　移植肾二维和彩色多普勒血流视频
CDFI 移植肾的肾动脉及静脉呈从肾门部放射的“树枝状”分布，显示为红蓝不同色彩，而下极前上部为低回声区和周边部见血流稀少

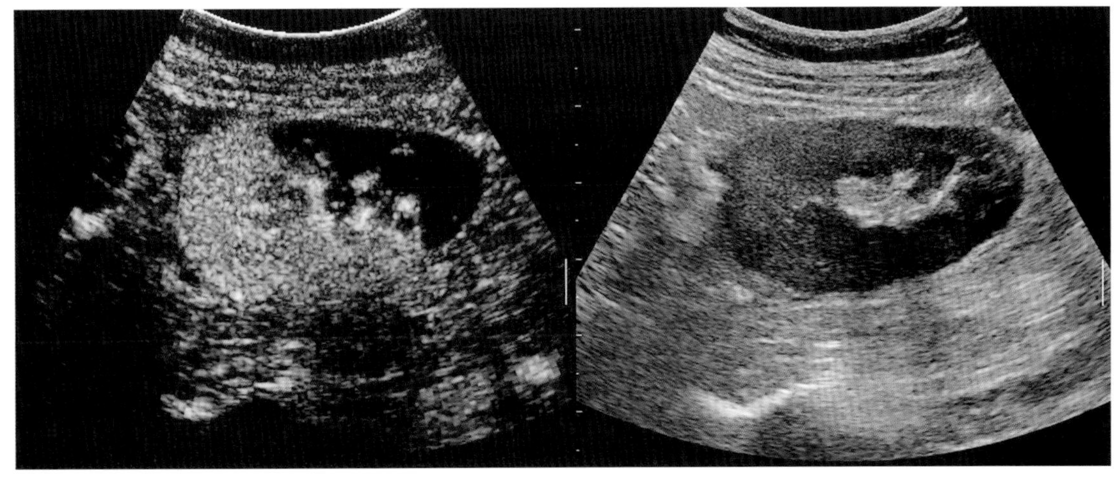

图 6-6-3　移植肾造影血流图动脉期
动脉期移植肾上极后部增强明显，而下极前部低回声区无增强

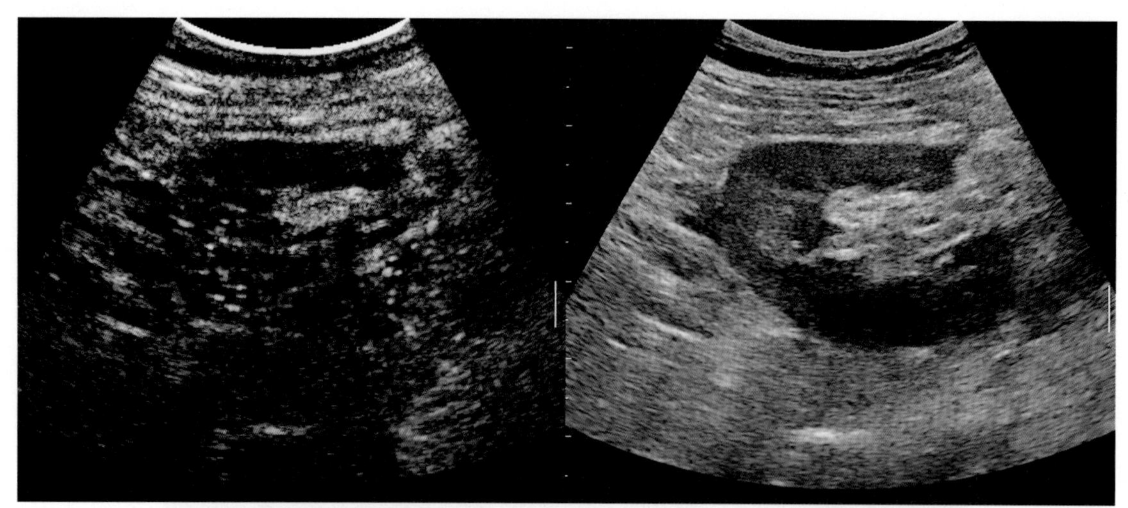

图 6-6-4　移植肾造影血流图延迟期
延迟期移植肾上极后部增强减退，而下极前部低回声区还是无增强

ER6-6-2　移植肾超声造影动态图
动脉期移植肾上极后部增强明显，而下极前部低回声区无增强，静脉期移植肾上极后部增强减退，而下极前部低回声区还是无增强

5. 鉴别诊断

移植肾功能不全：通过 CEUS 时间 - 强度曲线定量参数分析能够评价移植肾患者的肾功能。

鉴别移植肾周围低或无回声区的性质：如对移植肾周围占位或积液的鉴别，活动性出血与无活动性出血的鉴别等，积液及无活动性出血血肿团块超声造影表现为其内始终未见造影剂进入。

移植肾动脉狭窄诊断价值：CEUS 表现为移植肾的血管局部细窄，较 CDFI 能更清楚显示血管的边界。

【病例二】

1. 病史概要　女性 48 岁，肾移植术后第 5 天尿量减少。

2. 常规超声图像　左侧髂窝查见移植肾回声，移植肾形态大小未见异常，实质回声稍减弱（图 6-6-5），肾内血流信号稀疏，于肾段动脉内探及低速高阻动脉频谱，RI：1.0（图 6-6-6）。

3. 超声造影图像　增强超声显示移植肾肾动脉走行扭曲，主干管腔狭窄（图 6-6-7），肾段动脉至弓形动脉之间的肾动脉管腔未见明显异常，肾皮质未见明显强化（图 6-6-8，ER6-6-3）。

4. 超声造影诊断要点

（1）移植肾实质回声稍减弱，肾内血流信号稀疏，于肾段动脉内探及低速高阻动脉频谱。

（2）增强超声显示移植肾动脉走行扭曲，主干狭窄，肾皮质未见明显强化。

5. 术中所见　移植肾呈黄白色，无血供，供肾动脉闭塞，无血供；供肾静脉塌陷，无血供。术后病理诊断：肾组织广泛性坏死伴出血，小动脉内可见血栓形成。

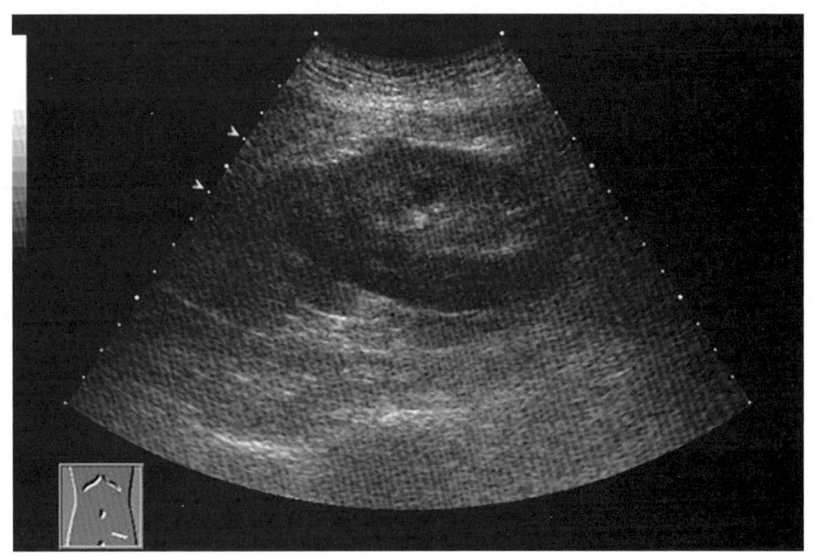

图 6-6-5　移植肾肾皮质梗死常规超声图像

左侧髂窝内移植肾形态大小未见异常，回声稍减弱

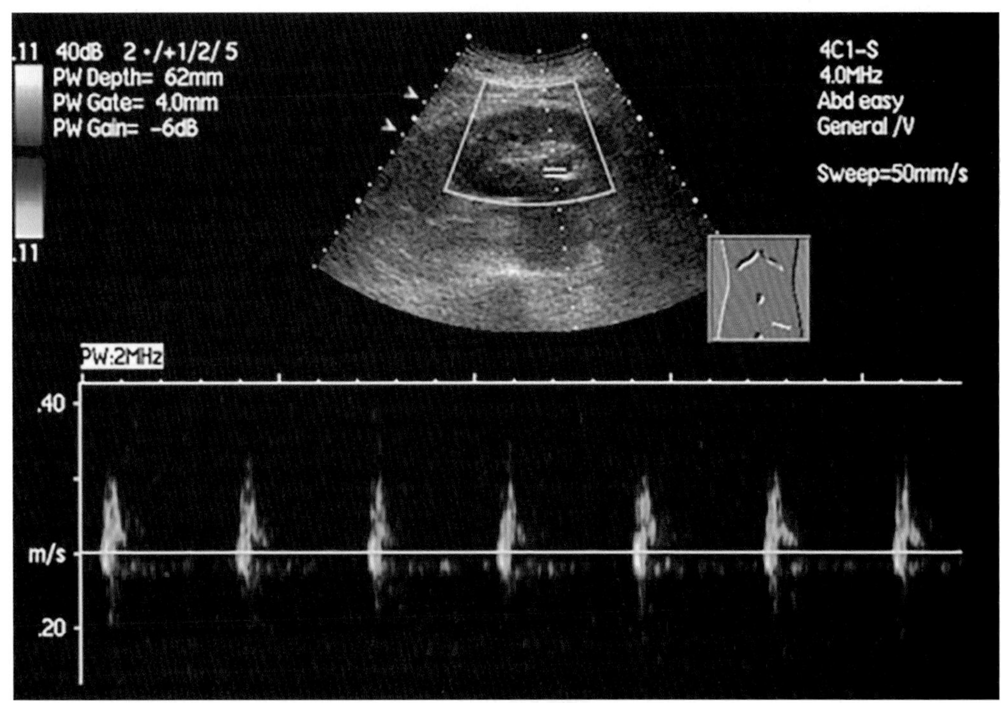

图 6-6-6　移植肾肾皮质梗死 CDFI 图像

左侧髂窝内移植肾血流信号稀疏，肾段动脉内探及低速高阻动脉频谱，RI：1.0

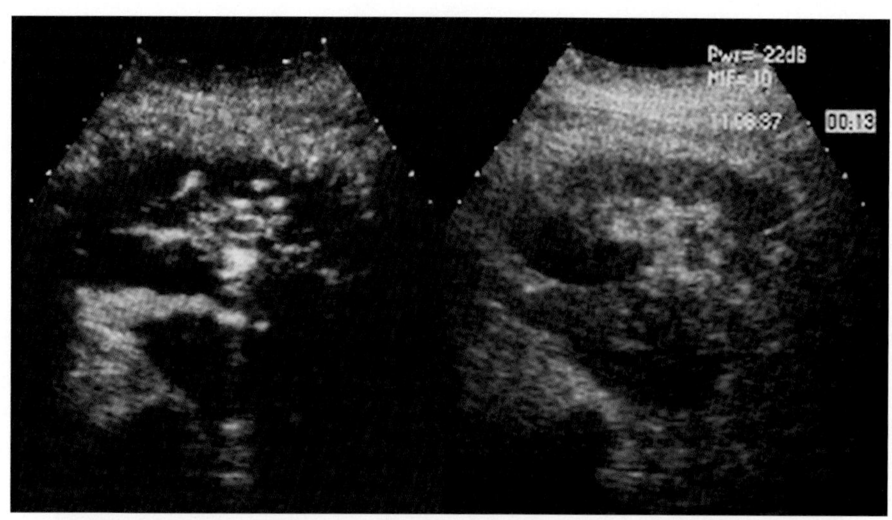

图 6-6-7 移植肾肾皮质梗死肾动脉造影后
增强超声显示移植肾肾动脉走行扭曲，主干管腔狭窄

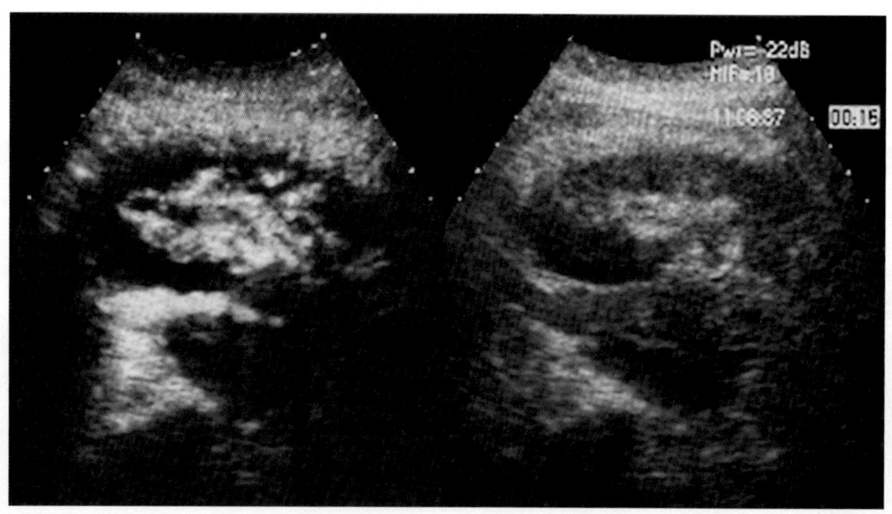

图 6-6-8 移植肾肾皮质梗死造影后
移植肾肾皮质未见明显强化

ER6-6-3 移植肾肾皮质梗死超声造影动态图
移植肾肾动脉走行扭曲，主干管腔狭窄，肾段动脉至弓形动脉之间的肾动脉管腔未见明显异常，肾皮质未见明显强化

第七节 肾上腺疾病

一、肾上腺肿瘤

（一）肾上腺嗜铬细胞瘤

肾上腺嗜铬细胞瘤的声像图表现为肾上腺区圆形或椭圆形肿块，边界清晰，球体感明显。肿块内部回声多呈中等回声，当肿瘤出血坏死或囊性变时，内部可出现无回声区，CDFI 可见点状血流信号。超声造影表现为实性部分高增强，伴无回声区者不增强。需与肾上腺腺瘤相鉴别。

【病例】

1. 病史概要 男，62 岁，体检发现右侧肾上腺肿瘤 13 年。患者平素无高血压、乏力等症状。脉搏：104 次 /min；血压：125/82mmHg。肾上腺肿瘤标志物：肾上腺素（血）488.33pg/ml，肾上腺素（尿）293.11μg/d，VMA（尿）205.67μmol/d。

2. 常规超声图像 右侧肾上腺区见以实性为主的多房样囊实性占位，边界清，内部欠均匀（图 6-7-1）；CDFI 实性区及周边显示支状绕行血流信号（图 6-7-2）。

3. 超声造影图像 约 14s 结节周边开始增强，呈环状及实性部分增强伴囊性部分不增强（图 6-7-3）；约 18s 结节实性部分整体欠均匀高增强，囊性部分不增强（图 6-7-4）；约 53s 结节开始廓清，呈欠均匀低增强显示（图 6-7-5，ER6-7-1）。

4. 超声造影诊断要点 动脉期病灶呈周边环状增强；动脉期病变增强模式为自周边向病灶内部灌注表现；增强达高峰后呈实性部分整体欠均匀高增强伴囊性部分持续不增强；静脉期病变通常消退缓慢。

5. 手术病理诊断 右肾上腺肿瘤切除病理结合免疫组化结果符合嗜铬细胞瘤。

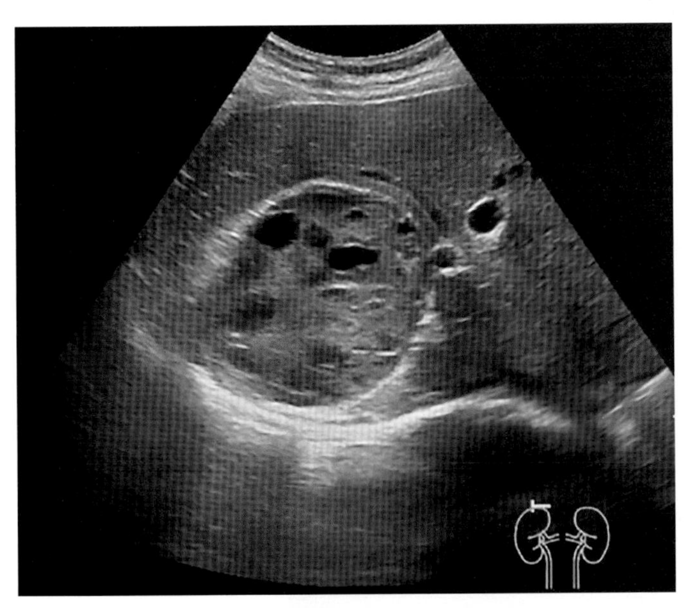

图 6-7-1 右侧肾上腺嗜铬细胞瘤二维超声声像图
二维超声示右侧肾上腺区见以实性为主的多房样囊实性占位，边界清，内部欠均匀

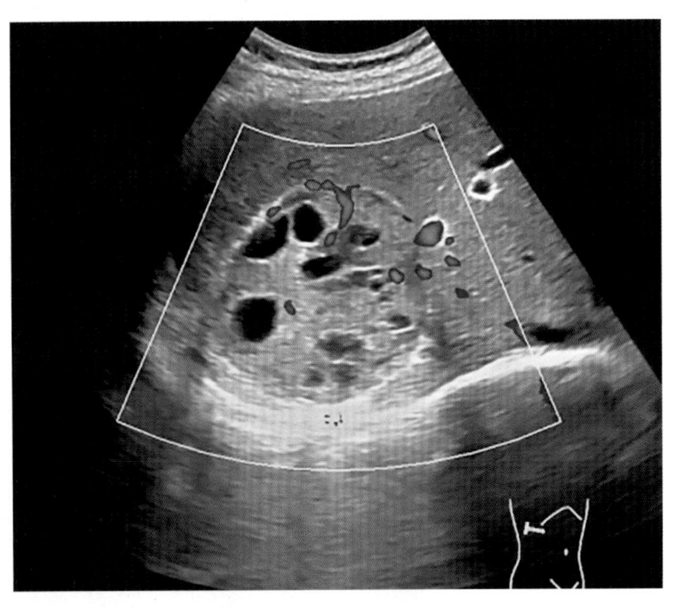

图 6-7-2 右侧肾上腺嗜铬细胞瘤彩色多普勒血流图
CDFI 实性区及周边显示支状绕行血流信号

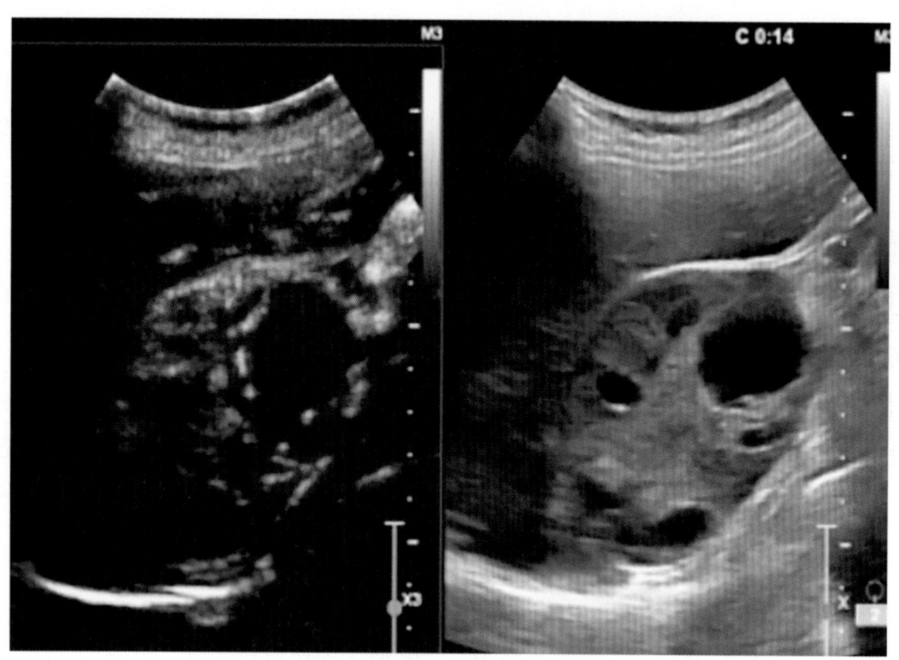

图 6-7-3　右侧肾上腺嗜铬细胞瘤超声造影动脉期早期
约 14s 结节周边开始增强，呈环状及实性部分增强伴囊性部分不增强

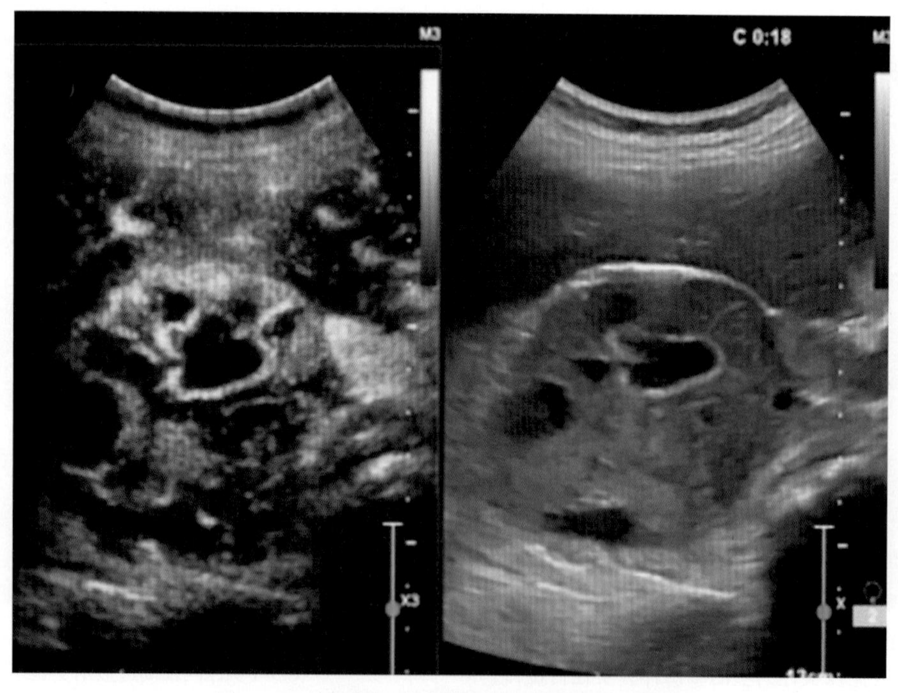

图 6-7-4　右侧肾上腺嗜铬细胞瘤超声造影动脉期
约 18s 结节增强达高峰，呈实性部分整体欠均匀高增强伴囊性部分持续不增强

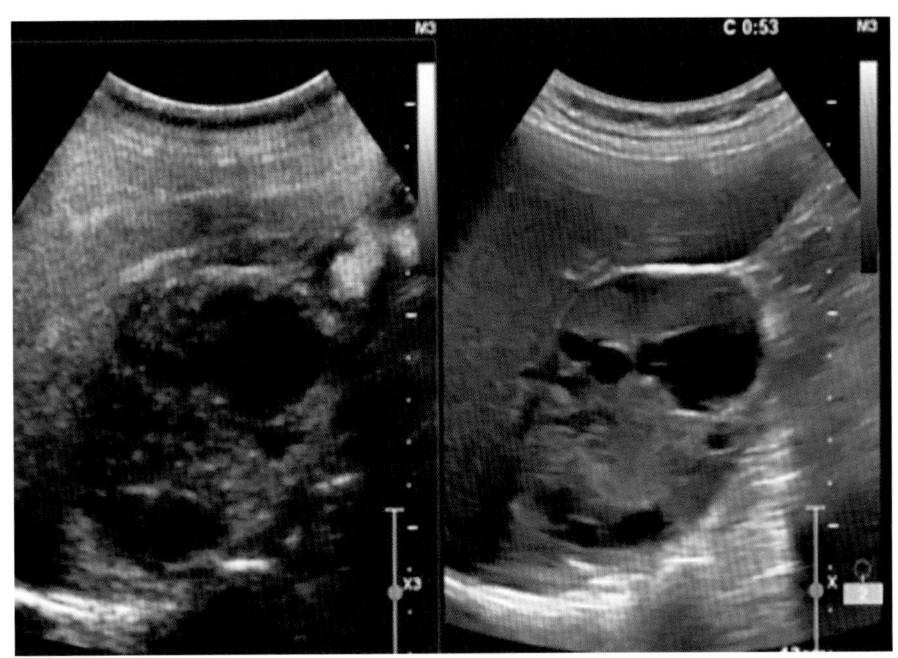

图 6-7-5　右侧肾上腺嗜铬细胞瘤超声造影静脉期
约 53s 结节开始廓清，呈欠均匀低增强显示

ER6-7-1　右侧肾上腺嗜铬细胞瘤超声造影动态图
右侧肾上腺结节超声造影约 14s 病变开始增强，呈结节周边环状及实性部分稍高增强；约 18s 结节增强达高峰，呈环周及实性部分欠均匀高增强伴囊性部分持续不增强；约 53s 结节开始廓清，呈欠均匀低增强显示

6. 鉴别诊断　肾上腺嗜铬细胞瘤造影表现不典型，病变内部表现为无增强、或静脉期呈现不均匀低增强时需要与以下疾病鉴别：肾上腺皮质腺瘤、肾上腺转移性肿瘤。肾上腺皮质腺瘤常呈高增强，肾上腺转移瘤需结合病史进行判断；嗜铬细胞瘤需根据临床症状以及实验室检查结果进行综合判断。

（二）肾上腺皮质腺瘤

肾上腺皮质腺瘤是发生于肾上腺皮质球状带的一种良性肿瘤，以单侧多见，分为功能性和无功能性皮质腺瘤。功能性皮质腺瘤体积较小，边界清楚，二维超声表现为弱回声，回声均匀，增强超声动脉期多为均匀高增强，静脉期无廓清。

【病例】

1. 病史概要　女性 48 岁，体检发现右侧肾上腺区实性占位。无肝区疼痛，无腰痛、腰胀，无尿频、尿急、血尿等不适。

2. 常规超声图像　右侧肾上腺区查见大小约 2.3cm × 1.6cm 的弱回声结节（图 6-7-6），边界较清楚，形态较规则，内未见明显血流信号。

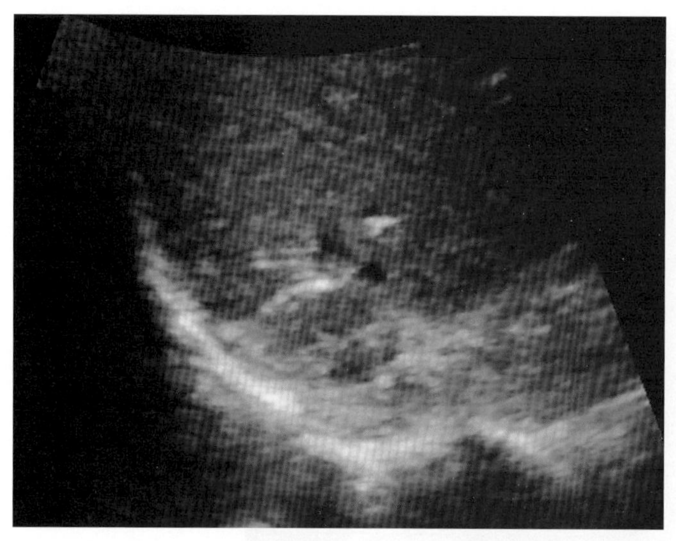

图 6-7-6　右侧肾上腺皮质腺瘤二维超声图像
右侧肾上腺区查见大小约 2.3cm × 1.6cm 的弱回声结节，边界较清楚，形态较规则

3. 超声造影图像　右侧肾上腺结节在增强超声动脉期呈快速均匀高增强（图 6-7-7），静脉期呈等增强（图 6-7-8，ER6-7-2）。

4. 超声造影诊断要点

（1）肾上腺皮质腺瘤体积多较小，若为无功能腺瘤，则体积较大，肿瘤内部为弱回声，周边为稍强回声，增强超声动脉期多为均匀高增强。

（2）病灶静脉期无廓清。

5. 手术病理诊断　肾上腺皮质腺瘤。

6. 鉴别诊断　肾上腺皮质腺瘤较易诊断，但仍需与以下疾病鉴别：肾上腺皮质增生和肾上腺嗜铬细胞瘤。肾上腺皮质增生常表现为双侧肾上腺体积增大，增强超声病灶呈低增强或等增强，强化较均匀，静脉期可见廓清。肾上腺嗜铬细胞瘤多为弱回声，内可见小片状液化区，增强超声动脉期呈不均匀高增强，静脉期呈低增强。

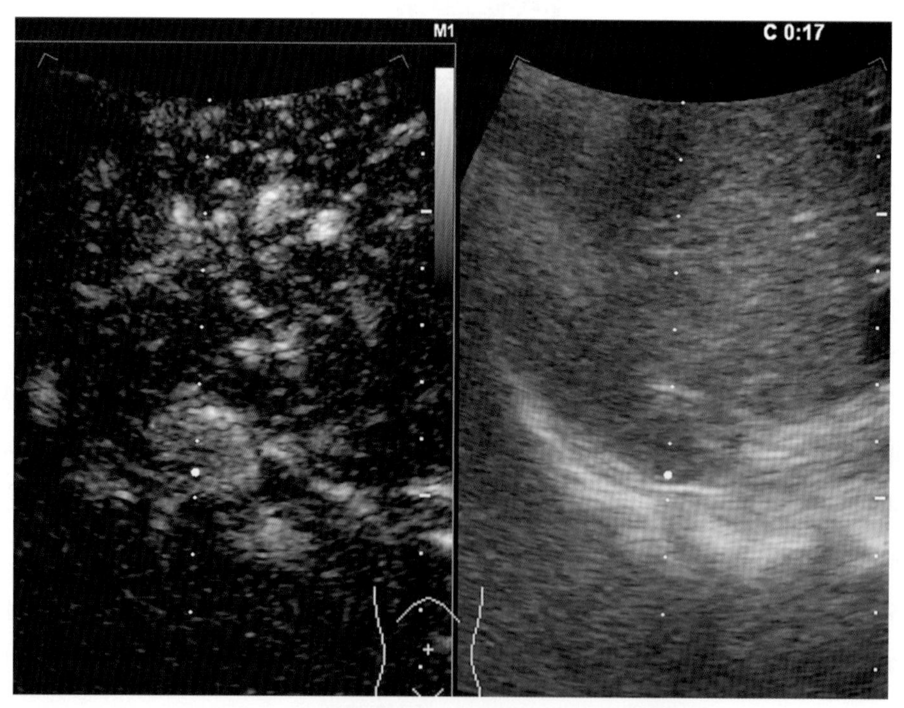

图 6-7-7　右侧肾上腺皮质腺瘤增强超声动脉期图像
右侧肾上腺区结节增强超声动脉期呈快速均匀高增强

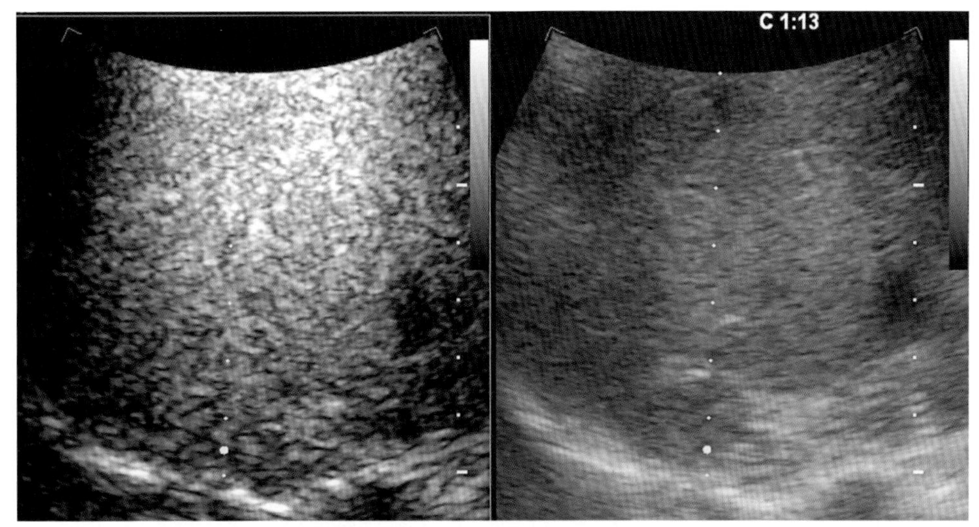

图 6-7-8　右侧肾上腺皮质腺瘤增强超声静脉期图像
右侧肾上腺区结节增强超声静脉期呈等增强

ER6-7-2　右侧肾上腺皮质腺瘤超声造影动态图
右侧肾上腺区结节增强超声动脉期呈快速均匀高增强，静脉期呈等增强

（三）肾上腺髓样脂肪瘤

肾上腺髓样脂肪瘤是一种无功能性的肾上腺良性肿瘤，来源于肾上腺间胚叶组织，临床较少见，多见于中老年患者，以单侧发病为主，发现时体积较大。二维超声表现为均匀的稍强回声团块，边界清楚，形态规则，内血流信号不丰富。增强超声肾上腺髓样脂肪瘤动脉期及静脉期呈不均匀低增强。

【病例】

1. 病史概要　男性 62 岁，体检发现右侧肾上腺实性占位。

2. 常规超声图像　右侧肾上腺区查见大小约 3.9cm × 3.6cm 的稍强回声团（图 6-7-9），边界较清楚，形态较规则。

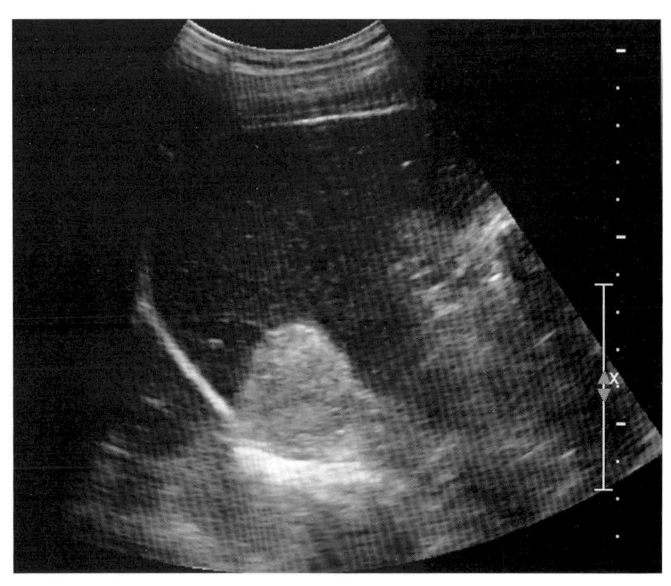

图 6-7-9　右侧肾上腺髓样脂肪瘤二维超声图像
右侧肾上腺区查见大小约 3.9cm × 3.6cm 的稍强回声团，边界较清楚，形态较规则

3. 超声造影图像　右侧肾上腺团块在增强超声动脉期及静脉期均呈不均匀低增强（图 6-7-10、图 6-7-11，ER6-7-3）。

4. 超声造影诊断要点

（1）肾上腺髓样脂肪瘤回声一般较强，回声均匀，单发为主，增强超声动脉期呈不均匀低增强。

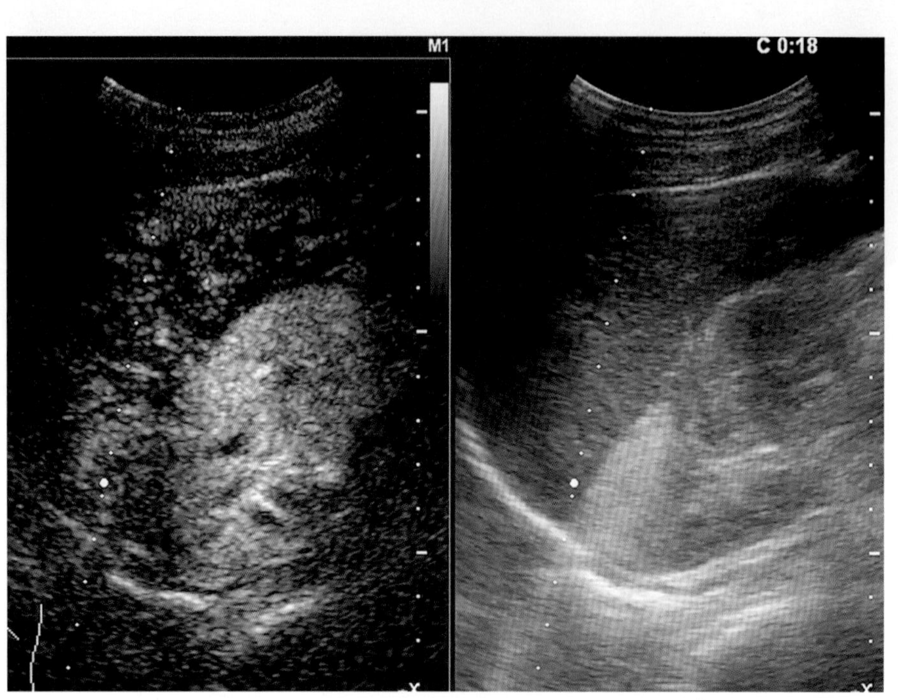

图 6-7-10　右侧肾上腺髓样脂肪瘤增强超声动脉期图像
右侧肾上腺区团块增强超声动脉期呈不均匀低增强

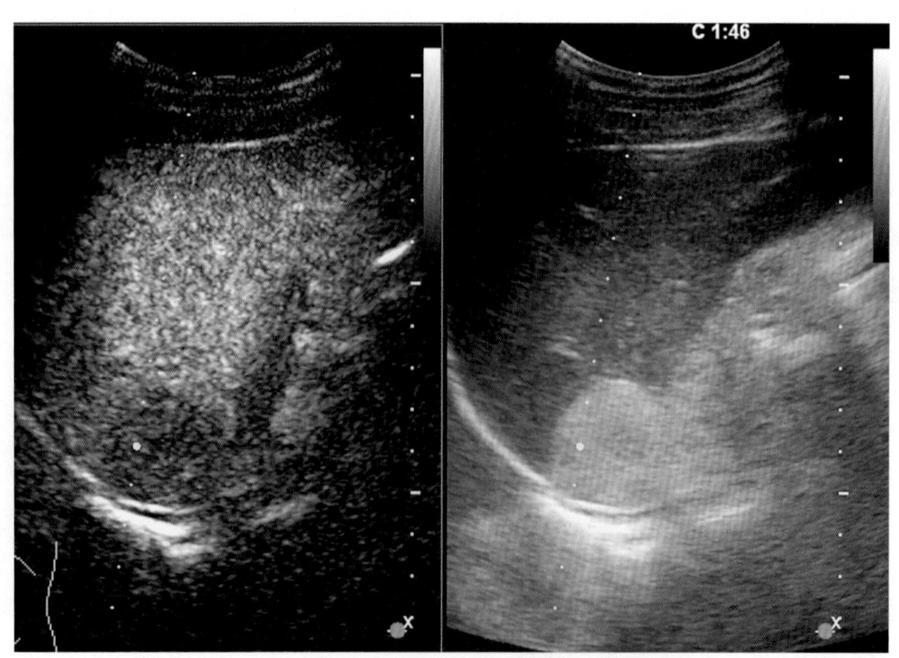

图 6-7-11　右侧肾上腺髓样脂肪瘤增强超声静脉期图像
右侧肾上腺区团块增强超声静脉期呈不均匀低增强

ER6-7-3 右侧肾上腺髓样脂肪瘤超声造影动态图
右侧肾上腺区团块增强超声动脉期呈不均匀低增强

（2）病灶静脉期呈低增强。

5. 手术病理诊断 髓样脂肪瘤。

6. 鉴别诊断 肾上腺髓样脂肪瘤诊断较易，但当肿瘤体积较大或为弱回声时，需要与以下疾病进行鉴别：肾血管平滑肌脂肪瘤和腹膜后脂肪肉瘤。肾血管平滑肌脂肪瘤以稍强回声多见，当肿瘤较大时可误诊为肾上腺来源肿瘤，此时需要仔细观察肾脏包膜的位置，其皮质期多表现为等增强或低增强，髓质期和延迟期廓清较晚或不廓清。腹膜后脂肪肉瘤多为弱回声，体积巨大，增强此时动脉期呈不均匀高增强，内可见大片状的坏死区，与肾上腺髓样脂肪瘤可资鉴别。

（四）肾上腺淋巴瘤

肾上腺淋巴瘤是一种原发于淋巴组织和淋巴结的恶性淋巴增生性疾病，发病率低，多为双侧受累，以老年男性多见。二维超声常表现为双侧肾上腺区低回声团块，回声较均匀，体积较大。增强超声动脉期呈均匀高增强，静脉期呈低增强。

【病例】

1. 病史概要 男性72岁，反复咳嗽、咳痰1个月。CT发现双侧肾上腺占位。无发热、腰痛、腹痛、恶性、呕吐等症状。血清CA-125 1 293.00ng/ml。血甲氧基去甲肾上腺素0.44mmol/L。尿甲氧基去甲肾上腺素16.93ng/ml。

2. 常规超声图像 右侧肾上腺查见大小约10.5cm×5.5cm的弱回声团块（图6-7-12），左侧肾上腺查见大小约7.0cm×4.6cm的弱回声团块（图6-7-13），边界较清楚，形态欠规则，右侧病灶与周围结构分界欠清，内未见明显血流信号。

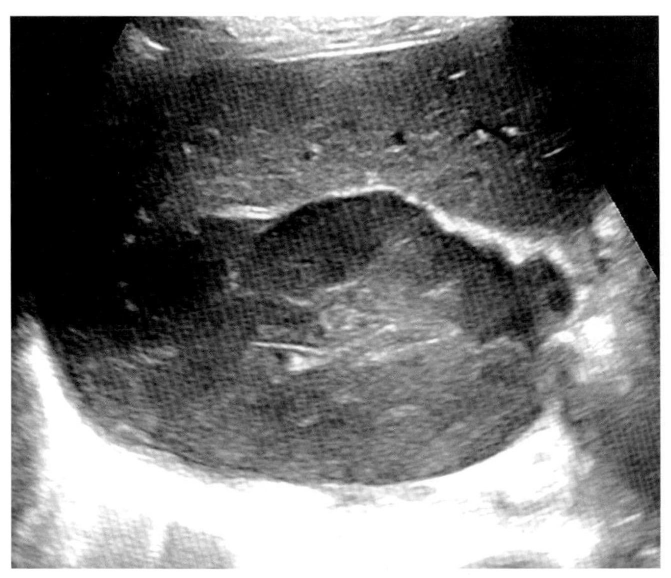

图6-7-12 右侧肾上腺淋巴瘤二维超声图像
右侧肾上腺查见大小约10.5cm×5.5cm的弱回声团块，形态欠规则，与周围结构分界欠清

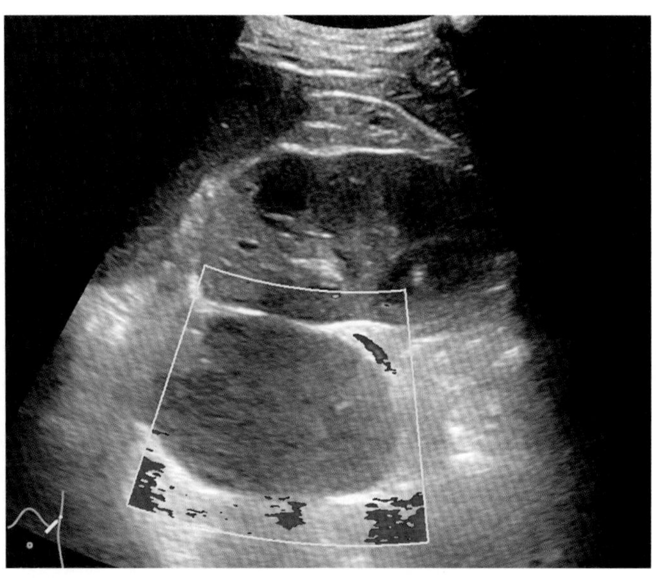

图6-7-13 左侧肾上腺淋巴瘤CDFI图像
左侧肾上腺查见大小约7.0cm×4.6cm的弱回声团块，边界较清楚，形态欠规则，内未见明显血流信号

3. 超声造影图像 双侧肾上腺团块在增强超声动脉期呈较均匀高增强（图 6-7-14、图 6-7-15），静脉期造影剂缓慢廓清，呈低增强（图 6-7-16、图 6-7-17），团块内部未见明显无强化区（ER6-7-4、ER6-7-5）。

4. 超声造影诊断要点

（1）肾上腺淋巴瘤回声较低，大多体积较大，增强超声动脉期呈均匀高增强。

（2）静脉期呈低增强，团块内部未见明显无强化区。

5. 手术病理诊断 穿刺活检病理诊断：符合非霍奇金淋巴瘤，侵袭性 B 细胞淋巴瘤，首先考虑弥漫大 B 细胞淋巴瘤。

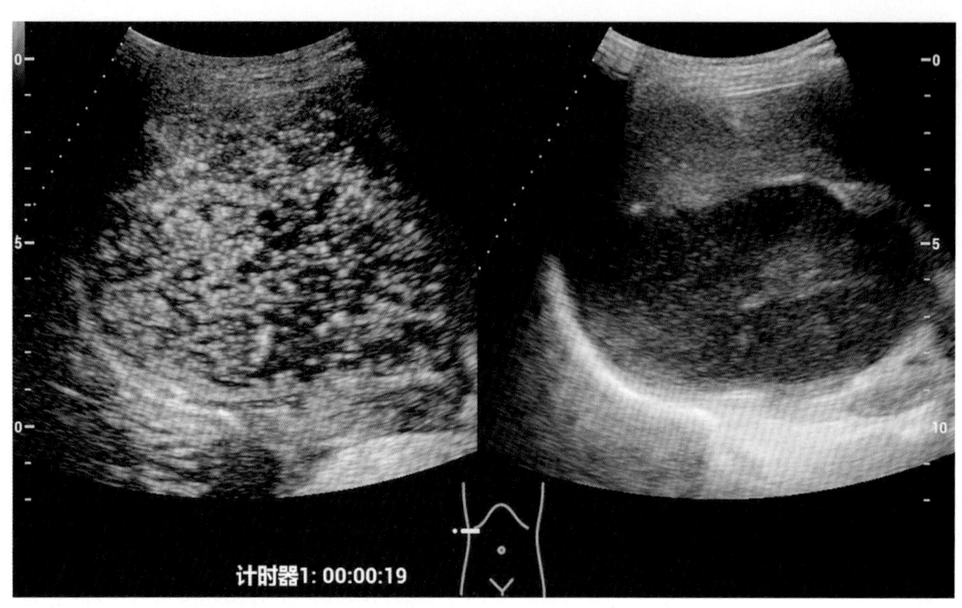

图 6-7-14 右侧肾上腺淋巴瘤增强超声动脉期图像
右侧肾上腺团块增强超声皮质期呈较均匀高增强

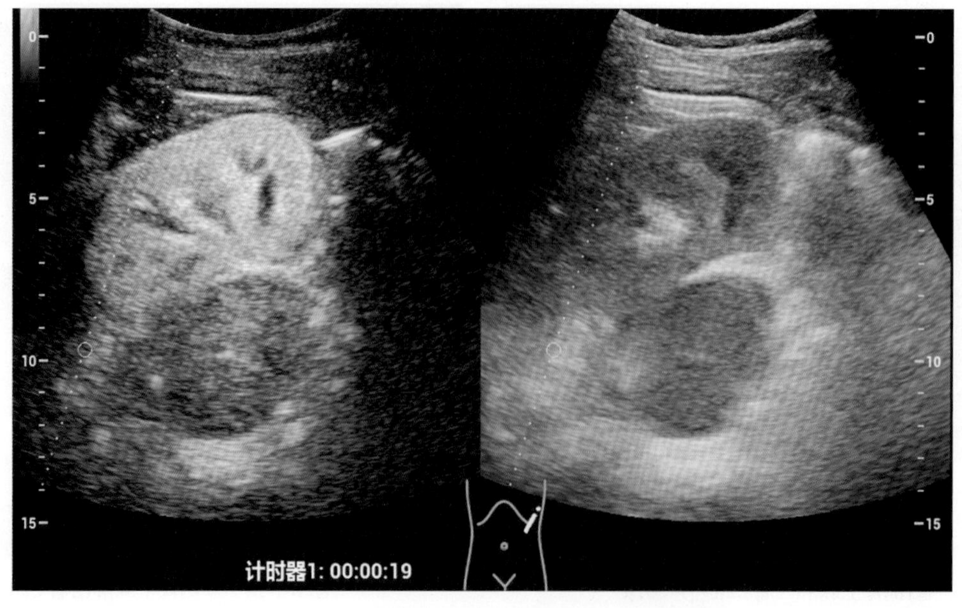

图 6-7-15 左侧肾上腺淋巴瘤增强超声动脉期图像
左侧肾上腺团块增强超声皮质期呈较均匀高增强

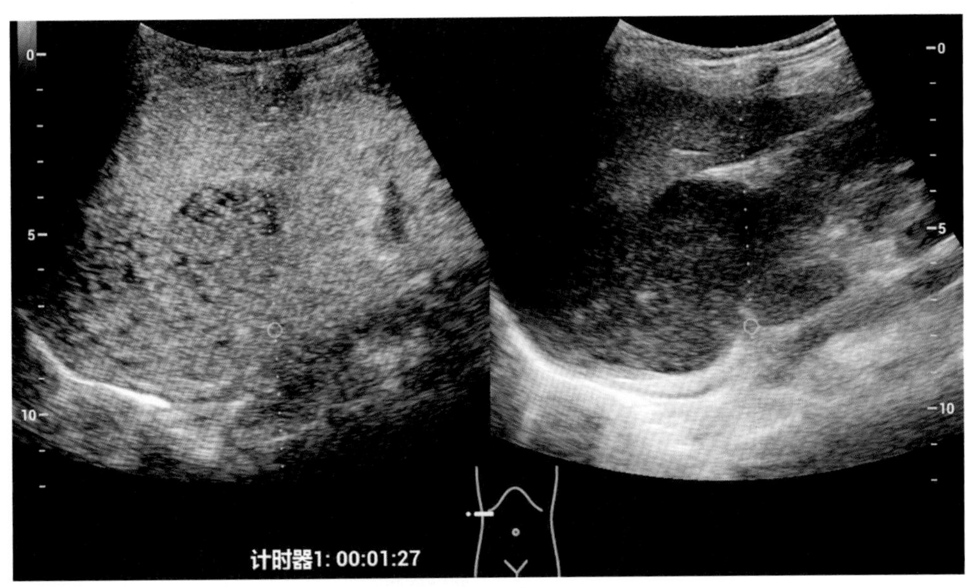

图 6-7-16　右侧肾上腺淋巴瘤增强超声静脉期图像
右侧肾上腺团块增强超声期呈低增强

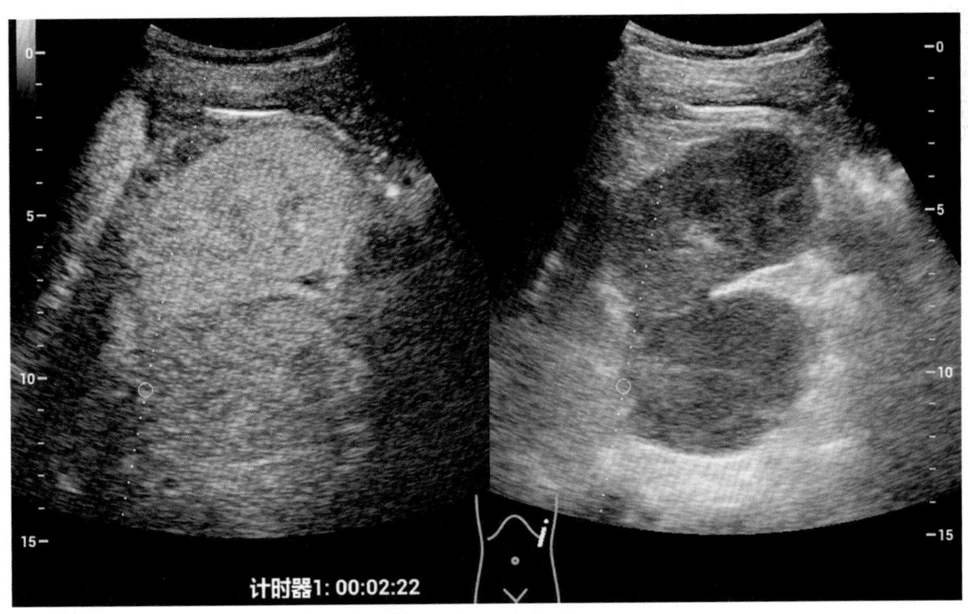

图 6-7-17　左侧肾上腺淋巴瘤增强超声静脉期图像
左侧肾上腺团块增强超声静脉期呈低增强

ER6-7-4　右侧肾上腺淋巴瘤超声造影动态图
右侧肾上腺团块增强超声皮质期呈较均匀高增强，静脉期可见廓清，呈低增强，内未见明显无增强区

ER6-7-5　左侧肾上腺淋巴瘤超声造影动态图
左侧肾上腺团块增强超声皮质期呈较均匀高增强，静脉期呈低增强，内未见明显无增强区

6. 鉴别诊断　肾上腺淋巴瘤较少见，由于缺乏特征性的临床表现，有时诊断较困难，需要与以下疾病进行鉴别：肾上腺转移癌、肾上腺皮质腺癌和肾上腺嗜铬细胞瘤。肾上腺转移癌多有原发肿瘤病史，以弱回声为主，增强超声动脉期以周边高增强为主，静脉期廓清，内部可见无强化区。肾上腺皮质腺癌患者可有库欣综合征，多为单侧发病，肿瘤体积大，边界不清，增强超声动脉期不均匀高增强，静脉期呈低增强，内可见片状坏死区。肾上腺嗜铬细胞瘤患者多有顽固性高血压病史，好发于单侧肾上腺区，以弱回声为主，内可见液化区，增强超声动脉期呈不均匀高增强，静脉期廓清。当诊断困难时，需超声引导下穿刺活检进行确诊。

二、肾上腺囊肿

肾上腺囊肿是由多种因素引起的肾上腺囊性包块，多为单侧发病，以单纯性囊肿最多见。二维超声表现为边界清楚，形态规则的无回声团块，当团块内伴出血或感染时，囊内可见细密点状回声，增强后团块无强化。

【病例】

1. 病史概要　女性 56 岁，因咳嗽 2 个月就诊，CT 发现肾上腺占位。患者有高血压病史 6 年。肾上腺素（尿）4.48μg/24h，立位肾素活性 12.64ng/dl，醛固酮（立位）9.14ng/dl，促肾上腺皮质激素 84.13ng/L。血儿茶酚胺：肾上腺素 82ng/L，去甲肾上腺素 338ng/L，皮质醇 616.50nmol/L。

右侧肾上腺区查见大小约 7.1cm × 4.3cm 的混合回声团，边界较清楚，形态欠规则，内可见分隔，囊壁可见点片状强回声，与右肾紧贴（图 6-7-18）。

2. 超声造影图像　右侧肾上腺区团块在增强超声动脉期及静脉期均未见明显强化（图 6-7-19、图 6-7-20，ER6-7-6）。

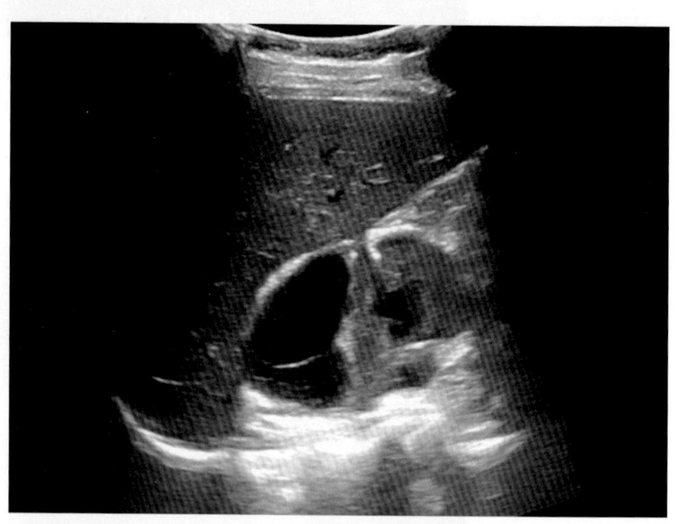

图 6-7-18　肾上腺囊肿二维超声图像
右侧肾上腺区查见大小约 7.1cm × 4.3cm 的混合回声团，边界较清楚，形态欠规则，内可见分隔，囊壁可见点片状强回声

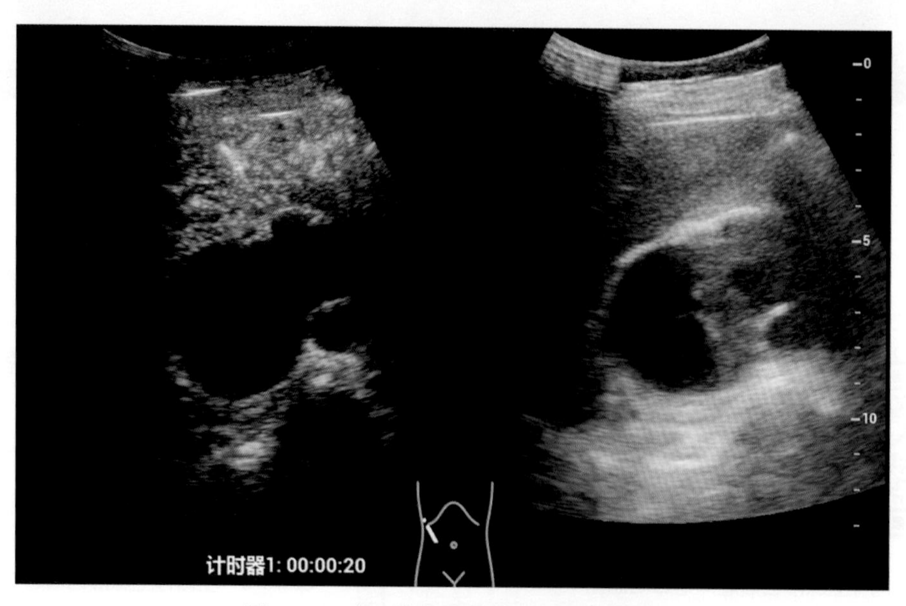

图 6-7-19　肾上腺囊肿增强超声动脉期图像
右侧肾上腺区团块增强超声动脉期未见明显强化

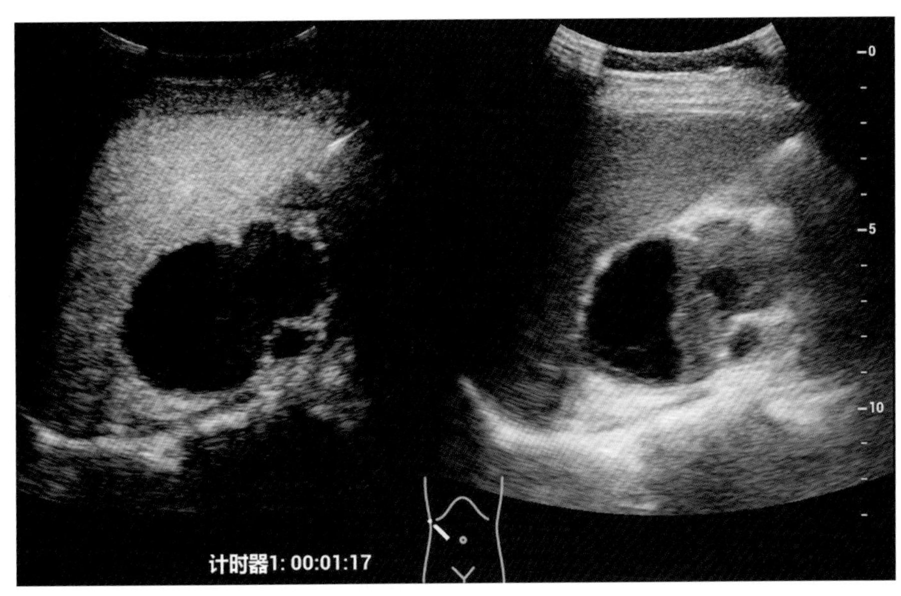

图 6-7-20 肾上腺囊肿增强超声静脉期图像
右侧肾上腺区团块增强超声静脉期未见明显强化

ER6-7-6 肾上腺囊肿超声造影动态图
右侧肾上腺区团块增强超声动脉期及静脉期均未见明显增强

3. 超声造影诊断要点

（1）肾上腺囊肿边界清楚，形态规则，囊壁光滑，可伴钙化，合并出血或感染时，囊内透声不佳。

（2）增强超声显示病灶无强化。

4. 手术病理诊断 囊肿性病变伴广泛纤维组织增生，淋巴组织增生，出血，含铁血黄素沉积、钙化。

5. 鉴别诊断 肾上腺囊肿诊断较易，但需与囊性变的肾上腺嗜铬细胞瘤进行鉴别。肾上腺嗜铬细胞瘤体积增大后，可出现囊性变，但增强超声显示囊壁较肾上腺单纯囊肿增厚，且囊壁有结节状强化。

第八节　膀胱及输尿管疾病

一、尿路上皮癌

膀胱尿路上皮癌主要表现为膀胱壁上宽基底的等回声结节，超声造影典型表现为早于周围膀胱壁的高增强，部分病灶可见来源于膀胱壁肌层的滋养血管，病灶与周围膀胱壁同步消退。输尿管肿瘤在超声上表现为输尿管位置实性低回声肿块回声，大部分位于输尿管内，CDFI 内部可见血流信号。在超声造影上会表现为显著增强模式，根据肿瘤的分化程度及分期的不同，造影模式可有差异。

【病例一】

1. 病史概要　84 岁男性，1 年前出现肉眼血尿，无其他伴随症状，门诊超声提示：膀胱壁上异常回声，性质待定：新生物?

2. 常规超声图像　膀胱壁上见数个低回声结节，突向膀胱腔内，较大位于右侧壁，边界清，形态不规则，呈"菜花样"（图 6-8-1），基底宽，彩色多普勒超声：内血流信号不丰富（图 6-8-2~ 图 6-8-4）。

3. 超声造影图像　超声造影膀胱壁肿物动脉期早于周围膀胱壁呈高增强，达峰后呈均匀高增强（图 6-8-5），静脉期病灶廓清不彻底（图 6-8-6，ER6-8-1）。

4. 超声造影诊断要点　低级别膀胱癌表现为"少血供"轻度增强模式，肿瘤造影剂增强时间近似于或略早于瘤周膀胱壁，肿瘤造影剂增强程度近似于或略高于瘤周膀胱壁，肿瘤造影剂消退时间近似于瘤周膀胱壁。

5. 手术病理诊断　低级别浸润性乳头状尿路上皮癌，局灶浸润至黏膜固有层。

6. 鉴别诊断　膀胱炎性疾病：慢性膀胱炎中各部分增强强度和时间与周围正常膀胱壁相同；腺性膀胱炎达峰时增强程度可稍高于周围膀胱壁，但消退时间可与周围膀胱壁近似或稍早于周围组织。

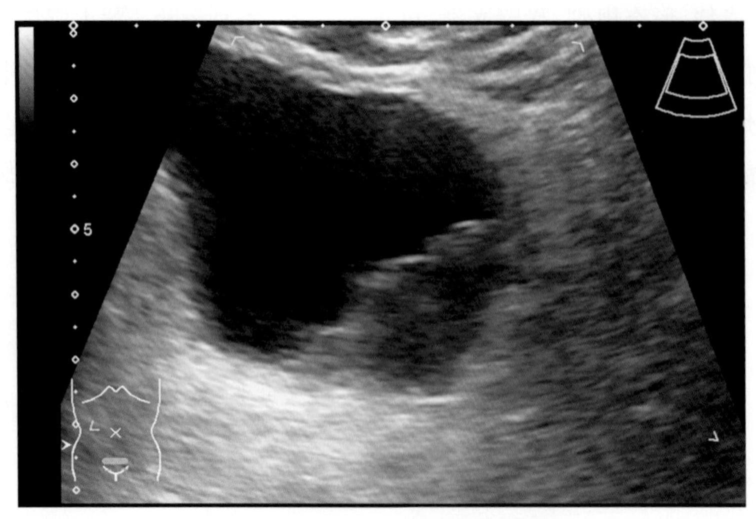

图 6-8-1　膀胱尿路上皮癌常规超声图
膀胱右侧壁查见低回声结节，边界清，形态不规则，呈"菜花样"

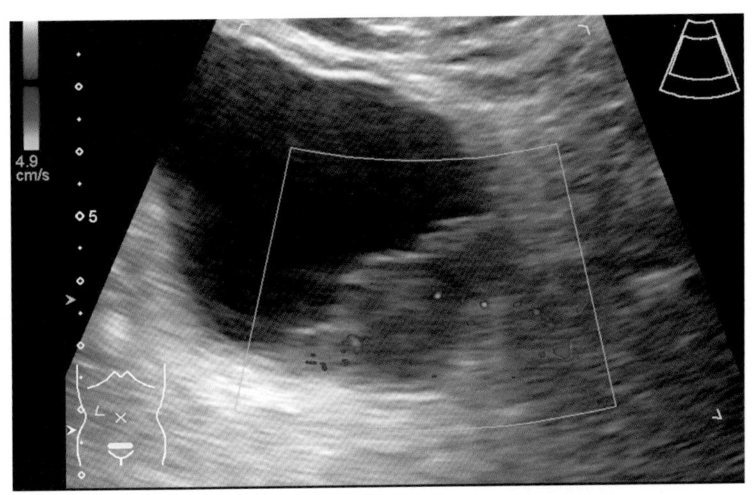

图 6-8-2 膀胱尿路上皮癌彩色多普勒血流图
膀胱右侧壁结节内血流信号不丰富

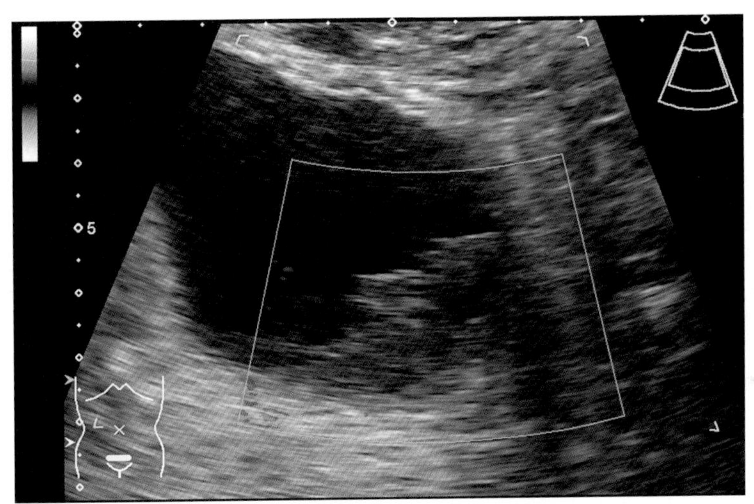

图 6-8-3 膀胱尿路上皮癌能量多普勒血流图
膀胱右侧壁结节内血流信号不丰富

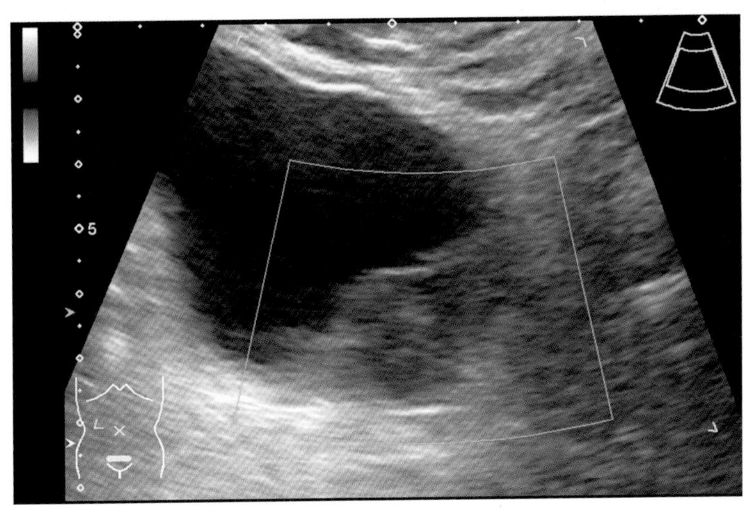

图 6-8-4 膀胱尿路上皮癌超微血流成像图
膀胱右侧壁结节内血流信号不丰富

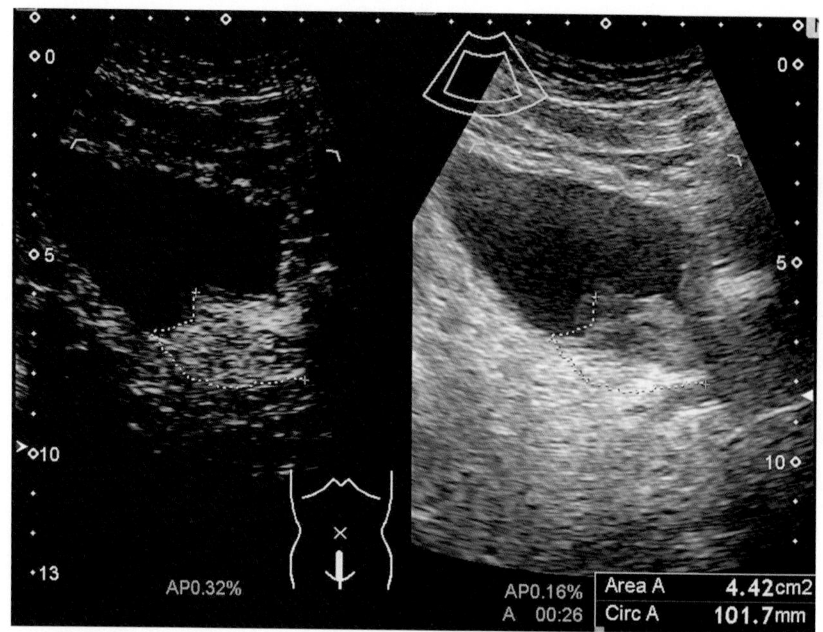

图 6-8-5　膀胱尿路上皮癌超声造影动脉期图像
膀胱壁肿物动脉期早于周围膀胱壁呈高增强，达峰后呈均匀高增强

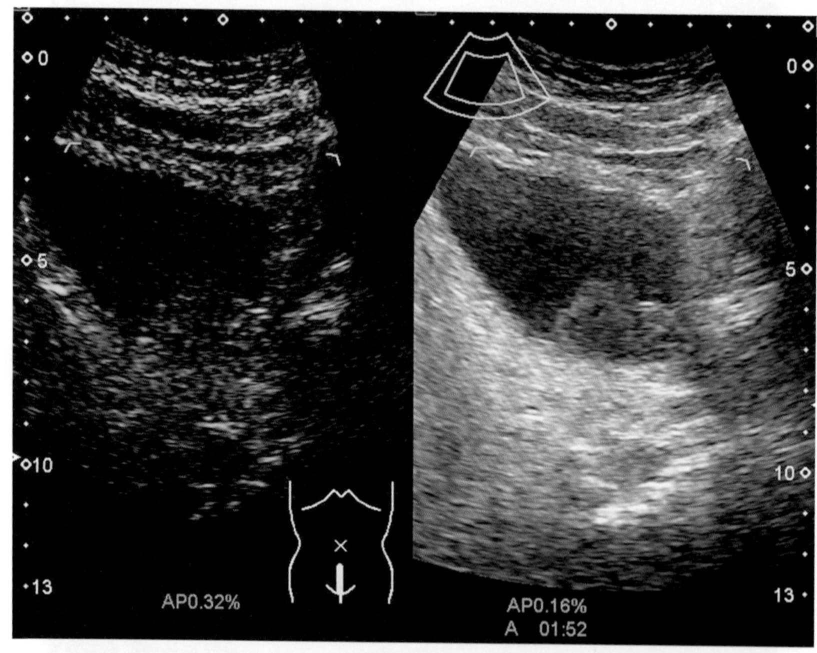

图 6-8-6　膀胱尿路上皮癌超声造影静脉期图像
膀胱壁肿物静脉期呈低增强

ER6-8-1　膀胱尿路上皮癌超声造影动态图
膀胱右侧壁肿物动脉期早于周围膀胱壁呈高灌注，达峰后呈均匀高增强，病灶凸向膀胱腔内，与膀胱黏膜层连续，静脉期呈低增强

【病例二】

1. 病史概要　88 岁男性，2 年前无明显诱因出现排尿困难，伴尿频、尿急、尿痛，夜尿增多，无肉眼血尿，半个月前患者出现肉眼血尿，伴尿频、尿急、尿痛。

2. 常规超声图像　膀胱后壁见低回声结节，边缘毛糙，形态欠规则，结节与膀胱肌壁分界不清，未见包膜（图 6-8-7），彩色多普勒超声：内血流信号不丰富（图 6-8-8~图 6-8-10）。

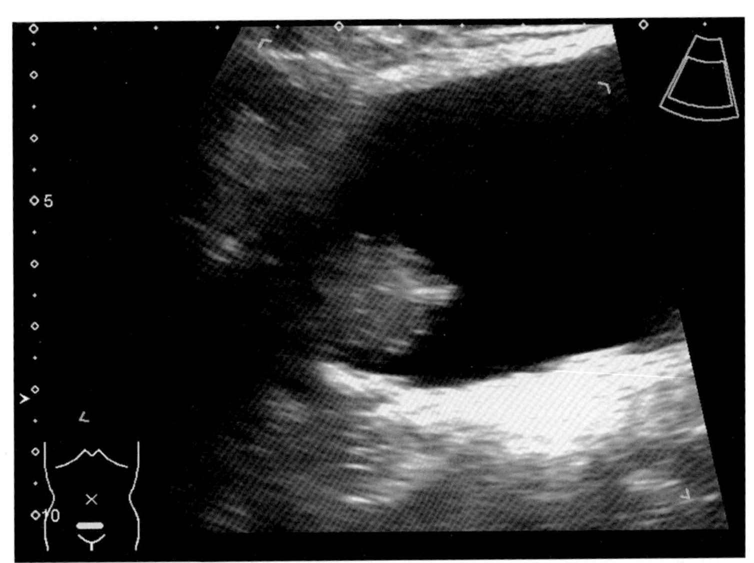

图 6-8-7　膀胱尿路上皮癌常规超声图
膀胱后壁见低回声结节，边缘毛糙，形态欠规则，结节与膀胱肌壁分界不清

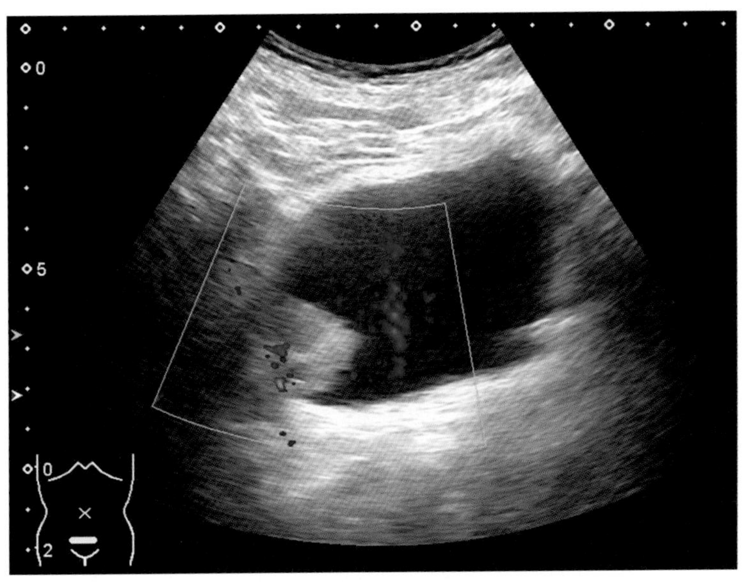

图 6-8-8　膀胱尿路上皮癌彩色多普勒血流图
膀胱后壁结节内血流信号不丰富

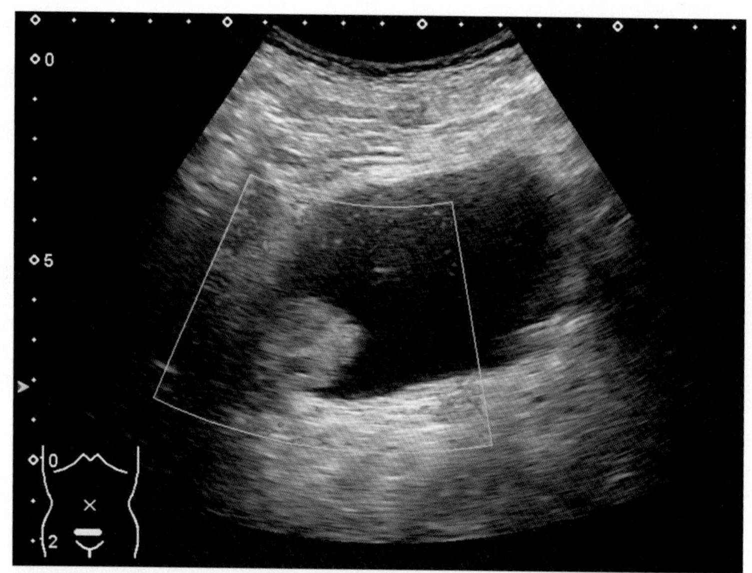

图 6-8-9 膀胱尿路上皮癌能量多普勒血流图
膀胱后壁结节内血流信号不丰富

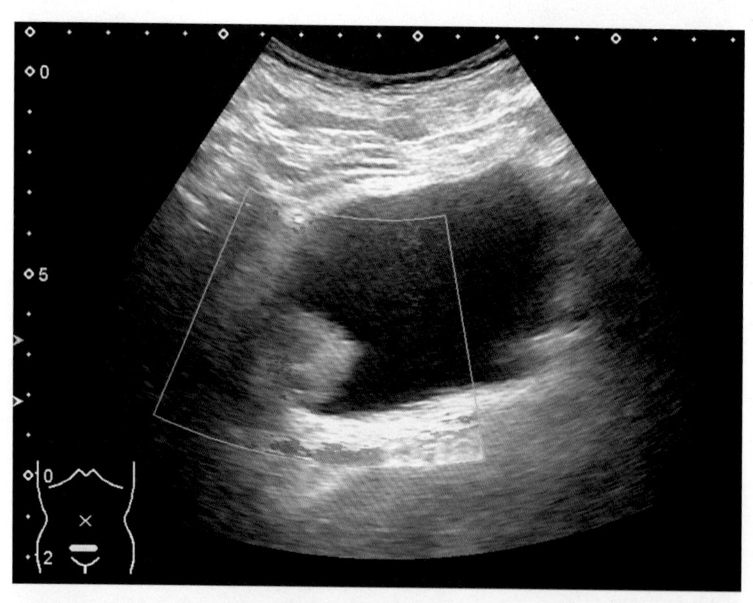

图 6-8-10 膀胱尿路上皮癌超微血流成像图
膀胱后壁结节内血流信号不丰富

3. 超声造影图像 超声造影膀胱后壁肿物动脉期早于膀胱壁呈高灌注（图 6-8-11），达峰后呈均匀高增强，病灶边界不清，膀胱肌层连续性欠佳，后缓慢消退，至 2min19s 基本廓清彻底（图 6-8-12，ER6-8-2）。

4. 超声造影诊断要点 高级别膀胱癌造影可显示肿瘤的供血血管，造影剂由肿块基底部逐渐全部灌注，静脉期肿块内造影剂逐渐廓清，肿瘤造影剂增强时间早于瘤周膀胱壁，且增强强度高于瘤周膀胱壁，肿瘤造影剂消退时间近似于或晚于瘤周膀胱壁，呈“快进慢退”显著高增强的特征。

5. 手术病理诊断 浸润性高级别尿路上皮癌，肿瘤侵及肌层。

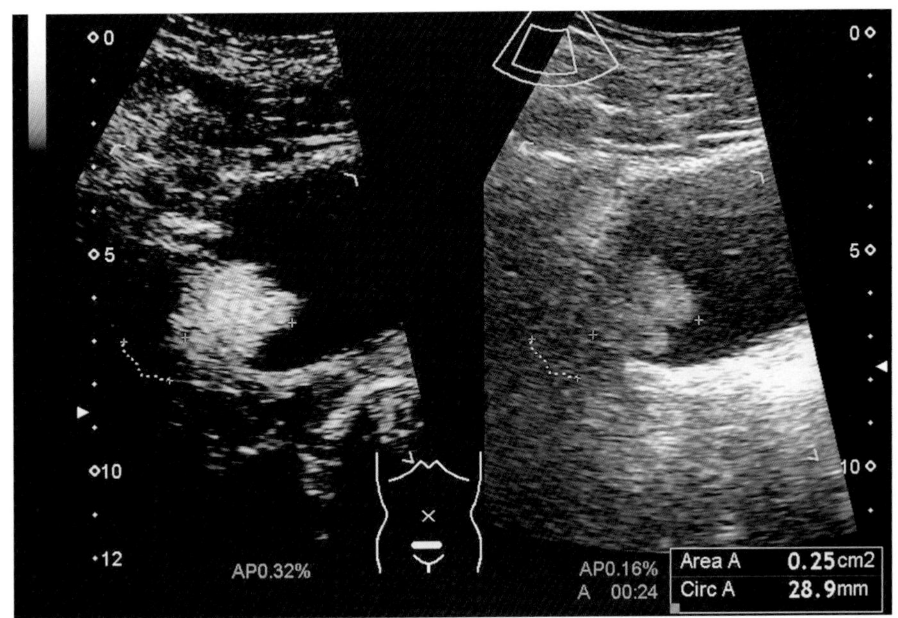

图 6-8-11　膀胱尿路上皮癌超声造影动脉期图像
膀胱后壁肿物动脉期呈高灌注，达峰后呈均匀高增强，病灶边界不清，膀胱肌层连续性欠佳

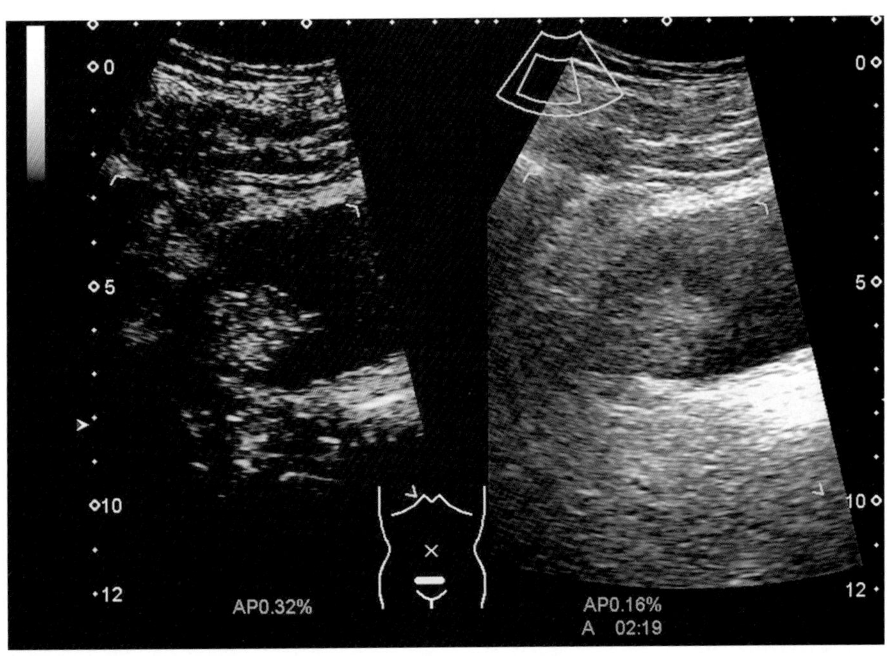

图 6-8-12　膀胱尿路上皮癌超声造影静脉期图像
膀胱后壁肿物静脉期呈低增强

ER6-8-2　膀胱尿路上皮癌超声造影动态图
膀胱左后壁肿物动脉期早于膀胱壁呈高灌注，达峰后呈均匀高增强，病灶边界不清，膀胱肌层连续性欠佳，浆膜层显示尚完整，后缓慢消退

【病例三】

1. 病史概要　男性，85 岁，肉眼血尿 2 个月余，发现膀胱肿瘤 1d。

2. 常规超声图像　经腹部检查：左侧输尿管下段显示条索状低回声占位，大小约 5.5cm × 2.1cm（图 6-8-13）。经直肠检查：左侧盆腔下部显示条索状低回声占位（图 6-8-14），血流丰富，可检出动脉频谱（图 6-8-15）。

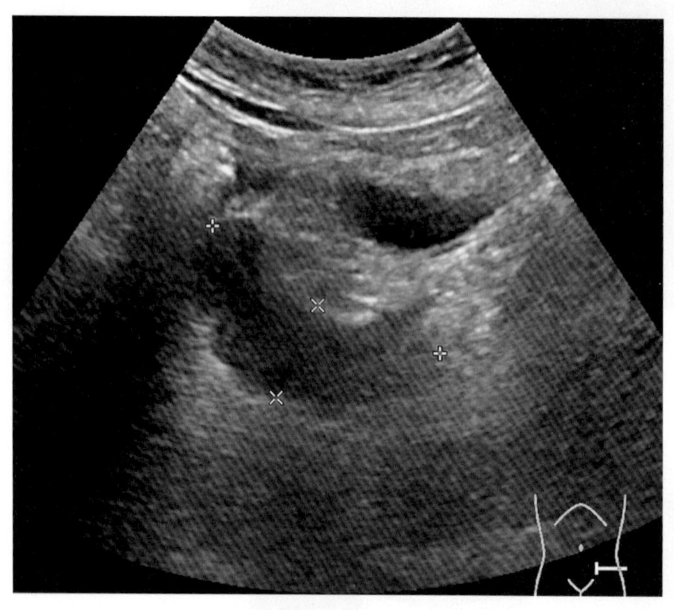

图 6-8-13　经腹部检查输尿管癌常规超声图像
左侧输尿管下段显示条索状低回声占位

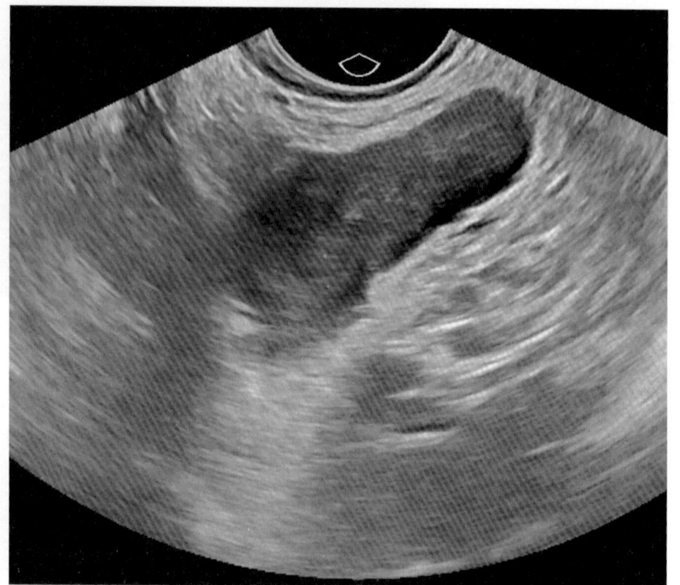

图 6-8-14　经直肠检查输尿管癌常规超声图像
左侧盆腔下部显示条索状低回声占位

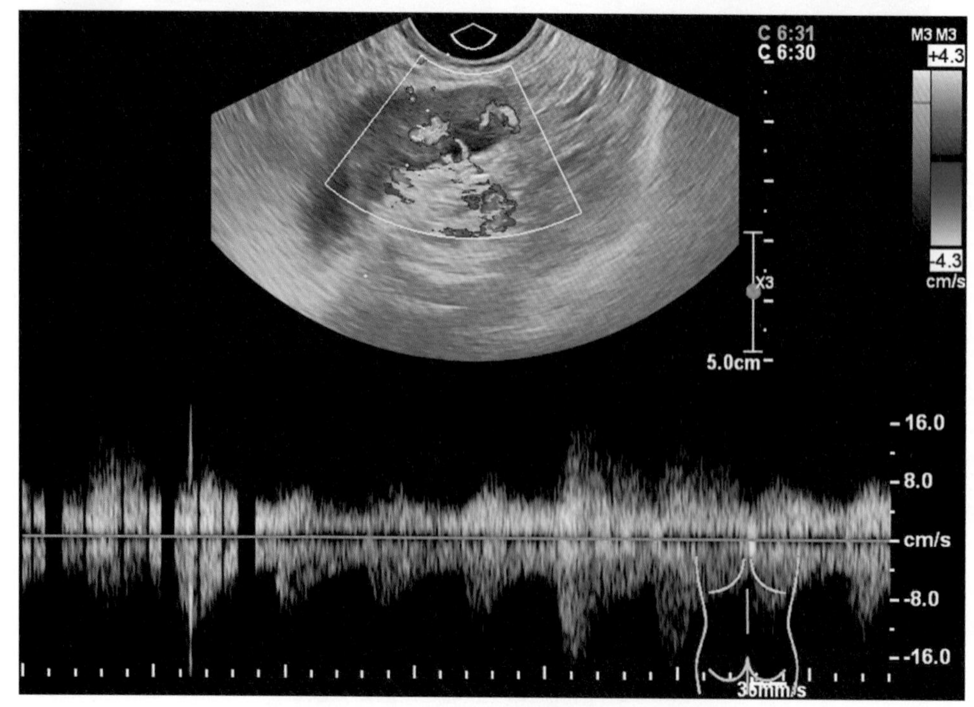

图 6-8-15　经直肠检查输尿管癌彩色多普勒图像
低回声占位血流丰富，可检出动脉频谱

3. 超声造影图像 经腹超声造影：15s 开始少部分云絮状低增强显示，增强部分位于占位下段，19s 增强达高峰（图 6-8-16），稍高增强显示，部位不增强显示（图 6-8-17）。经直肠超声造影：12s 开始增强（图 6-8-18），20s 增强达高峰，靠近膀胱段高增强、远离膀胱段部分不增强（图 6-8-19），26s 显著廓清（图 6-8-20，ER6-8-3、ER6-8-4）。

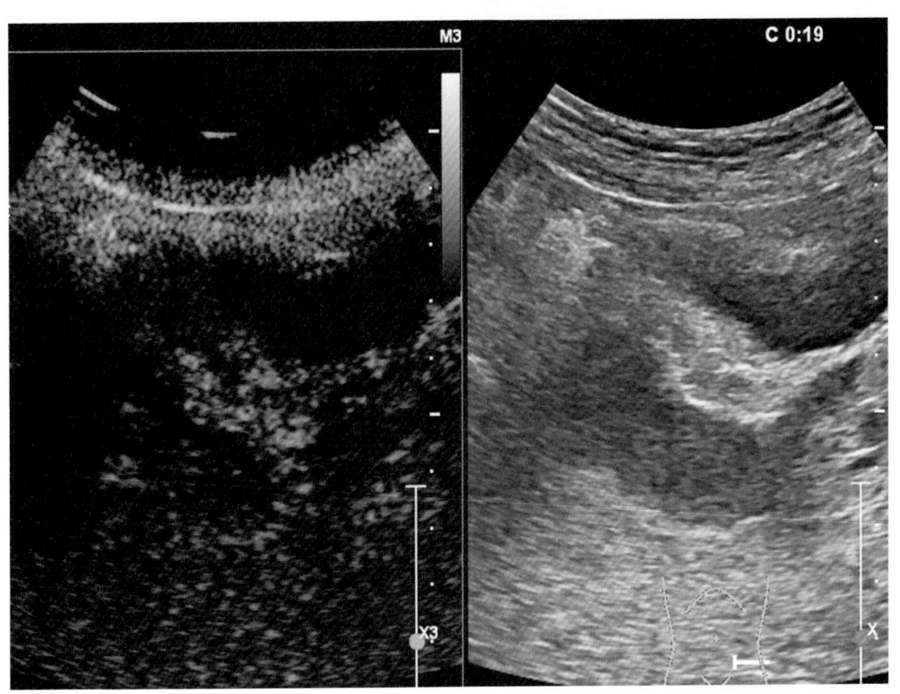

图 6-8-16 经腹检查超声造影动脉期图像
动脉期呈不均匀高增强

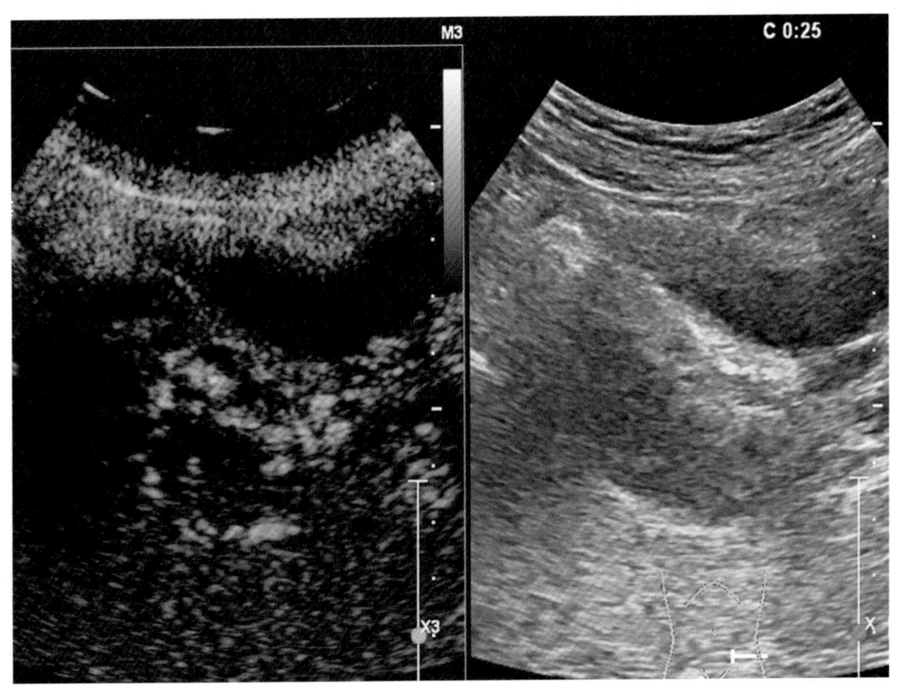

图 6-8-17 经腹检查超声造影动脉期图像
动脉期呈不均匀高增强

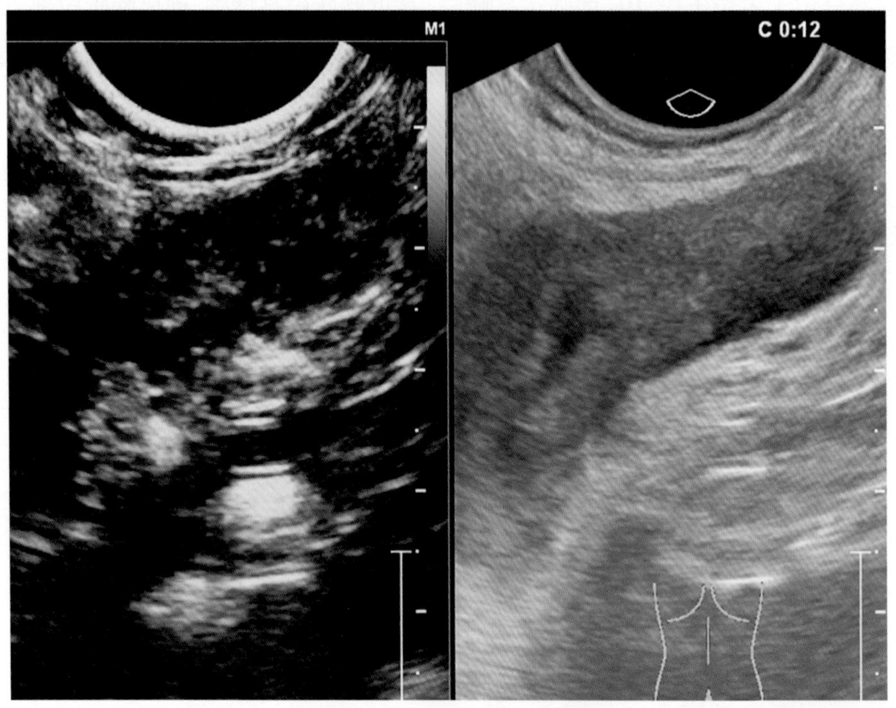

图 6-8-18　经直肠超声造影检查图像
动脉期 12s 输尿管占位开始增强

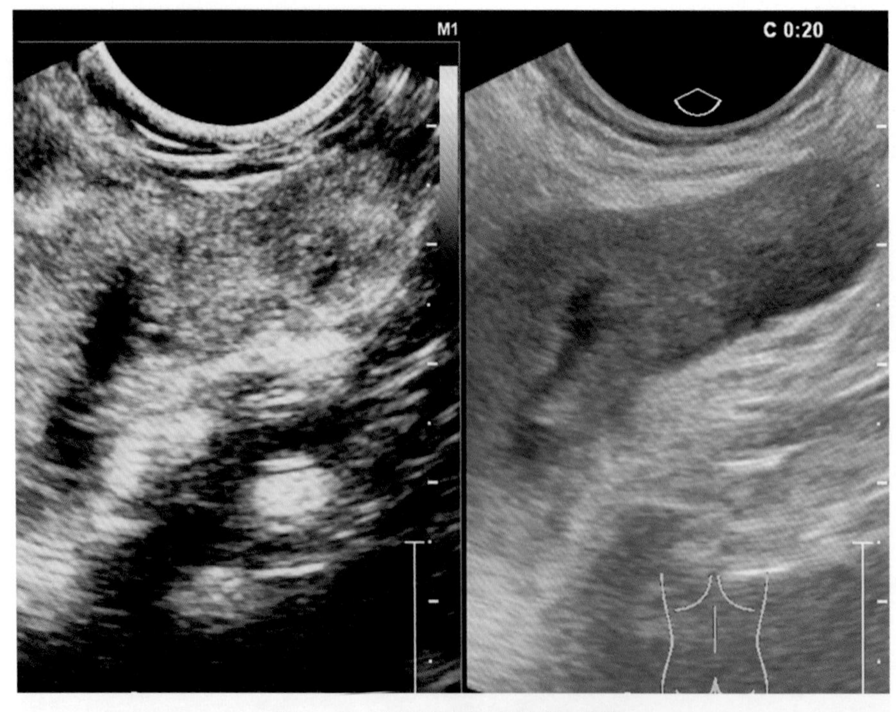

图 6-8-19　经直肠超声造影检查图像
动脉期 20s 占位增强达高峰，靠近膀胱段高增强、远离膀胱段部分不增强

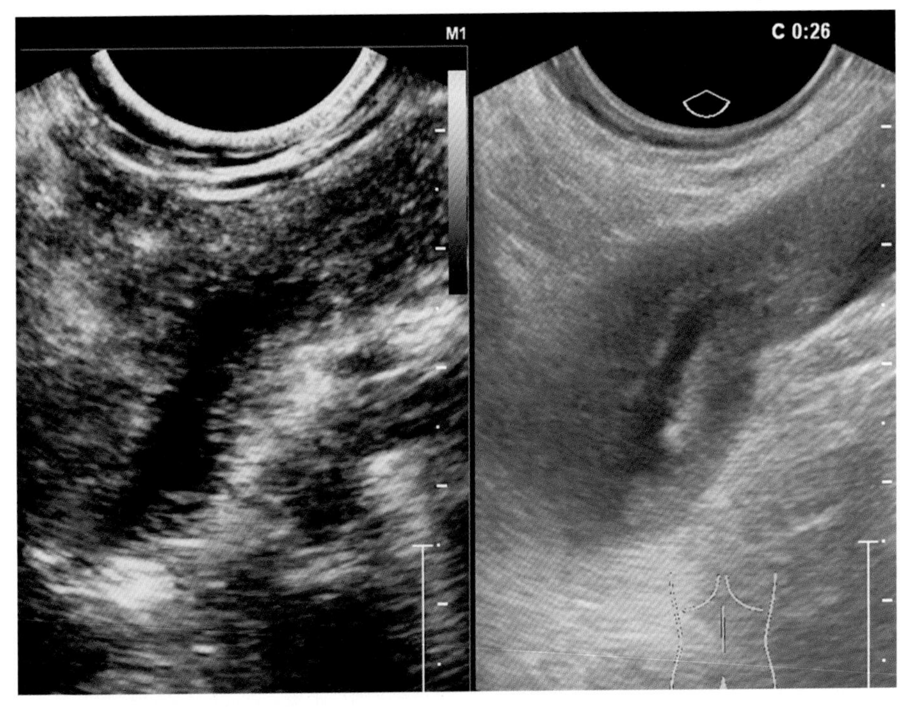

图 6-8-20　经直肠超声造影检查图像

动脉期 26s 输尿管占位显著廓清

ER6-8-3　经腹检查输尿管癌超声造影视频

左侧输尿管下段位置条索状低回声占位超声微血管造影呈“少部分区域低增强，大部分区域持续不增强”特点

ER6-8-4　经直肠检查输尿管癌超声造影视频

左侧输尿管下段条索状低回声占位呈“占位靠近膀胱段高增强，远离膀胱段部分区域持续不增强，伴局部增厚膀胱壁高增强”特点

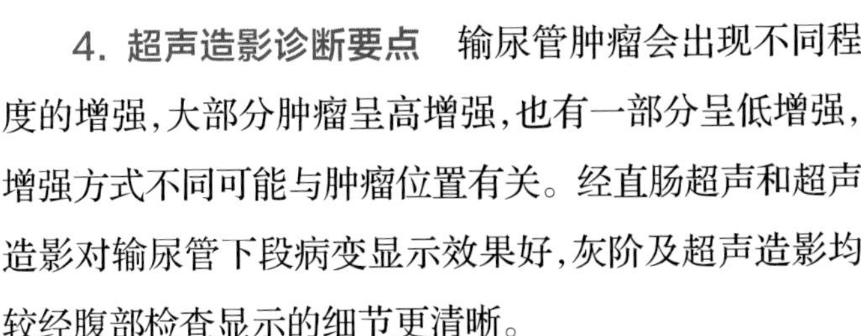

4. 超声造影诊断要点　输尿管肿瘤会出现不同程度的增强，大部分肿瘤呈高增强，也有一部分呈低增强，增强方式不同可能与肿瘤位置有关。经直肠超声和超声造影对输尿管下段病变显示效果好，灰阶及超声造影均较经腹部检查显示的细节更清晰。

5. 手术病理诊断　左输尿管残端肿瘤为低分化癌，符合浸润性微乳头状尿路上皮癌。

6. 鉴别诊断

输尿管炎性病变：血供不及恶性肿瘤丰富，超声造影上表现为近似于或低于输尿管周围组织的增强程度，输尿管管腔内无明显高增强结节状病灶表现。

输尿管息肉：与输尿管癌在超声造影表现上有所重叠，亦可呈富血供，但由于息肉带蒂，会产生特异的“虫蠕动”改变，即病变在管腔内出现上下移动的征象，以及与管壁分界清晰。

输尿管结石：在常规超声上即可作出有效诊断，但当结石合并肿瘤时鉴别诊断有一定困难。

二、膀胱出血

【病例一】

1. 病史概要 女性 82 岁，因糖尿病就诊。

2. 常规超声图像 膀胱欠充盈，内查见絮团状杂乱回声（图 6-8-21），膀胱壁显示不清。

3. 超声造影图像 膀胱内絮团状杂乱回声在增强超声动脉期及静脉期均未见强化，膀胱壁强化不规整，可见小梁状强化（图 6-8-22、图 6-8-23）。

4. 超声造影诊断要点

（1）膀胱内絮团状杂乱回声增强超声无强化。

（2）部分血凝块可随体位改变而移动。

5. 其他检查 增强 CT：慢性膀胱炎伴血凝块。

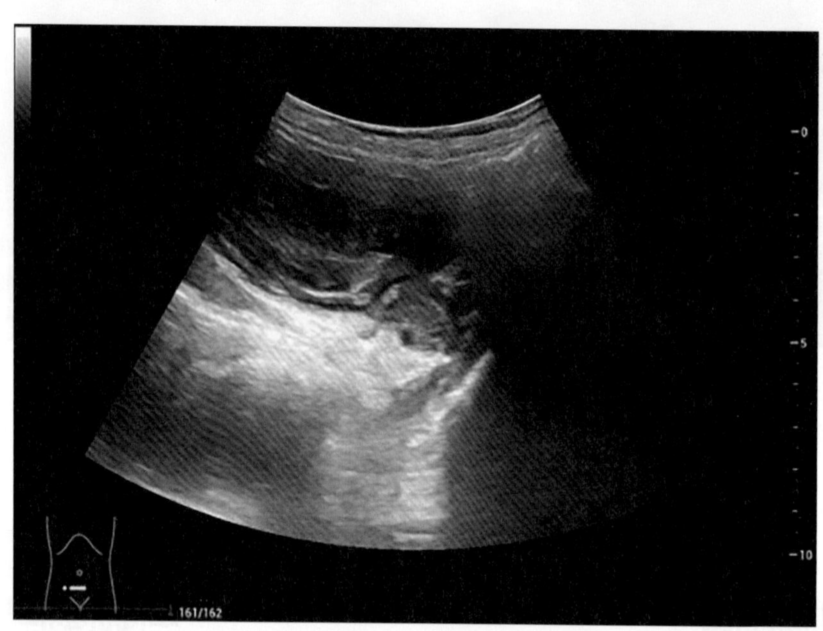

图 6-8-21 膀胱出血二维超声声像图
膀胱欠充盈，内可见絮团状杂乱回声

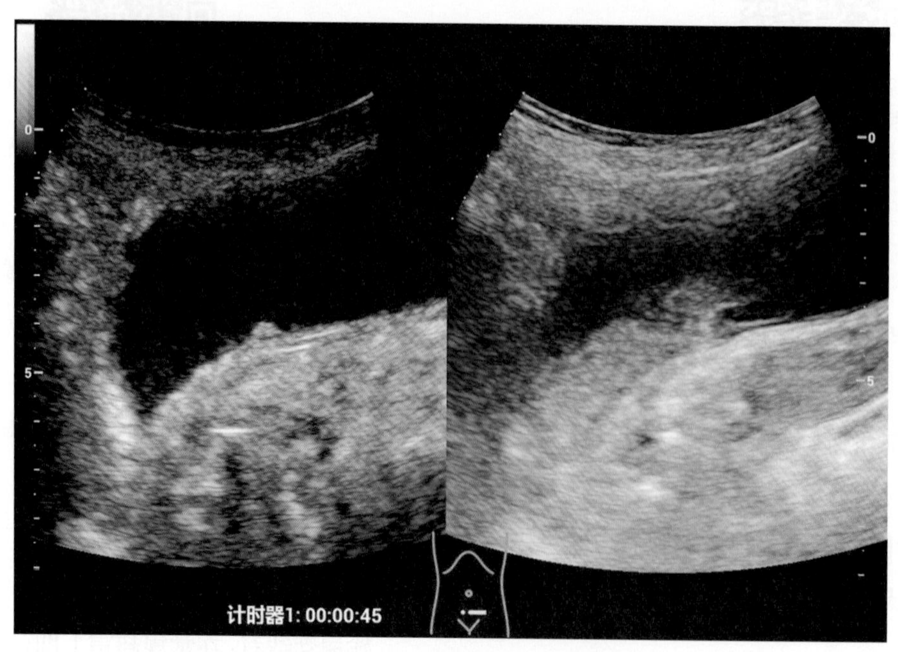

图 6-8-22 膀胱出血增强超声动脉期
膀胱内絮团状杂乱回声在增强超声动脉期未见强化，膀胱壁可见小梁状强化

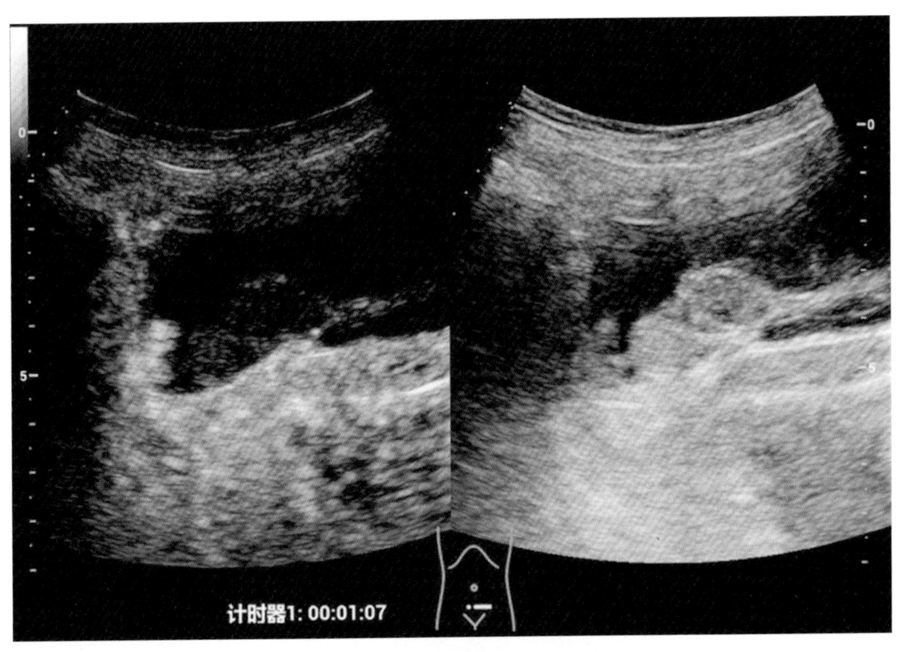

图 6-8-23 膀胱出血增强超声静脉期
膀胱内絮团状杂乱回声在增强超声静脉期未见强化

【病例二】

1. 病史概要 女性 31 岁,因血尿就诊。

2. 常规超声图像 膀胱欠充盈,膀胱后壁 3.4cm×2.1cm×1.0cm 的稍强杂乱回声团(图 6-8-24),边界清楚,形态不规则,内未见明显血流信号,后方可见血流闪烁伪像。

3. 超声造影图像 膀胱内团块未见增强,膀胱内壁未见确切团块回声(图 6-8-25、图 6-8-26)。

4. 超声造影诊断要点

(1)膀胱内团块增强超声无强化。

(2)部分血凝块可随体位改变而移动。

5. 其他检查 增强 CT:膀胱血凝块。

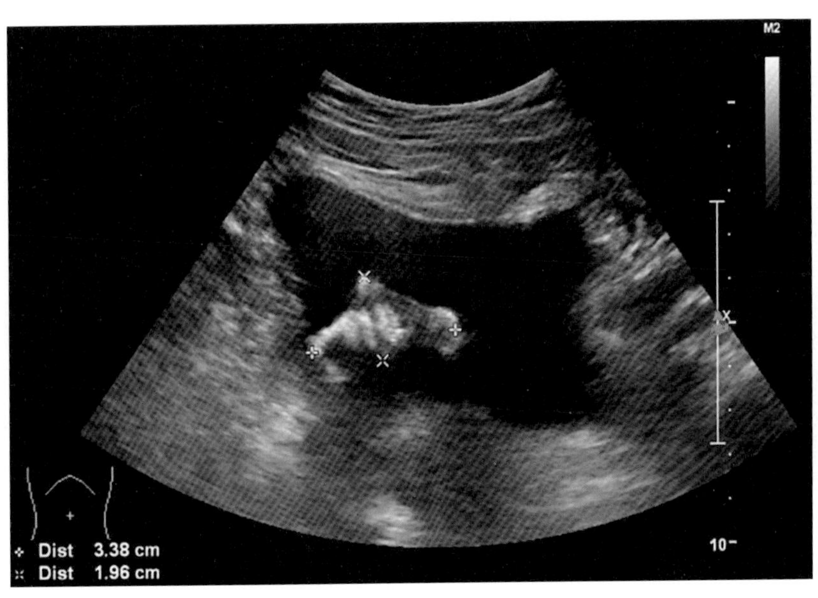

图 6-8-24 膀胱出血二维超声声像图
膀胱欠充盈,内可见絮团状杂乱回声

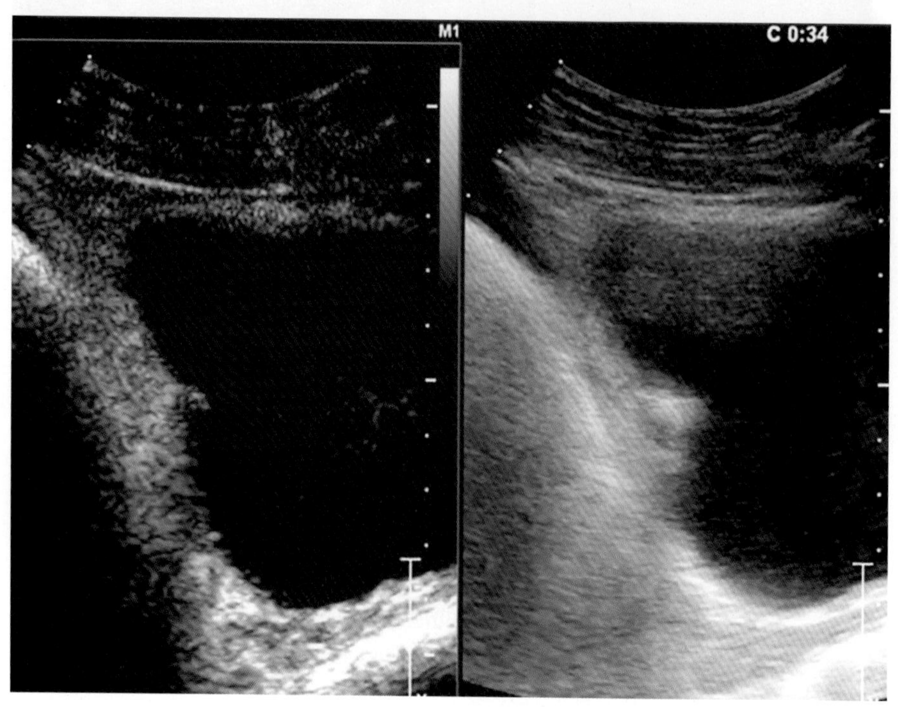

图 6-8-25　膀胱出血增强超声动脉期
膀胱内团块在增强超声动脉期未见强化

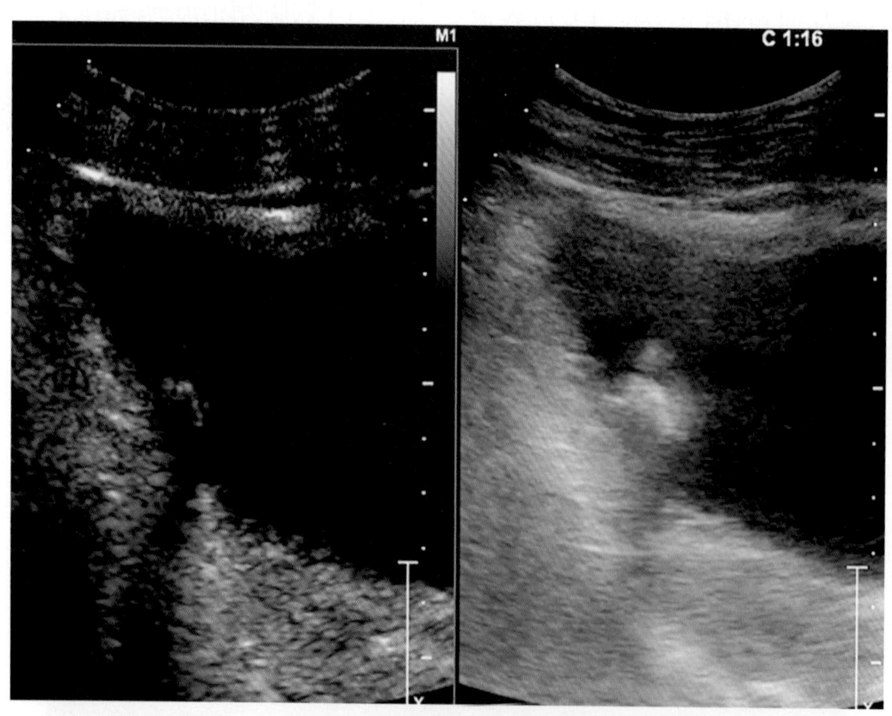

图 6-8-26　膀胱出血增强超声静脉期
膀胱内团块在增强超声静脉期未见强化

三、膀胱憩室

【病例】

1. 病史概要 男性 51 岁，因尿频就诊。

2. 常规超声图像 膀胱充盈，膀胱右后方查见大小约 2.8cm×1.8cm 的无回声结节（图 6-8-27），与膀胱腔相通，边界较清楚，形态较规则，其内可见絮状回声，内未见明显血流信号（图 6-8-28）。

3. 超声造影图像 增强超声显示膀胱壁未见异常强化，无回声结节内未见异常强化区（图 6-8-29、图 6-8-30）。

4. 超声造影诊断要点

（1）膀胱壁无回声结节，与膀胱腔内相通，增强超声显示无强化。

（2）嘱患者排尿后检查，无回声结节可能消失或缩小。

5. 其他检查 增强 CT：膀胱憩室。

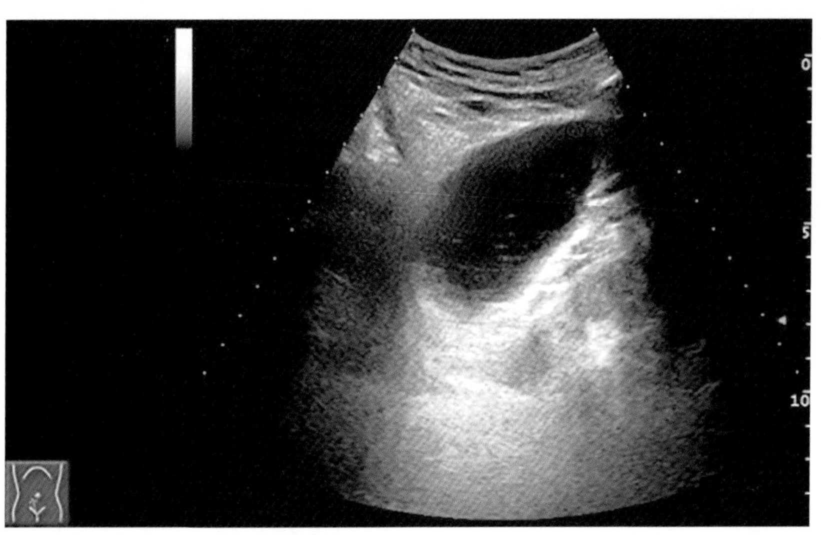

图 6-8-27 膀胱憩室二维超声声像图
膀胱充盈，膀胱右后方查见大小约 2.8cm×1.8cm 的无回声结节，与膀胱腔相通，边界较清楚，形态较规则，其内可见絮状回声

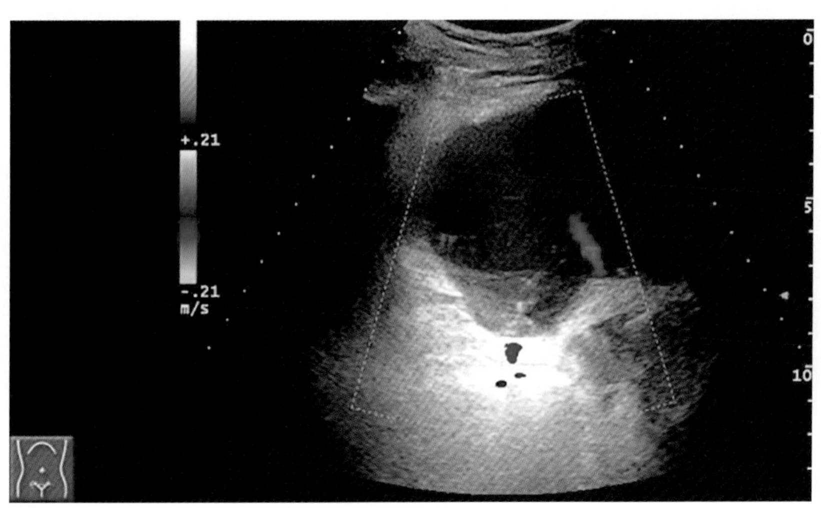

图 6-8-28 膀胱憩室 CDFI 图像
膀胱右后方无回声结节内未见明显血流信号

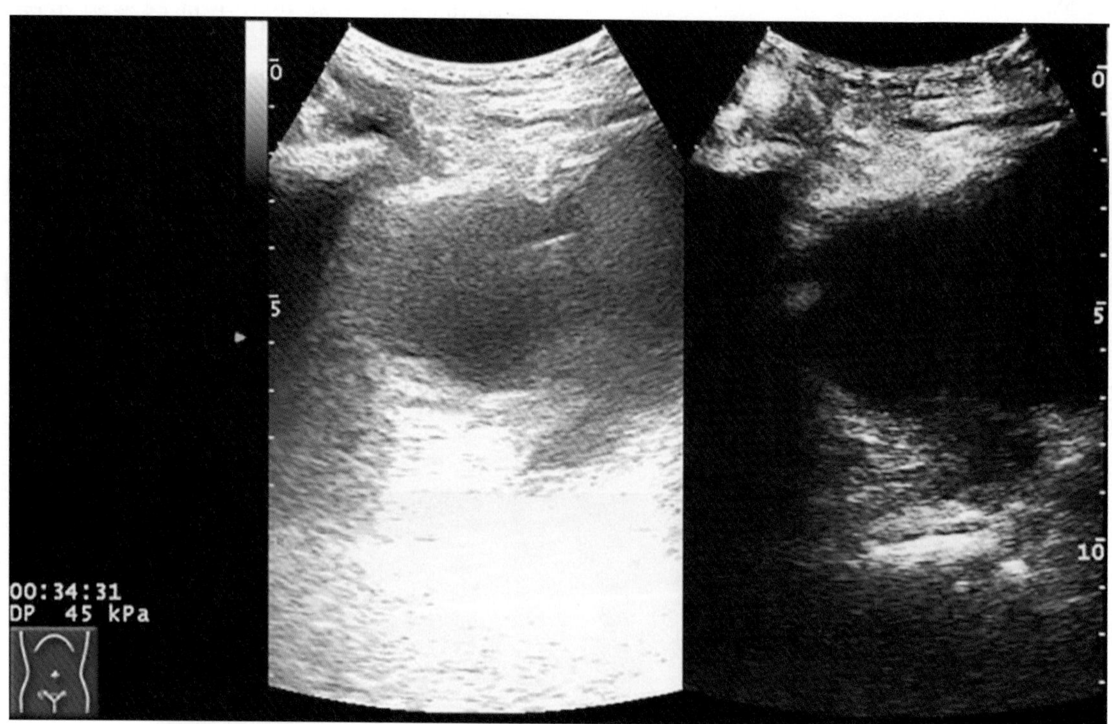

图 6-8-29 膀胱憩室增强超声动脉期
膀胱右后方结节在增强超声动脉期未见强化

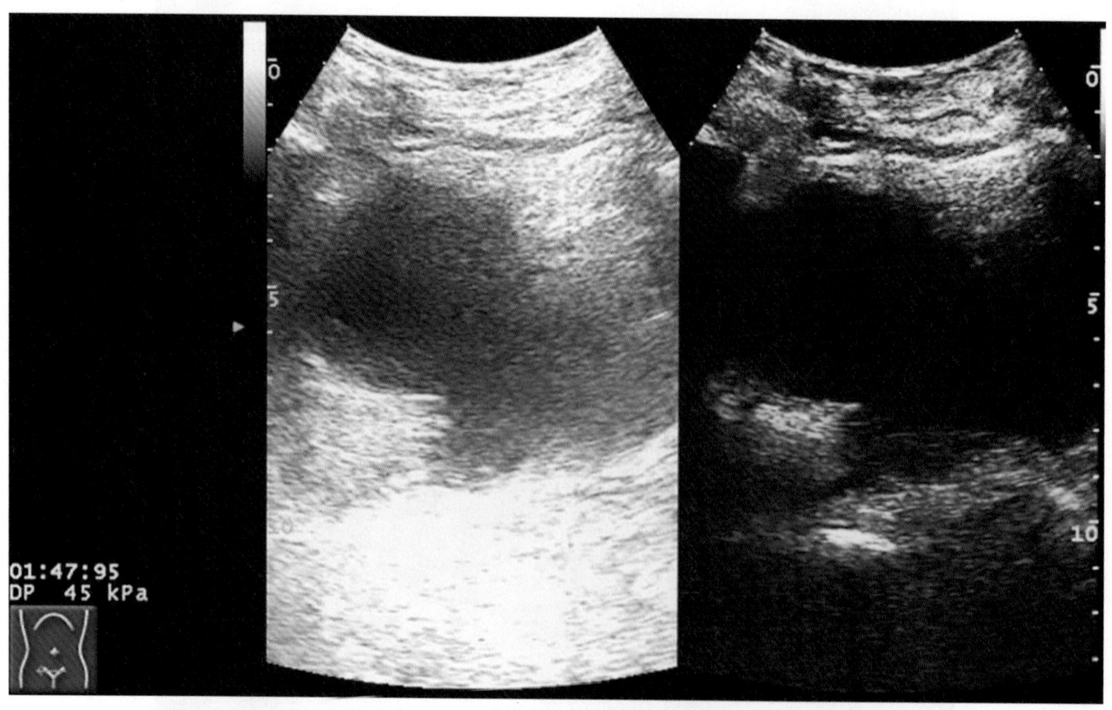

图 6-8-30 膀胱憩室增强超声静脉期
膀胱右后方结节在增强超声静脉期未见强化

第九节　前列腺疾病

一、前列腺增生

前列腺增生症，又称前列腺肥大，是老年男子常见的良性病变。前列腺增生主要发生在内腺区的移行区，可形成明显的结节，可突入膀胱或尿道内，压迫膀胱颈部或尿道，引起下尿路梗阻，并可出现膀胱逼尿肌增厚，黏膜出现小梁及憩室等，严重者可导致排尿困难、尿潴留。常规超声能够确定前列腺的大小、形态、位置，有无排尿障碍等，可以采用经腹、经会阴、经直肠、经尿道等多种检查方式，以经腹及经直肠应用较广。增强超声用于辅助前列腺增生与前列腺癌的鉴别诊断。

【病例一】

1. 病史概要　男性 78 岁，因排尿困难就诊，前列腺特异性抗原（PSA）：10.1ng/ml。

2. 常规超声图像　经直肠检查：前列腺明显长大，形态失常：周缘区大小约 49mm × 35mm × 58mm，移行区大小约 45mm × 28mm × 45mm，突入膀胱约 10mm。前列腺周缘区、移行区分界清楚，回声欠均匀，内查见多数斑片状强回声，周缘区未见确切结节回声，内未见异常血流信号（图 6-9-1、图 6-9-2）。

3. 超声造影图像　选择前列腺尖部及底部两个平面进行增强超声检查。增强超声显示前列腺外腺动脉期未见异常增强区域（图 6-9-3、图 6-9-4）。

4. 超声造影诊断及鉴别诊断要点　临床上典型的前列腺增生通过常规超声、血清 PSA 可以诊断，多数的前列腺增生形态规则、内部回声较均匀、增生部分与周围腺体形成分界明显或形成假包膜。但是不典型的需要和前列腺癌鉴别，但常常困难，必要时行超声或影像学引导下穿刺活检进行鉴别。

5. 穿刺病理检查　前列腺增生。

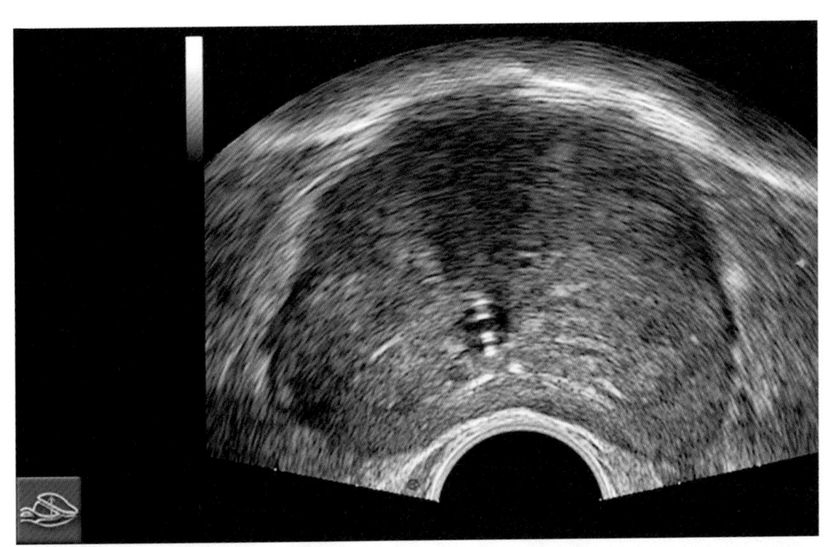

图 6-9-1　前列腺增生二维超声声像图

前列腺长大，前列腺周缘区、移行区分界清楚，回声欠均匀，内查见多数斑片状强回声，周缘区未见确切结节回声

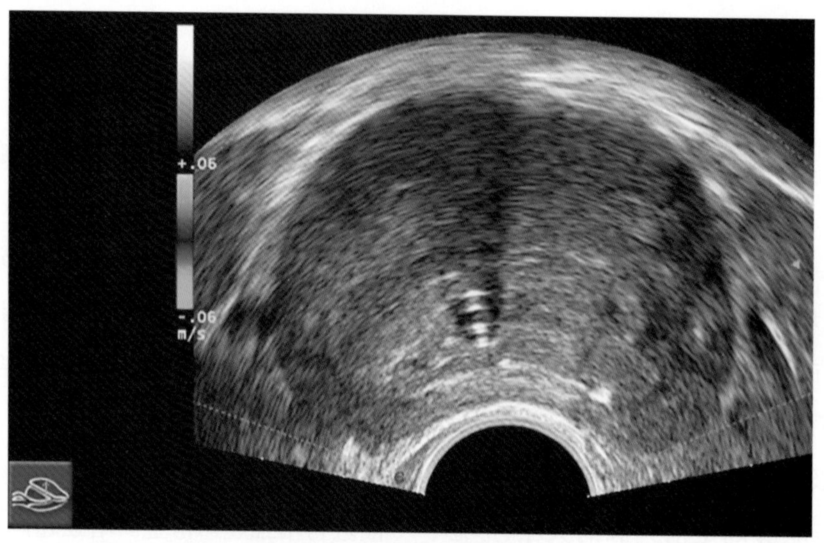

图 6-9-2　前列腺增生 CDFI 图像
前列腺内未见异常血流信号

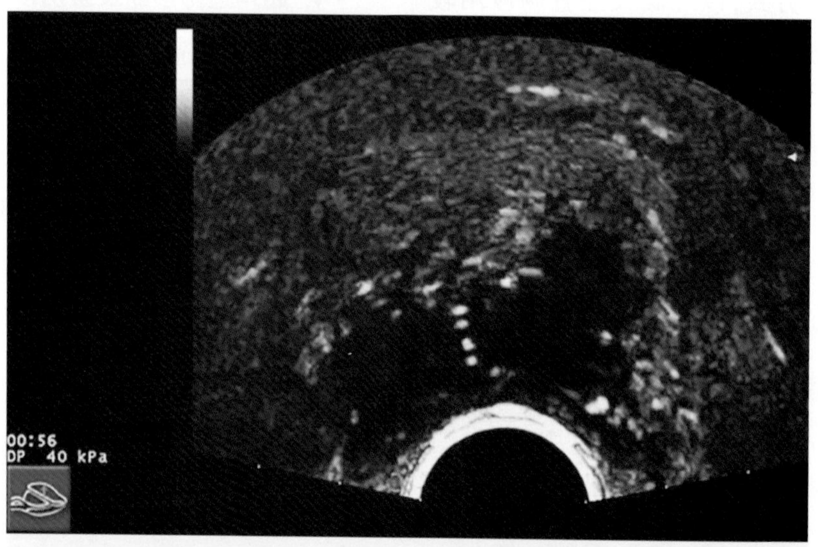

图 6-9-3　前列腺增生增强超声动脉期图像
前列腺外周带动脉期未见异常增强

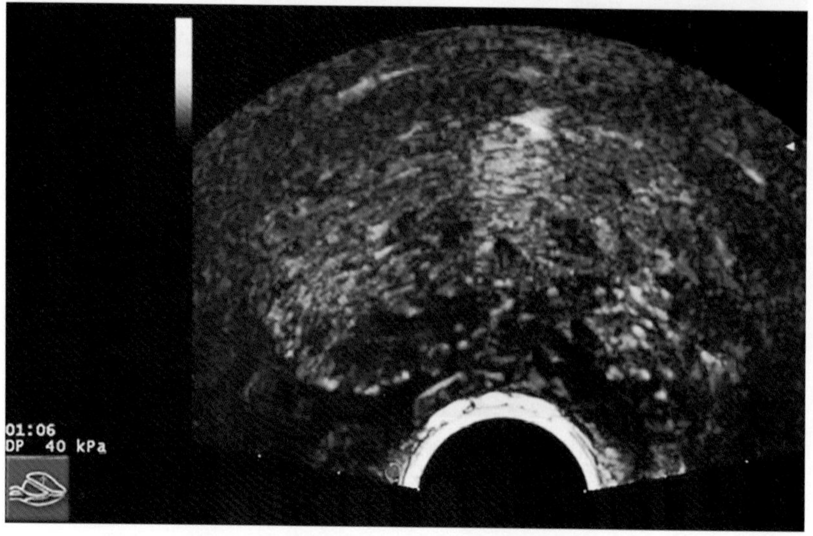

图 6-9-4　前列腺增生增强超声静脉期图像
前列腺外周带静脉期未见异常增强

【病例二】

1. 病史概要　男性 65 岁，因高血压就诊，无其他阳性体征。

2. 常规超声图像　前列腺增大，大小（左右径 × 前后径 × 上下径）49mm × 30mm × 51mm，移行区大小（左右径 × 前后径 × 上下径）32mm × 25mm × 19mm，突入膀胱 5mm，前列腺外周带与移行区分界清楚，回声均匀，移行区未见强回声团，外周带未见结节回声（图 6-9-5），内未见确切异常血流信号（图 6-9-6）。

3. 超声造影图像　增强超声显示前列腺外周带动脉期未见异常增强（图 6-9-7、图 6-9-8，ER6-9-1）。

4. 超声造影诊断及鉴别诊断要点　前列腺体积长大；增强超声后外周带动脉期及静脉期未见异常增强。

5. 穿刺病理检查　前列腺增生。

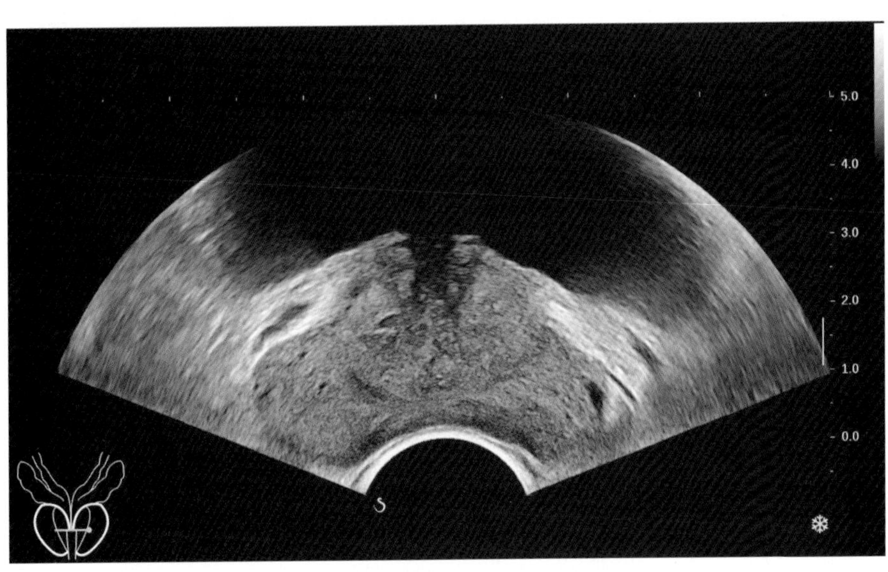

图 6-9-5　前列腺增生二维超声声像图

前列腺长大，外周带与移行区分界清楚，回声均匀，移行区未见强回声团，外周带未见结节回声

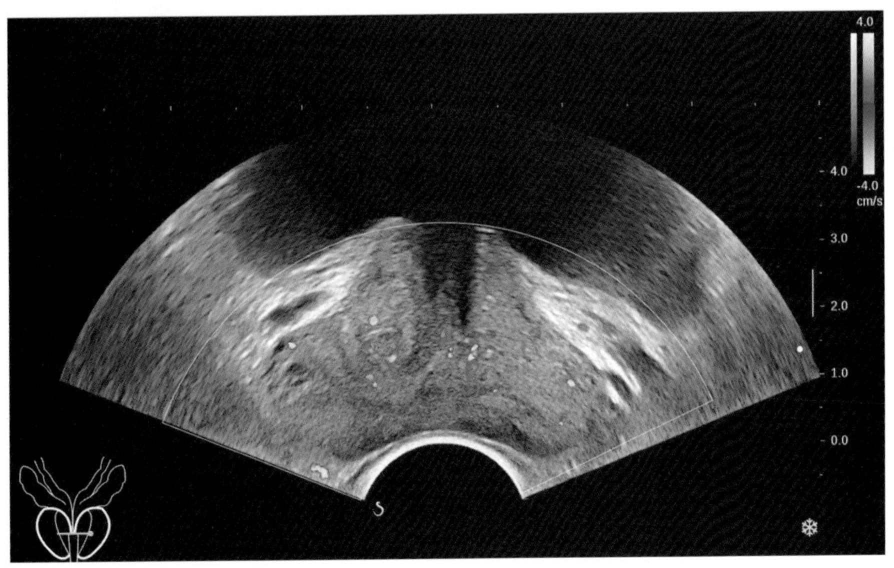

图 6-9-6　前列腺增生 CDFI 图像

前列腺内未见异常血流信号

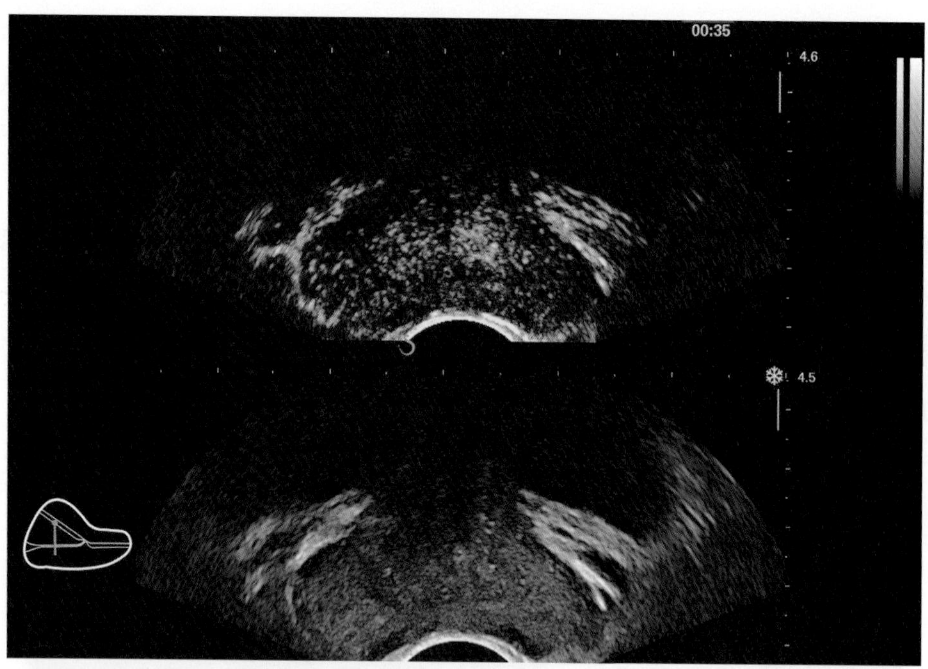

图 6-9-7　前列腺增生增强超声动脉期图像
前列腺外周带动脉期未见异常增强

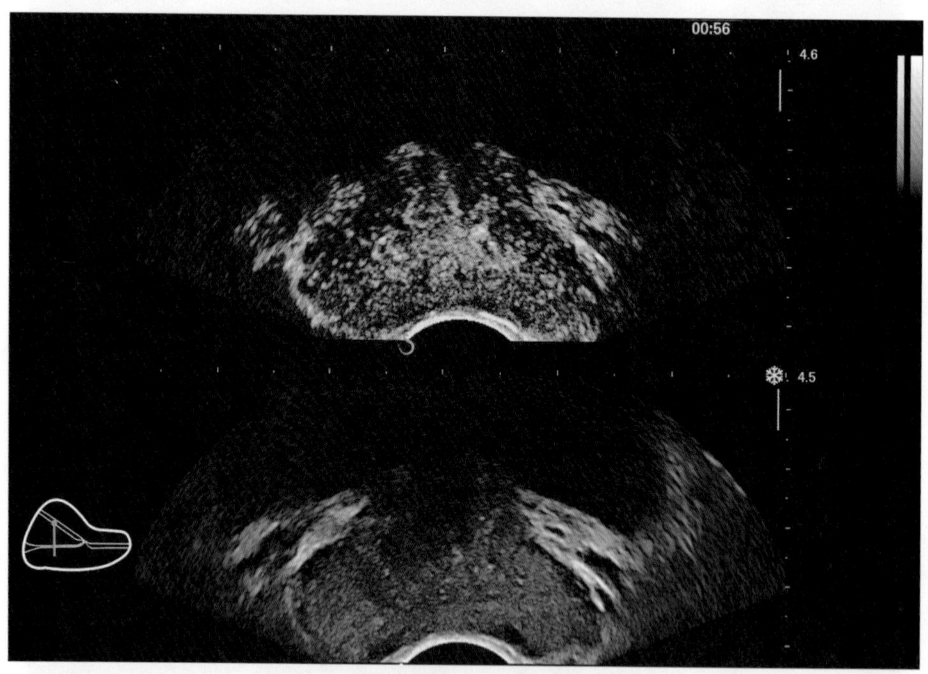

图 6-9-8　前列腺增生增强超声静脉期图像
前列腺外周带静脉期未见异常增强

ER6-9-1　前列腺增生超声造影动态图
前列腺体积长大，外周带动脉期及静脉期未见异常增强

二、前列腺炎

前列腺炎性疾病超声可表现为腺体内低回声结节或低回声区，边界欠清，形态规则。造影表现为与周围组织同步增强，达峰时呈等增强或高增强，与周围组织同步消退。

【病例一】

1. 病史概要 患者82岁男性，10年前患者无明显诱因出现排尿困难，主要表现为尿频，尿不尽，后症状进行性加重，3d前出现不能自解小便，于外院导尿，导尿后患者自觉尿道疼痛难忍，拔除导尿管后再次出现尿潴留，再次予以留置导尿。

2. 常规超声图像 前列腺左侧叶外周带见低回声结节，形态欠规则，边界欠清（图6-9-9），彩色多普勒成像：内见较丰富点条状血流信号（图6-9-10、图6-9-11）。

3. 超声造影图像 前列腺左侧叶外周结节动脉期呈高增强（图6-9-12），前列腺左侧叶外周结节静脉期呈等增强（图6-9-13，ER6-9-2）。

4. 超声造影诊断要点 超声造影主要表现为病灶与周围腺体同步增强，达峰时呈等增强或低增强，增强过程中无不对称血管结构，消退与周围腺体同步。同时患者可存在尿路感染症状，如尿频、尿急、尿痛等。

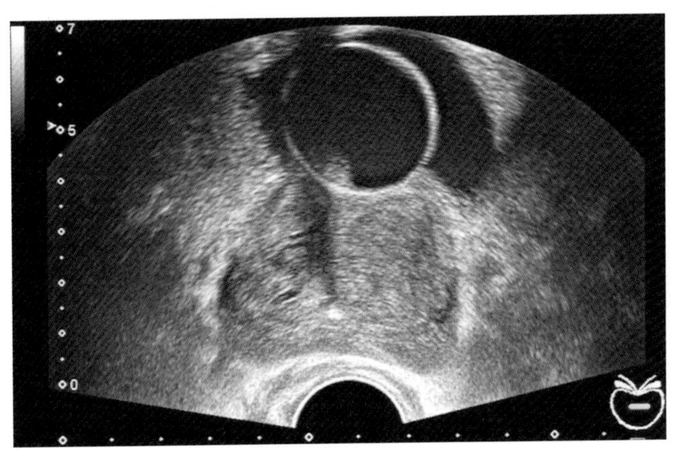

图6-9-9 细菌性前列腺炎常规超声图
前列腺左侧叶外周带见低回声结节，形态欠规则，边界欠清

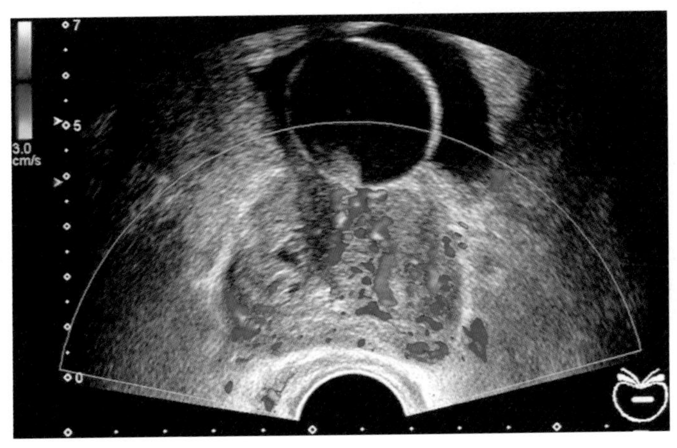

图6-9-10 细菌性前列腺炎彩色多普勒血流成像图
前列腺左侧叶外周结节内见较丰富点条状血流信号

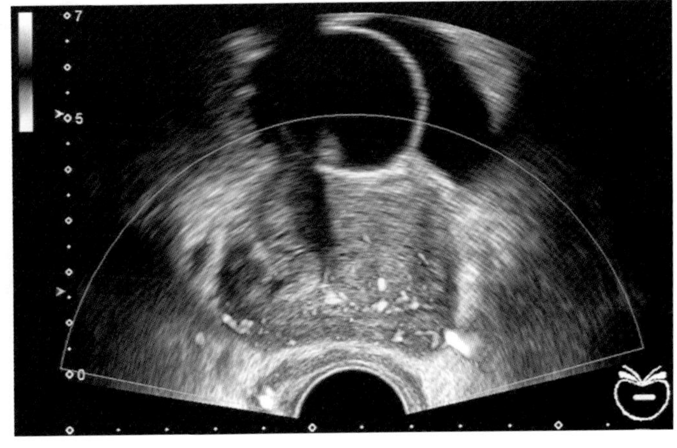

图6-9-11 细菌性前列腺炎超微血流成像图
前列腺左侧叶外周结节内见较丰富点条状血流信号

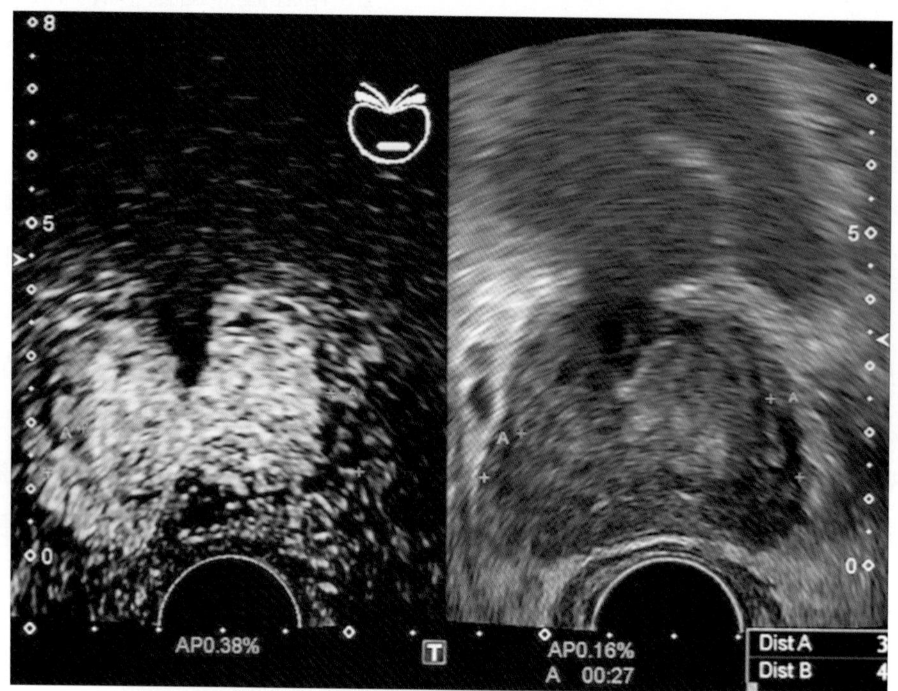

图 6-9-12 细菌性前列腺炎超声造影动脉期图像
前列腺左侧叶外周结节动脉期呈高增强

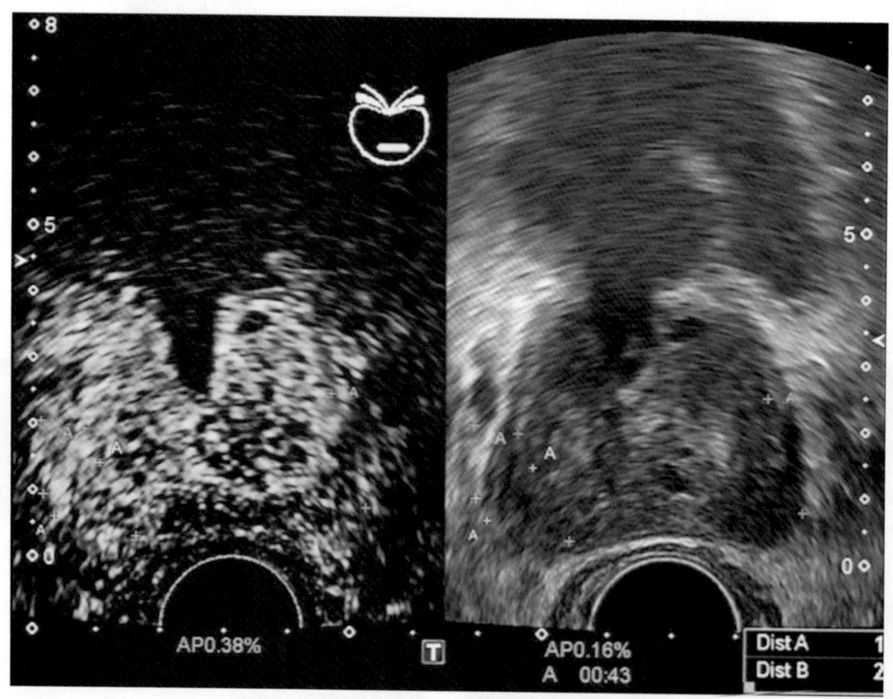

图 6-9-13 细菌性前列腺炎超声造影静脉期图像
前列腺左侧叶外周结节静脉期呈等增强

ER6-9-2　细菌性前列腺炎超声造影动态图
前列腺体左右侧叶外周带区与内腺区基本同步、呈不均匀略低灌注，达峰后回声呈不均匀略低增强，回声略低于内腺区，静脉期与周围组织同步消退

5. **穿刺病理诊断**　前列腺穿刺组织：急性细菌性前列腺炎。

6. **鉴别诊断**　前列腺癌：超声主要表现为前列腺内低回声结节，彩色多普勒超声探及不对称的血流信号可协助诊断。造影表现为早于周围组织增强，达峰时呈高增强，增强过程中可见不对称血管结构，消退早于周围组织。

【病例二】

1. **病史概要**　患者62岁男性，10d前无明显诱因出现右侧阴囊坠胀，伴发热、畏寒，自行服药后，感冒症状明显缓解，但右侧阴囊进行性增大。当地医院诊断为“右侧睾丸附睾炎”，予对症处理后，患者自觉症状为缓解。

2. **常规超声图像**　前列腺形态规则，右侧叶体部内外腺交界区见少许点团状强回声。外周带区回声不均，右侧叶底体部交界处为甚（图6-9-14），彩色血流信号：该区域血流信号较对侧明显减少（图6-9-15）。

3. **超声造影图像**　前列腺体左右侧叶外周带区与内腺区同步增强（图6-9-16），达峰后呈不均匀低增强，回声略低于内腺区（图6-9-17）；与周围组织同步消退（图6-9-18，ER6-9-3）。

4. **超声造影诊断要点**　超声造影主要表现为病灶与周围腺体同步增强，达峰时呈等增强或低增强，增强过程中无不对称血管结构，当合并坏死区时可见无增强区，消退与周围腺体同步。同时可以并发其他泌尿系结核。

5. **穿刺病理诊断**　前列腺穿刺组织：结核。

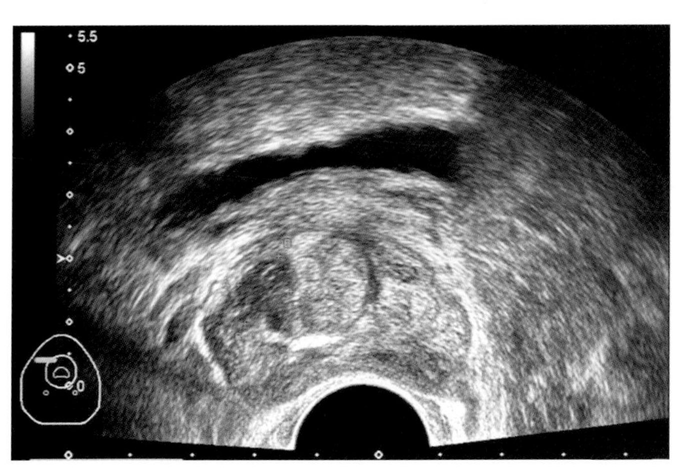

图6-9-14　前列腺结核常规超声图
前列腺外周带区回声不均，右侧叶底体部交界处为甚

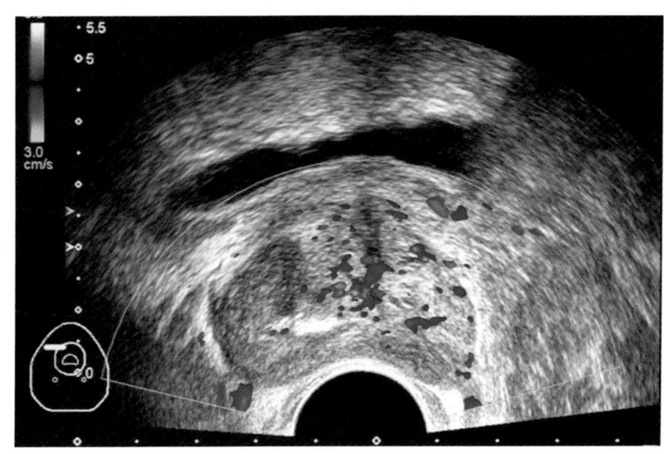

图6-9-15　前列腺结核彩色多普勒血流成像图
前列腺外周带区回声不均，右侧叶底体部交界处为甚，该区域血流信号较对侧明显

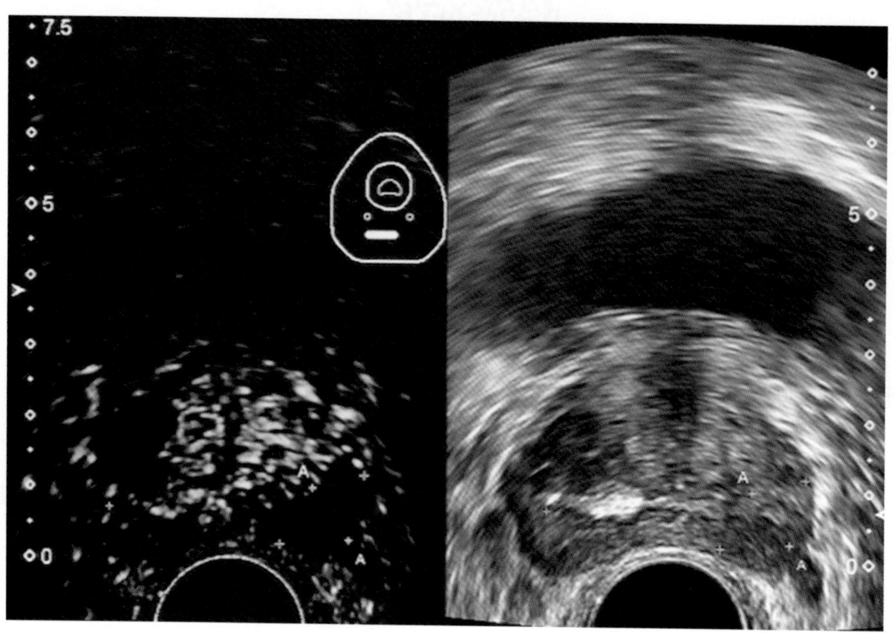

图 6-9-16　前列腺结核超声造影动脉期图像（20s）
前列腺体左右侧叶外周带区与内腺区同步增强

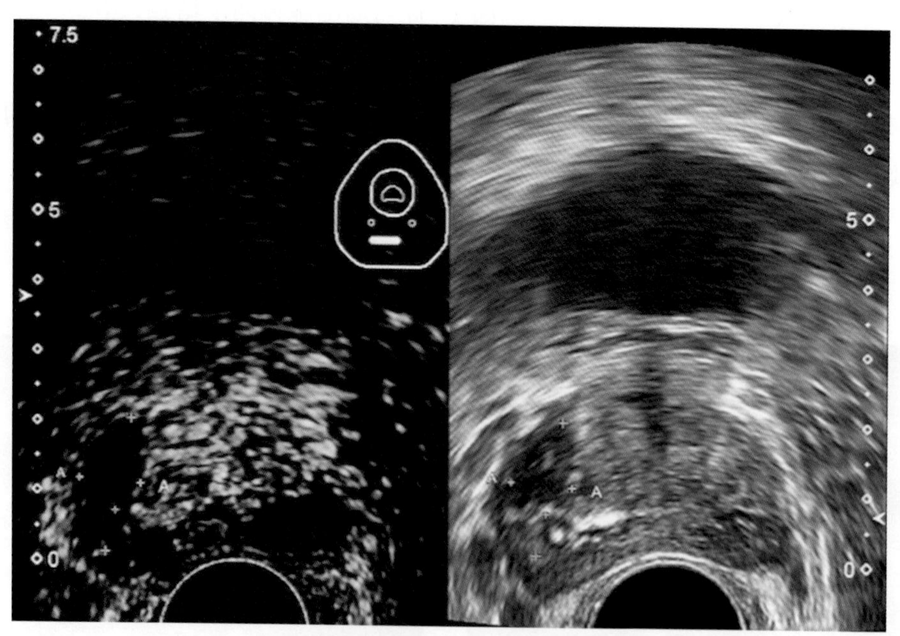

图 6-9-17　前列腺结核超声造影静脉期图像（35s）
前列腺体左右侧叶外周带区增强达峰后呈不均匀低增强，回声略低于内腺区

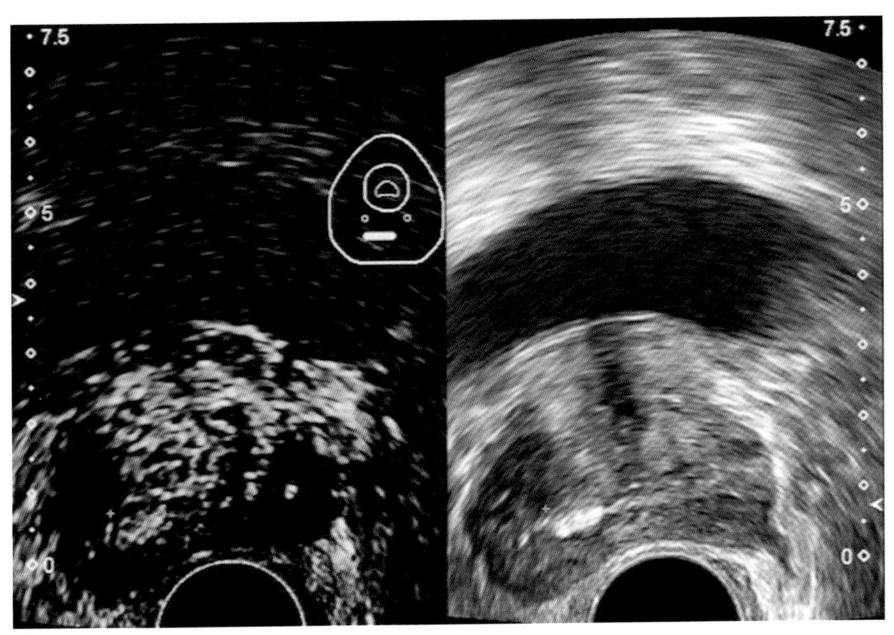

图 6-9-18　前列腺结核超声造影静脉期图像（67s）
前列腺体左右侧叶外周带区与周围组织同步消退

ER6-9-3　前列腺结核超声造影动态图
前列腺体左右侧叶外周带区与内腺区基本同步、呈不均匀略低灌注，达峰后回声呈不均匀略低增强，回声略低于内腺区，静脉期与周围组织同步消退

三、前列腺癌

前列腺癌超声主要表现为前列腺内低回声结节，边界清楚，彩色多普勒超声探及不对称的血流信号可协助诊断。造影表现为早于周围组织增强，达峰时呈高增强，消退早于周围组织；少数病例达峰时表现为低增强。

【病例一】

1. 病史概要　患者 74 岁男性，1 个多月前无明显诱因出现肉眼血尿，伴尿频、尿急，夜尿 3~4 次 / 晚，抗感染治疗后好转。之后间断有血尿，2d 前外院检查提示前列腺特异性抗原升高。总前列腺特异性抗原（TPSA）：229ng/ml；游离前列腺特异性抗原（FPSA）：14ng/ml。

2. 常规超声图像　前列腺右侧叶由尖部至底部外周带及内腺区见中 - 高回声块影，形态不规则，该块影与右侧精囊腺分界不清（图 6-9-19），彩色多普勒超声：内见丰富点条状血流信号（图 6-9-20）。

3. 超声造影图像　前列腺右侧叶外周带及体部病灶早于周围组织增强，达峰呈不均匀高增强（图 6-9-21），静脉期病灶不均匀消退（图 6-9-22，ER6-9-4）。

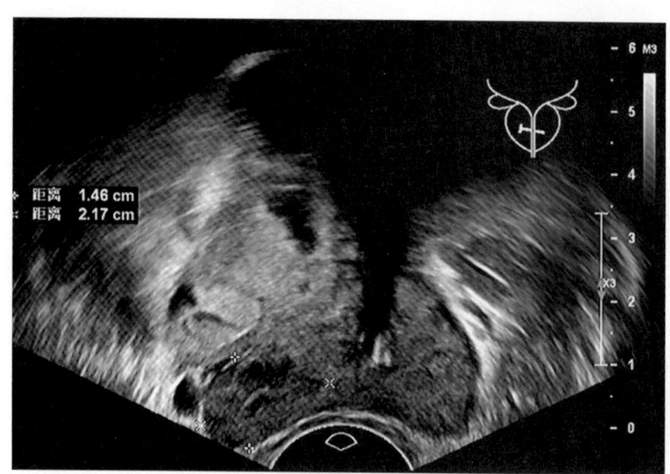

图 6-9-19 前列腺癌常规超声图

前列腺右侧叶由尖部至底部外周带及内腺区见中 - 高回声块影，形态不规则，与右侧精囊腺分界不清

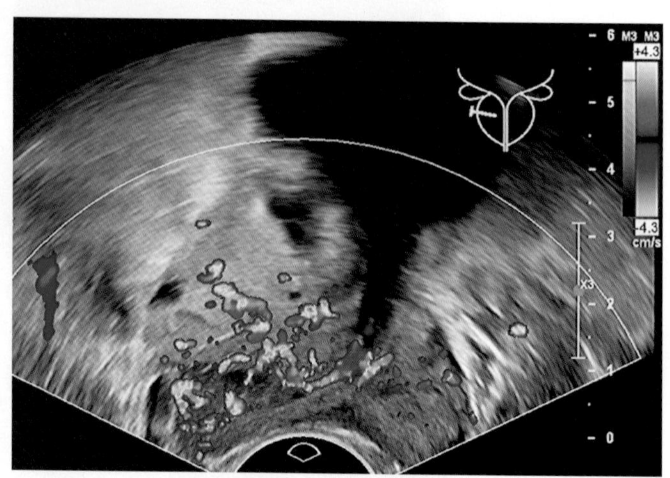

图 6-9-20 前列腺癌 CDFI 图像

前列腺病灶内见丰富点条状血流信号

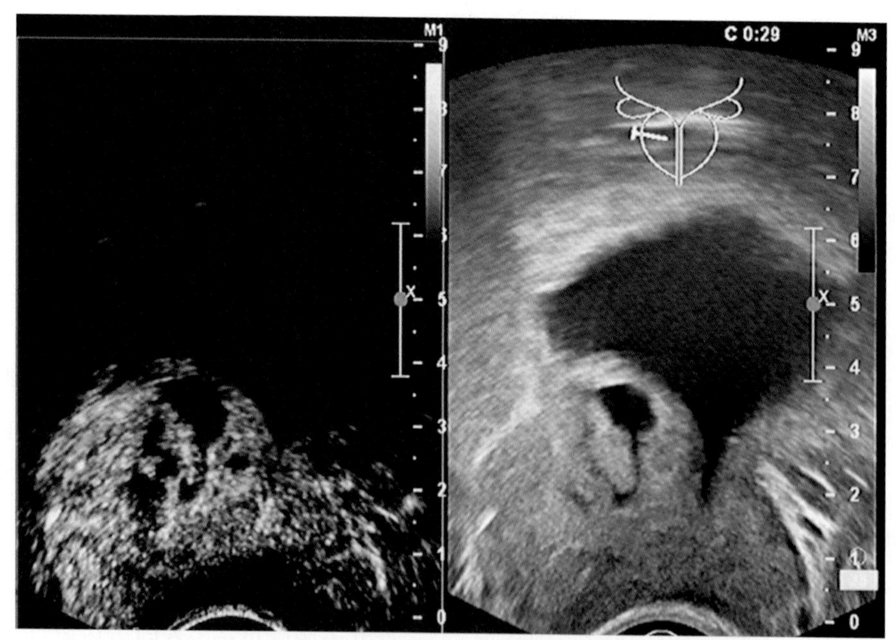

图 6-9-21 前列腺癌超声造影动脉期图像

前列腺右侧叶外周带及体部病灶早于周围组织增强，达峰呈不均匀高增强

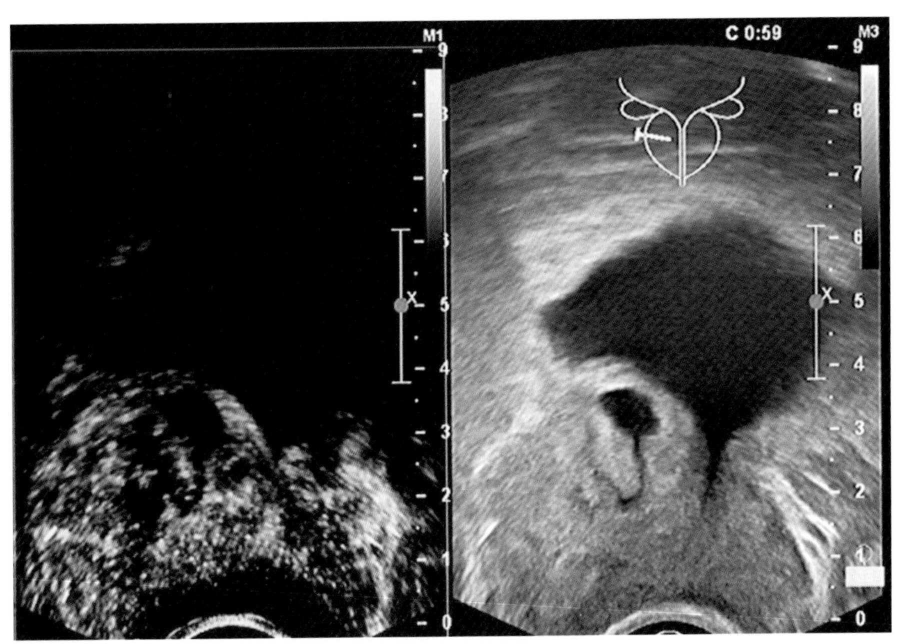

图 6-9-22　前列腺癌超声造影静脉期图像
前列腺右侧叶外周带及体部病灶静脉期呈不均匀低增强

ER6-9-4　前列腺癌超声造影动态图
前列腺右侧叶外周带及体部病灶早于周围组织增强，达峰呈不均匀高增强，增强强度明显高于左侧叶外周带；静脉期病变区不均匀消退

4. **超声造影诊断要点**　超声造影主要特征为早期高增强，增强过程中病灶内造影剂灌注不均，病灶内可见不对称的血管结构及无增强区，消退较周围内腺实质快，与周围组织交界处不光滑，连续性较差。

5. **病理诊断**　前列腺腺泡癌。

6. **鉴别诊断**　前列腺良性病变：前列腺良性病变造影表现为与周围组织同步增强，过程中无不对称血管，达峰呈等增强或低增强，与周围组织同步消退。

【病例二】

1. **病史概要** 患者73岁男性，外院体检提示PSA222ng/ml，MRI示前列腺右侧外周带结节，考虑前列腺癌可能。病程中患者诉排尿无力、分叉、尿不尽感，夜尿2~3次/晚。总前列腺特异性抗原（TPSA）：222ng/ml。

2. **常规超声图像** 前列腺形态欠规则，右侧叶外周带区见大小约1.5cm×1.0cm低回声区，边界欠清，形态欠规则，未见明确包膜回声（图6-9-23），多普勒血流成像：内见花斑样丰富血流信号（图6-9-24），弹性成像：该区域硬度增高（图6-9-25）。

3. **超声造影图像** 前列腺右侧叶外周带低回声区早于周围组织增强（图6-9-26），达峰呈高增强（图6-9-27），消退早于周围前列腺组织（图6-9-28），ER6-9-5）。

4. **超声造影诊断要点** 超声造影主要特征为早期高增强，消退较周围内腺实质快。

5. **病理诊断** 前列腺腺泡癌。

6. **鉴别诊断** 前列腺良性病变：前列腺良性病变造影表现为与周围组织同步增强，过程中无不对称血管，达峰呈等增强或低增强，与周围组织同步消退。

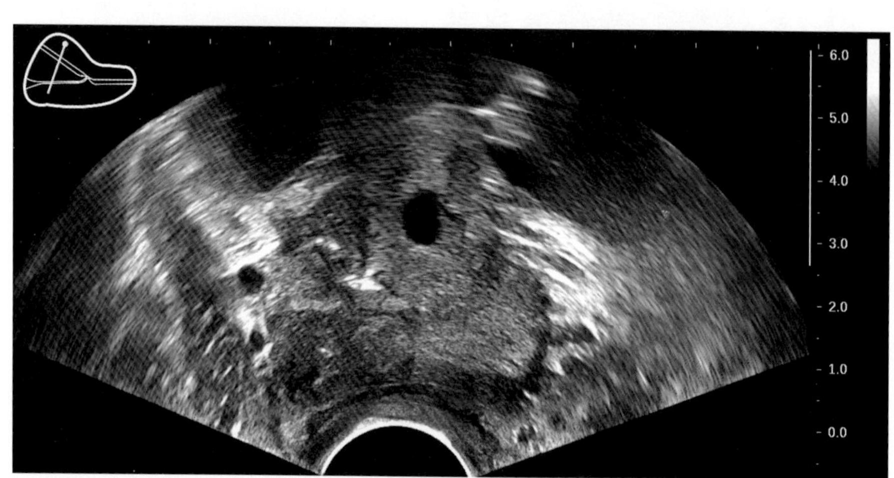

图6-9-23 前列腺癌常规超声图
前列腺右侧叶外周带区见大小约1.5cm×1.0cm低回声区，边界欠清，形态欠规则

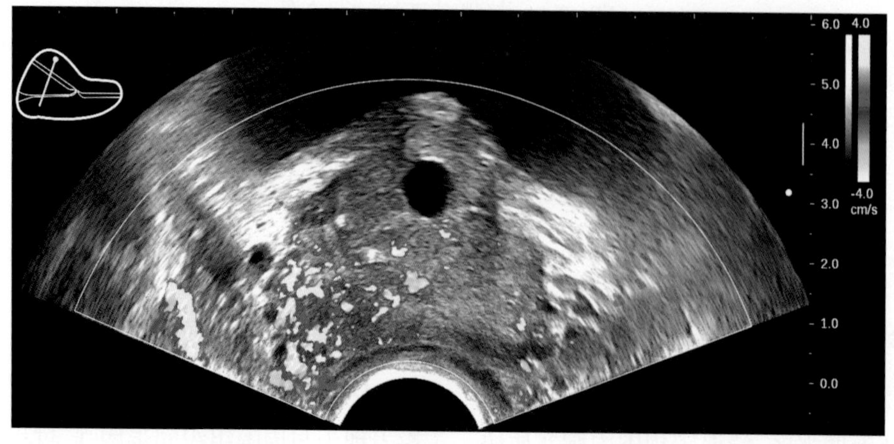

图6-9-24 前列腺癌彩色多普勒血流成像图
前列腺右侧叶外周带区病灶内见花斑样丰富血流信号

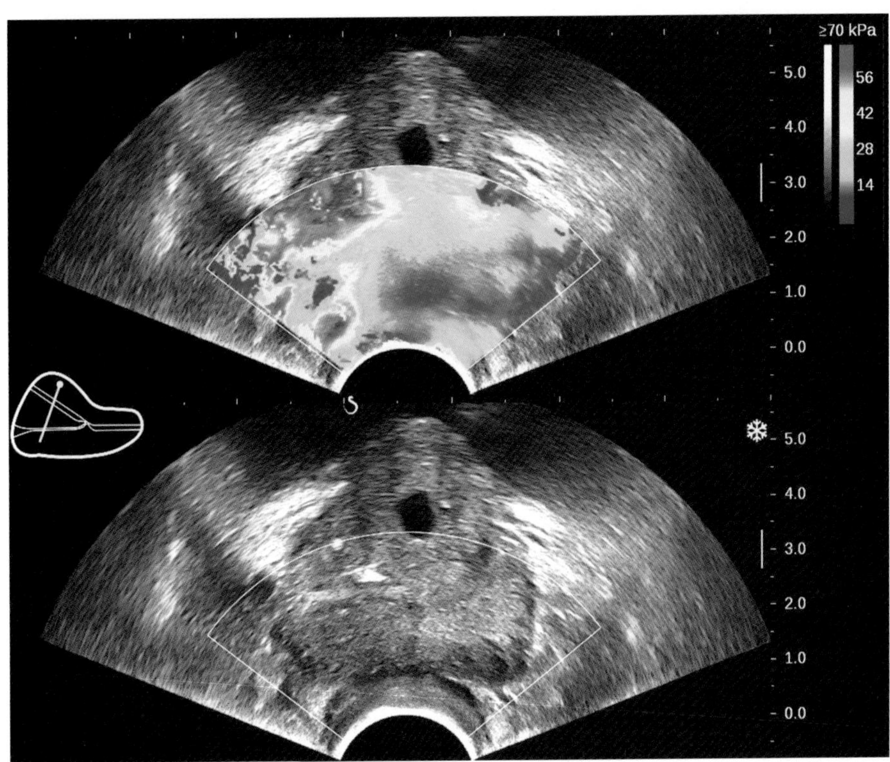

图 6-9-25　前列腺癌超声弹性成像图
前列腺右侧叶外周带区硬度增高

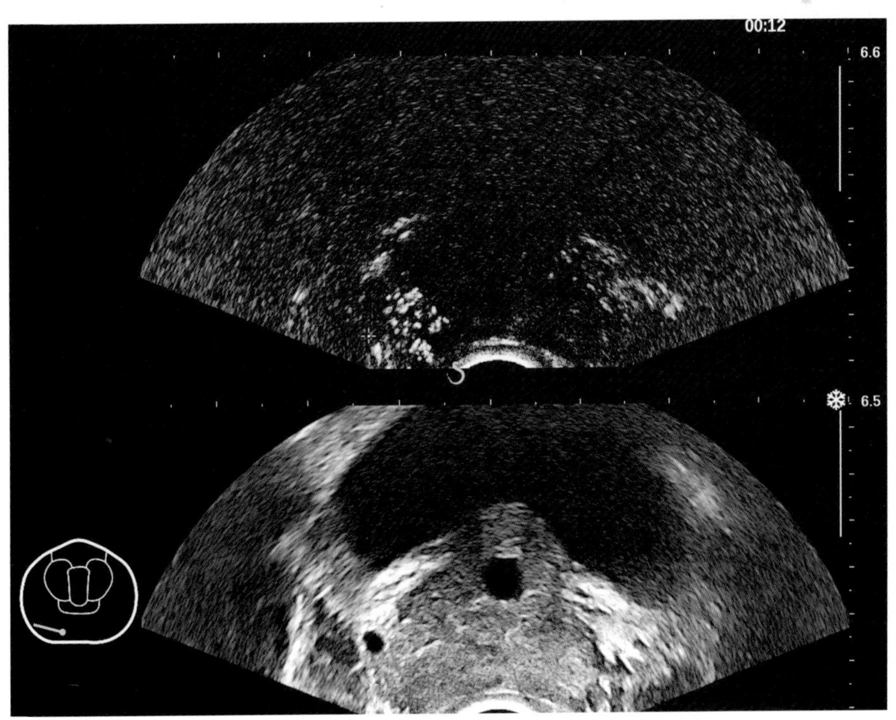

图 6-9-26　前列腺癌超声造影动脉期图像（12s）
前列腺右侧叶外周带低回声区早于周围组织增强

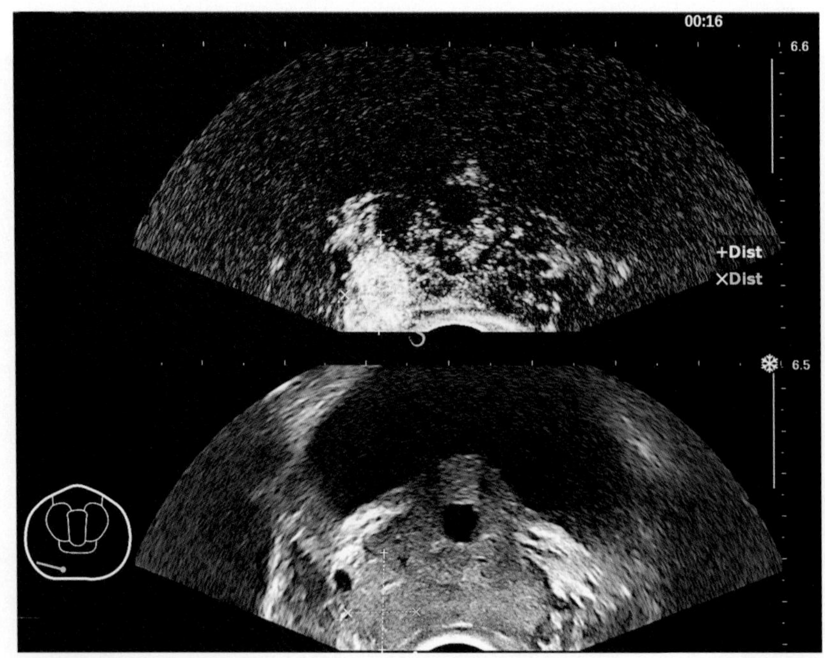

图 6-9-27 前列腺癌超声造影动脉期图像（16s）
前列腺右侧叶外周带低回声区达峰时呈高增强

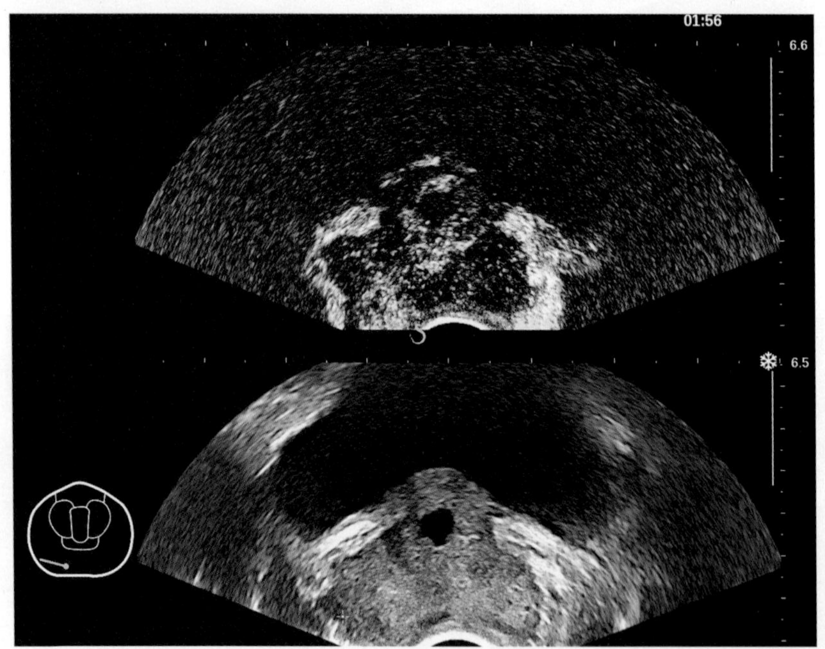

图 6-9-28 前列腺癌超声造影静脉期图像（1min56s）
前列腺右侧叶外周带低回声区静脉期呈低增强

ER6-9-5 前列腺癌超声造影动态图
前列腺右侧叶外周带低回声早于周围前列腺组织增强，快速达峰，达峰呈高增强，消退早于周围前列腺组织

第七章

腹膜及腹膜后疾病

FUMO JI FUMOHOU JIBING

第一节　腹腔病变

腹腔积液是腹腔最常见的病变，常规超声容易诊断。腹腔脓肿常规超声表现为膈下、盆腔、阑尾、肠间等不同区域出现液性回声区域，内部可有点状、片状及絮状回声，形态多不规则、边界不清楚，CDFI内未见血流信号，必要时可应用增强超声辅助诊断，表现为脓肿区域始终不增强。腹膜炎症及肿瘤可以表现为腹膜弥漫性或局限性增厚，与腹膜相连，二维超声表现多样，增强超声可以了解局部血运情况并协助诊断。

一、腹膜病变之网膜囊坏死组织

【病例】

1. 病史概要　女性40岁，因上腹痛、呕吐5d入院，血淀粉酶升高299IU/L，脂肪酶升高312IU/L，临床诊断急性胰腺炎。

2. 常规超声图像　胰腺长大，回声均匀，主胰管未见增粗，胰管内未见异常。胰腺体尾部前方区域查见约10cm×7cm的混合回声团，边界清楚，形态规则，内以液性暗区为主，暗区后方查见部分等回声及稍强回声（图7-1-1）。

3. 超声造影图像　增强超声显示胰腺体尾部前方团块内动脉期及静脉期均未见增强，胰腺内有少许无增强区域（图7-1-2）。超声诊断提示急性坏死性胰腺炎伴小网膜囊内急性坏死组织形成。

4. 超声造影诊断要点

（1）急性胰腺炎病史。

（2）病变的时间是急性胰腺炎发病后1周内。

（3）增强超声显示胰腺有小范围坏死区域，提示急性坏死性胰腺炎。

（4）二维超声显示网膜囊区域内似有实性成分，增强后完全不增强，提示网膜囊区域内坏死组织形成。

5. 其他检查　增强CT：急性坏死性胰腺炎伴小网膜囊坏死组织。

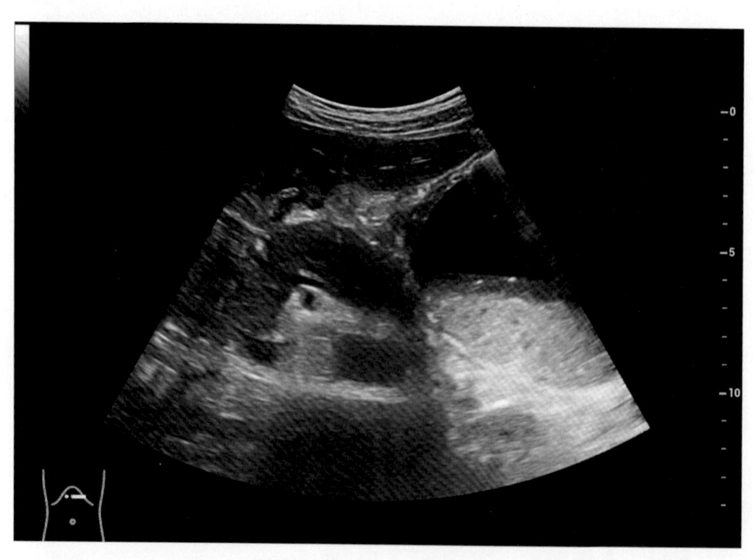

图7-1-1　网膜囊坏死组织二维超声声像图（胰腺及胰腺体尾部前方）
胰腺体尾部前方区域查见约10cm×7cm的混合回声团，边界清楚，形态规则，内以液性暗区为主

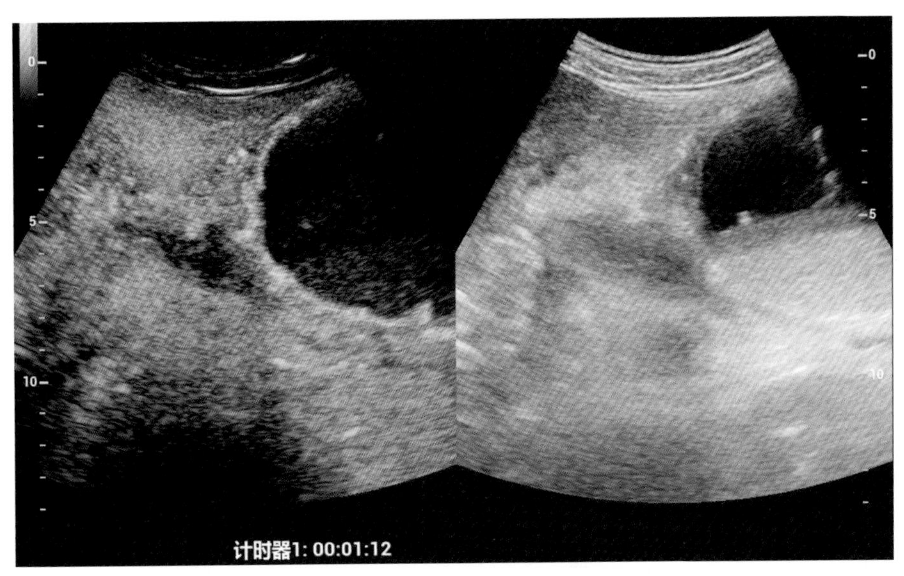

图 7-1-2　网膜囊坏死组织增强超声图像
胰腺体尾部前方区域混合回声团增强超声未见强化

二、结肠癌腹膜种植

【病例】

1. 病史概要　男性 54 岁，降结肠恶性肿瘤。

2. 常规超声图像　壁腹膜及脏腹膜不均匀增厚，呈“结节状”及“饼状”改变，部分压迫肝包膜（图 7-1-3），最厚位于左中腹，厚约 5cm，内血流信号较丰富。

3. 超声造影图像　腹膜病变增强超声动脉期呈不均匀高增强，静脉期呈低增强（图 7-1-4、图 7-1-5）。

4. 超声造影诊断要点

（1）患者有结肠癌病史；腹膜不均匀增厚。

（2）增强超声动脉期呈不均匀高增强，静脉期呈低增强。

5. 其他检查　增强 CT：结肠癌伴腹膜种植。

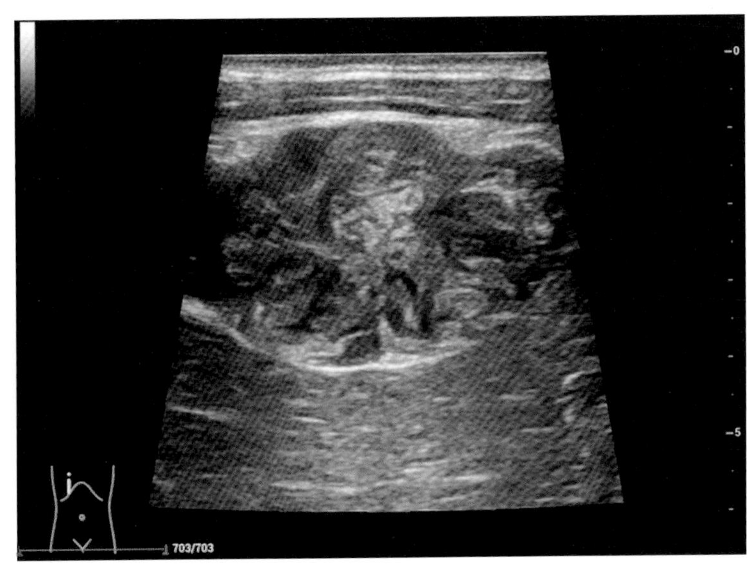

图 7-1-3　腹膜种植二维超声声像图
壁腹膜及脏腹膜不均匀增厚，呈“结节状”及“饼状”改变，部分压迫肝包膜，最厚位于左中腹，厚约 5cm

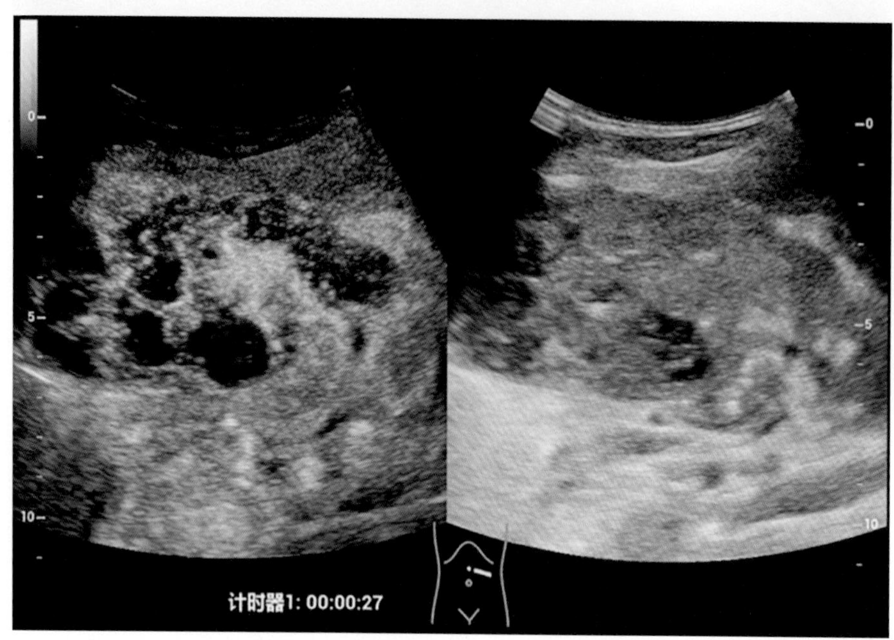

图 7-1-4 腹膜种植增强超声动脉期图像
腹膜病变增强超声动脉期呈不均匀高增强

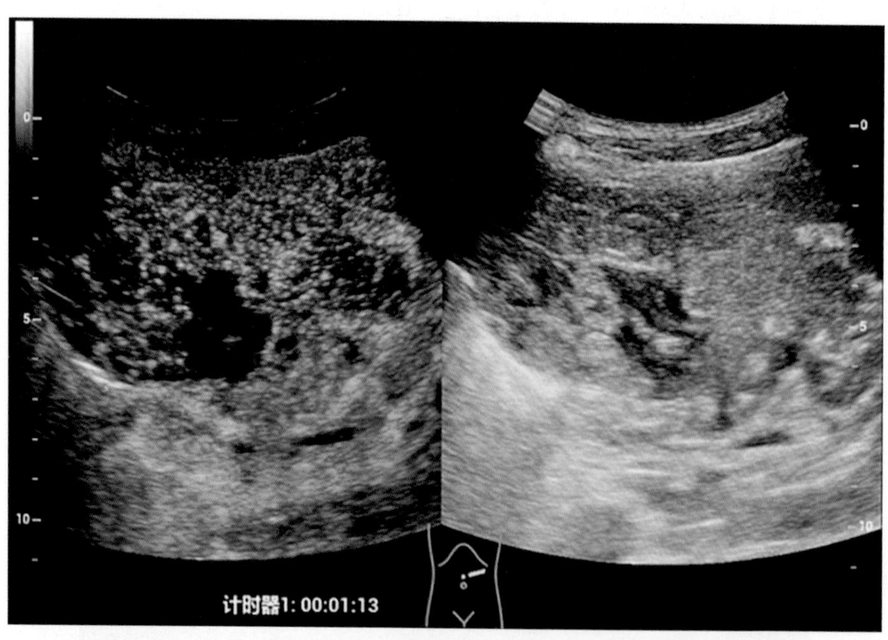

图 7-1-5 腹膜种植增强超声静脉期图像
腹膜病变增强超声静脉期呈低增强

三、右侧膈下脓肿与胃之间窦道形成

【病例】

1. 病史概要 男性37岁，反复咳嗽2个月，发热10d。半年前于外院行十二指肠溃疡穿孔修补术。Hb 82g/L，ALB 27.38g/L，WBC 9.61×10⁹/L，NEUT% 77.6%。

2. 常规超声图像 右侧膈下查见大小约6cm×3cm的杂乱回声团（图7-1-6），边界较清，形态较规则；经超声引导下穿刺置管引流后数周复查（每日引流出暗红色、浑浊脓液100~200ml/d，多次培养提示光滑念珠菌），右侧膈下杂乱回声区大小变化不大，为6.0cm×1.2cm（图7-1-7）。

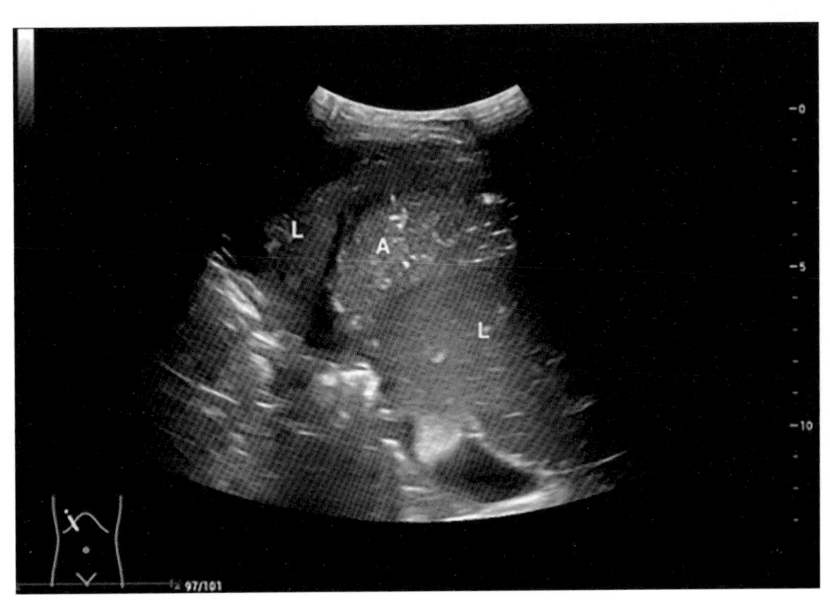

图7-1-6 右侧膈下脓肿二维超声声像图
右侧膈下查见大小约6cm×3cm的杂乱回声团，边界较清，形态较规则

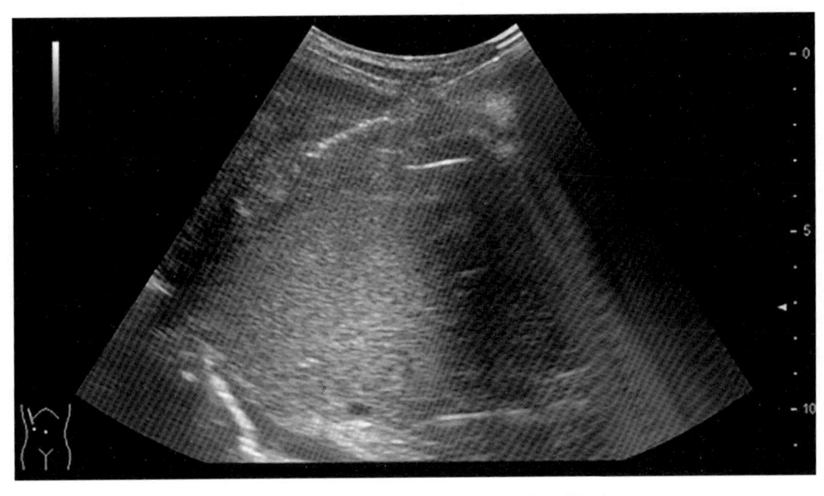

图7-1-7 右侧膈下脓肿二维超声声像图
右侧膈下查见大小约6cm×1.2cm的杂乱回声团，内可见置管回声

3. 超声造影图像　第一次增强超声显示右侧膈下杂乱回声团以无强化区为主，内部可见少量分隔轻度强化（图 7-1-8）。数周后再次复查增强超声显示右侧膈下杂乱回声区周边可见强化，内可见小片状无回声区（图 7-1-9）。该患者右侧膈下脓肿体积不大，而每日引流液却较多，为此我们通过引流管注入 0.2ml 六氟化硫微泡 +20ml 生理盐水混合液，腔内造影显示脓肿内可见造影剂充填，同时可观察到造影剂沿肝包膜流向胃部，最终胃腔内充满造影剂（图 7-1-10），提示右侧膈下脓肿与胃之间窦道形成可能（ER7-1-1）。

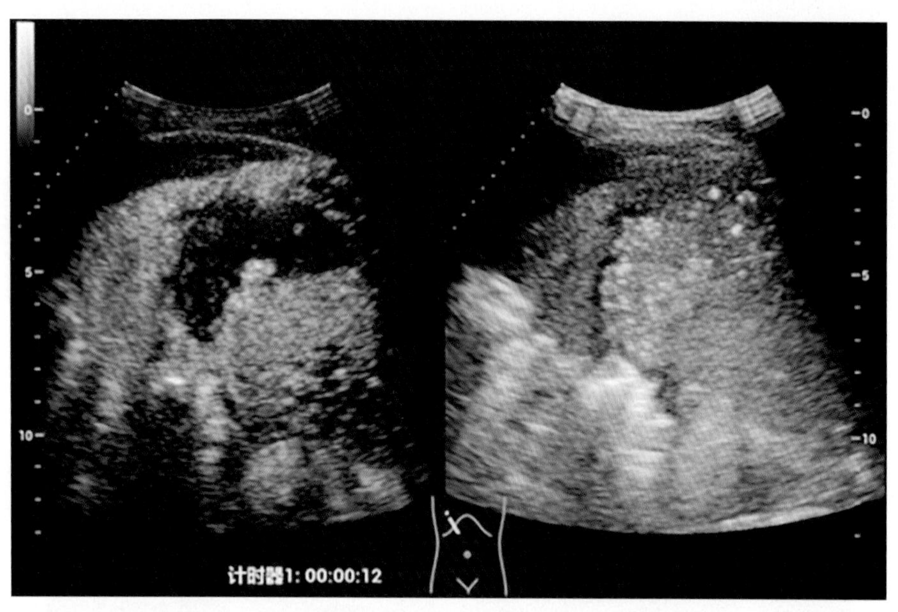

图 7-1-8　右侧膈下脓肿增强超声图像（第一次增强）
第一次增强超声显示右侧膈下杂乱回声团以无强化区为主，内部可见少量分隔轻度强化

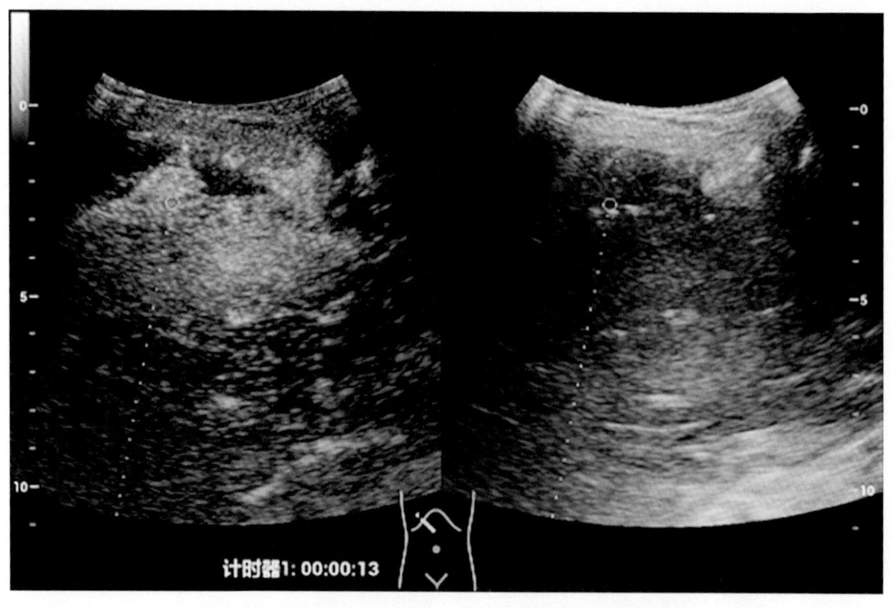

图 7-1-9　右侧膈下脓肿增强超声图像（第二次增强）
数周后再次复查增强超声显示右侧膈下杂乱回声区周边可见强化，内可见小片状无回声区

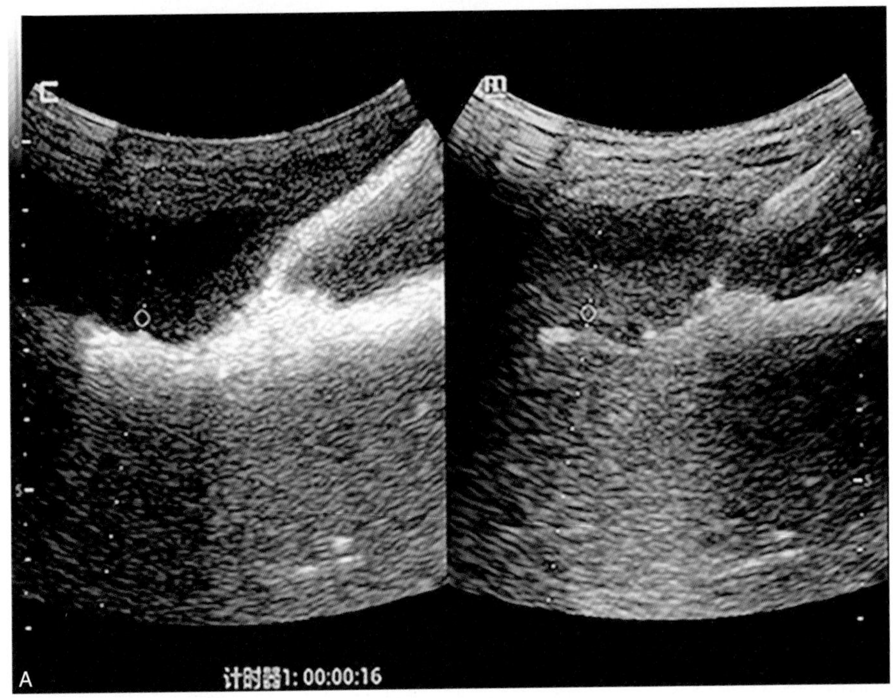
A
计时器1: 00:00:16

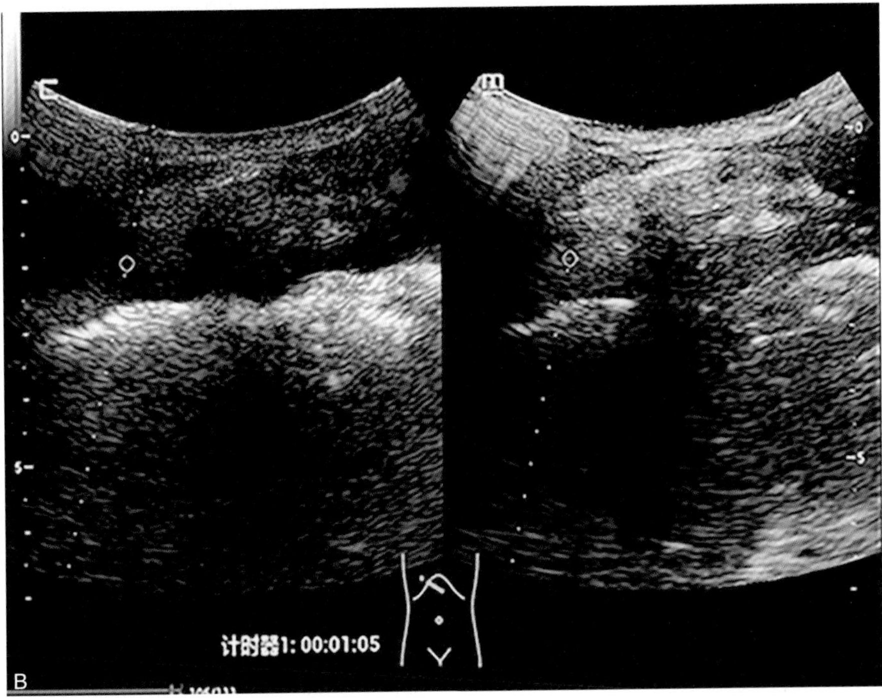
B
计时器1: 00:01:05

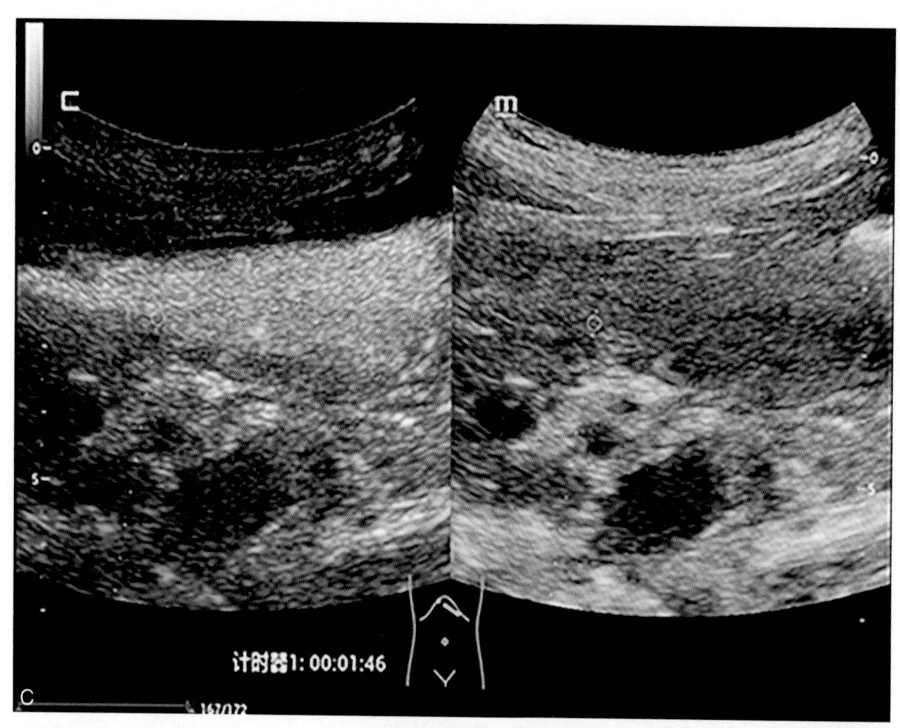

图 7-1-10　右侧膈下脓肿腔内注入超声造影剂

腔内造影显示脓肿内可见造影剂充填（A），同时可观察到造影剂沿肝包膜流向胃部（B），最终胃腔内充满造影剂（C）

ER7-1-1　经引流管进行超声造影动态图

经引流管注入 0.2ml 六氟化硫微泡 +20ml 生理盐水混合液，腔内造影显示右侧膈下脓肿内可见造影剂充填，同时可观察到造影剂沿肝包膜流向胃部，最终胃腔内充满造影剂

4. **超声造影诊断要点**

（1）右侧膈下杂乱回声区大部分无强化。

（2）腔内造影显示造影剂由右侧膈下脓肿沿肝包膜流至胃部，最终胃腔内充满造影剂。

5. **其他检查**　胃十二指肠钡餐造影：食管及胃腔内见置管影，右侧腹部见引流管影，延伸至右侧膈下；胃窦及十二指肠球部稍向右上方偏移，十二指肠球部及降部黏膜稍欠规整，造影剂通过较缓慢，可见少量造影剂外溢（图 7-1-11）。胃镜检查：十二指肠球部深凹陷，考虑瘘口（图 7-1-12）。

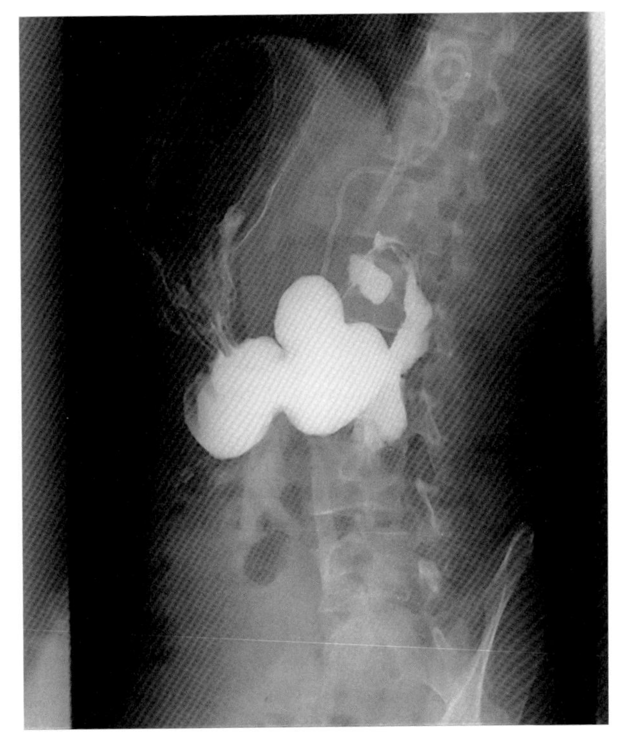

图 7-1-11　胃十二指肠钡餐造影
食管及胃腔内见置管影，右侧腹部见引流管影，延伸至右侧膈下；胃窦及十二指肠球部稍向右上方偏移，十二指肠球部及降部黏膜稍欠规整，可见少量造影剂外溢

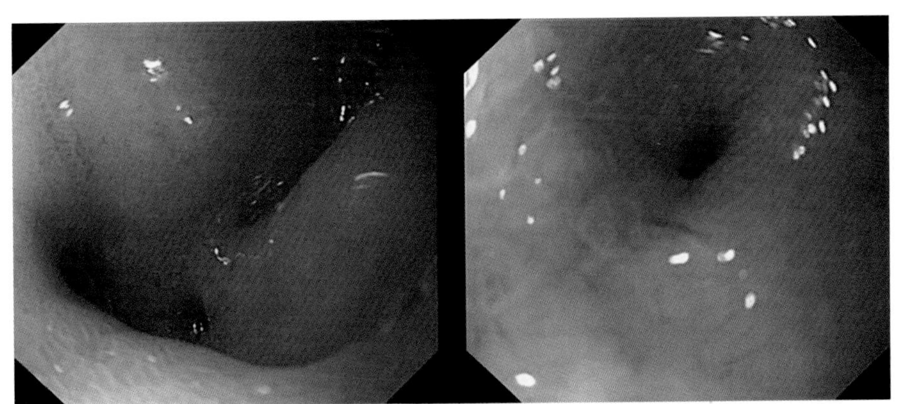

图 7-1-12　胃镜检查
十二指肠球部可见深凹陷

第二节　腹膜后疾病

腹膜后间隙范围广泛，内含大量脂肪、疏松结缔组织、肌肉、筋膜、淋巴网状组织、血管、神经组织等，这些组织均可发生肿瘤性病变，腹膜后间隙还可发生积液、积血等病变。由于病变种类繁多，常规超声的表现多种多样，增强超声可以通过病变部位血供的情况来辅助诊断病变性质。

一、腹膜后淋巴瘤

【病例】

1. 病史概要　78岁女性，2个月前患者出现食欲差、便秘，自行服药，2周前，自觉食欲不振较前加重，伴乏力、嗜睡、头晕不适，3个月体重减轻约6kg。

2. 常规超声图像　右侧髂血管前方见淋巴结低回声区，边界清，形态欠规则，呈分叶状，内大部为极低回声间杂少许带状稍高回声分隔（图7-2-1），彩色多普勒成像：内见丰富血流信号（图7-2-2~图7-2-4）。

3. 超声造影图像　超声造影右侧髂血管前方淋巴结动脉期早于周围组织似呈门型不均匀高灌注（图7-2-5），达峰后呈均匀高增强（图7-2-6），后快速不均匀廓清，至静脉期1min25s廓清不彻底（图7-2-7，ER7-2-1）。

4. 超声造影诊断要点　腹腔内及腹膜后可见多个低回声或极低回声圆形块影，呈圆形或类圆形，多位于腹腔内大血管旁，超声造影可表现为动脉期快速不均匀增强，但相关文献及书籍提示其超声造影表现无一定的规律表现，有待进一步探讨。

5. 病理诊断　弥漫性大B细胞淋巴瘤。

6. 鉴别诊断　神经鞘瘤：通常表现为圆形、椭圆形低回声块影，边界清楚，当肿瘤生长较大时，内部可出现缺血坏死区，表现为无回声区，多普勒内部多无血流信号，或仅稀疏点状血流信号。

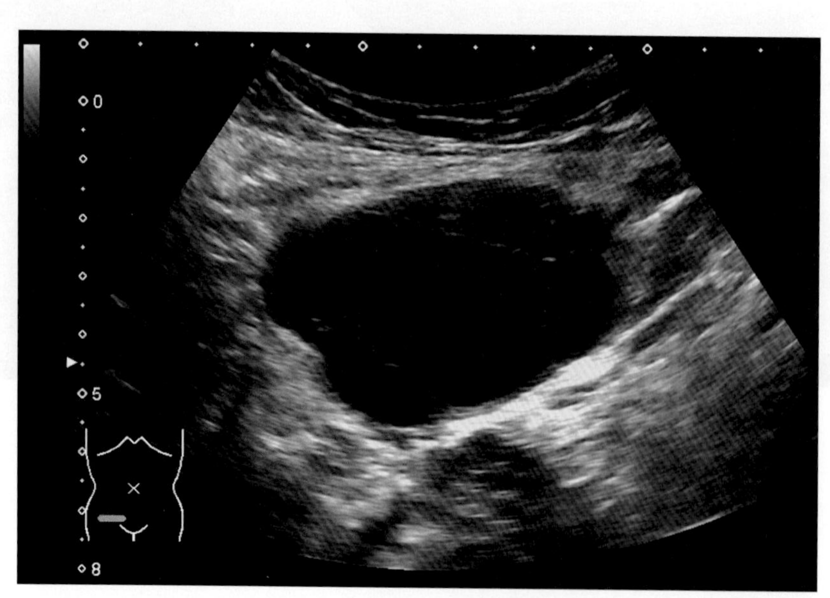

图7-2-1　腹腔淋巴瘤常规超声图
右侧髂血管前方见淋巴结低回声区，边界清，形态欠规则，呈分叶状，内大部为极低回声间杂少许带状稍高回声分隔

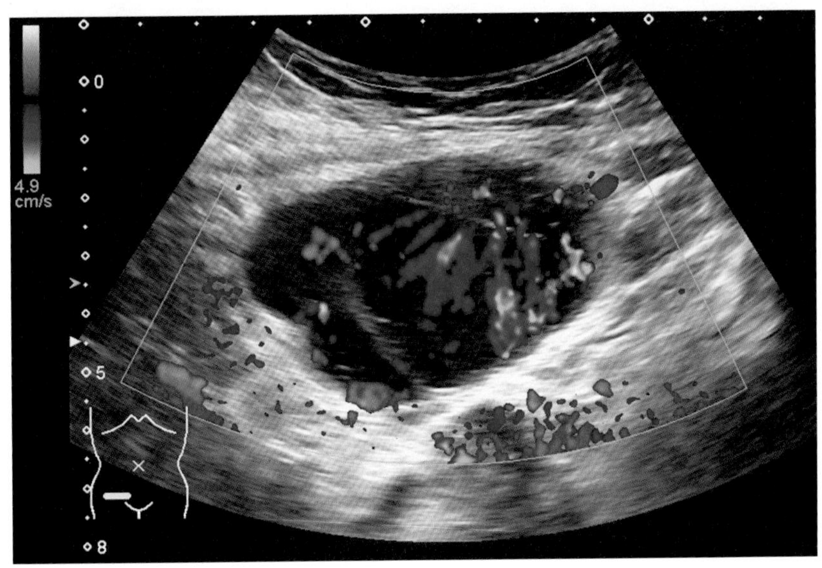

图 7-2-2　腹腔淋巴瘤彩色多普勒血流图
病灶内见丰富血流信号

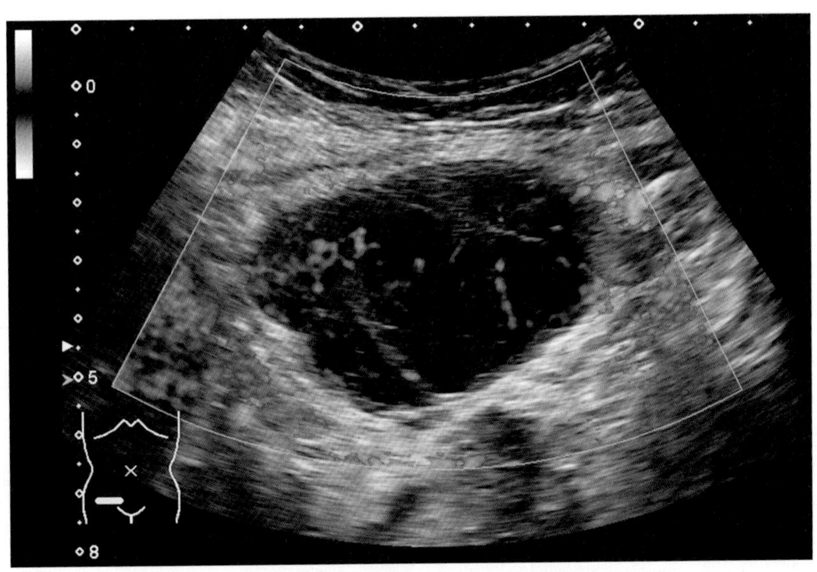

图 7-2-3　腹腔淋巴瘤能量多普勒血流图
病灶内见丰富血流信号

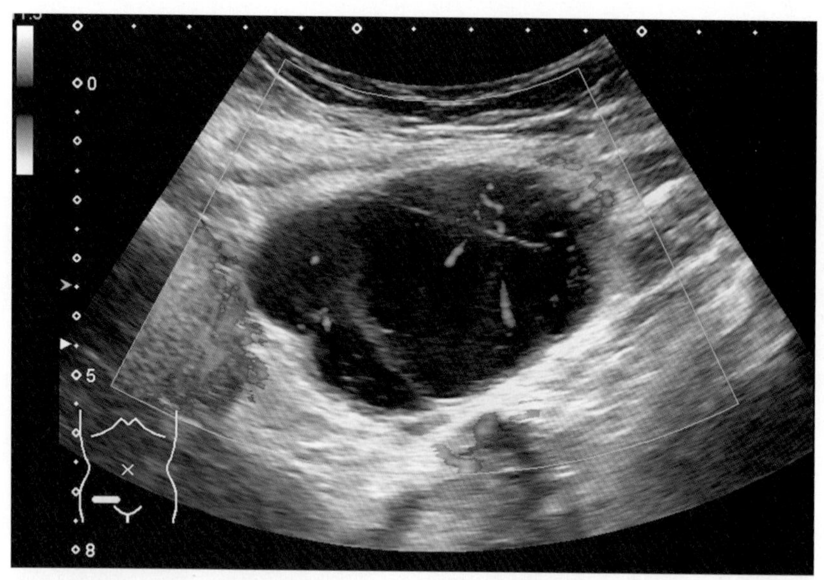

图 7-2-4　腹腔淋巴瘤超微血流成像图
病灶内见丰富血流信号

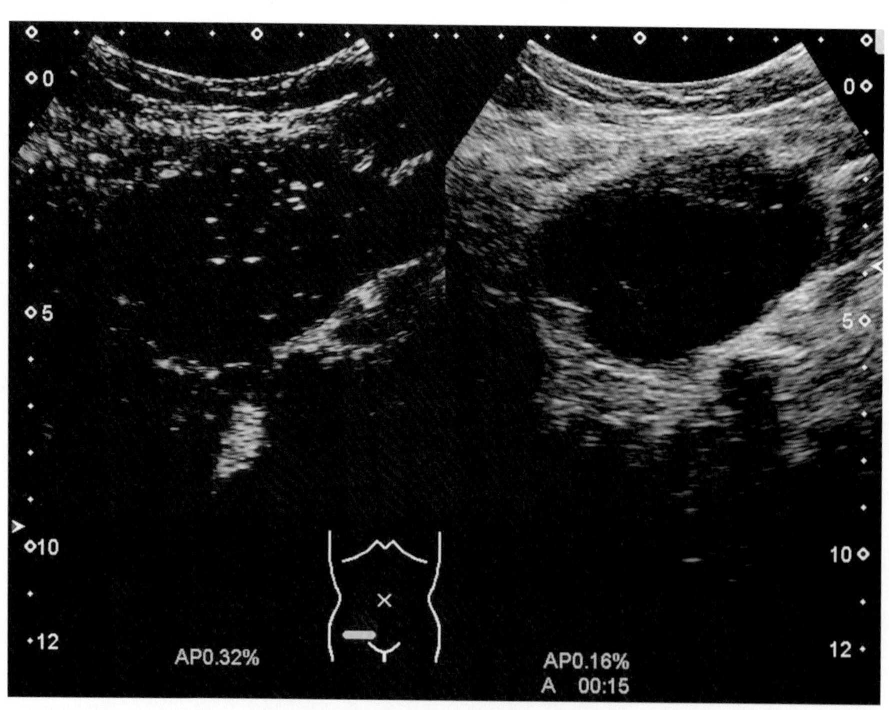

图 7-2-5　腹腔淋巴瘤超声造影图（15s）
右侧髂血管前方淋巴结动脉期早于周围组织似呈门型不均匀高灌注

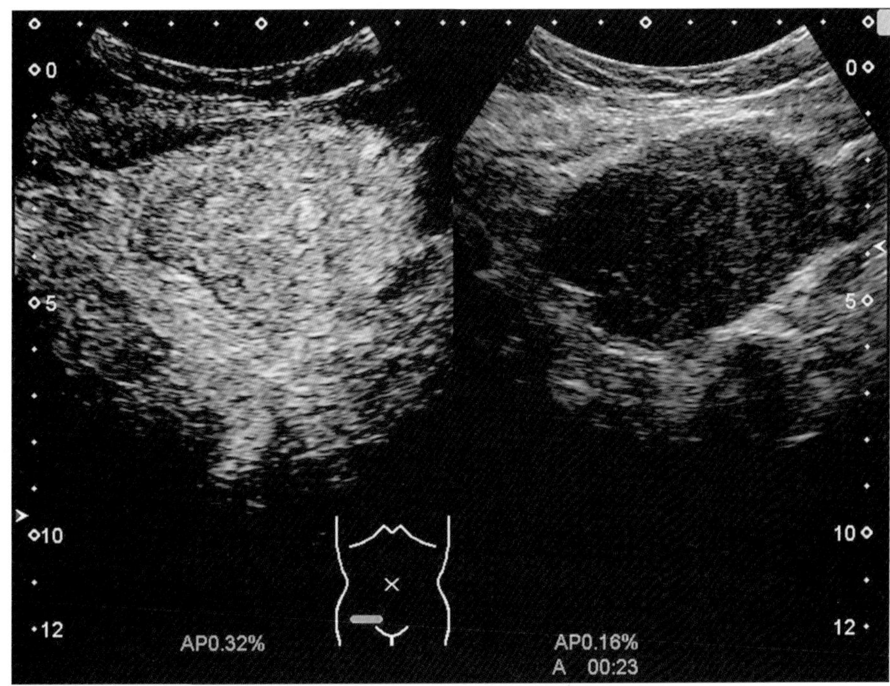

图 7-2-6　腹腔淋巴瘤超声造影图（23s）
病灶增强达峰后呈均匀高增强

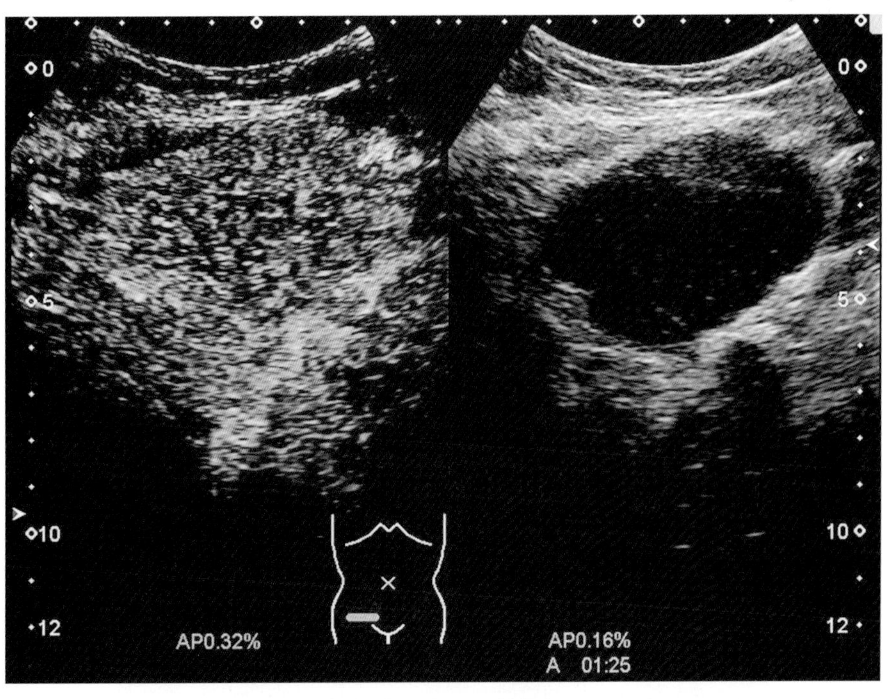

图 7-2-7　腹腔淋巴瘤超声造影图（1min25s）
病灶静脉期呈不均匀低增强

ER7-2-1　腹腔淋巴瘤超声造影动态图
右侧髂血管前方淋巴结动脉期早于周围组织似呈门型不均匀高灌注，达峰后呈均匀高增强，后快速不均匀廓清，至静脉期 1min46s 廓清不彻底

二、腹膜后脂肪肉瘤

【病例】

1. 病史概要　女性 62 岁，无明显诱因右上腹胀痛不适，向同侧背部放射 1 周。无发热、寒战、反酸、嗳气、黑便等症状及体征。超声发现右上腹巨大占位。

2. 常规超声图像　右上腹查见巨大稍强回声团块，大小约 15cm×14cm（图 7-2-8），边界不清楚，形态较规则，推挤下腔静脉受压，团块向下压迫右肾，内部回声不均匀，可见片状低回声区，内可见点线状血流信号。

3. 超声造影图像　右上腹团块增强超声动脉期呈不均匀高增强（图 7-2-9），静脉期呈低增强，内可见大片状不增强区（图 7-2-10，ER7-2-2）。

4. 超声造影诊断要点

（1）腹膜后脂肪肉瘤体积大，多为弱回声，边界清楚，形态不规则，可伴斑片状钙化和无回声坏死区，增强超声动脉期呈不均匀高增强。

（2）病灶静脉期呈低增强。

5. 病理诊断　结合组织形态学及免疫表型检测结果诊断为脂肪肉瘤。

6. 鉴别诊断　腹膜后脂肪肉瘤早期诊断困难，但大多数患者在发病时肿瘤已经很大，较易诊断，对于部分超声表现不典型患者，需要与以下疾病鉴别：腹膜后畸胎瘤和腹膜后淋巴瘤。腹膜后畸胎瘤多见于小儿、呈囊实性团块，回声杂乱，增强超声呈稀疏强化。腹膜后淋巴瘤常为多发回声较低的实性团块，呈融合状，增强超声动脉期呈均匀高增强，廓清较早。

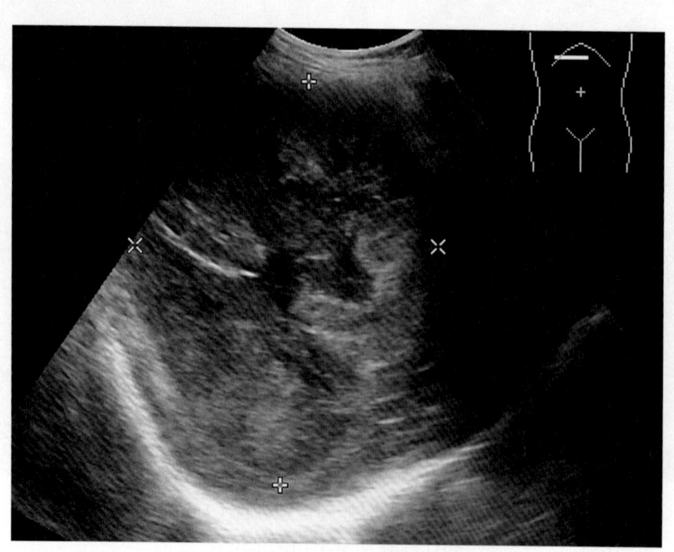

图 7-2-8　腹膜后脂肪肉瘤二维超声图像
右上腹查见大小约 15cm×14cm 的稍强回声团块，边界不清楚，形态较规则，内部回声不均匀，可见片状低回声区

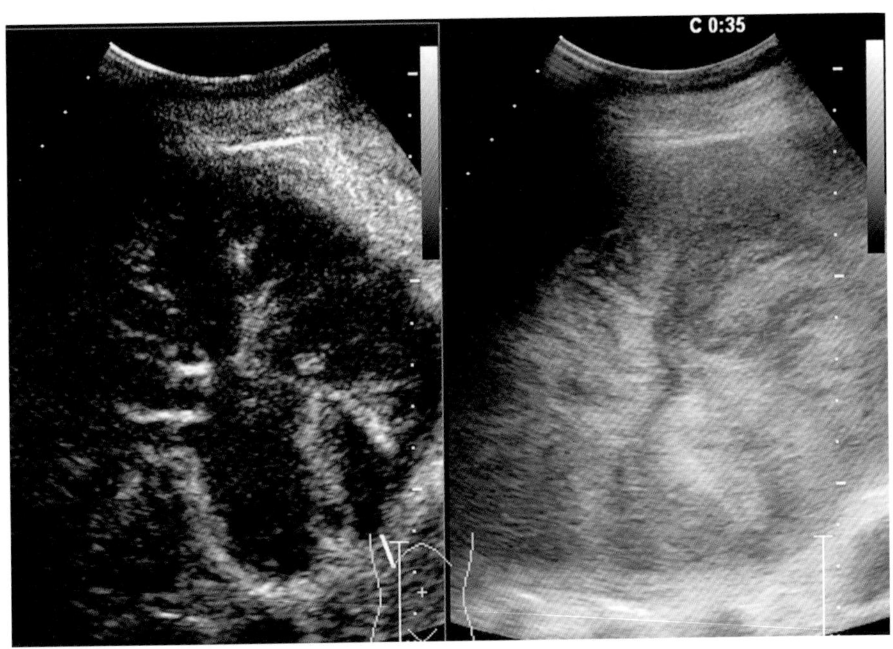

图 7-2-9 腹膜后脂肪肉瘤增强超声图像
右上腹团块增强超声动脉期呈不均匀高增强，内可见大片状不增强区

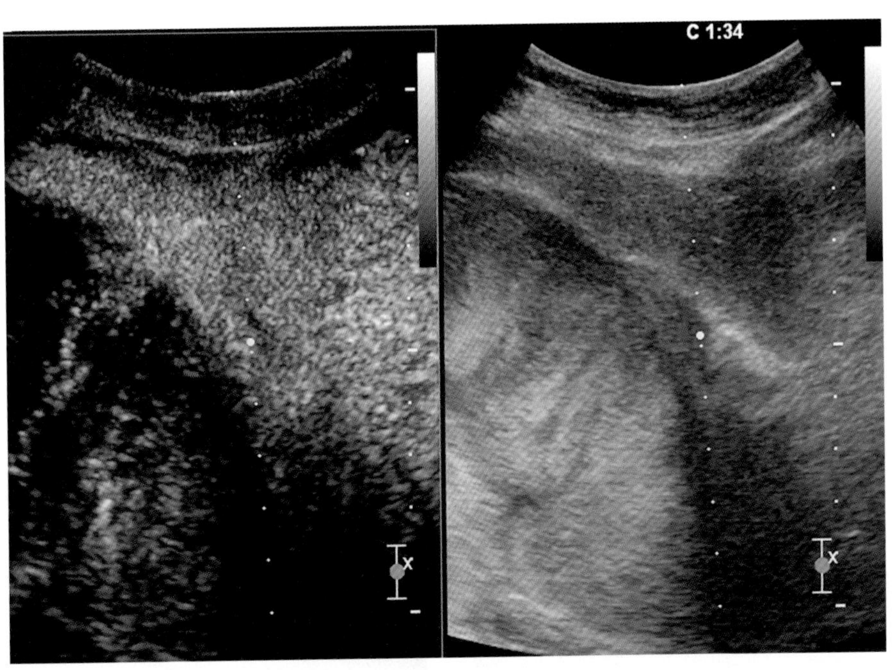

图 7-2-10 腹膜后脂肪肉瘤增强超声图像
右上腹团块增强超声静脉期呈不均匀低增强

ER7-2-2　腹膜后脂肪肉瘤超声造影动态图
右上腹团块增强超声动脉期呈不均匀高增强，静脉期呈低增强，内可见大片状不增强区

三、节细胞神经瘤

【病例】

1. 病史概要　患者体检发现右侧后腹膜肿物，为求进一步诊治入我院，病程中无腹胀、腹痛，无腰痛、血尿，无寒战、发热。既往高血压病史 1 年，否认糖尿病、心脑血管疾病，否认肝炎、结核病史。

2. 常规超声图像　右侧腹膜后可见大小 8.8cm×5.7cm 的实性低回声肿物，边界清楚，有清晰光滑高回声包膜，内部回声不均匀，可见点状及块状强回声（图 7-2-11），CDFI：显示包块内可见少量血流信号（图 7-2-12）。肿物压迫右肾及右输尿管中上段，继发右肾轻度积水。

3. 超声造影图像　右侧腹膜后团块增强超声动脉期从周边向中央增强，呈整体不均匀低增强，静脉期进一步廓清，呈低增强（图 7-2-13、图 7-2-14，ER7-2-3）。

4. 超声造影诊断要点　右侧腹膜后团块增强超声以周边早于中央开始增强，呈整体不均匀性低增强，静脉期进一步廓清，呈低增强。

5. 手术病理诊断　节细胞神经瘤。

6. 鉴别诊断　在腹膜后肿瘤良恶性鉴别中，超声造影可明确腹膜后肿瘤的囊实性质，对常规超声显示较差的肿瘤，超声造影通过肿瘤的增强特征，有助于肿瘤良恶性的鉴别。恶性肿瘤多呈中央型增强，内部回声以整体非均匀性增强常见，常伴有局灶性无增强区，并可见明显迂曲的肿瘤血管。良性肿瘤多表现为周边增强早于中央或呈整体均匀性增强，几乎无液化坏死区，血管少见或未见走行迂曲。

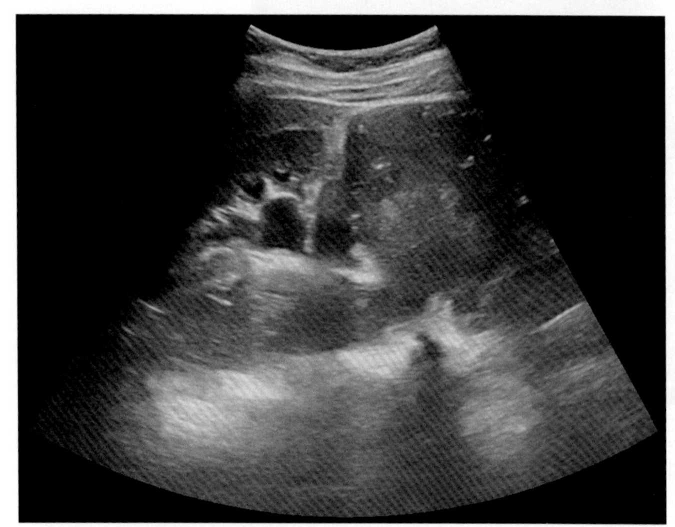

图 7-2-11　腹膜后节细胞神经瘤常规超声声像图
右侧腹膜后可见大小 8.8cm×5.7cm 的实性低回声肿物，边界清楚，有清晰光滑高回声包膜，内部回声不均匀，可见点状及块状强回声

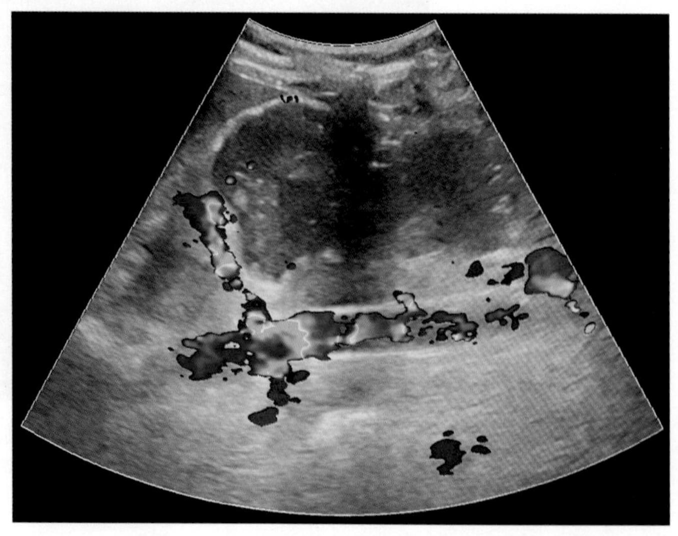

图 7-2-12　腹膜后节细胞神经瘤 CDFI 图像
团块内可见点状血流信号

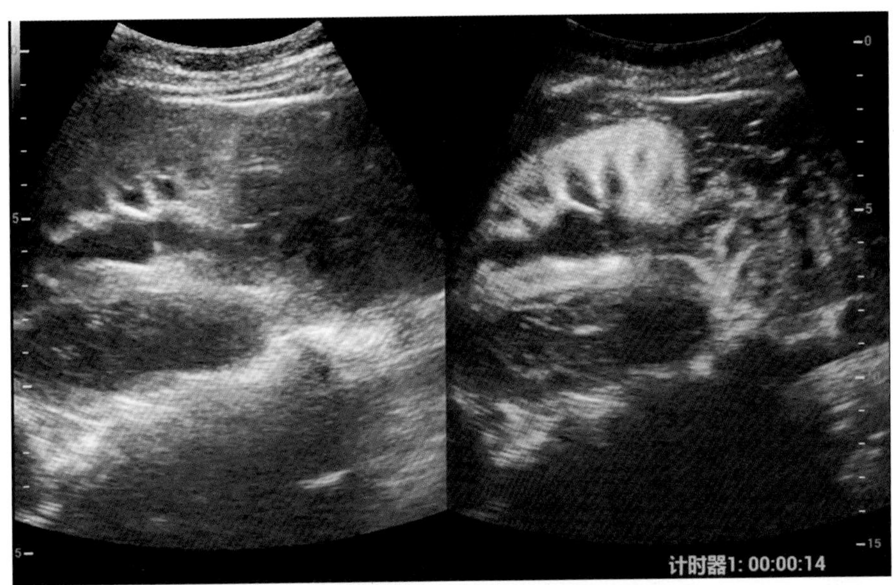

图 7-2-13　腹膜后节细胞神经瘤增强超声动脉期图像
右侧腹膜后团块增强超声动脉期从周边向中央增强，呈整体不均匀低增强

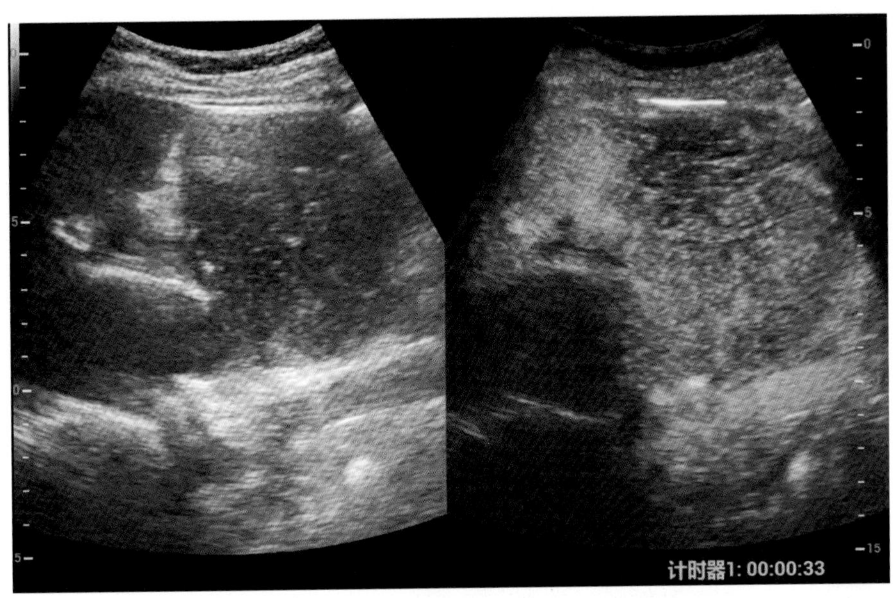

图 7-2-14　腹膜后节细胞神经瘤增强超声静脉期图像
右侧腹膜后团块增强超声静脉期可见廓清，呈不均匀低增强

ER7-2-3　腹膜后节细胞神经瘤超声造影动态图
右侧腹膜后团块增强超声动脉期从周边向中央增强，呈整体不均匀低增强，静脉期进一步廓清，呈低增强

四、腹膜后血管瘤

【病例】

1. 病史概要　女性，34 岁，发现左侧腹膜后肿物 3 个月余，无其他不适。

2. 常规超声图像　左侧腹膜后低回声肿物，心形，回声均匀，包膜完整，约 6.4cm × 5.5cm（图 7-2-15）；CDFI 显示肿物内稀疏点状血流信号（图 7-2-16）。

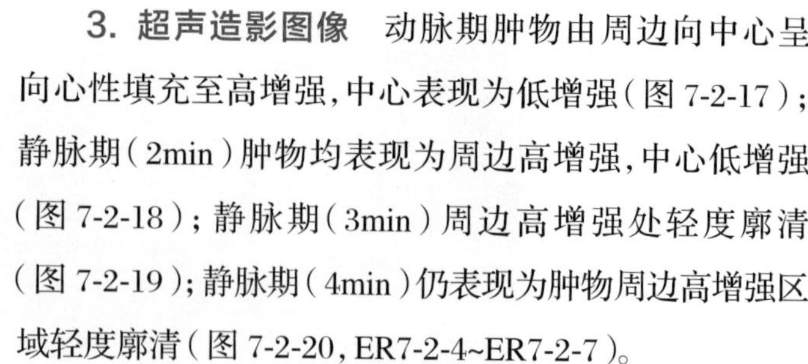

3. 超声造影图像　动脉期肿物由周边向中心呈向心性填充至高增强，中心表现为低增强（图 7-2-17）；静脉期（2min）肿物均表现为周边高增强，中心低增强（图 7-2-18）；静脉期（3min）周边高增强处轻度廓清（图 7-2-19）；静脉期（4min）仍表现为肿物周边高增强区域轻度廓清（图 7-2-20，ER7-2-4~ER7-2-7）。

4. 超声造影诊断要点

（1）动脉期病灶周边向中心呈向心性填充至高增强。

（2）静脉期表现为持续性增强，晚期缓慢轻度廓清。

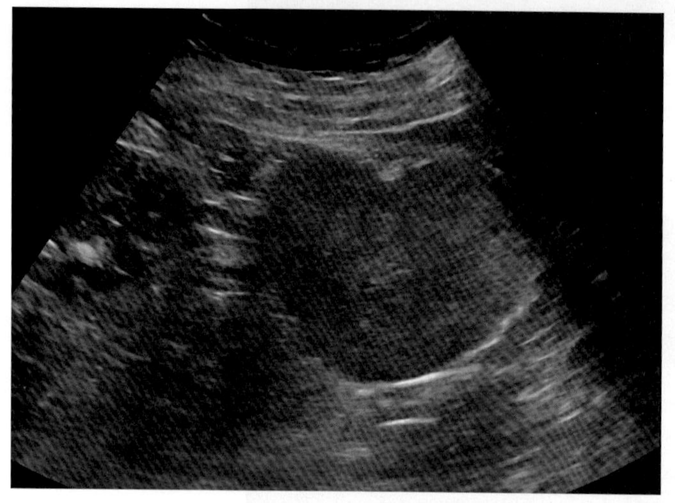

图 7-2-15　腹膜后血管瘤二维超声声像图
左侧腹膜后低回声肿物，心形，回声均匀，包膜完整，约 6.4cm × 5.5cm

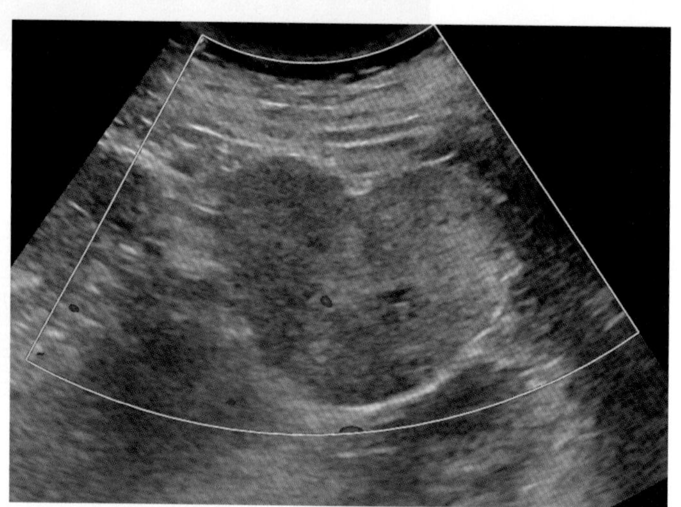

图 7-2-16　腹膜后血管瘤 CDFI 图像
CDFI 显示肿物内稀疏点状血流信号

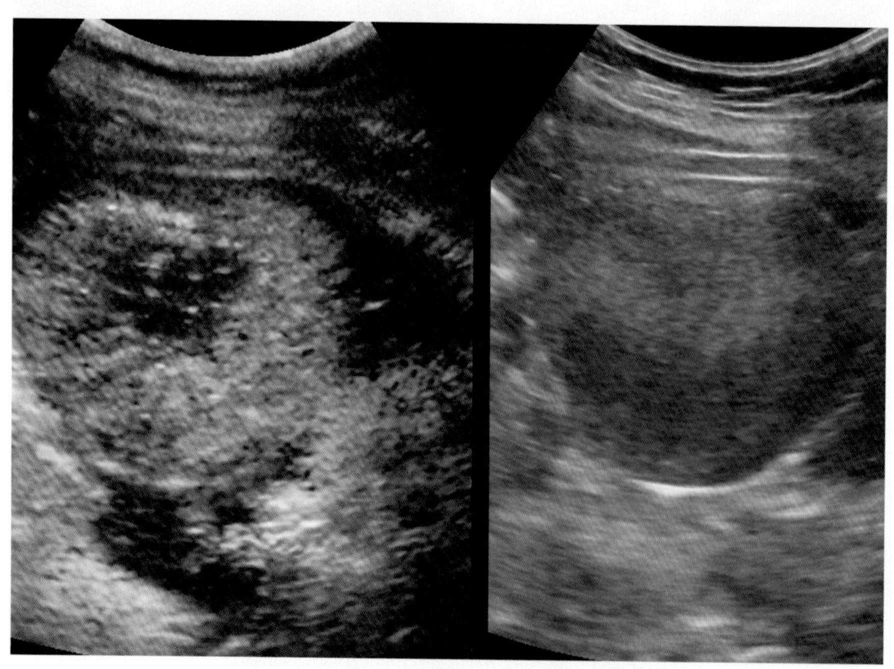

图 7-2-17　腹膜后血管瘤超声造影动脉期图像
动脉期肿物由周边向中心呈向心性填充至高增强，中心表现为低增强

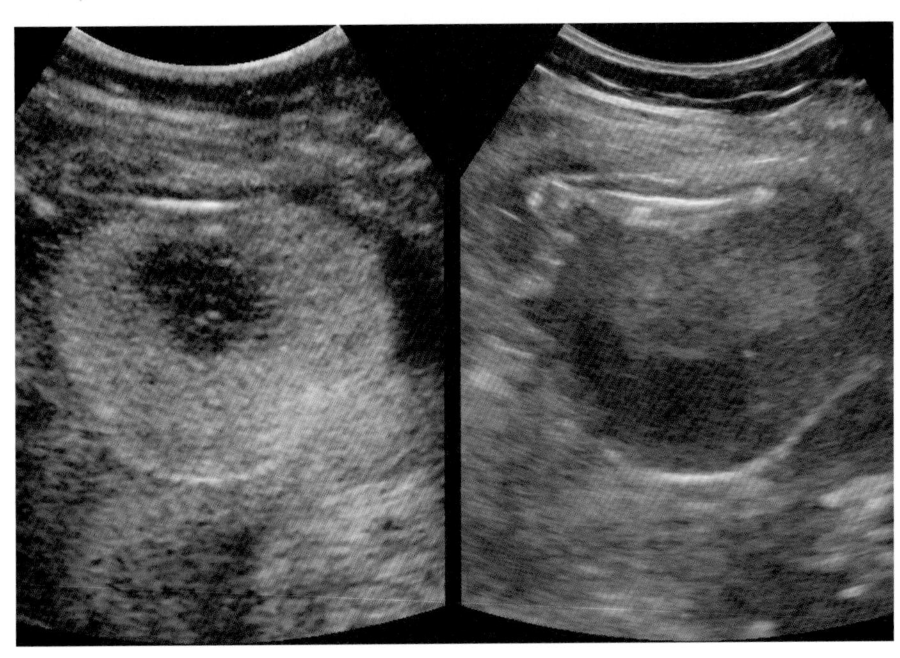

图 7-2-18　腹膜后血管瘤超声造影静脉期图像（2min）
静脉期（2min）肿物均表现为周边高增强，中心低增强

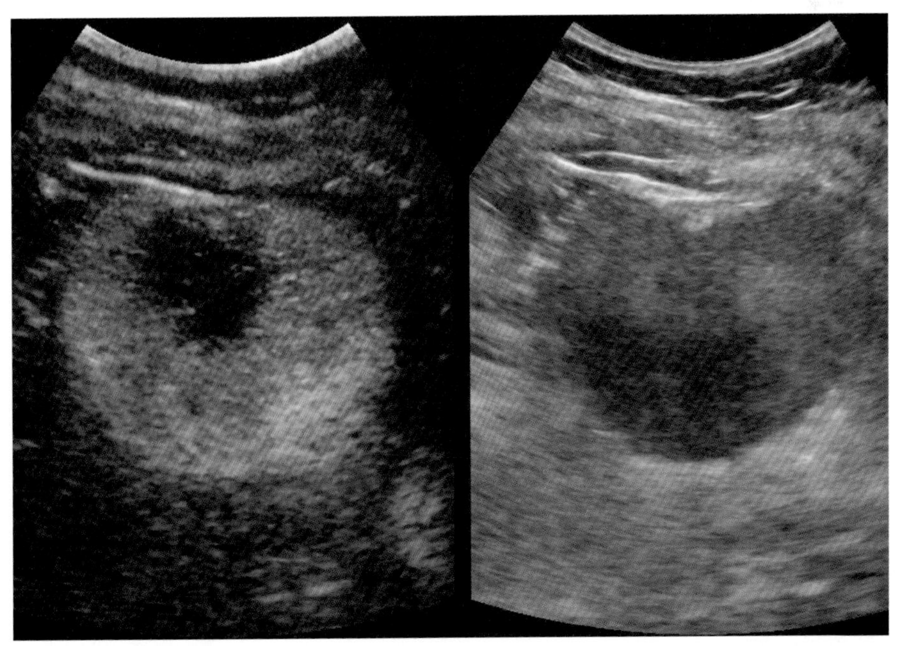

图 7-2-19　腹膜后血管瘤超声造影静脉期图像（3min）
静脉期（3min）周边高增强处轻度廓清

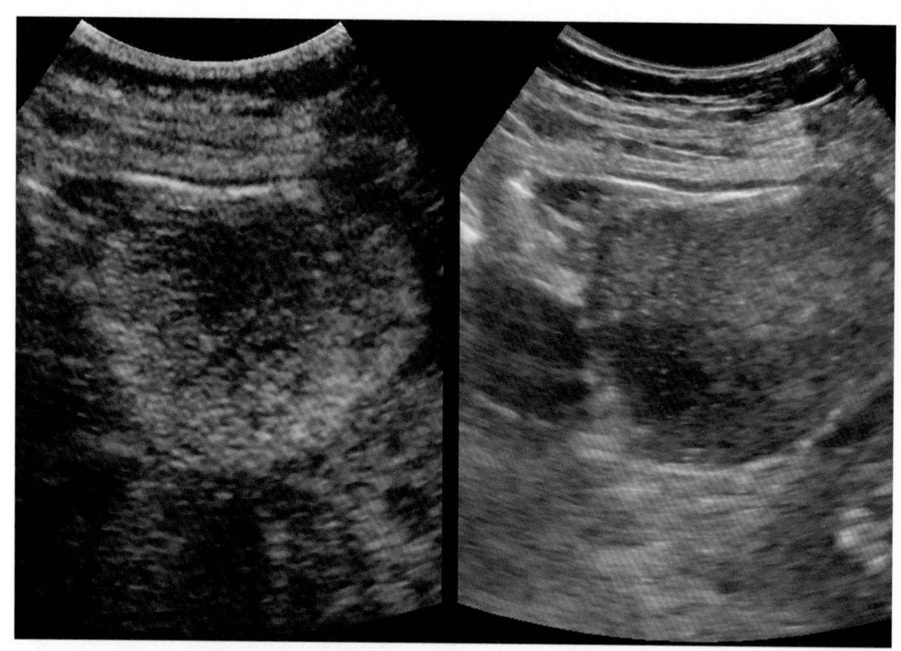

图 7-2-20　腹膜后血管瘤超声造影静脉期图像（4min）
静脉期（4min）仍表现为肿物周边高增强区域轻度廓清

ER7-2-4　腹膜后血管瘤超声造影动脉期动态图
动脉期 8s 开始，肿物由周边向中心呈向心性填充至高增强，中心表现为低增强

ER7-2-5　腹膜后血管瘤超声造影静脉期动态图
静脉期（2min）肿物均表现为周边高增强，中心低增强

ER7-2-6　腹膜后血管瘤超声造影静脉期动态图
静脉期（3min）周边高增强处轻度廓清

ER7-2-7　腹膜后血管瘤超声造影静脉期动态图
静脉期（4min）仍表现为肿物周边高增强区域轻度廓清

5. 手术病理诊断　血管源性病变，考虑腹膜后血管瘤，免疫组化：分化簇31（+）、分化簇34（+）、平滑肌肌动蛋白（+）、波形蛋白（+）、结蛋白（+/–）（图7-2-21）。

6. 鉴别诊断　本病例需要与异位副脾及肾上腺嗜铬细胞瘤进行鉴别。异位副脾：超声造影表现与脾脏呈同步灌注；肾上腺嗜铬细胞瘤起源于肾上腺髓质，常伴特殊临床症状，比如阵发性高血压、头痛、心悸、多汗等，超声造影时动脉期造影剂多由周边向中央充填至不均匀性显著增强，静脉期呈持续强化，持续时间较长，且边缘强化明显，可合并中央坏死液化而表现为无增强，与本例超声造影表现很类似，需结合临床症状进行鉴别诊断。

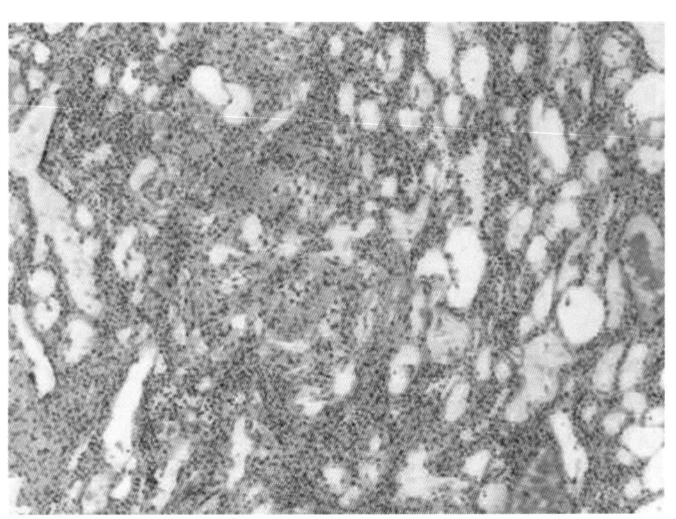

图7-2-21　腹膜后血管瘤病理（HE ×4）

五、腹膜后皮样囊肿

【病例】

1. 病史概要　女性46岁，因体检发现腹膜后肿物待诊。

2. 常规超声图像　左上腹腹主动脉左侧查见大小约3.9cm×3.6cm×6.0cm的弱回声团（图7-2-22），该团块上份紧贴左肾动、静脉，向右紧贴腹主动脉及脊柱，深面紧贴腰大肌，边界清楚，形态规则，内未见明显血流信号（图7-2-23）。

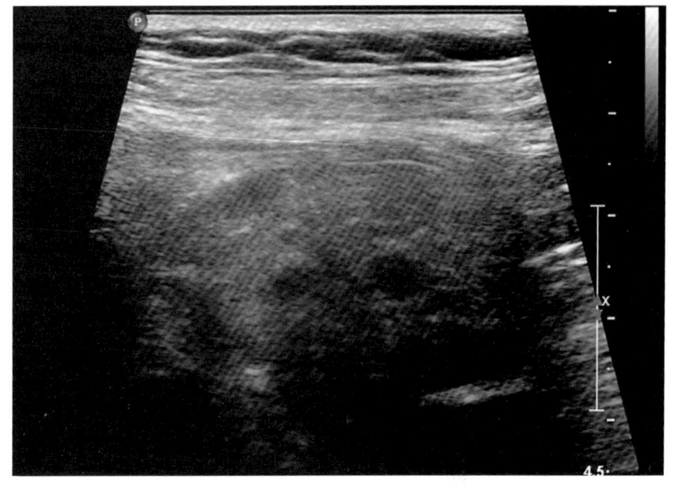

图7-2-22　腹膜后皮样囊肿二维超声声像图
左上腹腹膜后查见大小约3.9cm×3.6cm×6.0cm的弱回声团，边界清楚，形态规则

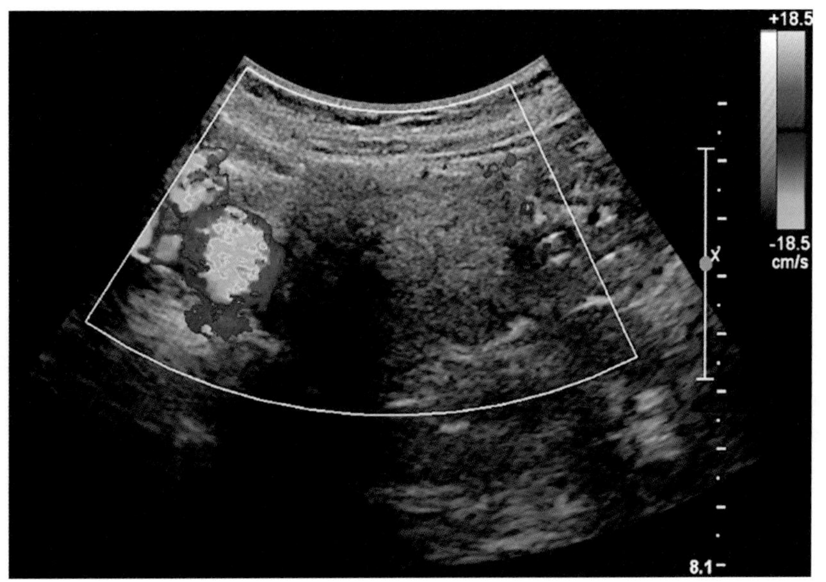

图7-2-23　腹膜后皮样囊肿CDFI图像
左上腹腹膜后团块内未见明显血流信号

3. 超声造影图像　增强超声显示团块内部无明显强化，边缘可见少许线状强化（图 7-2-24、图 7-2-25）。

4. 超声造影诊断要点　左上腹腹膜后团块边界清楚，形态规则，增强后未见明显强化。

5. 手术病理诊断　腹膜后皮样囊肿。

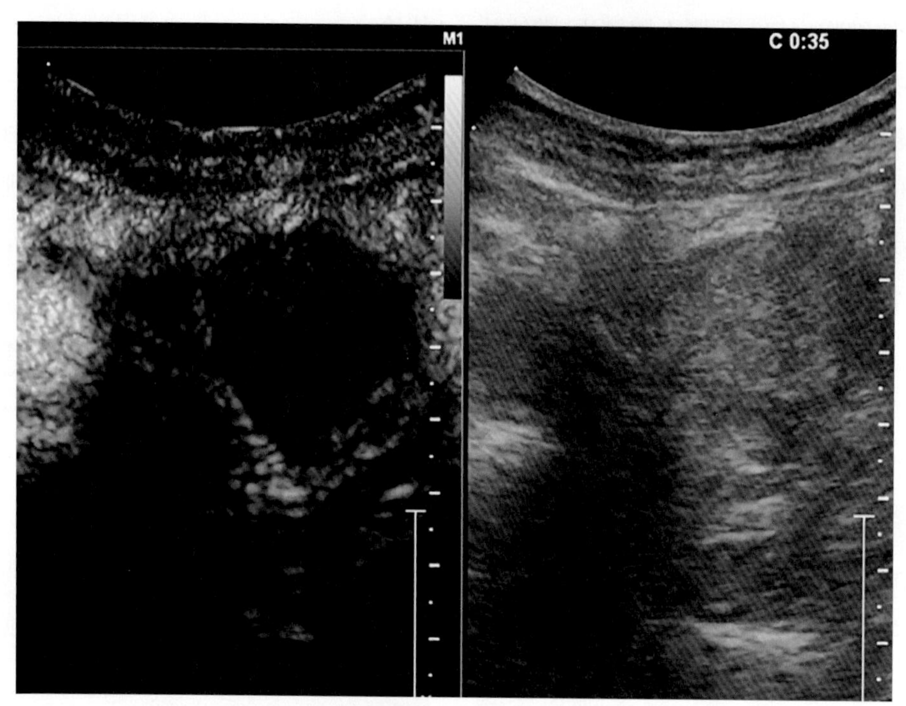

图 7-2-24　腹膜后皮样囊肿增强超声动脉期图像
左上腹腹膜后团块增强超声动脉期内未见明显强化，边缘可见少许线状强化

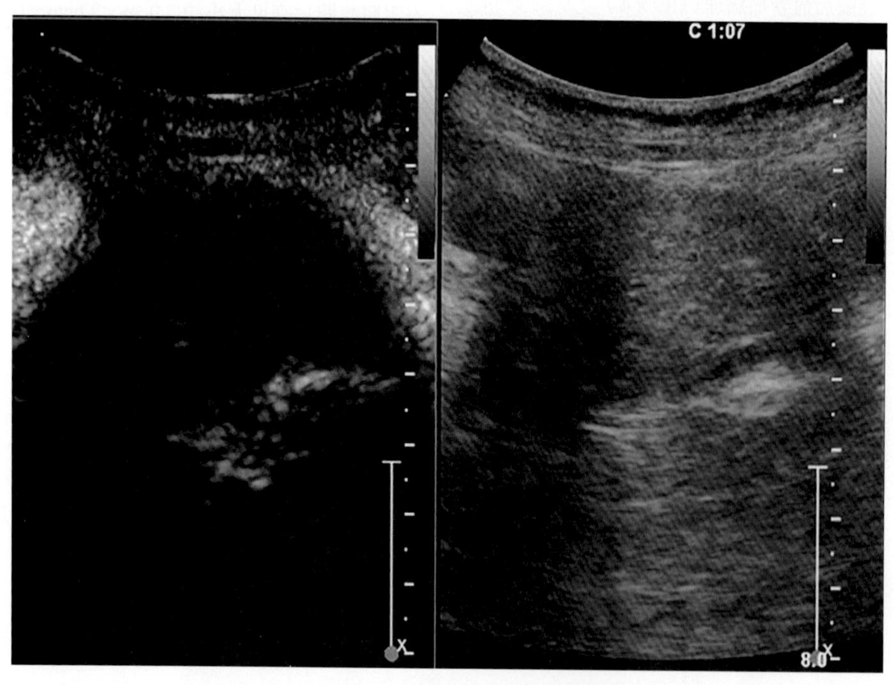

图 7-2-25　腹膜后皮样囊肿增强超声静脉期图像
左上腹腹膜后团块增强超声静脉期周边呈低增强，内未见明显强化

六、腹膜后纤维化

腹膜后纤维化是一种少见的系统性自身免疫性疾病，病理表现为随着病程变化的非特异性炎症。超声典型表现为腹膜后广泛的，边界清晰光滑的团块状肿物，常为均匀低回声，可包绕腹主动脉、下腔静脉和输尿管，导致肾积水。超声造影表现与病灶的活动性相关，活动期内多表现为弥漫点状或线状增强，非活动期内表现为无增强或少许点状增强。

【病例一】

1. 病史概要　男性 37 岁，腹痛 22d，加重 6d，以脐旁右侧腹为主，呈绞痛，无恶心呕吐、无腹泻、发热。无特殊既往史。

2. 常规超声图像　腹主动脉自脐水平至双侧髂总动脉分叉水平管腔周围见低回声肿块包绕，内部回声欠均匀，内可见点线状稍高回声，边界欠清（图 7-2-26）；肿块造成右侧髂总动脉狭窄、右肾积水伴右侧输尿管中上段扩张；CDFI 示肿块内未见明显血流信号（图 7-2-27）。

3. 超声造影图像　增强超声动脉期肿块上段呈等增强，中下段未见明显增强（图 7-2-28）；增强晚期肿块上段呈散在点状增强，中下段仍未见明显增强（图 7-2-29，ER7-2-8、ER7-2-9）。

4. 超声造影诊断要点　腹主动脉及双侧髂总动脉周围低回声肿块超声造影动脉期肿块上段呈等增强，中下段未见明显增强；增强晚期肿块上段呈散在点状增强，中下段仍未见明显增强。

5. 其他检查　增强 MRI：腹膜后约腹主动脉髂血管分叉部见片状稍长 T_1、稍长 T_2 信号，DWI 呈稍高信号，反相位未见信号减低，增强动脉期轻度不均匀强化，实质及延迟期持续强化，病变包绕腹主动脉，双侧髂动脉及右侧输尿管，以上输尿管及右肾盂扩张积水。诊断提示符合腹膜后纤维化表现。

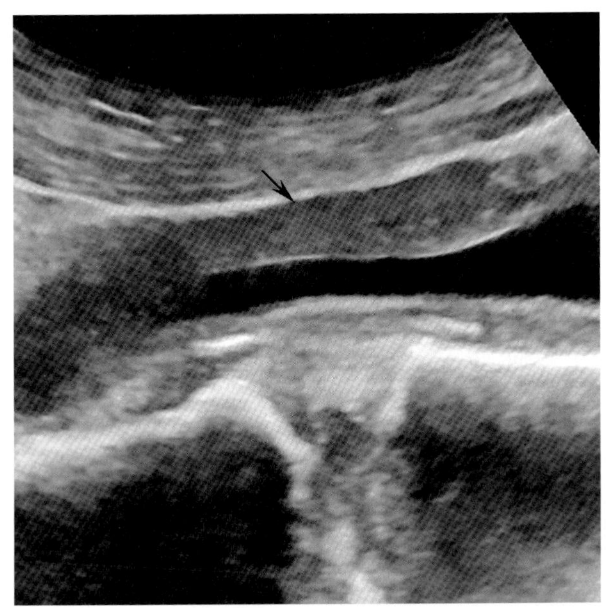

图 7-2-26　右侧髂总动脉周围低回声肿块
右侧髂总动脉周围低回声肿块包绕，内部回声欠均匀，内可见点线状稍高回声，边界欠清

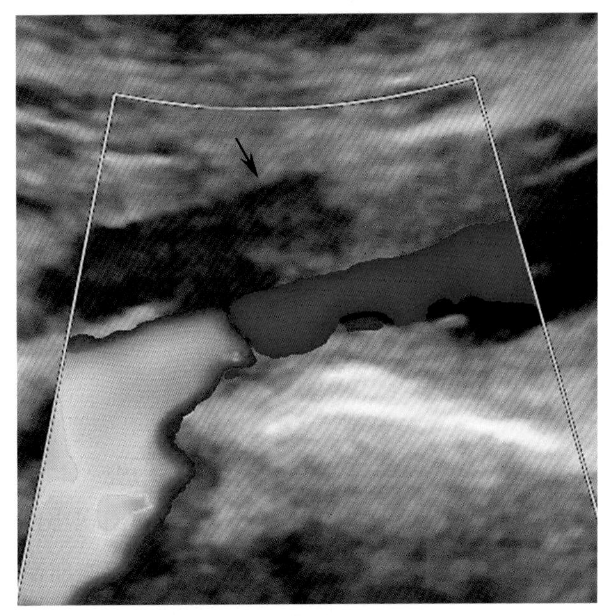

图 7-2-27　右侧髂总动脉周围低回声肿块彩色多普勒超声图像
右侧髂总动脉周围低回声肿块内未见血流信号

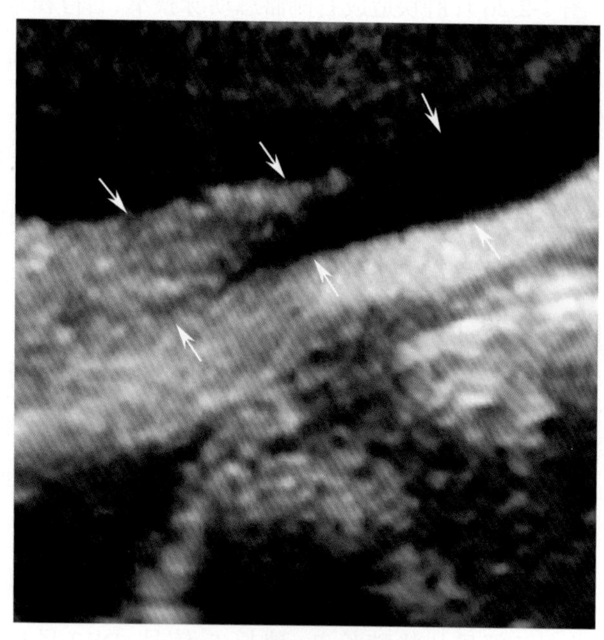

图 7-2-28　右侧髂总动脉周围低回声肿块超声造影动脉期图像

右侧髂总动脉周围低回声肿块超声造影动脉期上段呈等增强，中下段未见明显增强

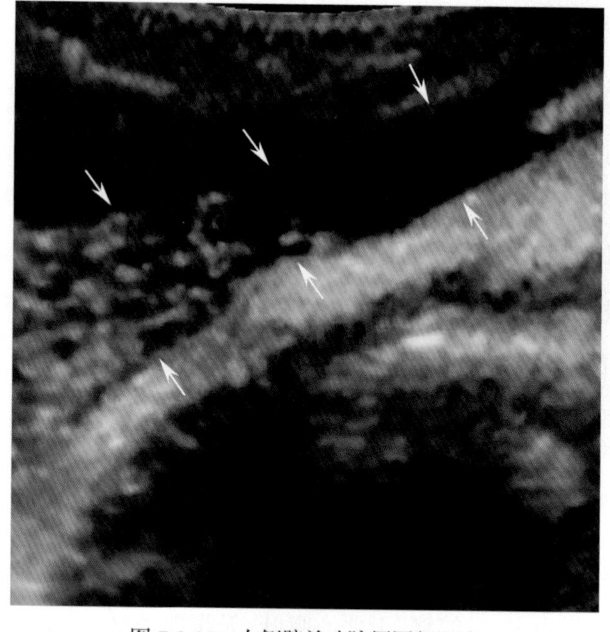

图 7-2-29　右侧髂总动脉周围低回声肿块超声造影增强晚期图像

右侧髂总动脉周围低回声肿块超声造影增强晚期上段呈散在点状增强，中下段未见明显增强

ER7-2-8　右侧髂总动脉周围低回声肿块超声造影动脉期动态图

右侧髂总动脉周围低回声肿块超声造影动脉期肿块上段呈等增强，中下段未见明显增强

ER7-2-9　右侧髂总动脉周围低回声肿块超声造影增强晚期动态图

增强晚期肿块上段呈散在点状增强，中下段仍未见明显增强

【病例二】

1. 病史概要　男性 66 岁，下腹部坠胀 17d，里急后重感，需频频上厕所，仅排出少量小便，后逐渐出现小便减少，腹部无胀痛，其中有几天无小便，至当地医院查肌酐升高 669μmol/L，后逐渐升至 1 171μmol/L，血沉 46mm/h，C 反应蛋白（CRP）升高，腹部 CT 提示腹主动脉周围可及异常组织包绕，遂行双 J 管置入留置尿管，坠胀感减轻，肌酐逐渐下降，后于当地复查肌酐 112μmol/L，留置尿管通畅，小便稍红。病程中无发热、皮疹、口腔溃疡、腹痛、腹泻，无眼炎、双手遇冷变色、咳嗽咳痰，无胸闷气短。

2. 常规超声图像　腹主动脉中下段至双侧髂总动脉管壁周边及双侧输尿管上段管壁周边可见低回声包绕（图 7-2-30~ 图 7-2-32），边界欠清，CDFI 示动脉管腔内血流通畅，低回声内未见明确血流信号；低回声未造成上述血管管腔狭窄。

3. 超声造影图像　增强超声动脉期上述低回声内可见造影剂灌注，呈均匀等增强（图 7-2-33），增强晚期造影剂逐渐消退，呈低增强（图 7-2-34、图 7-2-35，ER7-2-10）。

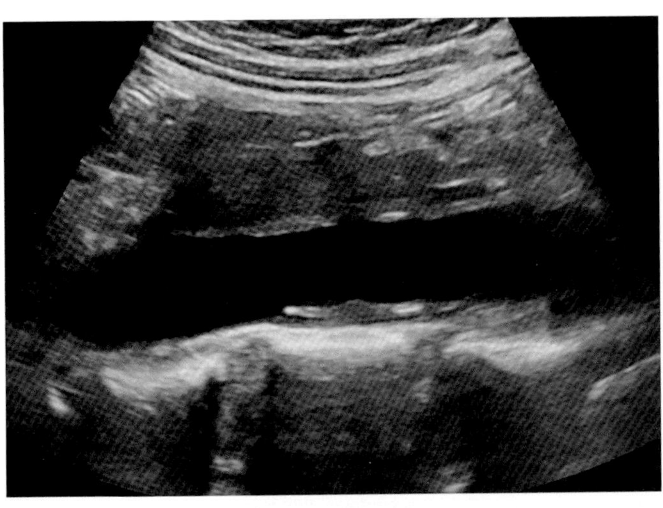

图 7-2-30　腹主动脉周围低回声（纵切）
腹主动脉周围低回声包绕，内部回声尚均匀，边界欠清

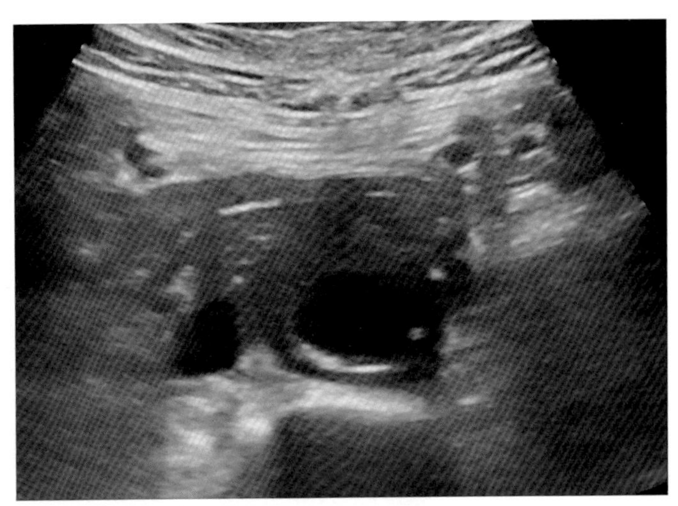

图 7-2-31　腹主动脉周围低回声（横切）
腹主动脉周围低回声包绕，内部回声尚均匀，边界欠清

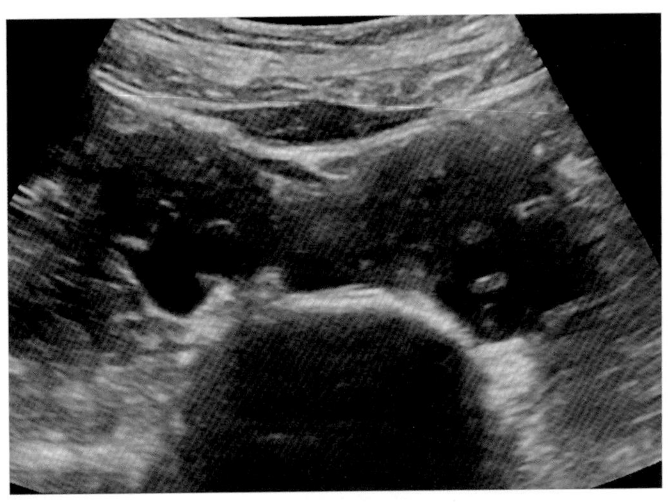

图 7-2-32　双侧髂总动脉周围低回声（横切）
双侧髂总动脉周围低回声包绕，内部回声尚均匀，边界欠清

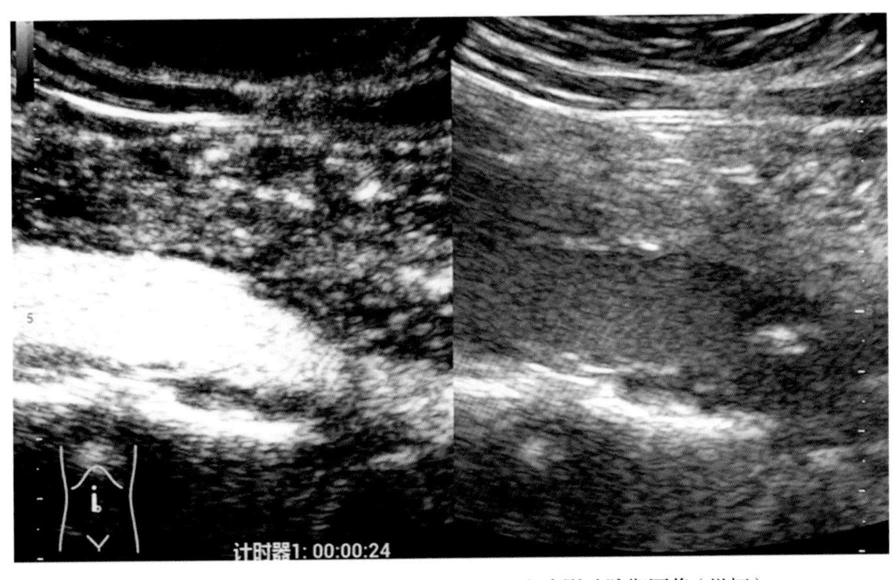

图 7-2-33　腹主动脉周围低回声肿块超声造影动脉期图像（纵切）
腹主动脉周围低回声肿块超声造影动脉期呈等增强

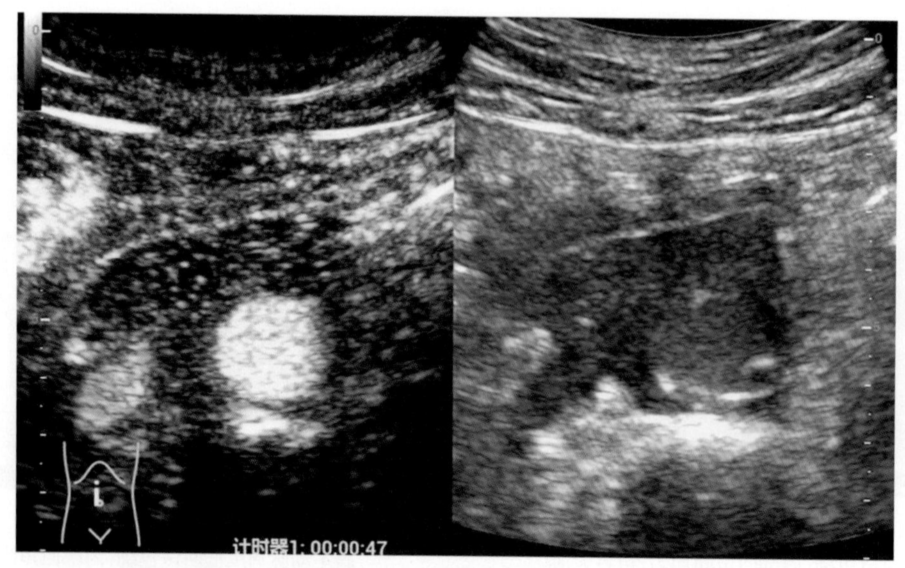

图 7-2-34　腹主动脉周围低回声肿块超声造影增强晚期图像（横切）
腹主动脉周围低回声肿块超声造影增强晚期呈低增强

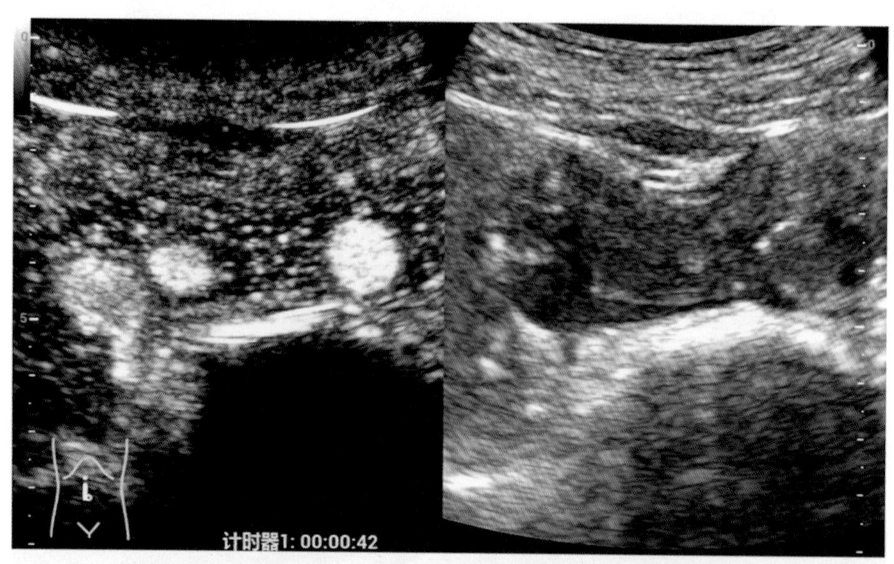

图 7-2-35　双侧髂总动脉周围低回声肿块超声造影增强晚期图像（横切）
双侧髂总动脉周围低回声肿块超声造影增强晚期呈低增强

ER7-2-10　腹主动脉及双侧髂总动脉周围低回声超声造影动态图
腹主动脉及双侧髂总动脉周围低回声超声造影动脉期低回声呈等增强，分布尚均匀；增强晚期逐渐消退呈低增强

4. 超声造影诊断要点 腹主动脉及双侧髂总动脉周围低回声超声造影动脉期低回声内可见造影剂灌注，呈等增强，分布尚均匀；增强晚期低回声内造影剂逐渐消退，呈低增强。

5. 其他检查 PET-CT：腹盆部腹膜后、腹主动脉周围软组织密度影伴代谢增高，倾向炎性，腹膜后纤维化可能性大。

6. 鉴别诊断

腹膜后恶性肿瘤：对腹膜后大血管的作用为多方位推挤移位而非包绕。由于组织来源多样，声像图表现多样，可表现为融合状或分叶状，体积较大，易引起主动脉移位。超声造影动脉期多呈高增强，增强晚期多呈低增强。

腹膜后淋巴瘤或淋巴结：多呈结节融合状，内部血流丰富。超声造影动脉期多呈高增强，增强晚期多呈低增强。

腹主动脉瘤伴血栓：其动脉管壁呈梭形膨出，内膜不光滑，低回声血栓位于管腔内，多可探及动脉边界。

多发性大动脉炎：好发于年轻女性，不累及下腔静脉及输尿管。其病理特征是从外至内波及血管全层，受累管壁不规则增厚，管腔狭窄或闭塞。声像图多表现受累血管节段性或弥漫性管壁全层增厚，从外膜开始，向心性增厚，严重时致管腔狭窄甚至闭塞。

腹主动脉周围炎：腹主动脉的纤维炎症反应扩展到腹膜后，包绕邻近组织而引起的一系列临床症状。慢性主动脉周围炎男女发病为（2~3）：1，平均发病年龄为60岁。慢性主动脉周围炎的发病是多因素共同作用的结果，发病机制不清。目前认为慢性主动脉周围炎是机体对粥样斑块抗原如氧化低密度脂蛋白和蜡样质的局部过度免疫反应所致，并且认为动脉粥样硬化是慢性主动脉周围炎发病的必备条件。

七、下腔静脉平滑肌肉瘤

【病例】

1. 病史概要 男性55岁，双下肢胀痛20余天。

2. 常规超声图像 下腔静脉中段见低回声充填，回声尚均匀，边界欠清（图7-2-36、图7-2-37）；CDFI近心段病变内部及边缘有少量血流（图7-2-38）；双侧髂总静脉内低回声，CDFI静脉内无明显血流信号（图7-2-39）。

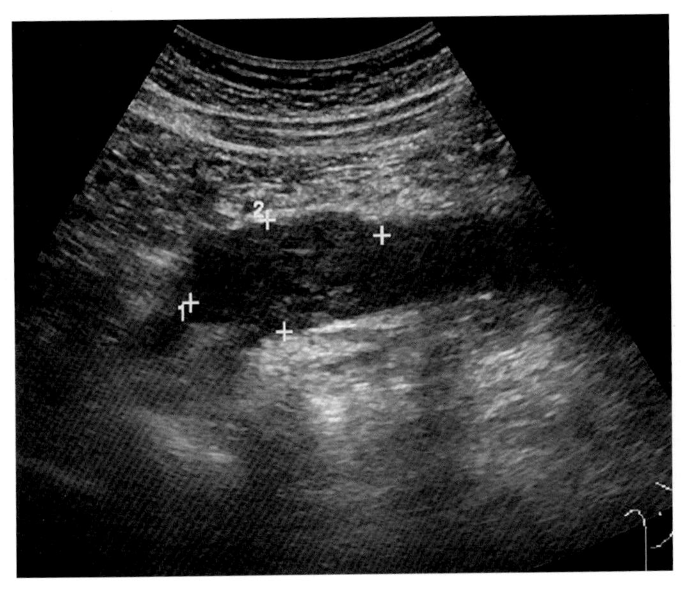

图7-2-36 下腔静脉平滑肌肉瘤二维超声声像图（纵切）
下腔静脉中段见低回声充填，内回声尚均匀，边界欠清

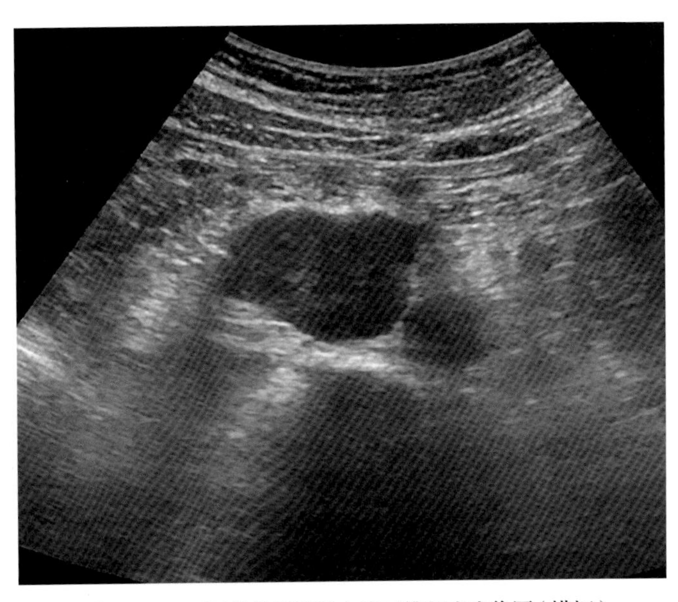

图7-2-37 下腔静脉平滑肌肉瘤二维超声声像图（横切）
下腔静脉中段见低回声充填，内回声尚均匀，边界欠清

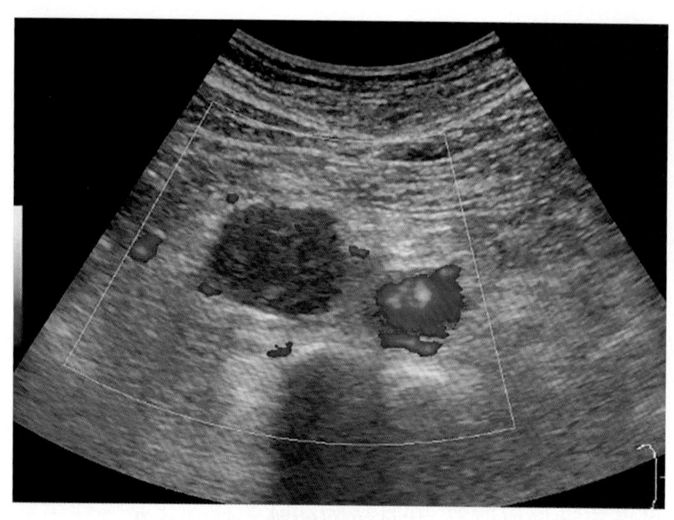

图 7-2-38　下腔静脉平滑肌肉瘤 CDFI 图像
CDFI 近心段病变内部及边缘有少量血流

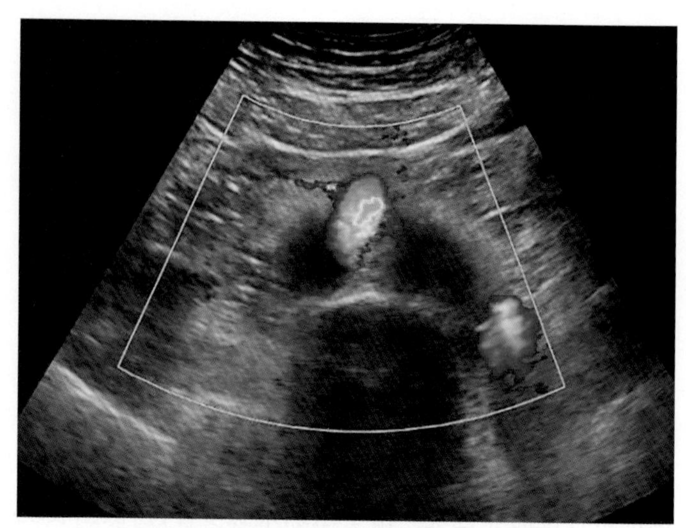

图 7-2-39　下腔静脉平滑肌肉瘤 CDFI 图像
双侧髂总静脉内低回声，CDFI 静脉内无明显血流信号

3. 超声造影图像　下腔静脉近心段病变 15s 开始见节段性强化区，增强较均匀，45s 开始消退；强化区边界清晰，内部强化欠均匀；强化区域以远段病变未见造影剂强化（图 7-2-40）；双侧髂静脉内病变未见造影剂强化（图 7-2-41，ER7-2-11）。

4. 超声造影诊断要点　下腔静脉平滑肌肉瘤超声造影特点是注射造影剂后肿瘤快速强化，强化较均匀，消退较快。超声造影应从病变近心端开始逐段观察，注意观察肿物和下腔静脉管壁的关系，观察有无局部侵犯。造影剂剂量应从小剂量开始，如果观察过程有造影剂消退，可根据情况逐次追加造影剂。

5. 病理诊断　梭形细胞肿瘤，排列呈束状，编织状，部分区域细胞丰富，胞质红染，核分裂象易见，可见病理核分裂象，部分区域可见坏死，结合免疫组合结果，符合平滑肌肉瘤（图 7-2-42）。

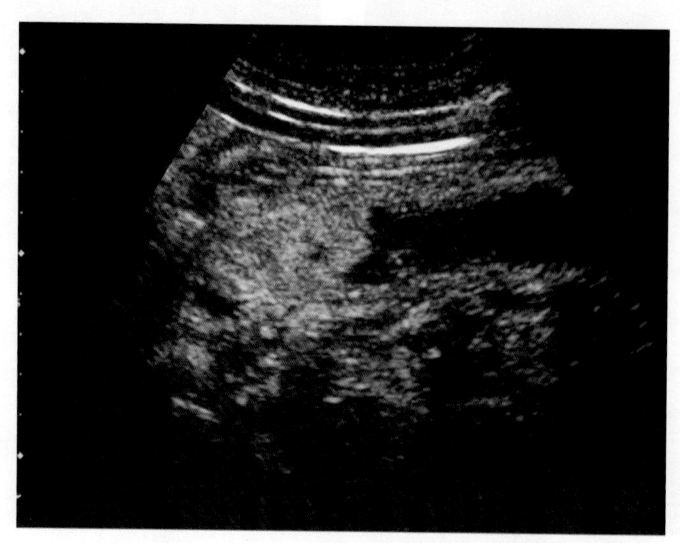

图 7-2-40　下腔静脉平滑肌肉瘤增强超声图像
下腔静脉肿物强化，肿物远段下腔静脉低回声未见强化

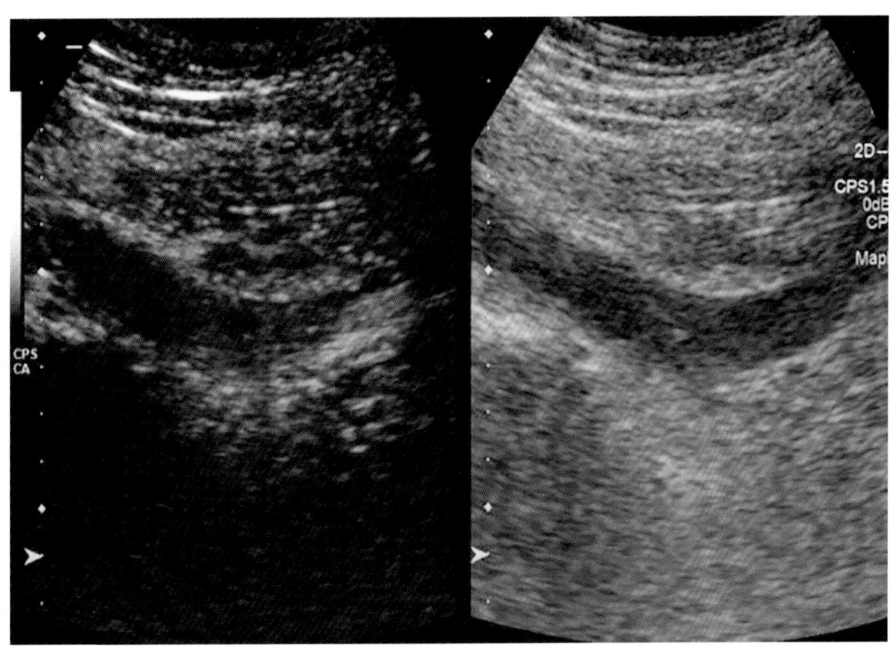

图 7-2-41　下腔静脉平滑肌肉瘤增强超声图像
髂静脉内低回声未见强化

ER7-2-11　下腔静脉平滑肌肉瘤超声造影动态图
下腔静脉近心段病变 15s 开始见节段性强化区，增强较均匀，45s 开始消退；强化区边界清晰，内部强化欠均匀；强化区域以远段病变未见造影剂强化；双侧髂静脉内病变未见造影剂强化

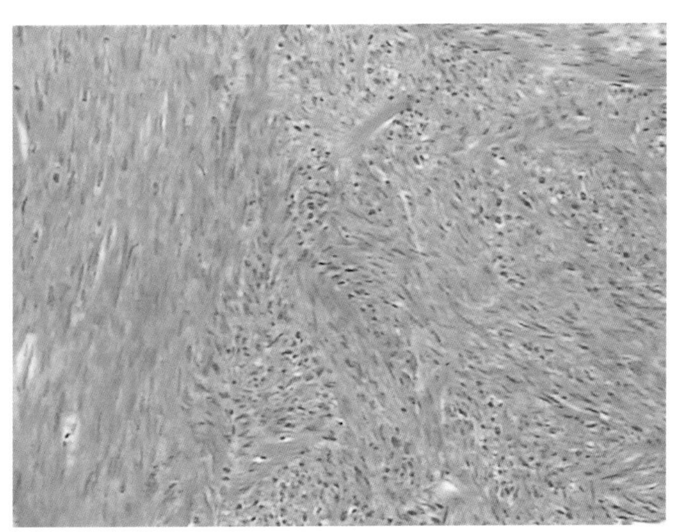

图 7-2-42　下腔静脉平滑肌肉瘤病理

6. 鉴别诊断

血栓：下腔静脉最常见病变为血栓形成。常规超声鉴别困难：二维超声肿物和血栓在回声上没有明显的差别；彩色多普勒显像中，下腔静脉近心段病变内有少量血流信号，推断可能存在实性肿物，但是如果血栓不完全阻塞或部分再通，管腔内也会出现少量血流。鉴别诊断的要点在于超声造影后，肿物呈快速高增强，边界清晰，而血栓则一般没有强化。

癌栓：癌栓也为下腔静脉内常见的病变，癌栓在超声造影时也会有强化。鉴别诊断的要点在于癌栓都会有原发肿瘤病变的表现或者有相关肿瘤病史，最常见的为肾癌、肝癌等。应全面检查，结合肿瘤病史以及其他肿瘤方面检查综合诊断。

腹膜后原发肿瘤：由于下腔静脉位于腹膜后，应与腹膜后多组织来源的肿瘤进行鉴别。腹膜后肿瘤可表现为融合状或分叶状，体积一般较大，更多的是对下腔静脉的包绕，挤压及移位。在诊断中应仔细观察肿瘤与下腔静脉的关系。

参考文献

1. 中国医师协会超声医师分会．中国超声造影临床应用指南．北京：人民卫生出版社，2017.

2. 郑荣琴，吕明德．超声造影新技术临床应用．广州：广东科技出版社，2007.

3. 刘吉斌，王金锐．超声造影显像．北京：科学技术文献出版社，2010.

4. 纪元，谭云山，樊嘉．肝胆胰肿瘤——病理、影像与临床．上海：上海科学技术文献出版社，2013.

5. 何文．实用介入性超声学．北京：人民卫生出版社，2012.

6. 何文，唐杰．超声医学．北京：人民卫生出版社，2019.

7. Dietrich CF, Nolsøe CP, Barr RG, et al. Guidelines and good clinical practice recommendations for contrast-enhanced ultrasound (CEUS) in the liver-update 2020 WFUMB in cooperation with EFSUMB, AFSUMB, AIUM, and FLAUS. Ultrasound Med Biol, 2020, 46: 2579-2604.

8. 段宗文，王金锐．临床超声医学．北京：科学技术文献出版社，2017.

9. 张武．现代超声诊断学．北京：科学技术文献出版社，2008.

登录中华临床影像库步骤

公众号登录 >>

扫描二维码

关注“临床影像库”公众号

点击“影像库”菜单

进入中华临床影像库首页

临床影像库

中华临床影像库内容涵盖国内近百家大型三甲医院临床影像诊断中所能见...

7位朋友关注

关注公众号

影像库

网站登录 >>

输入网址 medbooks.ipmph.com/yx

进入中华临床影像库首页

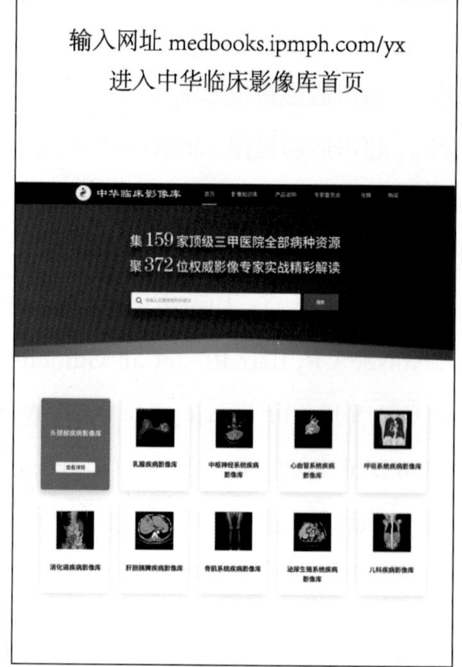

进入中华临床影像库首页

注册或登录

PC端点击首页“兑换”按钮

移动端在首页菜单中选择“兑换”按钮

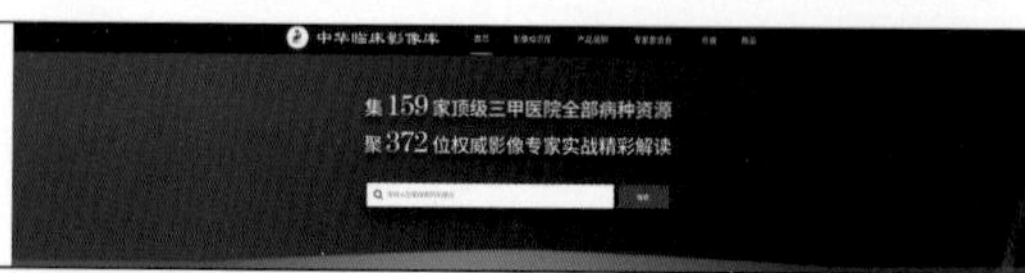

输入兑换码，点击“激活”按钮

开通中华临床影像库的使用权限

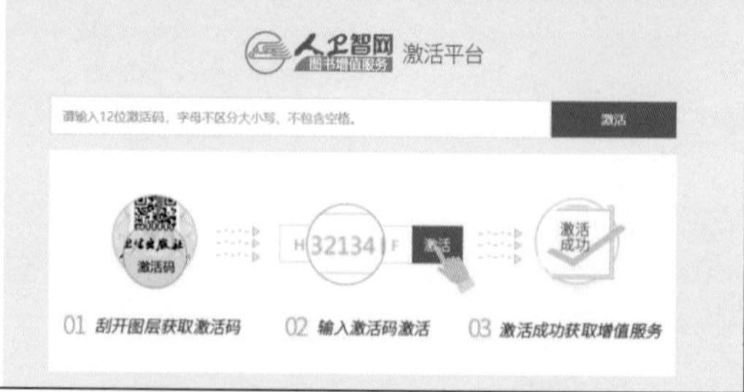